现代常见内科疾病诊治精要

刘新云等主编

吉林科学技术出版社

图书在版编目（ＣＩＰ）数据

现代常见内科疾病诊治精要 / 刘新云等主编. -- 长春：吉林科学技术出版社，2020.10
ISBN 978-7-5578-7720-0

Ⅰ．①现… Ⅱ．①刘… Ⅲ．①内科－常见病－诊疗 Ⅳ.①R5

中国版本图书馆 CIP 数据核字(2020)第 199195 号

现代常见内科疾病诊治精要

主　　编　刘新云等
出 版 人　宛　霞
责任编辑　王聪慧　郝沛龙
书籍装帧　刘初晓
开　　本　185mm×260mm　1/16
字　　数　902 千字
页　　数　578
印　　张　36.25
印　　数　1-1500 册
版　　次　2020 年 10 月第 1 版
印　　次　2021 年 5 月第 2 次印刷

出　　版　吉林科学技术出版社
发　　行　吉林科学技术出版社
地　　址　长春市南关区福祉大路 5788 号出版集团 A 座
邮　　编　130000
网　　址　www.jlstp.net
电　　话　0431-81629511
印　　刷　保定市铭泰达印刷有限公司

书　　号　ISBN 978-7-5578-7720-0
定　　价　128.00 元

编 委 会

张海娟　山西省人民医院
鲁玉娟　淄博市中心医院
许春蕾　新疆医科大学附属肿瘤医院
高龙飞　德州监狱
陈永艳　包头市蒙医中医医院

前　言

随着我国经济社会的不断发展,人民生活水平的不断提高,对医疗服务的质量提出了愈来愈高的要求。加之信息技术、生物技术和其他高新技术的发展和临床应用,临床新理念和新技术不断涌现,各相关学科的专业分化和交叉更加明显,对疾病的预防、诊断、治疗、转归、康复的认识更加深入。

内科学是医学专业中一门涉及面广和整体性强的学科,它与临床各科有着十分密切的联系,在医疗、保健、康复工作中占有重要地位。它不仅是临床医学各科的基础,而且与它们存在着密切的联系。为了让一线医生便于参考阅读,适应现代医学模式转变及社会群众的实际就医需求,及时汲取新知识、掌握新理论、梳理新思维、应用新技术并提高内科医护人员综合服务能力,本书作者在临床实践的基础上,参考了大量的文献资料,编写了本书。

本书共分为十一章,分别介绍了神经内科、呼吸内科、消化内科、心内科等常见内科疾病的临床诊疗,并在最后对微生物学检验、脑电图和康复治疗进行了简要的论述,整体内容力求简明、实用。适合各级内科临床医生、实习医生阅读参考。

主编刘新云编写了第一章第一节至第五节,共42.38千字;主编周娃妮编写了第十一章,共31.85千字;主编凌再芹编写了第一章第六节至第七节,共21.74千字;主编杨全福编写了第二章第一节至第二十五节,共147.36千字;主编何永秀编写了第八章第一节至第七节、第八章第十六节至第二十节,共105.84千字;主编栾文慧编写了第十章,共21.68千字;副主编郭峰编写了第五章第六节至第十七节,共105.71千字;副主编何维春编写了第一章第八节至第十四节,共31.74千字;副主编徐魃林编写了第五章第十八节至第二十九节,共82.34千字;副主编宁元元编写了第八章第二十一节至第二十三节,共11.85千字;副主编吴启洋编写了第二章第二十八节至第三十节、第五章第三节至第五节,共31.67千字;副主编李磊编写了第三章第一节,共11.77千字;副主编秦树佩编写了第四章,共31.64千字;副主编张华编写了第三章

第二节,共 11.65 千字;副主编王燕编写了第七章,共 31.58 千字;副主编梁武编写了第九章,共 52.54 千字;副主编张雪梅编写了第一章第十五节,共 5.74 千字;副主编史晓峰编写了第八章第八节至第十四节,共 31.54 千字;副主编贾宁编写了第五章第一节,共 5.72 千字;副主编迟佳鑫编写了第一章第十七节至第十八节,共 5.69 千字;副主编赵琳琳编写了第六章,共 5.65 千字;编委武云涛编写了第五章第二节,共 2.45 千字;编委王翠翠编写了第二章第二十六节,共 2.42 千字;编委马纪龙编写了第二章第三十一节,共 2.38 千字;编委王晓敏编写了第一章第十六节,共 2.35 千字;编委张朋雨编写了第二章第二十七节,共 2.27 千字;编委孙丽君编写了第二章第三十三节,共 3.71 千字;编委张海娟编写了第三章第五节,共 3.64 千字;编委鲁玉娟编写了第八章第十五节,共 3.55 千字;编委许春蕾编写了第三章第三节,共 3.51 千字;编委高龙飞编写了第三章第四节,共 3.49 千字;编委陈永艳编写了第二章第三十二节,共 2.19 千字;剩余章节由副主编栾晶编写。

本书虽经反复讨论、修改和审阅,查阅了大量参考文献,但是由于编者水平所限仍难保无疏漏或偏颇,如有不妥之处敬请广大读者批评指正。

《现代常见内科疾病诊治精要》编委会

目　录

第一章　神经内科疾病

第一节　脑栓塞

脑栓塞以前称栓塞性脑梗死，是指来自身体各部位的栓子，经颈动脉或椎动脉进入颅内，阻塞脑部血管，中断血流，导致该动脉供血区域的脑组织缺血缺氧而软化坏死及相应的脑功能障碍。临床表现出相应的神经系统功能缺损症状和体征，如急骤起病的偏瘫、偏身感觉障碍和偏盲等。大面积脑梗死还有颅内高压症状，严重时可发生昏迷和脑疝。脑栓塞占脑梗死的 15%。

一、病因与发病机制

（一）病因

脑栓塞按其栓子来源不同，可分为心源性脑栓塞、非心源性脑栓塞及来源不明的脑栓塞。心源性栓子约占脑栓塞的 60%~75%。

1. 心源性

风湿性心脏病引起的脑栓塞，占整个脑栓塞的 50% 以上。二尖瓣狭窄或二尖瓣狭窄合并闭锁不全者最易发生脑栓塞，因二尖瓣狭窄时，左心房扩张，血流缓慢淤滞，又有涡流，易于形成附壁血栓，血流的不规则更易使之脱落成栓子，故心房颤动时更易发生脑栓塞。慢性心房颤动是脑栓塞形成最常见的原因。其他还有心肌梗死、心肌病的附壁血栓，以及细菌性心内膜炎时瓣膜上的炎性赘生物脱落、心脏黏液瘤和心脏手术等病因。

2. 非心源性

主动脉以及发出的大血管粥样硬化斑块和附着物脱落引起的血栓栓塞也是脑栓塞的常见原因。另外，还有炎症的脓栓、骨折的脂肪栓、人工气胸和气腹的空气栓、癌栓、虫栓和异物栓等。还有来源不明的栓子等。

（二）发病机制

各个部位的栓子通过颈动脉系统或椎动脉系统时，栓子阻塞血管的某一分支，造成缺血、梗死和坏死，产生相应的临床表现；还有栓子造成远端的急性供血中断，该区脑组织发生缺血性变性、坏死及水肿；另外，由于栓子的刺激，该段动脉和周围小动脉反射性痉挛，结果不仅造成该栓塞的动脉供血区的缺血，同时因其周围的动脉痉挛，进一步加重脑缺血损害的范围。

二、病理

脑栓塞的病理改变与脑血栓形成基本相同。但是，有以下几点不同：①脑栓塞的栓子与动脉壁不粘连；而脑血栓形成是在动脉壁上形成的，所以栓子与动脉壁粘连不易分开；②脑栓塞的栓子可以向远端移行，而脑血栓形成的栓子不能；③脑栓塞所致的梗死灶，有 60% 以上合并出血性梗死；脑血栓形成所致的梗死灶合并出血性梗死较少；④脑栓塞往往为多发病灶，脑血栓形成常为一个病灶。另外,炎性栓子可见局灶性脑炎或脑脓肿,寄生虫栓子在栓塞处可发现虫体或虫卵。

三、临床表现

（一）发病年龄

风湿性心脏病引起者以中青年为多,冠心病及大动脉病变引起者以中老年人为多。

（二）发病情况

发病急骤,在数秒钟或数分钟之内达高峰,是所有脑卒中发病最快者,有少数患者因反复栓塞可在数日内呈阶梯式加重。一般发病无明显诱因,安静和活动时均可发病。

（三）症状与体征

约有 4/5 的脑栓塞发生于前循环,特别是大脑中动脉,病变对侧出现偏瘫、偏身感觉障碍和偏盲,优势半球病变还有失语。癫痫发作很常见,因大血管栓塞,常引起脑血管痉挛,有部分性发作或全面性发作。椎 - 基底动脉栓塞约占 1/5,起病有眩晕、呕吐、复视、交叉性瘫痪、共济失调、构音障碍和吞咽困难等。栓子进入一侧或两侧大脑后动脉有同向性偏盲或皮质盲。基底动脉主干栓塞会导致昏迷、四肢瘫痪,可引起闭锁综合征及基底动脉尖综合征。

心源性栓塞患者有心慌、胸闷、心律不齐和呼吸困难等。

四、辅助检查

（一）胸部 X 线检查

胸部 X 线检查可发现心脏肥大。

（二）心电图检查

心电图检查可发现陈旧或新鲜心肌梗死、心律失常等。

（三）超声心动图检查

超声心动图检查是评价心源性脑栓塞的重要依据之一,能够显示心脏立体解剖结构,包括瓣膜反流和运动、心室壁的功能和心腔内的肿块。

（四）多普勒超声检查

多普勒超声检查有助于测量血流通过狭窄瓣膜的压力梯度及狭窄的严重程度。彩色多普勒超声血流图可检测瓣膜反流程度并可研究与血管造影的相关性。

（五）经颅多普勒超声

TCD 可检测颅内血流情况,评价血管狭窄的程度及闭塞血管的部位,也可检测动脉粥样硬化的斑块及微栓子的部位。

（六）神经影像学检查

头颅 CT 和 MRI 检查可显示缺血性梗死和出血性梗死改变。合并出血性梗死高度支持脑栓塞的诊断,许多患者继发出血性梗死临床症状并未加重,发病 3～5d 内复查 CT 可早期发现继发性梗死后出血。

早期脑梗死 CT 难于发现,常规 MRI 假阳性率较高,MRI 弥散成像（DWI）和灌注成像（PWI）可以发现超急性期脑梗死。磁共振血管成像（MRA）是一种无创伤性显示脑血管狭窄或阻塞的方法,造影特异性较高。数字减影血管造影（DSA）可更好地显示脑血管狭窄的部位、范围和程度。

（七）腰椎穿刺脑脊液检查

脑栓塞引起的大面积脑梗死可有压力增高和蛋白含量增高。出血性脑梗死时可见红细胞。

五、诊断与鉴别诊断

（一）诊断

（1）多为急骤发病。

（2）多数无前驱症状。

（3）一般意识清楚或有短暂意识障碍。

（4）有颈内动脉系统或椎—基底动脉系统症状和体征。

（5）腰椎穿刺脑脊液检查一般不应含血，若有红细胞可考虑出血性脑栓塞。

（6）栓子的来源可为心源性或非心源性，也可同时伴有脏器栓塞症状。

（7）头颅 CT 和 MRI 检查有梗死灶或出血性梗死灶。

（二）鉴别诊断

1. 血栓形成性脑梗死

两种疾病均为急性起病的偏瘫、偏身感觉障碍，但血栓形成性脑梗死发病较慢，短期内症状可逐渐进展，一般无心房颤动等心脏病症状，头颅 CT 很少有出血性梗死灶，以资鉴别。

2. 脑出血

两种疾病均为急骤起病的偏瘫，但脑出血多数有高血压、头痛、呕吐和意识障碍，头颅 CT 为高密度灶可以鉴别。

六、治疗

（一）抗凝治疗

对抗凝治疗预防心源性脑栓塞复发的利弊，仍存在争议。有的学者认为脑栓塞容易发生出血性脑梗死和大面积脑梗死，可有明显的脑水肿，所以在急性期不主张应用较强的抗凝药物，以免引起出血性梗死，或并发脑出血及加重脑水肿。也有学者认为，抗凝治疗是预防随后再发栓塞性脑卒中的重要手段。心房颤动或有再栓塞风险的心源性病因、动脉夹层或动脉高度狭窄的患者，可应用抗凝药物预防再栓塞。栓塞复发的高风险可完全抵消发生出血的风险。常用的抗凝药物如下。

1. 肝素

肝素有妨碍凝血活酶的形成作用；能增强抗凝血酶、中和活性凝血因子及纤溶酶；还有消除血小板的凝集作用，通过抑制透明质酸酶的活性而发挥抗凝作用。肝素钠每次 12500～25000U（100～200mg）加入 5% 葡萄糖注射液或 0.9% 氯化钠注射液 1000mL 中，缓慢静脉滴注或微泵注入，以每分钟 10～20 滴为宜，维持 48h，同时第 1d 开始口服抗凝药。

有颅内出血、严重高血压、肝肾功能障碍、消化道溃疡、急性细菌性心内膜炎和出血倾向者禁用。根据部分凝血活酶时间（APTT）调整剂量，维持治疗前 APTT 值的 1.5～2.5 倍，及时检测凝血活酶时间及活动度。用量过大，可导致严重自发性出血。

2. 那曲肝素钙

那曲肝素钙又名低分子肝素钙，是一种由普通肝素钠通过硝酸分解纯化而得到的低分子肝素钙盐,其平均分子量为4500。目前认为低分子肝素钙是通过抑制凝血酶的生长而发挥作用。另外,还可溶解血栓和改善血流动力学。对血小板的功能影响明显小于肝素,很少引起出血并发症。因此,那曲肝素钙是一种比较安全的抗凝药。每次4000~5000U(WHO单位),腹部脐下外侧皮下垂直注射,每日1~2次,连用7~10d,注意不能用于肌内注射。可能引起注射部位出血性淤斑、皮下淤血、血尿和过敏性皮疹。

3.华法林

华法林为香豆素衍生物钠盐,通过拮抗维生素K的作用,使凝血因子Ⅱ、Ⅶ、Ⅸ和Ⅹ的前体物质不能活化,在体内发挥竞争性的抑制作用,为一种间接性的中效抗凝剂。第1d给予5~10mg口服,第2d半量;第3d根据复查的凝血酶原时间及活动度结果调整剂量,凝血酶原活动度维持在25%~40%给予维持剂量,一般维持量为每日2.5~5mg,可用3~6个月。不良反应可有牙龈出血、血尿、发热、恶心、呕吐、腹泻等。

(二)脱水降颅压药物

脑栓塞患者常为大面积脑梗死、出血性脑梗死,常有明显脑水肿,甚至发生脑疝的危险,对此必须立即应用降颅压药物。心源性脑栓塞应用甘露醇可增加心脏负荷,有引起急性肺水肿的风险。20%甘露醇每次只能给125mL静脉滴注,每日4~6次。为增强甘露醇的脱水力度,同时必须加用呋塞米,每次40mg静脉注射,每日2次,可减轻心脏负荷,达到保护心脏的作用,保证甘露醇的脱水治疗;甘油果糖每次250~500mL缓慢静脉滴注,每日2次。

(三)扩张血管药物

1.丁苯酞

丁苯酞每次200mg,每日3次,口服。

2.葛根素注射液

葛根素注射液每次500mg加入5%葡萄糖注射液或0.9%氯化钠注射液250mL中静脉滴注,每日1次,可连用10~14d。

3.复方丹参注射液

复方丹参注射液每次2支(4mL)加入5%葡萄糖注射液或0.9%氯化钠注射液250mL中静脉滴注,每日1次,可连用10~14d。

4.川芎嗪注射液

川芎嗪注射液每次100mg加入5%葡萄糖注射液或0.9%氯化钠注射液250mL中静脉滴注,每日1次,可连用10~15d,有脑水肿和出血倾向者忌用。

(四)抗血小板聚集药物

抗血小板聚集药物早期暂不应用,特别是已有出血性梗死者急性期不宜应用。当急性期过后,为预防血栓栓塞的复发,可较长期应用阿司匹林或氯吡格雷。

(五)原发病治疗

对感染性心内膜炎(亚急性细菌性心内膜炎),在病原菌未培养出来时,给予青霉素每次320万~400万U加入5%葡萄糖注射液或0.9%氯化钠注射液250mL中静脉滴注,每日4~6次;已知病原微生物,对青霉素敏感的首选青霉素,对青霉素不敏感者选用头孢曲松钠,每次2g加入5%葡萄糖注射液250~500mL中静脉滴注,12h滴完,每日2次。对青霉素过敏和过敏体质者慎用,对头孢菌素类药物过敏者禁用。对青霉素和头孢菌素类抗生素不敏感者可应用去甲万古霉素,30mg/(kg·d),分2次静脉滴注,每0.8g药物至少加200mL液体,在1h以上时间内缓慢滴入,可用4~6周,24h内最大剂量不超过2g,此药有明显的耳毒性和肾毒性。

（刘新云）

第二节　脑出血

脑出血(intracerebral hemorrhage,CH)也称脑溢血,系指原发性非外伤性脑实质内出血,故又称原发性或自发性脑出血。脑出血系脑内的血管病变破裂而引起的出血,绝大多数是高血压伴发小动脉微动脉瘤在血压骤升时破裂所致,称为高血压性脑出血。主要病理特点为局部脑血流变化、炎症反应,以及脑出血后脑血肿的形成和血肿周边组织受压、水肿、神经细胞凋亡。80%的脑出血发生在大脑半球,20%发生在脑干和小脑。脑出血起病急骤,临床表现为头痛、呕吐、意识障碍、偏瘫、偏身感觉障碍等。在所有脑血管疾病患者中,脑出血约占20% - 30%,年发病率为60/10万~80/10万,急性期病死率为30%~40%,是病死率和致残率很高的常见疾病。该病常发生于40~70岁,其中>50岁的人群发病率最高,达93.6%,但近年来发病年龄有愈来愈年轻的趋势。

一、病因与发病机制

（一）病因

高血压及高血压合并小动脉硬化是ICH的最常见病因,约95%的ICH患者患有高血压。其他病因有先天性动静脉畸形或动脉瘤破裂、脑动脉炎血管壁坏死、脑瘤出血、血液病并发脑内出血、Moyamoya病、脑淀粉样血管病变、梗死性脑出血、药物滥用、抗凝或溶栓治疗等。

（二）发病机制

尚不完全清楚,与下列因素相关。

1. 高血压

持续性高血压引起脑内小动脉或深穿支动脉壁脂质透明样变性和纤维蛋白样坏死,使小动脉变脆,血压持续升高引起动脉壁疝或内膜破裂,导致微小动脉瘤或微夹层动脉瘤。血压骤然升高时血液自血管壁渗出或动脉瘤壁破裂,血液进入脑组织形成血肿。此外,高血压引起远端血管痉挛,导致小血管缺氧坏死血栓形成、斑点状出血及脑水肿,继发脑出血,可能是子痫时高血压脑出血的主要机制。脑动脉壁中层肌细胞薄弱,外膜结缔组织少且缺乏外层弹力层,豆纹动脉等穿动脉自大脑中动脉近端呈直角分出,受高血压血流冲击易发生粟粒状动脉瘤,使深穿支动脉成为脑出血的主要好发部位,故豆纹动脉外侧支称为出血。

2. 淀粉样脑血管病

它是老年人原发性非高血压性脑出血的常见病因,好发于脑叶,易反复发生,常表现为多发性脑出血发病机制不清,可能为:血管内皮异常导致渗透性增加,血浆成分包括蛋白酶侵入血管壁,形成纤维蛋白样坏死或变性,导致内膜透明样增厚,淀粉样蛋白沉积,使血管中膜、外膜被淀粉样蛋白取代,弹性膜及中膜平滑肌消失,形成蜘蛛状微血管瘤扩张,当情绪激动或活动诱发血压升高时血管瘤破裂引起出血。

3. 其他因素

血液病如血友病、白血病、血小板减少性紫癜、红细胞增多症、镰状细胞病等可因凝血功能障碍引起大片状脑出血。肿瘤内异常新生血管破裂或侵蚀正常脑血管也可导致脑出血。维生素 B_1、维生素 C 缺乏或毒素(如砷)可引起脑血管内皮细胞坏死,导致脑出血,出血灶特点通常为斑点状而非融合成片。结节性多动脉炎、病毒性和立克次体性疾病等可引起血管床炎症,炎症致血管内皮细胞坏死、血管破裂发生脑出血。

脑内小动、静脉畸形破裂可引起血肿,脑内静脉循环障碍和静脉破裂亦可导致出血。血液病、肿瘤、血管炎或静脉窦闭塞性疾病等所致脑出血亦常表现为多发性脑出血。

(三)脑出血后脑水肿的发生机制

脑出血后机体和脑组织局部发生一系列病理生理反应,其中自发性脑出血后最重要的继发性病理变化之一是脑水肿。由于血肿周围脑组织形成水肿带,继而引起神经细胞及其轴突的变性和坏死,成为患者病情恶化和死亡的主要原因之一。目前认为,CH 后脑水肿与占位效应、血肿内血浆蛋白渗出和血凝块回缩、血肿周围继发缺血、血肿周围组织炎症反应、水通道蛋白 4(AQP-4)及自由基级联反应等有关。

1. 占位效应

占位效应主要是通过机械性压力和颅内压增高引起。巨大血肿可立即产生占位效应,造成周围脑组织损害,并引起颅内压持续增高。早期主要为局灶性颅内压增高,随后发展为弥散性颅内压增高,而颅内压的持续增高可引起血肿周围组织广泛性缺血,并加速缺血组织的血管通透性改变,引发脑水肿形成。同时,脑血流量降低、局部组织压力增加可促发血管活性物质从受损的脑组织中释放,破坏血—脑屏障,引发脑水肿形成。因此,血肿占位效应虽不是脑水肿形成的直接原因,但可通过影响脑血流量、周围组织压力以及颅内压等因素,间接地在脑出血后脑水肿形成机制中发挥作用。

2. 血肿内血浆蛋白渗出和血凝块回缩

血肿内血液凝结是脑出血超急性期血肿周围组织脑水肿形成的首要条件。在正常情况下,脑组织细胞间隙中的血浆蛋白含量非常低,但在血肿周围组织细胞间隙中却可见血浆蛋白和纤维蛋白聚积,这可导致细胞间隙胶体渗透压增高,使水分渗透到脑组织内形成水肿。此外,血肿形成后由于血凝块回缩,使血肿腔静水压降低,这也将导致血液中的水分渗透到脑组织间隙形成水肿。凝血连锁反应激活、血凝块回缩血肿形成后血块分离成 1 个红细胞中央块和 1 个血清包绕区)以及纤维蛋白沉积等,在脑出血后血肿周围组织脑水肿形成中发挥着重要作用。血凝块形成是脑出血血肿周围组织脑水肿形成的必经阶段,而血浆蛋白(特别是凝血酶)则是脑水肿形成的关键因素。

3. 血肿周围继发缺血

脑出血后血肿周围局部脑血流量显著降低,而脑血流量的异常降低可引起血肿周围组织缺血,一般脑出血后 6~8h,血红蛋白和凝血酶释出细胞毒性物质,兴奋性氨基酸释放增多等,细胞内钠聚集,则引起细胞毒性水肿;出血后 4~12h,血—脑屏障开始破坏,血浆成分进入细胞间液,则引起血管源性水肿。同时,脑出血后形成的血肿在降解过程中,产生的渗透性物质和缺血的代谢产物,也使组织间渗透压增高,促进或加重脑水肿,从而形成血肿周围半暗带。

4. 血肿周围组织炎症反应

脑出血后血肿周围中性粒细胞、巨噬细胞和小胶质细胞活化,血凝块周围活化的小胶质细胞和神经元中白细胞介素-1(IL-1)、白细胞介素-6(IL-6)、细胞间黏附因子-1(ICAM-1)和肿瘤坏死因子-α(TNF-α)表达增加。临床研究采用双抗夹心酶联免疫吸附试验检测41例脑出血患者脑脊液IL-1和S100蛋白含量发现,急性患者脑脊液IL-1水平显著高于对照组,提示IL-1可能促进了脑水肿和脑损伤的发展。

ICAM-1在中枢神经系统中分布广泛。Gong等的研究证明,脑出血后12h神经细胞开始表达ICAM-1,3d达高峰,持续10d逐渐下降;脑出血后1d时血管内皮开始表达ICAM-1,7d达高峰,持续2周。表达ICAM-1的白细胞活化后能产生大量蛋白水解酶,特别是基质金属蛋白酶(MMP),促使血—脑屏障通透性增加,血管源性脑水肿形成。

5. 水通道蛋白-4(AQP-4)与脑水肿

过去一直认为水的跨膜转运是通过被动扩散实现的,而水通道蛋白(aquaporin,AQP)的发现完全改变了这种认识。现在认为,水的跨膜转运实际上是一个耗能的主动过程,是通过AQP实现的。AQP在脑组织中广泛存在,可能是脑脊液重吸收、渗透压调节、脑水肿形成等生理、病理过程的分子生物学基础。迄今已发现的AQP至少存在10种亚型,其中AQP-4和AQP-9可能参与血肿周围脑组织水肿的形成。实验研究脑出血后不同时间点大鼠脑组织AQP-4的表达分布发现,对照组和实验组未出血侧AQP-4在各时间点的表达均为弱阳性,而水肿区从脑出血后6h开始表达增强,3d时达高峰,此后逐渐回落,1周后仍明显高于正常组。另外,随着出血时间的推移,出血侧AQP-4表达范围不断扩大,表达强度不断增强,并且与脑水肿严重程度呈正相关。以上结果提示,脑出血能导致细胞内外水和电解质失衡,细胞内外渗透压发生改变,激活位于细胞膜上的AQP-4,进而促进水和电解质通过AQP-4进入细胞内导致细胞水肿。

6. 自由基级联反应

脑出血后脑组织缺血缺氧发生一系列级联反应造成自由基浓度增加。自由基通过攻击脑内细胞膜磷脂中多聚不饱和脂肪酸和脂肪酸的不饱和双键,直接造成脑损伤发生脑水肿;同时引起脑血管通透性增加,亦加重脑水肿从而加重病情。

二、病理

肉眼所见:脑出血病例尸检时脑外观可见到明显动脉粥样硬化,出血侧半球膨隆肿胀,脑回宽、脑沟窄,有时可见少量蛛网膜下隙积血,颞叶海马与小脑扁桃体处常可见脑疝痕迹,出血灶一般在2~8cm,绝大多数为单灶,仅1.8%~2.7%为多灶。常见的出血部位为壳核出血,出血向内发展可损伤内囊,出血量大时可破入侧脑室。丘脑出血时,血液常穿破第三脑室或侧脑室,向外可损伤内囊。脑桥和小脑出血时,血液可穿破第四脑室,甚至可经中脑导水管逆行进入侧脑室。原发性脑室出血,出血量小时只侵及单个脑室或多个脑室的一部分;大量出血时全部脑室均可被血液充满,脑室扩张积血形成铸型。脑出血血肿周围脑组织受压,水肿明显,颅内压增高,脑组织可移位。幕上半球出血,血肿向下破坏或挤压丘脑下部和脑干,使其变形、移位和继发出血,并常出现小脑幕疝;如中线部位下移可形成中心疝;颅内压增高明显或小脑出血较重时均易发生枕骨大孔疝,这些都是导致患者死亡的直接原因。急性期后,血块溶解,含铁血黄素和破坏的脑组织被吞噬细胞清除,胶质增生,小出血灶形成胶质瘢痕,大者形成囊腔,称为中风囊,腔内可见黄色液体。

显微镜观察可分为三期:①出血期:可见大片出血,红细胞多新鲜。出血灶边缘多出现坏死。软化的脑组织,神经细胞消失或呈局部缺血改变,常有多形核白细胞浸润;②吸收期:出血24~36h即可出现胶质细胞增生,小胶质细胞及来自血管外膜的细胞形成格子细胞,少数格子细胞含铁血黄素。星形胶质细胞增生及肥胖变性;③修复期:血液及坏死组织渐被清除,组织缺损部分由胶质细胞、胶质纤维及胶原纤维代替,形成瘢痕。出血灶较小可完全修复,较大则遗留囊腔。血红蛋白代谢产物长久残存于瘢痕组织中,呈现棕黄色。

三、临床表现

(一)症状与体征

1. 意识障碍

多数患者发病时很快出现不同程度的意识障碍,轻者可呈嗜睡,重者可昏迷。

2. 高颅压征

高颅压征表现为头痛、呕吐。头痛以病灶侧为重,意识蒙胧或浅昏迷者可见患者用健侧手触摸病灶侧头部;呕吐多为喷射性,呕吐物为胃内容物,如合并消化道出血可为咖啡样物。

3. 偏瘫

病灶对侧肢体瘫痪。

4. 偏身感觉障碍

病灶对侧肢体感觉障碍,主要是痛觉、温度觉减退。

5. 脑膜刺激征

脑膜刺激征见于脑出血已破入脑室、蛛网膜下隙以及脑室原发性出血之时,可有颈项强直或强迫头位,Kernig 征阳性。

6. 失语症

优势半球出血者多伴有运动性失语症。

7. 瞳孔与眼底异常

瞳孔可不等大、双瞳孔缩小或散大。眼底可有视网膜出血和视盘水肿。

8. 其他症状

其他症状如心律不齐、呃逆、呕吐咖啡色样胃内容物、呼吸节律紊乱、体温迅速上升及心电图异常等变化。脉搏常有力或缓慢,血压多升高,可出现肢端发绀,偏瘫侧多汗,面部苍白或潮红。

四、辅助检查

(一)头颅 CT

发病后 CT 平扫可显示近圆形或卵圆形均匀高密度的血肿病灶,边界清楚,可确定血肿部位、大小、形态及是否破入脑室,血肿周围有无低密度水肿带及占位效应(脑室受压、脑组织移位)和梗阻性脑积水等。

早期可发现边界清楚、均匀的高度密度灶,CT 值为 60~80Hu,周围环绕低密度水肿带。血肿范围大时可见占位效应。根据 CT 影像估算出血量可采用简单易行的多田计算公式:出血量(mL)=0.5×最大面积长轴(cm)×最大面积短轴(mL)×层面数。出血后 3~7d,血红蛋白破坏,纤维蛋白溶解,高密度区向心性缩小,边缘模糊,周围低密度区扩大。病后 2~4 周,形成等密度或低密度灶。病后 2 个月左右,血肿区形成囊腔,其密度与脑脊液近乎相等,两侧脑室扩大;增强扫描,可见血肿周围有环状高密度强化影,其大小、形状与原血肿相近。

(二)头颅 MRI/MRA

MRI 的表现主要取决于血肿所含血红蛋白量的变化。发病 1d 内,血肿呈 T_1 等信号或低信号,T_2 呈高信号或混合信号;第 2d ~ 1 周内,T_1 为等信号或稍低信号,T_2 为低信号;第 2 ~ 4 周,T_1 和 T_2 均为高信号,4 周后,T_1 呈低信号,T_2 为高信号。此外,MRA 可帮助发现脑血管畸形、肿瘤及血管瘤等病变。

(三)数字减影血管造影(DSA)

对脑叶出血、原因不明或怀疑脑血管畸形、血管瘤、Moyamoya 病和血管炎等患者有意义,尤其血压正常的年轻患者应通过 DSA 查明病因。

(四)腰椎穿刺检查

在无条件做 CT 时,且患者病情不重,无明显颅内高压者可进行腰椎穿刺检查。脑出血者脑脊液压力常增高,若出血破入脑室或蛛网膜下隙者脑脊液多呈均匀血性。有脑疝及小脑出血者应禁做腰椎穿刺检查。

(五)经颅多普勒超声(TCD)

经颅多普勒超声由于简单及无创性,可在床边进行检查,已成为监测脑出血患者脑血流动力学变化的重要方法。①通过检测脑动脉血流速度,间接监测脑出血的脑血管痉挛范围及程度,脑血管痉挛时其血流速度增高;②测定血流速度、血流量和血管外周阻力可反映颅内压增高时脑血流灌注情况,如颅内压超过动脉压时收缩期舒张期血流信号消失,无血流灌注;③提供脑动静脉畸形、动脉瘤等病因诊断的线索。

(六)脑电图(EEG)

脑电图可反映脑出血患者脑功能状态。意识障碍可见两侧弥散性慢活动,病灶侧明显;无意识障碍时,基底节和脑叶出血出现局灶性慢波,脑叶出血靠近皮质时可有局灶性棘波或尖波发放;小脑出血无意识障碍时脑电图多正常,部分患者同侧枕颞部出现慢活动;中脑出血多见两侧阵发性同步高波幅慢活动;脑桥出血患者昏迷时可见 8 ~ 12Hzα 波、低波幅波、纺锤波或弥散性慢波等。

(七)心电图

心电图可及时发现脑出血合并心律失常或心肌缺血,甚至心肌梗死。

(八)血液检查

重症脑出血急性期白细胞数可增至 $(10 ~ 20) × 10^9/L$,并可出现血糖含量升高、蛋白尿、尿糖、血尿素氮含量增加,以及血清肌酶含量升高等。但均为一过性,可随病情缓解而消退。

五、诊断与鉴别诊断

(一)诊断要点

1.一般性诊断要点

(1)急性起病,常有头痛、呕吐、意识障碍、血压增高和局灶性神经功能缺损症状,部分病例有眩晕或抽搐发作。饮酒、情绪激动、过度劳累等是常见的发病诱因。

(2)常见的局灶性神经功能缺损症状和体征包括偏瘫、偏身感觉障碍、偏盲等,多于数分钟至数小时内达到高峰。

（3）头颅 CT 扫描可见病灶中心呈高密度改变，病灶周边常有低密度水肿带。头颅 MR/MRA 有助于脑出血的病因学诊断和观察血肿的演变过程。

2.各部位脑出血的临床诊断要点

（1）壳核出血：①对侧肢体偏瘫，优势半球出血常出现失语；②对侧肢体感觉障碍，主要是痛觉、温度觉减退；③对侧偏盲；④凝视麻痹，呈双眼持续性向出血侧凝视；⑤尚可出现失用、体象障碍、记忆力和计算力障碍、意识障碍等。

（2）丘脑出血：①丘脑型感觉障碍：对侧半身深浅感觉减退、感觉过敏或自发性疼痛；②运动障碍：出血侵及内囊可出现对侧肢体瘫痪，多为下肢重于上肢；③丘脑性失语：言语缓慢而不清、重复言语、发音困难、复述差、朗读正常；④丘脑性痴呆：记忆力减退、计算力下降、情感障碍、人格改变；⑤眼球运动障碍：眼球向上注视麻痹，常向内下方凝视。

（3）脑干出血：①中脑出血：突然出现复视、眼睑下垂；一侧或两侧瞳孔扩大，眼球不同轴，水平或垂直眼震，同侧肢体共济失调，也可表现 Weber 综合征或 Benedikt 综合征；严重者很快出现意识障碍，去大脑强直；②脑桥出血：突然头痛、呕吐、眩晕、复视、眼球不同轴、交叉性瘫痪或偏瘫、四肢瘫等。出血量较大时，患者很快进入意识障碍、针尖样瞳孔、去大脑强直、呼吸障碍，并可伴有高热、大汗、应激性溃疡等，多迅速死亡；出血量较少时可表现为一些典型的综合征，如 Foville 综合征、Millard - Gubler 综合征和闭锁综合征等；③延髓出血：突然意识障碍、血压下降、呼吸节律不规则、心律失常，继而死亡。轻者可表现为不典型的 Wallenberg 综合征。

（4）小脑出血：①突发眩晕、呕吐、后头部疼痛，无偏瘫；②有眼震、站立和步态不稳、肢体共济失调、肌张力降低及颈项强直；③头颅 CT 扫描示小脑半球或小脑蚓高密度影及第四脑室、脑干受压。

（5）脑叶出血：①额叶出血：前额痛、呕吐、痫性发作较多见；对侧偏瘫、共同偏视、精神障碍；优势半球出血时可出现运动性失语；②顶叶出血：偏瘫较轻，而偏侧感觉障碍显著；对侧下象限盲，优势半球出血时可出现混合性失语；③颞叶出血：表现为对侧中枢性面、舌瘫及上肢为主的瘫痪；对侧上象限盲；优势半球出血时可有感觉性或混合性失语；可有颞叶癫痫、幻嗅、幻视；④枕叶出血：对侧同向性偏盲，并有黄斑回避现象，可有一过性黑矇和视物变形；多无肢体瘫痪。

（6）脑室出血：①突然头痛、呕吐，迅速进入昏迷或昏迷逐渐加深；②双侧瞳孔缩小，四肢肌张力增高，病理反射阳性，早期出现去大脑强直，脑膜刺激征阳性；③常出现丘脑下部受损的症状及体征，如上消化道出血、中枢性高热、大汗、应激性溃疡、急性肺水肿、血糖增高、尿崩症等；④脑脊液压力增高，呈血性；⑤轻者仅表现头痛、呕吐、脑膜刺激征阳性，无局限性神经体征。临床上易误诊为蛛网膜下隙出血，需通过头颅 CT 检查来确定诊断。

（二）鉴别诊断

1.脑梗死

发病较缓，或病情呈进行性加重；头痛、呕吐等颅内压增高症状不明显；典型病例一般不难鉴别；但脑出血与大面积脑梗死、少量脑出血与脑梗死临床症状相似，鉴别较困难，常需头颅 CT 鉴别。

2.脑栓塞

起病急骤，一般缺血范围较广，症状常较重，常伴有风湿性心脏病、心房颤动、细菌性心内膜炎、心肌梗死或其他容易产生栓子来源的疾病。

3.蛛网膜下隙出血

好发于年轻人,突发剧烈头痛,或呈爆裂样头痛,以颈枕部明显,有的可痛牵颈背、双下肢。呕吐较频繁,少数严重患者呈喷射状呕吐。约50%的患者可出现短暂、不同程度的意识障碍,尤以老年患者多见常见一侧动眼神经麻痹,其次为视神经、三叉神经和展神经麻痹,脑膜刺激征常见,无偏瘫等脑实质损害的体征,头颅CT可帮助鉴别。

4.外伤性脑出血

外伤性脑出血是闭合性头部外伤所致,发生于受冲击颅骨下或对冲部位,常见于额极和题极,外伤史可提供诊断线索,CT可显示血肿外形不整。

六、治疗

急性期的主要治疗原则是:保持安静,防止继续出血;积极抗脑水肿,降低颅内压;调整血压;改善循环;促进神经功能恢复;加强护理,防治并发症。

(一)一般治疗

1.保持安静

(1)卧床休息3~4周,脑出血发病后24h内,特别是6h内可有活动性出血或血肿继续扩大,应尽量减少搬运,就近治疗。重症需严密观察体温、脉搏、呼吸、血压、瞳孔和意识状态等生命体征变化。

(2)保持呼吸道通畅,头部抬高15°~30°,切忌无枕仰卧;疑有脑疝时应床脚抬高45°,意识障碍患者应将头歪向一侧,以利于口腔、气道分泌物及呕吐物流出;痰稠不易吸出,则要行气管切开,必要时吸氧,以使动脉血氧饱和度维持在90%以上。

(3)意识障碍或消化道出血者宜禁食24~48h,发病后3d,仍不能进食者,应鼻饲以确保营养。过度烦躁不安的患者可适量用镇静药。

(4)注意口腔护理,保持大便通畅,留置尿管的患者应做膀胱冲洗以预防尿路感染。加强护理,经常翻身,预防压疮,保持肢体功能位置。

(5)注意水、电解质平衡,加强营养。注意补钾,液体量应控制在2000mL/d左右,或以尿量加500mL来估算,不能进食者鼻饲各种营养品。对于频繁呕吐、胃肠道功能减弱或有严重的应激性溃疡者,应考虑给予肠外营养。如有高热、多汗、呕吐或腹泻者,可适当增加入液量,或10%脂肪乳500mL静脉滴注,每日1次。如需长期采用鼻饲,应考虑胃造瘘术。

(6)脑出血急性期血糖含量增高可以是原有糖尿病的表现或是应激反应。高血糖和低血糖都能加重脑损伤。当患者血糖含量增高超过11.1mmol/L时,应立即给予胰岛素治疗,将血糖控制在8.3mmol/L以下。同时应监测血糖,若发生低血糖,可用葡萄糖口服或注射纠正低血糖。

2.亚低温治疗

亚低温治疗能够减轻脑水肿,减少自由基的产生,促进神经功能缺损恢复,改善患者预后。降温方法:立即行气管切开,静脉滴注冬眠肌松合剂(0.9%氯化钠注射液500mL + 氯丙嗪100mg + 异丙嗪100mg),同时冰毯机降温。行床旁监护仪连续监测体温(T)、心率(HR)、血压(BP)、呼吸(R)、脉搏(P)、血氧饱和度(SpO_2)、颅内压(IP)。直肠温度(RT)维持在34℃~36℃,持续3~5d。冬眠肌松合剂用量和速度根据患者T、HR、BP、肌张力等调节。保留自主呼吸,必要时应用同步呼吸机辅助呼吸,维持SpO_2在95%以上,10~12h将RT降至34~36℃。

当 ICP 降至正常后 72h,停止亚低温治疗。采用每日恢复 1~2℃,复温速度不超过 0.1℃/h。在 24~48h 内,将患者 RT 复温至 36.5~37℃。局部亚低温治疗实施越早,效果越好,建议在脑出血发病 6h 内使用,治疗时间最好持续 48~72h。

(二)调控血压和防止再出血

脑出血患者一般血压都高,甚至比平时更高,这是因为颅内压增高时机体保证脑组织供血的代偿性反应,当颅内压下降时血压亦随之下降,因此一般不应使用降血压药物,尤其是注射利血平等强有力降压剂。

目前理想的血压控制水平还未确定,主张采取个体化原则,应根据患者年龄、病前有无高血压、病后血压情况等确定适宜血压水平。但血压过高时,容易增加再出血的危险性,则应及时控制高血压。一般来说,收缩压≥200mmHg,舒张压≥115mmHg 时,应降血压治疗,使血压控制于治疗前原有血压水平或略高水平。收缩压≤180mmHg 或舒张压≤11mmHg 时,或平均动脉压≤130mmHg 时可暂不使用降压药,但需密切观察。收缩压在 180~230mmHg 或舒张压在 105~140mmHg 宜口服卡托普利、美托洛尔等降压药,收缩压 180mmHg 以内或舒张压105mmHg 以内,可观察而不用降压药。急性期过后(约 2 周),血压仍持续过高时可系统使用降压药,急性期血压急骤下降表明病情严重,应给予升压药物以保证足够的脑供血量。

止血剂及凝血剂对脑出血并无效果,但如合并消化道出血或有凝血障碍时仍可使用。消化道出血时,还可经胃管鼻饲或口服云南白药、三七粉、氢氧化铝凝胶和(或)冰牛奶、冰盐水等。

(三)控制脑水肿

脑出血后 48h 水肿达到高峰,维持 3~5d 或更长时间后逐渐消退。脑水肿可使 ICP 增高和导致脑疝,是影响功能恢复的主要因素和导致早期死亡的主要死因。积极控制脑水肿、降低ICP 是脑出血急性期治疗的重要环节,必要时可行 ICP 监测。治疗目标是使 ICP 降至 20mmHg以下,脑灌注压大于 7mmHg,应首先控制可加重脑水肿的因素,保持呼吸道通畅,适当给氧,维持有效脑灌注,限制液体和盐的入量等。应用皮质类固醇减轻脑出血后脑水肿和降低 ICP,其有效证据不充分;脱水药只有短暂作用,常用 20% 甘露醇、利尿药如呋塞米等。

1. 20% 甘露醇

20% 甘露醇为渗透性脱水药,可在短时间内使血浆渗透压明显升高,形成血与脑组织间渗透压差,使脑组织间液水分向血管内转移,经肾脏排出,每 8g 甘露醇可由尿带出水分 100mL,用药后 20~30min 开始起效,2~3h 作用达峰。常用剂量 125~250mL,1 次/6~8h,疗程 7~10d。如患者出现脑疝征象可快速加压经静脉或颈动脉推注,可暂时缓解症状,为术前准备赢得时间。冠心病、心肌梗死、心力衰竭和肾功能不全者慎用,注意用药不当可诱发肾衰竭和水盐及电解质失衡。因此,在应用甘露醇脱水时,一定要严密观察患者尿量、血钾和心肾功能,一旦出现尿少、血尿、无尿时应立即停用。

2. 利尿剂

呋塞米注射液较常用,脱水作用不如甘露醇,但可抑制脑脊液产生,用于心肾功能不全不能用甘露醇的患者,常与甘露醇合用,减少甘露醇用量。每次 20~40mg,每日 2~4 次,静脉注射。

3. 甘油果糖氯化钠注射液

该药为高渗制剂,通过高渗透性脱水,能使脑水分含量减少,降低颅内压。本品降低颅内压作用起效较缓,持续时间较长,可与甘露醇交替使用。推荐剂量为每次250~500mL,每日1~2次,静脉滴注,连用7d左右。

4.10%人血清蛋白

通过提高血浆胶体渗透压发挥对脑组织脱水降颅压作用,改善病灶局部脑组织水肿,作用持久。适用于低蛋白血症的脑水肿伴高颅压的患者。推荐剂量每次10~20g,每日1~2次,静脉滴注。该药可增加心脏负担,心功能不全者慎用。

5.地塞米松

地塞米松可防止脑组织内星形胶质细胞肿胀,降低毛细血管通透性,维持血—脑屏障功能。抗脑水肿作用起效慢,用药后12~36h起效。剂量每日10~20mg,静脉滴注。由于易并发感染或使感染扩散,可促进或加重应激性上消化道出血,影响血压和血糖控制等,临床不主张常规使用,病情危重、不伴上消化道出血者可早期短时间应用。若药物脱水、降颅压效果不明显,出现颅高压危象时可考虑转外科手术开颅减压。

(四)控制感染

发病早期或病情较轻时通常不需使用抗生素,老年患者合并意识障碍易并发肺部感染,合并吞咽困难易发生吸入性肺炎,尿潴留或导尿易合并尿路感染,可根据痰液或尿液培养、药物敏感试验等选用抗生素治疗。

(五)维持水电解质平衡

患者液体的输入量最好根据其中心静脉压(CVP)和肺毛细血管楔压(PCWP)来调整,CVP保持在5~12mmHg或者PCWP维持在10~14mmHg。无此条件时每日液体输入量可按前1日尿量+500mL估算。每日补钠50~70mmol/L,补钾40~50mmol/L,糖类13.5~18g。使用液体种类应以0.9%氯化钠注射液或复方氯化钠注射液(林格液)为主,避免用高渗糖水,若用糖时可按每4g糖加1U胰岛素后再使用。由于患者使用大量脱水药、进食少、合并感染等原因,极易出现电解质紊乱和酸碱失衡,应加强监护和及时纠正,意识障碍患者可通过鼻饲管补充足够热量的营养和液体。

(六)对症治疗

1.中枢性高热

中枢性高热宜先行物理降温,如头部、腋下及腹股沟区放置冰袋,戴冰帽或睡冰毯等。效果不佳可用多巴胺受体激动剂如溴隐亭3.75mg/d,逐渐加量至7.5~15.0mg/d,分次服用。

2.痫性发作

痫性发作可静脉缓慢推注(注意患者呼吸)地西泮10~20mg,控制发作后可予卡马西平片,每次100mg,每日2次。

3.应激性溃疡

丘脑、脑干出血患者常合并应激性溃疡和引起消化道出血,机制不明,可能是出血影响边缘系统、丘脑、丘脑下部及下行自主神经纤维,使肾上腺皮质激素和胃酸分泌大量增加,黏液分泌减少及屏障功能削弱。常在病后第2~14d突然发生,可反复出现,表现呕血及黑便,出血量大时常见烦躁不安、口渴、皮肤苍白、湿冷、脉搏细速、血压下降、尿量减少等外周循环衰竭表现。可采取抑制胃酸分泌和加强胃黏膜保护治疗,用H$_2$受体阻滞剂如:①雷尼替丁,每次150mg,每日2次,口服;②西咪替丁,0.4~0.8g/d,加入0.9%氯化钠注射液,静脉滴注;③注射用奥美拉唑钠,每次40mg,每12h静脉注射1次,连用3d。还可用硫糖铝,每次1g,每日4

次,口服;或氢氧化铝凝胶,每次 40~60mL,每日 4 次,口服。若发生上消化道出血可用去甲肾上腺素 4~8mg 加冰盐水 80~100mL,每日 4~6 次,口服;云南白药,每次 0.5g,每日 4 次,口服。保守治疗无效时可在胃镜下止血,须注意呕血引起窒息,并补液或输血维持血容量。

4. 心律失常

心房颤动常见,多见于病后前 3d。心电图复极改变常导致易损期延长,易损期出现的期前收缩可导致室性心动过速或心室颤动。这可能是脑出血患者易发生猝死的主要原因。心律失常影响心排出量,降低脑灌注压,可加重原发脑病变,影响预后。应注意改善冠心病患者的心肌供血,给予常规抗心律失常治疗,及时纠正电解质紊乱,可试用 β - 受体阻滞剂和钙通道阻滞剂治疗,维护心脏功能。

5. 大便秘结

脑出血患者,由于卧床等原因,常会出现便秘。用力排便时腹压增高,从而使颅内压升高,可加重脑出血症状。便秘时腹胀不适,使患者烦躁不安,血压升高,亦可使病情加重,故脑出血患者便秘的护理十分重要。便秘可用甘油灌肠剂(支),患者侧卧位插入肛门内 6~10cm,将药液缓慢注入直肠内 6mL,5~10min 即可排便;缓泻剂如酚酞 2 片,每晚口服,亦可用中药番泻叶 3~9g 泡服。

6. 稀释性低钠血症

稀释性低钠血症又称血管升压素分泌异常综合征,10% 的脑出血患者可发生。因血管升压素分泌减少,尿排钠增多,血钠降低,可加重脑水肿,每日应限制水摄入量在 800~1000mL,补钠 9~12g;宜缓慢纠正,以免导致脑桥中央髓鞘溶解症。另有脑耗盐综合征,是心钠素分泌过高导致低钠血症,应输液补钠治疗。

7. 下肢深静脉血栓形成

急性脑卒中患者易并发下肢和瘫痪肢体深静脉血栓形成,患肢进行性水肿和发硬,肢体静脉血流图检查可确诊。勤翻身、被动活动或抬高瘫痪肢体可预防;治疗可用肝素钠 5000U,静脉滴注,每日 1 次;或低分子量肝素,每次 4000U,皮下注射,每日 2 次。

(七)外科治疗

外科治疗可挽救重症患者的生命及促进神经功能恢复,手术宜在发病后 6~24h 内进行,预后直接与术前意识水平有关,昏迷患者通常手术效果不佳。

(刘新云)

第三节　短暂性脑缺血发作

短暂性脑缺血发作(transient ischemic attack,TIA)是指因脑血管病变引起的短暂性、局限性脑功能缺失或视网膜功能障碍。临床症状一般持续 10~20min,多在 1h 内缓解,最长不超过 24h,不遗留神经功能缺失症状,结构性影像学(CT、MR1)检查无责任病灶。凡临床症状持续超过 1h 且神经影像学检查有明确病灶者不宜称为 TIA。

1975 年时曾将 TIA 定义限定为 24h,这是基于时间(time - based)的定义。2002 年美国 TIA 工作组提出了新的定义,即由于局部脑或视网膜缺血引起的短暂性神经功能缺损发作,典型临床症状持续不超过 1h,且无急性脑梗死的证据。TIA 新的基于组织学(tissue – based)的定义以脑组织有无损伤为基础,更有利于临床医师及时进行评价,使急性脑缺血能得到迅速干预。

流行病学统计表明,15% 的脑卒中患者曾发生过 TIA。不包括未就诊的患者,美国每年 TIA 发作人数估计为 20 万 ~ 50 万人。TIA 发生脑卒中率明显高于一般人群,TIA 后第 1 个月内发生脑梗死者占 4% ~ 8%;1 年内 12% ~ 13%;5 年内增至 24% ~ 29%。TIA 患者发生脑卒中在第 1 年内较一般人群高 13 ~ 16 倍,是最严重的"卒中预警"事件,也是治疗干预的最佳时机,频发 TIA 更应以急诊处理。

一、病因与发病机制

(一)病因

TIA 病因各有不同,主要是动脉粥样硬化和心源性栓子。多数学者认为微栓塞或血流动力学障碍是 TIA 发病的主要原因,90% 左右的微栓子来源于心脏和动脉系统,动脉粥样硬化是 50 岁以上患者 TIA 的最常见原因。

(二)发病机制

TIA 的真正发病机制至今尚未完全阐明。主要有血流动力学改变学说和微栓子学说。

1. 血流动力学改变学说

TIA 的主要原因是血管本身病变。动脉粥样硬化造成大血管的严重狭窄,由于病变血管自身调节能力下降,当一些因素引起灌注压降低时,病变血管支配区域的血流就会显著下降,同时又可能存在全血黏度增高、红细胞变形能力下降和血小板功能亢进等血液流变学改变,促进了微循环障碍的发生,而使局部血管无法保持血流量的恒定,导致相应供血区域 TIA 的发生。血流动力学型 TIA 在大动脉严重狭窄基础上合并血压下降,导致远端一过性脑供血不足症状,当血压回升时症状可缓解。

2. 微栓子学说

大动脉的不稳定粥样硬化斑块破裂,脱落的栓子随血流移动,阻塞远端动脉,随后栓子很快发生自溶,临床表现为一过性缺血发作。动脉的微栓子来源最常见的部位是颈内动脉系统。心源性栓子为微栓子的另一来源,多见于心房颤动、心瓣膜疾病及左心室血栓形成。

3. 其他学说

脑动脉痉挛、受压学说,如脑血管受到各种刺激造成的痉挛或由于颈椎骨质增生压迫椎动脉造成缺血;颅外血管盗血学说,如锁骨下动脉严重狭窄,椎动脉脑血流逆行,导致颅内灌注不足等。

TIA 常见的危险因素包括高龄、高血压、抽烟、心脏病(冠心病、心律失常、充血性心力衰竭、心脏瓣膜病)、高血脂、糖尿病和糖耐量异常、肥胖、不健康饮食、体力活动过少、过度饮酒、口服避孕药或绝经后雌激素的应用、高同型半胱氨酸血症、抗心磷脂抗体综合征、蛋白 C/蛋白 S 缺乏症等。

二、病理

发生缺血部位的脑组织常无病理改变,但部分患者可见脑深部小动脉发生闭塞而形成的微小梗死灶,其直径常小于 1.5mm。主动脉弓发出的大动脉、颈动脉可见动脉粥样硬化性改变、狭窄或闭塞。颅内动脉也可有动脉粥样硬化性改变,或可见动脉炎性浸润。另外可有颈动脉或椎动脉过长或扭曲。

三、临床表现

TIA 多发于老年人,男性多于女性。发病突然,恢复完全,不遗留神经功能缺损的症状和体征,多有反复发作的病史。持续时间短暂,一般为 10 ~ 15min,颈内动脉系统平均为 14min,椎—基底动脉系统平均为 8min,每日可有数次发作,发作间期无神经系统症状及阳性体征。颈内动脉系统 TIA 与椎—基底动脉系统 TIA 相比,发作频率较少,但更容易进展为脑梗死。

TIA 神经功能缺损的临床表现依据受累的血管供血范围而不同,临床常见的神经功能缺损如下。

(一)颈动脉系统 TIA

最常见的症状为对侧面部或肢体的一过性无力和感觉障碍、偏盲,偏侧肢体或单肢的发作性轻瘫最常见,通常以上肢和面部较重,优势半球受累可出现语言障碍。单眼视力障碍为颈内动脉系统 TIA 所特有,短暂的单眼黑矇是颈内动脉分支——眼动脉缺血的特征性症状,表现为短暂性视物模糊、眼前灰暗感或云雾状。

(二)椎—基底动脉系统 TIA

椎—基底动脉系统 TIA 常见症状为眩晕、头晕、平衡障碍、复视、构音障碍、吞咽困难、皮质性盲和视野缺损、共济失调、交叉性肢体瘫痪或感觉障碍。脑干网状结构缺血可能由于双下肢突然失张力,造成跌倒发作。颞叶、海马、边缘系统等部位缺血可能出现短暂性全面性遗忘症,表现为突发的一过性记忆丧失,时间、空间定向力障碍,患者有自知力,无意识障碍,对话、书写、计算能力保留,症状可持续数分钟至数小时。

血流动力学型 TIA 与微栓塞型 TIA 在临床表现上也有所区别。

四、辅助检查

治疗的结果与确定病因直接相关,辅助检查的目的就在于确定病因及危险因素。

(一)TIA 的神经影像学表现

普通 CT 和 MRI 扫描正常。MRI 灌注成像(PWI)表现可有局部脑血流减低,但不出现 DWI 的影像异常。

TIA 作为临床常见的脑缺血急症,要进行快速的综合评估,尤其是 MRI 检查(包括 DWI 和 PWI)以便鉴别脑卒中、确定半暗带、制订治疗方案和判断预后。CT 检出可以排除脑出血、硬膜下血肿、脑肿瘤、动静脉畸形和动脉瘤等临床表现与 TIA 相似的疾病,必要时需行腰椎穿刺以排除蛛网膜下隙出血。

CT 血管成像(CTA)、磁共振血管成像(MRA)有助于了解血管情况。梗死型 TIA 的概念是指临床表现为 TIA,但影像学上有脑梗死的证据,早期的 MRI 弥散成像(DW)检查发现,20% ~ 40% 临床上表现为 TIA 的患者存在梗死灶。但实际上根据 TIA 的新概念,只要出现了梗死灶就不能诊断为 TIA。

(二)血浆同型半胱氨酸检查

血浆同型半胱氨酸(hcy)浓度与动脉粥样硬化程度密切相关,血浆 hcy 水平升高是全身性动脉硬化的独立危险因素。

（三）其他检查

其他检查包括：TCD 检查可发现颅内动脉狭窄，并且可进行血流状况评估和微栓子检测。血常规和生化检查也是必要的，神经心理学检查可能发现轻微的脑功能损害。双侧肱动脉压、桡动脉搏动、双侧颈动脉及心脏有无杂音、全血和血小板检查、血脂、空腹血糖及糖耐量、纤维蛋白原、凝血功能、抗心磷脂抗体、心电图、心脏及颈动脉超声、TCD、DSA 等，有助于发现 TIA 的病因和危险因素、评判动脉狭窄程度、评估侧支循环建立程度和进行微栓子的检测；有条件时应考虑经食管超声心动图检查，可能发现卵圆孔未闭等心源性栓子的来源。

五、诊断与鉴别诊断

（一）诊断

诊断只能依靠病史，根据血管分布区内急性短暂神经功能障碍与可逆性发作特点，结合 CT 排除出血性疾病可考虑 TIA。

确立 TIA 诊断后应进一步进行病因、发病机制的诊断和危险因素分析。TIA 和脑梗死之间并没有截然的区别，二者应被视为一个疾病动态演变过程的不同阶段，应尽可能采用"组织学损害"的标准界定二者。

（二）鉴别诊断

鉴别需要考虑其他可以导致短暂性神经功能障碍发作的疾病。

1. 局灶性癫痫后出现的 Todd 麻痹

局限性运动性发作后可能遗留短暂的肢体无力或轻偏瘫，持续 0.5～36h 后可消除。患者有明确的癫痫病史，EEG 可见局限性异常，CT 或 MRI 可能发现脑内病灶。

2. 偏瘫型偏头痛

偏瘫型偏头痛多于青年期发病，女性多见，可有家族史，头痛发作的同时或过后出现同侧或对侧肢体不同程度瘫痪，并可在头痛消退后持续一段时间。

3. 昏厥

昏厥为短暂性弥散性脑缺血、缺氧所致，表现为短暂性意识丧失，常伴有面色苍白、大汗、血压下降，EEG 多数正常。

4. 梅尼埃病

梅尼埃病发病年龄较轻，发作性眩晕、恶心、呕吐可与椎—基底动脉系统 TIA 相似，反复发作常合并耳鸣及听力减退，症状可持续数小时至数天，但缺乏中枢神经系统定位体征。

5. 其他

血糖异常、血压异常、颅内结构性损伤（如肿瘤、血管畸形、硬膜下血肿、动脉瘤等）、多发性硬化等，也可能出现类似 TIA 的临床症状。临床上可以依靠影像学资料和实验室检查进行鉴别诊断。

六、治疗

TIA 是缺血性血管病变的重要部分。TIA 既是急症，也是预防缺血性血管病变的最佳和最重要时机。TIA 的治疗与二级预防密切结合，可减少脑卒中及其他缺血性血管事件发生。TIA 症状持续 1h 以上，应按照急性脑卒中流程进行处理。根据 TIA 病因和发病机制的不同，应采取不同的治疗策略。

（一）控制危险因素

TIA 需要严格控制危险因素，包括调整血压、血糖、血脂、同型半胱氨酸，以及戒烟、治疗心脏疾病、避免大量饮酒、有规律的体育锻炼、控制体重等。已经发生 TIA 的患者或高危人群可长期服用抗血小板药物。肠溶阿司匹林为目前最主要的预防性用药。

（二）药物治疗

1. 抗血小板聚集药物

抗血小板聚集药物阻止血小板活化、黏附和聚集，防止血栓形成，减少动脉—动脉微栓子。常用药物如下。

（1）阿司匹林肠溶片：通过抑制环氧化酶减少血小板内花生四烯酸转化为血栓烷 A_2（TXA_2）防止血小板聚集，各国指南推荐的标准剂量不同，我国指南的推荐剂量为 75 ~ 150mg/d。

（2）氯吡格雷（75mg/d）：也是被广泛采用的抗血小板药，通过抑制血小板表面的二磷酸腺苷（ADP）受体阻止血小板积聚。

（3）双嘧达莫：为血小板磷酸二酯酶抑制剂，缓释剂可与阿司匹林联合使用，效果优于单用阿司匹林。

2. 抗凝治疗

考虑存在心源性栓子的患者应予抗凝治疗。抗凝剂种类很多，肝素、低分子量肝素、口服抗凝剂（如华法林、香豆素）等均可选用，但除低分子量肝素外，其他抗凝剂如肝素、华法林等应用过程中应注意检测凝血功能，以避免发生出血不良反应。低分子量肝素，每次 4000 ~ 5000U，腹部皮下注射，每日 2 次，连用 7 ~ 10d，与普通肝素比较，生物利用度好，使用安全。口服华法林 6 ~ 12mg/d，3 ~ 5d 后改为 2 ~ 6mg/d 维持，目标国际标准化比值（INR）范围为 2.0 ~ 3.0。

3. 降压治疗

血流动力学型 TIA 的治疗以改善脑供血为主，慎用血管扩张药物，除抗血小板聚集、降脂治疗外，需慎重管理血压，避免降压过度，必要时可给予扩容治疗。在大动脉狭窄解除后，可考虑将血压控制在目标值以下。

4. 生化治疗

防治动脉硬化及其引起的动脉狭窄和痉挛以及斑块脱落的微栓子栓塞造成 TIA。主要用药有：维生素 B_1，每次 10mg，3 次/天；维生素 B_2，每次 5mg，3 次/天；维生素 B_6 每次 10mg，3 次/天；复合维生素 B 每次 10mg，3 次/天；维生素 C. 每次 100mg，3 次/天；叶酸片，每次 5mg，3 次/天。

（三）手术治疗

颈动脉剥脱术（CEA）和颈动脉支架治疗（CAS）适用于症状性颈动脉狭窄 70% 以上的患者，实际操作上应从严掌握适应证。仅为预防脑卒中而让无症状的颈动脉狭窄患者冒险手术不是正确的选择。

（刘新云）

第四节　血管性痴呆

血管性痴呆(vascular dementia,VD)系指缺血性、出血性脑血管疾病引起的脑损害所致的痴呆。随着人口的老龄化及脑血管疾病患病率的上升,VD 患者的数量正日趋增加。在痴呆的病因构成中,欧美国家 VD 占 5%～20%,日本 VD 的比例较高约为 60%,占第一位。我国 VD 的发病率较高,是仅次于 Alzheimer 病的第二位常见的痴呆。但某些地区资料与日本类似,VD 第一位。

一、病因及发病机制

多发性脑梗死是 VD 最常见的病因,而脑梗死继发于血栓或栓塞,血栓形成多为脑动脉硬化的合并症,脑栓塞的来源大多源于心脏;高血压不仅使大中动脉粥样硬化加重,也是小动脉管壁玻璃样变性的主要原因。其次为动脉硬化性皮层下白质脑病。此外,某些特定部位(额叶底面、颞叶海马、丘脑等)的梗死、脑低灌流综合征所致的全脑缺血缺氧、蛛网膜下隙出血、慢性硬膜下血肿、脑出血及其他一些不常见的脑血管病,均可导致血管性痴呆。

二、病理

VD 的病理改变主要分为局灶性和弥散性两类。较常见的病变为大脑实质可见出血或缺血损害,以缺血性多见。常见的病理改变为脑的小动脉病变所致的多发性腔隙病灶或主干动脉阻塞所致的大面积梗死灶及动脉硬化改变,此外还有分水岭梗死、慢性脑缺血所致的皮质下白质特别是脑室周围内有脱髓鞘改变及胶质细胞增生、海马硬化等。多发性或大面积梗死病灶使脑组织容积明显减少,导致脑萎缩及脑室扩大。

三、临床表现

VD 多见于 60 岁以上的老年人。可急性起病,常有反复卒中的病史和不同程度的神经系统的症状体征,如失语、失用、构音障碍、颅神经损害、假球麻痹、偏瘫、肌张力异常、锥体束征、感觉障碍以及认知功能障碍等。痴呆的症状呈阶梯状发展,早期表现为情感易波动,易激惹,焦虑抑郁或情感淡漠,人格相对完整。记忆障碍中近事遗忘最早出现,继而随着病情的发展,逐渐出现远事遗忘和定向、注意、学习、理解障碍、判断、计算、抽象思维能力及综合分析能力的障碍,严重者影响语言功能,最终生活不能自理。晚期患者通常人格障碍明显。不同的血管引起的临床表现可有不同。

(一)根据病因病损分类

根据病因和病损的部位不同可将 VD 分为下列几种类型。

(1)多梗死性痴呆。

(2)脑重要部位单一梗死所致的痴呆。

(3)脑小动脉病变所致的痴呆。

(4)脑低灌流所致的痴呆。

(5)其他脑血管性痴呆。

(二)根据国际疫病第 10 版分类

在国际疾病分类第 10 版(ICD10)中 VD 被分为以下几种类型。

（1）急性起病型：起病较急，痴呆在各种脑卒中后很快出现。

（2）多梗死性痴呆（皮质为主）：起病较慢，痴呆在数次局限性梗死后发生。

（3）其他血管性痴呆（皮质下为主）：常有高血压史，多数病灶位于大脑半球深部的白质，皮层功能通常保持完整。

（4）混合型：皮层和皮层下均有损害，累及脑的深部和浅部结构。

四、辅助检查

CT 和 MRI 检查可见单个或多个大小不等的局限性梗死灶或陈旧性出血灶，还可见脑萎缩、脑室扩大和脑室周围白质脱髓鞘表现，精神心理测验有认知功能障碍。SPECT 及 PET 检查有病灶相关区域的脑血流量、供氧和葡萄糖代谢降低。

五、诊断与鉴别诊断

（一）诊断

VD 的诊断主要依靠临床、病史、神经系统检查及神经影像综合判断。有痴呆的临床表现、脑血管疾病的足够证据和两者的相互关联，是 VD 诊断的基本条件。

1. 按 DSM－Ⅲ－R 及 ICD10 的标准

对 VD 的诊断，必须符合下列条件。

（1）符合痴呆。

（2）认知功能损害不均衡，即某些功能受累而另一些功能相对完好。如记忆功能障碍较明显，而其他功能障碍相对较轻。

（3）至少有下列之一的局灶性脑损害表现：①单侧肢体的硬瘫；②单侧的腱反射增强；③病理征阳性；④假性球麻痹。

（4）有卒中的证据（包括病史、体征及实验室检查），且脑卒中与痴呆有合理的关系。

2. 我国的关于 VD 诊断标准

中华医学会神经病学会在参照 DSMⅣ、NINDS AIREN 及 ICD10 的基础上经多次讨论制订了我国的关于 VD 诊断标准征求意见稿。该标准包括：临床很可能 VD、可能为 VD、确诊 VD 和排除性诊断。

（1）临床很可能 VD。痴呆符合 DSM－Ⅳ－R 的诊断标准，主要表现为认知功能明显下降，尤其是自身前后对比记忆力下降，以及 2 个以上认知功能障碍，如定向、注意，言语，视空间功能、执行功能、运动控制等，其严重程度已干扰日常生活，并经神经心理学测试证实。

脑血管疾病的诊断：临床检查有局灶性神经系统症状和体征，如偏瘫、中枢性面瘫、感觉障碍、偏盲、言语障碍等，符合 CT、MRI 上相应病灶，可有或无卒中史。

影像学表现：多个腔隙性脑梗死或者大面积梗死或重要功能部位的梗死（如丘脑、基底前核），或广泛的脑室周围白质损害。

痴呆与脑血管病密切相关，痴呆发生于脑卒中后 3 个月内，并持续 6 个月以上；或认知功能障碍突然加重，或波动，或呈阶梯样逐渐进展。

支持 VD 的诊断：①认知功能损害不均匀性（斑块状损害）；②人格相对完整；③病情波动，多次脑卒中；④可呈现步态障碍、假性球麻痹等体征；⑤存在脑血管病的危险因素。

（2）可能为 VD。符合上述痴呆的诊断；有脑血管病和局灶性神经系统体征；痴呆和脑血管病可能有关,但在时间或影像学方面证据不足。

(3)确诊 VD。临床诊断为很可能或可能的 VD,并由尸检或活检证实不含超过年龄相关的神经元纤维缠结(NFTs)和老年斑(SP)数,以及其他变性疾患组织学特征。

(4)排除性诊断(排除其他原因所致的痴呆)。意识障碍;其他神经系统疾病所致的痴呆;全身性疾病所致的痴呆;精神疾病(抑郁症等)。

注:当 VD 合并其他原因所致的痴呆时,建议用并列诊断,而不用"混合性痴呆"的诊断。

(二)VD 应与下列疾病相鉴别

1. Alzheimer 病

AD 和 VD 部是老年人发生痴呆最常见的原因,两者可以单独发生,也可并存或先后发生。脑血管疾病亦常可使 AD 加重。因此两者存活期的鉴别诊断较困难,最后确诊需病理检查。采用 Hachinski 缺血量表对 AD 和 VD 进行鉴别在临床上较简单,且具有一定的准确性。即对每一临床特征给 1 分或 2 分,积 7 分以上者符合 VD,而 4 分以下者则为 AD。Hachinski 鉴别积分表,有 Hachinski 缺血量表的主要内容,加上了 CT 扫描,凡总分低于 2 分者可考虑 AD,3 ~ 4 分可拟诊 VD,4 分以上可确诊 VD。

2. 帕金森病

帕金森病是发生于中年以上的中枢神经系统变性疾病。主要病变在黑质和纹状体。以静止性震颤、肌强直和运动减少为主要特征。起病多缓慢,逐渐加重,可伴有痴呆表现。但无脑卒中的历史和证据。

3. 进行性舞蹈病

进行性舞蹈病最常发生于中年人,常有家族史,是基底节和大脑皮质变性的一种显性遗传性疾病。以慢性进行性的舞蹈样动作和痴呆为主要表现。痴呆以早期累及额叶功能而记忆相对完好为特征,晚期才有明显的记忆功能障碍。

4. HIV 痴呆

HIV 痴呆是由人免疫缺损病毒(HIV)感染所致,为 AIDS 常见的神经系统损害,约半数的患者可出现痴呆。通常起病隐袭,呈进行性痴呆发展,常有运动障碍、共济失调和震颤等症状。晚期患者除有严重的痴呆症状外,常见缄默、截瘫和括约肌功能障碍。脑脊液检查呈炎性改变,并有特异性的 IgG、HIV 培养阳性。

六、治疗

VD 的治疗主要有三个方面,一是预防和治疗脑血管疾病,特别是预防脑血管疾病的反复发作;二是激活脑代谢,改善智能,间接控制痴呆的发展;三是减少因痴呆而产生的症状和并发症,提高患者的生活质量。

(一)防治脑血管疾病

脑血管疾病是 VD 的病因,因此,预防和治疗脑血管病是防止 VD 的关键。首先应做好脑血管疾病的一级预防,预防脑血管疾病的发生。一旦发生了脑血管疾病,就应考虑可能发生 VD,并采取预防措施。有效的预防措施包括积极治疗脑血管病;防治高血压、高脂血症、糖尿病、心脏病、TIA、吸烟、饮酒及血液学异常(如红细胞压积增加或降低,蛋白 S 和蛋白 C 缺乏、高纤维蛋白原、狼疮抗凝物质、AT - Ⅲ 水平降低)等危险因素;以及采用某些药物治疗(如长期抗凝治疗、抗血小板治疗)和外科治疗(如颈动脉内膜切除术)预防脑血管疾病的再发。

(二)改善智能

改善智能目前主要采用脑代谢、循环改善剂、高压氧及中药治疗。

1. 脑代谢激活剂

脑代谢激活剂具有赋活脑细胞能量代谢的作用,如活化脑组织的氧及葡萄糖代谢,增加脑干网状结构或丘脑下垂体功能,促进参与脑内神经传导的代谢功能,对损伤组织的修复、赋活,对周边脑组织的保护及功能障碍改善均有作用。从而改善智能,间接控制痴呆的发展。常用药物如下。

(1)氢化麦角碱:又名海得琴、喜得镇,是麦角碱三种成分(麦角科尔宁、麦角嵴亭,麦角隐亭,比例1∶1∶1)的二氢衍生物的混合物。能改善神经细胞的能量代谢,增加胶质细胞氧及营养物质的摄取,扩大毛细血管口径,降低血管阻力,增加脑血流量,并能抑制血管运动中枢,减慢心率,降低血压。用法和剂量为口服1次1~2mg,每日2~3次,饭前服。一般在2~3周显效,1疗程约为3个月。亦可0.9mg加入500mL葡萄糖液或生理盐水中静脉滴注。0.3mg加入5%葡萄糖液20mL中缓慢静推。肌内注射每日1~2次,每次0.3mg。不良反应:可有恶心、皮疹、鼻塞、眩晕和视物模糊,偶见心动过缓。

(2)吡拉西坦:又名脑复康,为中枢兴奋剂。具有激活、保护并修复,大脑神经细胞的作用,可促进大脑对磷脂和氨基酸的利用,增加大脑蛋白质的合成,促进两侧大脑半球经胼胝体的信息传递、提高学习和记忆能力,改善脑缺氧。用法和剂量为口服1次0.4~0.8g,每日2~3次。不良反应:偶有口干、食欲减退、失眠、荨麻疹等。

(3)胞二磷胆碱:为核苷衍生物,是卵磷脂合成的主要辅酶。能改善意识状态,降低大脑血管阻力,增加大脑血流量,改善大脑血液循环,提高脑细胞线粒体氧促磷酸化能力和摄氧量。还具有催醒作用。用法和剂量为静脉滴注,500~750mg加入5%葡萄糖500mL溶液中,每日1次;肌内注射250mg每日1次,10d为1疗程。不良反应:偶有恶心、呕吐、食欲缺乏及胃烧灼感等。

(4)脑活素:为脑组织的蛋白水解产物,主要成分为未结合氨基酸和低分子量多肽。它能促进神经元的蛋白合成,加强呼吸链作用,还能刺激激素的产生。能改善脑细胞缺氧症状和记忆障碍,使紊乱的葡萄糖运转正常化,还可活跃及调节神经递质,肽类激素及酶的活性。用法和剂量为静脉滴注,10~20mL脑活素溶于250mL生理盐水中,每日1次,10~20d为1疗程。肌内注射5mL每日1次,20~30d为1疗程。间隔2~3周可行新疗程。不良反应:静脉滴注过快可有轻度发热,偶有寒战、发热等变态反应。肾功能严重障碍者禁用。

(5)都可喜:是二甲磺酸烯丙哌三嗪和阿吗碱的复方制剂,能有效地提高动脉内氧含量。用法和剂量为每日80mg,分别于早晨和晚各服40mg。禁与单胺氧化酶抑制剂合用。不良反应:少数有恶心。

2. 脑血管扩张剂

脑血管扩张剂可使脑血管扩张,改善局部脑血循环,因此也兼有赋活脑代谢的作用。

(1)钙拮抗剂:尼莫地平能有效调节细胞内钙的水平,使之维持正常生理功能。对脑血管的作用尤为突出,可与中枢神经的特异受体结合。在适宜剂量下选择性扩张脑血管,几乎不影响外周血管。增加剂量可降低高血压。用法和剂量为口服每次30~40mg,每日3次。脑水肿及颅内高压者慎用,应尽量避免与其他钙离子拮抗剂和β受体阻滞药合用。

(2)银杏叶制剂:银杏叶提取物中含有黄酮类(约20余种)、萜类、酚类及氨基酸等多种有效成分,具有扩张脑血管、增加脑血流量、降低血脂、激活血小板活化因子(PAF)、抑制自由基、抗脂质过氧化作用及改善记忆等功能。故银杏叶制剂已广泛应用于治疗 VD。常用药物有天保宁、百路达和银可络等(用量均为 1~2 片,每日 3 次)。

3. 高压氧治疗

常压下脑组织中的 PaO_2 为 4.53kPa,但在 3 个绝对大气压(ATA)纯氧下,则可达60.1kPa,比常压下大 13 倍,高压氧治疗的原理就是利用高压下氧在血浆中溶解度的显著增加,以及在组织中的弥散率和弥散距离增加,改善缺血、缺氧所引起的脑损害,保护受损的脑组织。对部分 VD 智能的改善具有一定的疗效。

4. 中药治疗

祖国医学认为痴呆病多属肝肾阴虚,气滞血瘀在 VD 的发病中起主要作用。近年多采用活血化瘀、养阴益气、补肝肾的治则,在 VD 的治疗中获得一定的疗效。

(三)康复治疗

除药物治疗外,给予患者心理、脑力和体力的康复治疗,让患者建立起合理的生活态度,树立起生活的信心和愉快的情绪,有合理的运动,对于维持尚存的脑功能,防止痴呆的进一步发展具有重要作用。具体可参考脑血管病的康复。

(四)对症及并发症治疗

(1)对抑郁症状者,可用哌醋甲酯(利他林),口服每次 10mg,每日 3 次。也可用多虑平口服每次 25~50mg,每日 1~3 次。

(2)有幻觉患者可用氯丙嗪,口服每日 25~50mg,每日 1~3 次。

(3)对兴奋不安及谵妄者可用小剂量安定类药物,如氯硝安定口服每次 0.5mg,每日 3 次。此外,硫酸铝对大小便失禁患者可试用,每天 7~10g,引起轻度便秘后再定时灌肠排便。金刚烷胺可增加患者食欲、兴趣和情感反应等。

(刘新云)

第五节　蛛网膜下隙出血

蛛网膜下隙出血(subarachnoid hemorrhage,SAH)是指脑表面或脑底部的血管自发破裂,血液流入蛛网膜下隙,伴或不伴颅内其他部位出血的一种急性脑血管疾病。本病可分为原发性、继发性和外伤性。原发性 SAH 是指脑表面或脑底部的血管破裂出血,血液直接或基本直接流入蛛网膜下隙所致,称特发性蛛网膜下隙出血或自发性蛛网膜下隙出血(idiopathic subarachnoid hemorrhage,ISAH),约占急性脑血管疾病的 15% 左右,是神经科常见急症之一;继发性 SAH 则为脑实质内、脑室、硬脑膜外或硬脑膜下的血管破裂出血,血液穿破脑组织进入脑室或蛛网膜下隙者;外伤引起的概称外伤性 SAH,常伴发于脑挫裂伤,SAH 临床表现为急骤起病的剧烈头痛、呕吐、精神或意识障碍、脑膜刺激征和血性脑脊液。SAH 的年发病率世界各国各不相同,中国约为 5/10 万,美国为 6/10 万~16/10 万,德国约为 10/10 万,芬兰约为 25/10 万,日本约为 25/10 万。

一、病因与发病机制

（一）病因

SAH 的病因很多,以动脉瘤为最常见,包括先天性动脉瘤、高血压动脉硬化性动脉瘤、夹层动脉瘤和感染性动脉瘤等,其他如脑血管畸形、脑底异常血管网、结缔组织病、脑血管炎等。75% ~85% 的非外伤性 SAH 患者为颅内动脉瘤破裂出血,其中,先天性动脉瘤发病多见于中青年;高血压动脉硬化性动脉瘤为梭形动脉瘤,约占 13% ,多见于老年人。脑血管畸形占第二位,以动静脉畸形最常见,约占 15% ,常见于青壮年。其他如烟雾病、感染性动脉瘤、颅内肿瘤、结缔组织病、垂体卒中、脑血管炎、血液病及凝血障碍性疾病、妊娠并发症等均可引起SAH。近年发现约 15% 的 ISAH 患者病因不清,即使 DSA 检查也未能发现 SAH 的病因。

1. 动脉瘤

近年来,对先天性动脉瘤与分子遗传学的多个研究支持 I 型胶原蛋白 A2 链基因(COLIA2)和弹力蛋白基因(FLN)是先天性动脉瘤最大的候补基因。颅内动脉瘤好发于 willis 环及其主要分支的血管分叉处,其中位于前循环颈内动脉系统者约占 85% ,位于后循环基底动脉系统者约占 15% 。对此类动脉瘤的研究证实,血管壁的最大压力来自沿血流方向上的血管分叉处的尖部。随着年龄增长,在血压增高、动脉瘤增大,更由于血流涡流冲击和各种危险因素的综合因素作用下,出血的可能性也随之增大。颅内动脉瘤体积的大小与有无蛛网膜下隙出血相关,直径 <3mm 的动脉瘤,SAH 的风险小;直径 >5 ~7mm 的动脉瘤,SAH 的风险高。对于未破裂的动脉瘤,每年发生动脉瘤破裂出血的危险性介于 1% ~2% 。曾经破裂过的动脉瘤有更高的再出血率。

2. 脑血管畸形

脑血管畸形以动静脉畸形最常见,且 90% 以上位于小脑幕上。脑血管畸形是胚胎发育异常形成的畸形血管团,血管壁薄,在有危险因素的条件下易诱发出血。

3. 高血压动脉硬化性动脉瘤

长期高血压动脉粥样硬化导致脑血管弯曲多,侧支循环多,管径粗细不均,且脑内动脉缺乏外弹力层,在血压增高、血流涡流冲击等因素影响下,管壁薄弱的部分逐渐向外膨胀形成囊状动脉瘤,极易破裂出血。

4. 其他病因

动脉炎或颅内炎症可引起血管破裂出血,肿瘤可直接侵袭血管导致出血。脑底异常血管网形成后可并发动脉瘤,一旦破裂出血可导致反复发生的脑实质内出血或 SAH。

（二）发病机制

蛛网膜下隙出血后,血液流入蛛网膜下隙淤积在血管破裂相应的脑沟和脑池中,并可下流至脊髓蛛网膜下隙,甚至逆流至第四脑室和侧脑室,引起一系列变化,主要包括:①颅内容积增加。血液流入蛛网膜下隙使颅内容积增加,引起颅内压增高,血液流入量大者可诱发脑疝;②化学性脑膜炎。血液流出蛛网膜下隙后直接刺激血管,使白细胞崩解释放各种炎症介质;③血管活性物质释放。血液流入蛛网膜下隙后,血细胞破坏产生各种血管活性物质(氧合血红蛋白、5 - 羟色胺、血栓烷 A_2、肾上腺素、去甲肾上腺素)刺激血管和脑膜,使脑血管发生痉挛和蛛网膜颗粒粘连;④脑积水。血液流出蛛网膜下隙在颅底或逆流入脑室发生凝固,造成脑脊液回流受阻引起急性阻塞性脑积水和颅内压增高;部分红细胞随脑脊液流入蛛网膜颗粒并溶解,使其阻塞,引起脑脊液吸收减慢,最后产生交通性脑积水;⑤下丘脑功能紊乱。血液及其代谢产物直接刺激下丘脑引起神经内分泌紊乱,引起发热、血糖含量增高、应激性溃疡、肺水肿等;⑥脑—心综合征。急性高颅压或血液直接刺激下丘脑、脑干,导致自主神经功能亢进,引起急性心肌缺血、心律失常等。

二、病理

肉眼可见脑表面呈紫红色,覆盖有薄层血凝块;脑底部的脑池、脑桥小脑三角及小脑延髓池等处可见更明显的血块沉积,甚至可将颅底的血管、神经埋没。血液可穿破脑底面进入第三脑室和侧脑室。脑底大量积血或脑室内积血可影响脑脊液循环出现脑积水,约5%的患者,由于部分红细胞随脑脊液流入蛛网膜颗粒并使其堵塞,引起脑脊液吸收减慢而产生交通性脑积水。蛛网膜及软膜增厚、色素沉着、脑与神经、血管间发生粘连。脑脊液呈血性。血液在蛛网膜下隙的分布,以出血量和范围分为弥散型和局限型。前者出血量较多,穹隆面与基底面蛛网膜下隙均有血液沉积;后者血液则仅存于脑底池。约40%~60%的脑标本并发脑内出血。出血的次数越多,并发脑内出血的比例越大。并发脑内出血的发生率第1次约39.6%,第2次约55%,第3次达100%。出血部位随动脉瘤的部位而定。动脉瘤好发于Willis环的血管上,尤其是动脉分叉处,可单发或多发。

三、临床表现

SAH发生于任何年龄,发病高峰多在30~60岁;50岁后,1SAH的危险性有随年龄的增加而升高的趋势。男女在不同的年龄段发病不同,10岁前男性的发病率较高,男女比为4:1;40~50岁时,男女发病相等;70~80岁时,男女发病率之比高达1:10。临床主要表现为剧烈头痛、脑膜刺激征阳性、血性脑脊液。在严重病例中,患者可出现意识障碍,从嗜睡至昏迷不等。

1. 先兆及诱因

先兆通常是不典型头痛或颈部僵硬,部分患者有病侧眼眶痛、轻微头痛、动眼神经麻痹等表现,主要由少量出血造成;70%的患者存在上述症状数日或数周后出现严重出血,但绝大部分患者起病急骤,无明显先兆。常见诱因有过量饮酒、情绪激动、精神紧张、剧烈活动、用力状态等,这些诱因均能增加ISAH的风险性。

2. 一般表现

出血量大者,当日体温即可升高,可能与下丘脑受影响有关;多数患者于2~3d后体温升高,多属于吸收热;SAH后患者血压增高,约1~2周病情趋于稳定后逐渐恢复病前血压。

3. 神经系统表现

绝大部分患者有突发持续性剧烈头痛。头痛位于前额、枕部或全头,可扩散至颈部、腰背部;常伴有恶心、呕吐。呕吐可反复出现,系由颅内压急骤升高和血液直接刺激呕吐中枢所致。如呕吐物为咖啡色样胃内容物则提示上消化道出血,预后不良。头痛部位各异,轻重不等,部分患者类似眼肌麻痹型偏头痛。有48%~81%的患者可出现不同程度的意识障碍,轻者嗜睡,重者昏迷,多逐渐加深。意识障碍的程度、持续时间及意识恢复的可能性均与出血量、出血部位及有无再出血有关。

部分患者以精神症状为首发或主要的临床症状,常表现为兴奋、躁动不安、定向障碍,甚至谵妄和错乱;少数可出现迟钝、淡漠、抗拒等。精神症状可由大脑前动脉或前交通动脉附近的动脉瘤破裂引起,大多在病后 1~5d 出现,但多数在数周内自行恢复。癫痫发作较少见,多发生在出血时或出血后的急性期,国外发生率为 6%~26.1%,国内资料为 10%~18.3%。在一项 SAH 的大宗病例报道中,大约有 15% 的动脉瘤性 SAH 表现为癫痫。癫痫可为局限性抽搐或全身强直—阵挛性发作,多见于脑血管畸形引起者,出血部位多在天幕上,多由于血液刺激大脑皮质所致,患者有反复发作倾向。部分患者由于血液流入脊髓蛛网膜下隙可出现神经根刺激症状,如腰背痛。

4. 神经系统体征

(1)脑膜刺激征:为 SAH 的特征性体征,包括头痛、颈强直、Kernig 征和 Brudzinski 征阳性。常于起病后数小时至 6d 内出现,持续 3~4 周。颈强直发生率最高(6%~100%)。另外,应当注意临床上有少数患者可无脑膜刺激征,如老年患者,可能因蛛网膜下隙扩大等老年性改变和痛觉不敏感等因素,往往使脑膜刺激征不明显,但意识障碍仍可较明显,老年人的意识障碍可达 90‰。

(2)脑神经损害:以第Ⅱ、Ⅲ对脑神经最常见,其次为第Ⅴ、Ⅵ、Ⅶ、Ⅷ对脑神经,主要由于未破裂的动脉瘤压迫或破裂后的渗血、颅内压增高等直接或间接损害引起。少数患者有一过性肢体单瘫、偏瘫、失语,早期出现者多因出血破入脑实质和脑水肿所致;晚期多由于迟发性脑血管痉挛引起。

(3)眼症状:SAH 的患者中,17% 有玻璃体膜下出血,7%~35% 有视盘水肿。视网膜下出血及玻璃体下出血是诊断 SAH 有特征性的体征。

(4)局灶性神经功能缺失:如有局灶性神经功能缺失有助于判断病变部位,如突发头痛伴眼睑下垂者,应考虑载瘤动脉可能是后交通动脉或小脑上动脉。

四、辅助检查

(一)脑脊液检查

目前脑脊液(CSF)检查尚不能被 CT 检查所完全取代。由于腰椎穿刺(LP)有诱发再出血和脑疝的风险,在无条件行 CT 检查和病情允许的情况下,或颅脑 CT 所见可疑时才可考虑谨慎施行 LP 检查。均匀致的血性脑脊液是诊断 SAH 的金标准,脑脊液压力增高,蛋白含量增高,糖和氯化物水平正常。起初脑脊液中红、白细胞比例与外周血基本一致(700:1),12h 后脑脊液开始变黄,2~3d 后因出现无菌性炎症反应,白细胞数可增加,初为中性粒细胞,后为单核细胞和淋巴细胞。LP 阳性结果与穿刺损伤出血的鉴别很重要。通常是通过连续观察试管内红细胞计数逐渐减少的三管试验来证实,但采用脑脊液离心检查上清液黄变及匿血反应是更灵敏的诊断方法。脑脊液细胞学检查可见巨噬细胞内吞噬红细胞及碎片,有助于鉴别。

(二)颅脑 CT 检查

CT 检查检查是诊断蛛网膜下隙出血的首选常规检查方法。急性期颅脑 CT 检查快速、敏感,不但可早期确诊,还可判定出血部位、出血量、血液分布范围及动态观察病情进展和有无再出血迹象。急性期 CT 表现为脑池、脑沟及蛛网膜下隙呈高密度改变,尤以脑池局部积血有定位价值,但确定出血动脉及病变性质仍需借助于数字减影血管造影(DSA)检查。发病距 CT 检查的时间越短,显示蛛网膜下隙出血病灶部位的积血越清楚。Adams 观察发病当日 CT 检查显示阳性率为 95%,1d 后降至 90%,5d 后降至 80%,7d 后降至 50%。CT 显示蛛网膜下隙高密度出血征象,多见于大脑外侧裂池、前纵裂池、后纵裂池、鞍上池、和环池等。CT 增强扫描可能显示大的动脉瘤和血管畸形。须注意 CT 阴性并不能绝对排除 SAH。

部分学者依据 CT 扫描并结合动脉瘤好发部位推测动脉瘤的发生部位,如蛛网膜下隙出血以鞍上池为中心呈不对称向外扩展,提示颈内动脉瘤;外侧裂池基底部积血提示大脑中动脉瘤;前纵裂池基底部积血提示前交通动脉瘤;出血以脚间池为中心向前纵裂池和后纵裂池基底部扩散,提示基底动脉瘤。CT 显示弥散性出血或局限于前部的出血发生再出血的风险较大,应尽早行 DSA 检查确定动脉瘤部位并早期手术。MRA 作为初筛工具具有无创、无风险的特点,但敏感性不如 DSA 检查高。

(三)数字减影血管造影

确诊 SAH 后应尽早行数字减影血管造影(DSA)检查,以确定动脉瘤的部位、大小、形状、数量、侧支循环和脑血管痉挛等情况,并可协助除外其他病因如动静脉畸形、烟雾病和炎性血管瘤等。大且不规则、分成小腔(为责任动脉瘤典型的特点)的动脉瘤可能是出血的动脉瘤。如发病之初脑血管造影未发现病灶,应在发病 1 个月后复查脑血管造影,可能会有新发现。DSA 可显示 80% 的动脉瘤及几乎 100% 的血管畸形,而且对发现继发性脑血管痉挛有帮助。脑动脉瘤大多数在 2~3 周内再次破裂出血,尤以病后 6~8d 为高峰,因此对动脉瘤应早检查、早期手术治疗,如在发病后 2~3d 内,脑水肿尚未达到高峰时进行手术则手术并发症少。

(四)MRI 检查

MRI 对蛛网膜下隙出血的敏感性不及 CT。急性期 MRI 检查还可能诱发再出血。但 MRI 可检出脑干隐匿性血管畸形;对直径 3~5mm 的动脉瘤检出率可达 84%~100%,而由于空间分辨率较差,不能清晰显示动脉瘤颈和载瘤动脉,仍需行 DSA 检查。

(五)其他检查

心电图可显示 T 波倒置、QT 间期延长、出现高大 U 波等异常;血常规、凝血功能和肝功能检查可排除凝血功能异常方面的出血原因。

五、诊断与鉴别诊断

(一)诊断

根据以下临床特点,诊断 SAH 一般并不困难,如突然起病,主要症状为剧烈头痛,伴呕吐;可有不同程度的意识障碍和精神症状,脑膜刺激征明显,少数伴有脑神经及轻偏瘫等局灶症状;辅助检查 LP 为血性脑脊液,脑 CT 所显示的出血部位有助于判断动脉瘤。

临床分级:一般采用 Hunt – Hess 分级法或世界神经外科联盟(WFNS)分级。前者主要用于动脉瘤引起 SAH 的手术适应证及预后判断的参考,Ⅰ~Ⅲ级应尽早行 DSA,积极术前准备,争取尽早手术;对Ⅳ~Ⅴ级先行血块清除术,待症状改善后再行动脉瘤手术。后者根据格拉斯哥昏迷评分和有无运动障碍进行分级,即Ⅰ级的 SAH 患者很少发生局灶性神经功能缺损;GCS≤12 分(Ⅳ~Ⅴ级)的患者,不论是否存在局灶神经功能缺损,并不影响其预后判断;对于 GCS 13~14 分(Ⅱ~Ⅲ级)的患者,局灶神经功能缺损是判断预后的补充条件。

(二)鉴别诊断

1. 脑出血

脑出血深昏迷时与 SAH 不易鉴别,但脑出血多有局灶性神经功能缺失体征,如偏瘫、失语等,患者多有高血压病史。仔细的神经系统检查及脑 CT 检查有助于鉴别诊断颅内感染发病较 SAH 缓慢。各类脑膜炎起病初均先有高热,脑脊液呈炎性改变而有别于 SAH,进一步脑影像学检查,脑沟、脑池无高密度增高影改变。脑炎临床表现为发热、精神症状、抽搐和意识障碍,且脑脊液多正常或只有轻度白细胞数增高,只有脑膜出血时才表现为血性脑脊液;脑 CT 检查有助于鉴别诊断。

3.瘤卒中

依靠详细病史(如有慢性头痛、恶心、呕吐等)、体征和脑 CT 检查可以鉴别。

六、治疗

主要治疗原则:①控制继续出血,预防及解除血管痉挛,去除病因,防治再出血,尽早采取措施预防、控制各种并发症;②掌握时机尽早行 DSA 检查,如发现动脉瘤及动静脉畸形,应尽早行血管介入、手术治疗。

(一)一般处理

绝对卧床护理 4~6 周,避免情绪激动和用力排便,防治剧烈咳嗽,烦躁不安时适当应用止咳剂、镇静剂;稳定血压,控制癫痫发作。对于血性脑脊液伴脑室扩大者,必要时可行脑室穿刺和体外引流,但应掌握引流速度要缓慢。发病后应密切观察 GCS 评分,注意心电图变化,动态观察局灶性神经体征变化和进行脑功能监测。

(二)防止再出血

二次出血是本病的常见现象,故积极进行药物干预对防治再出血十分必要。蛛网膜下隙出血急性期脑脊液纤维素溶解系统活性增高,第 2 周开始下降,第 3 周后恢复正常。因此,选用抗纤维蛋白溶解药物抑制纤溶酶原的形成,具有防治再出血的作用。

1.6-氨基己酸

6-氨基己酸为纤维蛋白溶解抑制剂,可阻止动脉瘤破裂处凝血块的溶解,又可预防再破裂和缓解脑血管痉挛。每次 8~12g 加入 10% 葡萄糖盐水 500mL 中静脉滴注,每日 2 次。

2.氨甲苯酸

氨甲苯酸又称抗血纤溶芳酸,能抑制纤溶酶原的激活因子,每次 200~400mg,溶于葡萄糖注射液或 0.9% 氯化钠注射液 20mL 中缓慢静脉注射,每日 2 次。

3.氨甲环酸

氨甲环酸为氨甲苯酸的衍化物,抗血纤维蛋白溶酶的效价强于前两种药物,每次 250~500mg 加入 5% 葡萄糖注射液 250~500mL 中静脉滴注,每日 1~2 次。但近年的一些研究显示抗纤溶药虽有一定的防止再出血作用,但同时增加了缺血事件的发生,因此不推荐常规使用此类药物,除非凝血障碍所致出血时可考虑应用。

(三)降颅压治疗

蛛网膜下隙出血可引起颅内压升高、脑水肿,严重者可出现脑疝,应积极进行脱水降颅压治疗,主要选用 20% 甘露醇静脉滴注,每次 125~250mL,2~4 次/天;呋塞米入小壶,每次 20~80mg,2~4 次/天;清蛋白 10~20g/d,静脉滴注。药物治疗效果不佳或疑有早期脑疝时,可考虑脑室引流或颞肌下减压术。

(四)防治脑血管痉挛及迟发性缺血性神经功能缺损

目前认为脑血管痉挛引起迟发性缺血性神经功能缺损(delayed ischemic neurologic deficit, DIND)是动脉瘤性 SAH 最常见的死亡和致残原因。钙通道拮抗剂可选择性作用于脑血管平滑肌,减轻脑血管痉挛和 DIND。常用尼莫地平,每日 10mg(50mL),以每小时 2.5~5.0mL 速度泵入或缓慢静脉滴注,5~14d 为 1 个疗程;也可选择尼莫地平,每次 40mg,每日 3 次,口服。国外报道高血压—高血容量—血液稀释(hypertension – hypervolemia – hemodilution,3H)疗法可使大约 70% 的患者临床症状得到改善。有数个报道认为与以往相比,"3H"疗法能够明显改善患者预后。增加循环血容量,提高平均动脉压(MAP),降低血细胞比容(HCT)至 30%~50%,被认为能够使脑灌注达到最优化。3H 疗法必须排除已存在脑梗死、高颅压,并已夹闭动脉瘤后才能应用。

(五)防治急性脑积水

急性脑积水常发生于病后 1 周内,发生率为 9%~27%。急性阻塞性脑积水患者脑 CT 显示脑室急速进行性扩大,意识障碍加重,有效的疗法是行脑室穿刺引流和冲洗。但应注意防止脑脊液引流过度,维持颅内压在 15~30mmHg,因过度引流会突然发生再出血。长期脑室引流要注意继发感染(脑炎、脑膜炎),感染率为 5%~10%。同时常规应用抗生素防治感染。

(六)低钠血症的治疗

SADH 的治疗原则主要是纠正低血钠和防止体液容量过多。可限制液体摄入量,1d < 500~1000mL,使体内水分处于负平衡以减少体液过多与尿钠丢失。注意应用利尿剂和高渗盐水,纠正低血钠与低渗血症。当血浆渗透压恢复,可给予 5% 葡萄糖注射液维持,也可用抑制 ADH 药物,去甲金霉素 1~2g/d,口服。CSWS 的治疗主要是维持正常水盐平衡,给予补液治疗。可静脉或口服等渗或高渗盐液,根据低钠血症的严重程度和患者耐受程度单独或联合应用。高渗盐液补液速度以每小时 0.7mmol/L,24h < 20mmol/L 为宜。如果纠正低钠血症速度过快可导致脑桥脱髓鞘病,应予特别注意。

(七)外科治疗

经造影证实有动脉瘤或动静脉畸形者,应争取手术或介入治疗,根除病因防止再出血。显微外科夹闭颅内破裂的动脉瘤是消除病变并防止再出血的最好方法,而且动脉瘤被夹闭,继发性血管痉挛就能得到积极有效的治疗。一般认为 Hunt – Hess 分级 Ⅰ~Ⅱ 级的患者应在发病后 48~72h 内早期手术。应用现代技术,早期手术已经不再难以克服。一些神经血管中心富有经验的医师已经建议给低评分的患者早期手术,只要患者的血流动力学稳定,颅内压得以控制即可。对于神经状况分级很差和(或)伴有其他内科情况,手术应该延期。对于病情不太稳定、不能承受早期手术的患者,可选择血管内治疗。

(刘新云)

第六节 结核性脑膜炎

一、概述

结核性脑膜炎(TMB)是由结核杆菌引起的脑膜非化脓性炎症。常继发于粟粒结核或其他脏器结核病变。除肺结核外,骨骼关节结核和泌尿生殖系统结核常是血源播散的根源。部分病例也可由于脑实质内或脑膜内的结核病灶液化溃破,使大量结核杆菌进入蛛网膜下隙所致。此外,脑附近组织如中耳、乳突、颈椎、颅骨等结核病灶,亦可直接蔓延,侵犯脑膜,但较为少见。

既往以小儿多见,常为肺原发综合征血源播散的结果,或全身性结核的一部分。成年发病率占半数以上,以青年发病率较高,但也可见于老年。有结核病史者在儿童中约为55%,在成人中仅为8%~12%。在发展中国家,由于人口流通和居住、营养条件等问题,结核病仍然多见。而且耐药性的发生、AIDS发生结核性脑膜炎,故中枢神经系统的结核仍然应该引起重视。

二、病因及发病机制

结核性脑膜炎大部分由人型结核杆菌引起,粟粒性肺结核、淋巴结核、骨结核病灶在感染初期形成结核性菌血症,结核杆菌经血行播散进入颅内,在脑膜内种植形成结核结节,结节破溃后,其中的结核菌大量地蔓延到软脑膜、蛛网膜以及脑室的室管膜而发病。也有部分患者是由于结核菌从颅骨或椎骨结核病灶直接破溃进入颅内或椎管内。成人患者往往难以找到原发病灶。

结核结节所在部位与中枢神经系统感染后的症状有关。如病灶位于大脑表面或室管膜处,结核结节破裂后细菌播散至蛛网膜下腔或脑室系统可引起脑膜炎。如病灶位于脑实质深部或脊髓膜,则容易形成中枢神经系统结核瘤,一般不会形成脓肿。

三、病理

结核性脑膜炎可出现脑膜脑炎、脑积水和脑血管炎等病理改变。

1. 脑膜脑炎

镜下病理可出现渗出、变性及增生等表现,在不同时期往往有一种或两种病理变化占优势。由于重力作用,结核杆菌侵犯脑膜后以脑底部为主要的感染部位。急性期表现为弥散性炎性渗出、浑浊充血和形成粟粒状结核结节。脑基底部的脚间池、环池、视交叉池、侧裂池,以及脑底动脉环处积聚大量的黏稠的灰黄色纤维蛋白渗出物,渗出物含淋巴细胞,,单核细胞和丰富的蛋白质,脑膜增厚粘连,包绕颅神经和脑底部的血管。可出现Ⅲ、Ⅵ、Ⅶ对颅神经受损。视交叉部粘连可导致视盘水肿,甚至导致视神经萎缩。亚急性期和慢性期出现肉芽组织增生和干酪样坏死,渗出、变性及增生沿软脑膜扩散,侵入脑实质、室管膜、脊膜和脊髓。干酪样坏死进一步形成干酪纤维病变,脑膜极度增厚。

2. 脑积水

结核性脑膜炎常常发生急性脑积水。初期由于脉络膜充血及室管膜炎而致脑脊液生成增加;后期由于脑膜炎症粘连,使脑蛛网膜粒及其他表浅部的血管间隙、神经根周围间隙脑脊液回吸收功能障碍,这两种情况,可致交通性脑积水。浓稠炎性渗出物积聚于小脑延髓池或堵塞大脑导水管或第四脑室诸孔,可致阻塞性脑积水。脑室内积液过多可使脑室扩大,脑实质受挤压而萎缩变薄。

3. 结核性脑血管炎

结核性脑血管炎为中、小动脉的闭塞性动脉炎,血管内膜增厚,管腔狭窄,血栓形成引起供血区的脑梗死,以大脑中动脉受累为主。脑膜炎症的同时脑实质的浅层也有炎性病变,出现不同程度的脑水肿和脑肿胀、大量炎性渗出物。脑表面见多处大小不一的干酪样结节,静脉淤血。

结核性脑膜炎出现以脑膜为主的广泛炎症改变,大脑皮质、脑血管、脊髓、脊髓膜和颅神经均可受累。由于病变的广泛性,临床症状也多样化。

四、病理分型

根据病理改变,结核性脑膜炎可以分为以下 4 型。

1. 浆液型

其特点是浆液渗出物只限于颅底,脑膜刺激征及脑神经障碍不明显,脑脊液改变轻微。此型属早期病例。

2. 脑底脑膜炎型

炎性病变主要位于脑底。但浆液纤维蛋白性渗出物可较弥散。其临床特点是明显的脑膜刺激征及颅神经障碍,有不同程度的脑压增高及脑积水症状。但无脑实质局灶性症状,脑脊液呈典型的结核性脑膜炎改变。此型临床上最为常见。

3. 脑膜脑炎型

炎症病变从脑膜蔓延到脑实质。可见脑实质炎性充血,多数可见点状出血、少数呈弥散性或大片状出血,有闭塞性脉管炎时,可见脑软化及坏死。部分病例可见单发或多发结核瘤。可引起局灶性症状。除脑膜刺激征、颅神经受损及脑实质损害症状不相平行。本型以 3 岁以下小儿多见,远较前两型严重,病程长、迁延反复,预后恶劣,常留有严重后遗症。

4. 结核性脊髓软硬脑膜炎型(脊髓型)

炎性病变蔓延到脊髓膜及脊髓,除脑和脑膜症状外。有脊髓及其神经根的损害症状。此型多见于年长儿,病程长、恢复慢,如未合并脑积水,病死率不高。但常遗留截瘫等后遗症。

四、临床表现

(一)典型结核性脑膜炎的临床表现可分为 3 期

1. 前驱期(早期)

1～2 周,一般起病缓慢,在原有结核病基础上,出现性情改变,如烦躁、易怒、好哭,或精神倦怠、呆滞、嗜睡或睡眠不宁,两眼凝视,食欲缺乏、消瘦,并有低热、便秘或不明原因的反复呕吐。年长儿可自诉头痛,初可为间歇性,后持续性头痛。婴幼儿表现为皱眉、以手击头、啼哭等。

2. 脑膜刺激期(中期)

1～2 周主要为脑膜炎及颅内压增高表现。低热,头痛加剧可呈持续性。呕吐频繁、常呈喷射状,可有感觉过敏,逐渐出现嗜睡、意识障碍。典型脑膜刺激征多见于年长儿,婴儿主要表现为前囟饱满或膨隆、腹壁反射消失、腱反射亢进。若病情继续发展,则进入昏迷状态,可有惊厥发作。此期常出现颅神经受累症状,最常见为面神经、动眼神经及外展神经的瘫痪,多为单侧受累,表现为鼻唇沟消失、眼睑下垂、眼外斜、复视及瞳孔散大。眼底检查可见视神经炎,视乳突水肿,脉络膜可偶见结核结节。

3. 晚期(昏迷期)

1～2 周意识障碍加重,反复惊厥,神志进入昏睡甚至昏迷状态,瞳孔散大,对光反射消失呼吸节律不整,甚至出现潮式呼吸或呼吸暂停。常有代谢性酸中毒、脑性失铁钠综合征、低钾积压症等,水、电解质代谢紊乱。最后体温可升至 40℃ 以上,终因呼吸循环衰竭而死亡。

(二)非典型结核性脑膜炎

(1)较大儿结脑多因脑实质隐匿病灶突然破溃,大量结核菌侵入脑脊液引起脑膜的急骤反应。起病急,可突然发热、抽搐,脑膜刺激征明显,肺及其他部位可无明显的结核病灶,易误诊为化脓性脑膜炎。

(2)有时表现为颅内压持续增高征象,低热、进行性头痛、逐渐加剧的喷射呕吐。可见视神经盘水肿及动眼、外展、面神经受累症状,易被误诊为脑脓肿或脑肿瘤。

(3)因中耳、乳突结核扩散所致者,往往以发热、耳痛、呕吐起病,易误诊为急性中耳炎,出现脑膜刺激征时易误诊为中耳炎合并化脑,如出现局限性神经系统定位体征时,则易误诊为脑脓肿。

(4)6个月以下的小婴儿,全身血行播散性结核时,可继发脑,或同时发生结脑,发热、肝脾淋巴结肿大,可伴有皮疹。

五、辅助检查

(一)常规实验室检查

周围血常规白细胞正常或轻度增多,血沉轻中度增快,部分血电解质提示低钠、低氯。由于亚临床感染广泛存在,结核菌素试验多为阳性,在结核不再流行的国家和地区,结核菌素试验阳性对诊断结核感染并不可靠,阴性结果也不能作为排除结核性脑膜炎指标。

(二)脑脊液检查

1. 常规检查

脑脊液检查对结核性脑膜炎的诊断极其重要,在应用抗生素之前必须行腰穿检查。但结核性脑膜炎的脑脊液变化并不典型。通常脑脊液压力增高,最高可达400mmH$_2$O以上,成人占50%,儿童为40%~75%。常规情况下腰穿脑脊液压力测定能客观地反映颅内压,但需注意以下两种情况:一是因颅内压明显增高,脑脊液流出过快而发生脑疝;二是蛛网膜炎脑脊液流通不畅,腰穿压力正常或下降,不能完全反映颅内压。

脑脊液外观无色透明或浑浊呈毛玻璃状,如合并严重血管炎,可出现血性脑脊液,放置数小时后可见蜘蛛网样白色纤维薄膜形成,是结核性脑膜炎最具有特征性的表现,直接涂片染色可找到结核杆菌,但阳性率很低。

白细胞数增高,在(10~500)×10^9/L,少数超过1000×10^9/L;细胞种类可以多变,在疾病早期或严重病例则可能为中性粒细胞占多数,其后很快以淋巴细胞为主,并持续数周,但脑脊液结核菌量大、杀菌后脑膜对结核菌裂解产物反应强烈时,多核粒细胞亦可占优势,容易误诊为化脓性脑膜炎。

蛋白含量增高,多数在3.0g/L以下。晚期有椎管梗阻者超过3.0g/L。葡萄糖含量降低至2.2mmol/L以下(同时测血糖对照)。糖和氯化物的降低比其他性质的脑膜炎明显,可作为典型的结核性脑膜炎表现。抗结核药物治疗后,脑脊液细胞数下降和糖含量恢复较快;蛋白含量受脑脊液循环通畅与否的影响,可能下降很慢,或持续不变,或有所增高。乳酸盐的增高对结核性脑膜炎的诊断也有重要价值。

2. 特殊检查

(1)微生物学检查:抗酸染色法涂片找到结核杆菌及脑脊液培养出结核杆菌是结核性脑膜炎的金指标。但抗酸染色法涂片敏感性差,结核菌检出率很低。改良后使用高速离心沉渣厚涂片法可提高检出率。反复多次送检和增加涂片次数也可提高检出率。脑脊液结核杆菌培养在诊断上起决定性作用,但这项检查受菌量、菌活力和实验环境影响,阳性率低(1/10),而且对培养基的营养要求高,生长缓慢(耗时长),容易受抗结核治疗的影响,在实验室诊断上不作为首选。

脑脊液噬菌体裂解法可显著提高检出率,其原理为分枝杆菌噬菌体能感染活的分枝杆菌,并在菌体内迅速增生,菌体裂解后释放出子代噬菌体,又可感染随后加入的指示细胞(也是一种分枝杆菌),并使指示细胞裂解,在培养板上出现噬菌斑。根据噬菌斑的有无,即可确定待检标本中是否含有相应的活的分枝杆菌。其优点是仅对结核分枝杆菌敏感,灵敏度显著高于涂片及培养,特异性可达98%以上。此方法快速、简便、易操作、24h出结果,但对临床脑脊液结核分枝杆菌的检出情况的报道较少。

(2)免疫学及分子生物学检查:常用的免疫学检查方法为补体结合试验、酶联免疫吸附试验等检测脑脊液中特异性IgG或IgM抗体,不但有较高的敏感性和特异性,还可快速为诊断提供依据。但细菌、真菌抗原成分与分枝杆菌容易出现抗体交叉反应,临床上有较多假阳性,仅作参考。

分子生物学检查方法中聚合酶链反应(PCR)检测脑脊液中DNA片断的扩增方法已广泛应用在临床,还有核酸指纹技术、核酸探针技术和核酸扩增杂交技术等发展,不但将检测时间缩短,敏感率及阳性率也极大提高,但对实验室质量控制要求非常严格,否则会使假阳性率显著增高。

(三)影像学检查

1. 胸片及头颅X线片

怀疑结核性脑膜炎患者应常规行胸片检查,提供脑外肺结核或胸膜结核的诊断证据。头颅X线片如发现颅内数毫米到数厘米松散的球形钙化,常提示中枢神经系统结核的可能。

2. 头颅CT

头颅CT平扫和增强扫描是结核性脑膜炎的重要诊断手段,有其特征改变:①脑实质粟粒性结核灶的CT表现:在结核性脑膜炎早期,细菌血行播散至脑组织形成小的粟粒样肉芽肿,脑实质广泛、散在、等密度或高密度的粟粒状结节。增强见强化点状小病灶;②渗出物的CT表现:结核纤维素渗出、粘连、增厚、肉芽组织增生和干酪样坏死,使脑池模糊不清并稍致密、脑半球表面呈线状或粗毛刺状强化;基底池可完全闭塞,甚至钙化,出现梗阻性或交通性脑积水;③结核结节、结核瘤和结核性脑脓肿的传统表现:显示单发或多发的结节状、盘状、环状或薄包膜状强化病灶,可有高密度钙化点,0.5～2.0cm大小,呈不规则团块状或串珠状融合;周围不规则低密度水肿区,若感染严重可出现全脑水肿表现;④血管炎所致脑梗死常在大脑中动脉穿支供血区域;⑤少数出现脊髓蛛网膜下腔闭塞或囊肿形成,脊髓受压;脊髓血管受累出现脊髓软化坏死,空洞形成。

3. 头颅MRI

MRI对脑部结核病变的显示率较CT敏感:①能显示早期或较小的病变,对于结核性脑膜炎具有诊断意义的基底池和大脑凸面的脑膜、侧裂池渗出物较敏感,表现为T_1WI低信号和T_2WI高信号,强化后比CT明显;②对于视交叉、脑干及其周围、颞叶、基底核区、丘脑和脑室周围深部的脑白质等部位的病变,特别对于脑梗死或出血性脑梗死的显示有明显的优势;③能真实反映病变的形态、大小及水肿范围,对软组织分辨率高,有利于显示结核瘤及结核性脑脓肿;④对结核性脑膜炎抗痨治疗效果的早期判断很有价值,特别针对后颅凹病变和微小的结核结节较为敏感。在脑脊液改善之前,病灶的高信号即开始减轻。

六、诊断及鉴别诊断

（一）诊断

根据患者有结核病史或结核病接触史,身体其他部位有结核病灶,出现脑膜刺激征和脑脊液改变的典型病例诊断并不困难。但结核性脑膜炎往往因症状不典型而难以明确诊断。

正确的诊断取决于充分认识结核性脑膜炎病理生理发展过程及特点,对临床表现、实验室检查和影像学检查的正确评价,以及对中枢神经系统以外结核病灶的取证。

当脑脊液白细胞总数中度增高($<500 \times 10^6/L$),且以淋巴细胞为主,脑脊液糖和氯化物含量降低,脑脊液蛋白中度增高即符合结核性脑膜炎的诊断。不系统或不合理的治疗使临床表现或脑脊液改变不典型将增加诊断难度。如何做到早期诊断一直是临床难题之一。对有低热、盗汗等结核中毒症状,同时具有脑膜刺激征者,应首先考虑到本病,需反复多次腰椎穿刺进行脑脊液检查以便确诊。应注意排查是否有神经系统以外结核病史及接触史。头颅 CT 平扫及增强扫描或头颅 MRI 检查对结核性脑膜炎的诊断意义重大。对高度怀疑结核性脑膜炎但一时无法确诊的患者,可进行试验性抗结核治疗,治疗过程中严密观察临床表现及动态监测脑脊液变化。

（二）鉴别诊断

结核性脑膜炎的临床表现复杂,症状也无特异性,在诊断过程中需与其他感染性脑膜炎,尤其是病毒性脑膜炎、化脓性脑膜炎、隐球菌性脑膜炎,以及癌性脑膜炎进行鉴别。脑脊液的特征性改变对于常见脑膜炎的鉴别具有重要意义。

1. 病毒性脑膜炎

早期结核性脑膜炎的临床表现和脑脊液常规改变与病毒性脑膜炎极其相似,都会出现头痛、发热、脑膜刺激征等,但病毒性脑膜炎一般出现低热,头痛多不剧烈,轻度或中度脑膜刺激征,脑脊液淋巴细胞轻度升高。

脑脊液乳酸正常,C 反应蛋白正常,乳酸脱氢酶正常或略高。而结核性脑膜炎临床症状更严重,实验室指标的异常更加明显。为了不延误治疗,有时可抗结核和抗病毒治疗同时进行,在悉心观察中寻找诊断证据。病毒感染有自限性特征,4 周左右病情明显好转或痊愈,而结核性脑膜炎病程迁延,短期治疗不易改善。

2. 化脓性脑膜炎

急性重症结核性脑膜炎无论临床表现或实验室检查均须与化脓性脑膜炎鉴别,特别当脑脊液细胞总数 $>1000 \times 10^6/L$,分类以多形核粒细胞占优势时。化脓性脑膜炎发病急、高热、寒战。脑脊液混浊,白细胞增高,以中性粒细胞为主,糖含量较结核性脑炎更低。脑脊液涂片革兰氏染色或脑脊液培养可发现致病菌。但化脓性脑膜炎对治疗反应良好,病情在较短时间内迅速好转。应注意结核性脑炎与化脓性脑膜炎二者的混合感染,一开始脑脊液混浊,以化脓性脑膜炎为主,治疗后脑脊液转清亮,细胞数下降,但仍压力增高、糖持续性降低、蛋白增高,则应高度警惕结核性脑炎。

3. 隐球菌性脑膜炎

结核性脑膜炎与隐球菌性脑膜炎的临床表现和脑脊液改变酷似,故鉴别诊断最为困难,两种脑膜炎均可表现为急性暴发性临床过程,脑脊液常规、生化改变亦极为相似。隐球菌性脑膜炎头痛呕吐呈渐进性加剧。脑膜刺激征相对较轻,与头痛的程度常不平行,且少有颅神经损害。脑脊液糖含量显著降低,氯化物轻度降低。墨汁染色和培养可见发亮的圆形酵母菌为确诊隐球菌性脑膜炎的指征。临床上重要的是坚持不懈地寻找细菌学证据(结核菌和隐球菌),以便做出正确诊断。若临床可疑结核性脑膜炎,需积极抗结核治疗,但未发现明确隐球菌感染证据,不可贸然进行抗真菌治疗。

七、治疗

对结核性脑膜炎应早期诊断,尽快治疗。遵循早期给药、合理选药、联合用药、适量全程规律用药的原则,选用有杀菌、抑菌作用,且易通过血—脑屏障的一线药物进行治疗。目的在于迅速杀灭细菌,避免耐药菌株的产生,提高疗效,减少用药剂量,缩短疗程,减轻药物的毒不良反应。所用抗痨药物有异烟肼(H)、链霉素(S)、利福平(R)、吡嗪酰胺(Z)、乙胺丁醇(E)等。

异烟肼和吡嗪酰胺是自由通过血—脑屏障的杀菌药,利福平和链霉素是部分通过血—脑屏障的杀菌药,乙胺丁醇是部分通过血—脑屏障的抑菌药,抗菌作用与链霉素类似,不良反应比链霉素少,可以替代链霉素组成化疗方案。

(一)结核性脑膜炎的给药方案

1. 初治的结核性脑膜炎

多选用 3HRZS(E)/9HRE 或 3HRZS(E)/6HRE/9HR 的 12～18 个月化疗方案。

2. 重症结核性脑膜炎

可采用 4HRZS(E)/8HRE/12HR 的 24 个月化疗方案。

3. 重症的结核性脑膜炎、合并脑外结核尤其是全身血行结核

应选用 6HRZSE/18HRE 化疗方案治疗。

4. 晚期顽固性或慢性结脑,或合并椎管梗阻

在上述方案的基础上可加用异烟肼和激素鞘内注射。

5. 其他

儿童因视神经毒性作用而不选择乙胺丁醇,孕妇因胎儿位听神经的影响而不选用链霉素。化疗时间采用短疗程(6～8 个月)或"标准"疗程(12～18 个月)。

有研究提示结核性脑膜炎治疗的强化期延长为 4～6 个月,总疗程延长为 18～24 个月的疗程的复发率为零;强化期应住院治疗,待症状基本消失脑脊液接近正常后,可出院继续治疗,必须全程督导化疗,定期复查到治愈为止。

(二)结核性脑膜炎的一线治疗药物

1. 异烟肼(INH)

杀菌药,早期杀菌作用最强,异烟肼易透过血—脑屏障,因此是治疗结核性脑膜炎的首选药物,抗菌机制与抑制结核菌中分枝菌酸的生物合成有关。强化期应静脉给药。INH 大部分以原形或代谢产物从肾脏排出,小部分经肝脏代谢。主要毒性反应是肝损害症状时,可继续用药;一旦出现明显肝损害表现则应减量或停药。成人用量 10～15mg/(kg·d),常规 600～900mg/d,儿童 15～30mg/(kg·d),静脉滴注,3 个月后减量口服。为了防止或治疗本药所致的周围神经炎,须同时服用维生素 B_6,每日 100mg。考虑到维生素 B_6 与 INH 相互竞争对疗效的影响,用药时间需分开。

2. 利福平(RFP)

杀菌药,不能或不易透过血—脑屏障,只有部分通过炎性血—脑屏障,尽管脑脊液药物浓

度是血中的 10%～20%,但已超过最低抑菌浓度。抗菌机制是特异性抑制细菌 DNA 依赖性 RNA 多聚酶的活性,阻止 mRNA 的合成。主要在肝内代谢,自胆汁排泄。主要不良反应为肝、肾功能损害、胃肠道反应、流行性感冒样综合征及白细胞、血小板减少。RFP 与 INH 联合使用可增加肝损害,必要时减量或停药。成人 450～600mg/d,儿童 10～20mg/(kg·d),空腹顿服。异烟肼和利福平合用能防止耐药性的出现,具有一定协同作用。

3. 吡嗪酰胺(PZA)

半杀菌药,干扰细菌内的脱氢酶,使细菌对氧的利用障碍。对急性炎症区、干酪病灶及巨噬细胞内相对酸性环境中生长缓慢的结核菌有特殊杀菌作用,能自由通过血—脑屏障。毒不良反应主要是药疹、胃肠功能紊乱和肝脏损害,因影响尿酸排泄而致高尿酸关节损害。成人用量为 20～30mg/(kg·d),常规 1.5g/d,儿童 10～20mg/(kg·d),顿服。

4. 乙胺丁醇(EMB)

抑菌药,部分通过血脑屏障,脑脊液中浓度是血液浓度 10%～50%。抑菌机制与结核菌内二价离子络合,干扰 RNA 的合成。主要经肾脏排泄,肾功能不全时易蓄积中毒,应适当减量。主要的毒副反应是视神经炎,需定期检查视觉灵敏度和红绿色辨别力,一旦发生视神经损害即刻停药。成人 600～750mg/d。

5. 链霉素(SM)

半杀菌药,脑膜炎症时才容易通过血—脑屏障发挥抗菌作用。脑脊液是血中浓度的 20%。不良反应是肾小管损害和位听神经损害。成人 0.75～1.0g/d,连续 2 个月,以后改为隔日 1 次或每周 2 次,总量为 90g。

(三)结核性脑膜炎复发的治疗

通常将治疗初治结核病的化疗方案称为结核病的一线化疗方案,复发治疗为二线化疗方案。复治患者根据既往用药史和药敏试验结果,选择敏感药物。一般选择对氨基水杨酸异烟肼、丙硫异烟胺、左氧氟沙星、阿米卡星等。

(四)肾上腺皮质激素的应用

抗结核药物与肾上腺皮质激素并用已成为治疗结脑的常规方法。作用机制:①降低毛细血管壁和细胞膜的通透性,减少渗出及炎性反应,减少脑膜的渗出和脑水肿、促进脑膜和脑实质炎症的消散与吸收、防止纤维组织增生,缓解中毒症状,恢复受损的血—脑屏障,改善结脑患者的脑膜刺激征,降低颅内压;②通过抗纤维组织增生作用,减少继发性脑动脉内膜炎、多颅神经炎和脊神经根炎,抑制炎症反应,减少结核性渗出物,降低脑脊液循环通路梗阻的发生率;③减轻Ⅳ型变态反应,抑制结缔组织增生,减少粘连及瘢痕形成。

抗结核药物使用同时配合适当的激素治疗,不仅能提高结脑的疗效,对结脑后遗症的发生也有一定程度的预防作用。激素使用必须与有效抗结核药物同时应用,剂量和疗程要适中,需要应用的病例越早用越好。

使用建议:①适用对象:中毒症状明显,持续高热不退者;有蛛网膜下隙阻塞者;有各种神经系统缺损症状者;颅内压增高者;②为尽量避免肾上腺皮质功能减退,选用起效快、作用强、电解质影响小,对脑水肿明显疗效的激素,一般主张使用强的松 30mg/d,最大剂量不超过 45mg/d,强的松龙 1.5～2mg/(kg·d),地塞米松比强的松强 5 倍,剂量为其 1/5;上午 8 时 1 次顿服,昏迷、呕吐或脑脊液蛋白明显增高患者静脉滴注。地塞米松 5～10mg/d 静脉滴注或强的松龙 100mg/d,一般应用 6～8 周,病情好转后减量以至停药。若病情严重者可增加剂量;

③临床症状好转,脑膜刺激症状明显缓解,脑脊液检查提示明显好转后,开始递减用量;④激素治疗时间不宜过长,用量不宜过大,激素减量过程中须仔细观察病情变化,若在病情已好转的基础上突然出现体温升高、头痛加剧、脑脊液所见相应恶化等,考虑是否激素"反跳"现象或者合并其他感染,要进行脑脊液复查。若为前者要加大激素用量,若为后者要合并抗菌药物治疗。

(五)颅内高压的处理

若并发高颅压脑水肿、脑积水,甚至脑疝患者,需积极处理,抢救生命。药物方面需选用脱水利尿药物。常用有甘露醇、甘油果糖、人血清蛋白或血浆、呋塞米、乙酰唑胺等。

急性期高颅压及进行性顽固性、难治性高颅压、脑积水者,当使用上述脱水疗法仍不能奏效,需考虑脑脊液引流减压法,包括经腰蛛网膜下隙引流法和经侧脑室引流法。经腰蛛网膜下隙引流法引流脑脊液时应注意缓慢、适量的原则,一般以末压降 100～150mmH$_2$O 为宜,每次放脑脊液 8～30mL,引流脑脊液次数根据病情及疗效而定:急性者每周 1～2 次,慢性者 2～3 次。

经侧脑室引流法引流量为每日 100～350mL,平均200mL,留置时间为 72h 以内,高颅压未缓解,无感染征象最长可留置 7d,高颅压缓解后夹闭 24h,观察颅压无增高再决定是否拔管。一旦出现脑疝先兆时,脑室穿刺可作为抢救手段。

(六)改善循环、促进脑代谢药物的应用

结核性炎症刺激可引起脑动脉痉挛或结核性动脉炎,使脑动脉狭窄或闭塞而发生脑梗死,为积极改善脑血循环,纠正代谢紊乱,促进脑功能恢复,防止和减少脑损害产生后遗症,可应用改善循环、扩张脑血管药,如尼莫地平、前列腺素 E 等,酌情应用降纤药物。可应用脑代谢活化剂,如胞二磷胆碱、三磷腺苷、辅酶 A 等。也可用各种 B 族维生素药物以改善神经系统代谢。

(七)对症治疗

高热和抽搐会消耗大量的氧,使脑组织缺氧更加严重,从而加剧脑水肿,增高颅内压。对高热者进行物理降温,对抽搐患者可用镇静剂、抗惊厥剂。加强营养以保证足够的热量。

八、预后

本病预后好坏主要决定于治疗的早晚及其神志状态,有神志障碍者,病死率明显升高。

另外,幼儿病死率亦较高。我国自普遍推广接种卡介苗和大力开展结核病防治以来,本病的发病率较过去明显下降。并且由于诊断方法的改进、化疗方案的发展和不断完善,结核性脑膜炎的预后大为改观。

早期合理治疗,可以完全治愈。如诊断不及时,治疗不合理,或患儿年龄太小、病变太严重等,仍有较高(15%～36%)的病死率。在治疗随访过程中;发现复发病例,再行合理治疗,仍可改善预后。

(凌再芹)

第七节　脑结核瘤

脑结核瘤即颅内结核性肉芽肿,是脑实质或脑膜的一种局灶性结核,多数由身体其他部位的结核病灶播散到颅内形成的肉芽肿性病变,少数为弥散性结核性脑膜炎残留感染所致。脑结核瘤的发病率为1.4%。可发生于颅内任何部位,位于幕下较幕上者多,多发生于儿童和青少年。近年来,由于生活水平的提高和抗结核药物的应用,脑结核瘤的发病率呈下降趋势。

一、病因及发病机制

(一)发病原因

脑结核瘤多继发于身体其他部位的结核病灶,尤其常见于肺结核。

(二)发病机制

原发性结核发生血行播散停止后,在中枢神经系统内可有许多结核菌存留,一旦细胞介导的免疫发生变化,结核菌即可形成小结节,这些结节并不扩散破入蛛网膜下隙,故不形成脑膜炎,而是在脑实质内发展,形成外围有致密纤维的大小不等的结核球,一般直径小于1cm。这些结核球呈黄白色或灰黄色,与周围脑组织分界清楚,中心为干酪样坏死组织或肉芽组织,机体防御能力强者可完全形成钙化。极少中心液化形成单纯性脓肿。脑膜上的结核结节可扩大形成扁平状结核球。

病灶以单发者多见,可发生于颅内任何部位,幕下以小脑半球为主,小儿患者多见;幕上则以额、顶叶多见,其他脑实质内少见,如脑干、胼胝体、松果体,亦可见于脑室内和脑池内,如鞍区、枕大池、桥小脑角,尚可见于脑膜。多发者可同时汇集在同一脑叶内或同时在左右大脑半球及幕下,有时可成堆局限在脑表面。结核球病变区常有脑膜粘连,特别是颅后窝更多见,有人统计高达80%。结核球在脑内多位于脑表层,也可位于脑深部,其包膜较硬,与周围界限清楚,周围的脑组织有水肿,血供少。

二、症状

多慢性起病,病程多为数周,也可起病不明显病程更长。小儿可因突然癫痫发作而查出。根据临床上有无活动性结核病灶,其临床表现可分为全身型和局限型。

1. 全身型

患者同时存在其他脏器的活动结核性病灶,表现为全身情况差、发热、盗汗、乏力、消瘦等。若为肺结核,可有咳嗽、咯血、胸痛等。其他如淋巴结肿大,甚至粟粒性结核伴结核性脑膜炎,此型少见,一般病情较重。

2. 局限性

无其他脏器明显活动性结核病灶,临床上以颅内病变为主。表现为颅内压增高和局灶性症状。颅内压增高表现为头痛、呕吐、视盘水肿(早期发生率为10%~27%)。幕上半球病变以癫痫发作最为常见,发生率达85%;尚可有偏瘫、失语、视力改变等。幕下病变可先出现颅内压增高征,随后出现眼震、共济失调等局灶症状。脑干病变可先出现脑神经功能障碍,以后出现交叉性瘫痪等。总之,可因结核球的单发、多发、大小及所在部位的不同而临床表现也不同。

三、检查

（一）实验室检查

部分患者红细胞沉降率加快。脑脊液检查压力可有不同程度升高，其他指标多正常或轻微改变。结核菌素试验阴性并不能排除结核球，只表明其可能性小。

（二）影像学检查

1. CT 检查

结核球的分期及结果如下。

（1）早期（炎症反应期）：胶原纤维少，呈等密度，不显示肿块，周围为低密度脑水肿，在额叶呈"漏斗状"，在颞枕顶区呈"三手指状"，强化不均匀。

（2）中期（炎症消退期）：胶原组织增生，内含干酪样物质，呈小盘状高密度，周围是低密度脑水肿，呈明显环状强化。

（3）晚期（结核球钙化结节期）：病变呈圆形或卵圆形，平扫为高密度影，无脑水肿；增强后呈现"靶征"，即环形强化包绕着中心结节状钙化或增强的病灶，这是典型的结核球的表现。

（4）硬脑膜结核球可导致颅骨过度骨化，与脑膜瘤相似。

（5）结核性脑脓肿：中心区表现为典型的低密度区。

2. MRI 扫描

结核球在 T_1 加权像上为低或略低信号，在 T_2 加权像上大多信号不均匀，表现为低、等或略高信号。结核球中心干酪样坏死在 T_2 加权像上呈高信号，也可呈模糊不清的同心圆状分层像，周围包膜呈低信号，并有高信号的水肿带环绕。这种有水肿带包绕者，表明结核球尚未成熟。MRI 比 CT 扫描更能显示病变的范围。脑干的结核球与神经胶质瘤两者在 MRI 都表现长 T_1 和短 T_2，同样，病灶周围水肿在 T_2 加权像上均高信号，因此，两者在 MRI 图像上不易鉴别。

四、诊断

根据病史和临床表现，配合辅助检查，多可明确诊断。诊断要点为有颅外结核病灶史；慢性病容；30 岁以下的青少年和儿童多见；病程多为亚急性；有颅内增高征和局灶性神经系体征，尤其有癫痫发作。

五、鉴别诊断

脑结核瘤应与颅内其他感染性疾病和颅内其他占位性病变相鉴别。结核性脑脓肿，即使通过 CT 和 MRI 检查，也不能与其他细菌性脑脓肿相鉴别。

六、治疗

（一）治疗

1. 手术治疗

外科手术为颅咽管瘤的首选治疗方法。手术治疗的目的是通过切除肿瘤达到解除肿瘤对视神经交叉及其他神经组织的压迫，解除颅内压增高，对下丘脑—垂体功能障碍则较难恢复。对于实质性肿瘤，手术可切除瘤体；对于囊性肿瘤，手术可放去囊液，从而缓解肿瘤的压迫症状。由于颅咽管瘤为良性肿瘤，除部分与视交叉、灰结节、垂体柄、下丘脑、第三脑室底等某处粘连外，大多数与周围组织结构有胶质反应边界或蛛网膜分界，因此原则上应力争做到肿瘤全切除,尤其对儿童患者,以防止复发。小的颅咽管瘤特别是鞍内型肿瘤一般采取经蝶术式,大瘤宜采取经颅术式。

一般来说,成功的手术可有效缓解视交叉受压引起的视力、视野改变以及高颅压引起的头痛等症状,还能使腺垂体功能得到恢复。不过,很多鞍上型颅咽管瘤与周围脑组织(特别是下丘脑)紧密相连,增加了手术的难度,对这些患者并不强求完全切除肿瘤,可采取部分切除,部分切除的缺点是术后复发率很高。根据肿瘤生长部位、大小、形状、钙化程度、囊肿部分的位置,以及与周围组织的关系和容易接近脑脊液通路等因素,手术需选择不同的入路或方式,并各自有其优缺点。

(1)额底入路:可暴露的主要结构有视神经、视交叉、颈内动脉、大脑前动脉、垂体柄等。适用于视交叉后置型,鞍内向鞍上生长较大肿瘤,或鞍上视交叉前上生长的脑室外型肿瘤。该入路又可进一步分为几种不同的术式:如通过视交叉下术式,或若为视交叉前置,切除鞍结节及蝶骨平板到达视神经之间术式或打开终板术式,以及从颈内动脉与视神经或视束之间到达肿瘤术式。

(2)翼点入路:与颞底入路近似,但路径最短,可直达鞍上区。可暴露同侧颈内动脉、大脑前动脉、视神经及视束、视交叉下以及后方、垂体柄、第三脑室底、大脑脚间窝以及上斜坡等处,适用于鞍内向鞍上一侧生长或鞍上视交叉下及视交叉后脚间池的脑室外型肿瘤。该入路目前应用最为广泛,是手术切除颅咽管瘤的主要方法。

(3)终板入路:通过单侧额下入路、翼点入路和双额纵裂入路均可到达视交叉后并打开终板,暴露扩展至第三脑室外的肿瘤。故该入路适用于视交叉前置型,鞍上视交叉后生长的脑室内外型肿瘤。

(4)经胼胝体或侧脑室入路:若肿瘤长入第三脑室,可经胼胝体入路(侧脑室扩大不显著者)或经侧脑室入路(室间孔阻塞引起脑积水者)。有下列几种方式进入第三脑室并暴露肿瘤:①分离单侧穹窿;②分离室间孔旁的一处静脉;③经脉络丛下进入;④分离大脑内静脉。

(5)经蝶入路:完全位于鞍内或鞍内向鞍上轻度生长或向蝶窦生长的肿瘤,可采用经蝶入路。

(6)其他入路及方式:为全部切除肿瘤,有时手术要分期进行,如先经颅切除鞍上部分肿瘤,再择期经蝶切除鞍内部分肿瘤,或为切除巨大肿瘤而采取两种以上入路的联合入路。

一般说来,在手术入路选择中,中轴外入路或单侧入路比经中轴入路或双侧入路更可取。为达到肿瘤所在部位,应尽可能避免切除有功能的组织。手术应采用显微技术,注意区分和保护蛛网膜的层次及界面,这样有利于安全地切除肿瘤。暴露肿瘤后通常先行肿瘤穿刺抽取囊液,创造手术分离肿瘤的空间,并使包膜与蛛网膜分离,再行肿瘤包膜内切除,待瘤体缩小后依次电凝和分离肿瘤供应血管。术中注意保护供应视交叉及视束的位于正中隆起周围的吻合血管,肿瘤后部及向上长至第三脑室的肿瘤部分几乎没有大的动脉供血,粘连也不紧密,但在分离基底动脉及大脑后动脉处的肿瘤时要十分小心,因为这里的粘连通常较为紧密。钙化往往位于肿瘤底部,特别常在视交叉及视神经下方,需先行粉碎后再行切除。有时这部分肿瘤钙化与神经、血管、垂体柄等粘连紧密,切除困难。长向第三脑室底部的肿瘤常使局部形成胶质反应层,分离囊壁应在此层内进行,若第三脑室已变薄而呈一层胶质层(含神经核团的较厚部分已向上方推移),该层可以打开。术野内见到的肿瘤包膜均应尽可能分块切除,但粘连较紧者,不强求切除,以免损伤下丘脑等重要神经组织和血管。手术要求打通脑脊液循环,难以畅通者应行分流术。

手术能否做到全切除与下列因素有关:①年龄大小,儿童患者的肿瘤与周围粘连较少,较易切除,一般年龄越小,越易做全切除,并发症亦越少。成人颅咽管瘤多与周围组织(垂体、下丘脑、颈内动脉、颅底动脉环、视神经交叉及视束等)粘连甚紧,肿瘤深埋于灰结节部,因而全切除常使术后并发症多,病死率高;②初次手术与复发手术,第一次手术较复发患者再次手术容易,肿瘤全切除的机会较多,病死率亦较低;③临床有明显垂体、下丘脑功能障碍者,只适于作部分切除;④肿瘤位置,鞍内型及视交叉前型较易做全切除,对视交叉后型及脑室型则应根据囊壁与灰结节、下丘脑等处粘连情况选作全切除或部分切除。有些病例手术虽作全切除,甚至术后 CT 扫描复查正常者,仍可能有残留较多瘤细胞而复发。15% ~ 30% 的患者在术前即有脑积水,若症状仅由此而引起,应先行分流术。若患者出现意识障碍、下丘脑症状严重、不能耐受开颅手术,可先行立体定向囊腔穿刺抽去囊液,以减轻肿瘤的局部压迫,待患者病情缓解后再行手术,或抽出部分囊液后注入放射性核素行内照射治疗。

2. 放射治疗

早在 1937 年,有人就采用放射线治疗颅咽管瘤。一般采用外照射的方法。由于大多数颅咽管瘤用手术方法不能完全切除,而其化疗又不敏感,故主张术后加用放射治疗。颅咽管瘤的术后复发率高,而再次手术的风险很大,故对复发患者也只能采用放射治疗。近年,有人采用立体定向技术植入胶体磷[^{32}P]酸铬、胶体钇[^{90}Y]、胶体金[^{198}Au]治疗颅咽管瘤,也取得了成功,其优点为放射损伤小。

(1)外放疗:分化良好的颅咽管瘤曾被认为是放射非敏感性肿瘤。半个世纪前,国外 Carpenter 等报道了一小组颅咽管瘤患者,在放疗后病情有明显改善,他们认为虽然肿瘤未被 X 线破坏,但有分泌能力和形成囊肿的细胞可被杀死。然而人们对放疗能破坏颅咽管瘤上皮仍存在着疑问。1961 年 Kramer 等报道了肿瘤次全切除并超高压放疗后取得良好效果。之后许多研究显示,放疗既可增加生存期,又可延长肿瘤复发的时间,采用手术加放疗,患者的生存率比单纯手术的患者高,而无复发患者的生存率更高。

但放疗的危害不容忽视,放射治疗的不良反应主要有:放射性视神经炎、蝶鞍及鞍周脑组织的放射性坏死、垂体功能减退及痴呆等,亦可诱发脑膜瘤、肉瘤、胶质瘤,尤其是对儿童患者,放疗可严重损害智力。这些副作用的发生率随剂量的增加而增加,如剂量超过 60Gy,视神经炎的发生率可达 30%,脑坏死的发生率也达 12.5%,故放射剂量及疗程应控制在一定范围内。放射治疗引起的腺垂体功能减退主要表现为 GH 和 LH/FSH 的缺乏。据报道,GH 缺乏的发生率几近 100%,且出现很快(于照射 3d 后即可出现),数月后病儿的生长即受影响。LH/FSH 缺乏的发生率亦很高,但出现较 GH 缺乏为迟,表现为性发育障碍(儿童)或性功能不全(成人)。GH 缺乏的原因可能为下丘脑受损,因为用 GHRH 治疗有效。目前认为,LH/FSH 缺乏的部位也在下丘脑。值得注意的是,部分患者于放射治疗后反而出现性早熟,其机制未明。

文献推荐的治疗方案为儿童每 6 周 50Gy/32 次,成人每 7 周 55Gy/35 次,以减少或避免并发症的发生。近年有采用放射外科(γ 刀、X 刀)治疗颅咽管瘤并取得一定疗效。

(2)内放疗:内放疗是将放射性核素置入肿瘤内进行的治疗。该方法由 Leksell 于 1953 年创用。过去该治疗方法多通过开颅手术,也有经鼻蝶穿刺开展立体定向技术,尤其是 CT、MRI 应用以来,目前多采用定向穿刺技术或定向穿刺加置入贮液囊方法。通过抽取肿瘤内囊性部分,可迅速改善症状,且风险及并发症较开颅手术的明显为小。国内海军总医院对 300 例颅咽管瘤进行385次治疗,平均随访4年(6个月～8年),92%的患者恢复良好,其中肿瘤消失占72%,肿瘤缩小80%以上占12%,缩小50%左右占8%,肿瘤增大占6.4%(主要为实体性瘤),死亡仅1.6%。内放疗适用于囊内含大量液体的颅咽管瘤,而不主张用于实体性和囊壁钙化或囊壁菲薄(放射性核素可透入周围组织中)的肿瘤。多囊性肿瘤效果亦差。一般认为,囊壁皱缩或消失发生于内放疗4～6个月后。常用的放射性核素有^{32}磷(^{32}P)、^{90}钇(^{90}Y)、^{198}金(^{198}Au)。

3. 化学疗法

目前尚无特殊有效药物。Takahashi应用博来霉素注入肿瘤囊内,有使囊液分泌减少,肿瘤细胞退化的作用。而Cavalheiro等向瘤腔内多次注入博来霉素治疗一例巨大囊性颅咽管瘤,3个月后瘤腔消失,6个月后钙化灶几乎完全消失,且内分泌完全恢复正常。但该药漏出囊外则可能对周围正常组织产生损伤,临床应用对囊性肿瘤效果好,对混合型及实质性肿瘤效果差,最终肿瘤复发。

4. 其他治疗

对高颅压者应立即给予脱水剂和利尿剂,以降低颅内压,此类患者应尽快做术前准备,行手术治疗。术前有腺垂体功能减退者,应注意补给足量的糖皮质激素,以免出现垂体危象。对其他腺垂体激素可暂不补给,因不少患者于术后腺垂体功能可得到恢复;如术后仍有腺垂体功能减退,应给予相应的治疗。手术或放射治疗引起的腺垂体功能减退一般为永久性,应予治疗。

七、预后

脑结核瘤是一种继发于身体其他部位结核病的颅内肉芽肿,结核病俗称"肺痨",是一种主要经呼吸道传染的疾病。治疗以预防为主,防止接触传染源。出生后接种疫苗,即可获后天免疫力。患者如出现贫血、盗汗、消瘦、乏力、低热等结核征象,及时找医师诊断治疗,并自我隔离,以免感染传播,同时按医嘱使用抗结核药治疗。患有结核病,同时出现颅内高压症状和脑损害症状,则找专科医师检查,一般做头颅CT扫描或MRI检查,即可诊断,本病全身型者,先抗结核治疗,按医嘱使用抗结核药;局限型者,手术治疗为主,预后良好。

(凌再芹)

第八节　偏头痛

一、概述

(一)定义

偏头痛是一种常见的慢性神经血管性头痛,其表现是以一侧头痛为主的搏动性头痛,呈间隙性反复发作,每次发作历时2～72h,发作期间可伴有视觉感觉先兆(对光线更加敏感的羞明、对声音更加敏感的恐声)、运动障碍先兆(肢体活动会加重疼痛的感觉)、言语障碍先兆、情绪不稳及恶心、呕吐等自主神经功能紊乱症状,在安静、黑暗环境下或睡眠后头痛缓解,症状消失后一段时间再次发病,在头痛发生前可伴有精神、神经功能障碍。1/3 的偏头痛患者均能感到疾病先兆,短暂的视觉、感觉、语言或肢体障碍都意味着头痛即将发作。

(二)病因病理

1. 发病因素

偏头痛的病因,至今尚未明确,根据观察和研究,总结如下一些影响因素:精神因素、饮食不当、过度锻炼、睡眠不规律、药物诱因、气候诱因、环境诱因、女性生理诱因等。

2. 病理机制

关于偏头痛的病理机制目前亦未明确。研究表明,颅内痛觉敏感组织如脑血管、脑膜血管、静脉窦及其血管周围神经纤维和三叉神经可能是偏头痛发生的生理基础和痛觉传导通路。偏头痛的三叉神经血管反射学说认为,偏头痛是三叉神经传入纤维末梢释放 P 物质(SP)及其他神经递质,传出神经作用于颅内外血管,可引起头痛和血管扩张。

(三)临床特征

1. 无先兆性偏头痛

无先兆性偏头痛又称普通型偏头痛、单纯型偏头痛,是临床上常见的类型,占偏头痛的80%,在没有明显诱因和先兆症状的情况下自发发作,仅少数患者在发作前有精神障碍、疲劳、易打哈欠、食欲缺乏、全身不适等表现,可在月经期(月经型偏头痛)、饮酒后、饥饿时诱发疼痛。表现为头部一侧或两侧的额颞部疼痛,疼痛呈搏动性,缓慢加重,或因日常活动(如步行或上楼梯)而加重,程度为中度或重度,每次发作时疼痛可持续 4 ~ 72h。发作期常伴有恶心、呕吐、畏光、畏声、出汗、全身不适、头皮触痛等症状。与先兆性偏头痛相比,无先兆性偏头痛具有更高的发作频率。

2. 先兆性偏头痛

先兆性偏头痛又称经典型偏头痛。

(1)有典型先兆的偏头痛:此为先兆性偏头痛中最为常见的类型,其发病率在偏头痛患者中约占 10%。该型的头痛特征与无先兆性偏头痛大致相同,但在头痛之前或头痛发生时有先兆症状出现。先兆症状一般在 5 ~ 20min 内逐渐形成,持续不超过 60min,先兆症状完全可逆,不同的先兆症状可以接连出现。头痛在先兆同时或先兆后 60min 内发生。

主要的先兆症状包括:①视觉先兆:该先兆症状最为多见,如暗点、闪光、亮点亮线或视物变形、视物模糊、视觉缺损或偏盲。视觉先兆一般在 30min 以内逐渐消失;②感觉先兆:多表现为一侧面一手区域(也可累及下肢)分布的针刺样感觉,从一点开始,慢慢地移动到整个一侧面部和肢体,麻木感在针刺症状之后出现,也有的患者只出现麻木症状。感觉先兆的出现频率仅次于视觉先兆,在发生顺序上可稍滞后于视觉先兆,有些患者也可无视觉先兆而单独出现感觉先兆;③运动障碍和言语障碍先兆:也会出现,但很少见。

(2)先兆性偏头痛的特殊类型:①伴典型先兆的非偏头痛性头痛:若与先兆同时或先兆后60min 内发生的头痛表现不符合偏头痛特征,则称为伴典型先兆的非偏头痛性头痛;②典型先兆不伴头痛:当先兆后 60min 内不出现头痛,则称为典型先兆不伴头痛,又称偏头痛等位症。此型应注意与短暂性脑缺血性发作相鉴别;③偏瘫性偏头痛:临床少见,多有家族史,为伴有较长时间轻度偏瘫特征的偏头痛。如在偏瘫性偏头痛患者的一级或二级亲属中,至少有一人具有包括运动无力的偏头痛先兆,故又称为家族性偏瘫性偏头痛;若无,则称为散发性偏瘫性偏头痛;④基底型偏头痛:又称基底动脉型偏头痛,多见于青少年患者,先兆症状明显源自脑干和

（或）两侧大脑半球,临床可见发音困难或构音障碍、眩晕、耳鸣、听力下降、复视、共济失调、意识障碍、双侧肢体或口周感觉异常,但无运动无力症状。在先兆同时或先兆 60min 内出现符合偏头痛特征的头痛,常伴恶心、呕吐。

3.其他类型偏头痛

（1）视网膜性偏头痛:视网膜性偏头痛为反复发生的、完全可逆的单眼视觉障碍性偏头痛,表现为视物闪烁、出现暗点或失明,并伴偏头痛发作,持续时间至少 1h,在发作间期眼科检查正常。与基底型偏头痛视觉先兆症状常累及双眼不同,视网膜性偏头痛视觉症状仅局限于单眼,且缺乏起源于脑干或大脑半球的神经缺失或刺激症状。

（2）儿童周期性综合征:偏头痛多为儿童周期性综合征的前驱症状,也可视为偏头痛等位症。其表现为周期性呕吐、反复发作的腹部疼痛并伴有恶心、呕吐、儿童期良性发作性眩晕。发作时不伴有头痛,随着时间的推移可发生偏头痛。

（3）眼肌麻痹性偏头痛:临床表现为反复发作的偏头痛样头痛伴动眼神经、滑车神经及展神经中的一支或几支出现麻痹。以动眼神经受累为多见,表现为头痛侧眼肌麻痹、上睑下垂、瞳孔扩大、暗点或视觉缺失。眼肌麻痹性偏头痛患者头痛常持续 1 周或 1 周以上,头痛至出现眼肌麻痹的潜伏期可长达 4d。部分病例 MRI 增强扫描可提示受累动眼神经有反复发作的脱髓鞘改变。

二、康复评定

常采用视觉模拟量表（VAS）测定,或通过简明 McGill 疼痛问卷进行综合评估。

三、康复治疗

（一）康复目标

偏头痛的康复治疗目标是减轻或终止头痛发作、缓解伴发症状、预防头痛复发。治疗方法较多,单纯一种方法难以取得满意和持续的效果,因此要多种方法交替和联合应用。

（二）康复治疗方法

1.一般疗法

该病诱发因素较多,生活及心理因素影响尤为明显,因此一般治疗要嘱咐避免各种诱发因素、调理生活节奏、调节情绪、适当进行体育锻炼,对可引发疾病的生活环境或饮食应尽量回避。

2.常用药物疗法

药物性治疗分为发作期治疗和预防性治疗。发作期的治疗为了取得最佳疗效,通常需在症状初起时立即服药。治疗药物包括非特异性止痛药如非甾体消炎药（NSAIDs）和阿片类药物;特异性药物如麦角类制剂和曲普坦类药物。药物选择应根据头痛程度、伴随症状、既往用药情况等综合考虑,个体化治疗。

（1）非甾体消炎药:可选用塞来昔布或美洛昔康口服。NSAIDs 类药应用一种无效可换用另一种,一般用于轻、中度头痛者,部分患者虽有严重头痛但以往发作对 NSAIDs 反应良好者,仍可选用 NSAIDs。该类药物使用时应注意胃肠道和心血管不良反应。

（2）麦角类制剂:药物有麦角胺和二氢麦角胺,能终止偏头痛的急性发作,可在头痛急性发作期使用。头痛开始发作时应立即服麦角胺咖啡因 2 片,如 30min 后仍不缓解,可再服

1~2片,但24h内不得超过6片,1周内不超过10片。

注意:用量过大、过频或皮下注射时常见恶心、呕吐、上腹部不适、腹泻、肌无力甚至胸区痛等症状出现。孕妇、末梢血管疾患、冠脉供血不足、心绞痛及肝肾疾病者禁用。

(3)曲普坦类:常用药物有舒马曲普坦、那拉曲普坦、利扎曲普坦、佐米曲普坦、阿莫曲普坦。不良反应及注意事项同麦角类制剂。舒马普坦(舒马坦)可以口服、滴鼻、皮下或静脉注射,每次1~2mg,每天不超过6mg,用药后如出现胸闷、胸部发紧应立即停用。

(4)阿片类:阿片类制剂如哌替啶对确诊的偏头痛急性发作亦有效,因其具有成瘾性,不推荐常规用于偏头痛的治疗。但对于有麦角类制剂或曲普坦类应用禁忌的病例,如合并心脏病、周围血管病或妊娠期偏头痛,则可给予哌替啶治疗以终止偏头痛急性发作。

(5)抑制血小板聚集药:可作为预防性用药,可选用阿司匹林或潘生丁口服。

(6)调节自主神经药:谷维素主要改善自主神经功能失调,改善内分泌平衡障碍及精神神经失调,一般用于神经衰弱症患者,同时能稳定情绪、减轻焦虑及紧张状态,并改善睡眠;还常用于经前期综合征、更年期综合征的辅助治疗。

3. 物理因子疗法

偏头痛的物理因子治疗常采用生物反馈疗法。生物反馈是指患者能明确、清醒地感受,从而清醒地控制及改变身体功能。通过使用各种仪器,感受衡量肌张力(肌电图生物反馈疗法)、皮肤电阻(电皮生物反馈疗法)或周围体温(温度生物反馈疗法)来测量、放大并反馈躯体信息给患者,从而实现由生物反馈促进的放松。

4. 中医康复疗法

常选用针灸疗法进行综合辨证施治。取风池、百会、太阳、率谷、头维、绝骨、合谷、太冲、阿是穴等为主穴。患者取坐位或平卧位,常规消毒后,取风池穴针尖微下,向鼻尖斜刺0.8~1.2寸,或平刺透风府穴,行捻转补法。百会、太阳、率谷、头维平刺0.5~0.8寸,行捻转泻法。合谷、太冲直刺0.5~0.8寸,平补平泻,绝骨穴沿胫骨前缘直刺2~3寸,泻法强刺激。阿是穴选用齐刺法,阿是穴平刺0.5~1寸与胆经平行,与其45°角旁开0.5寸向阿是穴平刺0.5~1寸。外感风寒头痛加列缺、风门;外感风热头痛加大椎、外关;肝阳上亢头痛加行间;痰浊头痛加中脘、丰隆、阴陵泉;瘀血头痛加血海、三阴交;血虚头痛加脾俞、足三里;肾虚头痛加肾俞、太溪、天柱等穴。

5. 神经阻滞疗法

(1)星状神经阻滞:用1%利多卡因8~10mL进行头痛侧星状神经节阻滞,每日1次或隔日1次,10次为一疗程。

(2)枕大神经阻滞:患者取坐位,面对治疗床头稍前屈,下颌尽量接近自己的胸部,沿发际取乳突与枕骨大粗隆连线均分三等份的两点,其中内1/3点为枕大神经的穿刺点。用7号短针垂直进针,直至触及枕骨,此时可能会出现异感,内侧为枕大神经,外侧为枕小神经,回吸无血液即可以注药,每点注入1%利多卡因5mL,轻压了3~5min,防止出血。

(3)眶上神经阻滞:患者取仰卧位,眼前视,在患侧眶上缘内1/3处或在眉中间可触及眶上切迹,或用手指或圆珠笔尖诱发疼痛扳机点作为穿刺点。常规消毒后,用6~7号短针垂直刺入切迹,针尖触及骨质之前可有异感,如果先碰到骨质无异感,针的方向应轻轻做扇形移动,寻找异常感觉或诱发疼痛扳机点,穿刺到位后即可注射1%利多卡因0.5~1mL。退针后轻压穿刺处3~5min。由于眶上孔变异较大,仅有20%左右的操作可以刺进眶上孔。大多数操作只要找到异常感,即证实刺中眶上神经,即可注射局麻药。如果上述方法未能阻滞眶上神经,则沿眶上缘向眶内进针 0.5~1cm 注射药液也可以阻滞该神经。

(三)预防保健

1. 避免头痛诱发因素

日常生活中应避免强光线的直接刺激,如避免直视汽车玻璃的反光,避免从较暗的室内向光线明亮的室外眺望;避免对视光线强烈的霓虹灯;避免情绪紧张,避免服用血管扩张剂等药物及饮用红酒和进食含奶酪的食物、咖啡、巧克力、熏鱼等。

2. 规律运动

对有偏头痛的人来说,进行调息的运动(如瑜伽、气功)可帮助患者稳定自律神经系统,减缓焦虑、肌肉紧绷等症状。工作压力过大、睡眠不足是常见的偏头痛的诱因,应注意适当减轻工作压力,保证充足睡眠,调节情绪以预防偏头痛。

(何维春)

第九节 丛集性头痛

一、概述

(一)定义

丛集性头痛是所有头痛中比较严重的一种,属于血管性头痛之因头痛在一段时间内密集发作而得名。

丛集性头痛的头痛程度剧烈,连续发作,每日 1 次或数次,持续数分钟至 3h,集中发作数周至数月,间歇期为数周至数月,其间症状完全缓解。本病发病年龄常较偏头痛晚,平均 25 岁,多发生于男性,男女之比约 4:1。

(二)病因病理

丛集性头痛病因尚不明确,一般认为是颅内、颅外血管扩张所致。Horton 认为,此种类型头痛与组织胺关系密切,它曾对此病患者在间歇期皮下注射组织胺,结果 60% 的患者可诱发头痛发作,并且血中组织胺之增高和消退均非常迅速,提示组织胺与急剧头痛发作有关。由于一些病例可被酒精、组织胺和硝酸甘油诱发,而偏头痛也可被这些药物诱发,因此有人认为该病发病机制与偏头痛相似。

(三)临床特征

本病头痛特点是头痛发作似成群而来,表现为一连串密集的头痛发作。发作呈周期性,无前驱症状。

1. 疼痛部位

疼痛部位位于一侧眼眶部、眶上部或颞部,方向是从眼窝周围开始,急速扩展至额颞部,头痛常局限于同一侧,严重时可使对侧也出现疼痛。

2. 疼痛性质

疼痛呈搏动性,兼有钻痛或灼痛,疼痛程度较重,可于睡眠中痛醒。

3.疼痛持续时间

每天可发作一至数次,每次发作持续时间约数分钟至3h,发作快、消失的也快,缓解时间很长,缓解后患者很少有后遗的疲乏或嗜睡情况。头痛每天有规律地在大致相同的时间发生,多见于午后或凌晨发作,一般连续发作数天至数月后中止。

4.诱发因素

饮酒或组织胺和硝酸甘油可以诱发头痛发作。

5.伴随症状

发作时伴发症状有:颜面潮红、结膜充血、眼睑水肿、额头出汗、患侧流泪、鼻塞、流递涕。20%的患者可出现患侧瞳孔缩小、眼睑下垂等不全性霍纳综合征。

根据发作情况,可分为发作性丛集性头痛和慢性丛集性头痛,前者至少有2次发作的时间持续7d～1年,两次发作的间隙期大于14d。后者发作期持续达1年以上,间隙期少于14d。

6.辅助检查

脑阻抗血流图呈高血容量型;颅脑CT或MRI可排除颅内外引起头痛的器质性疾病;组织胺试验可诱发典型疼痛。

二、康复评定

详见本章偏头痛相关内容。

三、康复治疗

（一）康复目标

详见本章偏头痛相关内容。

（二）康复治疗方法

1.常用药物疗法

丛集性头痛的治疗与偏头痛基本相同。

（1）每天发作前可口服麦角胺,或者在发作时服,以预防发作或减轻发作时的症状,连服10～14d。

（2）舒马普坦(舒马坦)是5－HT受体激动药,可与5－HT受体结合,从而抑制5－HT的扩血管作用,使血管收缩达到治疗目的,可以口服、滴鼻、皮下或静脉注射,每次1～2mg,每日不超过6mg,用药后如出现胸闷、胸部发紧则应立即停用。

（3）发作时口服泼尼松,每次20～40mg,或甲泼尼龙（甲基泼尼松龙）静脉滴注,每日200mg,至丛集发作停止后停药。

（4）其他药物包括钙离子拮抗药,如氟桂利嗪,每晚口服5～10mg;抗癫痫药物,如丙戊酸钠每日口服0.6～1.2g,部分患者有效;非甾体消炎药,如塞来昔布、美洛昔康、阿司匹林、吲哚美辛(消炎痛栓)、双氯酚酸等可以试用。

2.神经阻滞疗法

（1）星状神经阻滞:用1%利多卡因8～10mL进行头痛侧星状神经节阻滞,每日1次或隔日1次,10次为一个疗程。

（2）蝶腭神经阻滞:患者取平卧位,头后仰40°,头转向痛侧30°～40°,以2%～4%的利多卡因1mL缓慢滴入头痛侧鼻腔,保持该姿势数分钟,3min后疼痛未完全缓解者,可重复给药1

次。若因鼻腔充血而影响药物进入蝶腭窝时,可先用0.5%的苯肾上腺素溶液滴入数滴,待数分钟后再如前法滴入利多卡因溶液,一般1~3次阻滞后头痛可缓解,少数患者在阻滞数小时内有周身跳动感,此法安全简便,无不良反应。

(3)眶上神经阻滞:详见本章偏头痛相关操作。

(4)眶下神经阻滞:患者仰卧,眼前视,以眶下缘正下方1cm处,距鼻中线3cm处作为穿刺点;或者从直视瞳孔至同侧口外角作一垂直线,再从眼外侧联合或眼目外眦至上唇中点作一连线,两线交叉点即为穿刺点;或直接取瞳孔和唇角连线上的眶下嵴下方凹陷处(即眶下孔),用左手示指触及并重压凹陷处,患者可有酸胀感。常规消毒后,术者左手拇指压住眶下缘保护患者眼球。以该点或该点内上方1cm为穿刺点,用3.5cm长7号针向外上方刺入0.5~1cm即可达眶下孔。出现落空感即表明针尖进入眶下孔内,此时患者出现放射至上唇的异常感觉。也可从内侧穿刺入眶下孔,进针1cm后用左手固定针柄,回吸无血,注射1%利多卡因或除痛液0.5~1mL,1~2min后患者眶下区出现痛觉消失即为阻滞成功,拔针后轻压穿刺处3~5min,用创可贴覆盖。

3.氧吸入法

发作时面罩吸氧或高压氧治疗对部分患者有效。

4.射频疗法

由于丛集性头痛是三叉自主性神经性头痛,因此采用脉冲射频作用于三叉神经既不切除神经也不毁损神经,可以更加安全和有效地治疗丛集性头痛,同时不会遗留下颌肌无力症状,头面部感觉减退也比较轻微。

(三)预防保健

详见本章偏头痛相关内容。

(何维春)

第十节　紧张性头痛

一、概述

(一)定义

紧张性头痛又称心因性头痛、肌收缩性头痛等。是临床上常见的头痛类型之一。主要由颈部和头面部肌肉持续性收缩产生,表现为头部的紧束、受压或钝痛感,更典型的是具有箍紧感。

本病发病年龄为30岁左右,女性多见,呈非搏动性、长期性和经常性头痛。本病有时和偏头痛共同存在,称混合型头痛。

(二)病因病理

紧张性头痛的病因病理目前尚不清楚,发病主要与焦虑、抑郁、妄想等精神因素有关。这些不良的情绪因素可刺激头部与颈部肌肉持久地收缩和紧张,导致相应部位的血管收缩或扩张及出现无菌性炎症而产生致痛物质释放引起头痛发生。

（三）临床特征

1. 疼痛性质

紧张性头痛的临床特征是头部疼痛无搏动性,性质为钝痛,头痛的持续性为其主要特征,发病通常与精神因素有关。

2. 疼痛部位

头痛多位于头顶、两额、两颞、枕部及颈部,有时这些部位均有疼痛。

3. 疼痛程度

头痛程度属轻度或中度,不因体力活动而加重,常诉头顶重压发紧或头部带样箍紧感,枕颈部发紧僵硬,转颈时尤为明显,无畏光或畏声。

4. 临床体征

部分患者可出现空枕头征(类似于落枕的症状,多表现为颈部肌肉紧张,颈椎小关节有扭错现象,感颈部发凉、僵硬疼痛、活动受限,稍动颈部头痛症状即会加剧,紧张性头痛的空枕头征多在晨起时较严重,用热毛巾敷后可减轻),少数患者伴有轻度烦躁或情绪低落,头颅周围的肌肉,如颈枕部肌肉、头顶部及肩上部肌肉常有压痛,有时轻轻按揉有舒适感。部分患者紧张性头痛和偏头痛并存,有时头痛可并发失眠、抑郁及颅内并发症等。

5. 辅助检查

脑部 CT 或 MRI 无异常可排除脑肿瘤、高血压、癫痫和青光眼等所引起的头痛。

二、康复评定

详见本章偏头痛相关内容。

三、康复治疗

（一）康复目标

紧张性头痛的康复治疗目标主要为发作期控制头痛和缓解期预防发作。

（二）康复治疗方法

1. 一般疗法

紧张性头痛与精神因素有关,常由繁重的学习和工作压力造成的精神紧张、情绪异常及睡眠严重不足等引发。本病没有明显的器质性病变但疼痛却迁延不愈,为患者带来较重的精神负担,所以应理解患者、关心患者的思想变化,同时进行必要的影像学检查,排除器质性病变,以消除患者的顾虑。

2. 常用药物疗法

由于紧张性头痛的发病机制并不清楚,所以在药物选择上多采用温和的非麻醉性止痛药借以减轻症状,其主要应用非甾体消炎药,其他可选药物还包括适量的肌肉松弛药和轻型的镇静药,抗抑郁药也常根据病情而应用,一般多以口服方式给药,用药量不宜过大,用药时间不宜过长,以免引起不良反应。而事实上,过量用药本身就可加重头痛或使头痛慢性化。

3. 物理因子疗法

物理因子治疗常选用生物反馈疗法进行康复治疗。

4. 痛点阻滞疗法

痛点阻滞疗法是指以常规的封闭药物(如确炎舒松或德宝松、利多卡因及注射用水配合)

在天柱、肩井等有明显压痛点的穴位进行注射阻滞治疗。

5.神经阻滞疗法

1%利多卡因进行星状神经节、枕大神经及枕小神经阻滞。

6.颅骨骨膜下通电或环形阻滞

对有颅骨骨膜肌压痛者,用常规的封闭药物(如确炎舒松或德宝松、利多卡因及注射用水配合)进行骨膜下痛点阻滞。

环形阻滞的方法是围绕压痛部位的边缘,隔2~3cm选择一个注射点。对疼痛面积较大者,可在环形阻滞的基础上,在环形注射圈内,加"十"字阻滞。

(三)预防保健

详见本章偏头痛相关内容。

(何维春)

第十一节　低颅压性头痛

一、概述

(一)定义

低颅压性头痛是指各种原因引起的颅内压降低,即脑脊液压力降低(小于60mmH$_2$O)引起的头痛。头痛时伴有眩晕、视物模糊、恶心、呕吐、颈项强直,严重者可出现意识障碍或精神障碍等一系列表现,检查可发现颈部有不同程度的抵抗,所以又称低颅内压头痛综合征。本病见于各种年龄,原因不明的低颅压性头痛多见于体弱女性,而继发性低颅压性头痛无明显性别差异。

(二)病因病理

1.发病因素

低颅压性头痛分原发性和继发性两种。原发性低颅压性头痛主要是因为胸脊区脑膜穿洞,脑脊液漏出所致。继发性低颅压性头痛可由多种原因引起,如腰椎穿刺(蛛网膜下隙穿刺)、头颈部外伤及手术、脑室分流术及颅脑外伤等使脑脊液漏出增多;脑动脉硬化、脱水、糖尿病酮症酸中毒、尿毒症、严重全身感染、脑膜脑炎、过度换气和低血压等使脑脊液产生减少。还有一种原因不明的低颅压性头痛,可能与血管舒缩障碍引起脑脊液分泌减少或吸收增加有关。

2.病理机制

正常成人侧卧位时,通过腰椎穿刺测得的脑脊液压力为0.785~1.76kPa(80~180mmH$_2$O),高于1.96kPa(200mmH$_2$O)为高颅内压,低于0.686kPa(70mmH$_2$O)为低颅内压,颅内压高和低均可引起头痛。

低颅压性头痛的主要原因是颅内压力降低后,脑脊液的"液垫"作用减弱,脑组织下沉移位,使颅底的痛觉敏感结构和硬脑膜、动脉、静脉、神经(主要是三叉神经、舌咽神经和迷走神经)等受牵拉所致。

（三）临床特征

1. 疼痛部位

颅内低压最突出的症状是头痛，头痛多位于双侧额部和枕部，有时波及全头，或向项、肩、背及下肢放射。

2. 疼痛性质

性质为钝痛或搏动性痛。其头痛与体位有明显关系，常在直立后 15min 内出现头痛或头痛明显加剧，卧位后头痛缓解或消失（颅压高而引起的头痛则在头高位时头痛减轻）。

3. 伴随症状

常伴恶心、呕吐、眩晕、耳鸣、颈僵和视物模糊等。蛛网膜下隙穿刺后头痛发生于穿刺后 7d 内，尤其是穿刺 1~2d 后起床活动时。

4. 实验室检查

头颅 CT、MRI 或同位素脑池扫描可帮助明确病因，显示低颅压征象或脑脊液渗漏情况。必要时可做腰椎穿刺检查，脑脊液压力降低（<70mmH$_2$O）者可以确诊。但有部分病例压力测不出，难于放出脑脊液，呈"干性穿刺"，而一旦少量脑脊液放出后压力则明显下降。少数病例脑脊液细胞数轻度增加，蛋白质、糖和氯化物水平正常。

二、康复评定

目前尚未有关于低颅压性头痛的相关评定。临床主要针对疼痛采用视觉模拟量表（VAS）进行评估。

三、康复治疗

（一）康复目标

康复治疗的主要目标是明确病因，针对病因进行治疗，如控制感染、纠正脱水和糖尿病酮症酸中毒等，同时，对症治疗、解除疼痛、改善患者生活质量。

（二）康复治疗方法

1. 病因治疗

（1）头痛由蛛网膜下隙穿刺，穿孔漏出脑脊液引起者，嘱患者卧床休息 3~5d，必要时静脉补充等渗液体。无呕吐者大量饮水即可。一般不需要服止痛药。经过上述处理，头痛可以很快消除，不会遗留长期疼痛。

（2）如果低颅压性头痛是由于外伤所致的脑脊液外漏造成，则只能靠外科手术寻找脑膜破裂部位，然后进行脑膜修补术。这样既可阻止脑脊液外漏，又可防止颅内感染。

（3）低颅压性头痛若由药物中毒、代谢性疾病或全身疾病引起，应积极检查、治疗原发病。只有原发疾病得到控制，低颅压性头痛才能消除。

2. 对症治疗

（1）患者应头高脚底位卧床休息，床脚的一侧抬高 20°~30°，可提高脑脊液压力并改善脑脊液的循环；可在适当时间穿紧身裤和束腹带。

（2）头痛较重而烦躁不安者，可用适当用些镇静止痛药。

（3）可应用补水疗法，鼓励患者多饮水，如 3000~4000mL 生理盐水；必要时可静脉输等渗液每日 1500mL，连用 5~7d。

（4）可应用咖啡因阻断腺苷受体，使颅内血管收缩，缓解头痛。可应用苯甲酸钠咖啡因500mg，皮下或肌肉注射，或加入500～1000mL乳化林格液缓慢静脉滴注。

（5）可行星状神经阻滞，应用1%利多卡因8～10mL进行头痛侧星状神经节阻滞，一般1～2次即可痊愈。

（6）可行硬膜外腔生理盐水填充，以生理盐水20～60mL注入硬膜外腔，增加硬膜外压力防止脑脊液过多流失，适于腰穿后头痛和自发性低颅压性头痛。

（7）应用硬膜外血液充填，以用自体血15～20mL缓慢注入腰或胸段硬膜外间隙，注入血液的点可选择先前蛛网膜穿刺时的间隙或邻近间隙，血液注入时可从注射点上下扩展数个椎间隙，可压迫硬膜囊和阻塞脑脊液漏出口，迅速缓解头痛，适于腰穿后头痛和自发性低颅压性头痛，据报道有效率达97%。

（三）预防保健

低颅压性头痛大多数是由腰穿、腰麻或颅脑外伤造成脑脊液渗漏过多而引起。所以，本病最主要的预防措施是防止脑脊液渗漏。

（何维春）

第十二节 脑卒中

一、概述

脑血管病（cerebral vascular diseases，CVD），又称脑卒中或中风，主要指脑血管系统病变引起的血管痉挛、闭塞或破裂，造成急性发展的脑局部循环障碍和以偏瘫为主的功能损害。脑卒中按病理诊断分脑梗死、脑出血和蛛网膜下隙出血三大类。脑梗死包括：短暂性脑缺血发作（transient isehemic attacks，TIA）、腔隙性脑梗死、脑血栓形成和脑栓塞。据统计，中国因脑卒中每年死亡的患者高达170万，居我国十大死亡疾病之首。该病5年内复发率高达40%，大约80%的脑卒中存活者遗留不同程度的功能障碍。随着人口逐渐老龄化，这个数字逐年在升高。早期积极、正确的康复治疗，将使患者的功能明显改善，若病后处理不当可导致废用综合征或误用综合征。

二、康复评定

（一）康复评估

临床常用的评价方法有：针对脑卒中患者不同时期的运动功能，平衡、协调功能、感觉功能、认知功能、语言功能、精神意识、心理等方面进行综合评定，根据这些评定结果拟定个体的康复治疗计划。早期评定多采用量表法；中后期可借助仪器评定，以确定下一步康复计划。

评价意识状况常用格拉斯哥昏迷量表（GCS）；评价神经功能缺损常用美国国立卫生研究院卒中量表（NIHSS）、加拿大神经病学卒中量表（CNSS）、欧洲卒中量表（ESS）和斯堪的纳维亚神经病卒中量表（SNSS）；评价日常生活活动能力（ADL）常用Barthel指数（bI）和功能独立性评定（FIM），bI较局限，仅限于基本日常生活能力的测定；FIM较前者敏感，且包含认知、言语内容。

脑卒中后运动功能障碍评定常采用 Bobath、上田敏、Fugl – Meyer 评估等方法,运动功能评估主要是对运动模式、肌张力、肌肉协调能力进行评估。

肢体的运动功能障碍按照脑卒中后各期(软瘫期、痉挛期、相对恢复期和后遗症期)的状况,采用 Brunnstrom 6 阶段评估法,可以简单分为:1 期:弛缓阶段;2 期:出现痉挛和联合反应阶段;3 期:联带运动达到高峰阶段;4 期:异常运动模式阶段;5 期:出现分离运动阶段;6 期:正常运动状态。

(二)感觉功能评估

评估患者的痛温觉触觉、运动觉、位置觉、实体觉和图形觉是否减退或丧失。

(三)认知功能评估

评估患者对事物的注意、识别、记忆、理解和思维有否出现障碍。

(1)意识障碍是对外界环境刺激缺乏反应的一种精神状态。根据临床表现可分为嗜睡、昏睡、浅昏迷、深昏迷 4 个等级程度。临床上通过患者的言语反应,对针刺的痛觉反射、瞳孔对光反射、吞咽反射、角膜反射等来判断意识障碍的程度。

(2)智力障碍主要表现为定向力、计算力、观察力等思维能力的减退。

(3)记忆障碍可表现为短期记忆障碍或长期记忆障碍。

(4)失用症常见的有结构性失用、意念运动性失用、运动性失用和步行失用。

(5)失认症可表现为视觉失认、听觉失认、触觉失认、躯体忽略和体象障碍。

(四)言语功能评估

评估患者的发音情况及各种语言形式的表达能力,包括说、听、读、写和手势表达。脑卒中患者常有以下言语障碍表现。

1. 构音障碍

主要表现为发音含糊不清,语调及速率、节奏异常,鼻音过重等言语听觉特性的改变。

2. 失语症

常见的失语类型有运动性失语、感觉性失语、传导性失语、命名性失语、经皮质运动性失语、经皮质感觉性失语、完全性失语等。

(五)摄食和吞咽功能评估

1. 临床评估对患者吞咽障碍的描述

吞咽障碍发生的时间、频率;在吞咽过程发生的阶段;症状加重的因素(食物的性状,一口量等);吞咽时的伴随症状(梗阻感、咽喉痛、鼻腔、反流、误咽等而不同)。

2. 实验室评定

视频荧光造影检查(video – fluorography,VFG):即吞钡试验。资料可以用录像保存,所得信息对于吞咽障碍的诊断和治疗至关重要。

3. 咽部敏感试验

用柔软纤维导管中的空气流刺激喉上神经支配区的黏膜,根据感受到的气流压力来确定感觉障碍的阈值和程度。

(六)日常生活活动(ADL)能力评估

脑卒中患者由于运动功能、认知功能、感觉功能、言语功能等多种功能障碍并存,常导致衣、食、住、行、个人卫生等基本动作和技巧能力的下降或丧失。常采用 PUI、SES 评估法，Bar-thel 指数评估法或功能独立性评估法（FIM）。

（七）心理评估

评估患者的心理状态，人际关系与环境适应能力，了解有无抑郁、焦虑、恐惧等心理障碍，评估患者的社会支持系统是否健全有效。

（八）社会活动参与能力评估

采用社会活动与参与量表评定。该量表分为理解与交流、身体移动、生活自理、与人相处、生活活动、社会参与等 6 个方面，共 30 个问题，每个问题的功能障碍程度分为"无、轻、中、重、极重度"，相应分值为 1、2、3、4、5 分。

三、康复治疗

脑卒中康复治疗的特点是患者急性期已过去处于功能恢复的初期或中期。康复的目标是调动机体潜力，促进神经功能的重组或再现，发挥残余功能，防治并发症，减少后遗症。

对功能恢复不理想的患者，采用的辅助装置或替代技术，以恢复其自主能力，提高生活质量。疾病的不同时期，疾病表现的特点是不同的，选择的治疗方法要有所侧重。

1. 超早期康复

脑卒中发病 24h 之内开始。此期患者生命体征未完全稳定，康复治疗多需在神经科或者NICU 病房中进行，也为床边治疗期。主要康复内容包括良肢位摆放，呼唤意识刺激，间隔变换体位，被动训练维持患者关节活动度等。此期康复治疗时需注意患者生命体征的变化。

（1）良肢位：发病后 24h 内就应保持患者床上正确的体位，为了预防以后可能出现的上肢屈曲痉挛和下肢伸肌痉挛模式，即对抗痉挛的体位，要求患侧上肢处于伸展位（肩伸展、外展，肘、腕、手指诸关节均伸展），下肢为屈曲位（髋、膝于屈曲位，踝关节于中立位，防止髋内外旋），可用软枕帮助置放，无论取仰卧或侧卧位均应注意。鼓励患侧卧位，可加强患侧的感觉刺激，同时有利于健侧肢体的活动。

（2）促醒治疗：对有意识障碍的患者进行呼唤名字，并每天定时给予声音刺激，治疗同时观察患者生命体征的变化。

（3）体位转换：对于病情危重的患者，多有呼吸、吞咽功能障碍，需要在气管切开及鼻饲的情况下，每隔 2h 变换体位，比如头部和下肢交替抬高 30°，患侧或健侧交替等。可防止误吸、坠积性肺炎、泌尿道感染、压疮、深静脉血栓等并发症，同时可维持患者心肺功能及血管调节功能，所以，超早期体位转换必须放到最重要的位置上来。对于肺部感染及痰液不易排出患者需增加徒手或机械排痰。

（4）被动训练：从患肢远端至近端的按摩，注意对患侧手、肩及下肢的按摩，有利于改善血液循环，消除肿胀，缓解疼痛，预防压疮和静脉炎。从患肢近端至远端的按摩可能对促进患侧肢体功能的恢复有利。因此两种手法可交替进行。同时患肢的所有关节都应做全范围的关节被动活动，防止关节挛缩。采用 PNF 中的多肌群、多关节对角斜线活动帮助患者病侧肢体活动，活动范围由小到大，上肢主要注意掌指关节和肩关节，下肢注意踝关节。在做髋关节和肘关节活动时应注意活动幅度不宜过大，并注意手法柔和，每日一次以上。

2. 早期康复（Brunnstrom 评分 1~2 级）

患者生命体征稳定，肢体处于软瘫状态，可持续几天到数周。患侧肌力和肌张力均低下。

此阶段由于重力的影响,上肢重量牵拉肩关节囊,易导致肩关节半脱位和肩痛。此期康复目标:防止废用综合征产生,防止肢体痉挛产生,防止误用综合征及过用综合征,防止并发症,如肌肉痉挛、关节挛缩、肩手综合征、肩关节半脱位等,为以后的系统康复打下基础。

(1)良肢位:具体同前。此期部分患者可行坐位训练,坐位时应支持上肢,避免牵拉肩关节。

(2)被动训练:具体同前。训练强度和频次可适当增加。

(3)主被动结合训练:健侧主动活动,病侧被动活动。体位为仰卧位。体操的内容重点是加强健侧肢体的主动或抗阻活动,通过中枢性促进产生的联合反应、共同运动来诱发和调动患侧肌肉的收缩反应,在动作的设计中采用本体促通技术中的对角螺旋运动,尽量接近日常功能活动,促进患肢功能活动的出现。患者早期的主动运动除了能改善运动功能,还能改善患者情绪,树立信心。

3.痉挛期的治疗(Brunnstrom 评分 3~4 级)

进入痉挛期后患侧肌张力逐渐增高,表现为典型的上肢屈肌痉挛、下肢伸肌痉挛模式。此期康复目标:抑制痉挛肌,易化拮抗肌活动。加强对近端大肌群活动的控制能力,完成较复杂的生活活动能力。强化对中间关节(肘、膝)的控制。在运动恢复的过程中可用不同方法进行治疗,比如本体感觉神经肌肉促进疗法(PNF 技术)、反复促通疗法(川平法)等。目前临床使用较多的方法是 Bobath 提出的神经发育技术(neurodevelopmental technique,NDT),强调运动使肌肉张力正常化并防止过度痉挛。应用特殊的反射抑制姿势和运动。如果痉挛加重,则需通过缓慢持续的牵拉来降低痉挛。利用 NDT 中的反射性抑制体位和控制关键点抑制偏瘫侧上肢的屈肌痉挛模式和下肢伸肌痉挛模式,同时利用皮肤感觉促进技术对患侧肢体进行刺激,以提高患者对患侧肢体的注意,加强感觉信号的传入。

(1)抑制性体位:上肢屈肌痉挛—伸展位,下肢伸肌痉挛—屈曲位,膝手爬行位,采用坐位时双上肢向后支撑位可同时拮抗前两者,抗痉挛体位可保护关节并早期诱发分离运动。

(2)神经促进技术:采用抑制性手法降低肌张力。

1)各种反射:①联合反应:健侧下肢抗阻伸膝;②拉弓反射:头转向左拉弓;③旋腰反射:向左旋腰;④下肢屈肌反射:刺激右侧足底。

2)控制关键点:膝关节、拇趾。

3)感觉刺激器:①挤压:轻微持续(3~5min)地挤压伸肌肌腱和髋、膝关节;②深,冷刺激:快速短暂的深冷刺激于足趾;③牵拉:持续缓慢地牵拉下肢伸肌;④下肢活动模式:做出交叉腿穿鞋动作(即髋屈、内收、外旋,膝屈、踝背屈、内翻)。

(3)肌肉牵张技术:股四头肌牵拉,俯卧位,在大腿下垫一块毛巾,被动屈曲膝关节至最大。小腿三头肌牵拉,站立位,足底置于 15~30°的斜板上 5~10min,这样可以利用身体的重量使足跟着地,踝关节背屈。

(4)痉挛期运动训练:强调患侧肢体的助力或主动活动,促进分离运动的出现,上肢以伸展性综合动作为主,下肢以屈曲性综合动作为主,根据功能恢复以先近端后远端的特点,训练方法先加强近端关节功能活动,再逐步向远端延伸。

4.恢复期的治疗(Brunnstrom 评分 5~6 级)

康复目标:改善步态,恢复步行能力;增强肢体协调性和精细运动;提高和恢复日常生活活动能力。

（1）促进分离运动：为了促进分离性运动的进一步完善。处于恢复期的患者，可以通过器械活动，如固定自行车、下肢踏步器、平衡板、肩关节旋转器、腕关节旋转器或借助肋木完成一些难度较大的功能活动，从中提高患侧肢体的主动性力量性和协调控制能力。

（2）强化患侧 ADL 训练：有意识地用患肢完成各种日常活动，提高患肢实际操作的能力，练习患手吃饭、穿衣、穿鞋、提取重物，操作家务等。在训练中注意纠正错误动作，加强动作的质量，特别是在完成一些难度较大的活动中（如用勺、筷吃饭、梳头），由于精细的分离活动尚未完全建立，患者在高度紧张的情况下，容易诱发原始的痉挛模式。所以，训练中不能急于求成，应将动作逐一分解进行，直至最后全部完成。

（3）步行训练：下肢步行功能和步态关系最大的是伸髋下的屈膝、踝背屈，患者步行中的不正确动作及姿势有行走中出现骨盆上提、膝过伸、髋后伸受限、步幅不等、患肢不敢负重等。重点训练：仰卧位—做桥式踏步，俯卧位—将髋处于过伸状态下进行屈膝控制练习，站立位—直腿搓圆木和站在跷跷板上做踝背屈的主动运动，行走中—下肢交替跨越，电动平板上—训练步行的速度感和节律感，从而使患者恢复实用步行的能力。这一时期的患者主要侧重步行的稳定性、节律性及实用性。

5. 其他基本治疗方法

（1）物理治疗：通过温热疗法改善血液循环，减轻疼痛；通过寒冷治疗（长时间冷敷、快速冰水浸泡），可以抑制肌梭的活动，降低神经传导速度；通过功能性电刺激（FES）促进痉挛肌拮抗肌的收缩来抑制痉挛；通过振动疗法（用振幅 1～2mm，频率 100～200Hz 的高频器）作用于拮抗肌，引起该肌及其协同肌兴奋，使痉挛肌放松；通过生物反馈疗法放松痉挛肌，提高拮抗肌的兴奋性。

1）生物反馈治疗：患者可以通过肌电反馈训练，达到有意识地控制肌肉的收缩。在偏瘫早期迟缓性瘫痪期，主要用于提高肌力，在痉挛性瘫痪期，可用于放松痉挛肌群或使其拮抗肌兴奋收缩。还可以进行重量反馈，帮助患者训练平衡功能，提高患侧负重的能力。

2）功能性电刺激（FES）：选择性 FES 可刺激靶肌肉收缩，有预防肌萎缩的作用，在电脑程序控制下可使瘫痪下肢行走。肌电触发的功能性电刺激：即利用患者自身产生的肌电信号（可能太小，不足以引起功能活动），通过仪器转换成电刺激脉冲作用于肌肉即叠加于肌电之上而产生较强刺激，以引发肌肉的收缩，它具有肌电反馈和肌肉电刺激两种功能，对改善肢体功能更有效。

3）其他的物理治疗方法还包括离子导入、血管内氦—氖激光照射、超声治疗、高压氧疗、量子血液治疗、体外反搏等。

（2）平衡训练：平衡障碍可以影响患者许多日常功能活动的进行，因此平衡功能的训练在脑卒中的康复治疗中具有十分重要的地位。坐、立位平衡分为三级：1 级，静态平衡；2 级，自动态平衡；3 级，他动态平衡。训练从 1 级、2 级开始，逐渐达到 3 级。

1）坐位平衡练习：患者取坐位用镜子矫正坐姿，训练从有靠背到无靠背坐位的练习，改变重心练习及承重练习、左右交替抬臀练习。以后在坐位下作上肢和躯干的各种动作，并能在外界推力下保持坐位动态平衡（他动态平衡练习），也可借助巴氏球、晃板等物训练患者的坐位平衡能力。

2）站位平衡练习：可先借助直立床或直立架体会站立的感觉，用镜子矫正站立位的姿势，然后由有依托到无依托的站立，逐渐过渡到独立站立；由分腿站立、并腿站立到直线站立，从双腿负重站立到患腿支撑站立。在站立位下要求触摸不同物品,在平衡训练器上练习重心向前后左右的转移,提高患腿支撑负重能力及患腿站立平衡能力。

3)步行平衡练习:训练患者步行中的稳定性,开始可在平衡杠内练习向前向后行走,然后练习沿直线或在较窄的平衡木上行走,并练习在行进中止步、转体、拐弯及跨越障碍等。

(3)步态训练:由于下肢肌群力量不平衡、关节肌肉协调控制能力不足,在不具备行走能力时过早负重行走可造成划圈步态、长短腿步态膝过伸步态等,异常步态形成后往往难以矫正。步态训练是在分析步态的基础上,根据分析结果,针对患者引起步态异常的原因而采取相应的措施。对于偏瘫患者在功能恢复期中要求具备以下条件才可以练习步行。

1)站立平衡已达到 3 级或接近 3 级。

2)患侧下肢能支撑身体 3/4 的重量。

3)患侧下肢具有主动屈伸髋、膝能力。

训练的方法如下。

1)平衡杠内训练:患者手扶平衡杠练习坐位站起和坐下,并能在站立位进行不同方向的重心转移;练习在平衡杠内向前走、向后走转身、侧方走;患者在杠内行走时,两足应尽量靠拢分离板。

2)室内行走:在平衡杠内不扶杠能行走时即可借助助行器、手杖进行室内行走,逐步过渡到不用助具在室内平坦的地面上短距离行走,及患侧负重、过障碍、上下楼梯和斜坡行走。

3)活动平板上行走:通过调整活动平板的速度,训练行走速度感和节律感,使其适应实用步行速度,增加行走耐力,同时还可以在平板上训练正常的步态。

4)室外行走:在平地不平整的地面及斜坡上行走、上下台阶、穿马路乘坐公共汽车等交通工具,并进一步增加行走的速度、耐力及稳定性。

(4)减重跑台上行走:是一种有效的步态训练方法,患者在吊带支持下进行行走,运用减重行走训练的好处是:①使患者行走练习时具有安全感;②在患者没有足够的肌力支持体重之前就能早期练习;③跑台行走具有增加耐力的作用;④让患侧下肢负重以练习整个步行周期。开始时每次在跑台上行走 15min,5d 后增加到 30min。经过跑台训练,耐力、行走速度、步频、跨距均可增加。

(5)强制性训练:对于发病半年以上的患者可以选用,强制训练主要针对的是上肢功能。条件是患肢至少具备主动伸腕 10°,拇指掌侧或桡侧外展 10°,其余 4 指中任意 2 指的掌指和指间关节可以伸 10°;患者没有明显的平衡障碍和认知障碍,无严重的痉挛和疼痛。将健侧上肢在休息位用夹板或吊带固定以限制健肢的使用,白天的固定时间不少于 90%,持续 2 周。强制性训练患侧上肢,每天 6h,每周 5 次,持续 2 周。

(6)有氧训练:主要的有氧训练方法包括功率车、减重跑步机、游泳、打球等。脑卒中后身体活动水平降低是导致患者运动能力和身体状况退化的主要原因,有氧训练可以提高患者的肌力和耐力,使易于适应不同的环境,改善患者的身体和精神状况,增强其自信心,提高患者进行其他方面训练的主动性。

(7)矫形器和辅助器具:指导患者使用各种矫形器和辅助器具是非常重要的。许多类型的器具对改善中风患者的自理水平有帮助。如预防肩关节脱位的各种肩带;上肢休息位矫形器可预防畸形和保持功能位;踝—足矫形器可纠正足的位置以改进步态,常用的有踝足支具、膝踝足支具,主要是矫正足下垂、内翻畸形和膝过伸、膝不稳;还有用以日常生活中帮助吃饭、洗澡、穿衣、梳头等的器具。一些上肢屈肌痉挛严重者,可用夹板或支具把上肢固定在伸展位,通过持续的对抗与牵拉,有利于痉挛的缓解。治疗师应指导患者如何穿脱支具及在支具保护下进行功能活动。对于偏瘫后遗症导致行走困难、一侧手废用的患者,要学会手杖、拐杖、轮椅的使用,学会单手使用一些特殊辅助具,使患者最终可以借助支具和(或)辅助用具完成日常活动和参加社会工作,摆脱残疾或残障对他们的困扰。对于那些无法步行者,要教会其如何正确地使用轮椅,可以用轮椅代步。

(8)吞咽言语治疗:有吞咽及言语功能障碍的患者约占到80%。吞咽功能障碍评估及治疗要同时进行,评估包括量表评估、吞钡实验、喉镜及超声评估、CT、磁共振等影像检查。

根据评估结果可进行相应的康复治疗,如口腔操、功能性电刺激、球囊扩张术及重复经颅磁刺激(repeat trancranial magnetic stimulation,rTMS)等。对于治疗后不能恢复的患者可根据情况选用胃鼻饲、空肠鼻饲、胃造瘘等方法替代口腔进食。语言障碍的训练包括发音、听力、读、写等多方面,非常复杂。治疗方法有旋律性的音调治疗和鼓励语言表达、指导会话和朗读。构音障碍训练方法包括:感觉刺激、口运动语言肌肌力的训练、呼吸训练和发音模式及姿势次序的再训练。

对不能直接治好的语言障碍患者需采用代偿方式或器具,目的是提高患者的生活质量。常用的代偿方式如书写,可用交流板和电子交流器具,代偿器具包括电子发音器及助听器等。治疗的目标是改善患者的说、理解、读和写的能力。

(9)作业疗法:上肢的作业治疗主要是加强手的精细、协调、控制能力的训练,下肢则通过作业治疗,使其提高支撑、负重能力及耐力,以适应各种日常活动和工作的需要。训练方法可进行两手各指互相对指、鼓掌、画图写字、翻纸牌、搭积木、下棋等活动;个人日常生活处理,学习梳头、洗脸、穿衣,也要练习做家务如洗菜、做饭等;就业前的训练,如学习打字、开车、做木工活、缝纫等;参与一些体育活动,如打乒乓球、羽毛球、桌球、游泳等。

(何维春)

第十三节　脑　瘫

脑瘫(cerebral palsy,CP)是指脑发育成熟前受到损伤或病变引起的一组非进展性中枢性运动障碍和姿势异常综合征。在休息和自主活动时有肌肉张力和姿势改变。引起脑瘫的脑损伤可发生于出生前、出生中或出生后。目前与脑损伤有关的最常见原因是早产,约占近半脑瘫儿童。其次为分娩时损伤引起脑瘫,较常见为分娩中胎儿窒息,由于严重的大脑缺氧、缺血所致。

出生后脑瘫的原因可包括缺氧、缺血、感染或损伤,如脑炎、颅脑损伤、一氧化碳中毒等。据不完全统计,中国脑性瘫痪发病率在1.8‰～4‰之间,北方偏远地区发病率可高达5.6‰,早产儿或小于胎龄儿的发病率高达1%。脑性瘫痪严重影响到小儿的生长发育和今后的学习、就业,同时亦给家庭和社会带来不可估量的精神及经济负担。因此,积极防治小儿脑性瘫痪,对提高儿童人口素质具有重要的现实意义。

一、脑性瘫痪的分类

1. 痉挛型

痉挛型是最常见的类型,约占70%,其特征性症状和体征常到2岁才出现。由于;锥体系受损主要表现为被累及肌肉张力不同程度增高,肌肉僵硬并由此导致身体长期处于异常姿势,使患儿活动困难,当患儿头部体位变换时,其肌肉僵硬可从身体的一个部位移向另一个部位,其姿势亦会产生相应的变化。

2. 手足徐动型

手足徐动型由基底核受损引起,约占20%,主要表现为肢体或面部难以自控的不自主运动、紧张或激动不安时动作更多,安静时则减少,入睡后消失。根据肌张力变化特点分为高肌张力手足徐动型、低肌张力手足徐动型、舞蹈样手足徐动型和单纯性手足徐动型。

另外,该类患儿面部肌肉、舌肌及发声器官肌肉常受累,故多有言语障碍。

3. 软瘫型

软瘫型通常表现为肌张力低下,肌收缩无力,关节活动度增大。此型是疾病发展的暂时阶段,多见于1~3岁的小儿,2~3岁以后临床多转变为手足徐动型或痉挛型。

4. 共济失调型

共济失调型表现为上下肢动作不协调,辨距不良,步态不稳定,四肢动作过度,缺乏稳定性和协调性,临床上许多症状与手足徐动型相似。

5. 震颤型

单纯型少见,在静止时出现,而自主运动时则消失,通常伴有眼球水平震颤。

6. 混合型

同时具有两种以上类型疾病的特征。

以上各型可根据病情程度分为轻度、中度、重度和极重度。

二、康复评定

1. 肌张力检查

缓慢地使患儿的肢体作屈、伸等运动,仔细体会所受到阻力的大小。

2. 肌力检查

根据患儿运动的情况,对肌力进行评定。

3. 关节活动范围测量

通过被动关节活动范围检查观察患儿有无肌腱挛缩,了解肌力和肌张力有无异常。

4. 姿势与平衡能力

于站位观察患儿两侧肢体是否对称,躯干是否直立,有无旋转等。然后摇晃或推动患儿,观察其平衡能力。

5. 手—眼协调能力联查

让患儿以手指指自己的鼻子,再指向检查者的手指。正常时睁眼或闭眼均应指得准,如指不准或是睁眼时准确性较差,则表明手—眼协调能力较差,如在闭眼时准确性很差,则说明有位置觉丧失。

6. 行走能力检查

观察患儿独立行走能力行走姿势、在平地上能行走距离、行走的速度能否上、下楼梯等等。

7. 感觉功能检查

视觉、听觉和痛觉、温度觉、触觉和关节位置觉的检查,如果患儿感觉有障碍时,则其对伤害性刺激的感受能力差。

8. 日常生活活动能力的评估

日常生活活动能力的评估包括日常生活活动如饮食、穿衣、洗漱等能力的评估,它可全面反映脑瘫儿童的功能状况。

三、康复治疗

脑瘫治疗学派很多,各有其特点、优势,但临床治疗中,必须根据疾病的不同阶段、特点,结合患儿的实际情况综合应用。

(一)姿势训练

1. 保持良好的体位和姿势

姿势异常是脑瘫儿童的主要问题之一,由于肌张力异常或各肌群张力不协调所致。如果听任患儿长期处于异常姿势状态下,则会出现畸形,因此应予以避免。原则是:①定期变换体位和姿势不要使孩子在某一体位下保持太久;②良好的姿势下安排一些游戏活动或是孩子感兴趣的事情。

2. 采用矫治性的姿势和动作

即设计和使用一些能对异常姿势起到矫治作用的体位与动作,或是与异常姿势相反的体位。

(1)双膝紧紧并拢甚至交叉成剪刀状的矫正方法:可使用厚尿布使之分开。

(2)角弓反张的矫正方法:可使用侧卧位或仰卧位活动方式。

(3)头总是朝向一侧的矫正方法:将其头转向另一侧。

(4)不能伸手活动的矫正方法:提供一斜板或胸前垫高。

(5)双腿朝内紧紧并拢的矫正方法:两腿间置物分开双足跟固定。

(6)因痉挛而坐位困难的矫正方法:双腿压住患儿下肢,双手帮助使用双上肢支撑。

(7)坐位平衡障碍的矫正方法:肩下降双上肢旋前,腕、指屈曲。

(8)异常站势的矫正方法:提供支持使患儿平衡改善,或使用站立架。

(二)运动训练

1. 头部控制训练

训练患儿头部的支撑功能,患儿取坐位,治疗师面对患儿,用双手轻压患儿双肩并逐渐抬高胸背部,使患儿头向正前方。

治疗中要避免加重痉挛。当患儿头部支撑改善时,可让患儿处于俯卧位,鼓励他抬头。或从颈向腰骶部方向用手指按压脊柱两侧的肌肉,帮助抬头。

2. 翻身、坐起训练

治疗师扶住患儿的髋,轻轻推向一边,练习向不同方向的翻身。让患儿翻身呈侧卧位,治疗师用手向下向后按髋部,使患儿能用一侧上肢支撑身体,使其坐起。

3. 坐位平衡训练

首先训练患儿的上肢保护性反应,让患儿俯卧在圆桶上缓慢地滚动;然后再训练其动态平衡功能,如扶助患儿的腰左右摇晃。

4. 从坐位站起和蹲起训练

将患儿双脚平放地上,治疗者双手按住膝部,在患儿身体前倾时下压膝,站起时扶着胸和膝,避免患儿向后倾倒。患儿手足四点支撑,治疗者双手分别握其双膝,保持其四肢着地时的平衡,鼓励患儿交替抬起一侧上肢,变成蹲位。站起时先让患儿前伸一上肢,治疗者向下压其双膝,保持双足平放,助其从蹲位站起。

5. 站立训练

在脑瘫康复训练中,站立位的训练是其中的一个重要组成部分,是行走的基础。这个训练可以更加充分的练习脑瘫患儿股四头肌的肌力。包括辅助站位训练、站位直腿弯腰捡物、单腿站控制训练等。

6. 步行训练

先让患儿扶着物体走,然后练习向前迈步,治疗者可在其身后扶住双肩向前,帮其将重心从一脚移向另一脚,并逐渐减少帮助。当步行平稳后,再练习上下楼梯。

（三）作业治疗

主要对患儿的饮食、穿衣、如厕、洗澡等日常生活活动能力进行训练,以提高患儿的生活治理能力。

（四）言语治疗

对有言语障碍的患儿进行语言能力的训练。

（五）矫形器使用

使用矫形器降低肌张力,治疗痉挛畸形。

（六）手术治疗

对影响站立和行走的畸形可用手术方法进行矫治,提高患儿功能。

（七）其他物理治疗

功能性电刺激和生物反馈,可帮助训练特定的肌群。电刺激可改善脑瘫患儿肌力,用高频率的电刺激来增加血流量和改善肌肉生长和肌力。

（八）痉挛治疗

肌肉痉挛严重的患者可以使用肉毒素等药物进行注射治疗,从而有助于功能训练。

（何维春）

第十四节 颅脑损伤

一、概述

脑外伤(traumatic brain injury,TBI)是因交通和意外事故造成的脑组织挫伤,患者有意识丧失、记忆缺失和神经功能缺损。据报道,澳大利亚的发生率为 0.18% ~ 0.2%,美国每年发生率为 0.2% ~ 0.3%,其中有 30% ~ 50% 属于中度,5% ~ 10% 属于重度,严重者为致死性损伤。颅脑外伤后,常出现各种不同程度的功能障碍,多遗留有明显的记忆缺失、逆行性遗忘。轻度外伤患者可出现头痛、头昏、注意力难以集中、抑郁、焦虑、淡漠等症状,头痛、头晕、疲劳、眩晕或记忆损伤可持续几个月甚至几年。偏瘫、失语等神经功能障碍经及时康复治疗后常能较好恢复。康复的目的是通过降低残疾和残障来最大限度提高患者生活质量。

撞击导致昏迷的严重 TBI 患者病死率很高，存活者中 15% ～20% 伴有严重的残疾。昏迷时间长短是伤势严重程度的指标。意识恢复后，大多数患者遗留躯体和认知方面的障碍，其严重程度与损伤的严重性和脑损伤的部位有关。

相对脑卒中患者，颅脑外伤的患者常较年轻且神经组织的退变程度低，外伤后大部分患者的神经功能障碍可在 6 个月内恢复。也有报导 TBI 后功能恢复缓慢，可持续 2～3 年或更长时间，所以，TBI 后坚持长期康复治疗可持续获益。

二、康复评定

（一）脑损伤严重程度的评估

采用 Glasgow 昏迷评分标准（GCS）判断急性损伤期意识情况：总分 15 分，8 分以下为昏迷；3～5 分为特重型损伤；6～8 分为严重损伤；9～12 分为中度损伤；13～15 分为轻度损伤。

（二）运动功能评估

由于颅脑损伤后常发生广泛和多发性损伤，可出现瘫痪、共济失调、震颤等。其中瘫痪可累及所有肢体，初期多为软瘫，后期多为痉挛。评估方法与脑卒中相同。

（三）脑神经功能评估

评估患者嗅神经、视神经、面神经、听神经等功能是否出现障碍，检查有无偏盲或全盲，有无眼球活动障碍、面神经瘫痪或听力障碍等。

（四）言语功能评估

失语和构音障碍的评估方法与脑卒中相同。

（五）认知功能评估

近记忆障碍可采用物品辨认—撤除回忆法评估，远记忆障碍可采用 Weehsler 记忆评价试验。

（六）情绪行为评估

颅脑损伤患者常见情绪障碍和行为障碍，可做相关的评估。

三、康复治疗

TBI 多为弥散性、多部位的损伤，因此患者会有躯体运动、感觉、言语、认知、行为和人格等多方面的临床表现，其主要与损伤部位、范围和严重程度有关。而认知和行为的双重障碍，会增加康复的难度。康复的目的是通过降低残疾和残障来最大限度提高患者的生活质量，帮助患者从医院过渡到社区。在每个阶段均应帮助患者及家庭面对伤病现实、精神和社会能力方面的变化。重度脑损伤患者的康复需要持续许多年，一些患者会需要长期照顾。

（一）急性期康复治疗

1. 促醒治疗

应首先对不同的意识障碍状态情况进行鉴别和适当处理。昏迷是完全意识丧失的一种类型，是临床上的危重症。昏迷的发生，提示患者的脑皮质功能发生了严重障碍。主要表现为完全意识丧失，随意运动消失，对外界的刺激的反应迟钝或丧失，但患者还有呼吸和心跳。还有一种特殊类型的昏迷称为醒状昏迷，亦称"睁眼昏迷"或"去皮质状态"。患者主要表现为睁眼闭眼自如,眼球处在无目的的漫游状态,容易使人误解为患者的意识存在。但是患者的思维、判断、言语、记忆等以及对周围事物的反应能力完全丧失,不能理解任何问题,不能执行任何指令,对任何刺激做出主动反应。这种情况就是俗称的"植物人"。醒状昏迷的出现说明患者的脑干的功能存在而脑皮质功能丧失,绝大多数情况下因该功能难以恢复,故患者预后较差。脑外伤患者昏迷存在于损伤的早期阶段,持续一般不超过 3~4 周。植物状态持续时间较长,一般 6 个月以上的可认为是永久植物状态。

对于昏睡和反应迟钝患者需有计划地让其接受周围环境发出的刺激,可采用各种感觉刺激,如皮肤刺激、前庭刺激、气味刺激及听音乐、看电视及电影等,通过患者的面部表情或脉搏、呼吸、睁眼等变化观察患者对各种刺激的反应。昏迷患者治疗让家庭成员参与特别重要,定期对患者提供一些重要的信息或语言交流。家庭成员和治疗小组成员须提供特定的输入鼓励患者主动的反应,在床边谈及一些患者喜欢的、感兴趣的东西有利于恢复。

2. 高压氧治疗

高压氧在促进脑功能恢复这方面有不可低估的作用。高压氧的基本原理:①提高血氧张力,增加血氧含量;②增加脑组织、脑脊液的氧含量和储氧量;③提高血氧弥散和增加有效弥散距离;④减少脑皮质血流、降低脑耗氧量、增强脑缺血的代偿反应,改善脑缺氧所致的脑功能障碍,促进脑功能的恢复;⑤收缩脑血管,减轻脑水肿、降低颅内压,改变血脑屏障的通透性;⑥改善脑电活动促进觉醒状态。

3. 呼吸功能

保持患者呼吸道通畅,尽早改变体位提高肺功能,增加多频振动促进痰液排出,预防肺部感染,防止呼吸衰竭和继发脑损伤,尽早让患者进行发声练习。

4. 保持肌肉骨骼的完整性

①每天定时保持易于缩短的肌群和软组织处于伸长位;②适当增加骨骼和软骨的负重,预防骨质疏松;③被动活动肢体以维持关节、软组织和肌肉的柔韧性;④加强营养支持,预防肌肉萎缩。

(二)恢复期治疗

1. 物理疗法

为了预防肺炎等呼吸道并发症,要不断变换体位和进行体位引流、徒手及机械排痰等;随着意识改善,进行基本动作训练,如床上或坐位平衡训练,对有好转者进行移乘、站立和辅助器具步行训练。同时进行提高肌力和耐力的运动训练,还需对选择矫形器进行指导。进行关节活动范围功能训练、平衡训练、步行训练、ADL 训练、矫形器疗法等;一旦生命体征稳定患者应尽早进行坐位和站位训练,如果患者有明显的体位性血压变化,电动起立床训练是必需的。运用起立床是唯一使患者渐进性站立的方法,应站立足够长的时间以牵拉易于缩短的软组织,使身体负重,防止骨质疏松及泌尿系感染。站立姿势对脏器功能的维持非常重要。其优点是:①刺激内脏功能如肠蠕动和膀胱排空;②改善通气(腹部器官向下移动使肺的扩张有足够空间、重新分布气流到基底叶,并改变灌注/通气比值);③如果血压自动调节功能正常,由于脑静脉回流增加可降低增高的颅内压。如果血压自动调节受损,患者站立期间,就应监测血压和颅内压,因为直立位可导致脑血流的大幅度下降。

2. 作业疗法

可进行以提高上肢机能和 ADL 能力为目的的作业训练;针对不同程度肢体瘫痪、假性球麻痹和不随意运动障碍,开展由起立、坐位及移乘的基本动作训练,到进行各种应用动作训练,由个体训练到实际具体 ADL 训练及适应环境的训练。

3. 视觉、听觉和言语训练

通过视觉训练可以在短时间内改善视空间认知障碍;听觉和言语训练:主要是进行发音、单词、句子、对话交流及书写训练,同时对构音、理解和失语障碍进行治疗;除采用各种刺激疗法外,对构音障碍、失语症和记忆力障碍采用日常生活交流方法,并长期随访,语言障碍经数年训练能得到改善。

4. 认知行为疗法

认知障碍包括学习和记忆障碍、复杂的信息处理障碍(速度和计划)、知觉障碍和交流障碍。认知、记忆障碍和人格变化在康复和回归社会方面具有深远的意义。

严重损伤患者几天后或有时几周醒来后,不能回忆发生在当时的任何事情。患者个人不知道亲属为他的精神状态担心。深刻了解这种状况及对未来的暗示可需要几周的时间才能建立。以减轻混乱和适应环境为中心,养成正确判断力和适当生活方式的认知疗法。一般根据认知水平分阶段进行编题、解题、视觉运动作业及手工艺、游戏等,并给予适当援助和质问奖励。对语言理解治疗应从简单到复杂,知觉训练要从仅集中一点的感觉方式到含有多种感觉训练过程的综合方式进行;针对患者认知行为表现进行个人认知行为训练,必要时进行心理社会行动的认知训练,反复进行行为学习练习,并尽量进行符合个人条件的训练。此外,对海马→脑穹隆→视乳头→乳头丘脑末→丘脑前核→海马回回路障碍引起的记忆障碍采用记忆训练。对大脑前叶和大脑边缘系统损害引起注意转换和注意分配障碍可采用含有注意特征性课题进行训练。对于脑干和大脑边缘系统损害所致行为障碍,特别是攻击行为,进行必要的抗精神行为药物治疗,还可使用经颅磁刺激和经颅电刺激等。

5. 抗癫痫治疗

癫痫发作在颅脑损伤的急性期和恢复期皆属常见。常用的药物有苯妥因钠、苯巴比妥、卡马西平、乙琥胺、丙戊酸钠、氯硝西泮等。如无任何类型的癫痫发作,药物服用半年可逐渐停药,否则服药一年至医院复查脑电图调整药物处方。

6. 心理治疗

进行神经心理检查,对患者采用个别或集体心理疗法,另外对家属进行有关脑外伤知识的宣传和教育;采用一对一或集体治疗方式。

(三)出院后在家或社区康复

居家康复:①进行便于 ADL 自立的家居改造;②为了减轻家庭护理负担,除了家庭成员担任护理工作外,还聘用兼职护理人员;③充分利用社区服务网,如聘用社会福利事业工作人员担任康复训练任务,充分发挥兼职护士、PT、OT、ST、志愿者等人员的作用;④有一定娱乐设施,提高患者康复训练兴趣。

社区康复可以提供:①康复服务站:即患者可以到离家近的社区训练点进行机能保持训练及日间治疗;②访问服务:由义务人员或志愿者到患者附近集中训练点或患者家中提供生活支持、ADL 训练指导及其他服务;③社区康复可以在社区内进行室外步行训练,利用交通进行乘降和移乘动作训练。

(何维春)

第十五节　癫　痫

癫痫是一组临床综合征,以在病程中有反复发作的神经元异常放电引起暂时性突发性大脑功能失常为特征。根据有关神经元的部位和放电扩散的范围,功能失常可能表现为运动、感觉、意识行为、自主神经等不同障碍,或兼有之。临床上每次发作或每种发作的过程称为痫性发作,由特定症状和体征组成的特定癫痫现象称为癫痫综合征。

一、病因

(一)病因

1. 特发性癫痫

病因不清楚,到目前为止,人类仍然没有发现其脑部有足以引起癫痫发作的结构性损伤或生化异常。但临床上倾向于将由基因突变和某些先天因素所致,有明显遗传倾向,需用分子生物学方法才能发现病因的癫痫和目前仍不清楚病因的癫痫都称为特发性癫痫。

2. 症状性癫痫

病因明确,由于各种明确的中枢神经系统结构损伤或功能异常所致,如脑外伤、脑血管病、脑肿瘤、中枢神经系统感染、药物和毒物、遗传代谢性疾病、皮质发育障碍和神经系统变性疾病。

3. 隐源性癫痫

临床表现提示为症状性癫痫,但尚不能明确病因者则称为隐源性癫痫,占全部癫痫的60%~70%。

(二)发作的相关因素

1. 年龄

有60%~80%癫痫初发年龄在20岁以前,各年龄段的病因各不相同,分别如下。

(1)0~2岁癫痫常见原因:围生期损伤、先天性畸形、代谢性障碍、婴儿中枢神经系统感染。

(2)2~12岁癫痫常见原因:中枢神经系统感染特发性癫痫、围生期损伤、发热惊厥神经皮肤综合征。

(3)12~18岁癫痫常见原因:特发性癫痫、颅脑外伤。

(4)18~35岁癫痫常见原因:颅脑外伤、脑肿瘤特发性癫痫、脑寄生虫病。

(5)35~65岁癫痫常见原因:颅内肿瘤、颅脑外伤、脑血管病、代谢障碍(如尿毒症、肝性脑病、低血糖及电解质紊乱)、脑寄生虫病。

(6)>65岁癫痫常见原因:脑血管病、脑肿瘤(原发性转移性)、阿尔茨海默病等。

2. 睡眠与觉醒周期

癫痫发作与睡眠觉醒周期密切相关。如全身强直阵挛发作常在晨醒后发作;婴儿痉挛多在醒后和睡前发作;伴中央颞区棘波的儿童良性癫痫多在睡眠中发作等。

3. 内分泌因素

女性癫痫患者常在经前期发作增多或加重。少数仅在月经期发生癫痫或发作频率明显增加者称为经期性癫痫。妇女妊娠期发生癫痫者称为妊娠期癫痫。

4. 遗传因素

有观察发现,儿童失神发作患者的同胞在 5～16 岁的同患率有 1/4,单卵双生,儿童失神和全身强直阵挛发作一致率为 100%。

5. 其他

疲劳、饥饿、便秘、饮酒、情绪激动以及各种一过性代谢紊乱和超敏反应、过度换气、过度饮水、闪光刺激等都能激发癫痫发作。

二、临床表现

虽然不同类型的癫痫具有不同的临床发作特征,但所有癫痫发作都具有发作性、短暂性、重复性和刻板性的特点。

(一)部分性发作

部分性发作为痫性发作的最常见类型,发作起始症状和脑电图特点均提示起源于一侧大脑半球,包括以下 3 类。

1. 单纯部分性发作

发作时患者神志清楚,对发作全过程可自我叙述。可分为以下 4 型。

(1)部分运动性发作:病灶局限于中央前回或附近,指肢体局部的抽搐,大多见于一侧眼睑、口角、手指或足趾,也可涉及整个一侧面部或一侧肢体远端。若发作自一处开始后按照大脑皮质运动区的分布顺序缓慢地移动,例如,从一侧拇指沿手指、腕部、肘部、肩部扩展,称 Jackson 癫痫。部分运动性发作后,如果遗留暂时性肢体瘫痪,称为 Todd 瘫痪。局部发作偶可持续半小时或更长,称为部分性癫痫状态。

(2)部分感觉性发作:病灶局限于中央后回附近,表现为发生于口角、舌部、手指或足趾的麻木或针刺感。特殊感觉发作包括:视觉性、听觉性、嗅觉性和眩晕性发作。

(3)自主神经性发作:病灶多局限于岛叶、丘脑及边缘系统。表现为皮肤发红、苍白、出汗、心悸、瞳孔散大肠鸣、腹痛、大小便障碍等发作性自主神经功能障碍。

(4)精神症状性发作:病灶位于边缘系统。表现为患者出现短暂的各种类型的遗忘症(强迫思维、似曾相识等)、情感障碍(忧郁、恐惧、欣快、愤怒)、错觉等。

2. 复杂部分性发作

复杂部分性发作又称精神运动性发作,病灶多在颞叶,也称为颞叶癫痫。多数自简单的部分性发作开始,随后出现意识障碍、自动症和遗忘,也有发作开始即有意识障碍。患者在发作时与外界突然失去接触,精神模糊,出现一些无意识的动作(称为自动症),如咂嘴、撅嘴、舔舌、咀嚼或吞咽、搓手抚面、脱衣、自言自语,甚至奔跑游走外出远行、乘坐车船等。每次发作持续达数分钟或更长时间后,神志逐渐清醒,对发作情况多数无回忆。

3. 部分性发作继发全身发作

神经元异常放电从局部扩展至双侧脑部时出现的临床发作。先出现部分性发作,随后出现全身性发作。

(二)全身发作

1. 全身性强直阵挛性发作

全身性强直阵挛性发作为最常见的发作类型之一,过去称为大发作,以意识丧失和全身对称性抽搐为特征。发作分为 3 期。

(1)强直期:表现为全身骨骼肌持续性收缩,双眼球上窜,神志不清,喉肌痉挛,发出尖叫,张口后突然闭合,可咬破舌头,头后仰,躯干先屈曲、后反张,上肢上举后内收旋前屈曲,下肢屈曲后猛然伸直。持续 10～20s 后进入阵挛期。

(2)阵挛期:肌肉强直和松弛相交替,由肢端延及全身。阵挛频率逐渐减慢,松弛期逐渐延长,此期持续 0.5～1min。最后一次强烈痉挛后,抽搐突然停止。

以上两期均可出现心率加快、血压升高、呼吸抑制,发绀,瞳孔扩大,唾液及其他分泌物增多、口吐白沫等。

(3)发作后期:此期尚有短暂的强直痉挛,造成牙关紧闭和大小便失禁。随后全身肌肉松弛,此时呼吸首先恢复,随后瞳孔、血压、心率渐恢复正常,意识逐渐清醒,历时 5～10min。醒后常感头痛、全身酸痛和疲乏、嗜睡,部分患者有意识模糊,此时强行约束患者可发生伤人和自伤。

2. 阵挛性发作

阵挛性发作表现类似全身强直阵挛发作阵挛期表现,但恢复较快。

3. 强直性发作

强直性发作表现类似全身强直阵挛发作强直期表现,常伴有面色苍白潮红等自主神经症状。

4. 失神发作

失神发作主要见于儿童或青年。主要特征为突然发生和迅速终止的意识丧失。每日发作数次或数十次不等。典型失神发作时患者停止当时的活动,呼之不应,两眼凝视,也可有简单的自动性活动,手中持物可跌落,事后立即清醒,继续原先活动,对发作无记忆。不典型失神发作起始和终止较典型发作缓慢,有时伴有肌张力低或肌阵挛。

5. 肌阵挛发作

肌阵挛发作为突然、短暂、快速的肌肉收缩,累及全身,也可仅限于面部躯干和肢体。

6. 失张力发作

部分或全身肌肉的张力突然降低,造成张口、颈垂、肢体下垂和跌倒。

三、辅助检查

1. 脑电图(EEG)

EEG 是诊断癫痫最重要的辅助检查方法,常规脑电图能检测到约 50% 患者的痫样放电,采用过度换气、闪光刺激、睡眠或剥夺睡眠等诱发技术能提高异常波的检查率。24h 脑电监测或视频脑电图可以提高检测阳性率,部分癫痫患者脑电图检测正常,而部分正常人偶尔也可记录痫样放电,因此,不能单纯依据脑电活动的改变来确诊是否为癫痫。

2. 影像学检查

头颅 CT 或 MRI 有助于发现肿瘤或其他可能导致癫痫发生的结构性改变;数字减影脑血管造影(DSA)可以发现导致癫痫发作的颅内血管畸形和动脉瘤;PET 或 SPECT 可以无创性帮助识别癫痫灶的定位。

3. 其他

如脑脊液常规、生化及免疫性检查对中枢神经系统感染性疾病诊断及明确癫痫的病因有帮助,另外脑磁图在癫痫的诊断中也有一定的意义。

四、诊断

癫痫的诊断需遵循三步原则:首先明确发作性症状是否为癫痫发作;其次是那种类型的癫痫或癫痫综合征;最后明确发作的病因是什么。详细的病史采集和发作时目击者的描述,临床表现有发作性、短暂性、重复性和刻板性等特点,全身及神经系统体格检查和脑电图检查有异常表现是诊断癫痫的主要依据。

五、治疗

癫痫的治疗包括病因治疗和药物治疗,其中病因治疗包括手术治疗和抗感染治疗等,但目前以药物治疗为主。

(一)抗癫痫药物治疗

1.治疗目标

①尽可能控制发作;②改善癫痫预后;③最大限度地减少使用抗癫痫药物的不良反应;④提高患者的生活质量。

2.治疗原则

(1)确定是否用药:一般来说,半年内发作两次以上者,一经诊断明确,就应用药,但发作稀疏,如一年或几年发作一次者,可根据患者及家属意愿,酌情选择用或不用抗癫痫药物。

(2)正确选择药物:主要根据癫痫的发作类型,同时可要考虑患者的性别、年龄、药物不良反应大小等多种因素。恰当的药物可以增加治疗成功的可能性,选药不当不仅治疗无效,而且有导致癫痫发作加重的可能。

(3)尽可能单药治疗:70%~80%的癫痫患者可通过单药治疗控制发作。单药治疗不仅有利于患者服药和观察疗效,还可减少药物间的相互作用、药物毒副反应和患者的经济负担。

(4)必要时联合用药:下列情况可考虑合理的联合治疗:①有多种发作类型;②单药治疗无效或确诊为难治性癫痫的患者;③针对患者的特殊情况,如月经性癫痫可在月经前后加用乙酰唑胺;④针对药物的不良反应,如加用丙戊酸钠治疗苯妥英钠引起的失神发作。联合用药应注意:尽量避免联合使用化学结构相同、不良反应和作用机制相似的药物。

(5)严密监测不良反应:大多数抗癫痫药物都有不同程度的不良反应,应坚持定期门诊随访,检查肝肾功能和血尿常规。多数抗癫痫药物为碱性,饭后服药可减轻胃肠道反应。较大剂量于睡前服用可减少白天镇静作用。

(6)合理的用药原则和停换药指征:①规则用药:口服药物均自小剂量开始,缓慢增量至能最大限度地控制癫痫发作而无不良反应或不良反应很轻;②增减药物:增药可适当的快,减药一定要慢,必须逐一增减,以利于疗效和不良反应的评估,达到治疗效果后应坚持长期服用,不能随意增减或漏服,以免诱发癫痫持续状态;③停药原则:一般来说,全身强直阵挛发作、强直发作、阵挛发作完全控制4~5年后,失神发作停止6个月后可考虑停药,但停药要缓慢,一般不少于1到1年半。

(二)其他治疗方法

其他治疗方法包括手术治疗、生酮饮食与迷走神经刺激术等辅助治疗手段,可根据具体情况选用。

(张雪梅)

第十六节　重症肌无力

重症肌无力(myasthenia gravis,MG)是乙酰胆碱受体抗体(AchR - Ab)介导的、细胞免疫依赖的以及补体参与的一种神经肌肉接头(NMJ)处传递障碍的自身免疫性疾病,病变主要累及 NMJ 突触后膜上的乙酰胆碱受体(AchR)。

临床特征为部分或全部骨骼肌易于疲劳,呈波动性肌无力,有活动后加重、休息后减轻和晨轻暮重等特点。

本病任何年龄组均可发病,女性多于男性,40 岁前女性患病率为男性的 2 ~ 3 倍;10% ~ 35% 的患者有胸腺瘤,患胸腺瘤者主要是 50 ~ 60 岁的中老年患者,以男性居多。

一、护理评估

(一)健康史

详细询问患者是否同时患有甲状腺功能亢进症、系统性红斑狼疮、类风湿性关节炎等自身免疫性疾病,有无感染、精神创伤、过度疲劳、妊娠、分娩等诱发因素。

(二)临床表现

本病起病隐袭,受累肌肉的肌无力症状均有晨起时较轻、活动后加重、休息后不同程度缓解的特点,并呈现规律的"晨轻暮重"波动性变化,这是本病的特征性表现。

多数患者眼外肌最先受累,首发症状为眼外肌不同程度的无力,表现为眼睑下垂、复视,眼球运动受限甚至固定,但瞳孔括约肌一般不受累,双侧眼外肌受累时,双眼症状多不对称。

随着病程进展,其他骨骼肌逐渐受累并出现相应症状。面肌受累可出现表情缺乏、皱纹减少、闭目无力;咀嚼肌和咽喉肌受累,则咀嚼、进食和咽下困难,饮水呛咳,说话无力而带鼻音;胸锁乳突肌和斜方肌受累,出现转头和耸肩无力;四肢肌肉受累常以近端为重,表现为上肢抬举困难,骑车或上坡时下肢乏力,易跌倒,但较少单独出现;心肌受累常引起突然死亡;呼吸肌、膈肌受累可出现咳嗽无力、呼吸困难,重症可因呼吸肌麻痹或继发吸入性肺炎而死亡。一般来说,平滑肌和膀胱括约肌均不受累。

二、主要护理诊断/医护合作性问题

(1)营养失调(低于机体需要量)与肌无力导致的吞咽困难有关。

(2)自理能力缺陷与全身肌无力、不能活动有关。

(3)潜在并发症重症肌无力危象。

(4)焦虑与肌无力反复发作,患者担心预后有关。

三、护理措施

(一)一般护理

1. 休息与活动

轻症者适当休息,病情进行性加重者须卧床休息。鼓励患者做力所能及的事情,尽可能地自理生活,必要时协助其完成日常生活,满足患者的合理需要。

2. 饮食护理

进食高热量、高蛋白、高维生素和富含钾、钙的食物,避免干硬和粗糙食物。将患者置于舒适的进餐体位,将饭菜摆在患者方便进餐的位置,以减少体力消耗,重症患者应协助进食。咀嚼无力者宜进软食;进食呛咳、吞咽困难、气管插管或气管切开者应尽早给予鼻饲饮食;必要时遵医嘱静脉补充足够营养。经常评估患者的饮食及营养状况,包括每天的进食量。

3.日常生活护理

协助生活自理,满足患者的合理需要。向患者及其家属解释本病的病因、临床表现,争取患者和家属的配合,尤其应鼓励家属关心爱护患者,协助其完成日常生活活动。

(二)心理护理

主动向患者介绍病室环境,消除其陌生感。保持环境安静,以使患者得到充分休息。了解患者的心理状况,耐心向患者解释病情,消除其心理紧张和顾虑,给予其生活上的护理,使患者保持最佳状态,树立战胜疾病的信心,从而能提高治疗效果。

(三)用药护理

(1)抗胆碱酯酶药物:遵医嘱按时按量给药。从小剂量开始,逐渐增量,以维持进食等能力的最佳效果,用药间隔尽可能延长;剂量不足时,应缓慢加量,以防胆碱能危象的发生。

有咀嚼困难、吞咽无力的患者,应在餐前30min给药;晨起行走困难者,可在起床前服药。

注意观察药物疗效,监测有无腹痛、呕吐、出汗、流涎等毒蕈碱样不良反应。

(2)肾上腺皮质激素:在治疗早期,部分患者仍可出现呼吸肌麻痹,故应注意观察病情变化尤其是呼吸的变化;同时给予高蛋白、低糖、含钾丰富的饮食;长期服药者,应注意有无消化道出血、骨质疏松、股骨头坏死等并发症。

(四)重症肌无力危象护理

1.避免诱因

避免感染外伤、过度紧张等诱因,以免诱发肌无力危象。进行深呼吸和咳嗽训练,适当做呼吸操,但应避免过度疲劳。

2.准备急救物品

备好药物(新斯的明)、气管插管包、气管切开包、呼吸机等物品。

3.密切观察病情

密切观察患者生命体征,尤其注意呼吸频率、节律等变化,以便及时发现肌无力危象。若肌无力突然加重,特别是肋间肌、膈肌和咽喉肌无力,可致肺通气明显减少,出现呼吸困难、发绀、气道分泌物增多、咳嗽无力,造成缺氧、窒息而死亡。故一旦出现上述情况,应立即通知医师,配合抢救。

4.保持呼吸道通畅

遵医嘱吸氧,抬高患者床头,及时吸痰,清除呼吸道分泌物,必要时配合气管切开或人工呼吸机辅助呼吸。禁止饮食,通过鼻饲提供营养,以免发生窒息。

5.遵医嘱给药

遵医嘱给新斯的明、呼吸兴奋剂等药物,以抢救肌无力危象,注意观察疗效和不良反应。

四、健康教育

1.预防指导

指导患者预防受凉、感冒,避免感染、创伤等各种诱发和加重因素,保持生活规律,情绪稳定,适当休息,注意保暖,育龄妇女避免妊娠和人工流产。

2. 用药指导

告知患者所用药物的作用机制、不良反应和服药注意事项,嘱患者按时按量服药,避免使用可能加重肌无力的药物,如利多卡因、链霉素、卡那霉素、庆大霉素、普萘洛尔和磺胺类药物等。

3. 用眼指导

眼睑下垂、复视影响日常生活时,可指导患者左右眼交替戴眼罩,以防双眼疲劳。

4. 就医指导

外出时随身携带诊断卡和急救药物,诊断卡上注明姓名、年龄、住址、诊断及目前所用药物的名称、剂量,以便急救时参考。

（王晓敏）

第十七节　急性脱髓鞘性多发性神经病

急性脱髓鞘性多发性神经病(acute inflammatory demyelinating polyneuropathy,AIDP)又称吉兰 – 巴雷(guillain – barre syndrome)综合征(GBS),是一种与感染、疫苗接种有关的急性或亚急性多发性脊神经根受累的自身免疫性疾病。临床以急性、对称性、弛缓性肢体瘫痪及脑脊液蛋白 – 细胞分离现象为特征。

儿童和青壮年多见,男性略高于女性,夏秋季节发病率高。预后良好,约25%的患者有不同程度的后遗症,病死率约为5%,主要死于呼吸肌麻痹。

一、病因和发病机制

1. 病因

确切病因尚未完全阐明,但众多证据提示与感染、疫苗接种等有关,多数患者起病前有感染史,如上呼吸道感染、胃肠道感染、带状疱疹、水痘等。妊娠、外科手术和免疫接种可能是本病的诱发因素。

2. 发病机制

目前认为 AIDP 是免疫介导的迟发性自身免疫疾病,感染是启动免疫反应的首要因素,病原体中的某些组分与周围神经髓鞘组分相似,机体免疫系统发生错误识别,产生自身免疫性 T 细胞和自身抗体,对周围神经髓鞘组分发生免疫应答,引起周围神经脱髓鞘和神经根炎症反应,主要影响脊神经根、脊神经和脑神经,并可累及脊髓、脑干、大脑、小脑等中枢神经系统。

二、护理评估

（一）健康史

评估发病前1~4周有无发热、腹痛、腹泻等肠道感染史或发热咳嗽、咽痛等上呼吸道感染表现,询问有无慢性乙型病毒性肝炎史,了解近期有无免疫接种史等。

（二）临床表现

起病呈急性或亚急性,病前1~4周有胃肠道或呼吸道感染史或疫苗接种史。

1. 运动障碍

（1）肢体瘫痪：为首发症状，表现为四肢对称性弛缓性瘫痪，先从双下肢开始而后累及两上肢，并在 1～2d 内迅速加重，下肢重于上肢，近端重于远端；严重者瘫痪平面迅速上升，可累及脑神经（Landry 上升性麻痹）。

（2）躯干肌瘫痪：肋间肌、膈肌麻痹，可出现胸闷、气短、胸式和腹式呼吸运动减弱，严重者可导致呼吸衰竭，急性呼吸衰竭是本病的主要死因。

（3）脑神经瘫痪：以两侧面神经瘫痪最常见，也可发生延髓麻痹，出现吞咽困难、饮水呛咳、构音障碍等，而眼肌、舌咽肌瘫痪少见，此外，三叉神经、动眼神经、展神经也可受累。

2. 感觉障碍

感觉障碍较常见，一般较轻。可先于瘫痪出现或与瘫痪同时出现。表现为肢体末端感觉异常，如麻木、刺痛、烧灼感和蚁走感，呈手套袜套样感觉障碍。部分患者伴有肌肉痛，以双侧腓肠肌为甚。

3. 自主神经功能紊乱

以心脏损害最常见，也最严重，表现为心律失常、体位性低血压、高血压、多汗、皮肤潮红、手足肿胀、营养障碍、肺功能受损、暂时性尿潴留、麻痹性肠梗阻等。

4. 并发症

并发症包括急性呼吸衰竭、心律失常、肺部感染。

5. 心理状态

因发病突然、病情凶险、进展迅速，患者易产生焦虑不安、紧张和恐惧心理。

（三）辅助检查

1. 脑脊液检查

最重要的特征性的脑脊液改变是脑脊液中蛋白质浓度升高而细胞数正常，即蛋白－细胞分离现象。此改变在发病 2～3 周后最明显。

2. 电生理检查

运动神经和感觉神经传导速度明显减慢，远端动作电位潜伏期延长，F 波潜伏期延长或 F 波阙如。

3. 腓肠神经活检

神经脱髓鞘和炎性细胞浸润。

（四）治疗要点

1. 辅助呼吸

呼吸肌麻痹是 GBS 的主要危险，早期正确使用呼吸机是抢救呼吸麻痹最有效的措施，应及时开通气道（气管插管或气管切开），保持呼吸道通畅，及时使用呼吸机辅助呼吸，并注意预防呼吸道感染。

2. 病因治疗

消除血液中的免疫活性细胞、细胞因子和抗体等，以减轻神经损害。①血浆置换疗法：在发病后 2 周内进行，每次 40mL/kg 或按 1～1.5 倍血浆容量计算；严重感染、心律失常、心功能不全等患者禁用；②免疫球蛋白静脉滴注：成人剂量为 0.4g/（kg·d），连用 5d，可获得与血浆置换疗法相近的效果，应尽早使用或在出现呼吸肌麻痹前使用；③糖皮质激素：无条件采用上述两种治疗方法时，可试用泼尼松龙或地塞米松治疗。

3.对症治疗和预防并发症

①大剂量 B 族维生素、维生素 C 和三磷酸腺苷、胞二磷胆碱、辅酶 Q_{10} 等,有助于神经髓鞘的形成;②纠正心律失常、维持正常血压等;③预防坠积性肺炎肺不张、窒息、脓毒血症、压疮、尿潴留、便秘等。

三、主要护理问题

1.低效性呼吸型态与呼吸肌麻痹有关。

2.躯体移动障碍与脊神经受累有关。

3.吞咽障碍与球麻痹致舌咽神经损害有关。

4.清理呼吸道无效与呼吸肌麻痹、咳嗽无力和并发肺部感染有关。

5.恐惧与病情进展迅速、四肢瘫痪和呼吸困难有关。

四、护理措施

1.一般护理

①保持病室通风良好,环境温度适宜,定期紫外线消毒,减少探视,严格执行无菌操作,防止交互感染;安置患者利于呼吸的体位卧床休息,及时清除呼吸道分泌物,保持呼吸道通畅,必要时给氧;②给予高热量、高蛋白质、高维生素的易消化的食物,多食新鲜蔬菜和水果,保证进食安全,维持良好的营养状态。

2.心理护理

主动关心患者,帮助患者尽快适应环境,告知经过积极治疗和护理,绝大多数患者可以完全康复,提供正向效果的信息,鼓励患者正确面对现实,以增强治疗的信心;指导自我心理调节的方法,努力保持情绪稳定。

3.对症护理

①肢体瘫痪护理:保持瘫痪肢体功能位,手下垂和足下垂的患者采用 T 形板固定,定时翻身、按摩患肢,病情稳定后,及时进行肢体的被动和主动运动,促进瘫痪肢体功能恢复;②咽肌瘫痪护理:选择适合患者吞咽且营养丰富的食物,有吞咽困难、进食呛咳者,鼻饲流质或静脉高营养,注意维持水、电解质及酸碱平衡;发现误吸时立即急救;指导吞咽功能训练,促进吞咽功能恢复;③排便护理:尿潴留时,下腹部加压和按摩,必要时留置尿管;便秘时,给予缓泻剂,必要时肥皂水灌肠;④皮肤黏膜护理:保持口腔清洁,每天口腔护理 2～3 次;保持皮肤清洁,定时用温水进行全身擦拭,定时翻身、按摩,防止发生压疮,慎用热水袋,防止烫伤。

4.特殊治疗护理

①呼吸肌麻痹护理:配合气管插管或气管切开术,做好气道开放的护理,确保痰液稀释排出,防止肺炎、肺不张、肺脓肿等并症;根据血气分析检查结果,随时调整呼吸机各项指标,改善通气;②血浆置换疗法护理:严密观察有无枸橼酸盐毒性反应、一过性低血压或心律失常、心肌梗死、溶血反应、血栓形成、重度感染及出血等,发现异常立即停止,并与医生联系和配合处理。

5.病情观察

注意呼吸频率、节律和深度的变化,有无肺部啰音,观察痰液性状及排痰情况;观察心律、心率、脉搏和血压的变化,特别应注意有无严重心律失常的发生;注意观察肢体活动能力、皮肤感觉情况、吞咽功能和意识状态等病情变化。

五、健康教育

1. 指导恢复期患者及早进行肢体功能锻炼，坚持肢体被动和主动运动，加强日常生活能力训练，争取早日完全康复。

2. 告知积极摄取高蛋白质、高热量、富含维生素的易消化食物，多吃新鲜蔬菜、水果、豆类、谷类、蛋、肝及瘦肉等，有利于疾病康复。

3. 注意保暖，避免受凉、雨淋、疲劳和创伤等诱发因素，以防复发。

（迟佳鑫）

第十八节　三叉神经痛

三叉神经痛（trigeminal neuralgia）是一种原因未明的在三叉神经分布区内出现的短暂的反复发作的难以忍受的剧烈疼痛。分为原发性三叉神经痛和继发性三叉神经痛，以前者多见，多发于中老年人，女性多于男性。三叉神经痛具有突发突止、周期发作的特点，可以缓解，但极少自愈。

一、病因和发病机制

1. 原发性三叉神经痛

病因未明，可能是三叉神经根被邻近小团的异常血管压迫引起，造成纤维挤压、脱髓鞘性变，伪突触形成而发生"短路"，轻微触觉刺激即通过"短路"传入中枢，中枢的传出冲动也可通过"短路"成为传入冲动，很快达到一定"总和"而引起一阵剧烈疼痛。

2. 继发性三叉神经痛

可由脑桥小脑角占位病变压迫三叉神经，多发性硬化导致三叉神经脱髓鞘而产生异位冲动或伪突触传递，颅底肿瘤损害三叉神经感觉根，周围分支、脑干梗塞累及三叉神经髓内感觉传导通路而引起。

二、护理评估

（一）健康史

评估有无引起三叉神经痛的原发病，如脑血管病、多发性硬化症、颅内占位性病变等病史，询问每次发作前是否有洗脸、刷牙、剃须、说话、咀嚼、吞咽等诱发因素。

（二）临床表现

1. 症状特征

①三叉神经痛发作常无预兆，骤然发作，呈闪电样、电灼样、针刺样、刀割样或撕裂样的剧烈跳痛，可伴有面部发红、皮肤温度增高、结膜充血和流泪，严重者伴有面部肌肉反射性抽动，口角牵向一侧，称"痛性抽搐"；疼痛多局限于一侧三叉神经分布区内，以第2支、第3支受累多见，且可长期固定；②疼痛以面颊、上颌、下颌或舌部最明显，轻触上唇外侧、鼻翼、颊部、口角、舌等处即可诱发，这些部位称之为"触发点"或"扳机点"，甚至洗脸、刷牙、说话、咀嚼、呵欠等都可诱发，以致患者不敢说话、恐惧进食；③疼痛发作严重时，患者常以手掌或毛巾紧按病侧

面部或用力揉擦面部,以减轻疼痛,久之面部皮肤粗糙、增厚、眉毛脱落;④发作时间由数秒到1~2min,间歇期完全正常。病情大多呈逐渐加重趋势,发作次数由少到多,发作持续时间由短到长,间歇期越来越短;部分患者疼痛发作可呈周期性;⑤原发性三叉神经痛,神经系统多无阳性体征;继发性三叉神经痛,常伴有其他脑神经或脑干受损的症状和体征。

2. 心理状态

由于发作时疼痛剧烈难忍,多数患者因害怕发作而紧张、恐惧不安或表现为精神抑郁、情绪低落。

(三)辅助检查

1. 血常规检查和脑脊液检查

多无明显改变。

2. 影像学检查

颅底 X 线、头颅 CT、MRI 检查,有助于查明继发性三叉神经痛的原发病因,如鼻咽癌、颅内占位性病变等。

(四)治疗要点

1. 药物治疗

首选的治疗方法。①卡马西平:首选的止痛药物,可抑制三叉神经的病理性神经反射,开始时每次 0.1g,2 次/天,之后每天增加 0.1g,必要时可增至每次 0.4g,3 次/天,疼痛控制后逐渐减量维持在每次 0.2g,3~4 次/天;②苯妥英钠每次 0.1g,3 次/天。以上药物疗效不佳时,可试用氯硝西泮、巴氯芬等。

2. 神经阻滞疗法

药物治疗无效时,可选用无水乙醇或甘油进行三叉神经周围支或半月神经节封闭,或射频热凝治疗,阻断其神经传导而止痛,但易复发。

3. 手术治疗

对顽固病例,可施行三叉神经感觉终末支或半月神经节内感觉支切断术或三叉神经微血管减压术。

三、主要护理问题

1. 疼痛(三叉神经分布区疼痛)与三叉神经损害有关。

2. 焦虑与疼痛发作剧烈、疼痛反复发作有关。

四、护理措施

1. 一般护理

①提供安静、舒适的环境,建立良好的生活规律,保证患者充分休息,以利于减轻疼痛。②选择质软、易咀嚼的清淡食物,多食新鲜蔬菜、水果,避免坚硬、粗糙的食物,必要时给予营养丰富的流质或半流质饮食。

2. 心理护理

关心、体谅、安慰患者,做好解释工作,使患者了解疾病过程、治疗及预后,以正确对待疾病,树立信心,去除不良心理;鼓励患者适当参加娱乐活动(如看电视、听轻音乐、跳交谊舞等)、进行指导式想象、气功疗法,以利于患者松弛身心、转移注意力、减轻疼痛和消除紧张情绪。

3. 对症护理

①告知患者洗脸、刷牙、剃须、咀嚼时动作要轻柔,以减少对"扳机点"的刺激,防止疼痛发作;②气候寒冷时,应做好面部保暖,外出时戴口罩,避免面部受寒冷刺激而诱发疼痛发作。

4. 用药护理

叮嘱患者按医嘱从小剂量开始服用卡马西平,逐渐增量,疼痛控制后逐渐减量,以预防或减轻药物不良反应。用药过程中注意观察有无眩晕、嗜睡、恶心、步态不稳、皮疹、白细胞减少等不良反应,轻者多在数天后消失,重者应停药,告知医生给予及时处理。

5. 病情观察

主要观察三叉神经痛疼痛的程度、发作的频率及治疗效果,以及发作的诱发因素。

五、健康教育

1. 宣传三叉神经痛疾病的有关知识,指导患者减轻疼痛的方法,如洗脸、刷牙、剃须、咀嚼时动作要轻柔,食物应柔软,保持乐观的心态,避免各种诱发因素。

2. 指导患者必须按医嘱服用卡马西平,不可随意停、换药物,服药期间不要独自外出,不能开车或登高作业,以免发生意外,并应每周做血常规检查 1 次,以及时发现骨髓抑制的不良反应。

3. 告知继发性三叉神经痛患者,明确诊断后应积极治疗原发病。

（迟佳鑫）

第二章 呼吸内科疾病

第一节 急性气管—支气管炎

急性气管—支气管炎是由于病毒或细菌感染,物理、化学性刺激或过敏反应等引起的气管—支气管黏膜的急性炎症。临床主要症状有咳嗽和咳痰。常见于寒冷季节或气候突变时。也可由急性上呼吸道感染蔓延而来。

一、病因与发病机制

(一)微生物

常见病毒为腺病毒流感病毒(甲,乙)、冠状病毒、鼻病毒、单纯疱疹病毒、呼吸道合胞病毒和副流感病毒等。

常见细菌为流感嗜血杆菌、肺炎链球菌等,近年来衣原体和支原体感染明显增加,在病毒感染的基础上继发细菌感染亦较多见。

(二)物理、化学因素

冷空气、粉尘、刺激性气体或烟雾(如二氧化硫、二氧化氮、氨气、氯气等)的吸入,均可刺激气管—支气管黏膜引起急性损伤和炎症反应。

(三)过敏反应

常见的吸入致敏原包括花粉、有机粉尘、真菌孢子、动物毛皮排泄物;或对细菌蛋白质过敏;钩虫,蛔虫的幼虫在肺内的移行亦可引起气管—支气管急性炎症反应。

二、临床表现

(一)症状

起病初期常有上呼吸道感染症状,如鼻塞喷嚏、咽痛、声音嘶哑等。继则咳嗽、咯痰,开始为刺激性咳嗽,咳少量黏痰,不易咳出,1~2d后痰量增加,痰由黏液转为黏液脓性,可伴有血丝。

全身症状轻微,可有轻微畏寒、乏力、纳差及全身酸痛,多数症状在3~5d内消退,咳嗽有时可延长至数周,在受凉吸入冷空气、早晚咳剧,可为阵发性。

(二)体征

早期胸部可无异常体征,随炎症的扩展,黏液分泌物在较大气管时,肺部可闻及粗的干啰音,咳痰后可减少或消失。分泌物稀薄,积留在小气管时,肺底可出现湿性啰音,伴有支气管痉挛时可听到哮鸣音。

(三)并发症

急性气管—支气管炎最常见的并发症是肺炎,尤其多见于婴幼儿及老年人。

三、辅助检查

（一）血液检查

周围血中白细胞计数和分类多无明显变化。细菌感染者病情较重时,白细胞总数和中性粒细胞明显增高,核左移。

（二）痰液检查

痰液涂片或培养可以发现致病菌;病毒分离有助于病毒感染的诊断。

（三）X 线检查

胸部 X 线片仅有少数患者可见肺纹理增粗,炎症控制后即可恢复正常。

四、诊断与鉴别诊断

（一）诊断标准

（1）起病较急,常见有急性上呼吸道感染症状。

（2）当炎症累及气管时,出现咳嗽、咳痰,常为刺激性干咳,以及少量黏液性痰伴胸骨后不适感或钝痛。当感染蔓延至支气管时,咳嗽加剧,咳痰增多且呈黏液性或黏液脓性,偶见痰中带血。

（3）体检两肺呼吸音增粗,或伴散在的干湿啰音。

（4）全身症状一般较轻,体温往往在 38～39℃ 左右,多于 3～5d 降至正常。咳嗽、咳痰有时可延续 2～3 周才消失。

（5）X 线检查大多正常或有肺纹理增加。

（6）应排除肺炎、支气管肺炎、肺结核、支气管癌、支气管内膜结核等症。

（二）鉴别诊断

1. 流行性感冒

流行性感冒起病急骤,发热较高,全身中毒症状（如周身酸痛、头痛、乏力等）较重,而呼吸道局部症状相对较轻。常有流行病史。依据病毒分离和血清检查,可以鉴别。

2. 急性上呼吸道感染

急性上呼吸道感染以鼻咽部黏膜的过敏症状（如流涕、打喷嚏、流眼泪等）为主,一般无咳嗽、咳痰,无肺部异常体征。

3. 支气管肺炎

全身症状较重,发热较高,咳嗽频繁,咳痰较多,呼吸急促,肺部听诊有细小水泡音。结合胸部 X 线检查可鉴别。

4. 支气管异物

当有呼吸道阻塞伴感染时,其呼吸道症状与急性气管炎相似。因此,应注意询问有无呼吸道异物吸入史,或经治疗后,疗效不好、迁延不愈、反复发作。胸部 X 线检查表现有肺不张、肺气肿等梗阻现象。纤维支气管镜可协助诊断与治疗。

5. 肺门支气管淋巴结结核

根据结核接触史、结核菌素试验及胸部 X 线检查,可以鉴别。

6. 毛细支气管炎

毛细支气管炎多见于 6 个月以下婴儿,有明显的急性发作性喘憋及呼吸困难,体温不高。

喘憋发作时,肺部啰音不明显,缓解后可听到细湿啰音。

7.其他

肺结核、肺癌、肺脓肿、麻疹、百日咳等疾病也可伴有咳嗽、咳痰等急性支气管炎的症状,这些疾病大多都有相应的临床表现,但仔细询问病史及检查不难鉴别。

五、治疗

(一)一般治疗

休息,保暖,多饮水,供给足够的热量。

(二)抗菌药物治疗

根据感染的病原体及药物敏感试验选择抗菌药物治疗。一般未能得到病原菌阳性结果前,可以选用大环内酯类,如红霉素、罗红霉素、乙酰螺旋霉素等;青霉素类,如青霉素阿莫西林(羟氨苄青霉素)等;氟喹诺酮类,如氧氟沙星、环丙沙星(环丙氟哌酸)等;头孢菌素类,如第一代头孢菌素、第二代头孢菌素等。多数患者用口服抗菌药物即可,症状较重者可用肌内注射或静脉滴注。

(三)对症治疗

咳嗽无痰,可用右美沙芬、喷托维林(咳必清)或可待因。咳嗽有痰而不易咳出,可选用复方氯化胺 0.3～0.6g,溴己新(必嗽平)8～16mg,每日 3 次,口服。也可用雾化帮助祛痰。发生支气管痉挛,可用平喘药,如茶碱类(氨茶碱 0.1g,每日 3～4 次或其他茶碱制剂)、β_2 肾上腺素受体激动剂等。发热可用解热镇痛剂。

(四)中医治疗

中医认为本病多由风寒或风热外侵,邪袭肌表,肺气不宣,清肃失职,痰液滋生,或感受燥气,肺津受灼所致。治宜疏风润燥,宣肺止咳。可选用下列方药。

方一:淫羊藿 30g,荆芥 10g,前胡 12g,桔梗 12g,紫菀 10g,百部 10g,陈皮 10g,法半夏 10g,生姜 10g,甘草 10g。每日 1 剂,水煎服。(本方适用于风寒咳嗽。其症状有:咳嗽,痰白清稀,恶寒发热,舌苔薄白,脉浮紧。)

方二:款冬花 12g,紫菀 12g,桑叶 15g,菊花 12g,连翘 12g,杏仁 12g,清明菜 30g,肺经草 15g,五匹风 15g。每日 1 剂,水煎服。(本方适用于风热咳嗽。其症状有:咳嗽,痰黄稠,发热,苔黄,脉浮数。)

方三:沙参 15g,麦冬 15g,桔梗 12g,川贝 6g,杏仁 12g,枇杷叶 30g,麻仁 10g。每日 1 剂,水煎服。(本方适用于燥热咳嗽。其症状有:干咳无痰,鼻燥咽干,胸痛,形寒身热,舌尖红,苔薄黄,脉数。)

方四:胆南星 10g,法半夏 10g,黄芩 12g,茯苓 15g,陈皮 10g,杏仁 12g,枳实 10g,瓜蒌 15g。每日 1 剂,水煎服。(本方适用于急性支气管炎其他症状已消失,而咳嗽经久不愈者。)

(杨全福)

第二节 慢性支气管炎

慢性支气管炎(简称慢支)是指气管、支气管黏膜及其周围组织的慢性非特异性炎症。临床上以咳嗽、咳痰或伴有喘息以及反复发作的慢性过程为特征。病情若缓慢进展,常并发阻塞性肺气肿,甚至肺动脉高压、肺源性心脏病。它是一种严重危害人民健康的常见病,尤以老年人多见。

一、病因及发病机制

慢性支气管炎的发病往往是多种因素长期综合作用的结果。呼吸道感染、大气污染、气候变化、过敏因素等为常见的外源性因素;机体抵抗力下降,尤其是呼吸系统局部防御功能受损是本病发生的重要内在因素。

(一)感染

感染是慢性支气管炎发生和发展的重要因素。病原体多为病毒和细菌。凡能引起感冒的病毒均能引起本病的发生和复发,病毒感染可造成呼吸道黏膜上皮的损伤,使局部防御功能下降,为细菌感染创造有利条件。

(二)吸烟

吸烟对慢性支气管炎的发病起重要作用,据统计吸烟者比不吸烟者患病率高 2~10 倍,患病率与吸烟时间长短、日吸烟量呈正比。纸烟烟雾中的有害成分能使支气管黏膜上皮纤毛变短、运动受限,杯状细胞增生,腺体分泌增加,黏液排出障碍,细菌易于感染;另外吸烟能削弱肺泡巨噬细胞的吞噬能力,使进入肺泡内的细菌清除受限。

(三)大气污染和气候变化

大气中常有刺激性烟雾和有害气体,如二氧化氮、二氧化硫、氯气、臭氧等能使纤毛清除能力下降,腺体黏液分泌增加,为病毒、细菌的入侵创造条件。气候变化特别是寒冷空气可使黏液分泌增加,纤毛运动减弱。因此,慢性支气管炎在气候变化剧烈的季节容易发病和复发。

(四)过敏因素

喘息型慢性支气管炎患者往往有过敏史,在患者痰中嗜酸性粒细胞数量及组织胺含量均增多。

(五)其他

机体的内在因素与慢性支气管炎的发病关系密切,自主神经功能失调,副交感神经功能亢进可引起支气管收缩痉挛,黏液分泌物增多;营养因素与发病也有一定关系,如维生素 A、维生素 C 缺乏,可使支气管黏膜上皮细胞修复受影响,易患慢性支气管炎。

二、病理

早期,上皮细胞的纤毛发生粘连、倒伏、脱失,上皮细胞空泡变性坏死、增生鳞状上皮化生。病程久、病情较重者,炎症由支气管壁向周围组织扩散,黏膜下层平滑肌束断裂、萎缩。

病变发展至晚期,黏膜有萎缩性改变,气管周围纤维组织增生,造成管腔僵硬或塌陷。病变蔓延至细支气管和肺泡壁,形成肺组织结构的破坏或纤维组织增生,进而发生阻塞性肺气肿。

电镜观察可见 I 型肺泡上皮细胞肿胀变厚, II 型肺泡上皮细胞增生;毛细血管基底膜增厚,内皮细胞损伤,血栓形成和管腔纤维化、闭塞;肺泡壁纤维组织弥散性增生。这些变化在并发肺气肿和肺心病者尤为显著。

三、临床表现

常有长期吸烟或经常吸入刺激性气体及反复上呼吸道感染病史。本病进展缓慢,症状逐渐加重,以长期反复发作为特点,每年累计发作时间都在 3 月以上,并连续多年。

(一)症状

1.咳嗽

早期咳声有力,白天多于夜间,病情发展,咳声变重浊,并痰量增多。继发肺气肿时,常伴气喘,咳嗽夜间多于白天,尤以临睡或清晨起床时更甚。

2.咳痰

多数为白色黏液痰,清晨及夜间较多,在病情加重或合并感染时增多变稠或变黄。老年人咳嗽反射低下,痰不易咳出。

3.喘息

喘息见于喘息型患者,由支气管痉挛引起,感染及劳累后明显,合并肺气肿后喘息加重。

(二)体征

慢性支气管炎早期常无明显体征。有时在肺底部可闻及湿性和干性啰音,喘息性支气管炎在咳嗽或深吸气后可听到哮鸣音,发作时有广泛的湿啰音和哮鸣音。长期反复发作,可见肺气肿的体征。

(三)主要并发症

1.阻塞性肺气肿

阻塞性肺气肿为慢性支气管炎最常见的并发症。终末细支气管狭窄阻塞,肺泡壁破裂,相互融合所致。症见气急,活动后加重,伴有肺气肿的体征,如桶状胸,肺部叩诊呈过清音,X 线检查示肺野透亮度增加。

2.支气管扩张症

慢性支气管炎反复发作,支气管黏膜充血、水肿,形成溃疡,管壁纤维增生,管腔变形、扩张或狭窄,扩张部分呈柱状改变,形成支气管扩张,症见咳嗽,痰多或咯血。

3.支气管肺炎

慢性支气管炎蔓延至周围肺组织中导致感染,患者有寒战,发热,咳嗽剧增,痰量增加且呈脓性。白细胞总数及中性粒细胞增多,X 线检查,两下肺野有沿支气管分布的斑点状或小片状阴影。

四、临床分型、分期

(一)分型

慢性支气管炎可分为单纯型和喘息型。单纯型患者表现咳嗽、咳痰两项症状;喘息型患者除咳嗽、咳痰外,尚有喘息症状,并经常或多次出现哮鸣音。

(二)分期

按病情进展分为三期。

1.急性发作期

急性发作期指在 1 周内出现脓性或黏液脓性痰,痰量明显增加或伴有发热、白细胞计数增高等炎症表现,或 1 周内咳嗽、咳痰、喘息中任何一项症状明显加剧。急性发作期患者按其病情严重程度又分为：①轻度急性发作，指患者有气短、痰量增多和脓性痰等 3 项表现中的任意 1 项；②中度急性发作，指患者有气短、痰量增多和脓性痰等 3 项表现中的任意 2 项；③重度急性发作，指患者有气短、痰量增多和脓性痰等全部 3 项表现。

2. 慢性迁延期

慢性迁延期指不同程度的咳嗽、咳痰或喘息症状迁延不愈 1 个月以上者。

3. 临床缓解期

临床缓解期指经治疗后或自然缓解，症状基本消失，或偶有轻微咳嗽和少量咳痰，保持 2 个月以上者。

五、辅助检查

（一）血液检查

急性发作期或并发肺部感染时，白细胞计数及中性粒细胞增多，喘息型可有嗜酸性粒细胞增多。

（二）痰液检查

痰涂片及培养，可见肺炎链球菌、流感杆菌等，近年来革兰阴性菌感染有增多趋势。

（三）胸部 X 线片

早期可无异常表现，反复发作后两肺纹理增粗、紊乱，呈网状或条索状、斑点阴影，以双下肺野较明显。

（四）肺功能检查

早期无异常，如小气道阻塞，最大呼气流速—容量曲线（MEFT）在75% 和50% 容量时流量明显降低，发展到气道狭窄阻塞时，可出现阻塞性通气功能障碍，表现为第一秒用力呼气容积占肺活量比值减少，最大通气量减少（MVV 低于预计值80%），MEFV 曲线降低明显。

六、诊断标准

（1）有慢性咳嗽、咳痰或伴有喘息的病史，每年发病持续 3 个月，连续 2 年或以上。

（2）临床上有咳、痰、喘的症状连续 2 年或以上，但每年发病持续时间不足 3 个月，如果有明确的客观检查依据（如 X 线、肺功能等）也可诊断。

（3）能排除其他心、肺疾病（如肺结核哮喘、支气管扩张、肺癌、心脏病等）者。

七、鉴别诊断

（一）支气管哮喘

喘息型慢支应与支气管哮喘相鉴别。支气管哮喘的发病年龄一般较小，大多在幼年或青年时发病，一般没有慢性咳嗽、咳痰的病史，以发作性喘息为特征，而咳嗽、咳痰的症状比较轻微。发作时两肺布满哮鸣音，缓解后可无症状。常有个人或家族过敏史，但也有部分人根本没有过敏史。虽然支气管哮喘也有季节性，但这种季节性并不局限在冬季，而是与过敏原出现的季节相一致。喘息型慢支多见于老年人，一般以咳嗽咳痰为主要症状，伴有喘息、呼吸困难，感染控制后症状多可缓解，但肺部可听到哮鸣音。

（二）肺结核

活动性肺结核常伴有低热、乏力、精神萎靡、咯血等症状；咳血和咳痰的程度与肺结核的活动有关。X线检查可发现肺部病灶,痰结合菌检查可为阳性。应特别引起注意的是老人患肺结核常因慢性支气管炎症状的掩盖长期不易被发现。

(三)矽肺

矽肺患者有粉尘和职业接触史,X线检查可见矽结节、肺门阴影增大及网状纹理增多。

(四)支气管扩张症

支气管扩张的患者在童年时大多患过麻疹后肺炎、百日咳、支气管肺炎等,且迁延不愈。患者多有咳嗽、咳痰反复发作的特点,合并感染时有大量脓痰,静止后可分层,或有反复和多少不等的咳血史。肺部以湿啰音为主,部位多固定,以下肺多见。可有杵状指(趾)。X线检查常见下肺纹理粗乱呈卷发状。支气管造影或CT可以鉴别。

(五)肺癌

肺癌中老年人多见,常有多年吸烟史,为刺激性干咳,常有反复发生或持续的血痰,或者慢性咳嗽性质发生改变。胸部X线检查可见块状或结节状高密度阴影或阻塞性肺炎。痰脱落细胞检查及经纤维支气管镜活检可明确诊断。

(六)肺间质纤维化

肺间质纤维化是一组原因复杂、病情表现不一的间质性疾病发展的一个共同结局。开始阶段可出现咳嗽、咳痰症状,随着病情的发展出现进行性加重的呼吸困难、干咳少痰。病情发展较快,存活时间短,体检时可发现发绀、杵状指,肺部可听到爆裂音。

血气分析可出现低氧血症等,X线检查可见两下肺野呈毛玻璃样阴影,晚期可出现“蜂窝肺”。据血气和X线检查可作诊断。

(七)心脏疾病

各种心脏疾患导致左心心力衰竭时,由于肺郁血引起的咳嗽,常为干咳,痰量不多。详细询问及检查患者可发现有心悸、气急,口唇发绀,双下肢浮肿等心脏病征象。

体征、X线和心电图均有助于鉴别。

八、治疗

针对慢支的病因、病期和反复发作的特点,采取防治结合的综合措施。

(一)急性发作期及慢性迁延期

急性发作期及慢性迁延期以控制感染、祛痰、镇咳为主;伴发喘息时加用解痉平喘药物。

1.控制感染

急性发作期抗感染治疗的指征是痰量增加,脓性痰和气促加重。开始时根据临床经验和本地区细菌耐药情况选择抗菌药物,同时尽早做痰培养和药物敏感试验,为针对性选用抗菌药物提供依据。

症状轻者可口服,较重患者用肌内注射或静脉滴注抗生素。常用的有青霉素类、大环内酯类、氨基糖苷类、头孢菌素类和氟喹诺酮类等。

2.祛痰、镇咳

祛痰、镇咳常用药物有氯化铵棕色合剂、溴己新(必嗽平)、羧甲基半胱氨酸(化痰片)及中成药,也可用蒸气吸入或超声雾化吸入稀释气道内分泌物。无力咳痰或痰量较多时,应祛痰为主,协助排痰,畅通呼吸道,避免应用强效镇咳剂,如可待因等,以免抑制中枢,使气道阻塞加重。

3. 解痉、平喘

有气喘者,可选用氨茶碱、β_2 受体激动剂(如特布他林、沙丁胺醇)、异丙托溴铵(异丙托品)等口服或吸入。若气道舒张剂使用后仍有持续阻塞,可试用糖皮质激素,如泼尼松每日 20～40mg,分 3～4 次口服。

(二)缓解期

缓解期以增强体质,提高抗病能力,预防复发为原则。免疫调节剂如核酪、卡介苗素、胸腺肽注射液等对增强机体抵抗力有一定效果,在发病季节前用药,可连用 3 个月。避免各种诱发因素的接触和吸入。

(杨全福)

第三节　阻塞性肺气肿

阻塞性肺气肿(简称肺气肿)是指终末细支气管远端气腔(呼吸细支气管肺泡管、肺泡囊和肺泡)出现异常持久的过度膨胀,同时伴有气道壁破坏,而无明显的肺纤维化。肺气肿是慢性支气管炎等原因引起的细支气管狭窄,终末细支气管远端呈肺气肿改变,临床上以逐渐加重的呼吸困难为特征。

一、病因和发病机制

(一)病因

引起慢支的各种因素如感染、吸烟、大气污染、职业性粉尘和有害气体的长期吸入、过敏等,均可引起阻塞性肺气肿。

(二)发病机制

(1)慢性炎症使管腔狭窄,同时破坏小支气管壁软骨,失去支气管正常的支架作用,吸气时支气管舒张,气体尚能进入肺泡,但呼气时支气管过度缩小陷闭,阻碍气体排出,肺泡内积聚大量的气体,使肺泡明显膨胀和压力升高。

(2)中性粒细胞和巨噬细胞释放蛋白分解酶增加,损害肺组织和肺泡壁,致多个肺泡壁断裂融合成肺大泡。

(3)弹性蛋白酶及其抑制因子失衡,弹性蛋白酶增多或抑制因子减少,引起肺气肿。如 α_1-抗胰蛋白酶缺乏性肺气肿是由于对蛋白酶抑制减少而形成。国内少见。

(4)肺泡壁毛细血管受压,血液供应减少,肺组织营养障碍,也引起肺泡壁弹性减退,促成肺气肿发生。

二、病理

(一)肺脏

肺容积增大,外观呈灰白或苍白色,表面可有多个大小不等的大疱,弹性减退,剖胸后肺脏不能回缩。显微镜下见终末细支气管远端气腔膨胀,间隔变窄,弹力纤维变细或断裂,肺泡壁变薄,肺泡孔扩大,肺泡破裂或形成大疱。依据肺气肿累及肺小叶的部位不同,可将阻塞性肺气肿分为3型：①全小叶型肺气肿；②小叶中央型肺气肿；③混合型肺气肿。

（二）细支气管

管壁充血、水肿和炎性细胞浸润，纤毛脱落、稀疏，黏液腺和杯状细胞增生、肥大，细支气管壁软骨变性或破坏，弹性减退，管腔纤细狭窄或扭曲扩张管腔内分泌物潴留。

（三）肺血管

与细支气管伴行的肺小血管呈炎症改变，中膜平滑肌水肿、变性和坏死，管腔狭窄甚则闭塞。肺毛细血管床数量减少，横断面积减小。

三、临床表现

阻塞性肺气肿病程长，发病较缓慢，患者多有慢性支气管炎等疾病史。因此既有气急、动则喘促等肺气肿的临床表现，又有咳嗽、咳痰或喘息等症状，且每因外邪侵袭而诱发。

（一）症状

早期肺气肿可无明显不适，随着病情的发展逐渐出现气短、劳累后加重，以致发展为轻度活动即感气促、胸闷。上述症状在寒冷季节或呼吸道感染时更加明显，同时伴有咳嗽、咳痰等原发疾病的加重，乃至休息时也感呼吸困难，并出现发绀。严重者可出现呼吸衰竭。

（二）体征

轻度肺气肿体征不明显，随着病情的发展，胸部过度膨胀，胸廓前后径增大，肩部抬高，脊柱后突，呈桶状胸。呼吸动度减弱，触诊语颤减弱或消失。叩诊呈过清音，心浊音界缩小或不易叩出，肺下界或肝浊音界下降。听诊心音遥远，呼吸音普遍减弱，呼气延长，并发感染时，肺部可有湿啰音。心率增快，肺动脉瓣第二音亢进，如剑突下出现收缩期心脏搏动及其心音较心尖部明显增强时，提示并发早期肺心病。

（三）主要并发症

1. 自发性气胸

阻塞性肺气肿并发自发性气胸者并不少见，多为肺大泡破裂而成。患者一般基础情况较差，即使气体量不多，临床表现也较重，需积极救治。肺气肿患者常伴有肺大泡存在，肺野透亮度增高，气胸体征不够典型，给诊断带来困难，应注意鉴别。

2. 急性肺部感染

阻塞性肺气肿常易并发支气管肺炎，治疗不当易引起呼吸衰竭。

四、辅助检查

（一）血气分析

血气分析异常见于呼吸功能障碍，尤其是肺弥散面积减少可导致缺氧，伴或不伴二氧化碳潴留，二氧化碳是否潴留与气道阻塞程度有关。动脉血气分析见动脉血氧分压（PaO_2）下降、二氧化碳分压（$PaCO_2$）正常或上升。此外有时可有程度不同、类型各异的酸碱失衡及电解质紊乱。

（二）肺功能检查

肺功能检查是判断气体受阻的主要客观指标，慢性阻塞性肺气肿早期即有通气功能异常，常见为第一秒用力呼出率（FEV_1/FVC）<60%，最大通气量（MVV）<80%，残气/肺总量（RV/TLC）>40%。

（三）胸部 X 线片检查

双肺透亮度增加,重度肺气肿时胸廓扩张,肋间隙增宽,肋骨走行变平,侧位片胸廓前后径增大,膈肌下降,膈顶平坦,活动度减弱。肺野外带肺纹理纤细、稀疏,内带纹理常增强。心影多呈垂直位,有时见心胸比率减小。

五、诊断与鉴别诊断

本病诊断,尤其是早期诊断较困难,应结合病史、体征、胸部 X 线检查、肺功能来综合判断。凡有逐渐加重的气急或呼吸困难史,肺气肿或肺过度充气体征和 X 线表现,肺功能检查示通气和换气功能障碍,经支气管扩张剂治疗后肺功能没有明显改善者,可确诊。胸部 X 线检查对肺气肿与其他原因所致肺部疾病的鉴别有较大意义。

六、治疗

阻塞性肺气肿是一种不可逆的慢性进展性疾病,治疗目的是延缓病情进展、控制症状、减少并发症、改善活动能力、提高生活质量、延长生存时间。

（一）氧疗

急性加重期氧疗的目的是使动脉血氧饱和度（SaO_2）上升至 90% 以上和（或）$PaO_2 \geqslant 60mmHg$,而不使 $PaCO_2 > 50mmHg$ 或 $pH < 7.25$。给氧应从低流量开始。长期家庭氧疗可改善机体缺氧所出现的症状,提高生存率。

（二）药物治疗

1. 抗生素

对缓解期不主张预防性用药,但如果发生感染,应早期、足量应用抗生素,可选用青霉素类、头孢菌素类、喹诺酮类、大环内酯类等。

2. 祛痰剂

祛痰剂常用棕色合剂、溴己新、氨溴索,乙酰半胱氨酸等。

3. 糖皮质激素

应慎重应用糖皮质激素,目前主张在支气管扩张剂治疗效果欠佳时加用糖皮质激素。

（三）营养支持

本病患者由于呼吸负荷加重,呼吸作功增加,能量消耗过多,但摄入减少,常合并营养不良,故应重视营养的摄入,改善营养状况。

（四）康复治疗

康复治疗主要目的是减轻症状、提高日常生活能力、改善身体状况、延长生存期。治疗方法包括体育锻炼、呼吸锻炼、呼吸肌锻炼、心理治疗等。

（五）手术治疗

手术治疗包括肺减容术、肺移植术等。

（杨全福）

第四节　肺吸虫病

肺吸虫病是一种因肺吸虫在体内寄生繁殖所致的急性或慢性寄生虫病。由于病原体属于并殖吸虫,故又称并殖吸虫病。在我国对人体致病主要有卫氏肺吸虫和斯氏肺吸虫(又称四川肺吸虫)两种,主要寄生于人或哺乳动物的肺部,也常至脑、脊髓、腹腔和皮下组织,造成相应损害。

一、流行病学

肺吸虫病在世界各地都有分布,但90%的病例分布在亚洲地区,并以我国最多见,全国24个省、市均有肺吸虫病病例报道,其中卫氏并殖吸虫分布最广泛,以华北、华东和华南等省为主要分布区。斯氏并殖吸虫以中、西部地区为主要分布区。流行于贫困山区及有生食、半生食溪蟹、蝲蛄等饮食习惯的地区。好发人群以学龄期儿童和青少年为主。值得注意的是,随着旅游的发展和饮食习惯的改变,城市居民感染肺吸虫病机会增加。

二、发病机制和病理

并殖吸虫对人体的致病作用主要有虫体(童虫、成虫)移行、定居产生的机械损害和虫体代谢产物等抗原物质导致的免疫病理损害两大方面。肺吸虫在肺组织引起的病变主要有三个时期。

(一)脓肿期

肺吸虫的童虫或成虫在肺组织移行时可引起穴状病灶与隧道样破坏,局部组织出血、损伤,明显炎症渗出,有中性粒细胞及嗜酸性粒细胞等,病灶周围产生肉芽组织,形成薄壁脓肿,脓肿常为多房性。

(二)囊肿期

肺吸虫病灶周围有大量嗜酸性粒细胞、中性粒细胞及单核细胞聚集,细胞逐渐死亡、崩解液化,囊内容物呈棕褐色黏稠状,其中有大量虫卵、夏科—雷登结晶、嗜酸性粒细胞等,四周肉芽组织增生,囊壁变厚,形成特征性纤维虫囊,周界清楚,囊肿之间有隧道相通。

(三)纤维瘢痕期

囊肿内虫体死亡或移行他处,囊内容物逐渐吸收或与支气管相通排出,肉芽组织或纤维组织增生、纤维化而形成疤痕。

肺吸虫的童虫在腹腔移行时可引起组织和脏器出血、损伤、炎症反应、组织粘连;肝脏移行时造成空穴及窦道,形成急性嗜酸性脓肿;穿越膈肌进入胸腔,引起胸膜炎和胸腔积液。童虫移行进入纵隔,可以上至颅腔,引起脑组织脓肿、囊肿及瘢痕病变。

三、临床表现

本病潜伏期不易确定,文献报道长短不一,以1~6个月多见,也有短于1个月或长达数年的。肺吸虫病多数为慢性经过,少数表现为急性肺吸虫病。

(一)急性肺吸虫病

急性肺吸虫病主要由童虫在体内移行窜扰引起。症状轻重不一,轻者可无症状或出现食欲缺乏、腹痛、腹泻、低热乏力等非特异性症状,重者可出现全身过敏反应、高热、腹痛、胸痛、咳嗽、气促等症状。腹部症状和全身症状出现早,呼吸道症状出现晚,这与童虫在体内窜行顺序有关。

(二)慢性肺吸虫病

肺吸虫病多数为慢性经过,主要是虫体进入组织后引起的病变,可表现多器官受累。根据其侵犯部位不同,临床可分为如下类型。

1.胸肺型

90%以上的卫氏并殖吸虫表现为胸肺型。主要表现为咳嗽,开始时多为干咳,后出现咳痰,多为白色黏稠痰,随病程进展可出现铁锈色或棕褐色血痰,如肺部坏死组织排除,可咳出本病典型的烂桃肉样或烂蛤肉样血痰。痰量多少不等。如继发感染可出现脓性血痰。偶有发生大咯血。血痰中可查见虫卵及大量嗜酸粒细胞。胸痛较常见,一般不严重。体征多不明显,偶可闻及局限性干性或湿性啰音。虫体在胸腔窜扰时,亦可引起胸膜炎、胸腔积液、胸膜粘连、气胸等。

2.脑脊髓型

本型以儿童、青少年多见。症状复杂多样,因虫体侵犯的范围、部位不同而异,且难以用单一病灶解释。主要侵犯部位是大脑,其次是脊髓,小脑受损者少见。主要有颅内压增高、脑组织刺激和破坏、脑膜炎蛛网膜下隙出血等表现。侵犯脊髓则出现下肢运动和感觉障碍、截瘫、大小便失禁等症状。

3.皮肤型

50%~80%的斯氏并殖吸虫可以表现为皮肤型。主要表现为游走性皮下结节和包块。全身均可发生,以腹部、胸部、腋窝多见。结节出现可多少不等,可呈圆形、长条形,一般较表浅,表面皮肤正常。组织活检,可检及斯氏童虫,卫氏可检到成虫和虫卵。

4.腹型

腹型主要表现为腹痛、腹泻、便血。腹痛部位不固定,多为隐痛。腹泻常为黄色稀便。当肠壁囊肿或脓肿破溃时,可解棕褐色血便。若虫体侵犯肝脏,可引起肝大,严重时致肝功能损害,甚至死亡。偶可引发腹膜炎,出现腹腔积液,后期腹膜粘连,可出现肠梗阻。

5.其他类型

除上述类型外,因受损器官不同还可表现为心包型、眼型、阴囊肿块型。另有少见病例报道在网膜、膀胱、髋关节等发现虫体。

四、诊断与鉴别诊断

(一)主要诊断依据

1.感染史和病史

曾在肺吸虫病流行区居住,特别是在当地吃过生的或未煮熟的螃蟹(第二中间宿主),或喝过含有尾蚴的溪水,是诊断本病的关键。病史中有长期咳嗽、咳出棕褐色果酱样或铁锈色痰,反复咯血;或有癫痫、偏瘫;或游走性皮下结节等。

2.痰、粪化验检查

痰、粪化验检查可以查到虫卵或虫体。从咳出的典型棕褐色果酱样痰中查到虫卵或虫体是确诊肺吸虫病的重要依据。儿童不会咳痰,而是把痰咽下去所以也可以从胃液或大便中找到虫卵。多数从痰中见到大量嗜酸性粒细胞和棱锥形结晶。

3. 血液检验

白细胞总数和嗜酸性粒细胞计数增高。

4. 免疫学检查

（1）肺吸虫抗原皮内试验：敏感性高，假阳性少。但与其他吸虫，如中华分支睾吸虫、姜片虫，也有交叉反应。

（2）肺吸虫血清补体结合试验：敏感性很高，对早期诊断很有价值。

（3）对流免疫电泳检查：敏感性和特异性均较高。由于四川肺吸虫病的痰内很少找到虫卵，胸部 X 线片变化不大，因此免疫学检查对诊断的价值更大。

5. X 线检查

X 线检查对肺型患者有诊断意义。胸部 X 线片，早期有浸润阴影，囊肿期呈单房或多房的囊肿阴影，纤维瘢痕期有索条状致密点状阴影，愈合后有钙化。X 线检查对脑型的定性和定位诊断有帮助。

（二）鉴别诊断

肺吸虫的一般症状类似结核中毒症状，往往被长期误诊为肺结核。如果对到过流行病区、曾吃过生螃蟹的患者，在其痰内找到大量肺吸虫卵，则不难区别。肺吸虫患者早期往往有渗出性胸膜炎或血性胸腔积液，应与结核性胸膜炎或胸膜转移癌相鉴别。

腹痛、腹泻、腹部轻压痛及扪到结节硬块，与结核性腹膜炎相似。但肺吸虫病发病也可以较为急骤，有的于数月内不治自愈。结合流行病学资料，痰、粪中可找到虫卵，血液嗜酸性粒细胞增高，免疫学检查试验阳性等，易于鉴别。脑脊髓型肺吸虫病需与结核性脑膜炎、脑瘤脊髓肿瘤等区别。

皮下结节型肺吸虫病常需与皮肤表浅肿瘤相鉴别。此类肿瘤生长慢，逐渐增长，不游走，无硬结及条索样感觉，通过血常规、免疫学检查及活检，容易区别。

五、治疗

（一）药物治疗

吡喹酮广谱驱虫药，对卫氏并殖吸虫和四川并殖吸虫或斯氏狸殖吸虫均有较强的杀灭作用，具有疗效高、疗程短服用方便、不良反应小等优点，被推荐为首选治疗药物。成人剂量每次 25mg/kg，日服 3 次，连服 2d，总剂量是 150mg/kg。根据病情可重复 1~2 个疗程。不良反应较少，有头昏、恶心、呕吐胸闷、心悸、早搏等。6 个月虫卵阴转率大约 90%。

硫双二氯酚对并殖吸虫囊蚴有明显杀灭作用，对虫体可能有麻痹作用。疗程较长，成人剂量每日 3g，儿童每日 50mg/kg，分 3 次口服，每日或隔日投药，10~20 个治疗日为 1 个疗程，必要时可重复治疗。多数 1 个疗程即可治愈，近期治愈率 84%~100%。不良反应以腹泻、腹痛、恶心、腹胀、厌食、呕吐等较为多见，偶亦有头痛、乏力、肌肉酸痛、皮疹，个别可出现 Hertheimer 反应。心、肝、肾机能不良及妊娠期妇女忌用。

（二）外科治疗

对于合并神经系统病变如脑或脊髓压迫症状，内科治疗无效时，在控制肺部病变之后，可手术摘除囊肿、结节或剥离粘连等。

（杨全福）

第五节 肺血吸虫病

肺血吸虫病是由于血吸虫的幼虫、成虫在肺内移行、发育、寄生，或其虫卵在肺组织内沉着引起的以肺内炎症、脓肿、肉芽肿、假结核等为主要表现的病变，也是最常见的异位血吸虫病。

一、病原学

流行于我国的为日本血吸虫病。血吸虫患者的粪、尿、痰等排泄物含有活卵，尤其是粪便中的活卵，为主要传染源，传播媒介主要是钉螺，钉螺体内的尾蚴可陆续逸出至少 1 年半以上。传播途径主要是通过皮肤与疫水接触，亦可在饮用生水时从口腔黏膜侵入体内。

二、病因

本病是人兽共患疾病，人及很多哺乳类动物均为终宿主，除患者外，牛、猪、家犬、野兔、沟鼠都是主要的传染源。目前已知寄生于人体的血吸虫有 6 种，即日本血吸虫、曼氏血吸虫、埃及血吸虫、间插血吸虫、马来血吸虫及湄公血吸虫。在我国因只有日本血吸虫病流行，故通常将日本血吸虫病简称为血吸虫病。日本血吸虫的生活史可分为虫卵、毛蚴、胞蚴、尾蚴、童虫及成虫等阶段。成虫以人体或其他哺乳动物如狗、猫、猪、牛及马等为终宿主，自毛蚴至尾蚴的发育繁殖阶段以钉螺为中间宿主。血吸虫虫卵随同患者或病畜的粪便排入水中，卵内的毛蚴成熟孵化，破壳而出，以后钻入钉螺体内，经过母胞蚴及子胞蚴阶段后，大量尾蚴发育成熟，并游动于水中。当人畜与疫水接触时，尾蚴借其头腺分泌的溶组织酶作用和其肌肉收缩的机械运动，很快钻入皮肤（或黏膜）并脱去尾部变为童虫。童虫经小静脉或淋巴管进入血液循环，再经右心而到达肺。以后由肺的毛细血管经肺静脉而入大循环向全身散布。只有进入肠系膜静脉的童虫，才能继续发育为成虫，其余多在途中夭折。通常在感染尾蚴后 3 周左右即可发育为成虫，雌雄成虫交配后即可产卵。虫卵随门静脉血流顺流到肝，或逆流入肠壁而沉着在组织内，经 11d 左右逐渐发育为成熟虫卵，内含毛蚴。肠壁内的虫卵可破坏肠黏膜而进入肠腔，并随粪便排出体外，再重演生存周期。虫卵在组织内的寿命为 21d 左右。雌雄合抱的成虫在人体内的寿命一般为 3 ~ 4 年。

血吸虫患者和病畜的粪、尿、痰等排泄物含有活卵，尤其是粪便中的活卵，为主要的传染源，这些含有活卵的排泄物可以污染水源、沟塘，在水中孵化成毛蚴，毛蚴感染钉螺后形成尾蚴。传播媒介主要是钉螺，钉螺体内的尾蚴可陆续逸出至少一年半以上。传播途径主要是通过皮肤、黏膜与疫水接触，如饮水、游泳捕鱼、洗衣等，甚至晨起时接触疫区露水亦可致病。

任何性别、年龄职业的人群均为易感人群。

三、临床表现

肺血吸虫病是全身血吸虫病十分常见而主要的异位损害之一。临床表现多见于全身血吸虫病的急性期，因此，临床上除具有全身血吸虫病的一般表现外，主要还伴随有呼吸系统受累的一系列表现。肺血吸虫病临床表现多见于血吸虫急性感染后 1 ~ 2 周及 1 个月后出现，病情程度取决于入侵的血吸虫童虫数、虫卵数及其所致肺部病变范围。初期感染后 1 ~ 2 周，由于童虫移行至肺部时，机体产生全身性异性蛋白反应等，临床上患者可有低热、弛张热甚至高热、畏寒、咳嗽胸痛、痰中带血、气急、喘息、血中嗜酸性细胞增高、荨麻疹等。感染 1 个月以后，由于虫卵在肺内大量沉积,表现干咳为主,痰少,可咯白色泡沫痰,偶可带血,气急,胸痛,两肺可听到干或湿啰音,可伴发热,轻者低热,重者40℃以上,热程较长,心动过速,偶亦有过缓者,以及荨麻疹、支气管哮喘、血管神经性水肿、淋巴结肿大等症状。如有广泛性闭塞性小动脉炎,患者可出现呼吸困难、发绀、肺动脉高压,右心衰竭亦偶见。慢性期患者可出现血吸虫性慢性支气管炎、反复发作过敏性肺炎,少量胸膜腔积液,个别患者可出现瘢痕癌。

四、实验室检查

急性期白细胞总数和嗜酸粒细胞计数增高,嗜酸粒细胞常高达15%～20%,偶可高达70%,嗜酸粒细胞的增多程度与感染轻重不成比例,重症感染者可出现嗜酸粒细胞减少,或代以中性粒细胞增多,为病情凶险之兆。慢性期患者嗜酸粒细胞一般不超过20%,晚期病例则增多不明显。粪便检查直接涂片的阳性率不高,故一般采用沉淀和孵化法。少数患者痰检通过直接涂片法或沉淀和孵化法找到虫卵或毛蚴。直肠黏膜活检或压片可找到虫卵。免疫学检查如血吸虫抗原皮内试验、环卵沉淀实验、尾蚴膜试验以及间接血凝试验等方法可以提供辅助诊断。

五、诊断

肺血吸虫病诊断主要根据流行学资料、流行疫区内有疫水接触史临床表现、胸部X线片改变显示有粟粒状、小结节或片状病变等,结合病原学及免疫学等实验室检查、痰或纤支镜检查找到血吸虫虫卵便可诊断。

六、鉴别诊断

肺血吸虫病临床及胸部X线片改变均缺乏特异性,因此需要与血行播散型肺结核、浸润型肺结核、支气管炎、支气管肺炎、支气管扩张、炎性假瘤等疾病鉴别。

七、治疗

肺血吸虫病是全身血吸虫病的一部分,治疗与全身血吸虫病治疗相同,包括病因治疗和对症治疗。药物治疗以吡喹酮及硝硫氰胺为佳。

(一)吡喹酮

吡喹酮为吡嗪和异喹啉化合物,是目前治疗血吸虫病的首选药,具有广谱杀虫作用,疗效高,疗程短,无严重不良作用,价格低廉。吡喹酮对血吸虫成虫、童虫和虫卵均有作用,适用于血吸虫患者的各期治疗。该药口服方便,口服后能被很快吸收,0.5～2h达血药浓度高峰,迅速分布于组织,门静脉血药浓度10倍于周围血液,2h后逐渐下降,本药在肝内代谢,经胆汁及尿液排出,无积蓄作用。慢性患者成人剂量每日30mg/kg,分3次口服,连服2d,总剂量60mg/kg。轻症患者每日40mg/kg顿服,急性患者每次剂量10mg/kg,每日3次,连服4d,总剂量120mg/kg,一年疗效几近100%。本药不良反应轻微、短暂,可有头晕、头痛、乏力、一过性肌肉抽搐,偶有心动过速或过缓、早搏,极少数出现心电图T波降低等。亦有报道本药治疗急性血吸虫病时,类赫氏反应发生率达52.5%,值得注意。

(二)硝硫氰胺

硝硫氰胺对血吸虫的虫体、虫卵均有杀灭作用,适用于各期和有夹杂病的血吸虫病患者。口服后在小肠迅速吸收,大部分与血浆蛋白结合,肝脏内药浓度最高,其次为肾、胃、肺、肠、心、脑,有利于杀灭肝内及肺内等脏器的血吸虫,该药从胆汁和尿排出,并有肠肝循环,故有一定积蓄作用。剂量7mg/kg,分3次口服,每日1次,有效率87.6%。不良反应较多,神经系统主要表现有头晕、乏力、眩晕、肌无力、健忘、多梦等,1~2周可愈。消化系统有腹痛、恶心、食欲缺乏、黄疸(6.6%)、肝功能损害(30%),亦可有心动过缓或过速,房性或室性早搏。故禁用于精神病、神经官能症、癔病、急慢性肝炎以及心、肾功能障碍、孕妇哺乳期妇女。

(三)对症与支持治疗

急性重症肺血吸虫病患者应住院治疗,卧床休息,加强营养,补充维生素和液体,高热患者应降温处理。中毒症状严重者可用肾上腺皮质激素,注意抗休克和抗感染治疗。晚期患者应加强支持治疗,补充蛋白质和维生素,注意抗纤维化治疗。中药化积软坚疗法有一定改善全身情况作用。如出现肺内动静脉瘘、疑有癌变等,应行手术治疗。

(杨全福)

第六节 肺弓形虫病

肺弓形虫病系由刚地弓形虫所致的急性或慢性呼吸道感染,包括弓形虫性肺炎、支气管炎及胸膜炎。该原虫侵入人体产生血行播散最易侵犯中枢神经系统,肺部亦可受累。肺弓形虫病已成为免疫功能抑制尤其是AIDS患者中重要的机会感染位疾病之一。

一、病因和发病机制

弓形虫属顶端复合物亚门、孢子虫纲、真球虫目,细胞内寄生性原虫。弓形虫病属动物疫源性疾病,呈世界性分布,几乎所有哺乳类动物和一些禽类均可作为弓形虫的储存宿主,其在流行病学上所起的作用不同,以猫的重要性最大,其次为猪、羊、狗、鼠等。急性期患者的尿、粪、唾液和痰内虽可有弓形虫,但因其在外界不能久存,故而除孕妇可经胎盘传染给胎儿外,患者作为传染源的意义甚小。弓形虫人群感染极为普遍,许多国家和地区感染率达25%~50%,高者达80%以上,估计全球有5亿~10亿人受感染。血清抗体阳性率英国为20%~30%,美国50%~60%,法国80%~90%,日本20%~30%,我国5%~20%。人类对弓形虫普遍易感,主要经消化道或接触传播,也可经破损的皮肤黏膜传播,输血或器官移植可能是传播的另一重要途径。弓形虫感染无性别差异或差异甚微,但有年龄差异,感染会随年龄递增而升高。从事动物饲养、屠宰、弓形虫病实验工作和兽医人员等,血清抗体阳性率较高。孕妇、肿瘤患者和接受免疫抑制药治疗的患者也易被感染。

二、诊断要点

(一)病史

有与猫、狗等宠物、家畜密切接触史。

(二)先天性

肺弓形虫病多由于母体妊娠晚期急性感染所致。新生儿出生时可出现视网膜脉络膜炎,脑积水或小脑畸形,大脑畸形,抽搐,精神运动障碍,肝、脾大。若出生后呈带虫状态,则经过数周至数月逐渐出现症状,以神经系统异常为主,表现为视网膜脉络膜炎、斜视、失眠、癫痫、精神运动或智力迟钝或伴发肺炎。

(三)后天获得性

肺弓形虫病的临床表现可呈急性发病或慢性经过。急性发病时,多数初始有类似上感症状如头痛、肌痛、干咳等,咳嗽为阵发性,少数咳多量黏液痰或黏液血痰。

慢性经过可有类似慢性支气管炎、喘息性支气管炎或支气管哮喘发作的临床表现。获得性免疫缺陷综合征(AIDS)合并肺弓形虫病,几乎均是由于播散性弓形虫病累及肺部所致,常为弥散性肺部炎症,症状严重,可有高热、咳嗽、发绀和呼吸困难,或出现皮疹、淋巴结肿大、脑膜炎症状。

(四)体格检查

肺部可闻及干、湿啰音,可有皮疹,肝、脾、淋巴结肿大。

(五)一般检查

外周血白细胞正常或轻度增加,淋巴细胞及嗜酸性粒细胞稍增多,可有异常淋巴细胞,血沉常增快。

(六)病原学检测

(1)取患者血液、骨髓或脑脊液、胸腹腔积液、痰液、支气管肺泡灌洗液、眼房水、羊水等做涂片,或淋巴结、肌肉、肝、胎盘等活组织切片,做瑞氏或姬氏染色镜检可找到滋养体或包囊,但阳性率不高。亦可作直接免疫荧光法检查组织内弓形虫。

(2)动物接种或组织培养取待检体液或组织悬液,接种小白鼠腹腔内,可产生感染并找到病原体,第一代接种阴性时,应盲目传代3次。或做组织(猴肾或猪肾细胞)培养以分离、鉴定弓形虫。

(3)DNA 杂交技术:国内学者首次应用^{32}P 标记含弓形虫特异 DNA 序列的探针,与患者外周血内细胞或组织 DNA 进行分子杂交,显示特异性杂交条带或斑点为阳性反应。特异性和敏感性均高。此外,国内亦已建立多聚酶链反应诊断本病,并与探针杂交、动物接种和免疫学检查方法相比较,具高度特异、敏感和快速等优点。

(七)血清免疫学检查

1. 染色试验

染色试验采用活滋养体,在有致活因子的参与下与样本的特异性抗体作用,使虫体表膜破坏而不为美蓝所染。

2. 间接血凝试验(IHA)

间接血凝试验 1：64 以上表示过去感染,1：256 以上表示新近感染,1：1024 以上表示活动感染。

3. 间接免疫荧光抗体试验(IFA)

间接免疫荧光抗体试验 1：64 以上表示过去感染,1：256 以上表示新近感染,1：1024 以上表示活动感染。

4. 酶联免疫吸附试验(ELISA)

酶联免疫吸附试验用于检测宿主的特异循环抗体或抗原,已有多种改良法广泛用于早期急性感染和先天性弓形虫病的诊断。

5.免疫酶染色试验(IEST)

免疫酶染色试验效果与 IFA 相似,用一般光学显微镜观察,便于基层推广应用。

(八)皮内试验

取皮试抗原0.1mL 注射于被检者前臂屈侧皮内,48h 后注射部位硬结直径大于 1cm 为阳性。但此试验不能诊断急性感染,可用于流行病学调查。

(九)胸部 X 线片

胸部 X 线片表现为支气管肺炎、非典型肺炎、胸膜炎和合并心血管病变四种类型。

1.支气管肺炎型

支气管肺炎型病变为沿支气管分布于两中、下肺野,密度不均匀,边缘模糊的斑片状炎症阴影肺门影增宽,此型多见于儿童和老年患者。

2.非典型肺炎型

非典型肺炎型支气管周围间质的片絮状影,密度较淡,边缘模糊,主要位于中、下肺野。

3.胸膜炎型

胸膜炎型呈胸腔积液征象。

4.合并心血管病变型

合并心血管病变型可有心力衰竭(急性肺水肿),心包积液的 X 线征象。

三、治疗

(一)治疗弓形虫病应注意以下问题

(1)宜联合用药,用药量及疗程应规范。

(2)应密切注意药物的毒副作用,孕妇用药应更慎重。

(3)不宜用"弓形虫 IgG 抗体效价的下降"作为考核疗效的标准。

(二)各种患者的治疗方案

1.免疫功能正常者

(1)磺胺嘧啶(SD)80mg/(kg·d),每日 3~4 次,首次加倍,15d 为 1 个疗程(或加复方新诺明 2 片,每日 2 次,首次加倍,15d 为 1 个疗程)。乙胺嘧啶:25mg,每日 2 次,首次加倍,15d 为 1 个疗程。

(2)螺旋霉素每日 3~4g,每日 3 次,20d 为 1 个疗程,可与磺胺药联合应用(用法同前)。

(3)阿奇霉素 5mg/(kg·d),每日 4 次,首次加倍,10d 为 1 个疗程,可与磺胺药联合应用。

(4)克林霉素 10~30mg/(kg·d),每日 3 次,10~15d 为 1 个疗程,可与磺胺药联合应以上疗法,一次治疗后可根据病情需要,间隔 5~7d 后再用 1~2 个疗程。

2.免疫功能低下者

上述各种用药方案的疗程时间延长 1 倍,最少不低于 2 个疗程。可同时加用 γ-干扰素治疗。

3.孕妇

(1)螺旋霉素(或克林霉素)用药方法同前,对早孕者建议用 2 个疗程。

(2)阿奇霉素对早孕者建议用 2 个疗程;中、晚期妊娠者可用 1 个疗程。

4.新生儿

新生儿可采用螺旋霉素(或乙胺嘧啶)+磺胺嘧啶,或阿奇霉素治疗,用法同前。

5. 眼弓形虫病

(1)磺胺类药物 + 乙胺嘧啶(或螺旋霉素)每疗程至少 1 个月。

(2)氯林可霉素 300mg,每日 4 次,至少连服 3 周,症累及黄斑区者加用肾上腺皮质激素。

(杨全福)

第七节　肺螨病

肺螨病是由于嗜肺螨类随空气、水和食物侵入机体经呼吸道寄生于肺部引起肺部变态反应而导致的疾病。

一、病理

环境中的自生螨类经呼吸道侵入肺部后,先在细支气管内寄生繁殖,然后穿入肺组织,引起肺实质内的病变。典型的肺部病灶为大小不一,可见肺部任何部位的圆锥形结节样病灶,以 2～5mm 多见,病灶内含 1 个至多个螨虫,或孤立或融合,但一般呈散在分布。病变主要表现为细支气管炎和细支气管周围炎。管腔狭窄或闭塞,管腔内含有大量的脱落坏死细胞、炎症浸润细胞、异物巨细胞螨体及纤维组织。近胸膜下大部肺泡萎缩消失,有大小不等的淋巴滤泡形成,肺泡间隔增宽,颇似间质性肺炎。病灶中偶见出血、水肿及肺气肿。

二、临床表现

(一)症状

1. 常见症状

肺螨病患者无特殊的临床表现,轻者似感冒或支气管炎,重者类似肺结核、胸膜炎和哮喘等肺部疾病。其主要的临床症状为咳嗽、咳痰、胸闷、胸痛、气短、乏力痰中带血和咯血等。痰多为白色黏液泡沫状。有些患者可常年咳嗽、咳痰持续不断,秋冬季节加剧。少数患者除上述症状外,,伴有低热和盗汗,尚可有头痛、背痛等。部分患者的主要症状仅仅表现为频繁的干咳,或干咳与喘息并存。个别患者除咳嗽、咳痰外,尚有哮喘样发作,发作时气急、不能平卧,这可能与螨性物质反复刺激气道黏膜局部而引起的过敏反应有关。

2. 非典型症状

(1)尘螨性哮喘:属吸入型哮喘,初发往往在幼年时期,有婴儿湿疹史,或兼有慢性细支气管炎史。突然、反复发作是其特征性表现,随之出现胸闷气急,不能平卧,呼气性呼吸困难,严重时因缺氧出现唇指发绀。每次发作临床表现较重但持续时间短。春秋季好发和症状加重,发作时间多在睡后与晨起,与环境中尘螨数量增多以及床褥枕头上的过敏原物质飞扬于空气中有关。患者如离开过敏场所到室外活动可缓解,或迁居至尘螨少处,或室内进行除尘打扫,经常换衣裤被褥等,可减轻症状或缓解。

(2)过敏性鼻炎:肺螨病患者中部分可有过敏性鼻炎的表现。一旦接触过敏原可突然发作,持续时间与接触过敏原的时间及量的多少有关。表现为阵发性发作,鼻塞鼻内奇痒、连续喷嚏、大量清水样鼻涕。检查时可见鼻黏膜苍白水肿。

（3）遗传过敏性皮炎：部分肺螨病患者可合并有遗传性过敏性皮炎，后者系尘螨性过敏，婴儿期表现为面部湿疹，成人主要是四肢屈面、肘窝和腘窝处的湿疹和苔藓样变，迁延多年不愈，好发于冬季。

（4）蛋白尿、结合膜充血、腹泻：少数肺螨病患者可出现蛋白尿、结合膜充血和腹泻等表现。一般认为是对螨的分泌物或螨的蜕皮发生过敏反应。

（二）体征

1.常见体征

无症状的患者多数无异常体征。患者肺部大多可闻及干性啰音，仅少数患者肺部可闻及湿啰音。喘息患者在咳嗽或深吸气时可听到哮鸣音。

2.非典型体征

少数肺螨病患者可有不同程度的皮疹、结合膜充血、清水样鼻涕等。

三、诊断标准

（1）有咳嗽、咳痰、胸闷、气喘等呼吸道症状，与居住或某些特殊工作场所或接触某些特定物品有关。

（2）血嗜酸粒细胞百分比及绝对计数升高。

（3）痰液检查螨类成虫、幼虫、虫卵。

（4）皮肤挑刺试验阳性或螨抗体阳性。

四、鉴别诊断

本病易与慢性支气管炎、支气管哮喘、肺结核、肺血吸虫病、肺部感染、胸膜炎等病混淆，特别是有长期干咳、胸部 X 线片由间质性改变者易误诊为弥散性肺病，应仔细区别，从事粮食、中草药工作的特定人群多发，呼吸困难，非进行性加重，胸部听诊无爆裂音，无杵状指，甲硝唑治疗有效等可鉴别。还需与其他寄生虫引起肺部过敏性炎症相鉴别。

五、治疗

（一）杀灭体内病原螨类的药物

杀灭体内的病原螨类是最有效的治疗方法。杀螨药物很多，国外曾采用卡巴砷、乙酰砷胺、枸橼酸乙胺嗪、硫代二苯胺、依米丁等。国内学者对肺螨病曾试用阿苯达唑、吡喹酮枸橼酸乙胺嗪和甲硝唑等多种药物进行治疗对比，结果发现甲硝唑的疗效较为满意。

1.甲硝唑

（1）用药方法：每日 0.6g，分三次服，疗程 7d，连服 3 个疗程（为一个周期），每疗程间隔7d，经 1 个周期治疗后，如症状未明显缓解，加量至每日 1.2g，再服 1 个周期，如出现轻度胃肠道反应一般不停药。

（2）治疗矛盾：极少数患者反应较重被迫暂停。

（3）对策：反应消失后再继续服用或酌减量。

2.卡巴砷

（1）用药方法每天 0.2～0.4g，分两次服用，连用 10d 为 1 个疗程，连服 3 个疗程，每疗程间隔 10d，经 3 个疗程治疗，近期治愈率达 75%。

（2）治疗矛盾治疗反应严重，轻者有恶心、周身无力和腹胀等；重者可发生粒细胞减少和前庭功能障碍,如眩晕、步态蹒跚等症。

(3)对策反应过重者换用其他杀螨药物。

(二)辅助治疗

1. 免疫治疗

用药方法主要用尘螨浸液注射,从小剂量开始,递增其浓度,使机体逐步产生免疫耐受性。每周注射 1 次,15 周为 1 个疗程,有效率可达 70% 以上。

2. 对症治疗

根据患者临床症状进行对症治疗。多数肺螨症患者常伴有细菌性感染,可适当选用敏感抗生素。

(杨全福)

第八节　肺包虫病

肺包虫病也称肺棘球蚴病,是由于细粒棘球绦虫或多房棘球绦虫的幼虫在人体肺部寄生而引起的一种人畜共患寄生虫病,多发生于牧区,属于地方病。

一、病原学及流行病学

世界上已知棘球绦虫有 4 种,目前证实对人体致病的有 3 种,即细粒棘球绦虫、多房棘球绦虫及福氏棘球绦虫,以前面 2 种对人体的危害性最大。

肺包虫病主要由细粒棘球绦虫的幼虫(细粒棘球幼)寄生于人体肺部所致。犬类动物是该绦虫的终宿主,人、羊、牛、马、猪等是中间宿主。细粒棘球绦虫的成虫寄生于犬类动物尤其是狗的小肠内,虫卵随终宿主的粪便排出,污染水源、食物或犬的皮毛等。当人或其他中间宿主吞食被虫卵污染的食物或水,或虫卵随风沙和尘土飞扬吸入后,在肠内经消化液作用而孵化为六钩蚴,然后侵入肠壁小静脉、毛细血管,随血循环经肠系膜静脉、门静脉到达肝脏,大部分六钩蚴在肝脏停留,形成囊肿,少数随血循环通过肝中心静脉经下隙静脉进入肺脏,在肺组织寄生发育形成肺包虫囊肿。还有极少数六钩蚴经肺静脉进入体循环,寄生于中间宿主其他脏器组织内,发育形成棘球蚴或包虫囊肿。人体包虫囊肿最多见于肝脏,占 70% ~80%,其次是肺组织,占 8% ~15%,再其次是肠系膜、网膜、盆腔、脾、纵隔、胰腺、乳腺及肌肉等部位。如狗吞食中间宿主羊牛、猪等含有包虫囊肿的内脏,其中的原头蚴在狗小肠内发育成为成虫。

二、病因

本病有显著的地方流行性,在我国西北地区,特别是新疆、内蒙、西藏等牧区,是人畜共患的全身性寄生虫病。细粒棘球绦虫的终宿主是犬类动物,成虫寄生在犬的小肠中,卵随粪便排出,污染食物,人(或羊、牛、猪等)食入后,在上消化道中经胃液的消化,卵壳破裂孵化出蚴虫,即六钩蚴,经消化道粘膜侵入血管,至门静脉系统,多数(75% ~80%)滞留在肝,少数(10% ~15%)经循环进入肺内或其他器官和组织。人(或羊、牛、猪等)为细粒棘球绦虫的中间宿主。

三、病理

六钩蚴进入肺组织内，逐渐发育成棘球蚴囊肿即肺包虫囊肿，往往在半年内长至 1~2cm，每年长大 1~2 倍；巨大者可达 20cm，内含囊液数千克。囊壁分为内囊和外囊。内囊是包虫的固有囊壁约 1mm 厚，可分为内层，即生发层，分泌透明液体，并产生很多子囊和头节；外层似粉皮，具有弹性。外囊是人体反应形成的纤维组织包膜，厚度为 3~5mm。内囊和外囊之间为潜在的间隙，互不粘连。肺包虫囊肿多为单发性，多位于肺周边；右肺比左肺多见，下叶比上叶多见。肺包虫囊肿可压迫肺组织造成支气管狭窄、炎症、肺萎陷和移位及肺部感染；也可破入支气管、胸膜腔，造成各种并发症。

四、临床表现

肺包虫病的症状视其寄生部位囊肿数目、大小、并发症等不同而异。感染初期，囊肿较小，可无任何症状，甚至有的多年无任何不适，仅在体检时偶然发现。随着肺包虫囊肿的逐渐增大，临床可出现出现干咳、胸闷、胸痛等。当囊肿直径 >5cm，尤其形成巨大囊肿时，可压迫邻近支气管及肺组织时，产生刺激或压迫症状，此时出现刺激性咳嗽、胸闷气促、呼吸困难，甚至气管和纵隔移位。当肺包虫囊肿破裂与支气管相通，则临床出现剧烈呛咳，可咯出大量水样囊液、间断咳出子囊及内囊碎片，并可出现过敏性反应伴随症状，如皮肤潮红喘息，荨麻疹等，严重者出现过敏性休克。如大量囊液突然涌入支气管，阻塞呼吸道，造成呼吸困难和缺氧，重者窒息死亡。破溃肺包虫囊肿若与支气管相通，合并感染率较高，临床表现发热、胸痛、咳嗽脓痰等酷似肺炎或肺脓肿的症状，伴支气管瘘者，咳出脓痰中可带有子囊或内囊碎片，严重感染可伴咯血，引流通畅后，体温下降，症状减轻。肺包虫囊肿破入胸腔，可发生急剧胸腔积液、气胸，甚或脓气胸，患者出现发热、气促、胸痛、过敏反应。儿童患者除上述征象外，可因巨大囊肿表现患侧胸廓膨隆、肋间隙增宽、营养不良、生长发育迟缓。肺包虫囊肿的体征无特异性。小囊肿多数无明显阳性体征。囊肿较大时，可发现气管、纵隔移位，患侧呼吸运动减弱，局部叩诊浊音，呼吸音减低等体征。如囊肿在肺尖压迫上腔静脉及锁骨下静脉，可出现相应的浅表静脉怒张和上臂水肿等受压征。如伴有肝包虫病者，可有肝大腹胀、黄疸等。

五、诊断

对肺包虫囊肿，禁用胸部穿刺术作为诊断方法，因为穿刺可引起囊液外渗而产生过敏反应或包虫病播散等严重并发症。

首先要了解患者曾否居住在包虫病流行地区和是否有接触牧犬史。X 线检查是诊断包囊肿的重要方法。无并发症者，在 X 线片上呈现密度均匀、边界清晰的圆形或椭圆形阴影。

囊肿破裂分离后可见 X 线征象：①外囊破裂：少量空气进入外囊与内囊之间，在囊肿顶部呈现新月形透亮区；②外囊、内囊都破裂：囊液部分排出，空气同时进入外囊及内囊，则囊内呈现液平面，其上方有两层弧形透亮带；③内囊外囊都破裂：且内囊陷落飘浮于囊液表层，则在液平面上呈现不规则的内囊阴影，犹如水上浮莲；④囊壁破裂：内容物全部排空者，则呈现囊状透亮影，类似肺大泡。

化验检查常见嗜酸粒细胞增多，有时可达 25%~30%。包虫液皮内试验：用包囊液作为抗原，进行皮内试验，阳性反应率可高达 70%~90%。补体结合试验阳性率也高。

六、治疗

（一）药物治疗

苯并咪唑类化合物是近年来国内外重点研究的抗包虫药物,阿苯达唑和甲苯咪唑均为抗包虫的首选药物,阿苯达唑吸收较好,在治疗囊型包虫病时,30d 为 1 个疗程,可视病情连续数个疗程,其疗程优于甲苯咪唑,尤以肺包虫病为佳。对于泡型包虫病,国内有人建议长期应用较大剂量的阿苯达唑治疗,疗程 17~66 个月(平均为 36 个月)不等,但治疗过程中宜随访肝、肾功能与骨髓。孕妇忌用。

（二）手术治疗

外科手术是治疗肺包虫病有效的方法。手术要求全部摘除内囊,并防止囊液外溢,以免引起过敏反应或肺棘球蚴头节播散。手术方法有下列三种。

1. 内囊摘除术

内囊摘除术适用于无并发症的肺包虫囊肿。开胸显露囊肿后,用纱布垫遮盖囊肿周围之肺组织和胸膜腔,避免囊液外溢进入周围组织。用穿刺针抽出部分囊液后,注入少量 10% 氯化钠溶液以杀死头节,15min 后切开外囊,将内囊完整全部取出。也可以不穿刺囊肿,小心地切开外囊,在沿外囊与内囊间隙扩大分离面,此时于气管内加压吹气使肺膨胀,内囊即可完整逸出。然后剥离切除囊壁,用细丝线缝合囊壁的细小支气管开口。

2. 囊肿摘除术

囊肿摘除术适用于较小的无并发症的位于肺组织深部的肺包虫囊肿。将外囊与内囊一并摘除,然后缝合肺组织创面。

3. 肺叶或肺段切除术

肺叶或肺段切除术适用于部分感染,造成周围肺组织病变的病例。

（杨全福）

第九节　肺胸膜阿米巴病

肺和胸膜阿米巴病系指溶组织内阿米巴原虫感染人体后,经直接或间接途径,侵入肺、支气管、胸膜所引起的疾病。主要表现有阿米巴肺炎肺脓肿、脓胸等。

一、病原学

溶组织内阿米巴原虫有大滋养体、小滋养体及包囊三种状态。阿米巴病主要见于热带、亚热带地区。肺和胸膜阿米巴病可继发于肝脏或肠道阿米巴病,也可由阿米巴原虫侵入呈原发性经过。前者多见,系由成熟的包囊被吞食后发病,后者少见,系因含有阿米巴原虫感染期包囊的灰尘颗粒经呼吸道吸入肺内致病。

二、病因和发病机制

阿米巴原虫感染中,90% 为隐性感染,10% 发生侵袭性阿米巴病。这主要取决于感染虫株的特性,也与宿主机体免疫状态,营养状况和抵抗力有关。当人吞入被包囊污染的食物或水后,因包囊有抗胃酸作用,故顺利到达小肠下段,借助于胰蛋白酶的催化作用,囊内虫体脱囊而出,分裂成小滋养体,在肠腔内定居。在结肠功能正常情况下,小滋养体停止活动,分泌囊壁形成包囊,随粪便排出。当宿主机体抵抗力下降或肠功能紊乱时,小滋养体侵入肠壁,大量增生,转变为大滋养体。病原虫直接接触并粘附到靶细胞,吞噬、溶解组织细胞。滋养体释放水解蛋白酶引起组织溶解坏死,同时对补体有抵抗作用,粘附参与机体应答的中性粒细胞,释放更多的酶,加重组织炎症和破坏,形成脓肿。

肺、胸膜阿米巴病 90% 为肝源性。可由肝脓肿穿破到胸膜和肺;经肝、膈、肺粘连处组织间隙、血管侵入肺;经肝静脉入下腔静脉至肺和胸膜,肠源性则滋养体从肠壁病灶经肠道淋巴管、胸导管入上腔静脉或直肠下静脉入下腔静脉侵入肺。

三、病理

阿米巴肝脓肿后天性感染可沿淋巴管间接累及右胸,引起阿米巴渗出性胸膜炎。如果直接穿破到胸膜腔,可发生急性阿米巴脓胸。继之胸膜可以逐渐增厚,形成局限性脓胸。若形成阿米巴肺脓肿,肺泡结构消失,肺组织大片坏死、液化,脓肿壁有结缔组织增生。脓液为液化的肺组织,呈棕褐色,内含夏科雷登氏晶体,可以查到溶组织阿米巴滋养体,但从未发现其包囊。少数病例在肺动脉查见原虫栓塞,为血源性感染的有力证据。如果没有肝脓肿,说明是直接继发于肠道的阿米巴病。若是同时存在肝脓肿和肺脓肿,肺脓肿究竟继发于肝脏血行感染还是来自肠道血行感染则较难确定。肺脓肿可以并发脓胸、支气管胸膜瘘或支气管肝瘘。这些并发症可以单发,也可以多发。

四、临床表现

肺和胸膜阿米巴病患者 50% 以上有痢疾病史,有的可在痢疾病后 30~40 年后出现。与急性阿米巴肝脓肿一样,急性肺和胸膜阿米巴病患者常出现发热,多为不规则高热,可伴寒战。咳嗽、咳痰、咯血常见,以咯巧克力色血痰为本病的特征性表现。胸痛一般表现为右侧胸痛,向右肩胛区放射。呼吸困难与肺脓肿病变程度及胸腔积液多少有关。此外可出现盗汗、食欲缺乏等症状。当肝脓肿向胸腔穿破时,突发性剧烈胸痛及呼吸困难。胸膜支气管瘘者常出现大量红棕色或巧克力色脓血痰。慢性起病者发热常不突出甚至可以无发热,但常伴营养不良、消瘦,贫血、水肿亦较常见。肺、胸膜阿米巴病的体征因病型而异,肺炎型者可无明显体征或出现局限性湿啰音,肺脓肿或胸腔积液者可有肺实变及胸腔积液病变侧叩诊浊音,呼吸音减低或消失。伴心包炎者可有心浊音界增大、心率快、心音低,偶可听到心包摩擦音。慢性患者可表现为面色及甲床苍白、消瘦、杵状指等。

五、辅助检查

(一)血液学检查

血白细胞、嗜酸性细胞增高,血沉增快。慢性患者有贫血,低蛋白血症。

(二)病原体检查

痰、胸腔积液中可查到阿米巴虫,但阳性率仅为 15%~20%。

(三)血清学检查

用间接荧光抗体试验,间接血凝试验、酶联免疫吸附试验等测定阿米巴抗体,阳性率可达 95% 以上,且特异性高。但因抗体持续时间长,应结合临床确定病变的活动性,对流免疫电泳检测脓液和活检组织中阿米巴抗原,较检测抗体更为迅速,有助于诊断和判断预后。

（四）X 线表现

病变多位于右肺下叶,以前基底段最多见。右膈抬高,胸膜反应或胸膜积液,右下肺大片状密度增高浸润阴影,可见液平面和不规则脓肿壁。血源性则表现为两肺多发性小脓肿。

六、诊断

肺、胸膜阿米巴病确诊主要根据:①病史中患者是否有阿米巴肠病、阿米巴肝病或痢疾病史("腹泻"),居住区是否有阿水巴病流行存在等;②临床有发热、白细胞增多,或贫血、营养不良,咳嗽、胸痛、呼吸困难咯大量脓痰或巧克力痰;③胸部 X 线和 B 超检查发现肺或胸腔内多发病灶或积液,膈肌抬高、肝脓肿;④痰或胸腔积液检测到阿米巴原虫;⑤临床症状和 X 线超声检查所见异常,经抗阿米巴原虫治疗后消失或显著改善;⑥手术证明。如具备①～③可拟诊本病;具备①～④或①②③⑤,可确诊为本病;单独⑥亦可确诊。

七、治疗

（一）抗阿米巴药物治疗

抗阿米巴药物治疗首选甲硝唑(灭滴灵),对各型及各脏器的溶组织阿米巴均有效。成人用量0.4g,每日 3 次,7d 为 1 疗程,必要时可重复,亦有主张治疗 15d。多数患者单用甲硝唑可以治愈。其他药物如硝乙基磺咪唑、吐根碱、氯喹等具有较好的疗效,对于甲硝唑疗效欠佳者可以选用。

（二）抗感染治疗

阿米巴病常合并细菌感染,一些细菌(如大肠杆菌等)能使甲硝唑失活,疗效降低,因此对合并细菌感染者要联用广谱抗生素。

（三）引流

对于混合感染或积脓较多的重症患者,充分引流可以较快地减轻中毒症状,缩短病程,对阿米巴脓胸患者应穿刺抽脓。但引流可导致阿米巴感染扩散,必须同时彻底抗阿米巴治疗。

（四）外科手术

对于经用充分的抗阿米巴、抗感染以及引流治疗后,仍存在久治不愈的支气管瘘、肺纤维化肺不张者,应考虑手术治疗。

（杨全福）

第十节　肺脓肿

肺脓肿是肺组织坏死形成的脓腔。早期为肺组织的化脓性炎症,继而坏死液化,由肉芽组织包绕形成脓肿。临床特征为高热、咳嗽、咳大量脓臭痰。本病可见于任何年龄,青壮年男性及年老体弱有基础疾病者多见。

一、流行病学

与抗生素前时期相比,目前由化脓性细菌引起的肺脓肿已相对减少,这可能与肺炎患者早期应用有效的抗生素,避免发展至坏死有关。而且,住院昏迷或麻醉下患者的管理技术的提高事实上减少了由于误吸引起的肺脓肿。现今所遇到的肺脓肿大多由厌氧性细菌引起。误吸在厌氧菌引起肺脓肿的病理生理中占有重要地位,特别是在有牙周疾病的情况下。因牙周疾病增多和微量吸入发生率增加,肺脓肿常见于老年人。目前普通人群中肺脓肿的发生率并不清楚。

二、病因和发病机制

急性肺脓肿的致病菌多为上呼吸道、口腔的常存细菌,包括厌氧、需氧和兼性菌,常为混合感染。90%的患者合并有厌氧菌感染。根据感染途径,可将脓肿分为以下 3 种类型。

(一)吸入性肺脓肿

吸入性肺脓肿是最常见的类型,病原体多为厌氧菌。因麻醉、醉酒、药物过量、癫痫、脑血管意外等出现意识障碍时,或因受寒、极度疲劳等诱因,使全身免疫功能下降、咽保护性反射减弱或消失、气道防御清除功能降低时,吸入的致病菌则迅速生长繁殖,与其他吸入的异物一起阻塞细支气管,引起化脓性炎症,导致组织坏死而形成脓肿;还可因患鼻窦炎、牙槽脓肿等疾病,脓性分泌物增多而被吸入致病;口腔、鼻、咽部位的手术血块或呕吐物亦可经支气管吸入而致病。

吸入性肺脓肿常为单发性,因右总支气管较直,且管径较粗大,吸入物易进入右肺,故右侧肺脓肿多于左侧。

(二)发性肺脓肿

部分细菌性肺炎、支气管扩张、支气管肺癌、肺结核空洞患者在继发肺部感染时,可导致继发性肺脓肿;支气管异物阻塞,是导致小儿肺脓肿的重要因素;肺部邻近器官化脓性病变,如膈下脓肿、肾周围脓肿等穿破至肺时,亦可形成肺脓肿;阿米巴肝脓肿因好发于右肝顶部,故易穿破膈至右肺下叶,形成阿米巴肺脓肿。

(三)血源性肺脓肿

由于皮肤外伤、感染、疖痈、中耳炎、急性化脓性骨髓炎等所致的败血症,脓毒菌栓经血行播散到肺,引起小血管栓塞、肺组织炎症坏死,而形成脓肿。常为两肺外周边缘的多发性脓肿,致病菌多为金黄色葡萄球菌、表皮葡萄球菌及链球菌。

三、病理

感染物阻塞细支气管,小血管炎性栓塞,致病菌繁殖引起肺组织化脓性炎症、坏死,形成肺脓肿,继而坏死组织液化破溃并经支气管部分排出,形成有气液平的脓腔,空洞壁表面常见残留坏死组织。病变有向周围扩展的倾向,甚至超越叶间裂波及邻接的肺段。若脓肿靠近胸膜,可发生局限性纤维蛋白性胸膜炎,发生胸膜粘连;如为张力性脓肿,破溃到胸膜腔,则可形成脓胸脓气胸或支气管胸膜瘘。如在早期抗生素干预了此自然过程,病变可完全吸收或仅剩少量纤维瘢痕。

如急性肺脓肿治疗不彻底,或支气管引流不畅,导致大量坏死组织残留脓腔,炎症迁延 3 个月以上称慢性肺脓肿。脓腔壁成纤维细胞增生,肉芽组织形成,使脓腔壁增厚,并可累及周围细支气管,至其变形或扩张。

四、临床表现

(一)症状

急性肺脓肿患者,发病急骤,畏寒、高热,体温达 39 ~ 40℃,伴有咳嗽、咳少量黏液痰或黏液脓性痰,典型痰液呈黄绿色、脓性,有时带血,静置后可分为 3 层。炎症累及胸膜,可出现患侧胸痛。如感染不能及时控制,于发病的 10 ~ 14d,突然咳出大量脓痰及坏死组织,每天量可达 300 ~ 500mL。咳出大量脓痰后,体温开始下降,全身症状随之好转。约 1/3 患者有不同程度的咯血。一般情况下,数周内逐渐恢复正常。

血源性肺脓肿多先有原发病灶引起的畏寒、高热等全身脓毒血症的表现,经数日或数周后才出现咳嗽、咳痰,痰量不多,极少咯血。慢性肺脓肿患者除咳嗽、咳脓痰、反复发热和咯血外,还有贫血、消瘦等慢性消耗症状。

(二)体征

肺部体征与肺脓肿的大小、部位有关。病变大而浅表者,可有实变体征,异常支气管呼吸音;病变累及胸膜,有胸膜摩擦音或胸腔积液体征。慢性肺脓肿常有杵状指(趾)、贫血和消瘦。血源性肺脓肿体征多为正常。

五、实验室及辅助检查

(一)血常规

急性期白细胞计数明显增高,可达(20 ~ 30)×10⁹/L,中性粒细胞占 80% ~ 90% 以上,可伴有核左移。慢性肺脓肿可有红细胞及血红蛋白减低。

(二)细菌学检查

细菌学检查有助于确定致病菌及选择有效抗菌药物,可行痰涂片革兰染色、痰细菌培养及药敏试验,有条件行厌氧菌培养。留痰宜在应用抗菌药物之前,应防止口咽部寄生菌污染标本,采集痰液后立即送检。血源性肺脓肿血培养可发现致病菌。

(三)X 线检查

根据肺脓肿的不同类型、病期、支气管引流是否通畅及有无并发症,胸部 X 线检查表现各异。

1. 吸入性肺脓肿

早期炎症阶段,胸片表现为好发部位的大片浓密模糊的阴影,边界不清,与细菌性肺炎易混淆;脓肿形成后上述浓密阴影中出现圆形透亮区及液平面;在消散期,脓腔逐渐变小,周围炎症逐渐吸收,最后遗留少许索条状阴影。

2. 慢性肺脓肿

慢性肺脓肿其周围因纤维增生而形成厚壁空洞,内壁不规则,有时呈多房性,周围有纤维组织增生及邻近胸膜增厚,不同程度的肺叶膨胀不全或不张,纵隔移向患侧,健侧代偿性肺气肿。结合侧位胸片或胸部 CT 可明确脓肿的具体部位、范围,有助于体位引流或外科治疗。

3. 血源性肺脓肿

在单侧或双侧肺边缘呈现多发的小片状阴影或球形病灶,常可见到多发性含液平面的张力性薄壁小空腔,短期内阴影变化大,发展迅速,炎症吸收后可出现局部纤维化或小气囊样改变。并发脓胸者,患侧可见大片密度增高阴影,伴有气胸者可见到液平面。

(四)纤维支气管镜检查

纤维支气管镜检查可明确异物或肿瘤阻塞性肺脓肿。在支气管引流不畅或炎症长期不能愈合者,可通过纤支镜吸痰,并在病变部位注入抗生素,促进支气管引流和脓腔愈合。

六、诊断和鉴别诊断

(一)诊断

根据口腔手术、呕吐、异物吸入以及意识障碍等病史,急性发作的高热、畏寒、咳嗽及大量脓臭痰等临床表现,结合外周血白细胞总数及中性粒细胞升高,胸片上肺野大片浓密炎性阴影中有脓腔及液平的 X 线特征,可做出初步诊断,血液及痰液的细菌培养则有助于做出病原学诊断。对于皮肤有创伤感染、疖、痈等化脓性病灶患者,或静脉吸毒者患心内膜炎,如有发热不退,并出现咳嗽、咳痰等症状,且胸部 X 线检查发现两肺多发性小脓肿时,应考虑诊断为血源性肺脓肿。

(二)鉴别诊断

1.细菌性肺炎

早期肺脓肿与细菌性肺炎无论在症状上还是在 X 线胸片上都很相似。细菌性肺炎中以肺炎球菌肺炎为最常见,常有口唇疱疹、咳铁锈色痰液而非大量脓臭痰,胸片示肺叶或肺段实变呈片状淡薄阴影,边缘不清,但无脓腔形成,鉴别不难。其他有化脓倾向的肺炎如:葡萄球菌肺炎、肺炎杆菌肺炎等,进行痰液或血液细菌学检查有助于鉴别。但应注意,若细菌性肺炎经正规抗生素治疗后,高热仍不退,且咳嗽加剧,并咳出大量脓痰时应考虑肺脓肿的存在。

2.空洞型肺结核

空洞型肺结核是结核杆菌感染肺部所致一种慢性传染病,起病缓慢,病程长,多有长期咳嗽、午后低热、乏力、夜间盗汗、面颊潮红及反复咯血等症状。胸片示慢性厚壁空洞,周围炎性病变较少,可有不规则的条索状病灶、卫星病灶及钙化斑点,空洞内多无液平,有时可在病灶周围见到结核播散病灶。痰中可找到结核菌,是鉴别二者的重要依据。空洞型肺结核继发细菌感染时,亦可有大量黄色脓痰,且在痰中一时难以找到结核杆菌,此时应详细询问病史,在治疗继发的急性感染之后反复查痰可鉴别。

3.支气管肺癌

支气管肺癌阻塞支气管可引起远端肺组织化脓性感染,但癌肿阻塞是一个渐进的过程,病程相对较长,且一般无明显细菌中毒症状,脓痰量亦较少,病灶呈叶、段分布。该种阻塞性化脓性感染,因引流不畅而使抗生素不易控制,疗效较差。故对 40 岁以上出现肺组织某一部位反复感染,且抗生素治疗效果较差的患者,要考虑支气管肺癌所致阻塞性肺炎的可能,应行纤维支气管镜检查,以尽早明确诊断。支气管肺癌在癌肿体积较大时,其癌肿中心组织易于发生坏死、液化,形成癌性空洞,多无细菌毒性或急性感染症状,胸片示空洞呈偏心、厚壁、内壁不规则等特点,空洞内一般无液平,空洞周围一般无炎症反应,但因癌肿转移可有肺门淋巴结肿大阴影。胸部 CT 检查、痰脱落细胞检查及纤维支气管镜检查可进行鉴别诊断。

4.肺囊肿继发感染

肺囊肿继发感染时,囊肿周围肺组织有炎症浸润,囊肿内有液平与肺脓肿相似,但肺囊肿炎症反应相对较轻,囊壁较薄,亦无明显中毒症状及大量脓痰。尤其是当感染控制、炎症吸收后,呈现出光洁整齐的囊肿壁时可做出鉴别。若有感染前 X 线片相比较则更易进行鉴别诊断。

七、治疗

急性肺脓肿的治疗原则是积极抗感染和充分引流。

（一）抗菌治疗

吸入性肺脓肿病原菌中的大多数厌氧菌对青霉素敏感,仅脆弱类杆菌对青霉素不敏感,而对林可霉素、克林霉素和甲硝唑敏感。故可首选青霉素每日 160～240 万 U,重症应给予每日 800 万～1200 万 U,分 2～4 次静脉滴注,以使药物在坏死组织中达到较高浓度。一般用药后 3～10d 体温下降,中毒症状明显减轻,体温降至正常可改为肌内注射。对青霉素过敏者,可用林可霉素每日 1.8～3.0g,静脉滴注或分 3 次肌内注射,也可用克林霉素每日 0.6～1.8g。甲硝唑多对厌氧菌敏感,可与上述药物联用,常用 0.4g,每日 3 次,口服或静脉滴注。如疗效不佳应参考细菌培养及药物敏感试验结果,选择有效抗菌药物。如耐甲氧西林的金黄色葡萄球菌感染,可选用万古霉素 0.5g,每日 3～4 次;革兰阴性杆菌应选用第二、三代头孢菌素类药物、氟喹诺酮类药物,必要时联合氨基糖苷类。抗菌药物应用疗程宜长,一般需 8～12 周,停药指征为临床症状完全消失,胸部 X 线片显示脓腔及炎性病变完全消散,仅残留条索状纤维阴影。

全身应用抗菌药物的同时也可局部治疗,如环甲膜穿刺、气管导管内滴药经纤支镜支气管内滴药等,均可提高疗效,缩短疗程。

（二）引流排脓

对于支气管通畅咳痰顺利者,可按脓肿位置采用体位引流,让患者采取病变位于高位,支气管近端开口处于低位的体位,如上叶后段、下叶背段肺脓肿可取健侧俯卧头低位,基底段病变采取头低脚高俯卧位,轻轻拍击患部,利用重力的作用使脓液排出,一般每日 2～3 次,每次 15～20min。

病情较重或有大咯血者暂不宜行体位引流。经纤支镜冲洗吸痰为有效的引流方法。痰液黏稠者可选用祛痰药物如沐舒坦或吸入生理盐水等,均有利于排痰。血源性肺脓肿要及时处理原发病灶。

（三）一般治疗

急性期中毒症状明显者应卧床休息,加强支持疗法,供给足够热量和维生素、必需氨基酸和血浆等,注意补充水分,维持电解质平衡,必要时吸氧。对症治疗包括解热、止咳祛痰等。

（四）外科治疗

下列情况可行外科手术治疗:①肺脓肿内科规律治疗 3 个月脓腔不缩小、感染不能控制者;②并发支气管扩张反复感染及大量咯血者;③伴支气管胸膜瘘或脓胸经引流冲洗疗效不佳者;④支气管阻塞疑为支气管肺癌者。

八、预后及预防

肺脓肿的预后与感染菌株的致病力、患者基础状态、肺部病变范围、诊断和治疗是否及时等有关。经及时合理治疗,大多数患者可恢复,不需手术。否则可形成慢性肺脓肿致命性大咯血及支气管胸膜瘘等。目前,总体病死率已小于 5%。

日常应注意避免受寒、极度疲劳及酗酒。重视龋齿、化脓性扁桃体炎、鼻窦炎、牙龈脓肿等慢性感染病灶的治疗。口腔和胸腹手术前应注意保持口腔清洁,手术中注意清除口腔、上呼吸道血块和分泌物,鼓励患者咳嗽,保持呼吸道引流通畅。昏迷患者更要注意口腔清洁,合并肺炎应及时使用抗菌药物治疗。

(杨全福)

第十一节　急性肺源性心脏病

急性肺源性心脏病主要由于来自静脉系统或右心的栓子进入肺循环,造成肺动脉主干或其分支的广泛栓塞,同时并发广泛肺细小动脉痉挛,使肺循环受阻,肺动脉压急剧升高而引起右心室扩大或急性右心衰竭。临床以突发的呼吸困难、胸闷、心悸、剧烈胸痛窒息为特征。常见的原因是脱落的栓子如血栓、羊水栓\气栓、肿瘤栓与脂肪栓等。

一、病因

急性肺源性心脏病最常见的原因为严重的肺动脉栓塞。栓子的主要来源主要有如下几个方面。

(一)周围静脉血栓

周围静脉血栓以下肢深部静脉和盆腔静脉血栓形成,或血栓性静脉炎的血栓脱落为常见。其发生原因多由于久病或手术后长期卧床或心力衰竭,使血流速度减慢引起。其他如盆腔炎腹部手术与分娩,以及静脉曲张静脉内长期留置导管,红细胞增多症和口服避孕药所致的高凝状态等均可成为血流淤滞,促进局部静脉血栓形成与血栓性静脉炎的重要原因。久病离床活动和用力排便等使静脉压突然升高,是血栓脱落的常见诱因。

(二)右心血栓

右心血栓如慢性心房纤颤,心室间隔或下壁心肌梗死波及右心室内膜下,以及室间隔缺损或先天性动脉导管未闭伴发感染性心内膜炎等所致的右心室附壁血栓和肺动脉瓣或三尖瓣的血栓,均可脱落引起肺动脉栓塞。

(三)癌栓

癌细胞经血循环转移至肺,引起弥散性肺小动脉栓塞浸润,造成肺动脉管腔进行性狭窄与阻塞。原发癌与腹腔脏器为常见,如胃癌、结肠癌及盆腔脏器癌瘤转移至下腔静脉邻近的淋巴结,再侵入血循环;或向肝脏转移后,侵入肝静脉转移至肺。

(四)其他

其他如胸部或心血管手术、肾周空气造影、人工气腹以及腹腔镜检查等过程中,因操作不当,使空气进入静脉或右心腔所致的气栓;股、胫骨等长骨或骨盆骨折大量脂肪进入静脉所致的脂肪栓。妊娠期间或分娩时的羊水栓塞。急性寄生虫病大量虫卵在短期内进入肺循环引起的虫卵栓,均可使肺动脉压力急剧升高,发生急性右心衰竭。

二、病理与发病机制

肺总动脉,左、右肺动脉分叉处或左右肺动脉可见大块栓子或多数栓子栓塞。有时栓子可向右心室延伸至肺动脉瓣。右心室扩大,因休克或冠状动脉反射性痉挛导致心肌严重缺氧伴灶性出血。肺动脉栓塞后,是否发生肺栓塞,主要视支气管动脉循环是否受到阻碍而定。

一般心功能不全或肺淤血的患者,肺梗死较易发生。肺梗死以下叶肋膈角附近为常见,肺组织多坏死,呈红色楔形,并有血性渗出物,其底部与肺表面略高于周围的正常肺组织。当坏死区接近胸膜时,胸膜腔可有血性积液。梗死组织吸收后,仅有少许瘢痕遗留,但大面积梗死则可留下肺不张变化。

血栓运行到肺部对循环影响的大小,视血管阻塞的部位、面积肺循环原有的储备以及肺血管痉挛的程度而定。一般小的栓塞对血循环影响不大,血栓经机化后,阻塞的肺动脉可重新再通。当肺动脉两侧的主要分支突然被巨大栓子阻塞时,可通过神经反射,体液因子如组胺、5 – 羟色胺、细胞因子、血栓素等释放,以及缺氧诱发肺动脉内皮细胞合成并释放内皮素等因子作用下,可引起广泛肺小动脉痉挛。或因多发的小栓子造成肺循环大半以上面积阻塞时,均可使肺循环压力急剧增高。因右心室无法排出从体循环回流的血液,随即发生右心室扩张与右心力衰竭。此外,由于左心回血量锐减,左心室排出量突然降低,体循环动脉压下降,可发生不同程度的休克。

三、临床表现

(一)常见症状和体征

1. 症状

发生大块栓塞或多发性梗死时,患者起病急骤,常突然发生不明原因呼吸困难、气促、发绀、剧烈咳嗽、窒息感、心悸和咯血。其中呼吸困难严重且持续时间长,呼吸困难的特征是浅而速,呼吸频率40~50次/分钟。咯血常为小量咯血,每次数口到20~30mL。大咯血少见。

重者有烦躁不安、神志障碍、惊恐甚至濒死感。发作时因伴脑供血不足,有伴昏厥(亦可为PTE的唯一或首发症状)。

病变累及胸膜时,因栓塞部位附近的胸膜有纤维素性炎症,可出现剧烈胸膜炎性胸痛并放射至肩部,与呼吸有关,据此可判断肺栓塞的部位。临床上有时出现所谓肺梗死三联征,即同时出现呼吸困难、胸痛及咯血,但仅见不足30%的患者。

肺梗死后综合征:一般肺血栓后5~15d可出现类似心肌梗死后综合征,如有心包炎、发热、胸骨后疼痛、胸膜炎、白细胞增多及血沉快等。

2. 体征

(1)肺部体征:常见呼吸急促;肤色苍白或发绀,肺大块梗死区域因肺不张、心力衰竭、肺泡表面活性物质丧失致毛细血管渗透性改变,因此常可闻及细湿啰音。神经反射及介质作用可引起小支气管的痉挛、间质水肿等,使肺部出现哮鸣音。叩诊浊音,呼吸音减弱,或有哮鸣音和(或)细湿性音,如肺梗死病变累及胸膜可闻及胸膜摩擦音或有胸腔积液体征。偶在肺部听到一连续或收缩期血管杂音,且吸气期增强,系因血流通过狭窄的栓塞部位引起湍流所致,也可发生于栓子开始溶解时。

(2)心脏体征:心动过速往往是肺栓塞的唯一及持续的体征。大块肺栓塞患者,右心负荷剧增,心浊音向右扩大,心底部肺动脉段浊音可增宽,可伴明显搏动,肺动脉瓣区第二音亢进及分裂,有响亮收缩期喷射性杂音伴震颤,可有舒张期杂音及奔马律,吸气时增强,若用 Val – salva 方法检查时,即减轻或消失。当有心搏出量急骤下降时,肺动脉压也下降,肺动脉第二音可不亢进。脉细速,血压低或测不到,心率增快,心前区奔马律、阵发性心动过速、心房扑动或颤动等心律失常。

（二）非典型表现

1. 心搏骤停

老年人急性肺心病可出现心搏骤停。

2. 症状不典型

无咯血胸痛,仅表现为胸闷与气短。

3. 其他体征

可伴发热,早期可有高热,低热持续一周或一周以上。右心衰竭时,颈静脉怒张,肝大并有疼痛及压痛。急性期下肢水肿多不明显。如有横膈胸膜炎或充血性脏器肿大时可伴有急性腹痛。

四、辅助检查

（一）心电图

心电图多表现右心负荷过重,电轴右偏,肺性 P 波,完全性或不完全性右束支传导阻滞。

（二）动脉血气分析

肺栓塞的血气改变有低氧血症、低碳酸血症和肺脑动脉血氧分差增大。

（三）胸部 X 线片

胸部 X 线片的敏感性及特异性较低。其胸部 X 线片主要表现有血流减少,栓塞近端动脉增粗,肺梗死性病变。

（四）肺通气/肺灌注扫描

肺通气/肺灌注扫描基本征象为:一侧肺灌注不显影,而肺通气正常;大片放射性缺损区,或明显稀疏区;放射性分布稀疏区;新月形缺损区。如肺扫描正常,基本上可排除肺栓塞。肺通气/肺灌注为一安全无创伤和有价值的诊断方法,其敏感性高,但特异性较差。

（五）超声心动图

超声心动图可见到直接征象和间接征象。直接征象如直接看到血栓,间接征象如右室扩张;右室壁运动减弱、室间隔运动异常,肺动脉扩张和三尖瓣返流流速增快等。

（六）CT 及 MRI

CT 及 MRI 可显示左右肺动脉及其分支的血栓。螺旋 CT（SCT）及超高速 CT 诊断肺栓塞的敏感性及特异性均接近 100%。SCT 被作为肺栓塞的一种初筛手段,或者与肺灌注扫描及超声造影同时进行。

（七）肺动脉造影

肺动脉造影为目前公认的诊断肺栓塞的金指标,具有较高的敏感性及特异性。

（八）血浆

D - 二聚体急性 PTE 时升高若其为阴性或定量检查含量 <500μg/L,可基本排除 PTE。

五、诊断

1. 病史

有引起静脉血液高凝状态的高危因素。

2. 临床表现

有呼吸困难、胸痛、心动过速、咳嗽、咯血、下肢疼痛等。典型的 P2 亢进或分裂，P2 > A2。

3. 血浆

D - 二聚体含量≥500μg/L。

4. 胸部 X 线片

胸部 X 线片示右下肺动脉干增宽或伴截断征，肺动脉段膨隆以及右心室扩大征；胸部片状影；患侧膈肌抬高；少至中等量胸腔积液。

5. CT

CT 平扫或强化示肺血管内的充盈缺损。

6. MRI

MRI 直接显示栓子。

7. 通气—灌注扫描

扫描的典型征象是灌注缺损，但通气正常是肺栓塞的特征性表现。具备 1~4 项临床高度怀疑，若同时具备 5~7 任何一项者可确诊。

六、治疗

（一）一般治疗

（1）卧床休息、吸氧，以纠正低氧血症。

（2）胸痛：用罂粟碱 30~60mg，肌内注射，或哌替啶 50~100mg，吗啡 5~10mg，肌内注射。

（3）减低迷走神经的兴奋性，预防肺血管和冠状动脉反射性痉挛：阿托品 0.5~1mg 加入 5%~10% 葡萄糖溶液 200mL 中，静脉滴注，每 4h 1 次。

（4）右心衰竭：西地兰 0.2~0.4mg 加入葡萄糖溶液中缓慢静脉注射；硝酸甘油 5~10mg 加 5% 葡萄糖注射液 500mL，静脉滴注，每分钟 10 滴；酚妥拉明 10mg 加入 5% 葡萄糖注射液 200mL 中，静脉滴注。

（5）抗休克治疗：快速静脉补液不能纠正低血压，可用升压药如多巴胺或间羟胺 20mg，加入 5%~10% 葡萄糖注射液 250mL 中，开始每分钟 20 滴，以后根据血压情况进行调节，使收缩压维持在 90mmHg。右旋糖酐 40（低分子右旋糖酐）也可作为主选的扩容剂。

（二）血栓溶解疗法

一般新鲜血栓或发病 5d 以内效果最好，在发病两周之内亦可采用。通常用于大块肺栓塞（>2 个肺叶）或肺栓塞伴休克者。常规治疗方法：首先检查血常规、血小板计数、凝血酶原时间（PT），激活的部分凝血活酶时间（APTT）。若无异常采用尿激酶 2 万 U/kg 加入生理盐水或 5% 葡萄糖注射液 100mL 中，于 2h 滴完。每 4h 测一次 APTT，当其恢复至对照组 1.5~2.5 倍时，给予低分子肝素钙溶液 0.3~0.4mL，皮下注射，每日 2 次，共 7d。

（三）抗凝治疗

抗凝首选肝素，它可以防止肺栓塞的复发。具体给药方法有：①连续静脉滴注法：负荷量为 2000~3000U/h，继之 1000~1200U/h 或 25U/（kg·h）维持；②间歇静脉注射法：500U/h，每 6~8h 1 次，24h 后剂量减半；③间歇静脉、皮下注射法：5000U 静脉注射，同时 10000U 皮下注射，以后每 8~12h 皮下注射 1 次。应用肝素使凝血时间延长 1 倍或 APTT 延长至对照值的 1.5~2 倍为所需的肝素剂量。肝素治疗 48h 后开始口服抗凝药，常用的药物为华法林。首次剂量为4mg,以后参考凝血酶原时间及活动度调整剂量,凝血酶原活动度维持在20%~30%之间,凝血时间为正常的1.5~2倍,疗程3~6个月。

(四)肺栓子摘除术

患者处于严重休克或低氧血症经内科治疗不改善;抗凝或溶栓治疗有禁忌证者,经肺动脉造影证实后均可行肺栓子摘除术。

(杨全福)

第十二节 急性间质性肺炎

急性间质性疾病(AIP)是一种病因不明,以暴发起病、快速进展为呼吸衰竭、具有极高病死率为特征的肺间质性疾病。临床表现与急性呼吸窘迫综合征(ARDS)相似,病理学则为弥散性肺泡损伤(DAD)。

一、病因和发病机制

目前,AIP的病因和发病机制尚不清,大部分患者既往身体健康。急性间质性肺炎肺活检病理显示,在疾病的整个过程中,从弥散性肺泡损伤渗出期到机化期各个阶段均为弥散性、均一性病变。弥散性肺泡损伤早期,肺泡毛细血管内皮受损导致大量蛋白物质流进肺泡内,形成透明纤维细胞膜;具体过程为激活的中性粒细胞和肺泡巨噬细胞产生炎症细胞因子,上调黏附细胞分子活性,促进中性粒细胞黏附聚集和穿过内皮细胞,导致毛细血管内皮受损。

同时,肺泡上皮也存在不同程度的损伤,正常肺泡上皮由90%的Ⅰ型上皮细胞组成,主要是维护肺泡隔屏障作用和肺泡正常形态功能;另外10%由Ⅱ型肺泡上皮细胞组成,产生肺泡表面活性物质并具有一定储备功能,可以增生修复上皮。弥散性肺泡损伤早期,Ⅰ型上皮细胞首先受侵并导致肺泡隔屏障损伤,严重病例可发生肺泡壁支气管化,而一般则由Ⅱ型肺泡上皮细胞增生修复,这些病变在某种程度上也促进了细胞黏附分子的表达。肺脏病理标本中出现间质增厚、渗出物机化(伴或不伴透明细胞膜部分溶解)和胶原形成,则标志弥散性肺泡损伤从炎症渗出期发展到纤维化期。

促进病情进展的因素可能与肿瘤坏死因子和血小板源性生长因子等有关。间质增厚和纤维化病理过程可能与两个因素有关:①成纤维细胞逐渐向肺泡隔和肺泡腔渗出物迁移、增生并且转化为肌成纤维细胞,肌成纤维细胞早期生成Ⅲ、Ⅳ和Ⅵ型胶原蛋白和细胞基质蛋白、纤维结合素,而后期出现Ⅵ型胶原蛋白则表明纤维化不可逆转;②肺间质中肺泡上皮和层粘连蛋白缺失及损伤导致肺泡基础膜裸露,使得相邻肺泡隔粘连萎陷,进而由Ⅱ型肺泡上皮细胞修复重新上皮化。

二、病理

AIP的病理特点是双肺呈机化或增生性、弥散性肺泡损伤,分为急性期(渗出期)和机化期(增生期)。急性期(渗出期)多发生在发病后1~2周,病理表现为肺泡上皮和基底膜损伤,其渗出液中含有成纤维细胞、炎症细胞、巨噬细胞、纤维蛋白及脱落的上皮细胞,从而使肺泡腔及肺间质呈现水肿改变,肺泡腔内出血;机化期(增生期)多发生在发病后 2 ~ 3 周,表现为各间质系统的增厚,成纤维细胞增生甚为显著,可见广泛的肺泡间隔及肺泡腔的纤维化。

三、诊断要点

(1)急性起病,多数发病前有周身不适、肌肉关节痛、发热、发冷等"感冒"样症状。

(2)咳嗽,进行性呼吸困难,进展快,常迅速发展为呼吸衰竭。类似于成人呼吸窘迫综合征(ARDS)。

(3)常伴有高热。

(4)体征:呼吸浅速,肺部听诊有表浅、细小、高调的啰音,有杵状指(趾)和发绀。在疾病晚期,吸气时可存在肋间隙和胸骨上窝凹陷。

(5)实验室检查:常规实验室检查无特异性且常无帮助。

(6)动脉血气分析:低氧血症,早期 $PaCO_2$ 可正常或偏低,随病情进展出现增高,肺内分流增加及通气/血流比例失调等。

(7)X 线检查:早期胸片可无表现或表现出透亮度减低,如连续观察可发现两肺自上而下出现肺纹理增多,可有小斑片状阴影,以后则显示两肺散在性大小不等、边缘模糊、浓密的斑片状阴影,晚期 X 线表现类似于 ARDS,常融合成大片状,均匀的弥散性两肺气腔阴影。

(8)胸部 CT 检查:CT 扫描示两肺斑片状对称性分布的毛玻璃样阴影,有时为双侧性气腔实变,分布以胸膜下为主,可见通常影响到不足 10% 肺的轻度蜂窝样变。

(9)病理学检查:AIP 的病理改变为机化性弥散性肺泡损害,一种对多种造成肺损伤病因的非特异性反应。主要特点是非特异性及具有特征性的短暂分期,包括急性渗出、机化和恢复等期,每一期有不同的组织学表现。由于活检常在临床病程的较晚阶段,故很少见到急性渗出阶段改变。

机化阶段的特征包括因间质水肿引起的肺泡间隔显著增厚,炎症细胞浸润,间质和气腔内成纤维细胞增生,Ⅱ型细胞肥大,相邻肺泡间隔塌陷和融合,沿肺泡间隔分布的局部区域的透明膜(在急性期最为明显),以及小动脉内血栓。

四、鉴别诊断

(一)慢性间质性肺炎

慢性间质性肺炎包括 UIP、DIP、NSIP 和继发于结缔组织疾病的肺间质病变,这些疾病也会出现急性加重。其共同特点是起病隐匿、病程较长。

(二)ARDS

ARDS 组织学特征为肺间质水肿和 DAD,故二者在临床表现和组织上均难以鉴别。但 ARDS 多有原发病及明确的病因,所以病史在此起决定性作用。

(三)隐源性机化性肺炎(COP)

隐源性机化性肺炎起病较急,但进展缓慢。胸片示双肺多发性斑片影,在病程中常有明显的游走。HRCT 可见片状或结节状分布的较强的密度增高区,不见血管影像,其边缘区域有"空气—支气管造影征"。病理特点是阻塞性细支气管炎,有肉芽组织堵塞于扩大的小气道内。

五、治疗

（一）糖皮质激素

反应尚好，应早期、大量和长期地应用糖皮质激素。用法：泼尼松每日 40～80mg，持续 3 个月，病情稳定后逐渐减量，维持时间当视病情发展而定，但疗程不宜短于 1 年。如减量时病情复发加重，应重新加大剂量。如病情凶险，可用冲击疗法：静脉注射甲基泼尼松龙每日 500～1000mg，持续 3～5d；稳定后改为口服。还可以考虑联合用药：甲基泼尼松龙每日 250mg + 每日环磷酰胺 1500mg + 长春新碱每日 2mg。

（二）机械通气

急速进展的呼吸衰竭应进行机械通气治疗，加用一定水平的 PEEP 将有助于克服肺泡的塌陷，减轻纤维化的产生。

（杨全福）

第十三节　闭塞性细支气管炎伴机化性肺炎

闭塞性细支气管炎伴机化性肺炎（BOOP）是 Epler 等于 1985 年首先提出的慢性间质性肺病中的一个新病种，为一种小气道腔内肉芽组织阻塞引起的疾病，可完全阻塞小气道，肉芽组织可延伸到肺泡管和肺泡，其特点包括结缔组织增生形成腔内息肉、纤维渗出、肺泡内巨噬细胞累积肺泡壁炎症等，但肺组织结构仍完整。BOOP 可为特发，也可由于各种免疫过程、中毒和炎症等所引起，主要表现为闭塞性细支气管炎、机化性肺炎和间质性肺炎与纤维化，其细支气管病变不像单纯的经典性闭塞性细支气管炎那样广泛，机化性肺炎所占比重较大，以区别于感染性肺炎后的机化性病变；而间质性病变则主要为肺泡壁炎症，虽然也有轻至中度纤维化，但不出现蜂窝肺；对类固醇激素治疗反应甚佳，故与 IPF 又有明显不同。

一、病因和发病机制

本病绝大多数患者不明（为特发性），少数病例则继发于其他基础疾病，已知引起继发性 BOOP 的病因很多，结缔组织疾病最为常见，如系统性红斑狼疮，类风湿关节炎，混合性结缔组织病，慢性甲状腺炎，韦格内肉芽肿，多发性肌炎，皮肌炎，进行性全身硬化等。此外，还见于下呼吸道病毒和支原体感染，吸入某些有害物质（如石棉、氨、硫酸二甲酯等），药物（如金盐、青霉胺、胺碘酮、头孢霉素、柳氮磺胺吡啶、二性霉素 B、干扰素、可卡因等）引起不良反应，HIV 感染，骨髓发育不良综合征，白血病，酒精性肝硬化，溃疡性结肠炎，放射治疗，骨髓、心脏移植后。

本病的发病机制尚未完全阐明，有作者认为 BOOP 是肺组织对不同病因所致的肺损伤所产生的共同反应。多数病例对肾上腺皮质激素治疗反应良好，支气管肺泡灌洗液中淋巴细胞增多，部分病例活检组织有免疫复合物增加，提示发病机制可能与免疫学异常有关。近来，Pesci 等对 BOOP 患者的组织活检与 BALF 分析表明，肥大细胞显著增加，肥大细胞脱颗粒明显，BALF 中类胰蛋白酶增高与肥大细胞数的百分比成正比，认为在 BOOP 发病中，肥大细胞起了重要作用。肥大细胞被激活，并释放各种细胞因子、蛋白酶和脂质多糖氨、脂质介质等，调控细胞和结缔组织细胞外基质的代谢,在体外肥大细胞能影响成纤维细胞的功能性活动、增生等,提示肥大细胞和成纤维细胞间的相互作用在 BOOP 发生中起一定作用。由于 1/3 病例发病初期有流感样的症状,推测可能系病毒感染引起。

二、病理

特发性 BOOP 肺活检标本的肉眼观察无特异性,受累组织坚实、灰色,有时因富含新鲜结缔组织而呈黏液样外观。

低倍镜下病变呈斑片状分布,小气道内有结缔组织栓。BOOP 的病理特点包括:结缔组织增生形成腔内息肉;纤维渗出;肺泡内巨噬细胞累积;肺泡壁炎症;但肺组织结构完整,可伴一定程度的纤维性肺泡间隔增厚。

三、临床表现

本病首发症状以干咳为主,活动后气促;部分患者可有中度发热,体重减轻,全身不适。大部分患者两肺可闻及 Velcro 啰音,少数可见杵状指,治疗后可消失。

四、辅助检查

(一)胸部 X 线检查

肺部可表现为 2 种类型:①两肺呈多发性斑块阴影或呈大叶分布的肺泡性浸润阴影,半数以上浸及 1 个以上的肺叶,在病程中呈"游走性",病变还可呈毛玻璃状阴影;②两肺中下野呈弥散性网状或细小结节状阴影,很少出现胸膜改变或胸腔积液,肺体积正常(区别于其他间质性肺病)。

(二)CT 检查

CT 检查表现为视野中有条索状、云絮状、斑块状阴影,可见气影征。

(三)肺功能检查

全部病例弥散功能降低;大部分患者呈限制性通气功能障碍,有低氧血症。

(四)支气管肺泡灌洗

全部患者支气管肺泡灌洗中淋巴细胞、嗜酸粒细胞或中性粒细胞增多。CD4＋/CD8＋比值下降对 BOOP 诊断有一定帮助意义。

(五)实验室检查

部分患者血白细胞计数轻度增高,大部分患者嗜酸粒细胞增多,血沉增快;39% 的患者 RA 实验阳性,50% 的患者抗核抗体阳性。

五、鉴别诊断

(一)应分清是特发性 BOOP 还是继发性 BOOP

特发性 BOOP 找不到起病的原因或相关疾病;继发性 BOOP 则可找到有关病因及相关疾病,如感染、药物、器官移植或骨髓移植。因此,详细的病史很是关键。

(二)弥散性泛细支气管炎(DPB)

DPB 除咳嗽外还咳大量的痰,肺功能表现为阻塞性通气障碍,且一般无弥散功能障碍,肾上腺皮质激素治疗无效,而大环内酯类抗生素治疗有效。

（三）特发性肺纤维化（IPF）

特发性肺纤维化发病年龄多在中年及以上，男性多于女性。起病隐袭，主要表现为干咳、进行性呼吸困难，活动后明显。多数患者双下肺可闻及吸气末爆裂音或捻发音，超过半数可见杵状指（趾）。终末期出现发绀、肺动脉高压、肺心病和右心功能不全。

（四）慢性嗜酸粒细胞性肺炎（CEP）

慢性嗜酸粒细胞性肺炎可出现肺部游走性阴影，肾上腺皮质激素治疗有效，病理形态学上也于 BOOP 有许多相似之处。但 CEP 周围血嗜酸细胞常达 0.20 以上，在支气管灌洗液中也达 0.05 以上；而 BOOP 周围血、支气管灌洗液中嗜酸细胞很少。

六、治疗

（一）肾上腺皮质激素

肾上腺皮质激素有良好疗效是本病的特点。一旦明确诊断应予以肾上腺皮质激素治疗。其主要作用是抑制炎症和免疫过程，抑制炎性细胞浸润和细胞因子释放，减少渗出，减轻纤维化和肉芽肿过程。虽然部分患者可自行缓解，但对中、重度 BOOP 患者仍推荐用皮质激素治疗。目前多数主张宜早期、足量，一般用强的松每日 $40 \sim 60mg$ 或 $1mg/(kg \cdot d)$（不超过每日 $100mg$）$4 \sim 8$ 周，临床和 X 线改善后减量至每日 $20 \sim 40mg$ 或 $0.5mg/(kg \cdot d)$ $4 \sim 8$ 周。临床症状多在用药 2 周开始缓解，肺功能和影像学改善则滞后。对重症患者用甲基强的松龙每日 $1000mg$（$250mg$，每 $6h$ 1 次）冲击 $3 \sim 5d$ 后再用上述剂量的口服强的松治疗。Cordier 推荐用甲基强的松龙 $60mg$ 每日 2 次，静脉用 $3 \sim 5d$ 继而用强的松 $1mg/kg$ 口服。激素治疗 $3 \sim 6$ 个月，病情稳定或改善，强的松可以逐步减量至维持量，总疗程至少 6 个月，一般需 1 年。停药过早或治疗最初一个月激素减量过快，有复发可能。复发病例再用肾上腺皮质激素治疗往往仍然有效。80% 以上患者皮质激素治疗有效，其中 65% 可获完全缓解，少数可出现重症纤维化和严重肺功能损害。继发于结缔组织病的 BOOP 预后较差。特发性 BOOP 部分患者 10% ～ 20% 可自行缓解，故有人建议皮质激素应用最小剂量和最短疗程。

（二）免疫抑制剂

继发于结缔组织病，移植物抗宿主反应以及其他免疫性疾病的 BOOP 患者，应同时应用免疫抑制剂。对有严重皮质激素不良反应、重症病例也可考虑应用免疫抑制剂，以环磷酰胺最常用，$1 \sim 2mg/(kg \cdot d)$，治疗开始剂量每日 $50mg$，$2 \sim 4$ 周逐渐增加，最大剂量不超过每日 $150mg$，维持 $3 \sim 6$ 个月。但使用最佳剂量和疗效尚待进一步确定。应注意用药的血液系统不良反应，如白细胞减少，贫血，血小板减少等。根据白细胞计数调整剂量，使白细胞不低于 $4.0 \times 10^9/L$，部分患者血液系统不良反应可以持续至停药后数月。

（三）病因治疗

继发性 BOOP 除激素应用外，需采取相应措施尽可能去除相关病因，如脱离环境、停止放疗和有关用药。如明确为支原体感染者，用红霉素每日 $1200mg$ 口服，可取得满意疗效。

（杨全福）

第十四节　职业性哮喘

职业性哮喘是指接触工作环境中某种物质所引起的哮喘。根据哮喘发作是否有潜伏期分为两种:过敏性哮喘(免疫型)有潜伏期,是由作业场所中的抗原或半抗原物质引起机体变态反应而引起;刺激性哮喘(非免疫型)无潜伏期,是由作业场所中刺激性物质刺激呼吸道而引起。

一、病因

许多物质可以引起职业性哮喘。通常分为二类:一类为高分子物质,如蛋白、多糖类。另一类为低分子量物质(<1000道尔顿),如甲苯二异氰酸酯、邻苯二甲酸酐。这两类物质均可以烟、雾、尘等形式吸入。

(一)高分子量物质

大多数高分子量物质来源于动物、植物,是复合的多价抗原,能引起IgE介导的反应。如面粉中的致敏原可以引起大约9%的面包师发生职业性哮喘。Zuskin等报道制饼厂接触可可粉和面粉的工人,职业性哮喘患病率各为2%和3%。在沈阳地区11个粮食贮存和加工单位进行调查,发现在12612名职工中,经询问和体检哮喘患病率为4.12‰。在动物实验室工作者对来源于啮齿动物的动物蛋白有很高的气道过敏反应,这些致敏原是动物的皮毛、尿液和毛发。昆虫饲养者(如:饵料养殖工人和养蚕工人)由于接触昆虫排泄物中的致敏原而发生哮喘。蚕丝、蚕尿等均可使人致敏引起职业性哮喘。王旭东等对3个蚕种场90名养蚕工人的初步调查表明,75.6%的工人因职业性接触而有不同程度的呼吸道过敏症状,其中患职业性哮喘者占15.6%。

呼吸道对高分子量物质致敏在食品加工业中也是很常见的。Anibaro报道7名接触大蒜粉尘所致的职业性哮喘患者,并且伴有花粉和洋葱过敏。Sen等报道,加工水果色拉的工人因接触浸泡水果的果胶酶和葡聚糖酶引起职业性哮喘。运输调味品咖啡和大豆的工人也可发生职业性哮喘。

另外,20世纪70年代初发现制造清洁剂所用枯草杆菌衍生的酶类可使30%接触的工人发生哮喘。橡树胶类可以引起职业性哮喘,如制作地毯用的干粘附剂、排字工人用的金合欢胶,理发师用的黄芪胶。

(二)低分子量物质

低分子量物质作为半抗原与呼吸道自身蛋白相结合使呼吸道致敏。酸酐作为增塑剂可以做醇酸和环氧树脂,广泛用于制塑、粘合剂、树脂模具、表面镀层等。接触醇酸途径是加热树脂而蒸发的烟雾或以粉尘形式。

二异氰酸盐类是一种活跃的化学物质,在工业上有广泛的用途。接触二异氰酸盐类工人哮喘发病率为5%~12%。该类化学物质中,甲苯二异氰酸酯(TDI)、二苯甲撑二异氰酸酯(MDI)等与哮喘的关系较为密切。

有报道,接触铂镍、铬、钒的工人发生职业性哮喘。"重金属哮喘"见于制造钨、镍、钴合锯木厂的工人和木匠由于接触各种木材粉尘引起职业性哮喘。这些木材包括橡树、红木、加利福尼亚红杉、美洲斑马树、红刺柏等。接触红刺柏的工人约有5%发生哮喘。红刺柏加热的固体焊剂散发的松香烟可使电焊工人发生哮喘。理发师接触含过硫酸的头发漂染剂,化工厂工人接触哌嗪,药厂工人接触抗生素(如青霉素、螺旋霉素),均可引起职业性哮喘。

二、临床表现

(一)症状

1. 常见症状

职业性哮喘的临宋表现与哮喘相同,其症状主要是发作性的咳嗽、喘息、胸闷呼气相为主的呼吸困难。一般不伴有咳痰,但在哮喘症状趋于缓解时可出现咳痰,多为白色黏痰,质韧,有时呈米粒状或黏液状。哮喘发作症状轻时仅有胸部紧迫感,持续数分钟。

上述症状为发作性,可自行缓解,但反复发作。其发生与工作环境有密切关系,表现为患者进入工作环境不久就出现哮喘症状,或原有的职业性哮喘症状明显加重,离开现场后症状逐渐缓解。

2. 非典型症状

部分患者仅表现为干咳或以胸闷为唯一症状,无喘息或者呼吸困难,此时需行支气管激发试验或运动试验检查以明确哮喘诊断。部分由低分子量变应原诱发的职业性哮喘,表现为迟发相过敏反应。接触工作环境后并不马上出现症状,而在上班数小时后或者下班后某段时间出现咳嗽、喘鸣等,容易被忽视或漏诊。

并非每个职业性哮喘患者都具有接触工作环境哮喘发作—脱离工作环境哮喘缓解—再接触再发作的特点,有部分职业性哮喘患者即使永远离开工作现场后,哮喘仍持续很长时间,对于此类患者应仔细询问首次发作时的情况,以免误诊。

(二)体征

1. 常见体征

职业性哮喘发作最常见的体征是与呼吸困难同时出现并且同时消失的呼气相延长、呼气相哮鸣音。一般说来,哮鸣音音调越高,支气管痉挛或狭窄越严重,症状越严重。由于支气管狭窄的存在,患者多伴有呼吸频率增加,呼吸幅度的加深。

病程较长的患者,可出现肺泡过度充气及肺气肿体征,比如胸部触觉语颤减弱、呼吸音减低等。

2. 非典型体征

部分仅表现为干咳或以胸闷为唯一症状的患者,体检时无哮鸣音和呼气相延长等体征,此时易误诊为其他与咳嗽相关的疾病。

部分危重患者气道几乎完全阻塞,气流严重受限,哮鸣音反而消失,此时呼吸音也极弱,即出现所谓"沉默肺"。少数有黏液痰栓将部分支气管完全阻塞时,可导致相应区域的肺不张。这些表现,多在非常严重的哮喘患者中出现。

三、诊断

《职业性哮喘诊断标准(GBZ57－2002)》中对职业性哮喘的诊断有明确的规定。首先规定了诊断对象仅限于从事上述 5 类致喘物工作的人员;诊断原则是根据确切的职业接触史及哮喘史,结合劳动卫生学与流行病学调查及实验室资料,进行综合分析,排除其他原因引起的哮喘或呼吸道疾患后,方可诊断。

（一）轻度哮喘

接触致喘物数月或数年后，出现胸闷、气短、发作性咳嗽、两肺哮鸣音，并伴有咳嗽、咳痰，脱离致喘物后，症状可在短期内得到缓解；再次接触后，可再发。并具备任何一项特异性实验室指标异常。有时哮喘表现不典型，但有气道反应增强的实验室指征（如乙酰甲胆碱或组胺支气管激发试验阳性），并具备任何一项特异性实验性指标异常。

（二）重度哮喘

在轻度哮喘基础上出现反复哮喘发作，具有明显的气道反应性表现，伴有肺气肿，并有持久的阻塞性通气功能障碍。

四、治疗

一旦诊断确立，最好、最关键的治疗就是立即停止与变应原接触。对于选择坚持留在岗位的工人，应定期检查症状有无加重，如有加重，也应及时脱离工作环境，同时制订适当的方案。对于原有哮喘在工作场所加重的患者，其症状的轻重不仅仅取决于气道非特异因素，还取决于原有哮喘病情的轻重及治疗的控制情况，在减少环境致敏原和非职业性刺激原接触的同时，给予适当的哮喘用药。

职业性哮喘的药物治疗原则及用药与一般非职业性哮喘相同，色甘酸钠对变应原诱发的职业性哮喘有预防作用。然而这种作用可被持续接触的高浓度致敏原所消除，提前吸入糖皮质激素可减轻 TDI 激发后迟发反应的非特异性气道高反应性。但使患者脱离接触职业致喘物是最重要的，也是药物治疗所不能代替的。免疫治疗对职业性哮喘症状的改善有一定效果，但其长期效果和安全性尚待进一步研究，而且只适用于无毒刺激性致敏原，许多职业性变应原为有毒化学物，因此使用范围也受到一定限制，目前尚不能作为一种广泛应用的治疗方法。

五、预防

预防的目的在于找到确切的病因，降低工作现场有害物质浓度，减少暴露或脱离接触。根据工作年限、工作环境、职业接触自身特点等可采取分级预防。

三级预防的目的在于预防患者病情加重，一旦诊断确立，脱离接触是防止症状加重的理想措施，对于选择坚持原来工作的患者，应当调到没有或低度接触职业致喘物的工作区，并应用相应的面罩加强个人防护。也可改用无致敏性的工作材料，改变工作程序以消除暴露，改善工场通风状况，但这种预防并不充分，部分患者接触极少量的致敏原即可诱发哮喘发作。

二级预防的目的在于早期发现患者，并使之脱离接触，而是否早期脱离致敏环境关系到职业性哮喘能否治愈。加拿大通过降低作业场所异氰酸酯浓度的同时配合医学检查的方法，使异氰酸酯哮喘患者得到早期诊断和早期脱离接触，患者病情的改善程度好于其他职业的哮喘患者。

初级预防的目的在于在职业性哮喘高危场所预先使高危人群避免接触，应在就业前进行健康体检，对有明显特应性体质者，尽量避免从事接触职业性变应原的工作，吸烟可以促使个体发生职业性致敏，应在工作场所内禁烟。另外，对新化学物质进入工业应用之前可进行筛选，排除其致喘的可能再加以利用。

（杨全福）

第十五节 矽 肺

矽肺(硅沉着病)是由于在生产过程中长期吸入含有游离二氧化硅粉尘,引起的以肺部弥散性纤维化为主的疾病。矽肺是我国法定职业病之一,也是危害最为严重的一种疾病。

一、主要接触作业及发病情况

游离型二氧化硅在自然界分布很广,是地壳的主要组成成分,约有95%以上的矿石中含有游离型二氧化硅,其中以石英含量最高,约为99%。由此可知,凡是加工、开采、使用岩石、矿物的企业均可能接触到矽尘(通常是指含游离二氧化硅在10%以上的矿物粉尘)而发生矽肺。接触矽尘的作业称"矽尘作业"。

1.工厂方面

石英粉厂、硅砂厂、硅石厂、玻璃厂、耐火材料厂等,生产中的原料、粉碎、碾磨、筛选、拌料等过程均可接触。在机械制造业中,型砂调制、铸件的清砂也都可接触矽尘。

2.矿山方面

各种矿石的采掘过程都能产生高浓度的游离 SiO_2 粉尘。

3.其他

农业生产、兴修水利、开凿渠道、筑路、采石均可接触矽尘,矽肺发病一般较缓慢,平均发病工龄5~10年。最短半年至1年,最长15~20年。但如果在缺少防尘措施的情况下,持续吸入浓度大、游离型二氧化硅含量高的矽尘,经过1~2年即可发生矽肺病,称为"速发型矽肺"。矽肺是一种进行性疾病,一旦发生,即使调离矽尘作业,病变仍继续发展。如果接触了一段时间较高浓度的矽尘后,脱离矽尘作业时未发生矽肺,而过了若干年后发生的矽肺,称为"晚发性矽肺"。

各工厂、矿山矽肺发病情况差别很大。同样的企业,潜伏期长短、发病率的高低、病变程度均有所不同。影响矽肺发病的因素主要是:粉尘中游离 SiO_2 的类型、含量和肺内粉尘的蓄积量。SiO_2 分为结晶型、隐晶型和无定型三种。结晶型游离 SiO_2 的致纤维化能力最强,它又存在多种变体,各种变体的致纤维化能力依次为鳞石英>方石英>石英>柯石英>超石英;隐晶型 SiO_2 致纤维化能力较弱,而无定型 SiO_2 基本没有致纤维化能力。粉尘中含游离 SiO_2 量越高,引起病变程度越重、病变发展的速度越快。影响肺内粉尘蓄积量的因素包括所接触粉尘的浓度、时间、分散度,以及劳动强度和个人防护情况等。另外,氟、砷、铬等矿尘有增强游离 SiO_2 致纤维化的作用;而煤、氧化铁、氧化铝等粉尘可使游离 SiO_2 致纤维化作用减弱。

二、发病机制

探讨矽肺发病机制对矽肺的预防和早期诊断都具有十分重要的意义。自1930年确定矽肺是由于游离 SiO_2 引起后,全世界各国对矽肺发病机制进行了大量研究工作,提出了许多假说和学说,迄今尚没有哪一种学说能全面阐明矽肺纤维化形成的问题。现将近年的主要研究结果概括如下。

(一)石英颗粒表面羟基活性基团的作用

这种基团很活泼,具有较强的成氢键作用。SiO_2 粒子被吞噬细胞吞噬后,可与溶酶体膜、细胞膜等膜结构构成氢键,导致膜的通透性增加及细胞死亡崩解。

（二）自由基的作用

石英表面断裂的硅氧键在一定条件下可在体内形成多种自由基和过氧化氢,引起生物膜产生脂质过氧化反应,导致膜结构和功能损伤。

（三）细胞内 Ca^{2+} 超载

SiO_2 可使细胞膜上的 $Na^+ - K^+ - ATP$ 酶和 $Ca^{2+} - ATP$ 酶以及一些细胞器膜上的 $Ca^{2+} - ATP$ 酶活性降低或失活,使得细胞器内的钙离子释放进入胞浆、细胞外的钙离子又大量流入细胞,导致细胞内 Ca^{2+} 超载,引起细胞死亡。

（四）多种细胞因子的作用

巨噬细胞死亡崩解后可释放出多种细胞因子,白细胞介素 I、肿瘤坏死因子（TNF）、转变生长因子 β（TGFβ）、纤维粘连蛋白（FN）等,这些细胞因子在刺激成纤维细胞增生和促进胶原纤维合成过程中起着重要作用。

（五）免疫机制

在矽结节中心部位的透明样变物质中检出了抗原抗体复合物。有人认为,细胞崩解产物中的一些变性蛋白成为自身抗原,从而启动免疫系统,最终形成抗原抗体复合物的沉积。

（六）SiO_2 尘粒的直接毒性作用或炎症

SiO_2 尘粒的直接毒性作用或炎症可导致 I 型肺泡上皮细胞损伤坏死、脱落,此时,II 型肺泡上皮细胞随即增生以修复受损部位,如果不能及时修复者使肺间质暴露,刺激并激活成纤维细胞的增生。

三、病理改变

矽肺的基本病理改变是矽结节形成和肺间质纤维化,晚期可形成融合团块。

（一）肉眼观察

肺脏呈灰褐色,体积增大,失去弹性,含气量明显减少而重量增加,可沉入水下。触摸肺表面有散在的砂粒感或硬块。肺脏切面可见到针尖大至豆粒大的灰白带黑色结节,质地致密,微隆起,有半透明感,与周围组织界限清楚。矽肺晚期可见相邻矽结节融合成团块,由于质硬而不易切开。

（二）镜下可见

镜下可见由胶原纤维束构成的矽结节为圆形或椭圆形,纤维束呈同心圆排列或漩涡状排列,类似葱头切面。在结节外围及纤维之间可见散在的细胞成分,结节越成熟细胞成分越少。结节中心常可见小血管、支气管内膜增厚,管腔狭窄或闭塞,有的小血管、支气管可发生透明样变。

单个结节直径一般为 1~2mm 左右。

（三）病理形成过程

矽尘进入肺泡引起机体防御反应,大量巨噬细胞从肺的局部或全身游走到肺泡腔,在肺泡腔内部分矽尘被吞噬。由于矽尘的毒性作用,致尘细胞崩解,逸出矽尘再被其他巨噬细胞吞噬,此过程反复进行。尘细胞崩解,可释放出一些致纤维化因子,刺激纤维母细胞增生分化,使成纤维细胞增生。同时,有其他细胞浸润（网状细胞、淋巴细胞、浆细胞、肥大细胞）形成以成纤维细胞为主的细胞性结节(Ⅰ级结节);在此基础上网状纤维逐渐增多,细胞间出现少量胶原纤维形成,为细胞性纤维结节(Ⅱ级结节);细胞成分逐渐减少,胶原纤维逐渐增多占优势,称此为纤维性细胞结节(Ⅲ级结节);结节全部纤维化,仅有少数细胞分布在周边,此为纤维性结节(Ⅳ级结节);当胶原纤维进一步发生透明样变则为典型矽结节(Ⅴ级结节)。

四、临床表现

(一)症状

一般病程早期,矽肺患者往往无症状或症状不明显。随着病情进展或合并症的出现,遂可出现不同程度的咳嗽、咳痰、胸疼胸闷、气短。症状轻重与肺内病变程度往往不完全平行。

早期患者多无咳嗽、咳痰,偶有刺激性干咳表现,有时咳少量黏痰,若支气管反复感染可出现大量脓性痰。咳嗽主要出现在早晨,有时日夜间断发生。后期常有持续性阵咳,这可能为纵隔肺门淋巴结肿大压迫,刺激气管、支气管内神经感受器所致。气促症状出现较早,开始为劳力性,以后呈进行性加重,晚期患者可因肺部广泛纤维化,呼吸困难很严重,轻微活动甚至休息时也感气短,常需持续吸氧,病容十分痛苦。胸痛多为轻微隐痛、胀痛或一过性针刺样痛,疼痛与呼吸或体位无关,一旦胸痛明显应考虑可能有肺内感染或并发肺结核,晚期患者可因气胸而突发胸痛。单纯性矽肺咯血少见,合并肺结核、肺癌或支气管扩张时可反复或大量咯血。一般无哮鸣,除非合并慢性支气管炎或过敏性哮喘时,但有些患者由于气道狭窄、扭曲或纤维化,特别是晚期患者可有喘鸣表现。除呼吸道症状外,晚期矽肺可有头晕、乏力、失眠、食欲减退、体重降低、盗汗等症状。急性矽肺现已少见,临床表现为高热不退,进行性呼吸困难,透明黏液样痰,晚期端坐体位,发绀,杵状指。经过1~2年甚至数月即可由Ⅰ期发展至Ⅱ期甚至Ⅲ期,多死于心肺功能衰竭或合并症。

矽肺发病一般比较缓慢,多在接触粉尘5~10年后,有的可达20年后发病。少数病例,由于持续吸入高浓度、高游离二氧化硅含量的粉尘,经1~2年即可发病,有的甚至只有几个月,称为"速发型矽肺",又称"快型矽肺"。

(二)体征

早期矽肺患者一般无阳性体征。随着病情进展及并发症的出现而产生相应的体征。晚期由于矽肺团块的收缩,导致支气管扭曲、移位。肺部叩诊呈浊音,听诊呼吸音粗糙,合并感染时两肺可听到干、湿性啰音,晚期往往合并肺心病、心力衰竭。

五、并发症

(一)肺心病

粉尘吸入性支气管炎、以小血管为中心的矽结节,间质的弥散性纤维化、肺气肿等病变均可引起通气与换气功能障碍,促使肺动脉压力增高,加重右心负担,从而导致右心功能不全。重症患者可因右心衰竭而死亡。

(二)肺结核

矽肺患者同时伴有肺结核称矽肺结构病。其发病率随病变的加重而增多,据统计约为63%~75%,这可能是二氧化矽的毒性作用损害了肺巨噬细胞对结构杆菌的吞噬和抑制能;也可能是由于肺组织的血液,淋巴循环障碍,降低了肺组织对结构杆菌的抵抗力所致。矽肺结核有两种类型,即分离型和结合型。前者矽肺与结核病分别单独存在。后者互相混合存在。矽肺并发结构,以右肺多见,尤以上叶为重。

六、诊断

(一)患者有密切的矽尘接触史及详细的职业史

结合临床表现,再根据胸部 X 线片进行综合分析,做出诊断分期。

(二)硅沉着病的胸部 X 线表现

接触含矽尘量高和浓度大的粉尘患者,常以圆形或类圆形阴影为主,早期出现于两肺中下肺的内中带,后逐渐向上扩展,亦可先出现在两上肺野。含矽尘量低或为混合性粉尘,多以类圆或不规则阴影为主。大阴影一般多见于两肺上野中外带,常呈对称性具跨叶的八字形,其外缘肺透亮度较增高。因大块肺纤维化收缩使肺门上移,肺门阴影密度增加,有时可见"蛋壳样钙化"的淋巴结。胸膜可有增厚、粘连或钙化的改变。

七、鉴别诊断

(一)急性粟粒型肺结核

肺内出现较密集点状影的 Ⅱ 期矽肺需与急性粟粒型肺结核相鉴别。后者无矽尘接触史,一般起病较急,有明显的全身中毒症状,血沉快,起病 3~4 周后,胸部 X 线片示粟粒状阴影(1~2mm)致密,大小均匀,以两肺尖及中上肺野较为密集,无网状和肺纹理改变。经抗结核治疗粟粒病灶可以吸收。

(二)结节病

矽肺应与 Ⅱ 期和 Ⅲ 期结节病相鉴别。结节病早期常无明显的症状和体征。

Ⅱ 期结节病可有轻度咳嗽、胸闷,肺门门淋巴结肿大、伴有肺部浸润。肺部病变广泛对称地分布于两侧,呈 1~3mm 的结节状、点状或絮状,但以结节阴影为多见。Ⅲ 期结节病肺部呈现纤维化改变,两肺门肿大淋巴结消失,在纤维化阴影中常混杂有肉芽肿阴影。结节病主要靠胸部 X 线片改变和组织学活检,另外患者可能伴有其他脏器改变(皮肤、眼结膜炎等),血清血管紧张素转换酶增高,结核菌素试验阴性或弱阳性可作为参考指标。

(三)细支气管肺泡癌

细支气管肺泡癌表现为两肺弥散性结节阴影的肺泡癌,应与 Ⅱ、Ⅲ 期矽肺相鉴别。肺泡癌无矽尘接触史,胸部 X 线片表现为结节性或浸润性病变,分布不均,大小不等,不成团块或大片融合,很少有网状阴影和肺气肿,且病情和病变进展快,痰中可找到癌细胞。必要时可行纤支镜肺活检以明确诊断。

(四)肺含铁血黄素沉着症

本病可见于二尖瓣狭窄的风湿性心脏病,有反复发作心力衰竭的患者,无矽尘接触史。胸部 X 线片表现为两肺弥散性小结节影,与 Ⅱ 期矽肺相似,但本症近肺门处阴影较密,中外带变稀,心影示左心房扩大。

(五)肺泡微结石症

肺泡微结石症为一种原因不明的少见病,往往有家族史,无粉尘接触史。胸部 X 线片表现为两肺满布细砂粒状结节阴影,大小 1mm 左右,边缘清楚,以肺内侧多见,肺门影不大,无肺纹理改变,病程进展缓慢,可达数十年。肺活检有助于确诊。

八、治疗

矽肺诊断一旦确立,首先要脱离粉尘作业,并根据患者健康状况及代偿程度,安排适当工作和疗养,同时应加强对患者呼吸道感染和肺结核的预防和治疗,坚持定期复查和随访制度,坚持适当的体育锻炼,加强营养,以提高机体抗感染能力。多年来,我国在治疗矽肺方面进行了深入研究,取得了一定的效果,但不能令人满意。

(一)药物治疗

药物治疗的目的主要是早期阻止或抑制矽肺的进展。

1.克矽平(聚-2-乙烯吡啶氮氧化合物)

克矽平为高分子化合物,通过它的氧原子与石英表面的羟基形成氢键而产生作用,使巨噬细胞不受石英粉尘的损伤,对防止矽结节的形成发挥了保护作用,可阻止和延缓矽肺的进展,尤以Ⅰ、Ⅱ期矽肺疗效较好。我国临床应用的克矽平制剂为平均相对分子质量10万的4%水溶液,可肌内注射或雾化吸入,按每周20～40mg/kg,肌内注射以3个月为一个疗程,间隔1～3个月后重复治疗,可用药1～2年,一般无明显毒副作用。也可雾化吸入治疗,按每日320mg,每周6次,3个月为一个疗程,间隔1个月可用数个至10多个疗程。亦可30～40mg/kg用生理盐水200mL稀释,按每分钟40滴的速度静脉滴注,第1个月每周给药1次,第2个月每2周给药1次,3个月后每月1次,持续治疗1年。

2.汉防己甲素

汉防己甲素是一种双苄基异喹啉类生物碱,临床试验表明,对矽肺有一定效果,但停药时间过长,病变又可发展。口服用量每次100mg,每日2～3次,3个月为一个疗程,停药1～2个月,可继续应用数个疗程。临床应用对急性矽肺疗效较好。汉防己甲素的主要不良反应为纳差、腹胀、腹泻,一般在用药2～3d后出现,半个月左右可减轻或消失。另外还可出现皮肤色素沉着、皮肤瘙痒、窦性心动过缓、一过性肝功能(血清ALT)升高、肝大等,停药后逐渐消失,一般不影响治疗。

3.其他

目前临床使用的药物还有哌喹类(羟基哌喹、磷酸哌喹等)、铝制剂(柠檬酸铝)等药。

(二)合并症治疗

矽肺合并肺结核患者病情较重,且常常耐药,因此,对矽肺患者应常规反复行痰查抗酸杆菌,做到早发现、早治疗,要联合应用抗结核药物,以防结核恶化和病情进展。对矽肺患者亦可预防性抗结核药物治疗。

(三)支气管肺泡灌洗

粉尘在肺内潴留是引起矽肺发生、发展的根本病因,因此清除肺内粉尘可延缓病情的发展,目前国内一些单位采用的大容量全肺灌洗术结果显示,部分患者经上述治疗后症状改善,胸部X线片和对照组相比,病情稳定者居多。该疗法对于短期吸入高浓度矽尘者效果较好。

(四)治疗矛盾及对策

1.矽肺常合并肺结核

肺结核是矽肺最常见的并发症,也是矽肺患者死亡的主要原因之一。大多数患者心、肺、肝、肾功能极差,如果加用抗结核药物,极易出现肝功能损害。因此,在加用抗结核药之前一定要注意检查肝功能,对已经有肝功损害的患者,根据肝功受损程度,或加用保肝药,或弃用对肝功损害大的抗结核药。

2.矽肺晚期易合并慢性肺源性心脏病

此阶段,一方面需一定的输液量稀释痰液,保证痰液排除;另一方面,又需考虑患者心脏的承受能力,以免出现心力衰竭。

3.真菌感染

矽肺患者因经常住院,接受抗生素治疗,加之本身免疫力低下,容易出现真菌感染。抗真菌感染治疗极易出现肝功能损害,因此,在治疗前需检查肝功,根据检查结果采取不同治疗方法。

（杨全福）

第十六节　煤工尘肺

煤工尘肺(CWP)是指煤矿工人长期吸入生产环境中的粉尘所引起的肺部病变的总称。

在煤矿生产中有不同的工种,生产过程首先是矿山的开采,然后才是煤的开采,低品位煤中含有大量岩石和其他矿石,二氧化硅含量也高,因此煤矿工人可接触到煤尘、煤矿混合粉尘和二氧化硅(矽尘)粉尘。我国煤工尘肺的概念包括由煤尘及矽尘等混合性粉尘所引起的煤矽肺、纯煤粉尘吸入而引起的煤肺和吸入矽尘引起的矽肺。煤矿工人中以煤矽肺最为多见。

一、发病机制

煤工尘肺的特征性改变是形成煤尘纤维灶(煤斑)及小叶中心型肺气肿,形成这种病变的基础是煤尘和含尘巨噬细胞聚集并沉着在呼吸性细支气管及其所属的肺泡而形成煤工尘肺的早期病变(煤斑)。肺组织对煤尘有很强的清除能力,巨噬细胞对煤尘的吞噬非常活跃,巨噬细胞在吞噬了比其自身体积大的煤尘颗粒后也不会被破坏,但当煤尘颗粒大量被吸入呼吸性细支气管和肺泡时,巨噬细胞不能及时将煤尘颗粒吞噬,造成大量煤尘颗粒及吞噬了煤尘的巨噬细胞长时间停留在呼吸性细支气管及肺泡里,引起呼吸性细支气管壁及肺泡管狭窄受压,弹力纤维及平滑肌受损,随着呼吸时肺内压力的变化,呼吸性细支气管及肺泡管逐渐膨胀,扩张形成小叶中心性肺气肿。吞噬了煤尘的部分巨噬细胞穿过肺泡壁进入肺间质、呼吸性细支气管及小血管周围,形成煤尘细胞灶,进一步发展形成煤尘纤维灶及肺间质纤维化。如果吸入的矿尘中含有一定比例的游离二氧化硅,则可出现煤矽结节,引起煤矽肺。

二、病理

煤工尘肺分为单纯性煤肺、煤矽肺及进行性大块纤维化,但基本病变是煤斑(尘斑)、灶周性肺气肿及弥散性纤维化,为煤工尘肺的特点。

（一）煤肺

在病理分型上属尘斑型尘肺,特点是有煤斑(尘斑)及伴生的灶周肺气肿。肉眼表现为肺体积增大,质较软,肺胸膜下区满布大小不一,圆或类圆形黑色斑点(煤斑),切面肺呈墨黑色,煤斑约2~3mm,不凸出切面,亦不下陷。镜下,为呼吸性细支气管壁及其周围淋巴管有大量煤尘及含尘巨噬细胞沉积(煤尘细胞灶或煤斑、尘斑),并有较多的网状纤维,有时胶原纤维增生明显形成煤尘纤维灶。由于细小支气管壁遭破坏,管腔扩张形成小叶中心性肺气肿。一般一个肺小叶可见到5~6个煤斑,以两肺上叶较多,在胸膜下及小叶间隔的煤斑常使胸膜呈现出围绕肺小叶的黑色条纹。

(二)煤矽肺

煤矽肺是由于煤尘中含有的游离二氧化硅所引起的以结节为主要表现的尘肺,它兼有煤肺和矽肺的特点。有认为煤尘中二氧化硅含量超过18%则引起煤矽肺。表现为肺内可见多数煤矽结节及间质纤维化。煤矽结节与矽结节有类似之处,胶原纤维呈同心圆状或类同心圆状排列。中心煤尘较少,外周有大量的煤尘沉着及增生的胶原纤维,并可向小叶间隔及肺泡间隔延伸引起肺间质纤维化。有时结节胶原纤维不呈同心圆状排列,而与沉积的煤尘交织在一起,呈不规则排列,表现为混合尘结节的形态。进行性大块纤维化一般认为由单纯性尘肺发展而来,形成2cm×2cm×2cm以上的块状纤维化病变,并可以侵犯整个肺大叶,甚至突破肺叶,相继在数个肺叶内发生大块纤维化。表现为病变部位质硬,触之有沙砾感,切面呈均质性墨黑色,有时可见软化或空洞形成,洞腔含墨黑色液体,胸膜常增厚粘连。镜下肺结构破坏,为排列不规则的粗大胶原纤维所取代,胶原纤维常玻璃样变有大量煤尘及含尘巨细胞充填其间,并可见胶原纤维退变及毁损的血管和支气管,邻近肺组织出现有卫星状病灶及血管、支气管硬化。

(三)类风湿尘肺(caplan 综合征)

类风湿尘肺为caplan首先发现患有关节炎的煤矿工人尘肺,患者类风湿因子阳性。病理特点为两肺出现大的(5~20mm)类风湿尘肺结节及融合病灶,以两肺下叶多见,镜下结节与类风湿皮下结节近似,中心为坏死带,其外为中间带,有栅状排列的成纤维细胞、煤尘及含尘巨噬细胞,最外层为同心圆状排列的胶原纤维及慢性炎症细胞组成的周边带三部分构成。并可见融合结节及团块,此时难与矽肺团块、煤矽肺结核团块区别。

三、临床表现与诊断

(一)症状、体征和肺功能改变

煤工尘肺早期一般无症状,只有当病变明显进展,合并支气管或肺部感染时,才会出现呼吸系统症状和体征,如气短、胸痛胸闷、咳嗽咳痰等。从事稍重劳动或爬坡时,气短加重;秋冬季咳嗽咳痰增多。并发严重肺气肿可出现杵状指、发绀、桶状胸,听诊有干或湿性瘤音、哮鸣音。煤工尘肺患者由于广泛的肺纤维化,呼吸道狭窄,特别是由于肺气肿导致肺泡大量破坏,肺功能测试显示通气功能、弥散功能和毛细血管气体交换功能都有减退或障碍。

(二)胸部 X 线片影像

煤工尘肺中无论是矽肺、煤矽肺或煤尘肺,胸片上的主要表现为圆形小阴影,不规则形小阴影和大阴影,还有肺纹理和肺门阴影的异常变化。

1. 圆形小阴影

煤工尘肺 X 线表现以圆形小阴影为主,有的病例也能见到不规则形小阴影。圆形小阴影的病理基础是矽结节、煤矽结节及煤尘纤维灶。圆形小阴影的形态数量和大小往往与患者长期从事的工种即与接触粉尘的性质和环境粉尘浓度有关。以掘进作业为主,接触含游离二氧化硅较多的混合性粉尘工人所患的尘肺,以典型的圆形小阴影居多,边缘清晰,密集度高;以采煤作业为主的工人,主要接触煤尘并混有少量岩尘所患尘肺,胸片上圆形小阴影多不太典型,边缘不整齐,呈星芒状,密集度低。圆型小阴影最早出现的部位是右中肺区,其次为左中、右下肺区,左下及两上肺区出现的较晚。随着尘肺病变的进展,圆形小阴影的直径增大、增多、密集度增加,分布范围扩展,可布满全肺。

2. 不规则形小阴影

煤工尘肺患者在胸片,上为不规则形小阴影或以不规则形小阴影为主者,较少见。多呈网状,有的密集呈蜂窝状,其病理基础为煤尘灶、弥散性间质纤维化细支气管扩张、肺小叶中心性肺气肿。

3. 大阴影

矽肺和煤矽肺患者胸片上可见到大阴影,在系列胸片的观察中,可以看到大阴影多是由小阴影增大、密集、融合而形成;也可由少量斑片、条索状阴影逐渐相连并融合呈条带状。周边肺气肿比较明显,形成边缘清楚、密度较浓、均匀一致的大阴影。煤尘肺患者罕见大阴影。

此外,煤工尘肺的肺气肿多为弥散性、局限性和泡性肺气肿。泡性肺气肿表现为成堆小泡状阴影,直径多为 1~5mm,即所谓"白圈黑点",晚期可见到肺大泡。肺门阴影增大,密度增高,有时还可见到淋巴结蛋壳样钙化或桑葚样钙化阴影。胸膜增厚、钙化改变者较少见,但常可见到肋膈角闭锁及粘连。

四、治疗

煤工尘肺病因明确,关键在于预防和控制疾病的发生,并采取早期诊断,及时调离粉尘作业环境。治疗及处理原则,可参考矽肺的治疗。有报道采用双侧大容量肺灌洗对改善患者主观症状好,但对病情的控制尚难以定论。

（杨全福）

第十七节　结核性胸膜炎

结核性胸膜炎(tuberculous pleurisy)是由结核杆菌感染引起的胸膜炎症,属于肺结核的一种类型,目前列为第Ⅳ型肺结核。可发生于任何年龄,是儿童和青年最常见的胸膜炎,近年来国内报道的 100 例以上胸腔积液的原因分析中,结核性胸膜炎所占比例都在 45% 以上。结核性胸膜炎分为干性胸膜炎和渗出性胸膜炎,干性胸膜炎多发生在肺尖后部胸膜,其次为胸下部的胸膜,症状很少或没有症状,常产生局限性胸膜粘连而自愈,其诊断通常是回顾性的。当机体处于高度变态反应状态时,结核分枝杆菌及其代谢产物侵入胸膜,产生胸腔积液,称为渗出性胸膜炎。

一、临床表现

（一）症状

1. 全身症状

全身症状包括发热、盗汗、乏力、食欲缺乏、腹泻、体重减轻等。其中发热的特点为午后低热为主,也可表现为中、重度发热。

2.呼吸系统症状

干性胸膜炎主要症状为尖锐的针刺样胸痛疼痛很剧烈。深呼吸及咳嗽时疼痛明显,浅呼吸、平卧或者患侧卧位,胸痛可以减轻,所以患者呼吸常急促表浅。渗出性胸膜炎在积液比较少时也出现胸痛,待积液增多时,胸痛反而减轻或消失。形成大量积液时可引起憋气、胸闷,积液越多,憋气、胸闷症状也越明显。如果短时间出现大量积水,可出现呼吸困难、发绀、反射性干咳。

(二)体征

干性胸膜炎患病的一侧呼吸运动受限,局部有压痛。触诊有胸膜摩擦感,听诊有胸膜摩擦音。渗出性胸膜炎积液量较少时无明显体征,中或大量积液时,胸膜炎一侧的胸廓饱满,肋间隙增宽,呼吸动度变小,语颤消失,叩诊呈浊音或实音,呼吸音减弱或消失,气管、纵隔均可移向健侧。如果出现胸膜粘连,可导致胸廓局部凹陷,呼吸音减弱。

结核性胸膜炎可分为纤维素性胸膜炎(干性胸膜炎)及渗出性胸膜炎。前者胸膜表面有少量纤维蛋白渗出,表面粗糙而渗液较少或迅速吸收,仅遗留轻度胸膜增厚粘连,患者可感胸痛不适或症状轻微而被忽视;后者多发生于变态反应增强的患者,常有少量、中等量乃至大量积液,也可逐渐局限为包裹性积液,可根据积液的局限部位不同而命名为肺下积液、叶间积液或纵隔胸膜炎等。

二、辅助检查

(一)实验室检查

1.血液检查

白细胞计数正常或在早期略升高,以中性粒细胞为主,红细胞沉降率增快。

2.胸液检查

胸液为渗出液,多为草黄色或初期微带血性,白细胞总数 $10 \times 10^8/L$,以淋巴细胞为主,或初期为中性粒细胞,以后淋巴细胞逐渐增多。间皮细胞 $<5\%$,腺苷脱氨酶(ADA)增高常 $>45U/L$,胸液 LHD_4、LDH_5 增高,结核菌培养可阳性($8\% \sim 25\%$)。

(二)X 线检查

干性胸膜炎常无异常 X 线征,若有广泛纤维蛋白渗出时,则可见肺野透光度普遍降低。病变位于胸下部者,膈肌运动受限制。

浆液渗出性胸膜炎的 X 线征随积液量多少而不同。少量积液时,仅见肋膈角模糊、变钝。仰卧透视观察,液体散开,肋膈角恢复锐利。中等量积液时肺野下部密度均匀阴影,其上缘外高内低、凸面向肺内,与肺野有明显的分界。叶间积液在后前位胸片上有时误诊为肺炎,侧位胸片显示边缘锐利的梭形阴影,位置与叶间裂有关。肺底积液,在肺底和膈之间,有时误为膈肌升高,当患者卧位时,积液散开,则看到膈影有助于区别。

(三)超声波检查

超声波检查可以准确地判断有无胸腔积液的存在,并能引导胸腔穿刺定位,尤其是少量或包裹性积液时。

此外,对有无胸膜增厚也有一定提示作用。

(四)胸膜活检

有 1/2 病例可见干酪或非干酪肉芽组织。

（五）结核菌素试验

结核菌素试验多为阳性或强阳性；因机体变态反应较高所致。

1. 旧结素（OT）试验

OT 试验多用于人群中普查时。具体方法：以 1∶2000 的 OT 稀释液 0.1mL（5U），在前臂屈侧做皮内注射，经 48 ~ 72h 测量皮肤硬结直径，如 < 5mm 为阴性（ - ），5 ~ 9mm 为弱阳性（ + ），10 ~ 19mm 为阳性反应（ + + ），≥20mm 或局部出现水疱与坏死者为强阳性反应（ + + + ）。常作为卡介苗接种与筛选对象、质量监测及临床辅助的诊断。由于 OT 抗原不纯，可能引起非特异性反应，故现已少用。

2. 结核纯蛋白衍生物（PPD）试验

PPD 试验是目前广泛应用的结核菌素试验。其制剂有 50U/mL 和 20U/mL 两种制剂，每 1U 效价是一致的。我国推广国际通用的皮内注射法（Mantoux 法），是将 PPD 注射剂 5U 注入前臂内侧上中 1/3 交界处皮内，使局部形成皮丘。经 48 ~ 96h（一般为 72h）观察反应，结果判断以局部硬结直径为依据：无硬结或硬结平均直径 < 5mm 为阴性（ - ），5 ~ 9mm 为一般阳性（ + ），10 ~ 19mm 为中度阳性（ + + ），多 20mm 为强阳性反应（ + + + ），局部除硬结外还有水疱、破溃淋巴管炎及双圈反应为极强阳性反应（ + + + + ）。

三、诊断要点

（1）起病较急，常有发热、胸痛、干咳、呼吸困难等症状，胸部常有胸腔积液的体征，早期或吸收期可闻及胸膜摩擦音。并发肺结核或多发性浆膜炎或其他部位

结核病时可有相应的临床症状及体征。

（2）胸部 X 线片示肋胸膜腔积液或包裹性积液、叶间积液、肺下积液的相应表现。

（3）胸腔 B 超有液性暗区及胸膜增厚表现。

（4）胸腔穿刺可抽出黄色，偶可为血性胸腔渗液，常以淋巴细胞占优势。

（5）胸腔积液抗酸杆菌涂片染色（ + ）或培养（ + ），或 PCR（ + ）而肿瘤细胞（ - ），各项肿瘤标志物（ - ）。

（6）胸膜活检（针吸或开胸）、组织结核菌培养（ + ）或组织病理检查有干酪坏死性肉芽肿改变。

（7）胸腔积液中腺苷脱氨酶 ADA > 45U/L 或胸腔积液 ADA/血 ADA > 1.0，胸液中 ADA - 2 增多，或胸腔积液中 IFN - γ、TNF - α 增高。

（8）经抗结核治疗，体温迅速下降，胸液吸收乃至消失。凡具有第（1） ~ （4）项，合并第（5）（6）项中任何 1 项者可确诊。第（7）（8）项有重要临床参考意义。

四、鉴别诊断

（一）干性胸膜炎

干性胸膜炎以胸痛为主，要与肋间神经痛、心绞痛、大叶性肺炎及带状疱疹早期的胸痛及支气管肺癌、胸膜转移等相鉴别。胸痛可放射到腹部，要与急腹症区别。

（二）渗出性胸膜炎

渗出性胸膜炎要与以下疾病鉴别：①感染性疾病所致胸腔积液，包括细菌病毒、支原体真菌、寄生虫等引起的胸腔积液；②肿瘤性，如支气管肺癌、恶性肿瘤胸膜转移及胸膜间皮瘤等；

③结缔组织性疾病,如系统性红斑狼疮、类风湿性胸膜炎等;④其他原因致胸腔积液。

五、治疗

治疗目的是消灭结核感染,并防止复发;缓解症状,减轻患者痛苦;防治胸膜肥厚粘连。

(一)治疗原则

对大多数免疫力正常的患者,结核性胸腔积液可在 2 ~ 4 个月自愈。然而,如不经治疗约 65% 患者可在 5 年内发生肺结核或肺外结核。因此对结核性胸腔积液患者正规的抗结核治疗是非常重要的。同样应遵循早期、规律、全程、适量、联合的原则。

(二)药物治疗

抗结核药物治疗其疗程一般为 12 个月,轻症患者可适当缩短疗程,但不短于 9 个月。另有一些学者则认为异烟肼联合利福平治疗 6 个月非常有效,有研究表明治疗后 6 个月胸部 X 线片观察胸腔积液吸收好,连续观察 3 年复发率为 0,但胸膜肥厚可持续数年。目前国内外普遍采用的标准抗结核方案为异烟肼 + 利福平 + 吡嗪酰胺联合治疗 2 个月,继之异烟肼 + 利福平联合治疗 4 个月(2HRZ/4HR)。在最初治疗的数周内,少数患者可发生胸液增多的现象,但这并不代表治疗失败。

1. 常用抗结核药物

(1)异烟肼(INH 雷米封)

1)用药方法:口服,成人剂量每日 300mg,顿服;或按每周 2 次,每次 600 ~ 800mg,儿童为每日 5 ~ 10mg/kg,最大剂量每日不超过 300mg。静脉注射或静脉滴注,300 ~ 600mg,加 5% 葡萄糖注射液或生理盐水 20 ~ 40mL,缓慢静脉注射,或加入输液 250 ~ 500mL 静脉滴注。

2)不良反应:胃肠道症状,如食欲缺乏、恶心、呕吐、腹痛、便秘等;血液系统症状,如贫血、白细胞减少、嗜酸粒细胞增多,引起血痰、咯血、鼻出血、眼底出血;肝损害,偶可发生药物性肝炎;变态反应,皮疹或其他;内分泌失调,如男子女性化乳房、泌乳、月经不调、阳痿等;中枢症状,如头痛、失眠、疲倦、记忆力减退、精神兴奋、易怒、欣快感、反射亢进、幻觉、抽搐、排尿困难、昏迷等;周围神经炎,如表现为肌肉痉挛、四肢感觉异常、视神经炎、视神经萎缩等,如发生周围神经炎可加服维生素 B_6,每日 10 ~ 20mg,分 1 ~ 2 次服。

3)注意事项:可加强香豆素类抗凝药、某些抗癫痫药降压药、抗胆碱药、三环抗抑郁药等的作用,合用时须注意。用药期间注意查肝功能,肝功能异常者有精神病和癫痫病史者慎用,孕妇慎用,抗酸药尤其是氢氧化铝可抑制本品的吸收,不宜同服。异烟肼对氨基水杨酸盐(帕星肼、PSNZ):耐 INH 菌株中,部分对它敏感,国内常用于治疗 MDR - TB。

(2)利福平(RFP)

1)用药方法:成人剂量为每日 8 ~ 10mg/kg,体重在 50kg 以下者为 450mg,50kg 以上者为 600mg,顿服。儿童每日 10 ~ 20mg/kg。

2)不良反应及预防措施:胃肠道症状,如食欲缺乏、恶心、呕吐、腹泻、腹胀、腹痛等;血液系统症状,如白细胞减少、血小板减少、嗜酸粒细胞增多;其他,如脱发、头痛、疲倦、蛋白尿、血尿、肌病、心律失常、低血钙反应;还可引起多种变态反应,如药物热、皮疹、剥脱性皮炎、肾衰竭、胰腺炎、休克等。某些情况下尚可发生溶血性贫血。肝损害,用药后如出现一过性转氨酶增高可继续用药,同时加用保肝治疗,并密切观察,出现黄疸应立即停药。间歇用药时可出现流感样症状、皮肤综合征等。

3）注意事项：有酶促作用，可使双香豆素类抗凝药、口服降糖药、洋地黄类、皮质激素、氨苯砜等药物加速代谢而降低疗效。长期服用本品，可降低口服避孕药的作用而导致避孕失败。用药期间注意检查肝功能，肝功能严重不全、胆管阻塞，3个月以内孕妇禁用，小婴儿、一般肝病患者，3个月以上孕妇慎用。利福平及其代谢物为橘红色，服用后大小便、眼泪等可出现橘红色样变，应对患者解释清楚。食物可阻碍本品吸收，宜空腹服用。

4）利福平衍生物如利福喷汀、利福布汀（RFB）：耐RFP菌株中部分对它仍敏感。

5）利福喷汀（环戊呢利福霉素、Rifapentine、DL-473、RPE）：是我国首先用于临床的利福霉素类药物。其特点是药代动力学是血浆蛋白结合率高和生物半衰期较长，其生物半衰期是利福平的5倍。全国利福喷汀临床协作组将利福喷汀与利福平做临床疗效对照，其结果说明，利福喷汀的近期和远期疗效均较好。

6）利福布汀（Rifabutin、Ansamycin、LM427、RBU、RBT）、利福布汀对耐利福平菌仍有抗菌活性。利福布汀对各型分枝杆菌的作用均强于利福平，尤其对鸟型复合分枝杆菌（MAC）有较强的抗菌活性。由于艾滋病的流行，鸟型分枝杆菌已成为第2位多发的分枝杆菌病，在美国利福布汀被广泛用于艾滋病合并分枝杆菌病的治疗。利福布汀亲脂性强，在胃肠道吸收很快。利福霉素长效衍生物还有CGP29861、CGP7040、CGP27557、FCE22250（在我国已经合成并完成了基础实验研究）以上4个药物的半衰期分别为40h、30h、8h、20h。

（3）吡嗪酰胺（PZA）：①成人用量每日1.5g，儿童用量为每日30~40mg/kg；②常见不良反应为高尿酸血症、肝功毒性反应（ALT升高和黄疸）、胃肠道症状（食欲缺乏等）、关节痛等；③用药期间注意检查肝功能，孕妇禁用。

（4）乙胺丁醇（EMB）：①成人用量为每日0.75~1.0g，口服；②最常见不良反应为视神经炎（表现为视敏感度降低、变色力受损、视野缩窄、出现暗点），应在治疗前测量视力和视野，治疗中密切观察，并对患者告知警示；胃肠道症状，如恶心，呕吐，腹泻等；偶见变态反应、肝损害、粒细胞减少、高尿酸血症、关节炎、下肢麻木、精神症状（幻觉、不安、失眠）；③注意事项：酒精中毒者乳幼儿禁用。13岁以下儿童尚缺乏应用经验需慎用。糖尿病患者必须在控制糖尿病的基础上方可使用本品。已发生糖尿病眼底病变者慎用本品，以防眼底病变加重。老年人及肾功能不良减量慎用。

（5）链霉素：口服不吸收，只对肠道感染有效，现已少用。用于结核病时每次0.75~1g，每日1次，肌内注射。儿童剂量20mg/kg，隔日用药，分2次给予。新生儿每日10~20mg/kg。

不良反应及注意事项：①本品可引起口麻、四肢麻感等一过性症状，此种症状往往与药品的质量有关；②对第八对脑神经有损害作用，可引起前庭功能障碍和听觉丧失。若发现耳有堵塞感或耳鸣，应立即停药；③对肾脏有轻度损害作用，可引起蛋白尿、管型尿，一般停药后可恢复，肾功能不全者应慎用；④若引起荨麻疹、药物热、关节痛、肌肉痛、黏膜水肿、嗜酸粒细胞增多、药物性肺炎、急性喉头水肿、血管神经性水肿、接触性皮炎等过敏症状，应及时停药，并对症处理；⑤可引起过敏性出血性紫癜，应立即停药，并给予大量维生素C治疗；⑥偶可引起过敏性休克。本品皮试的阳性率低，与临床上发生变态反应的符合率也不高，不应过于信赖。

（6）PAS对氨基水杨酸钠：①口服每次2~3g，每日8~12g，饭后服；小儿每日200~300mg/kg，分4次服。静脉滴注4~12g（先从小剂量开始），以生理盐水或5%葡萄糖注射液溶解后配成3%~4%浓度滴入；小儿每日200~300mg/kg。胸腔内注射10%~20%溶液10~20mL/次注入（用生理盐水溶解）；②不良反应及注意事项：最常见的不良反应是胃肠道刺激症状。本品能干扰利福平的吸收,故不宜同服。如同时应用,两者应该间隔6~8h。

(7)氨硫脲(T):①口服易被胃肠吸收,服用后4~6h血浆浓度达高峰;②不良反应及注意事项:最常见的为胃肠系统反应,且不良反应与剂量有关。对已确定的耐多药结核患者来说,在WHO标准方案中的继续期使用乙胺丁醇和氨硫脲,很可能是无效的。在HIV阳性的患者,由于有发生严重不良反应的危险,禁止使用该药。

(8)氨基糖苷类

卡那霉素(KM)价廉,阿米卡星(A)与卡那霉素一样有效,且耐受性较好,但价格昂贵得多。目前出现了脂性质体包裹的阿米卡星,以及日本正进入二期临床的气雾剂阿米卡星。阿米卡星为半合成氨基糖苷类抗生素,对一些耐卡那霉素菌株仍有效。阿米卡星对大多数结核分枝杆菌的MIC为4~8mg/L。对吞噬细胞内细胞作用很弱,若采用脂质体包裹的制剂(LE-AMK)则可提高细胞内药物浓度,因而其抗菌作用随之增加,可提高对鸟型复合分枝杆菌感染小鼠的疗效。其临床效果有待进一步的参考。阿米卡星优于KM之外,在于它的耳毒性小,且肌内注射给药的疼痛比KM轻。

卷曲霉素(CapreomyeinCPM):对耐链霉素、卡那霉素和阿米卡星的患者非常有效,但价格非常贵。

(9)硫胺类:乙硫异烟胺(1314TH0)、乙硫异烟胺(ethionamide-1314TH)或丙硫异烟胺(Prothionamide-1321TH)是同一活性物质的两种不同形式,有杀菌活性。

(10)氟喹诺酮类:环丙沙星(CIP),左旋氧氟沙星(V)、氧氟沙星(OFLO)司帕沙星。对杀灭巨噬细胞内结核菌有协同作用,长期应用安全性和肝耐受性也较好。氧氟沙星(Ofloxacin)和环丙沙星(Ciprofloxacin)是两种不同的药,不过在该类药中完全交叉耐药。这些药有低的杀菌活性,与其他药联用有效。氧氟沙星的药动学优于环丙沙星。司帕沙星由于严重的皮肤不良反应应避免使用(光敏反应)。

(11)环丝氨酸/特立齐酮(Terizidone):这是相同的抑菌剂,具有两种不同的组方配方。与其他抗结核药无交叉耐药。对神经系统毒性大,应用范围受到限制。

2. 特殊情况下抗结核药物

(1)妊娠:妊娠期间使用链霉素可导致胎儿永久性耳聋。妊娠期间禁用链霉素,以乙胺丁醇代替之。链霉素经肾排泄,乙胺丁醇和氨硫脲则部分经肾排泄。如有替代药物则避免使用链霉素与乙胺丁醇,否则应延长间歇时间并酌情减量。

(2)肾功能衰退:肾功能衰退时利福平、异烟肼及吡嗪酰胺是安全的。肾功能衰退时禁用氨硫脲,因为其治疗量接近中毒量。

(3)肝脏疾病:大多数抗结核药物可引起肝损害,出现黄疸的结核患者应接受下列治疗方案:2SHE/10HE。有肝病者禁用吡嗪酰胺。

3. 激素的应用

约50%结核性胸膜炎患者在开始正规抗结核治疗后6~12个月发生胸膜肥厚。其机制不明。有研究证实,激素治疗可缓解发热、胸痛、呼吸困难等症状,降低血沉促进胸腔积液吸收,但不能防治胸膜肥厚粘连,亦不能减低胸腔积液复发率。因此不推荐常规应用激素。仅推荐在有效抗结核药物应用的基础上,存在严重的发热、胸痛或呼吸困难患者不能耐受时短期应用激素。一般为泼尼松每日15~30mg,分3次口服,疗程4~6周,待症状消失,胸液减少,可逐渐减量至停药。

4.胸膜肥厚的治疗

传统的经验认为反复胸腔穿刺抽液可去除胸腔积液内的有毒有害物质,可能防治结核性胸膜炎治愈后所遗留的胸膜肥厚粘连。但最近的研究证实,反复胸腔穿刺抽液并不能降低胸膜肥厚的发生率。

胸液中 TNF – α 溶菌酶增高、葡萄糖水平减低和低 pH 是胸膜肥厚纤维化的预测因子。对胸膜肥厚粘连影响呼吸功能的患者,必要时可行胸膜剥脱术治疗。

5.对症处理

对呼吸困难、胸痛等症状明显的应及时对症处理,尽最大可能缓解患者的不适感。

6.支持疗法

结核性胸膜炎是一种慢性消耗性疾病,因机体长期消耗,蛋白质分解代谢显著增强,结核病活动期因全身毒血症状而使患者食欲减退,多种营养摄取不足,胸腔积液时,可有大量蛋白质丢失。以上综合因素导致患者易出现蛋白质 – 热能营养不良。据文献报道,高浓度的氨基酸本身即可成为刺激组织细胞物质转运的重要因素,从而达到蛋白质合成的目的。在结核性胸膜炎治疗和修复期更需要蛋白质,因此恰当的营养支持能增加蛋白质合成,对结核性胸膜炎患者,给予积极的、合理的营养支持十分重要。

(三)胸腔穿刺抽液

胸腔抽液可迅速缓解症状,减少胸膜粘连。每周抽液 2~3 次,直至胸液基本消失。每次抽液不宜超过 1000mL。

六、病情观察

1.诊断明确者

主要观察抗结核治疗后患者的症状是否改善,发热、盗汗、乏力、食欲缺乏、腹泻、体重减轻、针刺样胸痛、憋气、胸闷等有无缓解,胸腔积液有无逐渐减少直至消失,有发热者是否降至正常。同时,应观察有无药物治疗的不良反应,对症治疗的效果如何。

2.诊断不明确者

不论门诊、急诊或入院治疗,不论患者是否以发热或胸腔积液、胸闷、胸痛就诊,均应仔细询问病史,结合体检及上述辅助检查明确诊断。并应告知患者及家属本病的诊断、治疗方案等,以使患者理解、配合,如需试验性抗结核治疗,应告知患者及家属,征得同意后进行。同时应注意对患者治疗后的定期随访,以评估治疗效果、诊断是否正确。

七、注意事项

1.医患沟通

(1)本病一种慢性疾病,治疗时间较长,患者往往不能坚持,导致病情的反复或治疗效果不佳,从而增加患者痛苦,也增加治疗难度,因此,需要医师耐心向患者解释病情,取得患者的信任,使其主动参与治疗过程。如高度疑诊,予以试验性抗结核治疗,应向患者及家属谈明,同意并签名后进行。

(2)住院或门诊治疗时,应向患者及家属交代本病的发生、发展过程,可能发生的并发症,应向患者及家属强调抗结核治疗的疗程必须规范,否则可能治疗不彻底,易产生各种并发症,治疗过程中如有不良反应,应及时与经治医师联系,调整治疗药物和方案。

2. 经验指导

（1）结核性胸膜炎的典型病例诊断并不困难，但因其起病较隐匿，表现复杂多样，及早正确诊断此病并不轻而易举。仔细地询问病史和全面认真地查体很重要。应注意询问工作、饮食习惯、既往史及结核接触史。查体时应注意不放过任何可疑的体征，并进一步通过相应辅助检查进行判断。

（2）本病的治疗主要依靠抗结核治疗，保证全程、早期、联合、规范的治疗原则至关重要，治疗时应选择一线抗结核药物联合应用，如有肝功能损害，则应选用对肝功能影响小的药物使用，并密切观察治疗。对有大量胸腔积液者，可在足量抗结核前提下，进行胸腔穿刺抽液。

（3）鉴于本病是一消耗性疾病，在抗结核治疗的同时，要加强对症、支持治疗，如有低蛋白血症，可输注入血清蛋白、血浆等，并嘱患者加强营养，以增强抵抗力。

（4）试验性抗结核治疗是目前诊断及治疗本病的重要方法，如综合患者临床表现、体征、辅助检查疑诊本病，应请示上级医师予以试验性抗结核治疗。治疗时应注意患者治疗的依从性如何，这对治疗亦很重要。

（杨全福）

第十八节　肺念珠菌病

肺念珠菌病（pulmonary candidiasis）或称念珠菌肺炎（candida pneumonia）是由念珠菌引起的急性、亚急性或慢性肺部感染。通常也包括支气管念珠菌病，统称支气管肺念珠菌病（bronchopulmonary candidiasis）。支气管肺念珠菌的病原性真菌主要是白念珠菌，其次是热带念珠菌和克柔念珠菌。

一、临床表现

1. 支气管炎型

全身情况良好，症状轻微，一般不发热。主要表现剧咳，咳少量白色黏液痰或脓痰。检查发现口腔、咽部及支气管黏膜上被覆散在点状白膜，胸部偶尔听到干啰音。

2. 肺炎型

大多见于免疫抑制或全身情况极度衰弱的患者。呈急性肺炎或败血症表现，出现畏寒、发热、咳嗽、咳白色黏液胶陈样痰或脓痰，常带有血丝或坏死组织，呈酵母臭味，甚至有咯血、呼吸困难等。肺部可闻及干湿啰音。

二、辅助检查

1. 微生物学检查

（1）痰液或支气管肺泡灌洗液培养连续两次以上同一念珠菌阳性有意义，尤以肺泡灌洗液意义更大。并发有真菌血症时血培养真菌阳性。真菌培养不仅可以明确真菌类型，体外药敏试验还可以帮助选择敏感抗真菌药物。痰液应以刷牙漱口后第二口深处咳出的黏痰为佳。

（2）痰液或支气管肺泡灌洗液直接镜检或细胞学检查见到酵母细胞和（或）假菌丝，尤以分隔菌丝最有意义。患者就诊初期先行痰涂片检查，当日可出结果，有助于该病早期诊断。

（3）免疫荧光法：使用荧光色素标记抗体与相对应的菌体抗原相结合后通过荧光显微镜进行观察。

2. 血清学检查

主要有乳胶凝集试验、补体结合试验等。

3. 组织病理学检查

通过针吸或活检肺组织标本 HE 染色、PAS 染色发现真菌是诊断的金标准。高度怀疑真菌感染但又缺乏微生物学证据时，在患者能耐受该项检查的情况下可采取。临床上对肺炎症性实变、空洞形成、并发胸腔积液的肺炎可以经皮穿刺肺活检结合胸液病原学检测诊断。

4. 影像学检查

胸片以两中下野多见，表现为弥散的、密度不均、大小不等的斑片影，病灶可融合形成团块影，部分实变区域内可出现空腔，并有较快进展。通常认为念珠菌肺炎不具有特殊的影像学特点。

5. 其他实验室检查

血白细胞常轻度升高，重度感染亦可降低。可有肝肾功能的损害等。

三、诊断要点

1. 确诊

（1）胸部 X 线片显示急性浸润性阴影，与临床考虑肺真菌相符合。

（2）可接受的下呼吸道标本包括经皮针吸、经支气管肺活检、剖胸肺活检或胸腔镜直视活检标本培养分离到念珠菌。

（3）活组织切片染色检查发现假菌丝。

2. 拟诊

（1）念珠菌抗原或抗体阳性。

（2）具有发病危险因素，合格痰标本或下呼吸道分泌物多次分离到同一种念珠菌；镜检同时见到菌丝和孢子。

肺念珠菌病诊断困难。确诊需要组织学诊断和微生物学诊断证据同时具备。本病绝大多数是继发性的，尤其常见于终末期疾病和接受广谱抗生素和（或）肾上腺皮质激素治疗的患者，痰标本查到念珠菌或口腔黏膜见到念珠菌斑或粪便中分离到念珠菌是肺炎念珠菌诊断的重要线索，但不是诊断依据。影像学改变没有特征性。由于活组织检查受到多种因素的限制，难以普遍实施。在具有高危因素患者，痰中查到念珠菌，特别是多次查到，临床上给予诊断性抗真菌治疗，如果确实有效，即微生物和影像学均显示有效，或许可以反证诊断，但问题是很难评价疗效，因为抗真菌治疗后念珠菌的清除仍不能区分二重寄植与二重感染，而影像学异常的改善往往很慢，而且常因为原发细菌感染，抗生素治疗不能完全撤停，到底是抗生素疗效还是抗真菌治疗有效不能区别。因此目前临床应尽量争取应用防污染采样或灌洗标本，如果涂片见到菌丝和孢子，而且培养到念珠菌，则诊断价值较高。倘若病情允许和技术条件成熟，则在纤维支气管镜防污染采样或灌洗同时做 TBLB，争取获得组织学诊断。组织学所见真菌与培养到真菌如果一致，当可确诊。

四、鉴别诊断

肺念珠菌病需要与其他肺真菌病和细菌性肺炎鉴别。当真菌和细菌混合感染时，则不是鉴别而是需要确诊。偶尔肺念珠菌病在影像上呈球形或结节性病灶,则需与肿瘤等进行鉴别。唯一鉴别手段是肺活检标本组织病理学和微生物学检查。

五、一般治疗

加强营养支持,必要时补充外源性增强免疫物质,如血浆、免疫球蛋白;加强口腔护理,防止局部念珠菌增生。

六、药物治疗

(一)两性霉素 B

1. 用药指征

适用于念珠菌属感染性支气管 – 肺感染,其中白念珠菌对本品极为敏感。本品对多数致病真菌如念珠菌属、大多数曲霉菌、组织胞浆菌、新型隐球菌、高大毛霉菌等均敏感,仅土曲霉菌、放线菌、波伊德假霉样真菌和镰孢菌属等对本品耐药。皮肤和毛发真菌大多耐药。

2. 用药方法

先以灭菌注射用水 10mL 配制两性霉素 B50mg,或 5mL 配制 25mg,然后用 5% 葡萄糖注射液稀释(不可用氯化钠注射液,因可产生沉淀),注射液的药物浓度不超过 0.1mg/mL,避光缓慢静脉滴注,每次静脉滴注时间需 6h 以上,稀释用葡萄糖注射液的 pH 应在 4.2 以上。成人常用剂量:开始静脉滴注时先试以 1 ~ 5mg 或按体重每次 0.02 ~ 0.1mg/kg 给药,后根据患者耐受情况每日或隔日增加 5mg,增加至每次 0.6 ~ 0.7mg/kg 时即可暂停,成人每日最高剂量不超过 1mg/kg,每日或隔日给药 1 次,累积总量 1.5 ~ 3.0g 或以上,疗程 1 ~ 3 个月,也可长至 6 个月,视病情而定。

3. 联合用药

(1)氟胞嘧啶与本品有协同作用,但也可增强氟胞嘧啶的毒性反应。

(2)本品与吡咯类抗真菌药如氟康唑、伊曲康唑等在体外具拮抗作用,而其吡咯类可诱导真菌对两性霉素 B 耐药,故两者不宜联合。

(3)抗肿瘤药、万古霉素、氨基糖苷类、多黏菌素、环孢素、卷曲霉素等肾毒性药物与本品同时应用可增强其肾毒性。

(4)洋地黄类药物,因两性霉素 B 所致低钾血症可增强潜在的洋地黄毒性,故应密切观测血钾和心电图。

(5)肾上腺皮质激素可以控制本品的不良反应但也可加重本品诱发的低钾血症。故如需同时应用激素时应选最小剂量和最短疗程。并监测血钾。

(6)碱性药物可增强本品的排泄,减少肾小管酸中毒的发生可能。

4. 用药体会

本品为迄今抗真菌谱最广的强效药物,理论上应为治疗侵袭性真菌感染的最有效药物。但其毒性大、不良反应多,许多患者应用受到限制或因不能耐受而被迫终止治疗。因此应用时要权衡利弊。多用于敏感菌所致的进展性、危及生命的真菌感染治疗。在经济条件允许的情况下,可先使用其他敏感的、毒性反应较小的抗真菌药。

(二)两性霉素 B 含脂复合制剂

两性霉素 B 含脂复合制剂具体包括有以下 3 种制剂:①两性霉素 B 脂质复合体;②两性

霉素 B 胆固醇复合体;③两性霉素 B 脂质体。

1. 用药指征

抗菌谱和抗菌活性同两性霉素 B,但毒性反应明显下降。适用于包括念珠菌肺炎在内的绝大多数侵袭性真菌感染的经验及确诊治疗;无法耐受传统两性霉素 B 制剂的患者;肾功能严重损害,不能使用传统两性霉素 B 制剂的患者。

2. 用药方法

起始剂量为每日 1mg/kg,经验治疗的推荐剂量为每日 3mg/kg,确诊治疗为每日 3～5mg/kg,静脉滴注时间不应少于 1h,以 2h 为宜。

3. 联合用药

同两性霉素 B。

4. 用药体会

两性霉素 B 脂质体临床应用抗真菌(尤其抗念珠菌属、曲霉菌属)效果好,毒性反应也较两性霉素 B 显著降低。但费用相对较高,且相对于对念珠菌属敏感的氟康唑来说,该药毒性反应仍相对较大。故选择时应根据病情和患者的经济情况慎重选择。建议限于氟康唑耐药的或危重念珠菌肺炎治疗。

(三)氟康唑

1. 用药指征

抗菌谱包括念珠菌属主要为白念珠菌。对光滑念珠菌活性降低,对克柔念珠菌无活性。新型隐球菌、小孢子菌属、夹膜组织胞浆菌和毛癣菌属感染等,对曲霉菌感染无效。适用于敏感念珠菌、隐球菌所致的严重感染的治疗,也可用于预防放化疗后恶性肿瘤患者免疫功能受抑制的患者的真菌感染(本品治疗播散性真菌病时通常与两性霉素 B 联合应用,因单独应用时易致真菌耐药性的发生)。血中药物可透析清除。

2. 用药方法

念珠菌肺炎常用氟康唑静脉滴注,每 200mg 加入 0.9% 氯化钠注射液 100mL 中,滴注时间为 30～60min。每日剂量为第 1 日 400mg,随后每日 200～400mg。疗程根据临床疗效而定。肾功能不全者,需根据肾功能减退程度减量给药。

3. 联合用药

(1)本品与两性霉素 B 具协同作用,两性霉素 B 亦可增强本品的毒性,此与两性霉素 B 可使细胞摄入药物量增加以及肾排泄受损有关。

(2)有报道,同时接受氟康唑和华法林治疗的患者可合并凝血酶原时间延长,发生出血性不良事件,应严密监测凝血酶原时间。

(3)口服咪达唑仑后,给予氟康唑可引起咪达唑仑血药浓度明显升高。故同时应用时应减少咪达唑仑的用量。

(4)氟康唑与利福平同时应用可导致氟康唑的曲线下面积减少 25%,并使其半衰期缩短 20%。对同时服用氟康唑和利福平的患者,应考虑增加氟康唑的剂量。

(5)氟康唑 200mg,连用 14d 可导致茶碱平均血浆清除率降低 18%。故同时服用氟康唑时应注意观察其茶碱中毒症状,必要时调整剂量。

4. 用药体会

本品对白念珠菌最为敏感,性价比较高,为敏感白念珠菌的首选治疗药物。但目前耐氟康唑的白念珠菌菌株呈增多趋势,个别报道达到 23% 耐药,故还应以药敏结果为主。重危患者的经验性用药可能需要比氟康唑抗菌活性更强、抗菌谱更广的药物。

(四)伊曲康唑

伊曲康唑为三唑类抗真菌药,药理作用同氟康唑。

1. 用药指征

抗菌谱包括白念珠菌、多数非白念珠菌属,但对光滑念珠菌和热带念珠菌对本品敏感性最低。对曲霉菌属、毛孢子菌属、地霉菌属、新型隐球菌属、皮肤癣菌和多数暗色孢科真菌如产色芽生菌属、组织胞质菌属、波伊德假霉样真菌和马尔尼非青霉菌属有效。另外,伊曲康唑不能抑制的主要真菌有接合菌纲(如根霉菌属、根毛菌属、毛霉菌属和犁头霉属)、镰刀菌属、足放线病菌属和帚霉菌属。

2. 用药方法

(1)注射液,第 1、2d 治疗方法为每次 1 个小时静脉滴注 200mg 伊曲康唑,每日 2 次。第 3d 起,每日 1 次,每次 1 个小时静脉滴注 200mg 伊曲康唑。静脉用药超过 14d 的安全性尚不清楚。

(2)胶囊,治疗念珠菌病、组织胞浆菌病和曲霉菌病。成人常用剂量为每日 200~400mg,剂量超过 200mg 宜分 2 次给药。但目前基本上仅限于浅表部位真菌感染或需要较长期维持序贯治疗的后期用药。

(3)口服液,为达到最佳吸收,本品不应与食物同服。服药后至少 1h 内不要进食。①预防真菌感染,每日 5mg/kg,分 2 次服用。在临床试验中,预防治疗开始于细胞抑制剂前和抑制手术一周前,治疗一直持续至中性粒细胞数恢复正常(即 >1000/μL);②对于伴有发热的中性粒细胞减少症患者,疑为系统性真菌病时的经验治疗。首先应给予伊曲康唑注射液进行治疗,推荐剂量为每次 200mg,每日 2 次。给药 4 次后,改为每次 200mg,每日 1 次。共使用 14d。每剂的输液时间均应在 1h 以上。然后使用伊曲康唑口服液每次 200mg(2 量杯或 20mL),每日 2 次进行治疗,直至临床意义的中性粒细胞减少症消除。对非粒细胞减少念珠菌肺炎患者口服液适用于静脉滴注后的序贯治疗,疗程以肺部影像学渗出性病变吸收为准。

对疑为系统性真菌病发热患者超过 28d 治疗的安全性和有效性尚未明确。对于念珠菌肺炎的预防来说,首选药物仍然是氟康唑。

3. 联合用药

(1)影响伊曲康唑代谢的药物,诱酶药物如利福平、利福布汀和苯妥英可明显降低伊曲康唑的口服生物利用度,而导致疗效降低。因此,本品不应与强效酶诱导药物合用。尚无有关其他酶诱导剂,如卡马西平、苯巴比妥和异烟肼的正式研究,但与其作用相似。

(2)伊曲康唑会抑制由细胞色素 3A 酶代谢药物的代谢过程,这会导致药物作用的增加和(或)延长(包括不良反应)。

停用伊曲康唑治疗后,伊曲康唑血浆浓度逐渐下降,其下降速度取决于用药量和用药时间,当考虑伊曲康唑对同服药物的抑制作用时,应考虑此特点。

(3)对蛋白结合的影响:体外研究表明,在血浆蛋白结合方面伊曲康唑与丙咪嗪、普萘洛尔、地西泮、西咪替丁,吲哚美辛、甲苯磺丁脲和磺胺二甲基嘧啶之间无相互作用。

4. 用药体会

伊曲康唑是真菌尤其曲霉菌经验治疗和诊断后治疗的首选药物。对敏感的曲霉菌和念珠菌疗效好、不良反应相对较弱,并有多种剂型供选择。

尤以注射液＋口服液的序贯治疗最为经典,疗效最好。目前,伊曲康唑针剂口服液序贯疗法已经成为粒细胞缺乏及骨髓或实体器官移植患者真菌感染预防与治疗的首选药物,对于普通念珠菌肺炎患者多首选氟康唑,较重肺炎或者不能排除曲霉菌感染者或者可疑氟康唑耐药者首选伊曲康唑。该药虽脑脊液中浓度很低,但也有个例报道治疗脑曲霉菌病有效。

(五)伏立康唑

伏立康唑为三唑类抗真菌药,药理作用同氟康唑。

1. 用药指征

抗真菌谱包括念珠菌(对氟康唑耐药的克柔念珠菌、光滑念珠菌、白念珠菌耐药菌株也具抗菌活性)、新生隐球菌、曲霉菌、镰刀霉菌属和荚膜组织胞浆菌等致病真菌。还包括有足放线菌属,但对接合菌无活性。

2. 用药方法

本品在静脉滴注前先溶解成 10mg/mL,再稀释至 2～5mg/mL。本品不宜用于静脉推注。建议本品的静脉滴注速度最快不超过每小时 3mg/kg,稀释后每瓶滴注时间须 1～2h 以上。

成人用药:静脉滴注和口服的互换方法。无论是静脉滴注或日服给药,首次给药时第一日均应给予首次负荷剂量,以使其血药浓度在给药第 1d 即接近于稳态浓度。由于口服片剂的生物利用度很高(96%),所以在有临床指征时静脉滴注和口服两种给药途径可以互换。

3. 序贯疗法

静脉滴注和口服给药尚可以进行序贯治疗,此时口服给药无须给予负荷剂量,因此前静脉滴注给药已经使伏立康唑血药浓度达稳态。

4. 疗程

静脉用药疗程不宜超过 6 个月。

5. 注意事项

因伏立康唑视觉障碍常见,应监测视觉功能,包括视敏度、视力范围和色觉。

6. 联合用药

(1)伏立康唑禁止与利福平、卡马西平、苯巴比妥合用。后者可使伏立康唑药效降低。

(2)伏立康唑禁止与特非那定、阿司咪唑、西沙必利、匹莫齐特、奎尼丁合用,因可引起尖端扭转性室速。

(3)伏立康唑可使华法林药效增强。后者应减量。

(4)伏立康唑可使苯二氮卓类药效增长。

7. 用药体会

该药多适用于免疫抑制患者的严重真菌感染、急性侵袭性曲霉菌病、有氟康唑耐药的念珠菌引起的侵袭性感染、镰刀霉菌引起的感染等。但其价格较昂贵,多作为二线用药。

(六)卡泊芬净

卡泊芬净为棘白菌素的第一个上市品种。

1. 用药指征

卡泊芬净的抗真菌谱包括多种致病性曲霉菌属(如烟曲霉、黄曲霉、土曲霉和黑曲霉等)和念珠菌属(如白念珠菌、光滑念珠菌、克柔念珠菌、热带念珠菌等),但对新生隐球菌镰刀霉菌属和毛霉菌属等无活性。

2．用药方法

第 1d 静脉滴注 70mg，之后每日 50mg，输注时间不少于 1h。疗程依病情而定。一般为末次真菌培养阳性后至少 14d。

3．不良反应轻微

本品常见的不良反应为皮疹、皮肤潮红、瘙痒热感、发热、面部水肿、支气管痉挛、静脉炎、恶心、呕吐等。也见呼吸困难、喘鸣、皮疹恶化等过敏反应的报道。也可见转氨酶升高、血清碱性磷酸酶升高、血钾降低、嗜酸粒细胞增多、尿蛋白升高、尿红细胞升高等。对症处理有效，停药可消失。严重肝功能异常者应避免用药。

4．联合用药

①利福平可使本药血药谷浓度降低，合用时本品应加量至每日 70mg；②他克莫司与本品应用时应减量。

5．用药经验

多用于侵袭性念珠菌病、侵袭性曲霉菌病治疗的二线用药。毒性反应小，但价格高。临床常用于两性霉素 B 及其脂质体不能耐受的重症念珠菌感染或伊曲康唑无效的肺曲霉菌病。

（七）5-氟胞嘧啶

5-氟胞嘧啶为氟化嘧啶化合物。其为抑菌剂，高浓度时有杀菌作用。

1．用药指征

适用于敏感念珠菌、隐球菌感染的治疗。本品治疗播散性真菌病通常与两性霉素 B 联合应用，因本品单独应用时易致真菌耐药性的发生。

2．用药方法

口服或静脉注射，每日 100～150mg/kg。口服分 4 次给药，静脉注射分 2～4 次给药。静脉滴注速度每分钟 4～10mL。

3．注意事项

肾功能不全者禁用。短期内真菌就会产生对本品的耐药，合用两性霉素 B 可延缓耐药性的产生。

4．联合用药

①本品与两性霉素 B 具协同作用，但两性霉素 B 也可增强本品的毒性；②阿糖胞苷可抑制本品的活性。

5．用药经验

本品治疗播散性真菌病通常与两性霉素 B 联合应用，因抗菌活性有限，目前较少用于念珠菌属的治疗。

七、其他治疗

对某些严重神经肌肉疾病患者应减少吸入性肺炎发生的可能性，必要时建立人工气道。

八、病情观察

本病患者大多有基础疾病，诊断本病者，主要观察患者治疗后咳嗽、咳痰、胸闷、气急等症状是否缓解，肺部湿啰音是否消失，胸部 X 线片上的病变是否吸收，并注意适时根据患者的临床变化，调整治疗用药。

九、注意事项

（一）医患沟通

诊断本病的,应如实告知患者和家属肺念珠菌病的感染的特点、诊断方法、治疗药物,尤其是抗真菌药物治疗的重要性、不良反应,以使患者及家属理解,取得患者的配合、支持。

（二）经验指导

1. 基础疾病的治疗,去除诱因

如减少广谱抗生素的应用,减少糖皮质激素和免疫抑制剂的使用,控制血糖。加强营养支持治疗。必要时可应用丙种球蛋白、新鲜血浆等提高机体免疫力。

2. 合理的选用抗真菌药物。

（1）预防用药:指在真菌感染高危的患者中,预防性应用抗真菌药物。适用于接受高强度免疫抑制治疗的骨髓移植、肿瘤化疗出现粒细胞减少等患者;对于支气管－肺部感染的患者有上述真菌感染危险因素,经规范有力抗生素治疗超过14d无效或好转后再出现新病灶、留置静脉导管、静脉高营养、从2个以上的无菌部位分离到念珠菌、腹部手术或重度肺感染不能除外真菌病时,可以考虑预防性抗真菌干预。首选药物为伊曲康唑口服液、氟康唑口服或静脉注射。对于骨髓或实体器官移植患者疗程2~4周为宜,其他情况视临床感染征象及相应病原微生物检测结果综合评估。

（2）经验治疗:指免疫缺陷、长期应用广谱抗生素或糖皮质激素后出现的不明原因发热,广谱抗生素治疗7d无效或起初有效但3~7d后再出现发热,或临床上呈现真菌性肺感染的迹象,如肺内渗出性病变经抗生素治疗不改善,好转后再现新病变、化脓性痰液减少,但气道阻塞症状无好转且痰液黏稠,肺部影像学呈现了真菌特征性改变,如炎性实变内有空洞样改变等。此时,应在积极寻找病因的同时,经验应用抗真菌治疗。首选药物仍为伊曲康唑和氟康唑,一般静脉输注给药。疗程需结合临床综合判断。

（3）临床诊断患者的治疗:应参照病原学报告、药物敏感情况,结合临床选药,并均应足量、足疗程应用抗真菌治疗。

两性霉素B、伊曲康唑、氟康唑均为一线药物,但两性霉素B肾功能损害及寒战高热等不良反应较多应慎重应用。

氟康唑则主要对白念珠菌有效,对光滑念珠菌活性降低,对克柔念珠菌无活性,如不能排除非白念珠菌致病及氟康唑耐药可能,应选择其他抗真菌药。如伊曲康唑则几乎覆盖整个念珠菌属,且不良反应相对较少。其他也可考虑应用伏立康唑、卡泊芬净。

（4）确诊后的治疗:应根据念珠菌种类、药物敏感情况及病情酌情选择,并均应足量、足疗程应用抗真菌治疗。

可选药物有伊曲康唑、氟康唑、两性霉素B、两性霉素B脂质体等,必要时选用伏立康唑、卡泊芬净等,甚至联合治疗。

（杨全福）

第十九节　肺曲菌病

肺曲菌病(pulmonary asperillosis)致病菌主要为烟曲菌,少数为黄曲菌、土曲菌、黑曲菌、棒状曲菌、构巢曲菌及花斑曲菌等。临床上一般将本病分为变态反应性支气管肺曲菌病(ABPA)、肺曲菌球和急性侵袭性肺曲菌病(IPA)等三种类型。

一、临床表现

(一)变态反应性支气管肺曲菌病(ABPA)

1.典型表现

急性期主要症状有喘息(96%)、咯血(85%)、黏脓痰(80%)、发热(68%)、胸痛(55%)和咳出棕色痰栓(54%)。其中,咯血绝大多数为血痰,但有4%患者咯血量偏大。急性期症状持续时间较长,往往需要激素治疗半年才能消退,少数病例演变为激素依赖性哮喘期。由于对急性发作期界定不一,其发生频率报道不一。在ABPA虽然哮喘症状较轻,但有近半数患者需要长期局部吸入或全身应用激素。

2.不典型表现

偶见ABPA与曲菌球同时存在。ABPA在极少数也可以出现肺外播散,如出现脑侵犯、脑脊液淋巴细胞增多、胸腔积液等。

(二)肺曲菌球

肺曲菌球的最常见症状是咯血,发生率在50%~90%,咯血量亦多变化,从很少量到大量致死性咯血不等。咯血原因有几种假设,如随呼吸运动曲菌球对血管的机械性摩擦与损伤、曲菌内毒素所致溶血作用与抗凝作用。空洞壁血管的局部性侵蚀可能也是一种参与因素。其他常见症状有慢性咳嗽。偶有体重减轻。除非并发细菌性感染,患者一般无发热。毗邻胸膜的曲菌球可以引起胸膜腔感染,个别病例可导致支气管胸膜瘘。部分患者呈现隐匿性过程,持续多年无症状,但绝大多数最终出现症状。

(三)急性侵袭性肺曲菌病

典型病例为粒细胞缺乏或接受广谱抗生素、免疫抑制剂和激素过程中出现不能解释的发热,胸部症状以干咳、胸痛最常见。咯血虽不若前两种症状常见,但十分重要,具有提示性诊断价值。当肺内病变广泛时则出现气急、甚至呼吸衰竭。此外,尚可出现胃肠出血及各种中枢神经系统症状。

二、辅助检查

1.微生物检查

(1)痰液或支气管肺泡灌洗液培养连续两次以上为同一曲霉菌阳性有意义,尤以肺泡灌洗液意义更大。合并有真菌血症时血培养真菌阳性,但很少能从血液中分离出曲霉菌。真菌培养不仅可以明确真菌类型,体外药敏试验还可帮助选择敏感抗真菌药物。

(2)痰液或支气管肺泡灌洗液直接镜检或细胞学检查见到分隔菌丝,其上有特征性的二分叉结构最有意义。患者就诊初期先行痰涂片检查,方便快捷,当日可出结果,有助于该病早期诊断。但因空气中常有曲霉菌存在,故应谨慎对待痰涂片结果。一般认为:免疫功能正常者痰中分离出曲霉菌通常代表定植,而高危患者痰曲霉菌阳性可以预测感染。例如粒细胞缺乏症患者痰曲霉菌阳性80%~90%可能为侵袭性曲霉肺炎。

2.血清学检查

主要有曲霉沉淀素试验等。

3.曲霉菌素皮肤试验

用曲霉抗原做皮肤试验有助于过敏性曲霉菌病的诊断。肺曲菌球、过敏性曲霉菌病患者皮试常为阳性。但严重患者可因免疫受损而出现假阴性。

4.组织病理学检查

通过针吸或活检肺组织标本HE染色、PAS染色发现曲霉菌是诊断的金标准。高度怀疑曲霉菌感染但又缺乏微生物学证据时,在患者能耐受该项检查的情况下可采取。

5.影像学检查

胸部X线片以两肺中下野多见,表现为弥散的、密度不均匀的、大小不等的斑片影,病灶可融合形成团块影,部分实变区域内可出现空腔,且进展较快。肺CT除以上改变外,后期还可见光晕征、新月形空气征等。这些特征性影像学改变是判断真菌肺炎的重要手段,不仅有助于该病早期诊断,还可用来评价抗真菌治疗的有效性。

6.其他实验室检查

血白细胞升高或降低,中性粒细胞减少 $<0.5 \times 10^9/L$,并可有肝肾功能的损害。

三、诊断要点

1.确诊曲霉菌肺炎

通过针吸或活检肺组织标本用组织化学或细胞化学方法检获菌丝或球形体可确诊;或通常无菌而临床表现或放射学检查支持存在感染的部位,在无菌术下取得的标本,其培养结果呈阳性。

2.临床诊断曲霉菌肺炎

至少符合一项宿主因素,且肺感染部位符合一项主要(或两项次要)临床标准,一项微生物学因素。

3.拟诊曲霉菌肺炎

至少符合一项宿主因素,一项微生物学因素,或肺感染部位符合一项主要(或两项次要)临床标准。

4.宿主因素

(1)外周血中性粒细胞减少,中性粒细胞计数 $<0.5 \times 10^9/L$,且持续 $>10d$。

(2)体温 $>38℃$ 或 $<36℃$,并伴有以下情况之一:之前60d内出现过持续的中性粒细胞减少($>10d$);之前30d内曾接受或正在接受免疫抑制药治疗;有侵袭性真菌感染病史;患有艾滋病;存在移植物抗宿主病的症状和体征;持续应用类固醇激素3周以上;有慢性基础疾病,或外伤、手术后长期住ICU,长期使用机械通气,体内留置导管,全胃肠外营养和长期使用广谱抗生素治疗等。

5.主要特征

侵袭性肺曲霉感染的胸部X线和CT影像学特征为早期出现胸膜下密度增高的结节实变影,数日后病灶周围可出现晕轮征,10~15d后肺实变区液化、坏死,出现空腔阴影或新月征。

6. 次要特征

①肺部感染的症状和体征;②影像学出现新的肺部浸润影;③持续发热96h,经积极的抗菌治疗无效。

7. 微生物学检查

①合格痰液经直接镜检发现曲霉属菌丝,真菌培养2次阳性;②支气管肺泡灌洗液直接镜检发现菌丝,真菌培养阳性;③血液标本曲霉菌半乳甘露聚糖抗原(GM)(ELISA)检测连续2次阳性;④血液标本真菌细胞壁成分1,3-β-D葡聚糖抗原(G试验)连续2次阳性。

四、鉴别诊断

1. 变态反应性支气管肺曲菌病

需要与其他原因的支气管哮喘、肺不张、过敏性肺炎、肺结核和细菌性肺炎相鉴别。血清曲菌特异性IgE和IgG增高、肺浸润灶伴中央性支气管扩张以及下呼吸道防污染标本分离到曲菌是诊断ABPA的最有力支持,确诊尚需组织学证据。

2. 肺曲菌球

影像学显示典型的新月征具有诊断意义,偶尔其他真菌球可以有同样征象,则需要借助微生物学资料以资鉴别。倘若真菌球过大,充盈整个空腔而不能显示新月征,或球体过小则可能造成诊断困难,需要与肺肿瘤、各种原因的肺结节灶相鉴别,主要有赖于病原(因)学的诊断证据。

3. 急性侵袭性肺曲菌病

应与其他病原微生物的肺炎、肺栓塞、基础疾病(如白血病)肺部病变以及药物性肺部疾病相鉴别。影像学技术缺乏鉴别诊断价值,病理组织学上发现曲菌和培养分离到曲菌当可确诊。但是在此类患者侵袭诊断技术采集组织学标本极其困难,合格痰标本培养到曲菌仍有重要参考价值。

五、治疗

(一)基础疾病的治疗

去除诱因。如减少广谱抗生素的应用,减少糖皮质激素和免疫抑制药的使用,控制血糖。

(二)加强营养支持治疗

必要时可应用丙种球蛋白、新鲜血浆等迅速提高机体免疫。

(三)合理的选用抗真菌药物

分为以下4个阶段。

1. 预防治疗

预防治疗指在真菌感染高危的患者中,预先使用抗真菌治疗。如接受高强度免疫抑制治疗的骨髓移植患者,肿瘤化疗出现粒细胞减少的患者等。首选药物为伊曲康唑口服液。疗程2~4周为宜。

2. 经验治疗

经验治疗指免疫缺陷、长期应用广谱抗生素或糖皮质激素后出现的不明原因发热、广谱抗生素治疗7d无效或起初有效但3~7d后再出现发热,在寻找病因的同时,可应用抗真菌治疗。近几年曲霉菌感染的发生率明显上升,而白念珠菌的感染则有所下降,曲霉菌对伊曲康唑敏感而对氟康唑耐药,故首选药物仍为伊曲康唑。

3. 临床诊断患者的治疗

应根据药敏情况及病情酌情选择,并均应足量、足疗程应用抗曲霉菌治疗。两性霉素 B 伊曲康唑均为一线药物,但两性霉素 B 有肾功能损害及寒战高热等不良反应,故较少应用。氟康唑则主要对白念珠菌有效,因此,对临床诊断为肺曲霉菌病者不再选用氟康唑。伊曲康唑则几乎覆盖整个念珠菌属及曲霉菌属,且毒性反应相对较少。其他也可考虑应用伏立康唑、卡泊芬净,但主要定位为伊曲康唑无效时选用的二线药物。

4. 确诊后的治疗

可选药物有伊曲康唑、两性霉素 B、两性霉素 B 脂质体等。均应足量、足疗程应用抗真菌治疗。

(1)变应性支气管肺曲霉病的治疗:目前倾向于将变应性支气管肺曲霉病排除在侵袭性肺曲菌病的范畴,认为其发病与曲霉菌吸入有关,但不属于曲霉菌大量繁殖侵害组织引起的感染性疾病,而是机体对曲霉菌的过敏反应。

治疗包括:脱离过敏原,轻症患者无须治疗;急性加重期的患者可应用激素治疗(静脉激素 + 吸入激素),并同时应用支气管扩张药物如氨茶碱、万托林等。有报道两性霉素 B 雾化吸入治疗有一定疗效。慢性期的患者则不适合激素治疗,而应以包括抗真菌感染在内的综合治疗。

(2)肺曲菌球的治疗:通常肺曲菌球并不直接损害肺组织,也不与肺循环相交通。虽然咯血是常见症状,但抗真菌治疗无理论依据,通常也无效。如发生大量或反复的咯血则应行手术治疗。通常需切除病变肺叶以确保根治。如患者既有较多量咯血又不耐受肺叶切除,可以采用病变肺叶萎陷疗法。

(3)急性侵袭性肺曲菌病:有很多种联用方案。如两性霉素 B 联用氟胞嘧啶或利福平、两性霉素 B 联用伊曲康唑等,但均以两性霉素 B 为标准治疗方案。不能耐受两性霉素 B 毒性反应的患者可选用伊曲康唑或两性霉素 B 脂质体。但价位均较高。

(4)慢性坏死性肺曲霉病治疗:如药物治疗效果差可根据患者耐受情况及病变范围酌情行手术切除坏死病灶及病变周围组织。

六、病情观察

诊断本病者,主要观察患者治疗后咳嗽、咳痰、胸闷、气急、喘息、咯血、黏脓痰、发热、胸痛和咳出棕色痰栓等症状是否缓解,胸部 X 线片上的病变是否吸收,并注意适时根据患者的临床变化,调整治疗用药。

七、注意事项

1. 医患沟通

应如实告知患者和家属肺曲菌病感染的特点、诊断方法、治疗药物,尤其是抗真菌药物治疗的重要性,不良反应,以使患者及家属理解,取得患者的配合、支持。

2. 经验指导

(1)ABPA 和肺曲菌球有比较典型的临床症状和影像学特征,诊断相对容易,但是误诊或漏诊仍不在少数,其原因在大致如下。①临床医师对此两型肺曲菌病从无经验,缺少感性认识;②表现不典型。因此凡遇原因不明的咯血,特别是反复发作且咯血量较多,即使通常影像学上未见到病灶,亦应将曲菌病例为鉴别诊断的重要疾病之一。当高分辨率 CT 或许为"微小"肺曲菌球的发现提供了有用的手段。所以此两型肺曲菌病虽然总体上有比较典型的症状和影像学征象,但也可以不典型,这就需拓宽临床思路。

(2)应用激素治疗可以缓解和消除急性加重期症状,并可预防永久性损害如支气管扩张、不可逆性气道阻塞和肺纤维化的发生。其他治疗如吸入抗真菌药物包括两性霉素 B,有助于急性症状消退,但仍常有反复发作。

(3)肺曲菌球的治疗应当个体化。无症状或症状轻微者可进行医学观察。有症状、但不适宜手术或拒绝手术者可试用药物治疗。现有抗真菌药物中仅有两性霉素 B 和伊曲康唑有效。前者亦有学者推荐采用空洞内注射疗法。手术切除是唯一根治治疗,适用于反复咯血或存在影响预后的危险因素时。

(4)急性侵袭性肺曲菌病治疗首选两性霉素 B,成人推荐剂量每日 0.6mg/kg,2～3d 逐步增加剂量,直至每日 1.0mg/kg。疗程未确定。累积剂量最高可达 4000mg。氟胞嘧啶对曲菌的抗菌活性通常较低,但与两性霉素 B 有协同作用,在重症感染患者可以联合使用。伊曲康唑对曲菌有良好的抗菌活性,已有成功治疗肺曲菌病的报道。急性肺曲菌球有时会破溃造成严重的系统性播散。

(杨全福)

第二十节 肺隐球菌病

肺隐球菌病(pulmonary cryptococcosis)为新型隐球菌感染引起的亚急性或慢性内脏真菌病。主要侵犯肺和中枢神经系统,但也可以侵犯骨骼、皮肤、黏膜和其他脏器。新型隐球菌按血清学分类分为 A、B、C、D、AD 五型,我国以 A 型最为常见。

一、临床表现

(一)症状

肺隐球菌病多无症状,1/3 病例无症状而自愈。部分患者可以有发热、咳嗽,以干咳为主或有少量痰液。常有难以言其状的胸痛和轻度气急。其他症状包括少量咯血、盗汗、乏力和体重减轻。

由于患者免疫状态的不同,可形成两种极端:其一是无症状患者,系 X 线检查而被发现,见于免疫机制健全者,组织学上表现为肉芽肿病变;其二是重症患者,有显著气急和低氧血症,并常伴有某些基础疾病和免疫抑制状态,X 线显示弥散性间质性病变,组织学仅见少数炎症细胞,但有大量病原菌可见。

(二)体征

肺隐球菌病的体征取决于病灶的范围和性质。通常很少阳性体征。当病变呈大片实变、空洞形成或合并胸腔积液时则有相应体征。体格检查多有实变体征和湿啰音。并发脑膜炎,症状明显而严重,有头痛、呕吐、大汗、视力障碍、精神症状,出现脑膜刺激征。

二、辅助检查

（一）微生物检查

1. 直接镜检

痰液或支气管肺泡灌洗液直接行墨汁染色或黏卡染色可见菌体,临床现以墨汁染色多用。连续两次以上阳性有意义。因本病常可同时累及中枢神经系统,故脑脊液镜检也可发现隐球菌,通常只要在脑脊液中发现隐球菌即可诊断隐球菌性脑部感染。

2. 痰培养

痰液或支气管肺泡灌洗液培养连续两次以上阳性有意义。

3. 抗原检查

乳胶凝集试验检测新型隐球菌荚膜多糖抗原,可简便快速有效诊断。血液、胸液标本隐球菌抗原阳性均可诊断。

（二）影像学检查

可见为纤维条索影结节影、片状影空洞或团块影,表现变化多端。需与肿瘤、结核相鉴别。

（三）组织病理学检查

肿大淋巴结等部位的组织活检可明确诊断。

三、诊断要点

1. 确诊

（1）胸部 X 线异常。

（2）组织病理学特殊染色见到隐球菌,并经培养鉴定,或脑脊液（及其他无菌体液）培养分离到新生隐球菌。

2. 拟诊

（1）胸部 X 线异常符合隐球菌肺炎的通常改变。

（2）痰培养分离到隐球菌或肺外体液/组织抗原检测阳性,或特殊染色显示隐球菌典型形态特征。

肺隐球菌病的诊断有赖于临床的警惕和组织病理学联合微生物的确诊证据。在伴有神经症状的患者脑脊液标本传统的墨汁涂片镜检有很高的诊断价值,如果培养分离到隐球菌即可确诊。有人提倡腰穿脑脊液检查作为肺隐球菌病的常规检查,其诊断敏感性尚无确切资料。相反,如果隐球菌脑膜炎患者肺部同时出现病灶,自然首先要考虑肺隐球菌病,但如果肺部病变出现在治疗过程中,尚需考虑其他病原体的医源获得性肺炎。活检组织和无菌体液培养到隐球菌是确诊的最重要证据。痰或非防污染下呼吸道标本分离到隐球菌,结合临床仍有很重要诊断意义,尽管本菌可以在上呼吸道作为定植菌存在,但较念珠菌明显为少,也就是说痰培养隐球菌阳性其意义显著高于念珠菌阳性。

四、鉴别诊断

肺隐球菌病发病比较隐匿,痰找隐球菌阳性率低,肺部影像学无特征性改变,易与肺癌、肺转移性肿瘤、肺结核及韦格肉芽肿等疾病相混淆,尤其是孤立性肿块与肺癌不易鉴别。故对可疑患者,纤维光束支气管镜、经皮肺穿刺活检等有创检查乃至开胸手术对于肺隐球菌病诊断的确立具有重要价值。

五、一般治疗

去除易感诱因。能进食者鼓励患者进食高蛋白、高营养的食物、增强抵抗力，必要时可应用丙种球蛋白、新鲜血浆等。

六、药物治疗

（一）两性霉素 B

两性霉素 B 是多烯类抗真菌药物，静脉给药每日 0.5mg/kg，多次给药后血药峰浓度为 0.5～2mg/L，血浆半衰期为成人 24h。

1.用药指征

适用于新型隐球菌的各个血清型的治疗。

2.用药方法

可静脉给药，也可鞘内给药。

(1)静脉给药:开始静脉滴注时先试以 1～5mg 或按体重每次 0.02～0.1mg/kg 给药，后根据患者耐受情况每日或隔日增加 5mg，增加至每次 0.6～0.7mg/kg 时即可，成人每日最高剂量不超过 1mg/kg，每日给药 1 次，累积总量 1.5～3.0g 或以上，疗程 2～3 个月，也可更长，视病情而定。

(2)鞘内给药:仅用于伴有中枢神经系统隐球菌感染者。首次 0.05～0.1mg，以后逐渐增至每次 0.5mg，最多 1 次不超过 1mg，每周给药 2～3 次，总量 15mg 左右。鞘内给药时宜与小剂量地塞米松或琥珀酸氢考同时应用，并须用脑脊液反复稀释药液后逐渐注入。

3.不良反应及预防措施

神经及骨骼肌肉系统，可有头痛、全身骨骼肌肉酸疼，鞘内注射严重者可发生下肢截瘫。故需用脑脊液反复稀释药液后逐渐注入，并同时应用少量激素。

4.联合用药

对于免疫功能异常的严重的肺隐球菌病，可两性霉素 B 联用氟胞嘧啶疗效更好，但毒性反应也有所增加。

5.用药体会

两性霉素 B 是肺隐球菌病治疗的常用药物，但多于严重的肺隐球菌病是联合氟胞嘧啶使用。多途径给药可明显改善疗效，特别是合并新型隐球菌脑膜炎者。另外，疗程必须足够长，以便彻底清除颅内感染菌。

（二）氟胞嘧啶

氟胞嘧啶为氟化嘧啶化合物，水溶性，可通过血—脑屏障。

1.用药指征

适用于新型隐球菌的各个血清型的治疗。尤其合并隐球菌脑膜炎的治疗。

2.用药方法

口服或静脉滴注每日 100～150mg/kg，口服分 4 次给药;静脉滴注分 2～4 次给药。静脉滴注速度为每分钟 4～10mL。多与两性霉素 B 联用。

3.注意事项与联合用药

因短期内真菌就会产生对本品的耐药，故合用两性霉素 B 可延缓耐药性的产生。但两者合用毒不良反应也有所增加。

4. 用药体会

本品联合两性霉素 B 是治疗新型隐球菌肺炎及脑膜炎的经典方案,疗效肯定,但应注意其不良反应也有所增加。

(三)氟康唑

氟康唑是三唑类抗真菌药。口服生物利用度高,空腹口服 400mg 后 0.5～1.5h 平均血药峰浓度为 6.7mg/L,血浆清除半衰期接近 30h。氟康唑能够很好地进入人体的各种体液,包括脑脊液(约达到血药浓度的 70%),而唾液和痰液中的浓度与血浆浓度近似。

1. 用药指征

适用于新型隐球菌的各个血清型的治疗。尤其早期轻症患者的治疗。

2. 用药方法

首剂静脉给药 400mg,以后可用每日 200～400mg 静脉注入,直至脑脊液或痰液转阴后继续 200～400mg 口服,维持 3～12 个月。

3. 用药体会

本品目前仅适用于肺隐球菌病轻症患者治疗和重症患者后续的维持治疗。

(四)伊曲康唑

伊曲康唑为三唑类抗真菌药。脂溶性,不易通过血－脑屏障,因而脑脊液中浓度很低。理论上不能用于中枢神经感染。但对局限于肺内的隐球菌有效。

1. 用药指征

适用于新型隐球菌的各个血清型肺隐球菌病的治疗。

2. 用药方法

注射液,第 1、2d 每日 2 次,每次 1 个小时静脉滴注 200mg 伊曲康唑;第 3 日起,每日 1 次,每次 1 个小时静脉滴注 200mg 伊曲康唑。

3. 联合用药

在该病治疗初期,多联合应用两性霉素 B 与氟胞嘧啶或三唑类抗真菌药,以使病情尽快控制。疗程 8～12 周,后可口服伊曲康唑维持治疗 3～4 个月,以防复发。有复发倾向者再加用口服伊曲康唑 3～5 个月或更长。

4. 用药体会

治疗肺隐球菌病效果较好,但对于合并有隐球菌脑膜炎时认为无效,但也有报道本品治疗真菌脑膜炎有效的个例。

七、其他治疗

早期局限性肺部肉芽肿或空洞,采用抗真菌药物治疗效果不佳时,有必要手术切除。

八、病情观察

本病患者大多有基础疾病,长期使用抗生素和糖皮质激素,诊断本病者,主要观察患者治疗后咳嗽、咳痰、胸闷、气急、咯血、盗汗、乏力等症状是否缓解,肺部湿啰音是否消失,胸部 X 线片上的病变是否吸收,并注意适时根据患者的临床变化,调整治疗用药。

九、注意事项

（一）医患沟通

诊断本病的,应如实告诉患者和家属肺隐球菌病的感染特点、诊断方法、治疗药物,尤其是抗真菌药物治疗的重要性、不良反应。以使患者及家属理解,取得患者的配合、支持。

（二）经验指导

(1)抗隐球菌用药常规:美国感染病学会(IDSA)的肺隐球菌病的治疗指南建议分程度治疗。①对于免疫功能正常的肺隐球菌病患者:a.无症状,但肺组织隐球菌培养阳性,可不用药,密切观察;或氟康唑每日 200～400mg,3～6 个月;b.症状轻到中度,痰培养阳性,氟康唑每日 200～400mg,6～12 个月;或伊曲康唑每日 200～400mg,6～12 个月;若不能口服,可予以两性霉素 B 每日 0.5～1.0mg/kg;②对于免疫功能异常的严重的肺隐球菌病治疗方法:两性霉素 B 每日 0.7～1.0mg/kg,联用氟胞嘧啶每日 100mg/kg,应用 2 周;然后再用氟康唑每日 400mg,疗程至少 10 周。

(2)首选必须就有无播散和机体免疫状态进行评估。前者包括血液、脑脊液和男性按摩前列腺后的尿液做抗原检测及培养,后者重点是细胞免疫特别是 T 细胞亚群测定。宿主免疫机制健全、无播散证据的肺隐球菌病有自发消退倾向,不必立即治疗。若在随访中病变扩大、有明显临床症状,再给予治疗。播散性肺隐球菌病或虽然病变局限于肺部,但宿主免疫抑制低下,则需要立即治疗。药物选择推荐两性霉素 B 联合氟胞嘧啶,两者有协同作用。确切疗程尚未肯定,通常 3～6 周,亦有主张 2～3 个月或更长。咪唑类抗真菌药已成功用于隐球菌感染的治疗。氟康唑水溶性高,蛋白结合率低,半衰期长,脑脊液药物浓度可达到血药浓度的 50%～60%。在并发脑膜炎患者氟康唑首剂 400mg,然后每日 200～400mg,疗程 2～3 个月,亦有主张长至 6 个月。初期静脉给药,病情改善后可改口服给药维持。在 HIV/AIDS 并发原发性肺隐球菌病患者给予低剂量氟康唑(每日 200mg)长程口服治疗有效,并可阻止其播散。疗程通常 3 个月。伊曲康唑亦具有抗隐球菌活性,但临床应用经验尚少。不论何种治疗,其疗程结束后仍需继续随访,每 3 个月随访 1 次,至少随访 1 年。

（杨全福）

第二十一节　特发性肺纤维化

特发性肺纤维化(IPF)是原因不明的慢性间质性肺疾病中较为常见的代表性疾病。欧洲学者称其为隐源性致纤维化性肺泡炎(CFA)。本病临床上多表现为进行性呼吸困难伴有刺激性干咳,双肺闻及 Velcro 啰音,常有杵状指(趾)。胸部 X 线主要表现为双肺底和周边分布的弥散性网格状、蜂窝状阴影,肺功能为限制性通气障碍。病情一般进行性发展,最终因呼吸衰竭导致死亡。

一、病因和发病机制

IPF 的直接致病因子尚不清楚。迄今已有一些关于家族性肺纤维化的报告,提示遗传因素或先天性易感因子可能与本病的发病有关,尤其是第14对染色体上的特异基因可能是IPF的高危因素。此外,病毒感染或某些有毒物质是否与本病的发病有关,尚需进一步的研究。

IPF的发病过程可概括为肺泡的免疫和炎症反应、肺实质损伤和受损肺泡修复(纤维化)三个环节,而慢性炎症则是基本的病理基础。在不明病因的作用下,首先被激活的是肺泡巨噬细胞。被激活的肺泡巨噬细胞可释放中性粒细胞趋化因子和许多间质细胞的生长因子、纤维连结核菌素、损伤上皮细胞的毒性氧化物等。巨噬细胞的上述介质可趋化中性粒细胞至肺泡并破坏肺泡壁,在肺泡炎的形成中起关键作用。同时,局部淋巴结在识别病因抗原后使特异性淋巴细胞发生克隆性增生。增生活化的淋巴细胞再循环到肺脏,启动特异性免疫反应。疾病的早期,肺泡内常见淋巴细胞增高;随疾病进展中性粒细胞明显增加。大量募集至肺泡的各种炎症细胞引起肺泡免疫性炎症反应,炎症细胞释放的毒性氧化物、蛋白酶类、细胞黏附分子及细胞毒等造成广泛的肺损伤。在肺损伤的同时,复杂的修复和纤维化过程也在进行。在肺泡巨噬细胞等细胞释放生成因子的作用下,合成Ⅰ型胶原的成纤维细胞异常增生和活化并随病程进展而持续。病程早期Ⅲ期胶原含量增加,此后Ⅰ型胶原含量增高,使Ⅲ型/Ⅰ型比值逐渐降低,胶原代谢失常。大量Ⅰ型胶原的沉积,使肺纤维化不断进展,伴有平滑肌细胞的增生,肺内血管也被累及。正常的肺泡毁损,形成大片瘢痕组织,最终形成蜂窝肺。

二、病理

IPF肺的大体观见胸膜下明显结节,类似肝硬化的外观。IPF的病理改变呈现UIP的组织学征象。UIP的特征在低倍镜下易于分辨,它主要为胸膜下分布,具有异质性,在广泛瘢痕化的肺实质和蜂窝肺中还有正常或接近正常的组织散在分布。纤维化区有成纤维细胞和肌成纤维细胞增生。这些散在分布的成纤维细胞增生称为成纤维细胞灶是UIP典型的组织病理表现。成纤维细胞灶是梭形成纤维细胞和肌成纤维细胞聚集在一起的圆形区,外有黏液性基质,包被着增生的肺泡细胞。轻度炎症可存在UIP中,尤其在蜂窝肺的周边。慢性炎症、带生发中心的淋巴细胞聚集或急性炎症可以存在,这表明炎症难以从瘢痕化的区域被清除。若有大量炎细胞聚集,需重新考虑组织病理学诊断。

晚期IPF发生支气管肺癌(所有的组织类型)几率增高。推测癌症可能来源于细支气管上皮组织转换的过程,但病理机制尚不明确。必须强调指出,UIP虽然是IPF的病理特征,但两者不是同义词,因为风湿病累及肺组织、石棉沉着病和药物性肺疾病的后期病理表现也可是UIP。

三、临床表现

通常为隐袭性起病,主要的症状是干咳和劳力性气促。随着肺纤维化的发展,发作性干咳和气促逐渐加重。进展的速度有明显的个体差异,经过数月至数年发展为呼吸衰竭和肺心病。起病后平均存活时间为2.8~3.6年。通常没有肺外表现,但可有一些伴随症状,如食欲减退、体重减轻、消瘦、无力等。体检可发现呼吸浅快,超过80%的病例双肺底闻及吸气末期Velcro啰音,20%~50%有杵状指(趾)。晚期出现发绀等呼吸衰竭和肺心病的表现。

四、实验室和辅助检查

(一)血液检查

晚期患者因缺氧导致血液红细胞和血细胞比容增加。血沉增高见于60%~94%的IPF

患者,循环抗核抗体(ANA)和类风湿因子(RF)阳性可见于10%~20%的患者,滴度通常较低,倘若出现高滴度(>1:160),则应考虑结缔组织病的可能。这些指标与疾病程度和活动性无相关性,亦不能预估治疗反应。细胞因子或炎症介质等检测尚不能确定其临床价值。

(二)高分辨率

CTIPF在HRCT上的改变包括:好发于周围肺野(胸膜下)和肺底区网织状阴影;蜂窝状改变;不均匀的斑片状阴影;粗网状不透光影(叶间和叶内间隔线);没有或很少毛玻璃样阴影;牵拉性支气管或细支气管扩张;晚期呈现扭曲变形、肺容量缩小和肺动脉高压。在吸烟者尚可见肺气肿区域。IPF一般不累及胸膜。CT的典型表现对于IPF诊断有相当高的敏感性和特异性。据研究,只要CT表现典型,有经验的放射科医师诊断PF其特异性>95%。但是IPF与NSIP的CT特征存在重叠,鉴别可能有困难。IPF的典型表现见于进展性的后期病例。IPF早期CT改变可以是不典型的或不确定的。组织学确诊IPF(UIF)病例中仅37%~67%显示CT典型改变。

(三)肺功能测定

IPF的特征性肺功能改变是肺容量减少,呼气流率正常或升高,1秒率增加,弥散量降低,肺泡—动脉氧分压差($P_{A-a}O_2$)增宽,肺顺应性降低,静态呼气压力-容量曲线向下和向右,心肺运动试验异常。

氧交换削弱(弥散量降低和$P_{A-a}O_2$增宽)可以是IPF的早期异常,甚至可以先于肺容量和通气功能的异常。IPF肺功能异常的特征是限制性通气损害伴肺总量减少,但如果合并肺气肿则肺容量可正常。在后一种情况氧合降低甚至弥散量降低,是其特点。肺功能测定是IPF诊断的基本检查之一,虽然它不能诊断某种特定的特发性肺间质疾病,也不能区别炎症的活动性与纤维化,但它是呼吸主观症状的客观估价,并且对于缩小鉴别诊断范围、病情和预后分级以及监测治疗反应具有重要价值。

(四)纤支镜检查

1.支气管肺泡灌洗(BAL)

IPF有67%~90%的患者BAL液呈现中性粒细胞(PMN)增高,有一定诊断参考价值,但需除外外源性过敏性肺泡炎、韦格纳肉芽肿、石棉沉着病、急性呼吸窘迫综合征(ARDS)和肺部细菌性感染等。

BAL-PMN性疾病,临床上一般不难诊断。不足15%的IPF患者BAL显示淋巴细胞增高,预示其对激素治疗较佳。少数患者BAL液嗜酸性粒细胞增加,常伴随更加严重的临床症状和肺功能损害。

2.经支气管肺活检(TBLB)

取材受限,不足以诊断IPF。TBLB对肺泡细胞癌、结节病和感染等有较高的诊断特异性,可用于IPF的鉴别诊断。

(五)外科肺活检

局限性剖胸肺活检诊断率高达92%,并发症发生率为2.5%,手术病死率为0.3%。近年来发展的电视辅助胸腔镜肺活检效果相伤,而住院时间缩短。活检部位应当是肉眼异常区域的边缘,包括肉眼正常肺实质组织,避免采取影像学或术者用手触摸认为病变最严重的部位,活检数量应超过一个肺叶,包括胸膜下肺实质,要求标本最大直径3~5cm。

（六）其他

1.普通胸片

有助于评估病变的分布和发现其他对于鉴别诊断有用的异常所见（如胸膜异常、心脏增大等）。

2.^{67}镓扫描

肺内^{67}镓摄取增加是各种间质性肺疾病肺泡炎的标志,但无特异性,不能预测激素治疗反应和预后,对于IPF分期亦无实用价值。

专家诊断的IPF经肺活检确诊符合率仅约50%。但目前临床上IPF肺活检诊断者<15%。很多学者强调外科肺活检的极端重要性。老年人外科肺活检的耐受性可能降低,风险可能增加,治疗选择对病理诊断分类的要求或依赖程度可能有所减小,应当全面衡量和仔细斟酌。有学者认为具备下列全部条款时可考虑外科肺活检:①非高龄老年人;②相对早期病变（尚无蜂窝肺形成）,或需要与其他类型ⅡP鉴别时;③肺部病变具有激素治疗指征,而无激素治疗反指征（为糖尿病、高血压、骨质疏松等）;④心肺功能胜任手术。

五、诊断与鉴别诊断

（一）诊断

IPF的非外科性肺活检临床诊断的主要条件为:①排除其他引起间质性肺疾病的病因;②肺功能呈限制性通气障碍和(或)气体交换障碍;③HRCT主要表现为两肺底和周边部的线状、网格状阴影和蜂窝状改变;④TBLB和BALF不支持其他疾病诊断。

次要诊断条件是:①年龄大于50岁;②隐匿起病,原因不明的活动后呼吸困难;③疾病持续时间≥3个月;④双肺底可闻及Velcro啰音。如符合全部主要条件和次要条件中的3项,即可临床诊断IPF。

对于年龄小于50岁或不符合上述诊断标准者,应进行外科性肺活检获取肺活组织标本,以行病理确诊。有外科性肺活组织标本的诊断标准为:①肺组织病理学表现为UIP;②除外其他病因所致的间质性肺疾病,如药物、环境因素和风湿性疾病等;③肺功能异常,表现为限制性通气障碍和(或)气体交换障碍;④胸片和HRCT可见典型的异常影像。

（二）鉴别诊断

注意与粟粒型肺结核、支气管肺泡肺癌和肿瘤淋巴管浸润、结节病、结缔组织病、药物引起的肺病变、尘肺、外源性过敏性肺泡炎、慢性支气管炎及肺泡蛋白沉着症相鉴别。由于IPF的症状、体征均无特异性,在诊断该病时,和其他肺间质病的鉴别诊断重要又困难。病史的详细询问十分重要。

1.脱屑型间质性肺炎(DIP)

DIP非常罕见（不到ILD的3%）。40～50岁吸烟者易发病。大多数患者呈亚急性起病（数周至数月）,表现为气促和咳嗽。胸部X线改变较IPF轻,20%的患者无异常改变;部分患者胸部X线和CT检查显示中、下叶的弥散性毛玻璃影。肺活检显示为均匀的、弥散分布的肺泡腔内巨噬细胞聚集,于呼吸性细支气管周围加重,沿肺实质呈弥散性分布。本病很少有纤维化病变。

2.呼吸性细支气管炎伴间质性肺病(RBILD)

RBILD是发生在吸烟者的一种临床综合征,临床表现与其他ⅡP相似。胸部X线检查显示广泛分布的网状、结节状阴影,而肺容积正常;HRCT 上呈模糊阴影。肺功能常表现为阻塞与限制性通气障碍混合存在,可有残气量增加。低倍显微镜下,病灶呈片状,沿着细支气管中心分布。在呼吸性细支气管、肺泡管和细支气管周围的肺泡腔内有成簇的棕灰色的巨噬细胞,伴有片状、黏膜下和细支气管周围的淋巴细胞和组织细胞浸润。

3. 非特异性间质性肺炎(NSIP)

临床表现与 IPF 相似。胸部 X 线检查示两下肺网状影,呈斑片状分布。HRCT 显示两侧对称的毛玻璃影或气腔实变。本病主要的组织学改变为肺间质均匀的炎症或纤维化改变。其病变组织在受累部分是均匀的,但在整个进展过程中星片状分布于未受累肺区域。

4. 急性间质性肺炎(AIP)

AIP 是一种急性起病、暴发性的肺损伤,症状可在几日至数周内出现,而以往多健康。本病病程发展迅猛,病死率很高,临床表现为发热、咳嗽、气促。胸部 X 线检查示两肺弥散性混浊影;CT 示两肺片状、对称性毛玻璃影,以胸膜下多见,与 ARDS 相似。

多数患者有中至重度低氧血症,常发展至呼吸衰竭。AIP 的诊断要求有 ARDS 的临床症状及弥散性肺泡损伤(DAD)的病理表现。AIP 肺活检与 DAD 一致,包括渗出期、增生期和(或)纤维化期。典型病变呈弥散分布,但不同区域严重性有所不同。

5. 特发性闭塞性细支气管炎伴机化性肺炎(COP/IBOOP)

特发性闭塞性细支气管炎伴机化性肺炎是一种原因不明的临床病理综合征。本病通常发生于 50~60 岁的成年人,男女发病率接近。约 3/4 的患者在 2 个月内出现症状,表现似流感,如咳嗽、发热、不适、疲劳、体重下降等。查体常可闻及 Velcro 啰音。肺功能变化以限制性通气障碍最为常见。

休息和活动后,患者可出现低氧血症。胸部 X 线表现为两肺弥散分布的肺泡阴影,肺容积正常。HRCT 表现呈片状的气腔实变,毛玻璃影、小结节影,及支气管壁增厚或扩张。

其影像学变化特点为"五多一少":多发病灶、多种形态、多迁移性、多复发性、多双肺受累;蜂窝肺少见。组织学特征为:小气道和肺泡管内过多的肉芽组织增生(增生性细支气管炎),伴周围肺泡的慢性炎症。肺泡腔内肉芽组织呈芽生状,由疏松的结缔组织包埋纤维细胞而构成,可通过肺泡孔从一个肺泡扩展到邻近的肺泡,形成典型的"蝴蝶影"。本病患者对激素有良好反应,2/3 的患者可获临床治愈。

6. 淋巴细胞性间质性肺炎(LIP)

LIP 是 ⅡPs 中的少见类型,可通过单纯的淋巴细胞浆细胞浸润与 DIP 和 UIP 相鉴别。此外,肺泡腔内可发现淋巴细胞,沿淋巴道分布可见淋巴样细胞聚集,也可见血管中心部位出现这种淋巴细胞聚集。胸部 X 线与 HRCT 的特征性变化为小叶中心性小结节影、毛玻璃影,间质和支气管肺泡壁增厚,薄壁小囊腔。多数患者的发病与某种异常蛋白血症的形成(单克隆或呈多克隆丙球蛋白病)、干燥综合征(原发的或继发的)或 AIDs 有关。

六、治疗

针对每一具体 IPF 患者应积极地选择合适的支持及姑息治疗,通过氧疗、肺康复治疗等改善患者生活质量。需要关注 IPF 急性加重、胃食管反流、睡眠呼吸障碍、肺动脉高压、冠心病等常见并发症的评价和处理。除肺移植外,没有证据证实那一种药物能够有效地治疗 IPF,有少数研究提示某些药物对 IPF 患者可能有益。

（一）肺移植

肺移植是目前唯一能改善 IPF 患者生活质量和延长生存期的治疗手段,可减少75%的死亡危险。因此,目前国外认为应尽早考虑对患者建议进行肺移植手术。手术以单侧肺移植为首选。肺移植术后的 1 年存活率为 69% ~74%,5 年存活率为 42% ~47%。手术的禁忌是体重指数(BMI)大于30,因其术后病死率增加,2 年存活率仅 25%,术前应用糖皮质激素有可能增加骨质疏松、伤口延迟愈合及体重明显增加等不良反应,但并非肺移植的禁忌。

（二）药物治疗

目前的治疗效果有限。习惯上采用糖皮质激素或联合细胞毒药物治疗,其使用剂量和疗程视患者的具体病情而定。目前推荐的治疗方案是糖皮质激素联合环磷酰胺或硫唑嘌呤,具体方法如下。

1. 糖皮质激素

泼尼松或其他等效剂量的糖皮质激素,每天 0.5mg/kg(理想体重,以下同),口服 4 周;然后每天 0.25mg/kg,口服 8 周;继之减量至每天 0.125mg/kg 或 0.25mg/kg 隔天 1 次口服。

2. 环磷酰胺

按每天 2mg/kg 给药。开始剂量可为 25 ~50mg/d 口服。第 7 ~14d 增加 25mg,直至最大量 150mg/d。

3. 硫唑嘌呤

按每天 2 ~3mg/d 给药。开始剂量为 25 ~50mg/d,之后每 7 ~14d 增加 25mg,直至最大量 150mg/d。

治疗至少持续 6 个月。治疗过程中需要监测和预防药物的不良反应,尤其是骨髓抑制,粒细胞减少甚至缺乏。

其他治疗药物包括 N - 乙酰半胱氨酸,γ - 干扰素和吡非尼酮(TNF - α 抑制剂)、秋水仙碱、青霉胺等。这些药物的临床疗效尚有待进一步论证。当肺功能严重不全、低氧血症迅速恶化,但不伴有严重的心、肝、肾病变、年龄小于 60 岁者,可考虑进行肺移植。

（三）细胞因子治疗

近年来,随分子生物学技术的发展和改进。人们发现许多细胞因子、炎症介质以及多种细胞都与肺纤维化的发生有关,它们相互作用,形成复杂的细胞因子网络,在肺纤维化的发生发展中起着重要的调控作用。

针对众多细胞因子中一个或几个关键成分的作用加以干预,为肺纤维化的治疗提供了一些新的思路和方法。

1. 肿瘤坏死因子(TNF - α)

TNF - α 是一种细胞毒细胞因子,它能促进炎症细胞的聚集和浸润,还可刺激间充质细胞增生,调节凋亡和肺纤维化时的胶原合成,鉴于 TNF - α 的以上生物学效应,人们进行了大量的实验和观察,希望能够通过抑制 TNF - α 的合成及功能减轻或调节肺的纤维化。抗 TNF - α 单克隆抗体几乎完全阻断肺中羟脯氨酸的增加,同时光镜下亦未见弥散性肺泡损伤。这种针对某种特定致纤维化因子的单克隆抗体对人体安全可靠,将是一种很有前途的治疗方法。国外 TNF - α 的单克隆抗体已经上市,并已应用于临床试验,对已形成的肺纤维化亦有一定的逆转作用,动物实验已经证实,重组可溶性 TNF - α 可以减轻 BLM 或二氧化硅诱发的肺纤维化有关 TNF 受体的抗体也正在研究中。

2.转化生长因子(TGF-β)

TGF-β是日前研究最深入、作用最重要的一类细胞因子。有多种生物活性,可参与细胞生长与分化的调控,可刺激或抑制多种细胞的增生,促进细胞间质的形成,对机体免疫系统有明显影响。目前通过阻断TGF-B的作用治疗纤维化疾病已引起人们的很大关注。尽管阻断TGF-β表达对于实验性肺纤维化模型有一定治疗作用,但同时也会阻断TGF-β其他的正常生理功能,因此在针对TGF-B的治疗过程中,应权衡利弊得失,以免引起其他的并发症。

3.干扰素(IFN-γ)

IFN-γ是一种糖蛋白,在体外可调节成纤维细胞的增生和胶原合成,可抑制来源于正常人和肺纤维化肺组织中的成纤维细胞的合成,减少胶原蛋白的基因因表达及合成,还可减少α-肌动蛋白的表达并且改变TGF-β诱导的肌成纤维细胞的表达。目前,有关IFN-γ治疗肺纤维化的研究仍在深入,还需进行较大规模,较长时间的临床实验以确定疗效。

此外,通过调节其他细胞因子如IL-1、HCF、KGF、IFN-γ等来防治肺纤维化的研究也在进行。总之,不同的细胞因子之间相互作用、相互协调,构成复杂而精细的细胞因子网络,并在肺纤维化的发生发展中发挥重要的调节作用。尽管阻断某些细胞因子的生物学活性对于肺纤维化可能有一定的治疗作用,而事实上在肺纤维化的发展过程中往往有许多细胞因子同时发挥作用,因此同时阻断多种细胞因子的活性或阻断这些细胞因子共同的作用途径可能将成为一种更为有效的治疗方法。

(四)基因治疗

目前,利用反义核苷酸进行基因封闭已试用于肺纤维化治疗。但是因为肺纤维化病因比较复杂。涉及基因易感性、环境因素、年龄等。所以体细胞基因治疗既是很大的机遇,同时也是很大的挑战。

(五)中医治疗

传统中医将特发性肺纤维化归为"肺痿""肺痹",因肺燥津伤、肺气虚冷而致。其治疗原则为:标本兼急改在本,攻补兼施补为要。其立法用药可分为:①清热黏痰:现代药理研究证明,清热解毒药具有抑制免疫反应的作用,非常适用于IPF的患者;②活血化淤:而改养肺微循环,提高动脉血气分压,此外能改善药物分布,促吸收;③扶正固本:采用益气养阴、补肾纳气之法。通过此法可调节机体免疫状态,提高抗病能力,降低炎症反应,减少感冒诱发的病情加重。而临床实际治疗中又以益气养阴、化痰通络为根本大法。

(六)其他治疗

(1)肺康复治疗与心理治疗。

(2)氧疗:适用于有低氧血症的患者。

(3)对症治疗:祛痰、止咳和平喘治疗能暂时缓解部分患者的症状。

(4)并发症治疗:如并发肺动脉高压和肺心病可以给予扩血管药如开博通等,帮助降低肺动脉压力,改善心功能。如并发感染则给予抗感染治疗。

七、预后

IPF因其发病原因未明,治疗措施尚未能改变其自然病程。大部分患者存活时间为3～5年。

（杨全福）

第二十二节　弥漫性肺泡出血

弥漫性肺泡出血(DAH),是指由于肺泡毛细血管、小动脉及小静脉损伤致红细胞聚集于肺泡而引起的一种临床病理综合征。病因各异,其共性为肺泡微循环的损伤。临床表现为咯血、贫血和进行性低氧血症。胸片或 CT 显示为斑片影或弥散双肺浸润影。严重者可进展为急性呼吸衰竭危及生命。因临床表现不特异,起病隐匿,常被忽视,易合并肺部感染,增加诊治难度造成误漏诊,病死率高。

一、病因及分类

DAH 作为一个临床综合征,与许多临床基础疾病相关。一项对组织学确诊的 DAH 的相关研究显示,韦格纳肉芽肿(WG)是其最常见的基础疾病,其次为 Goodpasture 综合征、特发性肺含铁血黄素沉积症以及胶原血管病。血管炎[WG 或者显微镜下多血管炎(MAP)]是最常见的基础疾病,占所有病例的 41%。有学者对临床诊断 DAH 研究,53.5% 为弥漫性结缔组织病,其中最多为系统性红斑狼疮 21.1%,显微镜下多动脉炎占 18.4%,还包括 Wegener 肉芽肿、类风湿关节炎、药物相关、感染性、恶性高血压。病理结果提示 SLE 主要通过继发性血管炎导致 DAH 发生,此外有部分通过非血管炎途径,病理表现为弥漫性肺损伤(DAD)。其他类型弥漫性结缔组织病多数也可引起 DAH。一些特殊病因 DAH 需注意,其中药物因素不容忽视。药物可通过免疫反应(如 PTU、化疗药物)、肺泡毛细血管基底膜的直接毒性(可卡因)或凝血异常导致 DAH。丙硫氧嘧啶(PTU)、青霉胺、肼屈嗪等可引起 ANCA 相关性血管炎(APV),临床酷似原发性血管炎。基础疾病往往决定了患者的预后及治疗方案的选择。目前 DAH 分类没有统一认可的标准,因此通常是根据基础疾病的组织学结合病因对其进行分类。

二、病理

DAH 的组织学类型主要包括肺毛细血管炎、肺泡出血以及弥散性肺泡损伤。肺毛细血管炎是最常见的组织学类型,其主要特征为中性粒细胞在肺泡间隔(肺间质)的浸润。这些细胞通过释放氧自由基以及细胞质酶破坏肺泡毛细血管及其基底膜和肺泡壁。使其结构的完整性将被破坏,从而导致红细胞从毛细血管中渗出至间质及肺泡腔。纤维蛋白也可从受损的毛细血管中渗出,毛细血管壁及间质有时可见真性纤维蛋白样坏死。

随着中性粒细胞被破坏(白细胞破碎),它们逐渐固缩并形成碎片,并且细胞核碎片会聚集于间质及肺泡腔内。其他的组织学特征包括肺泡毛细血管血栓、Ⅱ 型肺泡上皮增生、肺泡内机化性肺炎以及肺泡间质的单核细胞浸润。在 DAH 的消散期,间质及肺泡巨噬细胞中将出现含铁血黄素沉积。

DAH 其他组织学类型还包括良性肺出血以及弥散性肺泡损伤。良性肺出血主要表现为在肺毛细血管炎无肺泡结构的炎症及坏死的基础上出现的肺泡腔出血。组织病理学特征包括红细胞充填于肺泡中及 Ⅱ 型肺泡上皮细胞的增生。若 DAH 反复发作,则可能出现间质纤维化。弥散性肺泡损伤也可导致 DAH,其特征为间质及肺泡水肿以及肺泡透明膜形成。

三、临床表现

通常急性起病。多在症状出现的 1 周内就医。由于 DAH 与许多疾病相关,其症状和体征复杂且无特异性。主要症状包括呼吸困难、咯血以及咳嗽。不常见的如发热及非特异性胸痛。高达33%的DAH患者虽出现了广泛的肺泡内出血但仍可无咯血。如还存在其他的症状，则可能提示伴有系统性疾病。肺部检查还可能发现非特异性的吸气性捻发音以及肺实变征象。体格检查有时也会支持系统性疾病的诊断，例如可触性紫癜、滑膜炎或者眼部受累。

四、辅助检查

（一）常规实验室检查

多表现为血红蛋白下降，主要是由于急行失血以及（或者）缺铁性贫血。并非所有患者HB短时间均明显下降，主要取决于出血的速度和程度，在慢性长期出血患者，常表现长期贫血。急性、暴发性DAH患者出血程度往往很大，监测HB对早期快速诊断具有重要作用，可作为初筛指标。由于DAH的病因通常也会导致肾脏损害，常规检查还可能发现患者肌酐升高，尿沉渣分析可见红细胞、齿形红细胞或者红细胞管型。

（二）血清免疫学检查

DAH患者多数具有一种或多种自身抗体阳性，对病因学诊断有意义。

（三）肺功能检查

低氧血症是普遍存在，在很多病例有急性呼吸衰竭需要机械通气治疗。亚急性DAH患者中，一氧化碳的弥散能力通常升高。复发性及慢性DAH通常会引起肺部的限制性通气功能障碍。

（四）胸部影像学检查

胸部影像学不特异，CXR可表现为斑片影、实变影及磨玻璃影，中下肺野多见，一般认为新出现的肺部浸润影意义更大。

在DAH复发的病例中，可能出现以间质病变为主要表现的类型（主要表现为肺纤维化）。由于肺泡出血部位在肺泡腔，往往表现为腺泡填充样影像，初期表现为磨玻璃影，中后期表现为结节影，此在HRCT上十分明显，这种腺泡填充影弥散均匀分布，各腺泡内填充影密度均匀，以中上肺更为典型，需与其他气腔结节样病变鉴别，如过敏性肺炎、嗜酸性肉芽肿、炎性感染及结核等。当出血迅速、量较大时可表现为大片渗出浸润影、实变影，持续 1~2 周可消失。

对于出血初期或病情较轻者，CT往往可提供更准确的信息，此外CT对于感染等鉴别时也十分重要。由于暴发性DAH者常不具备外出CT检查条件，床旁CXR同样可提供重要信息。国外有报道MRI可用于检测出复发性肺出血，其主要表现为T2弛豫时间的缩短。特异性较强，但临床应用较少。

（五）纤维支气管镜检

对DAH诊断十分重要，镜下直接阳性率很高。BALF检查有确诊意义，多肺段回收液检查呈阳性。对既往出血者也有诊断意义，镜检可发现含铁血黄素细胞。可通过吸取气管内分泌物或BALF进行细菌、真菌及特殊染色检查，有助于肺部感染鉴别。对病情危重进展迅速者操作有一定风险，故一旦怀疑应尽早进行。

（六）肺活检

DAH很少需要肺活检，支气管镜肺活检因组织小，形态不特异，对DAH的病理诊断仅有参考价值。对除外部分肺局部病变和基础病有帮助。外科肺活检能确定DAH的存在，但不能确定其潜在的系统性疾病。一般认为如可通过其他器官活检（如肾、鼻旁窦等）获得病因学证据者,不必采取肺活检。其适应证仅限于症状不典型、临床或血清学无系统性疾病证据、单纯肺出血的年轻患者。此外,肺活检还可协助鉴别感染。

五、诊断与鉴别诊断

(一)诊断

早期诊断,及时治疗,是抢救成功的关键。对有相应症状和高危因素者,应有足够的警惕。一旦怀疑 DAH,必须首先明确诊断,了解其严重程度和进展速度,然后需要寻找其可能的隐藏病因。

当患者出现迅速进展的呼吸困难或血氧下降、咯血而高度怀疑 DAH 时,首先稳定呼吸状况,同时进行血常规、CXR 或 HRCT 检查。HB 明显下降除外其他部位出血加上肺部新出现的浸润影往往对于诊断具有重要意义。其次积极除外感染因素,尽快行纤维支气管镜做 BALF 检查。如患者符合以下 3 项或 3 项以上,并除外急性呼吸窘迫综合征、肺栓塞、急性肺水肿等,即可诊断 DAH。

(1)临床表现:咯血、呼吸困难、低氧血症。

(2)胸部影像学:新出现的弥散性、双侧或单侧肺泡充填性、浸润或实变影。

(3)血红蛋白(HB)降低 10g/L 或以上。

(4)支气管肺泡灌洗多肺段回收液呈血性,或发现肺含铁血黄素细胞,普鲁兰染色(+)。

明确 DAH 病因也同样关键。首先判断是否为肺部感染性疾病或其他疾病合并感染导致 DAH。其次,要明确 DAH 是仅限于肺部还是系统性疾病的一部分。详细询问病史、药物使用史,观察疾病的伴随症状并进行全面仔细的查体常能提供线索,区分是免疫性疾病还是感染性疾病,或是药物因素等,指导选择各种免疫学和检查病原学检查,包括支气管肺泡灌洗液的涂片培养和血清学检查。必要时进行病变部位的组织活检。对于暂时无法明确病因者应特别重视随访。

(二)鉴别诊断

DAH 作为综合征,诊断时一定要与其他咯血、贫血、气短和肺部阴影的疾病相鉴别。首先需明确与肺部感染的关系。肺部感染与 DAH 即可是独立病因,也可是并发因素。并且由于疾病本身和使用免疫抑制剂导致的免疫功能低下易发的特殊肺部感染,如结核、真菌和病毒与其在临床症状及影像特征均有较大范围重叠,致使鉴别困难而延误治疗。BALF 检查有确诊意义。通过气管内分泌物或 BALF 的细菌、真菌及特殊染色检查,有助于肺部感染鉴别。再者,DAH 还需与出现 DAH 原发病的其他继发肺部病变相鉴别,如狼疮性肺炎、间质性肺炎,可通过支气管镜或穿刺肺活检。肺水肿,肺部阴影酷似 DAH。但无论是心源性或非心源性肺水肿均有明确病因和相应体征,而无贫血和 DAH 的基础病。超声心动图和利尿酸钠的检测对心源性肺水肿的诊断有价值。除外常见咯血原因,如重症肺炎、支气管扩张、肺肿瘤等,支气管镜和胸部 HRCT 有益于鉴别诊断。

六、治疗

在明确患者肺泡活动性出血,应尽快控制肺泡出血。稳定呼吸状况,同时积极检查,明确诊断和治疗原发病。对危重患者,可先选择经验性治疗,同时积极寻找病因,及时调整治疗。DAH 虽病因多样,但免疫性疾病最多,其他原因如药物和感染,也多与免疫因素相关。因此经验治疗多以糖皮质激素为主。对系统性血管炎及结缔组织病所致的 DAH,糖皮质激素加免疫抑制剂联合治疗是首选。根据病情轻重及病因不同,选择相应的激素治疗方案。严重病例,可进行"冲击治疗",如甲泼尼龙 1g/d,静脉滴注 3d 后,如病情缓解,改为泼尼松 1～2mg/(kg·d)口服,随病情缓解可逐步减量。单用糖皮质激素冲击治疗效果不佳时可并用环磷酰胺(CTX)冲击,静点,病情缓解可改为维持量 1～2mg/(kg·d)。可与泼尼松合用。维持治疗时间主要取决于 DAH 的缓解情况及基础病情。

其他免疫抑制剂,如硫唑嘌呤、环孢素、甲氨蝶呤亦有应用。一般认为单独使用激素不能有效控制肺泡出血或在激素减量过程中症状反复者是免疫抑制剂应用指征。血浆置换治疗有利于清除机体内循环的血浆抗体和免疫复合物,保护肾功能,减轻 DAH。可作为 ANCA 阳性血管炎和 SLE 相关 DAH 的基础治疗。伴严重肾衰竭者可用血液透析。对慢性持续血管炎患者,静脉使用免疫球蛋白已证实是有益的。

其他病因治疗,对感染所致或并发感染的 DAH 应积极控制感染。如药物因素所致者,需及时停用药物,必要时使用拮抗剂,如输注血制品来逆转阿昔单抗的抗血小板效应,维生素 K 及新鲜冰冻血浆成功治疗抗凝药华法林所致的 DAH。恶性高血压者积极控制血压。DAH 的治疗,目前仍主要是激素冲击及对症支持,治疗时机把握十分重要,新治疗方法还需进一步探讨和研究。

(杨全福)

第二十三节　特发性肺动脉高压

特发性肺动脉高压(IPAH)是指原因不明的肺血管阻力增加引起持续性肺动脉压力升高,肺动脉平均压力在静息状态下 > 25mmHg,在运动状态下 > 30mmHg,肺毛细血管嵌压 < 15mmHg,心排出量正常或降低,排除所有引起肺动脉高压的已知病因和相关因素所致。特发性肺动脉高压这个名词在 2003 年威尼斯第三届肺动脉高压会议上第一次提出。在此之前,特发性肺动脉高压曾与家族性肺动脉高压统称为原发性肺动脉高压(PPH)。

目前国外的统计数据表明 PPH 的发病率为 15～35/100 万,90% 以上的患者为 IPAH。IPAH 患者一般在出现症状后 2～3 年内死亡。老人及幼儿皆可发病,但是多见于中青年人,平均患病年龄为 36 岁,女性多发,女男发病比例为 2～3∶1。

易感因素包括药物因素、病毒感染和其他因素及遗传因素。

一、病理与病理生理学

(一)病理

主要累及肺动脉和右心,表现为右心室肥厚,右心房扩张。肺动脉主干扩张,周围肺小动脉稀疏。特征性的改变为肺小动脉内皮细胞、平滑肌细胞增生肥大,血管内膜纤维化增厚,中膜肥厚,管腔狭窄、闭塞,扭曲变形,呈丛样改变。

(二)病理生理

其机制尚未完全清楚,目前认为与肺动脉内皮细胞功能失调(肺血管收缩和舒张功能异常、内皮细胞依赖性凝血和纤溶系统功能异常)、血管壁平滑肌细胞钾离子通道缺陷、肺动脉重构等多种因素引起血管收缩、血管重构和原位血栓形成有关。

二、临床表现

(一)症状

患者早期无明显症状。最常见的症状为劳力性呼吸困难,其他常见症状包括胸痛、咯血、昏厥、下肢水肿。约10%患者(几乎均为女性)呈现雷诺现象,提示预后较差。也可有声嘶。

(二)体征

主要是肺动脉高压和右心功能不全的表现,具体表现取决于病情的严重程度。

1. 肺动脉高压的表现

最常见的是肺动脉瓣区第二心音亢进及时限不等的分裂,可闻及 Graham–Steell 杂音。

2. 右心室肥厚和右心功能不全的表现

右心室肥厚严重者在胸骨左缘可触及搏动。右心衰竭时可见颈静脉怒张、三尖瓣反流杂音、右心第四心音、肝大搏动、心包积液(32%的患者可发生)、腹腔积液、双下肢水肿等体征。

3. 其他体征

①20%的患者可出现发绀;②低血压、脉压差变小及肢体末端皮温降低。

三、辅助检查

确诊特发性肺动脉高压必须要排除各种原因引起的已知病因和相关因素所致肺动脉高压。

实验室检查需进行自身抗体的检查、肝功能与肝炎病毒标志物、HIV 抗体、甲状腺功能检查、血气分析、凝血酶原时间与活动度及心电图、胸部 X 线片、超声心动图、肺功能测定、肺通气灌注扫描、肺部 CT、肺动脉造影术、多导睡眠监测以除外继发性因素引起。右心导管术是唯一准确测定肺血管血流动力学状态的方法,同时进行急性血管扩张试验能够估测肺血管反应性及药物的长期疗效。另外还有胸腔镜肺活检及基因诊断等方法。

四、诊断及鉴别诊断

不仅要确定 IPAH 诊断、明确严重程度和预后,还应对 IPAH 进行功能分级和运动耐力判断,对血管扩张药的急性反应情况等进行评价,以指导治疗。

(一)诊断

由于 IPAH 患者早期无特异的临床症状,诊断有时颇为困难。早期肺动脉压轻度升高时多无自觉症状,随病情进展出现运动后呼吸困难、疲乏、胸痛、昏厥、咯血、水肿等症状。本病体征主要是由于肺动脉高压,右心房、右心室肥厚进而右心衰竭引起。常见体征是颈静脉搏动,肺动脉瓣听诊区第二心音亢进、分裂,三尖瓣区反流性杂音,右心第四心音,肝大、腹腔积液等。依靠右心导管及心血管造影检查确诊 IPAH。

IPAH 诊断标准为肺动脉平均压在静息状态下≥25mmHg,在活动状态下≥30mmHg,而肺毛细血管压或左心房压力 <15mmHg,心排出量正常或降低,并排除已知所有引起肺动脉压力升高的疾病。

IPAH 确诊依靠右心导管及心血管造影检查。心导管检查不仅可以明确诊断,而且对估计预后有很大帮助。特发性肺动脉高压是一个排除性的诊断,要想确诊,必须将可能引起肺动脉高压的病因——排除。

（二）鉴别诊断

IPAH 是一个排除性的诊断,鉴别诊断很重要。主要是应与其他已知病因和相关因素所致肺动脉高压相鉴别。正确诊断 IPAH 必须首先熟悉可引起肺动脉高压的各种疾病的临床特点,掌握构成已知病因和相关因素所致肺动脉高压的疾病谱,熟悉肺动脉高压的病理生理,然后从病史采集、体格检查方面细致捕捉诊断线索,再合理安排实验室检查,一一排除。通过 X 线片、心电图、超声心动图、肺功能测定及放射性核素肺通气/灌注扫描,排除肺实质性疾病、肺静脉高压性疾病、先天性心脏病及肺栓塞。血清学检查可明确有无胶原血管性疾病及 HIV 感染。

（三）病情评估

1. 肺动脉高压分级

Ⅰ级:日常体力活动不受限,一般体力活动不引起呼吸困难、乏力、胸痛或昏厥。

Ⅱ级:日常体力活动轻度受限,休息时无不适,但一般体力活动会引起呼吸困难、乏力、胸痛或昏厥。

Ⅲ级:日常体力活动明显受限,休息时无不适,但轻微体力活动就可引起呼吸困难、乏力、胸痛和昏厥。

Ⅳ级:不能进行体力活动,休息时就有呼吸困难和乏力,有右心衰竭表现。

2. 运动耐量评价

6min 步行试验简单易行,可用于肺动脉高压患者活动能力和预后的评价。

3. 急性血管扩张试验

检测患者对血管扩张药的急性反应情况,用于指导治疗,对 IPAH 患者进行血管扩张试验的首要目标是筛选可能对口服钙通道阻滞药治疗有效的患者。血管扩张试验阳性标准:应用血管扩张药物后肺动脉平均压下降 >10mmHg,且肺动脉平均压绝对值 <40mmHg,心排出量不变或升高。

五、治疗

治疗原则:由于 IPAH 是一种进展性疾病,目前还没有根治方法。治疗主要应针对血管收缩、血管重构、血栓形成及心功能不全等方面进行,旨在降低肺血管阻力和压力,改善心功能,增加心排出量,提高生活质量,改善症状及预后。

（一）一般治疗

1. 健康教育

健康教育包括加强 IPAH 的宣传教育及生活指导以增强患者战胜疾病的信心,平衡膳食,合理运动等。

2. 吸氧

氧疗可用于预防和治疗低氧血症,IPAH 患者的动脉血氧饱和度宜长期维持在 90% 以上。但氧疗的长期效应尚需进一步研究评估。

3. 抗凝

口服抗凝药可提高 IPAH 患者的生存率。IPAH 患者应用华法林治疗时,INR 目标值为 2.0～3.0。但是咯血或其他有出血倾向的患者应避免使用抗凝药。

（二）针对肺动脉高压发病机制的药物治疗

确诊为 IPAH 后应对其进行功能分级和急性血管反应试验，根据功能分级和急性血管反应性试验制订肺动脉高压的阶梯治疗方案。急性血管反应试验阳性且心功能Ⅰ～Ⅱ级的患者可给予口服钙通道阻滞药治疗。急性血管反应试验阴性且心功能Ⅱ级的患者可给予磷酸二酯酶-5 抑制药治疗；急性血管反应试验阴性且心功能Ⅲ级的患者给予磷酸二酯酶-5 抑制药、内皮素受体拮抗药或前列环素及其类似物；心功能Ⅳ级的患者应用前列环素及其类似物、磷酸二酯酶-5 抑制药或内皮素受体拮抗药，必要时予以联合治疗。如病情没有改善或恶化，考虑行外科手术治疗。

1. 钙通道阻滞药

钙通道阻滞药（CCBs）可用于治疗急性血管反应试验阳性且心功能Ⅰ～Ⅱ级的 IPAH 患者。CCBs 使肺动脉压下降，心排出量增加，肺血管阻力降低。心排血指数大于 2.1L/（min·m^2）和（或）混合静脉血氧饱和度大于 63%、右心房压力低于 10mmHg，而且对急性扩血管药物试验呈明显的阳性反应的患者，在密切监控下可开始用 CCBs 治疗，并应逐渐增加剂量至最大可耐受量且无不良反应表现。对于不满足上述标准的患者，不推荐使用 CCBs。最常用的 CCBs 包括地尔硫䓬、氨氯地平和长效硝苯地平。应避免选择有明显负性肌力作用的药物（如维拉帕米）。国内以应用地尔硫䓬和氨氯地平经验较多。应用 CCBs 需十分谨慎，从小剂量开始，逐渐摸索患者的耐受剂量，且要注意药物不良反应，主要不良反应包括低血压、急性肺水肿以及负性肌力作用。

2. 前列环素及其类似物

前列环素是很强的肺血管舒张药和血小板凝集抑制药，还具有细胞保护和抗增生的特性。在改善肺血管重塑方面，具有减轻内皮细胞损伤和减少血栓形成等作用。目前临床应用的前列环素制剂包括吸入制剂依洛前列环素、静脉用的依前列醇、皮下注射制剂曲前列环素、口服制剂贝前列环素。

（1）依洛前列环素：依洛前列环素是一种更加稳定的前列环素类似物，可通过吸入方式给药。通过吸入方式给药不仅可充分扩张通气良好的肺血管，更好地改善通气/血流比值，而且可减少或避免全身不良反应，并发症也更少。治疗方法是每次雾化吸入 10～20μg，每日吸入 6～9 次。主要不良反应是少数患者有呼吸道局部刺激症状等。已有大样本、随机双盲、安慰剂对照、对中心临床研究证实了依洛前列环素治疗心功能Ⅲ～Ⅳ级肺动脉高压患者的安全性和有效性。

（2）其他前列环素类似物

1）依前列醇：1995 年美国 FDA 已同意将该药物用于治疗 IPAH 的患者（NYHA 心功能分级为Ⅲ和Ⅳ级），是 FDA 批准第一种用于治疗 IPAH 的前列环素药物。依前列醇半衰期短，只有 1～2min，故需连续静脉输入。主要不良反应有头痛、潮热、恶心、腹泻。其他的慢性不良反应包括血栓栓塞、体重减轻、肢体疼痛、胃痛和水肿，但大多数症状较轻，可以耐受。依前列醇必须通过输液泵持续静脉输注需要长期置入静脉导管，临床应用有很大不便，并增加了感染机会，在治疗过程中短暂的中断也会导致肺动脉压的反弹，且往往是致命的。

2）曲前列环素：皮下注射制剂，其半衰期比前列环素长，为 2～4h。常见的不良反应是用药局部疼痛。美国 FDA 已批准将曲前列环素用于治疗按 NYHA 心功能分级为Ⅱ～Ⅳ级的肺动脉高压患者。

3）贝前列环素：口服制剂,贝前列环素在日本已用于治疗 IPAH。口服贝前列环素将可能成为临床表现更轻的肺动脉高压患者的一种治疗选择。

以上其他前列环素类似物尚未在我国上市。

3. 内皮素受体拮抗药

内皮素 -1 是强烈的血管收缩药和血管平滑肌细胞增生的刺激药,参与了肺动脉高压的形成。在肺动脉高压患者的血浆和肺组织中 ET -1 表达水平和浓度都升高。波生坦是非选择性的 ET - A 和 ET - B 受体拮抗药,已有临床试验证实该药能改善 NYHA 心功能分级为Ⅲ和Ⅳ级的 IPAH 患者的运动能力和血流动力学指标。治疗方法是起始剂量每次 62.5mg,每日 2 次,治疗 4 周,第 5 周加量至 125mg,每日 2 次。用药过程应严密监测患者的肝肾功能及其他不良反应。

4. 磷酸二酯酶 -5 抑制药

磷酸二酯酶 -5 抑制药(PDEI)可抑制肺血管磷酸 - 二酯酶 -5 对环磷酸鸟苷(cGMP)的降解,提高 cGMP 浓度,通过一氧化氮通路舒张肺动脉血管,降低肺动脉压力,改善重构。在国外包括美国 FDA 批准上市治疗肺动脉高压的磷酸二酯酶 -5 抑制药有西地那非。西地那非的推荐用量为每次 20～25mg,每日 3 次,饭前 30～60min 空腹服用。主要不良反应为头痛、面部潮红、消化不良、鼻塞、视觉异常等。

5. 一氧化氮

一氧化氮(NO)由血管内皮细胞Ⅲ型一氧化氮合酶(NOS)分解精氨酸而生成,有舒张血管、抑制血管平滑肌增生和血小板黏附的重要生理作用。吸入一氧化氮已用于诊断性的急性肺血管扩张试验,也已用于治疗围术期的肺动脉高压,该方法治疗肺动脉高压选择性高,起效快,但应用于临床时最大缺点是不仅需要一个持续吸入的监测装置,而且吸入的一氧化氮氧化成二氧化氮还有潜在毒性。已发现通过外源给予 L - 精氨酸可促进内源性一氧化氮的生成,目前国外已出现 L - 精氨酸的片剂和针剂,临床试验研究尚在进行中。

（三）心功能不全的治疗

IPAH 可引起右心室功能不全。然而,标准的治疗充血性心力衰竭的方法对严重肺动脉高压或右心室功能不全的患者却作用有限。

利尿药是治疗合并右心衰竭[如有外周水肿和(或)腹腔积液]IPAH 的适应证。一般认为应用利尿药使血容量维持在接近正常水平,谨慎限制水钠摄入对 IPAH 患者的长期治疗十分重要。但利尿药应慎重使用,以避免出现电解质平衡紊乱、心律失常、血容量不足。

洋地黄治疗能使 IPAH 患者循环中的去甲肾上腺素迅速减少,心排出量增加,但长期治疗的效果尚不肯定,可用于治疗难治性右心衰竭,右心功能障碍伴发房性心律失常或者右心功能障碍并发左心室功能衰竭的患者。应用过程中需密切监测患者的血药浓度,尤其对肾功能受损的患者更应警惕。

血管紧张素转化酶抑制药和血管紧张素受体拮抗药只推荐用于右心衰竭引起左心衰竭的患者,在多数肺动脉高压右心功能衰竭者不适用。

有研究表明,重症肺动脉高压患者改善心功能和微循环的血管活性药物首选多巴胺。

（四）介入治疗

经皮球囊房间隔造口术(BAS)是一种侵袭性的手术,是通过建立心房内缺损使产生心内从右到左的分流,达到减轻症状的目的。目前认为只适用于那些在接受最佳血管扩张药物治疗方案前提下仍出现发作性昏厥和(或)有严重心力衰竭的患者。可作为肺移植治疗前的一种过渡治疗。

(五)外科手术治疗

治疗肺动脉高压的新药开发及其令人乐观的初步临床结果,使得肺移植和心肺联合移植术仅在严重 IPAH 且内科治疗无效的患者中继续应用。

六、预后

IPAH 进展迅速,若未及时诊断、积极干预,预后险恶。IPAH 是一种进行性血管病,晚期 IPAH 患者出现进行性右心功能障碍,血流动力学指标出现心排出量下降、右心房压力上升以及右心室舒张末压力升高表现,最终导致心力衰竭和死亡。随着科学技术的发展,IPAH 患者的预后有望得到改善。

(杨全福)

第二十四节 过敏性肺泡炎

过敏性肺泡炎(HP)又称外源性变态反应性肺泡炎(EAA),是易感者由于吸入某种抗原(如真菌孢子特别是嗜热放线菌、细菌、动物或禽类的排泄物或毛皮垢屑污染的粉尘或烟雾、异氰酸盐等有机及无机尘埃)而引起的 Ⅲ 或 Ⅳ 型变态反应性肉芽肿性炎性肺疾病的总称,依据暴露抗原的不同,HP 有许多种病名,如农民肺、饲鸽者肺、蘑菇工人肺等,但临床特征以及发病机制是非常相似的。以往以职业性暴露所致的发病较为多见,近年来暴露于居住环境的宠物鸟(如鸽子和长尾小鹦鹉)、污染的空气加湿器及室内霉菌等所致的病例数不断增加。

一、病理学改变

该炎症主要累及肺泡壁、末端气道和肺间质。EAA 急性期的改变为肉芽肿性间质肺炎,主要累及细支气管,由上皮细胞、巨噬细胞和淋巴细胞组成,有时可伴有阻塞性细支气管炎。慢性期可表现为弥散性间质纤维化,并可发展为肺气肿和蜂窝肺。

二、临床表现

EAA 好发于不吸烟的人群。EAA 是一种症状和体征较复杂的综合征,临床表现可以从很轻微到非常严重,甚至致死。这取决于吸入变应原的浓度、暴露的时间和患者体内免疫反应的强度。临床上通常将 EAA 分急性型、亚急性型和慢性型。

(一)急性型

短期接触大量的变应原可以导致突然发病,症状包括发热(有时可高达 40℃)、畏寒、乏力、咳嗽和呼吸困难。体征可有发绀、肺部湿啰音,有些患者可闻及哮鸣音。往往在接触变应原后 4~8h 病情最重,症状的强度可以从一般的流感样症状到严重的非心源性肺水肿,急性严重的可致死。此型一天后多可好转,数日内即可治愈。

(二)亚急性型

患者通常症状较轻且逐渐发病,可表现出不明显的乏力、畏寒。当重复接触变应原时这些表现持续存在,并出现厌食、盗汗、体重减轻、头痛、胸部紧缩感和咳嗽等表现,通常无急性型的流感样症状。约有 1/4 的 EAA 患者有咯血症状。临床表现在接触变应原后 6h 达到高峰,停止接触变应原数日后症状会明显改善。

(三)慢性型

慢性型比较少见,约占 5%。该型起病缓慢,患者处于反复少量或长期持续接触变应原的环境,发现时往往会出现肺部纤维化,主要表现为慢性干咳、呼吸困难和发绀,一般有进行性加重的趋势。EAA 的慢性型与特发性肺间质纤维化的表现很相似。然而前者有明显的变应原慢性接触史和急性或亚急性发作的病史。

三、辅助检查

(一)X 线检查

早期或轻度 EAA 患者的胸部 X 线检查可正常,急性型患者可见不规则斑片状阴影、肺野呈毛玻璃样和粟粒样结节,散在或密集于中下野,可见纵隔淋巴结肿大,但胸膜反应少见,肺部病变呈游走性改变也可能是其影像学特征。

X 线特点有:①病变可累及各肺叶,呈多叶分布,以右上叶、右下叶和左上叶分布为多;病变外围多,肺门及肺野外带正常,所有病变与肺门不相连;②病变形态有弥散性斑点状、粟粒状、云雾状或结节状阴影,其边缘模糊;③双肺斑片影不按肺叶肺段分布,沿支气管走行分布,可呈对称性或蝶翼状并有融合表现;④透过病变可见肺纹理影像;⑤肺间质浸润,表现局限肺纹理增粗,边缘模糊,沿肺纹理分布小点状阴影;⑥肺内病变可自行消失或有迁移征象,脱离接触后阴影逐渐消失。

(二)胸部 CT 检查

典型的结节影表现为广泛分布在小叶中心周围,成片状,直径小于 5mm。急性过敏性肺泡炎最常见的是大片状、磨玻璃状阴影,但亦可在亚急性或慢性过敏性肺泡炎患者的 CT 上见到。特别是有持续过敏原吸入的环境存在时,影像分布是局限或弥散的,主要分布在中下肺野。在慢性过敏性肺泡炎,肺纤维化的主要表现是不规则的索条状阴影,气道的囊状扩张和蜂窝状阴影,其分布主要在中肺野,但亦可出现在上肺区和下肺野。在慢性饲鸽者肺,几乎 50% 的患者的 CT 表现有蜂窝状阴影,但在其他原因的过敏性肺泡炎却较少出现。目前慢性过敏性肺泡炎 CT 呈现阻塞征象在增加,如呼气相气体滞留阴影,囊状肺纤维化和肺气肿。过敏性肺泡炎小叶中心型的小结节和磨玻璃阴影是可逆性改变,而蜂窝肺和肺气肿是不可逆的。

(三)常规实验室检查呈非特异性

急性期可有白细胞增多,多形核白细胞增高,偶见嗜酸性粒细胞增多。可见血沉增快以及多克隆高丙种球蛋白血症。

(四)血清特异性抗体与抗原

血清抗体的敏感性和特异性在临床应用中受到了很大限制,不能只凭单一血清抗体阳性来诊断,也不能依据血清抗体阴性而排除,有的无症状性过敏性肺泡炎(如农民肺、饲鸽者肺)的高危个体,其血清抗体阳性,也有过敏性肺泡炎患者其血清特异性抗体是阴性的,因此,在没有过敏原激活抗体存在的情况下,尚不能确诊过敏性肺泡炎。另外用于检测抗体的变应原种类太少,且没有统一的方法检测半变应原。尽管存在上述这些问题,血清特异性抗体在诊断过敏性肺泡炎时依然重要。

（五）肺功能检查

弥散功能减低,肺限制性通气功能障碍。早期病例可以恢复,晚期则不能逆转。特异性抗原吸入激发试验阳性有助于诊断,但有一定的危险性,不应作为常规诊断手段。

（六）肺活检及支气管肺灌洗

活检肺泡壁有大量淋巴细胞、浆细胞浸润。支气管肺泡灌洗液中淋巴细胞和巨噬细胞增多,其中 T 淋巴细胞以 CD_8^+ 淋巴细胞为主。

四、诊断和鉴别诊断

（一）诊断

典型的急性型 EAA 诊断较容易,有变应原接触史,随后出现的症状和体征、相应的影像学改变、血清学检查和肺功能检查的特征,脱离接触变应原后病情缓解等,诊断即可确立。

过敏性肺泡炎的诊断步骤:①确定激发的变应原;②确认对该变应原有超敏反应;③确定症状与接触变应原的关系;④评估肺功能下降程度;⑤检查胸部影像学检查的异常;⑥考虑是否需要肺活检或支气管镜;⑦考虑实验室检查的有效性;⑧除外其他诊断(如结节病,吸入性肺炎)。

（二）鉴别诊断

需与 EAA 鉴别的疾病,包括:①呼吸系统感染性疾病,如病毒和细菌性肺炎、支原体肺炎、粟粒性肺结核、肺真菌病;②弥散性间质性肺病(如特发性、胶原性和药物性肺炎);③肉芽肿性肺疾病,可见结节病、铍中毒肺损伤、尘肺鉴别;④其他:癌性淋巴管病、嗜酸性粒细胞肺浸润、COP 和职业病等疾病鉴别。其鉴别的关键在于本病的发生、发展与特殊的环境或过敏原密切相关。

慢性 EAA 的诊断较困难,需与其他肺间质疾病相鉴别,如特发性肺间质纤维化、结节病、药物诱发的肺部病变等。无相关药物服用史和其他系统病变可帮助排除药物诱发的肺部病变和胶原血管疾病,特发性肺间质纤维化患者肺泡灌洗液中以中性粒细胞为主,结节病肺泡灌洗液中淋巴细胞以 CD_4^+ 淋巴细胞为主,肺门/气管旁淋巴结肿大和多系统累及亦提示结节病的可能。有时需要病理学检查结果帮助诊断。

五、治疗

从环境中去除抗原是过敏性肺泡炎治疗和预防中的最重要的环节。因为许多暴露与环境有关,因此改善通风、防尘、戴口罩或调换工作都是有效的措施。一旦进入工作场所即发病者,则应考虑更换工作环境,或更换工作。对阴暗和潮湿的环境(如厨房间、卫生间和库房等)和发霉的物件进行彻底清扫,改善光照和通风,必要时甚至改建、迁居,以达到去除抗原的目的。对于农民肺发生者的周边人群可指导使用防尘面罩来达到去除抗原的目的;“空调肺”“湿化器肺”等是由于空调或湿化器装置被真菌、病毒、细菌等污染所致,因此应及时更换过滤器、湿化器、清扫机件;对于养鸟所致的过敏性肺泡炎的患者,当务之急是阻止其饲鸟。对于急性 EAA 和复发性 EAA 患者,在脱离变应原后往往可自行恢复,所以不需糖皮质激素治疗。

糖皮质激素对急性过敏性肺泡炎有一定的治疗作用,对长期的预后无意义。决定是否用激素治疗取决于急性期的症状和患者的生理功能异常情况。对有持续症状和肺功能明显减退的 EAA 患者主张给予口服或静脉糖皮质激素治疗。

糖皮质激素治疗剂量和疗程目前尚未形成共识,通常建议初始剂量采用强的松 30 ~ 60mg/d,症状减轻后逐渐减量,总疗程可控制在 2 个月左右。对亚急性、慢性者激素应用时间较长,因而易出现全身不良反应。

(杨全福)

第二十五节　慢性阻塞性肺疾病

慢性阻塞性肺疾病(chronic obstructive pulmonary disease,COPD)是一种可以预防、可以治疗的疾病,以不完全可逆的气流受限为特点。由于有害颗粒或气体(主要是吸烟)的影响,肺部产生异常的炎症反应,从而产生气流受限,常呈进行性加重。COPD 不仅影响肺,也可以引起显著的全身反应。

COPD 的病死率居所有死因的第 4 位,且有逐年增加之势。我国北部和中部地区,COPD 的患病率占 15 岁以上人群的 3%。COPD 与慢性支气管炎和肺气肿关系密切。

慢性支气管炎是指支气管壁的慢性、非特异性炎症。慢性咳嗽、咳痰,每年持续 3 个月、连续 2 年,并除外引起慢性咳嗽、咳痰的其他疾病。

肺气肿病理定义为终末细支气管远端的气腔永久性扩张,伴有肺泡壁破坏而没有明显纤维化。当慢性支气管炎和(或)肺气肿患者肺功能检查出现气流受限并且不能完全可逆时,则诊断 COPD。

支气管哮喘也具有气流受限,但支气管哮喘是一种特殊的气道炎症性疾病,其气流受限具有可逆性,它不属于 COPD。某些患者在患病过程中,可能会出现慢性支气管炎合并支气管哮喘或支气管哮喘合并慢性支气管炎,在这种情况下,表现为气流受限不完全可逆,从而使两种疾病难以区分。

此外,一些已知病因或具有特征病理表现的气流受限疾病,如支气管扩张、闭塞性细支气管炎、弥散性泛细支气管炎、结核所致的肺纤维化以及肺囊性纤维化等均不属于 COPD。

一、病因和发病机制

(1)吸烟:是主要的发病因素,烟草中含焦油、尼古丁和氢氰酸等化学物质,可损伤气道上皮细胞,使纤毛运动减退和巨噬细胞吞噬功能降低;支气管黏液腺肥大、杯状细胞增生,黏液分泌增多,使气道净化能力下降;支气管黏膜充血水肿、黏液积聚,易继发感染,烟雾刺激黏膜下感受器,使副交感神经功能亢进,引起支气管平滑肌收缩,气流受限。

(2)职业性粉尘和化学物质:当职业性粉尘及化学物质,如工业废气、过敏原及室内空气污染等,浓度过大或接触时间过长,均可能产生与吸烟无关的 COPD。

(3)空气污染:大气中的有害气体如二氧化硫、二氧化氮、氯气等损伤气道黏膜和其细胞毒作用,使纤毛清除功能下降,黏液分泌增加,为细菌感染增加条件。

(4)感染:感染是 COPD 发生发展的重要因素之一。细菌、病毒和支原体是本病急性加重的重要因素;细菌以肺炎链球菌、流感嗜血杆菌、卡他莫拉菌及葡萄球菌为多见;病毒多为流感病毒、鼻病毒、腺病毒和呼吸道合胞病毒等。

（5）蛋白酶—抗蛋白酶失衡：蛋白水解酶对组织有损伤、破坏作用；抗蛋白酶对弹性蛋白酶等多种蛋白酶具有抑制功能，其中，α_1 抗胰蛋白酶（α_1 – AT）是活性最强的一种，蛋白酶和抗蛋白酶维持平衡是保证肺组织正常结构免受损伤和破坏的主要因素，蛋白酶增多或抗蛋白酶不足均可导致组织结构破坏产生肺气肿。

（6）其他：如机体的内在因素、自主神经功能失调、营养等都有可能参与 COPD 的发生、发展。

二、病理

COPD 的病理改变主要表现为慢性支气管炎及肺气肿的病理变化。支气管黏膜上皮细胞变性、坏死，溃疡形成。纤毛倒伏、变短、不齐，粘连，部分脱落。缓解期黏膜上皮修复、增生、鳞状上皮化生和肉芽肿形成。杯状细胞数目增多肥大，分泌亢进，腔内分泌物潴留。基膜变厚坏死，支气管腺体增生肥大，各类炎症细胞浸润，以浆细胞、淋巴细胞为主。

急性发作期可见到大量中性粒细胞，严重者为化脓性炎症，黏膜充血、水肿、变性坏死和溃疡形成，基底部肉芽组织和机化纤维组织增生导致管腔狭窄，气道壁的结构重塑，胶原含量增加及瘢痕形成，肺气肿的病理改变可见肺过度膨胀、弹性减退、表面可见多个大小不一的大疱。镜下见肺泡壁变薄，肺泡腔扩大、破裂或形成大疱，血液供应减少，弹力纤维网破坏。细支气管壁有炎症细胞浸润。有的管腔纤细狭窄或扭曲扩张，管腔内有痰液存留。细支气管的血管内膜可增厚或管腔闭塞。

按累及肺小叶的部位，可将阻塞性肺气肿分为小叶中央型和全小叶型及介于两者之间的混合型三类。其中以小叶中央型为多见。

三、病理生理

早期，有些患者小气道（直径小于 2mm 的气道）功能已发生异常。缓解期大多恢复正常，随疾病发展，气道阻力增加、气流受限成为不可逆；病变局限于细小气道，仅闭合容积增大，反映肺组织弹性阻力及小气道阻力的动态肺顺应性降低。病变浸入大气道时，肺通气功能明显障碍，最大通气量降低。病情发展，肺组织弹性日益减退，肺泡持续扩大，回缩障碍，残气量及残气量占肺总量的百分比增加，肺气肿日益加重，大量肺泡周围的毛细血管受膨胀肺泡的挤压而退化，致使肺毛细血管大量减少，肺泡间的血流量减少，此时肺泡虽有通气，但肺泡壁无血液灌流，导致生理无效腔气量增大，也有部分肺区虽有血液灌流，但肺泡通气不良，不能参与气体交换，肺泡及毛细血管大量丧失，弥散面积减少，产生通气与血流比例失调，使换气功能发生障碍，通气和换气功能障碍可引起缺氧和二氧化碳潴留，发生不同程度的低氧血症和高碳酸血症，最终出现呼吸衰竭。

四、临床表现

1. 症状

起病缓慢，病程较长，随病程发展可终身不愈。

（1）慢性咳嗽：反复发作，晨间明显，夜间有阵咳或排痰。

（2）咳痰：一般为白色黏液，偶带血丝，清晨较多。急性发作期痰量增多，可有脓性痰。

（3）气短或呼吸困难：早期劳力时出现，以后逐渐加重，以致在日常活动甚至休息时也感到气短，是 COPD 的标志性症状。

（4）喘息和胸闷：部分患者特别是重度患者或急性加重时出现喘息。

（5）其他：晚期患者有体重下降，食欲减退等。

2.体征

早期体征可无异常，随病情进展出现以下体征。

（1）视诊及触诊：呼吸变浅，频率增快，严重者可有缩唇呼吸；胸廓前后径增大，肋间和胸骨下角增宽等。触觉语颤减弱。

（2）叩诊：肺部呈过清音，心浊音界缩小，肺下界和肝浊音界下降。

（3）听诊：两肺呼吸音减弱，呼气延长，部分患者可闻及干性啰音和（或）湿性啰音。

五、实验室及特殊检查

1.肺功能检查

对 COPD 诊断、严重程度评价、疾病进展、预后及监测治疗反应等有重要意义。

（1）吸入支气管舒张药后 $FEV_1/FVC\% < 70\%$ 及 $FEV_1 < 80\%$ 预计值者，可确定为不完全可逆的气流受限。

（2）肺总量（TLC）、功能残气量（FRC）和残气量（RV）增高，肺活量（VC）减低，表明肺过度充气，有参考价值。由于 TLC 增加不如 RV 增高程度大，故 RV/TLC 增高。

（3）一氧化碳弥散量（DL_{CO}）及 DL_{CO} 与肺泡通气量（VA）比值（DL_{CO}/VA）下降，该项指标供诊断参考。

2.胸部 X 线片检查

早期胸片可无变化，以后可出现肺纹理增粗、紊乱及肺气肿等改变。胸部 X 线片改变对诊断特异性不高，主要作为确定肺部并发症及鉴别其他肺部疾病之用。

3.胸部 CT 检查

CT 检查不应作为常规的检查，高分辨 CT，对有疑问病例的鉴别诊断有一定意义。

4.血气检查

血气检查对确定发生低氧血症、高碳酸血症、酸碱平衡失调以及判断呼吸衰竭的类型有重要价值。

5.其他

当合并细菌感染时，血白细胞增高，核左移。痰培养检出的常见病原菌为流感嗜血杆菌、肺炎链球菌、卡他莫拉菌、肺炎克雷伯杆菌等。

六、诊断与严重程度分级

主要根据吸烟等高危因素史、临床症状、体征及肺功能检查等综合分析确定。不完全可逆的气流受限是 COPD 诊断的必备条件，即吸入支气管舒张药后 $FEV_1/FVC\% < 70\%$ 及 $FEV_1 < 80\%$ 预计值可确定为不完全可逆性气流受限。有少数患者并无咳嗽、咳痰症状，仅在肺功能检查时 $FEV_1/FVC\% < 70\%$ 及 $FEV_1 \geqslant 80\%$ 预计值，在除外其他疾病后，亦可诊断为 COPD。

根据 FEV_1/FVC、$FEV_1\%$ 预计值和症状可对 COPD 的严重程度做出分级。

（1）0 级：高危。具有罹患 COPD 的危险因素，肺功能在正常范围。

（2）Ⅰ级：轻度。有或无慢性咳嗽、咳痰症状，$FEV_1/FVC < 70\%$，$FEV_1 \geqslant 80\%$ 预计值。

（3）Ⅱ级：中度。有无慢性咳嗽、咳痰症状，$FEV_1/FVC < 70\%$，$30\% < FEV_1 < 80\%$ 预计值

（ⅡA 级：50%≤FEV$_1$<80% 预计值；ⅡB 级：30%≤FEV$_1$<50% 预计值）。

（4）Ⅲ级：重度。有无慢性咳嗽、咳痰症状、呼吸困难症状，FEV$_1$/FVC<70%，FEV$_1$<30% 预计值或 FEV$_1$<50% 预计值，伴慢性呼吸衰竭或右心衰竭的临床征象。

COPD 病程分期：急性加重期指在疾病过程中，短期内咳嗽、咳痰、气短和（或）喘息加重、痰量增多，呈脓性或黏液脓性，可伴发热等症状。稳定期指患者咳嗽、咳痰、气短等症状稳定或症状轻微。

七、鉴别诊断

1. 支气管扩张

患者有反复发作咳嗽、咳痰特点，常反复咯血。合并感染时有多量脓性痰。查体常有肺部固定性湿性啰音。部分胸部 X 线片显示肺纹理粗乱或呈卷发状，高分辨 CT 可见支气管扩张改变。

2. 肺结核

患者可有午后低热、乏力、盗汗等结核中毒症状，痰检可发现结核分枝杆菌，胸部 X 线片检查可发现病灶。

3. 支气管哮喘

患者多在儿童或青少年期起病，以发作性喘息为特征，发作时两肺布满哮鸣音，缓解后症状消失，常有家庭或个人过敏史。哮喘的气流受限多为可逆性，其支气管舒张试验阳性。

4. 肺癌

患者近期有咳嗽、咳痰带血，胸部 X 线片及 CT 可发现占位病变或阻塞性肺不张或肺炎，痰细胞学、支气管镜检查，可有助于明确诊断。

5. 矽肺及其他尘肺

患者有粉尘和职业接触史，X 线检查可见矽结节，肺门阴影扩大及网状纹理增多等特点可助诊断。

八、并发症

1. 慢性呼吸衰竭

症状常在 COPD 急性加重时发生，其症状明显加重，发生低氧血症和（或）高碳酸血症，可具有缺氧和二氧化碳潴留的临床表现。

2. 自发性气胸

如有突然加重的呼吸困难，伴明显的发绀，患侧肺部叩鼓音，听诊呼吸音减弱或消失，应考虑并发自发性气胸，X 线检查可以确诊。

3. 慢性肺源性心脏病

由于 COPD 肺病变引起肺血管床减少及缺氧致肺动脉痉挛、血管重塑，导致肺动脉高压、右心室肥厚扩大，最终发生右心功能不全。

九、治疗

主要改善呼吸功能，同时进行病因及并发症的防治。

1. 急性发作期的治疗

（1）氧疗：氧疗的指征是：PaO$_2$<8.0kPa（60mmHg）。治疗目标是维持 SpO$_2$>90%。

（2）控制感染：根据病情严重程度或根据病原菌药物敏感试验选用抗菌药物。轻者口服，较重者肌内注射或静脉滴注，疗程一般 7～10d。常用的有青霉素 80 万 U，肌内注射，每日 2 次，或 400 万 U，每日 2～3 次静脉滴注；红霉素 0.3g，每日 3～4 次口服，或 1.0～1.2g，静脉滴注；头孢菌素类如头孢唑啉钠 2.0g，每日 2～3 次静脉滴注。还可选用喹诺酮类或氨基糖苷类等。

（3）祛痰、止咳：对年老体弱无力咳痰或痰量较多者，应以祛痰为主，尽量避免应用强镇咳剂，如可待因等，以免造成痰液排出不畅，不利于控制感染，常用的药物有盐酸氨溴索 30mg，每日 3 次，氯化铵、溴己新、羧甲半胱氨酸等。也可选用中成药，或雾化吸入。

（4）解痉、平喘：当并发哮喘时常选用抗组胺类药物如酮替芬、开瑞坦等。茶碱缓释片 0.1～0.2g，每日 2 次口服。沙丁胺醇 2.4mg，每日 3 次口服，间羟叔丁肾上腺素（博利康尼）2.5～5mg，每日 3 次口服，或气雾剂特布他林（喘康速）。异丙托溴铵（异丙托品）吸入。若使用气道舒张剂后气道平滑肌痉挛仍不能缓解，可试用糖皮质激素如吸入沙美特罗替卡松喷雾剂，二丙酸倍氯米松、布地奈德等或口服泼尼松 30～40mg，每日 1 次。

2. 缓解期治疗

加强锻炼，增强体质，提高免疫力，避免各种诱发因素的接触和吸入也可选用以下药物预防感冒：气管炎菌苗、核酪注射液、脂多糖注射液等。具体措施如下。

（1）呼吸肌功能锻炼：作腹式呼吸及缩唇呼吸，加强膈肌活动，以改善呼吸肌功能。

（2）康复治疗：根据患者具体情况，可选用气功、太极拳、呼吸操、定量行走或登梯锻炼，以提高耐力，增加肺功能。

（3）家庭氧疗：对明显缺氧者可采用家庭氧疗，对减轻心脏负荷，改善体质，提高运动耐量均有良好作用。

（4）支气管舒张剂：可选用氨茶碱、β_2 肾上腺素受体激动剂口服或吸入治疗。

（5）手术治疗：局限性肺气肿或肺大泡可适当选择手术治疗，近年来减容手术已在临床取得可喜疗效。

十、预防

戒烟是预防 COPD 发生最主要的措施，同时应加强体育锻炼，增强体质；注意保暖，避免受凉，预防感冒；改善环境卫生，消除和避免烟雾、粉尘和刺激性气体对呼吸道的影响。

（杨全福）

第二十六节　急性上呼吸道感染

急性上呼吸道感染简称上感，为外鼻孔至环状软骨下缘包括鼻腔、咽或喉部急性炎症的概称。主要病原体是病毒，少数是细菌。发病不分年龄、性别、职业和地区，免疫功能低下者易感。通常病情较轻、病程短、可自愈，预后良好。

一、临床表现

临床表现有以下类型。

（一）普通感冒

普通感冒为病毒感染引起,俗称"伤风",又称急性鼻炎或上呼吸道卡他。起病较急,主要表现为鼻部症状,如喷嚏、鼻塞、流清水样鼻涕,也可表现为咳嗽、咽干、咽痒或烧灼感甚至鼻后滴漏感。咽干、咳嗽和鼻后滴漏与病毒诱发的炎症介质导致的上呼吸道传入神经高敏状态有关。2～3d后鼻涕变稠,可伴咽痛、头痛、流泪、味觉迟钝、呼吸不畅、声嘶等,有时由于咽鼓管炎致听力减退。严重者有发热、轻度畏寒和头痛等。体检可见鼻腔黏膜充血、水肿、有分泌物,咽部可为轻度充血。一般经5～7d痊愈,伴并发症者可致病程迁延。

（二）急性病毒性咽炎和喉炎

急性病毒性咽炎和喉炎由鼻病毒、腺病毒、流感病毒、副流感病毒以及肠病毒、呼吸道合胞病毒等引起。临床表现为咽痒和灼热感,咽痛不明显。咳嗽少见。急性喉炎多为流感病毒、副流感病毒及腺病毒等引起,临床表现为明显声嘶、讲话困难、可有发热、咽痛或咳嗽,咳嗽时咽喉疼痛加重。体检可见喉部充血、水肿,局部淋巴结轻度肿大和触痛,有时可闻及喉部的喘息声。

（三）急性疱疹性咽峡炎

急性疱疹性咽峡炎多由柯萨奇病毒A引起,表现为明显咽痛、发热,病程约为一周。查体可见咽部充血,软腭、腭垂、咽及扁桃体表面有灰白色疱疹及浅表溃疡,周围伴红晕。多发于夏季,多见于儿童,偶见于成人。

（四）急性咽结膜炎

急性咽结膜炎主要由腺病毒、柯萨奇病毒等引起。表现为发热、咽痛、畏光、流泪、咽及结膜明显充血。病程4～6d,多发于夏季,由游泳传播,儿童多见。

（五）急性咽扁桃体炎

病原体多为溶血性链球菌,其次为流感嗜血杆菌、肺炎链球菌、葡萄球菌等。起病急,咽痛明显、伴发热、畏寒,体温可达39℃以上。查体可发现咽部明显充血,扁桃体肿大、充血,表面有黄色脓性分泌物。有时伴有颌下淋巴结肿大、压痛,而肺部查体无异常体征。

二、实验室检查

（一）血液检查

因多为病毒性感染,白细胞计数常正常或偏低,伴淋巴细胞比例升高。细菌感染者可有白细胞计数与中性粒细胞增多和核左移现象。

（二）病原学检查

因病毒类型繁多,且明确类型对治疗无明显帮助,一般无须明确病原学检查。

三、并发症

少数患者可并发急性鼻窦炎、中耳炎、气管－支气管炎。以咽炎为表现的上呼吸道感染,部分患者可继发溶血性链球菌引起的风湿热、肾小球肾炎等,少数患者可并发病毒性心肌炎,应予警惕。

四、诊断要点

根据鼻咽部的症状和体征,结合周围血常规和阴性胸部X线检查可做出临床诊断。一般无须病因诊断,特殊情况下可进行细菌培养和病毒分离,或病毒血清学检查等确定病原体。

五、治疗

于目前尚无特效抗病毒药物,以对症处理为主,同时戒烟、注意休息、多饮水、保持室内空气流通和防治继发细菌感染。

(一)对症治疗

对有急性咳嗽、鼻后滴漏和咽干的患者应给予伪麻黄碱治疗以减轻鼻部充血,亦可局部滴鼻应用。必要时适当加用解热镇痛类药物。

(二)抗菌药物治疗

目前已明确普通感冒无须使用抗菌药物。除非有白细胞升高、咽部脓苔、咯黄痰和流鼻涕等细菌感染证据,可根据当地流行病学史和经验用药,可选口服青霉素、第一代头孢菌素、大环内酯类或喹诺酮类。极少需要根据病原菌选用敏感的抗菌药物。

(三)抗病毒药物治疗

由于目前有滥用造成流感病毒耐药现象,所以如无发热,免疫功能正常,发病超过 2d 一般无须应用。对于免疫缺陷患者,可早期常规使用。利巴韦林和奥司他韦有较广的抗病毒谱,对流感病毒、副流感病毒和呼吸道合胞病毒等有较强的抑制作用,可缩短病程。

(四)中药治疗

具有清热解毒和抗病毒作用的中药亦可选用,有助于改善症状,缩短病程。

(王翠翠)

第二十七节 呼吸衰竭

呼吸衰竭是由于外呼吸功能严重障碍,机体不能维持足够的气体交换出现缺氧或(和)二氧化碳潴留,导致一系列生理功能和代谢紊乱的临床综合征。

一、诊断

呼吸衰竭的确诊主要靠动脉血气分析。其临床表现因原发病的影响而有很大差异,但均以缺氧和(或)CO_2 潴留为基本表现,出现典型的证状和体征。

二、临床表现

呼吸衰竭的早期重要证状为呼吸困难,但呼吸衰竭并不一定有呼吸困难,如镇静药中毒、呼吸匀缓、表情淡漠或昏睡。发绀是缺氧的典型体征,表现为耳垂、口唇、口腔黏膜、指甲呈现青紫色。急性呼吸衰竭的神经精神证状较慢性明显。急性严重缺氧可出现谵妄、抽搐、昏迷。缺氧和 CO_2 潴留均可导致心率增快、血压升高,心律失常,甚至心脏停搏。还可以导致肝肾功能障碍,酸碱失衡和水、电解质紊乱。

三、血气分析

通常采用动脉血气分析,直接测定 pH、PaO_2、$PaCO_2$,其他指标均可以通过计算获得。

四、治疗

治疗原则:首先是保持呼吸道通畅、吸氧并维持适宜的肺泡通气,其次为明确病因、治疗原发病及严密监测病情的发展。

(一)保持呼吸道通畅

呼吸急救的要点是使患者取仰卧位,头后仰、下颌向前,迅速清除呼吸道分泌物或异物。当上气道阻塞不能解除时,可行紧急环甲膜切开术开放气道。

若仍难以维持呼吸道通畅,或因病情需要长时间维持肺泡通气者,则需及时建立人工气道。一般有简便人工气道、气管插管、气管切开三种方法。简便人工气道主要有口咽通气道、鼻烟通气道、和喉罩。气管插管和气管切开是重建呼吸道最为可靠的方法。紧急情况下多选择经口插管,其操作速度快于经鼻插管。判断气管内导管位置的最可靠方法是监测呼吸末 CO_2,若无法探测到呼吸末 CO_2 则表明误插入食管。

(二)氧气治疗(氧疗)

氧疗是改善缺氧的重要手段。

(1)鼻导管或鼻塞给氧这两种给氧方法的主要缺点是氧浓度(FiO_2)不稳定,随着患者呼吸深度和频率的变化而异。

(2)面罩给氧适用于 PaO_2 明显降低,对氧流量需求较大的患者。

(3)正压给氧适用于主要因肺内分流量增加引起的缺氧患者。通过间歇正压通气(IPPV)、呼气末正压通气(PEEP)或持续气道正压通气(CPAP)给氧。

(4)高压氧治疗适用于 I 型呼吸衰竭的治疗,对一氧化碳中毒有较好疗效。不适用于COPD 并发呼吸衰竭的治疗。

(三)机械通气

机械通气不仅用于治疗不同病因所致的呼吸衰竭,也用于预防呼吸衰竭的发生或加重。关于机械通气治疗适应证选择的标准,目前尚无严格的规定。临床上需要综合考虑疾病的种类、患者的具体情况、对保守治疗的反应等。

对于大多数接受气管插管、机械通气的患者,均主张给予低水平的 PEEP($3 \sim 5cmH_2O$),对于氧合不满意的患者,可提高 PEEP 水平。调节 PEEP 的水平应在最适合的吸入氧浓度(小于 0.6)条件下达到较好地动脉血氧合,通常不超过 $15cmH_2O$。

(四)病因治疗

针对不同病因,采取相应的措施是治疗急性呼吸衰竭的根本所在。通常根据病史、体检、胸片及动脉血气即可做出诊断。

(五)一般处理

(1)控制感染呼吸道感染即可诱发或加重呼吸衰竭,根据病情选择适宜的抗生素控制感染,同时应注意及时清除呼吸道的分泌物。

(2)纠正酸碱失衡。

(3)注意心血管、脑、肾功能的维持。

(张朋雨)

第二十八节 急性重症哮喘

急性重症哮喘是指支气管哮喘急性发作、一般常规治疗无效、哮喘症状仍持续存在或继续恶化;或哮喘呈暴发性发作,从哮喘发作后短时间内即进入危重状态,支气管极度痉挛,黏膜水肿和黏液栓形成导致严重的呼吸困难和呼吸衰竭。

一、诊断

急性重症哮喘多是在哮喘发作数天或数周后得不到有效控制的基础上再次急性加重,亦有少部分患者是在哮喘发作数小时甚至数分钟后就发生。诊断急性重症哮喘的关键不在于其发作持续时间的长短,而在于其严重程度。

(一)急性重症哮喘的症状

多数患者表现为端坐前弓位,呼吸短促,喘鸣,一口气不能完成一句话,常有焦虑或烦躁,大汗淋漓。

(二)急性重症哮喘的体征

(1)呼吸系统:呼吸浅快(>30 次/min)、胸部由于过度充气而变得饱满,双肺可闻及满布的哮鸣音。当气道极度痉挛或患者情况衰竭而无力呼气时,哮鸣音反而减弱甚至消失,表现为所谓"沉默胸"。呼吸肌疲劳征象常提示哮喘严重发作。长时间气喘可导致呼吸肌疲劳而出现吸气时下胸部和上腹部矛盾性内陷、胸式呼吸和腹式呼吸交替出现和吸气三凹征。发绀在一般哮喘发作中并不常见,一旦出现多为急性重症哮喘的征象。

(2)心血管系统:可导致心动过速(>120 次/min),可观察到奇脉。不明显奇脉只有在听诊血压时方能发现,当听到收缩压动脉音时,停止水银柱下降,观察并记录呼气和吸气时水银柱的波动,如收缩压在吸气期较呼气期下降 10mmHg 以上,有诊断价值,急性重症哮喘常 >25mmHg。但是当哮喘极重度发作,呼吸肌过度疲劳,患者呼吸变得浅快而不能使胸腔内压大幅度波动时,奇脉就会消失。

(3)由于严重的呼吸困难而不能正常进食甚至饮水,再加上呼吸道非显性失水增加,患者常有不同程度的脱水,表现为皮肤弹性降低,口舌干燥。痰液黏稠不易咳出。

(三)实验室检查

1. 床旁肺功能测定

峰值呼气流速(PEFR),其准确度取决于用力呼气前吸气的深度和用力呼气的速度,一般连续测量 3 次,以最佳 1 次为准。在初步使用解痉剂后如测定值低于预计值的 50%,成人 <100L/mm 或反应持续时间 <2h,昼夜变异率 >30%,应视为严重哮喘发作。

PEFR24 小时变异率 =(PEF 最高值 – PEF 最低值)/PEF 最高×100%

2. 动脉血气分析

所有收住院的哮喘患者都应及时检查动脉血气,$PaCO_2$ 正常或轻度升高、PaO_2 <60mmHg,具有诊断意义。

3. 血清生化检查

大约有 1/10 患者有不同程度的低钾血症。低钾增加了心律紊乱的危险性,应尽早发现并纠正。

4. X 线检查

急性重症哮喘本身胸部 X 线检查除双肺过度充气外一般无特殊发现,但如果患者情况许可有必要常规进行以除外气胸、纵隔气肿、肺不张或肺炎的存在。

5. 心电图

急性重症哮喘有时很难与急性左心衰竭相鉴别,并发心律紊乱是导致哮喘症状不易缓解的原因之一。

二、治疗

(一)紧急处理

1. 吸氧

低氧血症是导致重症哮喘死亡的主要原因。如果患者年龄在 50 岁以下,给予高浓度面罩吸氧(35% ~ 40%)一般来说是安全的。给氧的目的是要将动脉血氧分压至少提高到 60mmHg,如果可能应维持在 75 ~ 105mmHg。入院后首次血气分析至关重要,并应严密随访以了解低氧血症是否得到纠正,高碳酸血症是否得到纠正,高碳酸血症是否发生,从而相应调整吸氧浓度和治疗方案。

2. 肾上腺皮质激素的应用

急性重症哮喘诊断一旦成立应尽早使用激素。

琥珀酸氢化可的松常用量 100 ~ 400mg/d,注射后 4 ~ 6h 起作用。甲泼尼龙(甲基强的松龙,80 ~ 160mg/d)起效时间更短(2 ~ 4h),地塞米松在体内半衰期较长、不良反应较多,宜慎用,一般 10 ~ 30mg/d。症状缓解后逐渐减量,然后改口服和吸入制剂维持。口服泼尼松(强的松)40 ~ 60mg/d 则可以获得静脉注射氢化可的松同样疗效,其起效时间只比静脉给药晚 1 ~ 2h,除了极重度哮喘或伴有高碳酸血症时,一般可以用口服替代静脉给药。

3. β_2 受体激动剂

沙丁胺醇(舒喘灵)和特布他林(博利康尼)是目前国内外较为广泛使用的 β_2 受体激动剂。推荐剂量沙丁胺醇或特布他林溶液 1mL(2.5 ~ 5mg)加生理盐水 5 ~ 20mL 雾化吸入,嘱咐患者经口潮气量呼吸,每 4 ~ 6h 重复 1 次。也有建议起始剂量为 2.5mg,每隔 20min 可重复 1 次,共 3 次,以后再根据患者的病情决定给药的时间间隔。静脉注射沙丁胺醇 0.5mg 溶于 100mL 液体内,速滴 2 ~ 4μg/min 或在 30 ~ 60min 内滴完,每 6 ~ 8h 重复 1 次,易引起心悸,只在其他疗法无效时使用。

4. 黄嘌呤类药物

氨茶碱是黄嘌呤类中最富代表性之一,但是由于其毒副作用,狭窄的治疗指数、复杂的药动学以及受诸多药物的相互作用影响,目前认为在治疗哮喘中已处于第二线用药。

常规剂量首剂 4 ~ 6mg/kg 体重;注射速度不超过 0.25mg(kg·min),静脉滴注维持量为 0.6 ~ 0.8mg/(kg·h)。日注射量一般不超过 1.0g。如发病前已服用茶碱类药物,但无中毒症状,首剂应减半,如有任何微毒性反应或已经静脉注射过氨茶碱,首剂可以省去而直接使用维持剂量。

5. 抗生素

抗生素感染通常是哮喘急性加重的起因,如果确有细菌感染的依据或哮喘持续时间较长,使用抗生素仍有必要。有报道大环内酯类抗生素除具有抗感染作用外,对支气管哮喘也有一定的治疗作用。此外,大环内酯类抗生素还有抗感染作用,可以升高茶碱的血浓度和刺激肾上腺皮质增生效应。

6.纠正水、酸碱失衡和电解质紊乱

充分水化在治疗急性重症哮喘中占有不可忽略的地位,此时患者心脏情况许可,每日适当补充液体,有助于纠正脱水、稀释痰液和防止痰栓形成。每日静脉补液量2500~3000mL。但对临床上无明显脱水的哮喘患者,则应避免过量补液。重症哮喘患者由于抗利尿剂激素分泌增多,可出现低钾、低钠,如补液量过多可加重低钾、低钠,故大量补液时更应注意防范电解质紊乱。

重症哮喘患者由于缺氧、呼吸困难、呼吸功的增加等因素使能量消耗明显增加,往往合并代谢性酸中毒。由于严重的气道阻塞造成CO_2潴留,又可伴呼吸性酸中毒。临床上呼吸性酸中毒为主的酸血症,应以改善通气为主。如pH失代偿明显、且不能在短时间内迅速改善通气,以排除CO_2,则可补充少量5%碳酸氢钠40~60mL,使pH升高到7.2以上,以代偿性酸中毒为主的酸血症可适量增加补碱量。

(二)紧急处理后病情监测和治疗

在紧急处理后1~2h,应重复PEFR检查,然后每日测量3~4次,并以表格记录。如治疗有效PEFR值会逐渐增加。动脉血气分析在紧急处理后1~2h亦有必要重复以确定吸氧浓度使动脉血氧分压维持在60mmHg以上。

如果患者自觉症状和客观测量的数据证实病情已有明显好转,在紧急处理后8~72h,可将静脉注射激素和氨茶碱改为口服泼尼松45mg每日1次和氨茶碱控释片0.3g,每12h1次,改雾化吸入β₂受体激动剂为定量气雾吸入或口服。约1/3到1/2的急性重症哮喘者可在1~3d内迅速恢复,但多数患者需要1周或更长。经紧急处理后24h如症状仍无缓解趋势,可适当加大雾化吸入沙丁胺醇的剂量和增加吸入频率,另可加用异丙托溴铵(异丙阿托)500μg雾化吸入,每4h1次。

(三)机械通气的应用

对于常规药物治疗症状持续不缓解的重症哮喘,机械通气是十分有效的治疗手段。机械通气治疗可以达到下述目的。

(1)迅速纠正严重的低氧血症和高碳酸血症,以及由此产生的一系列对机体的损害。

(2)为支气管舒张剂等药物综合治疗取得疗效赢得时间。

(3)让疲劳的呼吸肌得到充分的休息和恢复。

1.机械通气的适应证

(1)意识进行性恶化,患者出现谵妄、昏迷,不能有效保护自身气道的通畅。

(2)呼吸困难进行性加重,自主呼吸微弱甚至停止。

(3)呼吸肌衰竭,导致通气不足、二氧化碳潴留,$PaCO_2$大于50~60mmHg。

(4)经过积极、充分、全面的药物治疗,病情无好转仍呈进行性恶化趋势。其中,(1)(2)条属绝对适应证,必须尽快行气管插管机械通气治疗,(3)(4)条为相对适应证,需结合实际情况而定。估计病情发展机械通气治疗不可避免的患者,争取早插管、早拔管,减少并发症及病死率。

2.气管插管的时机

决定气管插管的一个重要因素是看患者的临床状态以及对治疗的反应,若在强有力的解痉平喘治疗下,病情仍进行性加重,患者表现为极度疲劳、呼吸频率下降、说话困难、意识状态不佳,不能自行排痰,即使其 CO_2 不高,pH 也在可接受范围,也应立即进行气管插管机械通气。

3. 人工气道的方式

常用人工气道方式有经口和经鼻气管插管,支气管哮喘进行人工通气时,多可在 72h 内撤机,现多主张采用经口气管插管。经口插管应选用管径较大的 8mm 气管插管,以减少无效腔和阻力,方便吸痰。

(四)氦-氧混合气体吸入

氦为低质量惰性气体,其质量为空气的 0.14 倍,为氧的 0.12 倍。哮喘患者气流速度增高,近端气道以涡流为主。根据涡流系数原理,氦气比空气不易产生涡流。根据这些道理,吸入氦-氧混合气体比呼吸空气或吸入氧气时气道阻力要明显降低,结果减少了呼吸功氧耗量,二氧化碳产量,可防止呼吸肌疲劳的发生。氦气使二氧化碳弥散较较氮氧混合气的 CO_2 弥散快 4~5 倍,又可使吸入气体在肺内分布均匀,有助于改善通气/血流比值失调。行此疗法时 FiO_2 在 25%~40%,流量为 12L/min,据报道多数患者面罩吸入 $He-O_2$ 混合气体后 20min 就可有明显好转,与药物治疗合用,可能使某些患者避免机械通气。

(五)机械通气的撤离

哮喘的机械通气治疗需时较短,大部分在 72h 之内,一般不会发生撤机困难。当患者哮鸣音明显减少,呼吸音趋于正常,神志清醒、气道阻力(某些呼吸机附有监测装置)接近正常,即可试验停机。停止机械通气 1h,低流量吸氧条件下(FiO_2 小于 30%)能维持 $PaO_2 > 65mmHg$,$PaCO_2 < 45mmHg$,患者没有出现其他不适,即可拔出人工气道。对于体弱、一般状态差或有并发症发生的患者,撤机过程可能长一些,可经过 PSV、SIMV 或 PSV 加 SMV 的方式来过渡,并注意能量与蛋白质的补充。

(吴启洋)

第二十九节 肺栓塞

肺栓塞(pulmonaryembolism,PE)是以各种栓子阻塞肺动脉系统为其发病原因的一组疾病或临床综合征的总称。

一、临床表现

(一)常见症状

(1)不明原因的呼吸困难及气促,尤以活动后明显,为 PE 最多见的症状。

(2)胸痛,包括胸膜炎性胸痛或心绞痛样疼痛。

(3)昏厥,可为 PE 的唯一或首发症状。

(4)烦躁不安、惊恐甚至濒死感。

(5)咯血,常为小量咯血,大咯血少见。

(6)咳嗽、心悸等。各病例可出现以上症状的不同组合。临床上有时出现所谓"三联征",

即同时出现呼吸困难、胸痛及咯血,仅见于约20%的患者。

(二)体征

1.呼吸系统体征

呼吸急促最常见;发绀;肺部有时可闻及哮鸣音和(或)细湿啰音,肺野偶可闻及血管杂音;合并肺不张和胸腔积液时出现相应的体征。

2.循环系统体征

心动过速;血压变化,严重时可出现血压下降甚至休克;颈静脉充盈或异常搏动;肺动脉瓣区第二心音(P_2)尤进或分裂,三尖瓣区收缩期杂音。

3.其他

可伴发热,多为低热,少数患者有38℃以上的发热。

二、诊断要点

(一)根据临床情况疑诊PE(疑诊)

如患者出现上述临床症状、体征,特别是存在前述危险因素的病例出现不明原因的呼吸困难、胸痛、昏厥、休克,或伴有单侧或双侧不对称性下肢肿胀、疼痛等,应进行如下检查。

(1)血浆D-二聚体(D-dimer)敏感性高而特异性差。急性PE时升高。若其含量低于500μs/L,有重要的排除诊断价值。

(2)动脉血气分析常表现为低氧血症、低碳酸血症,肺泡-动脉血氧分压差[$P(A-a)O_2$]增大,部分患者的血气结果可以正常。

(3)心电图大多数病例表现有非特异性的心电图异常。最常见的改变为窦性心动过速。当有肺动脉及右心压力升高时,可出现V1~V4的T波倒置和ST段异常、SⅠQⅢTⅢ征(即Ⅰ导联S波加深、Ⅲ导联出现Q/q波及T波倒置)、完全或不完全性右束支传导阻滞、肺型P波、电轴右偏及顺钟向转位等。对心电图改变,需作动态观察,注意与急性冠状动脉综合征相鉴别。

(4)X线胸片可显示。

1)肺动脉阻塞征:区域性肺纹理变细、稀疏或消失,肺野透亮度增加。

2)肺动脉高压征及右心扩大征:右下肺动脉干增宽或伴截断征,肺动脉段膨隆以及右心室扩大。

3)肺组织继发改变:肺野局部片状阴影,尖端指向肺门的楔形阴影,肺不张或膨胀不全,肺不张侧可见横膈抬高,有时合并少至中量胸腔积液。X线胸片对鉴别其他胸部疾病有重要帮助。

(5)超声心动图在提示诊断和除外其他心血管疾患方面有重要价值。对于严重的PE病例,可以发现右心室壁局部运动幅度降低;右心室和(或)右心房扩大;室间隔左移和运动异常;近端肺动脉扩张;三尖瓣反流速度增快;下腔静脉扩张,吸气时不萎陷。若在右心房或右心室发现血栓,同时患者的临床表现符合PE,可做出诊断。

超声检查偶可因发现肺动脉近端的血栓而直接确诊。若存在慢性血栓栓塞性肺动脉高压,可见右心室壁肥厚。

(6)下肢深静脉超声检查下肢为深静脉血栓形成(DVT)最多发部位,超声检查为诊断深静脉血栓形成最简便的方法,若阳性可以诊断深静脉血栓形成,同时对PE有重要提示意义。

（二）对疑诊病例进一步明确诊断（确诊）

在临床表现和初步检查提示 PE 的情况下,应安排 PE 的确诊检查,包括以下 4 项,其中 1 项阳性即可明确诊断。

1. 螺旋 CT

螺旋 CT 是目前最常用的 PE 确诊手段。采用特殊操作技术进行 CT 肺动脉造影(CIPA),能够准确发现肺血管段以上肺动脉内的血栓。

(1)直接征象:肺动脉内的低密度充盈缺损,部分或完全包围在不透光的血流之间(轨道征),或者呈完全充盈缺损,远端血管不显影。

(2)间接征象:肺野楔形密度增高影,条带状高密度区或盘状肺不张,中心肺动脉扩张及远端血管分支减少或消失。

2. 放射性核素肺通气/血流灌注扫描

放射性核素肺通气/血流灌注扫描是 PE 的重要诊断方法。典型征象是呈肺段分布的肺血流灌注缺损,并与通气显像不匹配。一般可将扫描结果分为三类。

(1)高度可能:其征象为至少 2 个或更多肺段的局部灌注缺损,而该部位通气良好或 X 线胸片无异常。

(2)正常或接近正常。

(3)非诊断性异常:其征象介于高度可能与正常之间。若结果呈高度可能,具有诊断意义。

3. 磁共振显像(MRI)

MRI 肺动脉造影(MRPA)对段以上肺动脉内血栓的诊断敏感性和特异性均较高。另可用于对碘造影剂过敏的患者。

4. 肺动脉造影

肺动脉造影为诊断 PE 的经典与参比方法。直接征象有肺动脉内造影剂充盈缺损,伴或不伴轨道征的血流阻断;间接征象有肺动脉造影剂流动缓慢,局部低灌注,静脉回流延迟等。属有创性检查技术,有发生致命性或严重并发症的可能性,故应严格掌握其适应证。

（三）寻找 PTE 的成因和危险因素（求因）

(1)明确有无 DVT 对某一病例只要疑诊 PE,无论其是否有 DVT 症状,均应进行体检,并行深静脉超声、放射性核素或 X 线静脉造影、CT 静脉造影(CTV)、MRI 静脉造影(MRV)、肢体阻抗容积图(IPG)等检查,以帮助明确是否存在 DVT 及栓子的来源。

(2)寻找发生 DVT 和 PE 的诱发因素如制动、创伤、肿瘤、长期口服避孕药等。同时要注意患者有无易栓倾向,尤其是对于 40 岁以下的患者,应做易栓症方面的检查。对年龄小于 50 岁的复发性 PE 或有突出静脉血栓栓塞症(VTE)家族史的患者,应考虑易栓症的可能性。对不明原因的 PE 患者,应对隐源性肿瘤进行筛查。

（四）PTE 的临床分型

1. 急性肺血栓栓塞症

(1)大面积 PE(massivePE)临床上以休克和低血压为主要表现,即体循环动脉收缩压 < 90mmHg,或较基础值下降幅度 ≥ 40mmHg,持续 15min 以上。须除外新发生的心律失常、低血容量或感染中毒症等其他原因所致的血压下降。

(2)非大面积 PE(non-massivePE)不符合以上大面积 PE 的标准,即未出现休克和低血压的 PE。非大面积 PE 中有一部分病例临床上出现右心功能不全，或超声心动图表现有右心室运动功能减弱（右心室前壁运动幅度 <5mm），属次大面积 PE(sub-massivePE)亚型。

2.慢性血栓栓塞性肺动脉高压(CIEPH)

多可追溯到呈慢性、进行性发展的肺动脉高压的相关临床表现，后期出现右心衰竭；影像学检查证实肺动脉阻塞，经常呈多部位、较广泛的阻塞，可见肺动脉内贴血管壁、环绕或偏心分布、有钙化倾向的团块状物等慢性栓塞征象；常可发现 DVT 的存在；右心导管检查示静息肺动脉平均压 >25mmHg，活动后肺动脉平均压 >30mmHg；超声心动图检查示右心室壁增厚（右心室游离壁厚度 >5mm），符合慢性肺源性心脏病的诊断标准。

三、治疗

（一）一般处理与呼吸循环支持治疗

对高度疑诊或确诊 PE 的患者，应进行严密监护，监测呼吸、心率、血压、静脉压、心电图及动脉血气的变化；卧床休息，保持大便通畅，避免用力，以免促进深静脉血栓脱落；可适当使用镇静、止痛、镇咳等相应的对症治疗。

采用经鼻导管或面罩吸氧，以纠正低氧血症。对于出现右心功能不全但血压正常者，可使用多巴酚丁胺和多巴胺；若出现血压下降，可增大剂量或使用其他血管加压药物，如去甲肾上腺素等。

（二）溶栓治疗

主要适用于大面积 PE 病例（有明显呼吸困难、胸痛、低氧血症等）对于次大面积 PTE，若无禁忌证可考虑溶栓，但存在争议；对于血压和右心室运动功能均正常的病例，不宜溶栓。

溶栓的时间窗一般定为 14d 以内，但若近期有新发 PE 征象可适当延长。溶栓应尽可能在 PE 确诊的前提下慎重进行。对有明确溶栓指征的病例宜尽早开始溶栓。

溶栓治疗的主要并发症为出血。最严重的是颅内出血，发生率为 1%~2%，发生者近半数死亡。用药前应充分评估出血的危险性，必要时应配血，做好输血准备。溶栓前宜留置外周静脉套管针，以方便溶栓中取血监测，避免反复穿刺血管。

溶栓治疗的绝对禁忌证有活动性内出血和近期自发性颅内出血。

相对禁忌证有：2 周内的大手术、分娩、器官活检或不能压迫止血部位的血管穿刺；2 个月内的缺血性脑卒中；10d 内的胃肠道出血；15d 内的严重创伤；1 个月内的神经外科或眼科手术；难于控制的重度高血压（收缩压 >180mmHg，舒张压 >110mmHg）；近期曾行心肺复苏；血小板计数 <100×10^9/L；妊娠；细菌性心内膜炎；严重肝、肾功能不全；糖尿病出血性视网膜病变等。

对于致命性大面积 PE，上述绝对禁忌证亦应被视为相对禁忌证。

常用的溶栓药物有尿激酶(UR)、链激酶(SK)和重组组织型纤溶酶原激活剂(rtPA)。溶栓方案与剂量如下。

（1）尿激酶：负荷量 4400IU/kg，静脉注射 10min，随后以 2200IU/(kg·h)持续静脉滴注 12h；另可考虑 2h 溶栓方案：按 20000IU/kg 剂量，持续静脉滴注 2h。

（2）链激酶：负荷量 250000IU，静脉注射 30min，随后以 100000IU/h 持续静脉滴注 24h。链激酶具有抗原性，故用药前需肌内注射苯海拉明或地塞米松，以防止过敏反应。链激酶 6 个月内不宜再次使用。

（3）rt - PA：国内多中心研究结果提示 rtPA50mg 持续静脉滴注 2h 已经取得理想的溶栓效果，而将 rt - PA 增加到 100mg 并未能提高溶栓治疗的有效率，这与欧美的研究结果不同，因此推荐 rtPA50mg 持续静脉注射 2h 为国人标准治疗方案。

使用尿激酶、链激酶溶栓时无须同时使用肝素治疗；但以 rt - PA 溶栓，当 rt - PA 注射结束后，应继续使用肝素。

用尿激酶或链激酶溶栓治疗后，应每 2 ~ 4h 测定一次凝血酶原时间（PT）或活化部分凝血活酶时间（APTT），当其水平降至正常值的 2 倍时，即应启动规范的肝素治疗。

溶栓后应注意对临床及相关辅助检查情况进行动态观察，评估溶栓疗效。

（三）抗凝治疗

抗凝治疗为 PE 和 DVT 的基本治疗方法，可以有效地防止血栓再形成和复发，为机体发挥自身的纤溶机制溶解血栓创造条件。抗凝血药物主要有普通肝素（UFH）、低分子肝素（LMWH）和华法林。抗血小板药物的抗凝作用不能满足 PE 或 DVT 的抗凝要求。

临床疑诊 PE 时，即可开始使用 UFH 或 LMWH 进行有效的抗凝治疗。

应用 UFH/LMWH 前应测定基础 APTT、PT 及血常规（含血小板计数、血红蛋白）；应注意是否存在抗凝的禁忌证，如活动性出血、凝血功能障碍、未予控制的严重高血压等。对于确诊的 PE 病例，大部分禁忌证属相对禁忌证。

（1）普通肝素的推荐用法予 3000 ~ 5000IU 或按 80IU/kg 静脉注射，继之以 18IU/（kg·h）持续静脉滴注。在开始治疗后的最初 24h 内每 4 ~ 6h 测定 APTT，根据 APTT 调整剂量，尽快使 APTT 达到并维持于正常值的 1.5 ~ 2.5 倍。达稳定治疗水平后，改为每天测定 APTT 一次。肝素亦可用皮下注射方式给药。一般先予静脉注射负荷量 3000 ~ 5000IU，然后按 250IU/kg 剂量每 12h 皮下注射 1 次。调节注射剂量，使注射后 6 ~ 8h 的 APTT 达到治疗水平。

因可能会引起肝素诱导的血小板减少症（HIT），在使用 UFH 时，第 1 周每 1 ~ 2d、第 2 周起每 3 ~ 4d 必须复查血小板计数 1 次。若出现血小板迅速或持续降低达 30% 以上，或血小板计数 < 100×10^9/L，应停用 UFH。

（2）低分子肝素的用法根据体重给药，不需监测 APTT 和调整剂量 UFH 或 LMWH 须至少应用 5d，直到临床情况平稳。对大面积 PTE 或髂股静脉血栓，UFH 或 LMWH 须用至 10d 或更长。

（3）华法林在肝素开始应用后的第 1 ~ 3 天加用口服抗凝剂华法林，初始剂量为 3.0 ~ 5.0mg。

由于华法林需要数天才能发挥全部作用，因此与肝素需至少重叠应用 4 ~ 5d，当连续两天测定的国际标准化比率（INP）达到 2.5（2.0 ~ 3.0）时，或 PT 延长至正常值的 1.5 ~ 2.5 倍时，方可停止使用肝素，单独口服华法林治疗。应根据 INR 或 PT 调节华法林的剂量。

抗凝治疗的持续时间因人而异。一般口服华法林的疗程至少为 3 ~ 6 个月。部分病例的危险因素短期可以消除，例如服雌激素或临时制动，疗程可能为 3 个月即可；对于栓子来源不明的首发病例，需至少给予 6 个月的抗凝；对复发性 VIE、并发肺心病或危险因素长期存在者，抗凝治疗的时间应更为延长，达 12 个月或以上，甚至终生抗凝。

妊娠的前 3 个月和最后 6 周禁用华法林，可用肝素或低分子肝素治疗。产后和哺乳期妇女可以服用华法林。

华法林的主要并发症是出血。华法林所致出血可以用维生素 K 拮抗。华法林有可能引起血管性紫癜,导致皮肤坏死,多发生于治疗的前几周。

(四)肺动脉血栓摘除术

风险大,病死率高,需要较高的技术条件,仅适用于经积极的内科治疗无效的紧急情况,如致命性肺动脉主干或主要分支堵塞的大面积 PE,或有溶栓禁忌证者。

(五)肺动脉导管碎解和抽吸血栓

适应证为肺动脉主干或主要分支的大面积 PE,并存在以下情况者:溶栓和抗凝治疗禁忌;经溶栓或积极的内科治疗无效;缺乏手术条件。

(六)放置腔静脉滤器

为防止下肢深静脉大块血栓再次脱落阻塞肺动脉,可考虑放置下腔静脉滤器。对于上肢 DVT 病例,还可应用上腔静脉滤器。置入滤器后如无禁忌证,宜长期口服华法林抗凝,定期复查有无滤器上血栓形成。

(七)CTEPH 的治疗

若阻塞部位处于手术可及的肺动脉近端,可考虑行肺动脉血栓内膜剥脱术;口服华法林 3.0~5.0mg/d,根据 INR 调整剂量,保持 INR 为 2.0~3.0;反复下肢深静脉血栓脱落者,可放置下腔静脉滤器。

(吴启洋)

第三十节 肺 炎

肺炎是指终末气道、肺泡和肺间质的炎症,可由病原微生物、理化因素、免疫损伤、过敏及药物所致。

一、临床表现

常见症状为咳嗽、咳痰,或原有呼吸道症状加重,并出现脓性痰或血痰,伴或不伴胸痛。肺炎病变范围大者可有呼吸困难,呼吸窘迫。大多数患者有发热。早期肺部体征无明显异常,重症者可有呼吸频率增快,鼻翼扇动,发绀。肺实变时有典型的体征,如叩诊浊音、语颤增强和支气管呼吸音等,也可闻及湿性啰音。并发胸腔积液者,患侧胸部叩诊浊音,语颤减弱,呼吸音减弱。

二、诊断要点

(一)确定肺炎诊断

首先必须把肺炎与上呼吸道感染和下呼吸道感染区别开来。呼吸道感染虽然有咳嗽、咳痰和发热等症状,但各有其特点,上、下呼吸道感染无肺实质浸润,胸部 X 线检查可鉴别。

(二)评估严重程度

如果肺炎的诊断成立,评价病情的严重程度对于决定在门诊或入院治疗甚或 ICU 治疗至关重要。美国感染疾病学会/美国胸科学会(IDSA/ATS)几经修订后发表了成人 CAP 处理的共识指南,其重症肺炎标准如下。

1. 主要标准

（1）需要有创机械通气。

（2）感染性休克需要血管收缩剂治疗。

2. 次要标准

（1）呼吸频率≥30 次/min。

（2）氧合指数（PaO_2/FiO_2）≤250。

（3）多肺叶浸润。

（4）意识障碍/定向障碍。

（5）氮质血症（BUN≥20mg/dL）。

（6）白细胞减少（WBC<4.0G/L）。

（7）血小板减少（血小板<10.0G/L）。

（8）低体温（T<36℃）。

（9）低血压，需要强力的液体复苏。

符合 1 项主要标准或 3 项次要标准以上者可诊断为重症肺炎，考虑收入 ICU 治疗。

（三）确定病原体

在采集呼吸道标本行细菌培养时尽可能在抗菌药物应用前采集，避免污染，及时送检，其结果才能起到指导治疗的作用。目前常用的方法如下。

（1）痰咳痰标本采集方便，是最常用的下呼吸道病原学标本。痰定量培养分离的致病菌或条件致病菌浓度≥10^7cfu/mL，可以认为是肺部感染的致病菌；≤10^4cfu/mL，则为污染菌；介于两者之间，建议重复痰培养；如连续分离到相同细菌，浓度 10^5~10^6cfu/mL 连续两次以上，也可认为是致病菌。

（2）经纤维支气管镜或人工气道吸引受口咽部细菌污染的机会较咳痰为少，如吸引物细菌培养其浓度≥10^5cfu/mL 可认为是致病菌，低于此浓度者则多为污染菌。

（3）防污染样本毛刷（PSB）如所取标本培养细菌浓度≥10^3cfu/mL，可认为是致病菌。

（4）支气管肺泡灌洗（BAD 如灌洗液培养细菌浓度≥10^4cfu/mL，防污染 BAL 标本细菌浓度≥10^3cfu/mL，可认为是致病菌。

（5）经皮细针吸检（PFNA）和开胸肺活检两种方法所取标本检测的敏感性和特异性很好，但由于是创伤性检查，容易引起并发症，如气胸、出血等，临床一般用于对抗菌药物经验性治疗无效或其他检查不能确定者。

（6）血和胸腔积液培养肺炎患者血和痰培养分离到相同细菌，可确定为肺炎的病原菌。

（7）尿抗原试验包括军团菌尿抗原和肺炎链球菌尿抗原。

三、治疗

抗感染治疗是肺炎治疗的最主要环节。细菌性肺炎的治疗包括经验性治疗和针对病原体治疗。前者主要根据本地区、本单位的肺炎病原体流行病学资料，选择可能覆盖病原体的抗菌药物；后者则根据呼吸道或肺组织标本的培养和药物敏感试验结果，选择体外试验敏感的抗菌药物。

此外，还应该根据患者的年龄、有无基础疾病、是否有误吸、住普通病房或是重症监护病房、住院时间长短和肺炎的严重程度等，选择抗菌药物和给药途径。

青壮年和无基础疾病的社区获得性肺炎患者,常用青霉素类、第一代头孢菌素等,由于我国肺炎链球菌对大环内酯类抗菌药物耐药率高,故对该菌所致的肺炎不单独使用大环内酯类抗菌药物治疗,对耐药肺炎链球菌可使用对呼吸系感染有特效的氟喹诺酮类(莫西沙星、吉米沙星和左氧氟沙星)。

老年人、有基础疾病或需要住院的社区获得性肺炎,常用氟喹诺酮类、第二、三代头孢菌素、β-内酰胺类/β-内酰胺酶抑制剂,或厄他培南,可联合大环内酯类。

医院获得性肺炎常用第二、三代头孢菌素、β-内酰胺类/β-内酰胺酶抑制剂、氟喹诺酮类或碳青霉烯类。

重症肺炎的治疗首先应选择广谱的强力抗菌药物,并应足量、联合用药。因为初始经验性治疗不足或不合理,或而后根据病原学结果调整抗菌药物,其病死率均明显高于初始治疗正确者。

重症社区获得性肺炎常用β-内酰胺类联合大环内酯类或氟喹诺酮类;青霉素过敏者用氟喹诺酮类和氨曲南。

医院获得性肺炎可用氟喹诺酮类或氨基糖苷类联合抗假单胞菌的β-内酰胺类、广谱青霉素/β-内酰胺酶抑制剂、碳青霉烯类的任何一种,必要时可联合万古霉素、替考拉宁或利奈唑胺。

肺炎的抗菌药物治疗应尽早进行,一旦怀疑为肺炎即马上给予首剂抗菌药物。病情稳定后可从静脉途径转为口服治疗。肺炎抗菌药物疗程至少5d,大多数患者需要7~10d或更长疗程,如体温正常48~72h,无肺炎任何一项临床不稳定征象可停用抗菌药物。

肺炎临床稳定标准如下。

(1)T≤37.8℃。

(2)心率≤100 次/min。

(3)呼吸频率≤24 次/min。

(4)血压:收缩压≥90mmHg。

(5)呼吸室内空气条件下动脉血氧饱和度≥90% 或 PaO_2≥60mmHg。

(6)能够口服进食。

(7)精神状态正常。

抗菌药物治疗后48~72h应对病情进行评价,治疗有效表现体温下降、症状改善、临床状态稳定、白细胞逐渐降低或恢复正常,而 X 线胸片病灶吸收较迟。如 72h 后症状无改善,其原因可能如下。

(1)药物未能覆盖致病菌,或细菌耐药。

(2)特殊病原体感染如结核分枝杆菌、真菌、病毒等。

(3)出现并发症或存在影响疗效的宿主因素(如免疫抑制)。

(4)非感染性疾病误诊为肺炎。

(5)药物热。需仔细分析,作必要的检查,进行相应处理。

(吴启洋)

第三十一节　肺不张

任何原因引起的肺组织萎陷、容积缩小和无气状态称作肺不张(atelectasis)。若肺组织尚未完全萎陷,则称为肺膨胀不全。肺不张是由多种原因引起的病理形态学改变。

肺不张可分为先天性或后天获得性两类。先天性肺不张由呼吸中枢、肺组织发育不成熟造成,患儿出生时肺泡内无气体充盈,临床上有严重的呼吸困难与发绀。

一、病因和发病机制

1. 阻塞性肺不张

气管或支气管阻塞是肺不张的最主要原因。气腔完全阻塞后 18 ~ 24 h,肺泡腔内气体被血液吸收,肺泡萎陷,肺体积缩小,肺泡腔内可产生渗液,肺组织实变。由于支气管完全阻塞,支气管内黏液潴留可产生支气管扩张,还可并发肺炎。

引起气道阻塞的原因多为支气管肺癌或良性肿瘤,其次为支气管结核,也可见于黏液栓、痰液、血块、误吸的异物、肉芽肿和结石等。

2. 压迫性肺不张

肺门或纵隔肿大的淋巴结、肺组织邻近的良性或者恶性肿瘤、心包积液等均可压迫引起肺不张。

胸膜腔内大量积液、积气也可导致肺组织被压缩造成压迫性肺不张,当胸腔积液或积气被抽出,不张的肺组织可复张。

3. 瘢痕性肺不张

肺组织非特异性炎症引起支气管或肺结构破坏,支气管收缩狭窄,肺泡纤维化、弹性降低,体积缩小,形成肺不张。

4. 肺表面活性物质减少引起的肺不张

急性呼吸窘迫综合征(ARDS)和新生儿肺透明膜病均由于肺表面活性物质减少导致肺泡表面张力增高,肺泡萎陷。

5. 呼吸运动障碍引起的肺不张

外伤引起的多发性肋骨骨折,神经、呼吸肌麻痹所致的通气功能低下也为肺不张的原因。腹腔积液患者常发生盘状肺不张,这与横膈运动减弱有关。

二、临床表现

肺不张的临床表现差异较大,与其病因、肺不张的范围、起病缓急以及有无并发症等关系密切。

1. 症状

(1)缓慢发生或者小面积肺不张:由于正常肺组织的代偿作用,可无明显症状。

(2)急性大面积肺不张:可出现呼吸困难、咳嗽、胸痛、心悸等。

(3)肺不张合并感染:可出现发热、畏寒、咳脓痰等症状。

(4)合并其原发病的表现:如支气管肺癌引起的肺不张常有刺激性咳嗽、咳血痰等症状;继发于支气管结石的肺不张患者中,有些患者可有石头样钙化物质咳出史。仔细询问病史观察症状有助于其病因诊断。

2. 体征

（1）阻塞性肺不张的典型体征：①典型体征：患侧胸廓呼吸运动减弱，气管向患侧移位，患侧触觉语颤减弱，叩诊浊音或实音，语音震颤和呼吸音减弱或消失，有少量气体进入萎陷区域，可闻及湿啰音；②肺不张范围较大：可有发绀等缺氧的体征；③受累区域较小或周围肺组织充分有效的代偿性过度膨胀：肺不张的体征可能不典型或缺如。

（2）非阻塞性肺不张：主要的支气管仍然通畅，故呼吸音存在，语音震颤常有增强。体检时发现与基础疾病有关的体征可以提供诊断线索。

三、诊断

在临床症状与体征的基础上，结合影像学、实验室检查等手段可明确是否存在肺不张，并为病因诊断提供线索。

1. 影像学检查

（1）直接征象：①密度增高：不张的肺组织透亮度降低，呈均匀致密的密度增高影，若在肺不张的恢复期或合并有支气管扩张时，则密度不均匀，可见囊状透亮区；②体积缩小：肺不张时可见不张的肺叶体积缩小，亚段以下的肺不张由于侧支通气，肺体积缩小不明显；③形态、轮廓或位置的改变：叶段性肺不张一般呈钝三角形，宽而钝的面朝向胸膜，尖端指向肺门，有扇形、三角形、带状等。

（2）间接征象：①叶间裂移位：叶间裂向肺不张侧移位；②肺纹理分布异常：不张肺的体积缩小，病变区的支气管与血管纹理聚拢，而邻近肺叶代偿性膨胀，血管纹理稀疏，向不张的肺叶弓形移位；③肺门影缩小和消失，向不张的患侧移位或与肺不张的致密影像融合；④纵隔、心脏、气管向患侧移位，尤其是全肺不张时明显，有时健侧脑疝移向患侧，而出现纵隔疝；⑤患侧膈肌升高，胸廓缩小，肋间隙变窄。

2. 实验室检查

（1）血液检查：支气管哮喘或过敏性肺炎患者痰液栓塞可引起肺不张，常表现为外周血嗜酸性粒细胞增多。

肺不张远端继发感染常伴有白细胞总数和中性粒细胞百分比升高。肺癌患者血液中肿瘤指标异常升高有助于病因诊断，例如神经特异性烯醇化酶对小细胞肺癌、癌胚抗原对肺腺癌、鳞癌相关抗原对鳞癌、5-羟色胺对类癌的诊断均有一定意义。

（2）痰液检查：痰微生物学涂片和培养有助于鉴别细菌、真菌或结核感染引起的肺不张。痰脱落细胞学检查有助于肺癌的诊断。

3. 皮肤试验

有助于病原学诊断，例如结核菌素试验、真菌抗原的即刻反应皮肤试验等。

4. 支气管镜检查

支气管镜检查是肺不张最有价值的诊断手段之一。多数情况下，镜下直视即可明确阻塞性病变部位，在阻塞部位行支气管肺泡灌洗和活检可帮助确定病变性质，还可以扩张狭窄部位并取出外源性异物或内源性结石。对于黏液栓塞等引起的阻塞性肺不张，支气管镜下抽吸既是诊断性的也是治疗性的。

5. 纵隔镜检查

可发现纵隔肿块、肿大的淋巴结压迫支气管引起的肺不张。

6.其他

肺不张时可因多种原因形成胸腔积液,胸腔积液检查与胸膜活检对恶性病变及某些炎症性病变有诊断价值。

此外,还有部分患者因诊断性或治疗性目的最终需要做开胸探查术。

四、鉴别诊断

1.与胸腔积液的鉴别

中叶肺不张须注意和叶间积液鉴别,叶间积液大多呈椭圆形或梭形影像,其上、下缘有不同程度气管隆嵴现象,而肺不张因含气量减少有肺叶收缩的表现,同时周围肺组织有代偿性肺气肿的表现。

2.与肺炎性实变的鉴别

肺炎性实变为肺组织实变而非肺不张,其胸部影像表现有以下特点:①因肺组织主要是实变,而非萎陷,故体积不缩小或仅略有缩小,无叶间裂纵隔、肺门移位的表现;②邻近肺组织无代偿性肺气肿征象;③在实变阴影中可见气管充气像。

五、治疗

肺不张的治疗应根据病因采取不同的治疗措施,尽早去除致肺不张的因素,促使肺复张。

1.阻塞性肺不张

及时清除支气管内的分泌物、异物、血块等,去除梗阻因素。

(1)痰栓引起的肺不张:应有效地湿化呼吸道,稀释痰液,配合体位引流、拍背、深呼吸等手段,促使分泌物排出,使肺叶复张。如仍无效可行气管镜吸痰。

(2)异物引起的肺不张:应尽早经支气管镜取出异物。若异物在肺内时间过久或是继发炎症,难以取出时,需手术治疗。

(3)咯血血凝块所致的肺不张:积极进行止血治疗。若无活动性出血,可使用支气管镜轻柔操作予以吸出;若有活动性出血,可将肾上腺素、巴曲酶(立止血)、凝血酶注入出血的肺段支气管或黏膜糜烂出血处。

(4)肿瘤引起的肺不张:依据其不同的细胞类型和分期进行手术切除、化疗或放疗。对于发生在大气道内的肿瘤病变,应尽早放置气管内支架,预防肺不张和呼吸衰竭的发生。气管内治疗方法有微波、激光、高频电刀、局部注药和局部放疗等,它们对缩小肿块、促进肺复张有一定作用。

(5)结核引起的肺不张:全身应用正规抗结核药,可配合局部相应治疗。

2.压迫性肺不张

及时消除病因(如胸腔抽液、抽气或放置引流)后,肺可恢复正常。

3.肺不张合并感染

阻塞性肺不张常有感染等并发症发生,可导致肺脓肿、局限性支气管扩张和纤维化,应及时应用抗生素治疗。

（马纪龙）

第三十二节 咯 血

咯血(hemoptysis)是指喉及喉以下的呼吸道任何部位的出血,经口腔排出者。咯血可由多种疾病引起,除呼吸系统疾病外,亦可由循环系统、血液系统及全身性疾病等引起。咯血尤其是大咯血可以导致多种并发症危及患者生命,是内科急症之一。

一、病因

咯血病因主要为呼吸及循环系统疾病。约 10% 的咯血患者,经痰液、X 线、支气管镜检查、支气管造影等多种检查均未能发现引起咯血的原发疾病,可能与非特异性支气管炎症有关。咯血的病因如下所述。

1. 支气管疾病

(1)常见:支气管扩张、支气管肺癌、支气管内膜结核、支气管炎等。

(2)较少见:支气管腺瘤、支气管结石、支气管囊肿、支气管黏膜非特异性溃疡、支气管静脉曲张、支气管异物等。

2. 肺部疾病

(1)常见:肺结核、肺炎、肺脓肿、肺淤血等。

(2)较少见:肺梗死、肺真菌病、肺寄生虫病(肺吸虫病、肺阿米巴病、肺包虫病等)、肺动脉发育不全、肺囊肿、肺隔离症、肺转移性肿瘤、肺含铁血黄素沉着症、肺尘埃沉着病(尘肺等)。

3. 循环系统疾病

(1)较常见:风湿性心脏病(二尖瓣狭窄)、左心衰竭、肺动脉高压等。

(2)较少见:心内膜炎、先天性心脏病如房间隔缺损、动脉导管未闭、Eisenmenger 综合征、肺动 – 静脉瘘、遗传性出血性毛细血管扩张等。

4. 血液系统疾病

血小板减少性紫癜、白血病、再生障碍性贫血、血友病、弥散性血管内凝血等。

5. 传染性疾病

流行性出血热、肺钩端螺旋体病、肺型鼠疫等。

6. 结缔组织病和风湿病

结节性多动脉炎、贝赫切特(Behcet)综合征、血管炎、系统性红斑狼疮、韦格纳肉芽肿等。

7. 医源性

抗凝治疗、支气管—肺活检、纤维支气管镜检查损伤、导管及手术治疗等。

8. 其他

慢性肾衰竭、肺出血肾炎综合征(Goodpasture 综合征)、外伤、吸入毒性气体、药物(如青霉胺引起的肺出血和肾小球性肾炎等)、子宫内膜异位症、替代性月经等。

二、诊断及鉴别诊断

(一)确定性质

诊断咯血,需除外口腔、鼻、咽部出血或呕血。咯血前常有喉部痒感、胸闷、咳嗽等,血色鲜红,血中混有痰液及泡沫,呈碱性,出血后常有血痰数日,如咯血咽下,可有黑便。鼻出血多自前鼻孔流出,常在鼻中隔前下方发现出血灶;鼻腔后部出血经后鼻孔沿咽后壁下流,可用鼻咽镜检查确诊;喉部炎症及肿瘤出血、口腔溃疡、牙龈出血等不难诊断。呕血为上消化道出血,常见病因有消化性溃疡、肝硬化、急性胃黏膜病变、胆管出血等,呕血前常有上腹部不适、恶心、呕吐等,可为喷射状呕出,血色呈棕黑、暗红,有时亦呈鲜红,血中常混有食物残渣及胃液,反应呈酸性,常伴黑便及柏油样粪,呕血停止后仍持续数日,有时与咯血鉴别较为困难。

(二)咯血量

咯血量多少取决于原发疾病及病变性质,不一定与疾病的严重程度一致。24h 内咯血量在 100mL 内为小量咯血,在 100～500mL 为中等量咯血,在 500mL 以上(或一次 300mL 以上)为大量咯血。大量咯血多见于支气管扩张、空洞性肺结核或动脉瘤破裂。持续痰中带血应考虑支气管肺癌可能。

(三)病史

既往幼年有麻疹或百日咳病史并长期反复咳嗽、咳脓痰者应考虑支气管扩张;有食生蟹等海鲜史者应考虑肺吸虫病可能;有去疫区史者应除外流行性出血或钩端旋体病等;咯血与月经有关应考虑子宫内膜异位症及替代月经等;有长期有害粉尘作业史者应考虑肺尘埃沉着病可能。

(四)年龄及性别因素

青壮年咯血多见于肺结核、支气管扩张、肺源性心脏病等。40 岁以上有长期大量吸烟史者,应警惕支气管肺癌可能。青年女性反复咯血应考虑支气管内膜结核、支气管腺瘤等,周期性咯血者应考虑子宫内膜异位症等。

(五)咯血的颜色和性状

咯血为鲜红色常见于肺结核、支气管扩张、肺脓肿、支气管内膜结核、出血性疾病等;暗红色多见于二尖瓣狭窄;粉红色泡沫样血痰常见于左心衰竭肺水肿时;黏稠暗红色血痰见于并发肺梗死时;铁锈色痰主要见于大叶性肺炎或肺吸虫病;砖红色胶冻样血痰主要见于克雷伯菌肺炎。

(六)咯血的伴随症状

咯血伴发热,见于肺结核、支气管扩张、肺脓肿、流行性出血热、肺梗死等;伴胸痛,见于肺炎、肺梗死、肺结核、支气管肿瘤等;伴呛咳,见于支气管肺癌、支原体肺炎等;伴脓痰,见于肺脓肿、支气管扩张、空洞性肺结核并发感染、化脓性肺炎等;伴皮肤黏膜出血,见于血液系统疾病、流行性出血热、肺出血型钩端螺旋体病、风湿病等;伴黄疸,见于肺出血型钩端螺旋体病、中毒性肺炎、肺梗死等;伴口腔及外生殖器黏膜溃疡,见于结缔组织疾病等。

(七)咯血的并发症

大咯血可引起严重并发症,应提高警惕,及时发现及治疗。常见有肺不张、吸入性肺炎、失血性休克、窒息等。

三、治疗

咯血时应迅速止血,维持生命体征,防止窒息,尽快明确病因,治疗原发病。

(一)病因治疗

如病因明确,应积极治疗原发疾病。

（二）一般处理

若仅痰中带血或小量咯血，可予休息、止咳、镇静，但禁用强镇静剂如吗啡，以防抑制咳嗽反射致血液不能咯出发生窒息。中等或大量咯血时应严格卧床休息，可取患侧卧位，保证气道开放，注意防止窒息，并配血备用。如咯血量较多，可予输血。给予吸氧，加强护理，保证排便通畅。大咯血时一般不用镇咳剂，如剧咳妨碍止血，可在血液咳出后临时使用可待因 15～30mg 口服或皮下注射，每日 1～3 次；亦可选用喷托维林 25mg，或苯丙哌林 20～40mg，或右美沙芬 15～30mg，每日 3 次口服。

（三）应用止血药物

（1）对年轻患者，可用血管加压素 5～10U，加于 20～30mL 生理盐水或葡萄糖液中缓慢静脉推注（15～20min），然后以 10～20U 加于 5% 葡萄糖液 500mL 中静脉滴注。由于该药可收缩平滑肌及子宫，故高血压、冠心病及妊娠患者忌用。注射过快可引起恶心、胃肠不适、心悸等不良反应。

（2）用酚妥拉明 10～20mg 加于 5% 葡萄糖液 500mL 中缓慢静脉滴注，其止血机制推测是酚妥拉明有直接扩张血管平滑肌作用，使肺血管阻力降低，肺动静脉压降低，肺淤血减轻而使咯血停止。其他血管扩张药物如硝酸异山梨酯（消心痛）、阿托品、654－2 等亦有一定疗效。

（3）大量咯血不能使用血管加压素者可使用普鲁卡因，用法为：0.5% 普鲁卡因 10mL（50mg），用 25% 葡萄糖液 40mL 稀释后缓慢静脉注射，1～2 次／日，或以 150～300mg 溶于 5% 葡萄糖液 500mL，静脉点滴。具有扩张血管、降低肺循环压力的作用。用药前应行皮试，有该药过敏史者禁用；用药量不能太大，注入速度不宜过快，否则可引起颜面潮红、谵妄、兴奋、惊厥，如出现惊厥可用异戊巴比妥或苯巴比妥钠解救。

（4）经一般治疗及应用血管加压素无效者可加用肾上腺皮质激素，对浸润性肺结核、肺炎所致咯血效果较好。具有抗非特异性炎症、稳定细胞膜、降低体内肝素水平，缩短凝血时间等作用。如无禁忌证，可用泼尼松 30mg/d 口服，见效后减量，疗程一般不超过 2 周。或用氢化可的松 100～300mg/d 治疗。

（5）卡巴克络（安络血）、维生素 K、酚磺乙胺（止血敏）、6－氨基己酸、巴曲酶（立止血）、口服云南白药等主要适用于因凝血功能障碍所致的咯血，其他病因引起的咯血亦可应用，但疗效不确切。其他药物如催产素、西咪替丁等亦有一定疗效。

（6）对凝血功能异常或肝功能不全者，可用鱼精蛋白注射液 50～100mg 加于 25% 葡萄糖液 40mL 中缓慢静脉注射，每日 2 次，连续使用时间不能超过 3d。

（7）对过敏性肺炎、结核性咯血及纤维素性支气管炎，糖皮质激素治疗有效。一般在其他止血药物治疗无效时选用，泼尼松 30mg/d，1～2 周。需与其他药物，如抗结核药物和抗感染药物合用。

（四）局部治疗

大咯血不止者，可经支气管镜及硬质气管镜止血，局部用去甲肾上腺素 2～4mg 加于生理盐水 10～20mL 局部滴入。或用支气管镜放置 Fogarty 气囊导管堵塞出血部位止血。亦可用 Kinoshita 方法，以凝血酶或纤维蛋白原经支气管镜灌洗止血。可用激光止血治疗。

（五）手术治疗

反复大量咯血经内科治疗方法无效者，可行手术治疗。支气管大咯血可用选择性支气管动脉造影后行动脉栓塞止血。如患者一般情况许可,可在明确出血部位情况下考虑行肺叶、段切除术。

（六）处理并发症

如防止窒息,抗休克治疗,应用有效抗生素治疗肺部感染,发生肺不张时可适当湿化治疗,必要时可以支气管镜清理气道内血凝块及分泌物等。

（七）大咯血窒息的抢救

（1）保持呼吸道通畅:立即清除气道内血凝块,用吸引器吸血,无设备时可用手抠出血块,使患者保持头低足高45°俯卧位,并轻拍健侧背部,以利血液流出。

（2）紧急情况时应考虑进行气管插管或气管切开,以较粗内径的鼻导管经气管导管内吸引。

（3）大流量吸氧,对伴呼吸功能衰竭者,在呼吸道通畅的情况下,应用呼吸兴奋剂,如尼可刹米0.75~1.25g,静脉注射;或洛贝林3~9mg,静脉注射。

（4）对呼吸心搏骤停者,应立即进行心肺复苏。

（陈永艳）

第三十三节　支气管扩张症

支气管扩张症是常见的慢性支气管化脓性疾病,大多数继发于呼吸道感染和支气管阻塞,尤其是儿童和青年时期麻疹、百日咳后的支气管肺炎,由于破坏支气管管壁,形成管腔扩张和变形。临床表现为慢性咳嗽、咳大量脓痰和反复咯血。随着人民生活的改善,麻疹、百日咳疫苗的预防接种,以及抗生素的临床应用,已使本病的发病率大为减少。

一、病因及发病机制

支气管扩张的主要发因素为支气管－肺组织的感染和支气管阻塞。感染引起管腔黏膜的充血水肿、分泌物阻塞等,导致支气管引流不畅而加重感染。故两者互相影响,促使支气管扩张的发生和发展。儿童和青少年时期由于支气管尚未发育成熟,管腔较细、管壁较薄,感染易损伤支气管平滑肌和弹性纤维,咳嗽致管腔内压增高及胸腔负压的持续牵引作用,逐渐形成支气管扩张。肺结核、支气管肿瘤、异物及管外因素引起的支气管狭窄、阻塞,引起远端支气管－肺感染、肺不张,导致肺体积收缩和胸腔负压增大引起支气管扩张。先天性发育缺损及遗传因素引起的支气管扩张较少见,由于支气管软骨和纤毛细胞发育不良引起,常伴鼻窦炎和内脏转位,称为Kartagener综合征。支气管先天性发育障碍,如巨大气管－支气管症,可能系先天性结缔组织异常、管壁薄弱所致的扩张。与遗传因素有关的肺囊性纤维化,由于支气管黏液腺分泌大量黏稠黏液,血清内可含有抑制支气管柱状上皮细胞纤毛活动物质;致分泌物潴留在支气管内,引起阻塞、肺不张和继发感染,诱发支气管扩张。

二、临床表现

多数患者在童年有麻疹、百日咳或支气管肺炎迁延不愈的病史,以后常有呼吸道反复发作

— 191 —

的感染。其典型症状为慢性咳嗽伴大量脓痰和反复咯血。

慢性咳嗽伴大量脓性痰,痰量与体位改变有关,如晨起或入夜卧床时咳嗽痰量增多,呼吸道感染急性发作时,黄绿色脓痰明显增加,一日数百毫升,若有厌氧菌混合感染,则有臭味。收集痰液于玻璃瓶中分离为4层:上层为泡沫,下悬脓性成分,中为混浊黏液,底层为坏死组织沉淀物。咯血可反复发生,程度不等,从小量痰血至大量咯血,咯血量与病情严重程度有时不一致,支气管扩张咯血后一般无明显中毒症状。有些患者因反复咯血,平时无咳嗽、脓痰等呼吸道症状,临床上称为"干性支气管扩张"。其支气管扩张多位于引流良好的部位,且不易感染。

慢性重症支气管扩张的肺功能严重障碍时,劳动力明显减退,稍活动即有气急、发绀、伴有杵状指(趾)。早期或干性支气管扩张可无异常肺部体征。病变重或继发感染时常可闻及下胸部、背部较粗的湿啰音;结核引起的支气管扩张多见于肩胛间区,咳嗽时可闻及干、湿啰音。

三、诊断

根据反复咳痰、咯血的病史和体征,再结合童年诱发支气管扩张的呼吸道感染病史,一般临床可做出诊断。进一步应做胸部 X 线检查,早期轻症患者胸片检查可无明显异常,或表现为局部肺纹理增多、增粗;典型的胸部 X 线表现为粗乱肺纹中有多个不规则的环状透亮阴影或卷发状阴影,感染时阴影内出现液平。CT 尤其是高分辨率 CT(HRCT)检查显示管壁增厚的柱状扩张,或成串成簇的囊样改变,并可准确判定病变范围,对指导手术治疗具有重要意义,甚至可替代/部分替代支气管碘油造影检查。支气管造影能确诊,并可明确支气管扩张的部位、性质和范围,以及病变严重的程度,对治疗,尤其对于考虑外科手术指征和切除范围提供重要参考依据。通过纤维支气管镜检查,或做局部支气管造影,可以明确出血、扩张或阻塞部位,还可进行局部灌洗,取得冲洗液做涂片革兰染色、细胞学检查或细菌培养等,对诊断和治疗也有帮助。

四、鉴别诊断

支气管扩张应与下列疾病做鉴别。

(一)慢性支气管炎

慢性支气管炎多发生在中年以上的患者,好发在气候多变的冬、春季节。咳嗽、咳痰明显,多为白色黏液痰,很少脓性痰。两肺底有散在细的干、湿啰音。

(二)肺脓肿

肺脓肿起病急,有高热、咳嗽、大量脓臭痰;X 线检查可见局部浓密炎症阴影,中有空腔液平。急性肺脓肿经有效抗生素治疗后,炎症可完全消退吸收。若为慢性肺脓肿则以往有急性肺脓肿的病史。

(三)肺结核

肺结核常有低热、盗汗等结核性全身中毒症状,干、湿啰音多位于上肺局部,X 线胸片和痰结核菌检查可做出诊断。

(四)先天性肺囊肿

X 线检查可见多个边界纤细的圆形或椭圆形阴影,壁较薄,周围组织无浸润。支气管造影可助诊断。

五、治疗

支气管扩张的治疗主要是防治呼吸道的反复感染,其关键在于呼吸道保持引流通畅和有效的抗菌药物的治疗。

(1)呼吸道通畅通过祛痰药稀释脓痰,再经体位引流清除痰液,以减少继发感染和减轻全身中毒症状。

1)祛痰剂:可服用氨溴索、乙酰半胱氨酸等祛痰药。亦可用生理盐水超声雾化吸入使痰液变稀,必要时可加用支气管扩张药喷雾吸入,以缓解支气管痉挛,再做体位引流,以提高其疗效。

2)体位引流:体位引流的作用有时较抗生素治疗更为重要,使病肺处于高位,其引流支气管开口向下可使痰液顺体位引流至气管而咳出。根据病变部位采取不同体位引流,每日 2~4次,每次 15~30min。体位引流时,间歇做深呼吸后用力咳,同时用手轻拍患部,可提高引流效果。在引流痰量较多的病例,应注意将痰液逐渐咳出,以防发生痰量过多涌出发生窒息,亦应注意避免过分增加患者呼吸和循环生理负担而发生意外。

(2)控制感染:支气管扩张患者急性感染时需进行抗菌治疗,可选用 β-内酰胺类、喹诺酮类、氨基糖苷类等抗生素治疗。铜绿假单胞菌和厌氧菌是支气管扩张急性感染时常见病原菌,前者易在病变部位形成生物被膜,降低了抗生素的通透性。大环内酯类抗生素和喹诺酮类抗生素可抑制或破坏生物被膜胞外多糖,增强抗生素对被膜内益生菌的作用。在选用抗生素时应考虑抗铜绿假单胞菌抗生素如哌拉西林/他唑巴坦、环丙沙星、阿米卡星、头孢他啶、头孢哌酮/舒巴坦、第四代头孢菌素、氨曲南等单用和联合使用,感染严重时可选用碳青霉烯类抗生素,必要时联合大环内酯类抗生素。厌氧菌感染可选用甲硝唑、克林霉素等。必要时可经纤维支气管镜局部灌洗后,注入抗生素治疗。

(3)咯血的处理:咯血的处理原则为镇静、休息、镇咳、止血,对于小量咯血患者,可应用云南白药、卡巴克洛口服,对中等量或大咯血患者,应采取患侧卧位或平卧位,应用垂体后叶素静脉注射,还可行支气管动脉栓塞治疗。

八、预防

防治麻疹、百日咳、支气管肺炎及肺结核等急、慢性呼吸道感染,对预防支气管扩张具有重要意义。

(孙丽君)

第三章 消化内科疾病

第一节 胃食管反流病

胃食管反流病(gastro esophageal reflux disease,GERD)是一种因胃和(或)十二指肠内容物反流入食管引起胃灼热、反流、胸痛等症状和(或)组织损害的综合征,包括食管综合征和食管外综合征。食管综合征有典型反流综合征、反流胸痛综合征及伴食管黏膜损伤的综合征,如反流性食管炎(reflux esophagitis,RE),反流性狭窄、Barrett 食管(barrett's esophagus,BE)及食管腺癌。食管外综合征有反流性咳嗽综合征、反流性喉炎综合征、反流性哮喘综合征及反流性蛀牙综合征,还可能有咽炎、鼻窦炎、特发性肺纤维化及复发性中耳炎。

根据内镜下表现的不同,GERD 可分为非糜烂性反流病(noneresive reflux disease,NERD)、RE 及 BE,我国60% ~70%的 GERD 表现为 NERD。

一、病因和发病机制

与 GERD 发生有关的机制包括抗反流防御机制的削弱、食管黏膜屏障的完整性破坏及胃十二指肠内容物反流对食管黏膜的刺激等。

(一)抗反流机制的削弱

抗反流机制的削弱是 GERD 的发病基础,包括下食管括约肌(lower esophageal sphincter,LES)功能失调、食管廓清功能下降、食管组织抵抗力损伤、胃排空延迟等。

1. LES 功能失调

LES 功能失调在 GERD 发病中起重要作用,其中 LES 压力降低、一过性下食管括约肌松弛(transient lower esophageal sphincter relaxation,TLESR)及裂孔疝是引起 GERD 的三个重要因素。LES 正常长 $3 \sim 4cm$,维持 $10 \sim 30mmHg$ 的静息压,是重要的抗反流屏障。当 LES 压力 < 6mmHg 时,即易出现胃食管反流。即使 LES 压力正常,也不一定就没有胃食管反流。近来的研究表明 TLESR 在 GERD 的发病中有重要作用。TLESR 系指非吞咽情况下 LES 发生自发性松弛,可持续 $8 \sim 10s$,长于吞咽时 LES 松弛,并常伴胃食管反流。TLESR 是正常人生理性胃食管反流的主要原因,目前认为 TLESR 是小儿胃食管反流的最主要因素,胃扩张(餐后、胃排空异常、空气吞入)是引发 TLESR 的主要刺激因素。裂孔疝破坏了正常抗反流机制的解剖和生理,使 LES 压力降低并缩短了 LES 长度,削弱了膈肌的作用,并使食管蠕动减弱,故食管裂孔疝是胃食管反流重要的病理生理因素。

2. 食管、胃功能下降

(1)食管:健康人食管借助正常蠕动可有效清除反流入食管的胃内容物。GERD 患者由于食管原发和继发蠕动减弱,无效食管运动发生率高,有如硬皮病样食管,致食管廓清功能障碍,不能有效廓清反流入食管的胃内容物。

(2)胃:胃轻瘫或胃排空功能减弱,胃内容物大量潴留,胃内压增加,导致胃食管反流。

（二）食管黏膜屏障

食管黏膜屏障是食管黏膜上皮抵抗反流物对其损伤的重要结构,包括食管上皮前(黏液层、静水层和黏膜表面 HCO_3^- 所构成的物理化学屏障)、上皮(紧密排列的多层鳞状上皮及上皮内所含负离子蛋白和 HCO_3^- 可阻挡和中和 H^+)及上皮后(黏膜下毛细血管提供 HCO_3^- 中和 H^+)屏障。当屏障功能受损时,即使是正常反流亦可致食管炎。

（三）胃十二指肠内容物反流

胃食管反流时,含胃酸、胃蛋白酶的胃内容物,甚至十二指肠内容物反流入食管,引起胃灼热、反流、胸痛等症状,甚至导致食管黏膜损伤。难治性 GERD 常伴有严重的胃食管反流。Vaezi 等发现,混合反流可导致较单纯反流更为严重的黏膜损伤,两者可能存在协同作用。

二、流行病学

GERD 是一常见病,在世界各地的发病率不同,欧美发病率为 10% ~ 20%,在南美约为 10%,亚洲发病率约为 6%。无论在西方还是在亚洲,GERD 的发病率均呈上升趋势。

三、病理

RE 的病理改变主要有食管鳞状上皮增生,黏膜固有层乳头向表面延伸,浅层毛细血管扩张、充血和(或)出血,上皮层内中性粒细胞和淋巴细胞浸润,严重者可有黏膜糜烂或溃疡形成。慢性病变可有肉芽组织形成、纤维化以及 Barrett 食管改变。

四、临床表现

GERD 的主要临床表现包括以下内容。

（一）食管表现

1. 胃灼热

胃灼热是指胸骨后的烧灼样感觉,胃灼热是 GERD 最常见的症状。胃灼热的严重程度不一定与病变的轻重程度一致。

2. 反流

反流指胃内容物反流入口中或下咽部的感觉,此症状多在胃灼热、胸痛之前发生。

3. 胸痛

胸痛作为 GERD 的常见症状,日渐受到临床的重视。可酷似心绞痛,对此有时单从临床很难做出鉴别。胸痛的程度与食管炎的轻重程度无平行关系。

4. 吞咽困难

吞咽困难指患者能感觉到食物从口腔到胃的过程发生障碍,吞咽困难可能与咽喉部的发胀感同时存在。引起吞咽困难的原因很多,包括与反流有关的食管痉挛、食管运动功能障碍、食管瘢痕狭窄及食管癌等。

5. 上腹痛

上腹痛也可以是 GERD 的主要症状。

（二）食管外表现

1. 咽喉部表现

如慢性喉炎、慢性声嘶、发音困难、声带肉芽肿、咽喉痛、流涎过多、癔球症、颈部疼痛、牙周炎等。

2. 肺部表现

如支气管炎、慢性咳嗽、慢性哮喘、吸入性肺炎、支气管扩张、肺脓肿、肺不张、咯血及肺纤维化等。

五、相关检查

（一）上消化道内镜

对 GERD 患者，内镜检查可确定是否有 RE 及病变的形态、范围与程度；同时可取活体组织进行病理学检查，明确有无 BE、食管腺癌；还可进行有关的治疗。但内镜检查不能观察反流本身，内镜下的食管炎也不一定都由反流引起。

洛杉矶分级是目前国际上最为广泛应用的内镜 RE 分级方案，根据内镜下食管黏膜破损的范围和形状，将 RE 划分为 A ~ D 级。

（二）其他检查

1. 24h 食管 pH 监测

24h 食管 pH 监测是最好的定量监测胃食管反流的方法，已作为 GERD 诊断的金标准。最常使用的指标是 pH < 4 总时间（%）。该方法有助于判断反流的有无及其和症状的关系，以及疗效不佳的原因。其敏感性与特异性分别为 79% ~ 90% 和 86% ~ 100%。该检查前 3 ~ 5d 停用改变食管压力的药物（胃肠动力剂、抗胆碱能药物、钙通道阻断剂、硝酸盐类药物、肌肉松弛剂等）、抑制胃酸的药物（PPI、H_2RA、抑酸药）。

近年无绳食管 pH 胶囊（bravo 胶囊）的应用使食管 pH 监测更为方便，易于接受，且可行食管多部位（远端、近端及下咽部等）及更长时间（48 ~ 72h）的监测。

2. 食管测压

可记录 LES 压力、显示频繁的 TLESR 和评价食管体部的功能。单纯用食管压力来诊断胃食管反流并不十分准确，其敏感性约 58%，特异性约 84%。因此，并非所有的 GERD 患者均需做食管压力测定，仅用于不典型的胸痛患者或内科治疗失败考虑用外科手术抗反流者。

3. 食管阻抗监测

通过监测食管腔内阻抗值的变化来确定是液体或气体反流。目前食管腔内阻抗导管均带有 pH 监测通道，可根据 pH 和阻抗变化进一步区分酸反流（pH < 4）、弱酸反流（pH 在 4 ~ 7）以及弱碱反流（pH > 7），用于 GERD 的诊断，尤其有助于对非酸反流为主的 NERD 患者的诊断、抗反流手术前和术后的评估、难治性 GERD 病因的寻找、不典型反流症状的 GERD 患者的诊断以及确诊功能性胃灼热患者。

4. 食管胆汁反流测定

用胆汁监测仪（bilitec 2000）测定食管内胆红素含量，从而了解有无十二指肠胃食管反流。现有的 24h 胆汁监测仪可得到胆汁反流次数、长时间反流次数、最长反流时间和吸收值 ≥ 0.14 的总时间及其百分比，从而对胃食管反流做出正确的评价。因采用比色法检测，必须限制饮食中的有色物质。

5. 上胃肠道 X 线钡餐

对观察有无反流及食管炎均有一定的帮助，还有助于排除其他疾病和发现有无解剖异常，如膈疝，有时上胃肠道钡餐检查还可发现内镜检查没有发现的，轻的食管狭窄，但钡餐检查的阳性率不高。

6. 胃—食管放射性核素闪烁显像

此为服用含放射性核素流食后以 γ 照相机检测放射活性反流的技术。本技术有 90% 的高敏感性,但特异性低,仅为 36% 。

7. GERD 诊断问卷

让疑似 GERD 患者回顾过去 4 周的症状以及症状发作的频率,并将症状由轻到重分为 0 ~ 5 级,评估症状程度,总分超过 12 分即可诊断为 GERD。

8. 质子泵抑制剂(proton pump inhibitors,PPI)试验

对疑似 GERD 的患者,可服用标准剂量 PPI,每天 2 次,用药时间为 1 ~ 2 周。患者服药后 3 ~ 7d,若症状消失或显著好转,本病诊断可成立。其敏感性和特异性均可达 60% 以上。但本试验不能鉴别恶性疾病,且可因用 PPI 而掩盖内镜所见。

六、并发症

(一)Barrett 食管

为胃食管连接部位以上的食管鳞状上皮部分被化生的柱状上皮取代,GERD 是 BE 的主要原因。约 3/4 的 BE 患者化生上皮的长度不到 3cm,这类患者食管腺癌的风险明显低于化生范围广泛的患者。BE 患者中食管腺癌的发病率存在明显的性别及种族差异,男性远远多于女性,白种人多于其他人种。BE,尤其伴有特殊肠上皮化生的 BE 发生食管腺癌的危险性大,比一般人群高 30 倍,视为一种癌前病变,值得重视,应密切随访观察。

(二)狭窄

指由 GERD 引起的食管管腔的持续性狭窄。食管狭窄的典型症状为持续性吞咽困难。严重的反流性食管炎可致食管管腔狭窄,但其发生率不到 5% 。

七、诊断

由于 GERD 临床表现多种多样,症状轻重不一,有的患者可能有典型的反流症状,但内镜及胃食管反流检测无异常;而有的患者以其他器官系统的症状为主要表现,给 GERD 的诊断造成一定的困难。因此,GERD 的诊断应结合患者症状及实验室检查综合判断。

1. RE 的诊断

有胃食管反流的症状,内镜可见累及食管远端的食管炎,排除其他原因所致的食管炎。

2. NERD 的诊断

有胃食管反流的症状,内镜无食管炎改变,但实验室检查有胃食管反流的证据,如:①24h 食管 PH 监测阳性;②食管阻抗监测、食管胆汁反流测定、静息放射性核素检查或钡餐检查显示胃食管反流;③食管测压示 LES 压力降低或 TLESR,或食管体部蠕动波幅降低。

八、鉴别诊断

1. 胃灼热的鉴别

诊断胃灼热是 GERD 最常见的症状。但部分胃灼热的患者没有明确的胃食管反流及其引起症状的证据且没有明确的病理性食管动力障碍性疾病的依据,应考虑为功能性胃灼热。功能性胃灼热的病理生理机制尚未阐明,可能与食管高敏感有关,部分功能性胃灼热患者存在心理方面的异常,如焦虑、躯体化障碍等。功能性胃灼热应注意与 NERD 鉴别。近年的研究

表明,短时间反流、弱酸反流、非酸反流在 NERD 的发病中起重要作用。因此,常规食管 pH 监测阴性并不能明确排除胃食管反流的存在。

2. 胸痛的鉴别诊断

胸痛是一个常见的主诉,包括心源性胸痛和非心源性胸痛,两者有时难以鉴别,尤其在有吸烟、肥胖及糖尿病等冠心病危险因素的患者。非心源性胸痛最主要的原因是 GERD,典型的由于胃食管反流引起的胸痛主要为胸骨后烧灼样疼痛,多出现于餐后(也可因情绪或运动而加重,与心绞痛的症状相似),一般无放射痛,部分可向后背放射,平卧时疼痛加重,服用抑酸药可缓解。典型的心绞痛症状常表现为胸骨后疼痛或不适,多为劳累后诱发,持续数分钟,休息或服用硝酸甘油类药物可缓解。临床上确诊冠心病是有一定困难的,通常认为在怀疑心源性胸痛时,应进行冠状动脉造影检查。

九、治疗

胃食管反流病的治疗目标为充分缓解症状,治愈食管炎,维持症状缓解和胃镜检查的缓解,治疗或预防并发症。

1. GERD 的非药物治疗

非药物治疗指生活方式的指导,避免一切引起胃食管反流的因素等。如要求患者饮食不宜过饱;忌烟、酒、咖啡、巧克力、酸食和过多脂肪;避免餐后立即平卧。对仰卧位反流,抬高床头 10cm 就可减轻症状。对于立位反流,有时只要患者穿宽松衣服,避免牵拉、上举或弯腰就可减轻。超重者在减肥后症状会有所改善。某些药物能降低 LES 的压力,导致反流或使其加重,如抗胆碱能药物、钙通道阻断剂、硝酸盐类药物、肌肉松弛剂等,对 GERD 患者尽量避免使用这些药物。

2. GERD 的药物治疗

(1)抑酸药。抑酸药是治疗 GERD 的主要药物,主要包括 PPI 和 H_2 受体拮抗剂(histamine2 receptor antagonist, H_2RA),PPI 症状缓解最快,对食管炎的治愈率最高。虽然 H_2RA 疗效低于 PPI,但在一些病情不是很严重的 GERD 患者中,采用 H_2RA 仍是有效的。

(2)促动力药。促动力药可用于经过选择的患者,特别是作为酸抑制治疗的一种辅助药物。对大多数 GERD 患者,目前应用的促动力药不是理想的单一治疗药物。

1)多巴胺受体拮抗剂:此类药物能促进食管、胃的排空,增加 LES 的张力。此类药物包括甲氧氯普胺(metoclopramide)和多潘立酮(domperidone),常用剂量为 10mg,每天 3~4 次,睡前和餐前服用。前者如剂量过大或长期服用,可导致锥体外系神经症状,故老年患者慎用;后者长期服用亦可致高催乳素血症,产生乳腺增生、泌乳和闭经等不良反应。

2)非选择性 $5-HT_4$ 受体激动剂:此类药能促进肠肌丛节后神经释放乙酰胆碱而促进食管、胃的蠕动和排空,从而减轻胃食管反流。目前常用的为莫沙必利(mosapride),常用剂量为 5mg,每天 3~4 次,饭前 15~30min 服用。

3)伊托必利(itopride):此类药可通过阻断多巴胺 D_2 受体和抑制胆碱酯酶的双重功能,起到加速胃排空、改善胃张力和敏感性、促进胃肠道动力的作用。该药消化道特异性高,对心脏、中枢神经系统、泌乳素分泌的影响小,在 GERD 治疗方面具有长远的优势。常用剂量为 50mg,每天 3~4 次,饭前 15~30min 服用。

(3)黏膜保护剂。对控制症状和治疗反流性食管炎有一定疗效。常用的药物有硫糖铝

1g,每天3~4次,饭前1h及睡前服用;铝碳酸镁1g,每天3~4次,饭前1h及睡前服用,具有独特的网状结构,既可中和胃酸,又可在酸性环境下结合胆汁酸,对于十二指肠胃食管反流有较好的治疗效果。枸橼酸铋钾盐(tripotassium dicitrato bismuthate,TDB),480mg/d,分2~4次于饭前及睡前服用。

(4)γ-氨基丁酸(GABA)受体抑制剂。由于TLESR是发生胃食管反流的主要机制,因此TLESR成为治疗的有效靶点。对动物及人类研究显示,GABA受体抑制剂巴氯芬(baclofen)可抑制TLESR,可能是通过抑制脑干反射而起作用的。巴氯芬对GERD患者既有短期作用,又有长期作用,可显著减少反流次数和缩短食管酸暴露时间,还可明显改善十二指肠胃食管反流及其相关的反流症状,是目前控制TLESR发生率最有前景的药物。

(5)维持治疗。因为GERD是一种慢性疾病,持续治疗对控制症状及防止并发症是适当的。

3. GERD的内镜抗反流治疗

为了避免GERD患者长期需要药物治疗及手术治疗风险大的缺点,内镜医师在过去的几年中在内镜治疗GERD方面做出了不懈的努力,通过这种方法改善LES的屏障功能,发挥其治疗作用。

(1)胃镜下腔内折叠术。该方法是将一种缝合器安装在胃镜前端,于直视下在齿状线下缝合胃壁组织,形成褶皱,增加贲门口附近紧张度、"延长腹内食管长度"及形成皱褶,以阻挡胃肠内容物的反流。包括黏膜折叠方法或全层折叠方法。

(2)食管下端注射法。指内镜直视下环贲门口或食管下括约肌肌层注射无活性低黏度膨胀物质,增加LES的功能。

(3)内镜下射频治疗。该方法是将射频治疗针经活检孔道送达齿状线附近,刺入食管下端的肌层进行热烧灼,使肌层"纤维化",增加食管下端张力。

内镜治疗GERD的安全性及可能性已经多中心研究所证明,且显示大部分患者可终止药物治疗,但目前仍缺乏严格的大样本多中心对照研究。

4. GERD的外科手术治疗

对GERD患者行外科手术治疗时,必须掌握严格的适应证,主要包括:①需长期用药维持,且用药后症状仍然严重者;②出现严重并发症,如出血、穿孔、狭窄等,经药物或内镜治疗无效者;③伴有严重的食管外并发症,如反复并发肺炎、反复发作的难以控制的哮喘、咽喉炎,经药物或内镜治疗无效者;④疑有恶变倾向的BE;⑤严重的胃食管反流而不愿终生服药者;⑥仅对大剂量质子泵抑制剂起效的年轻患者,如有严重并发症(出血、狭窄、BE)。

临床应用过的抗反流手术方法较多。目前治疗GERD的手术常用Nissen胃底折叠术、Belsey胃底部分折叠术。各种抗反流手术治疗的效果均应通过食管24h的pH测定、内镜及临床表现进行综合评价。

近十几年来,腹腔镜抗反流手术得到了长足的发展。腹腔镜胃底折叠术是治疗GERD疗效确切的方法,是治疗GERD的主要选择之一,尤其对于年轻、药物治疗效果不佳、伴有裂孔疝的患者。与常规开放手术相比较,腹腔镜手术具有创伤小、术后疼痛轻和患者恢复快的优点,特别适用于年老体弱、心肺不佳的患者。但最近的研究显示,术后并发症高达30%,包括吞咽困难、不能打嗝、腹泻及肛门排气等。约62%的患者在接受抗反流手术10年后仍需服用PPr治疗。因此,内科医师在建议GERD患者行腹腔镜胃底折叠术前应注意这些并发症,严格选择患者。

5.并发症的治疗

(1)食管狭窄的治疗。早期给予有效的药物治疗是预防 GERD 患者食管狭窄的重要手段。内镜扩张疗法是治疗食管狭窄所致吞咽困难的有效方法。扩张疗法所需食管扩张器有各型探条、气囊、水囊及汞橡胶扩张器等。常将食管直径扩张至 14mm 或 44F。患者行有效的扩张食管治疗后,应用维持治疗,避免食管再次狭窄。手术是治疗食管狭窄的有效手段。常在抗反流术前或术中同时使用食管扩张疗法。

(2)BE 的治疗。

1)药物治疗:长期 PPI 治疗不能缩短 BE 的病变长度,但可促进部分患者鳞状上皮再生,降低食管腺癌发生率。选择性 COX-2 抑制剂有助于减少患食管癌,尤其是腺癌的风险。

2)内镜治疗:目前常采用的内镜治疗方法有各种方式的内镜消融治疗和内镜下黏膜切除术等。适应证为伴有异型增生和黏膜内癌的 BE 患者,超声内镜检查有助于了解病变的深度,有助于治疗方式的选择。

3)手术治疗:对已证实有癌变的 BE 患者,原则上应手术治疗。手术方法同食管癌切除术,胃肠道重建多用残胃或结肠,少数用空肠。

4)抗反流手术:包括外科手术和内镜下抗反流手术。虽然能在一定程度上改善 BE 患者的反流症状,但不能影响其自然病程,远期疗效有待证实。

(李　磊)

第二节　急性胃炎

急性胃炎(actlte gastritis)是指各种外在和内在因素引起的急性广泛或局限性胃黏膜炎症。病变可局限于胃底、胃体、胃窦或弥散分布于全胃,病变深度大多仅限于黏膜层,严重时则可累及黏膜下层、肌层,甚至达浆膜层。临床表现多种多样,以上腹痛、上腹不适、恶心、呕吐最为常见,也可无症状或仅表现为消化道出血。胃镜下可见胃黏膜充血、水肿、糜烂、出血及炎性渗出物。组织学检查主要表现为中性多核细胞浸润。急性胃炎一般是可逆性疾病,病程短,经适当治疗或调整饮食在短期内痊愈;也有部分患者经过急性胃炎阶段而转为慢性胃炎。

急性胃炎的分类方法较多,目前尚未有统一的方案。临床上一般将急性胃炎分为四类:①急性单纯性胃炎;②急性糜烂性胃炎;③急性化脓性胃炎;④急性腐蚀性胃炎。以前两种较常见。

一、急性单纯性胃炎

急性单纯性胃炎(acute simple gastritis)多由微生物感染或细菌毒素引起,少数也可因物理、化学等刺激因素造成。

(一)病因和发病机制

1.微生物感染或细菌毒素

进食被微生物或细菌毒素污染的饮食是急性胃炎最常见的病因。常见的微生物有沙门菌属、嗜盐杆菌、幽门螺杆菌、轮状病毒（rotavirus）、诺沃克病毒（norwalk virus）等。细菌毒素以金葡菌毒素、肉毒杆菌毒素等引起的病变最严重。

2. 物理因素

暴饮暴食或进食过冷、过热及粗糙的食物等均可破坏胃黏膜屏障引起急性炎症反应。另外，食入异物和柿石等也可导致胃黏膜的改变。

3. 化学因素

（1）药物。部分药物可刺激胃黏膜而引起急性胃炎。较常见的是非甾体类抗感染药（NSAID），如阿司匹林、对乙酰氨基酚、吲哚美辛、保泰松等，以及含有这类药物的各种感冒药物、抗风湿药物。此类药能使细胞的氧化磷酸化解离，并降低细胞的磷酸肌酐水平，从而使上皮细胞的能量代谢发生障碍，Na^+、Cl^- 的转运速度减慢，使 H^+ 逆流，细胞肿胀并脱落；非甾体类药还可抑制环氧化物，减少内源性前列腺素的生成，使其分泌的碳酸氢钠和黏液减少，破坏了胃黏膜屏障；同时明显减少胃黏膜血流量，影响胃黏膜的氧和各种营养物质的供给，从而降低了胃黏膜的防御功能。

另外，铁剂、碘剂、氧化钾、洋地黄、抗生素类、激素类、组胺类、咖啡因、奎宁、卤素类及某些抗癌药物等均可刺激胃黏膜引起浅表的损伤。

（2）酗酒及饮料。酒精、浓茶及咖啡等饮料均能破坏胃黏膜屏障，引起 H^+ 逆流，加重胃黏膜上皮细胞的损伤；同时损伤黏膜下的毛细血管内皮，使血管扩张，血流缓慢，血浆外渗，血管破裂等导致胃黏膜充血、水肿、糜烂及出血。

（3）误食毒物。误食灭虫药、毒蕈、灭鼠药等化学毒物等均可刺激胃黏膜，破坏胃黏膜屏障，从而引起炎症。

4. 其他

胃的急性放射性损伤、留置胃管的刺激，以及某些全身性疾病如肝硬化、尿毒症、晚期肿瘤、慢性肺心病和呼吸功能衰竭等均可产生一些内源性刺激因子，引起胃黏膜的急性炎症。

（二）病理

胃窦、胃体、胃底或全胃黏膜充血、水肿、点片状平坦性糜烂，黏膜表面或黏膜下有新鲜或陈旧性出血，黏膜表面有炎性渗出物。大多数病变局限在黏膜层，不侵犯黏膜肌层。

镜检可见表层上皮细胞坏死、脱落、黏膜下出血，组织中有大量的中性粒细胞浸润，并有淋巴细胞、浆细胞和少量嗜酸粒细胞浸润。腺体的细胞，特别是腺体颈部细胞呈不同程度的变性和坏死。

（三）临床表现

临床表现常因病因不同而不同。细菌或细菌毒素所致的急性单纯性胃炎较多见，一般起病较急，多于进食污染物后数小时至 24h 发病，症状轻重不一，大多有中上腹部疼痛、饱胀、厌食、恶心、频繁呕吐，因常伴有急性水样腹泻而称为急性胃肠炎。严重者可出现脱水、电解质平衡失调、代谢性酸中毒和休克。如沙门菌感染常有发热、脱水等症状；轮状病毒感染引起的胃肠炎多见于 5 岁以下儿童，好发于冬季，有发热、水样腹泻、呕吐、腹痛等症状，常伴脱水，病程 1 周左右。

由理化因素引起的急性单纯性胃炎一般症状较轻。非甾体类药物引起的胃炎临床表现常以呕血、黑便为主，为上消化道出血的重要原因之一。出血多呈间歇性发作，大出血时可发生休克。

并非所有急性单纯性胃炎均有症状,约30%的患者,仅有胃镜下急性胃炎的表现,而无任何临床症状。体格检查可发现上腹部或脐周有压痛,肠鸣音亢进。一般病程短,数天内可好转自愈。

(四)相关检查

(1)血常规:感染因素引起的急性胃炎患者白细胞计数增高,中性粒细胞比例增多。

(2)便常规:便常规有少量黏液及红白细胞。便培养可检出病原菌。

(3)内镜检查:内镜检查对本病有诊断价值。内镜下可见胃黏膜充血、水肿,有时有糜烂及出血灶,表面覆盖厚而黏稠的玻璃样渗出物和黏液。

(五)诊断和鉴别诊断

1. 诊断

根据饮食不当或服药等病史,对起病急,有上腹痛、恶心、呕吐或上消化道出血等临床表现的患者可做出诊断。少数不典型病例须做胃镜才能明确诊断。

2. 鉴别诊断

(1)急性阑尾炎:急性阑尾炎早期可表现为急性上腹部疼痛,但急性阑尾炎的上腹痛或胳周痛是内脏神经反射引起的,疼痛经过数小时至24h左右,转移并固定于右下腹是其特点,同时可有右下腹腹肌紧张和麦氏点压痛阳性。腹部平片可见盲肠胀气,或有液平面,右侧腰大肌影消失或显示阑尾粪石。

(2)胆管蛔虫症:胆管蛔虫症也可表现为上腹痛、恶心、呕吐等症状,但其腹痛常常为突发的阵发性上腹部剧烈钻顶样痛,有时可吐出蛔虫,间歇期可安静如常。既往有排蛔虫或吐蛔虫的病史。

(3)急性胰腺炎:急性胰腺炎也可呈现上腹痛和呕吐,疼痛多位于中上腹或左上腹,呈持续性钝痛、钻痛或绞痛;仰卧位时加重,前倾坐位时可缓解。疼痛一般较剧烈,严重时可发生休克。血、尿淀粉酶升高有助于本病的诊断。

(4)急性胆囊炎:急性胆囊炎时上腹痛多位于右上腹胆囊区,疼痛剧烈而持久,可向右肩背部放射;疼痛常于饱餐尤其是脂肪餐后诱发,Murphy征阳性。超声检查可见胆囊壁增厚、粗糙,或胆囊结石。

(六)治疗

1. 去除病因

本病患者急性期应卧床休息,停止一切对胃黏膜有刺激的饮食或药物;进食清淡流质饮食,多饮水,腹泻较重时可饮糖盐水;必要时可暂时禁食。

2. 对症治疗

(1)腹痛者可局部热敷,疼痛剧烈者可给解痛剂,如654-210mg或阿托品0.3~0.6mg,每日3次口服。

(2)剧烈呕吐或失水者应静脉输液补充水、电解质和纠正酸碱平衡;肌内注射甲氧氯普胺、氯丙嗪,或针刺足三里、内关等以止吐。

(3)伴有上消化道出血或休克者应积极止血、补充液体以扩充血容量,尽快纠正休克;静脉滴注或口服奥美拉唑、H_2受体拮抗剂以减少胃酸分泌;应用胃黏膜保护剂如硫糖铝、胶体铋剂等,以减轻黏膜炎症。

(4)对微生物或细菌毒素感染,尤其伴腹痛者可选小檗碱、甲硝唑、诺氟沙星、氨苄西林等抗菌药物。

(七)预后

在去除病因后,多于数天内痊愈。少数可因致病因素持续存在,发展为慢性浅表性胃炎。

二、急性糜烂性胃炎

急性糜烂性胃炎(acute erosive gastritis)是指不同病因引起胃黏膜多发性糜烂为特征的急性胃炎,也可伴急性溃疡形成。

(一)病因和发病机制

1. 应激因素

引起应激的因素有严重创伤、大面积烧伤、大手术、中枢神经系统肿瘤、外伤、败血症、心力衰竭、呼吸衰竭、肝和肾衰竭、代谢性酸中毒及大量使用肾上腺皮质激素等。发病机制可能为应激状态下体内去甲肾上腺素和肾上腺素分泌增多,使内脏血管收缩,胃血流量减少,引起胃黏膜缺血、缺氧,导致黏膜受损和胃酸分泌增多,黏液分泌不足,HCO_3^- 分泌减少,前列腺素合成减少,从而削弱了胃黏膜的抵抗力,结果加剧了黏膜的缺血缺氧,使 H^+ 反弥散,致使黏膜糜烂、出血。

2. 其他

引起急性单纯性胃炎的各种外源性病因,均可严重的破坏胃黏膜屏障,导致 H^+ 及胃蛋白酶的反弥散,引起胃黏膜的损伤而发生糜烂和出血。

(二)病理

本病病变多见于胃底和胃体部,但胃窦有时也可受累。胃黏膜呈多发性糜烂,伴有点片状新鲜或陈旧出血灶,有时见浅小溃疡。

镜下可见糜烂处表层上皮细胞有灶性脱落,固有层有中性粒细胞和单核细胞浸润,腺体因水肿、出血而扭曲。

(三)临床表现

急性糜烂性胃炎起病前一般无明显不适,或仅有消化不良的症状,但由于原发病症状严重而被掩盖。

本病常以上消化道出血为首发症状,表现为呕血和(或)黑便,一般出血量不大,常呈间歇性,能在短期内恢复正常。部分患者可表现为急性大量出血,引起失血性休克,若不能及时正确处理,病死率可高达50%以上。少数因烧伤引起本病者,仅有低血容量引起的休克,而无明显呕血或黑便,常易被误诊。

(四)诊断和鉴别诊断

1. 诊断

诊断主要依靠病前有服用非甾体类药、酗酒、烧伤、手术或重要器官功能衰竭等应激状态病史,而既往无消化性溃疡等病史;一旦出现上消化道出血症状应考虑本病的可能。但确诊最主要依靠急诊内镜检查,一般应在出血停止后24~48d内进行。

2. 鉴别诊断

急性糜烂性胃炎应与急性胰腺炎、消化性溃疡、急性阑尾炎、急性胆囊炎、胆石症等疾病相鉴别;合并上消化道出血时应与消化性溃疡、食管静脉破裂出血等鉴别,主要靠急诊胃镜检查确诊。

（五）治疗

1.一般治疗

本病治疗首先应去除发生应激状态的诱因,让患者安静卧床休息,可给流质饮食,必要时禁食。

2.止血措施

(1)抑酸剂。抑酸剂减少胃酸的分泌,防止 H^+ 逆向弥散,达到间接止血作用。如奥美拉唑、西咪替丁、法莫替丁等静脉滴注或口服。

(2)冰盐水。给胃内注入冰盐水250mL,保留15~20min后吸出,可重复4~5次。冰盐水可使胃壁血管收缩并使胃酸分泌减少。

(3)药物止血。口服凝血酶、去甲肾上腺素、孟氏液等,如出血量较大可静脉输入巴曲酶、奥曲肽、酚磺乙胺等。

(4)内镜下止血。对上述止血措施效果不理想时,可酌情选用电凝、微波、注射药物或激光止血。

3.胃黏膜保护剂

胃黏膜保护剂如硫糖铝、麦滋林-S颗粒、得乐胶囊等可阻止胃酸和胃蛋白酶的作用,有助于黏膜上皮再生和防止 H^+ 逆向弥散;促进前列腺素合成,减少黏液中表皮生长因子(ECF)降解,刺激黏液和碳酸氢盐的分泌,增加黏膜血流供应,具有保护黏膜的作用。

4.外科治疗

少数患者经内科24h积极治疗难以控制出血者应考虑手术治疗。

（六）预防

对多器官功能衰竭、脓毒血症、大面积烧伤等应激状态患者应给予 H_2 受体拮抗剂或制酸剂(氢氧化铝凝胶、氢氧化镁等)及黏膜保护剂如硫糖铝等,以预防急性胃黏膜病变。

三、急性化脓性胃炎

急性化脓性胃炎(acute phlegmonous gastritis)是胃壁受细菌感染引起的化脓性疾病,是一种罕见的重症胃炎,又称急性蜂窝组织性胃炎,本病男性多见,男女之比约为3:1。

（一）病因和发病机制

本病多发生于免疫力低下,且有身体其他部位感染灶的患者,如脓毒血症、败血症、蜂窝组织炎等,致病菌通过血循环或淋巴播散到胃;或在胃壁原有病变如慢性胃炎、胃溃疡、胃息肉摘除的基础上繁殖,而引起胃黏膜下层的急性化脓性炎症。常见的致病菌为 α 溶血性链球菌,其他如肺炎球菌、葡萄球菌、绿脓杆菌、大肠埃希菌、炭疽杆菌、产气荚膜梭状芽孢杆菌等也可引起本病。

（二）病理

急性化脓性胃炎的炎症主要累及黏膜下层,并形成坏死区,严重者炎症可穿透肌层达浆膜层,发生穿孔时可致化脓性腹膜炎。由产气芽孢杆菌引起者,胃壁增厚、胃腔扩张,其组织内有气泡形成。镜下可见黏膜下层有大量的白细胞浸润,亦可见到多数细菌,有出血、坏死、胃小静脉内也可见血栓形成。以化脓性感染范围可分为弥散型和局限型。弥散型炎症侵及胃的大部分或全胃,甚至扩散至十二指肠等胃的邻近器官;局限性炎症局限,形成单发或多发脓肿,以幽门区脓肿多见。

（三）临床表现

本病起病急骤且凶险，常有寒战、高热，剧烈的上腹部疼痛，也可为全腹痛，取前倾坐位可使腹痛缓解，称为 Deninger 征，为本病的特征性表现。恶心、频繁呕吐也是本病常见的症状，呕吐物中可见坏死脱落的胃黏膜组织；有时可出现呕血及黑便。部分患者有脓性腹腔积液形成，出现中毒性休克。可并发胃穿孔、血栓性门静脉炎及肝脓肿。

体格检查上腹部有明显压痛、反跳痛和肌紧张等腹膜炎的征象。

（四）相关检查

（1）血常规。血白细胞计数一般大于 $10 \times 10^9/L$，以中性粒细胞为主，伴核左移现象。

（2）尿常规。尿常规镜检可见蛋白及管型。

（3）便常规。大便潜血试验可呈阳性。

（4）呕吐物检查。呕吐物中有坏死黏膜并混有脓性呕吐物。

（5）X 线检查。腹平片示胃扩张，如产气荚膜梭状芽孢杆菌感染者可见胃壁内有气泡形成；伴有穿孔者膈下可见游离气体。钡餐检查相对禁忌。

（6）超声检查。超声检查可见患者胃壁增厚，由产气荚膜梭状芽孢杆菌引起者，胃壁内可见低回声区。

（7）胃镜检查。本病因可诱发穿孔，禁忌行内镜检查。

（五）诊断和鉴别诊断

1. 诊断

根据本病有上腹部疼痛、恶心、呕吐、寒战高热等症状，以及上腹部压痛、反跳痛和肌紧张等体征，结合血常规检查和 X 线检查等可做出诊断。

2. 鉴别诊断

急性化脓性胃炎应与急性胰腺炎、急性阑尾炎、急性胆囊炎、胆石症等疾病相鉴别，一般根据临床表现和辅助检查可资鉴别。

（六）治疗

本病治疗的关键在于早期确诊，给予足量抗生素以控制感染；及时行胃壁脓肿切开引流或胃次全切除术，能明显降低病死率。

四、急性腐蚀性胃炎

急性腐蚀性胃炎（acute corrosive gastritis）是由于误服或自服腐蚀剂（强碱如苛性碱，强酸如盐酸、硫酸、硝酸，以及来苏儿、氯化汞、砷、磷等）而引起胃壁的急性损伤或坏死。

（一）病因和发病机制

腐蚀剂进入消化道引起损伤的范围和严重性与腐蚀剂的种类、浓度、数量、胃内有无食物及与黏膜接触的时间长短等有关。轻者引起胃黏膜充血、水肿；重者发生坏死、穿孔；后期出现瘢痕、狭窄而使胃腔变形，引起上消化道梗阻。

强酸类腐蚀剂所至损伤主要为胃，尤其是胃窦、幽门和小弯；而强碱类腐蚀剂食管损伤较胃严重。强酸可使蛋白质和角质溶解、凝固，组织呈界限明显的灼伤或凝固性坏死伴有焦痂，受损组织收缩变脆，大块坏死组织脱落造成继发性穿孔、腹膜炎或纵隔炎。强碱由于能迅速吸收组织中的水分，与组织蛋白质结合形成胶冻样物质，使脂肪酸皂化，造成严重的组织坏死；因此，强碱的病变范围多大于其接触面积。

（二）病理

病变程度与吞服的腐蚀剂剂量、浓度、胃内所含食物量及腐蚀剂与黏膜接触的时间长短等有关。轻者引起胃黏膜充血、水肿，重者发生坏死、穿孔，后期可出现瘢痕和狭窄引起上消化道梗阻。

（三）临床表现

临床症状与吞服的腐蚀剂种类有关。吞服后黏膜都有不同程度的损害，多立即出现口腔、咽喉、胸骨后及上腹部的剧烈疼痛，频繁恶心、呕吐，甚至呕血，呕吐物中可能会含有脱落坏死的胃壁组织。严重时因广泛的食管、胃的腐蚀性坏死而致休克，也可出现食管及胃的穿孔，引起胸膜炎和弥散性腹膜炎。继发感染时可有高热。但也有部分腐蚀剂如来苏儿由于它对表层迷走神经有麻醉作用，并不立即出现症状。此外，各种腐蚀剂吸收后还可引起全身中毒症状。酸类吸收可致严重酸中毒而引起呼吸困难；来苏儿吸收后引起肾小管损害，导致肾衰竭。急性期过后，可出现食管、贲门和幽门狭窄及梗阻的症状。

各种腐蚀剂引起的口腔黏膜灼痂的颜色不同，有助于识别腐蚀剂的类型，硫酸致黑色痂，盐酸致灰棕色痂，硝酸致深黄色痂，醋酸致白色痂，来苏儿致灰白色痂，后转为棕黄色痂，强碱则呈透明的水肿。

（四）诊断

本病根据病史和临床表现，很容易做出诊断和鉴别诊断。急性期一般不做上消化道钡餐和内镜检查，以免引起食管和胃穿孔。待急性期过后，钡餐检查可见胃窦黏膜纹理粗乱，如果腐蚀深达肌层，由于瘢痕形成，可表现为胃窦狭窄或幽门梗阻。

（五）治疗

本病是一种严重的内科急症，必须积极抢救。①一般洗胃属于禁忌，禁食水，以免发生穿孔；尽快静脉补液，纠正水、电解质和酸碱失衡；②去除病因，服强酸者尽快口服牛奶、鸡蛋清或植物油 100～200mL，避免用碳酸氢钠，以免产气过多而导致穿孔；服强碱者给食醋 500mL 加温水 500mL 分次口服，然后再服少量蛋清、牛奶或植物油；③有的学者主张在发病 24h 内应用肾上腺皮质激素，以减少胶原、纤维瘢痕组织的形成，如每日氢化可的松 200～300mg 或地塞米松 5～10mg 静脉滴注，数日后改为口服醋酸泼尼松，使用皮质激素时应并用抗生素；④对症治疗，包括解痉、止吐，有休克时应给予抗休克治疗；⑤积极预防各种并发症；⑥急性期过后，若出现瘢痕、狭窄，可行扩张术或手术治疗。

（张　华）

第三节　原发性肝癌

原发性肝癌是指肝细胞或肝内胆管细胞发生的癌。

一、病因和发病机制

原发性肝癌的病因与发病原理迄今尚未完全明确。多认为与多种因素综合作用有关，近年来研究着重于乙型、丙型肝炎病毒，黄曲霉毒素及其他化学致癌物质。

（一）病毒性肝炎

原发性肝癌患者 1/3 有慢性肝炎史。乙型病毒性肝炎及丙型肝炎与肝癌的发病密切相关，是促癌因素之一。

（二）肝硬化

原发性肝癌合并肝硬化的发生率为 50%～90%，而肝硬化合并肝癌为 30%～50%，欧美各国肝癌常发生在酒精性肝硬化的基础上。一般认为胆汁性和淤血性肝硬化与原发性肝癌的发生无关。

（三）黄曲霉毒素

黄曲霉毒素可能是某些地区肝癌多发的因素，但与人肝癌的关系迄今尚无直接证据。

（四）饮水污染

饮水污染与肝癌的发生密切相关。

（五）遗传因素

在高发区肝癌有时出现家族聚集现象，尤以共同生活并有血缘关系者的肝癌罹患率高。可能与肝炎病毒垂直传播有关，但尚待证实。

（六）其他因素

①酒精中毒；②亚硝胺；③农药，如有机氯类等；④微量元素，肝癌流行区水、土壤、粮食、人的头发及血液中含铜、锌较高，钼较低；⑤中华分支睾吸虫，刺激胆管上皮增生而产生胆管细胞癌；⑥性激素、放射性物质、寄生虫、酗酒、吸烟、饮食因素（蔬菜及其他营养成分缺乏）等。

二、临床表现

本病起病隐匿，但一旦出现症状，则发展很快。

（一）症状

1. 腹痛

腹痛可表现为肝区疼痛，可为持续性隐痛、间歇性钝痛或胀痛、阵痛、刺痛、在劳累后或夜间加重。也表现为上腹、中上腹疼痛。一般肝病所表现的肝区疼痛，多可在治疗或休息后缓解，若上述疼痛持续加重，应视为警示，进一步检查以排除肝癌。肝部疼痛因病变部位不同而有差异，右肝病变可表现为右季肋部及右上腹痛，而左肝病变，常被误认为胃痛，若病变在膈顶部，肿瘤侵犯膈肌，疼痛可放射至右肩或右背。向右后生长的肿瘤可致右腰部疼痛。疼痛原因：因为肝肿瘤迅速生长、增大、膨胀，牵扯肝包膜，可有肝包膜下出血、破裂，也可致腹腔出血，致腹腔刺激。突然发生的剧烈腹痛和腹膜刺激征提示癌结节包膜下出血或向腹腔破溃。

2. 消化道症状

食欲缺乏、腹胀、恶心、呕吐、腹泻等，因这些症状缺乏特征性，易被忽视。但若症状顽固，则应考虑其原因可能与肿瘤的代谢产物或肿瘤压迫胃肠道有关。肝功能因肿瘤生长而失常，也是消化道症状的主要原因。

3. 乏力、体重减轻、消瘦

这些症状为肿瘤快速生长，消耗大量养分所致。

4. 发热

发热多表现为午后或夜间发热，体温多在 37.5～38.5℃，偶见 39℃，热型多不规则，抗生素多无效。吲哚美辛类药物可退热,或热自然消退。发热原因可能因为肿瘤生长迅速,中心坏死,毒素吸收,也可能为肿瘤代谢产物而致发热。

5.腹泻

腹泻少见,多表现为餐后腹泻,排出不消化的食物残渣,不伴脓血,抗生素无效。可能与肿瘤所致门静脉癌栓导致门静脉血液回流受阻,肠壁淤血,水肿,分泌功能紊乱,消化吸收障碍.蠕动增快;肝癌细胞释放多肽类激素或其他异常蛋白,促使肠道蠕动加快,分泌增加,引起腹泻等因素有关。

6.其他症状

(1)因肝癌转移引起的症状。根据转移部位的不同可引起相应的症状,有时会成为发现肝癌的初现症状。常见的转移部位有肺、腹膜、门静脉、下腔静脉、骨、肾上腺、脑、胃等。

(2)肝硬化症状。伴发肝癌时,作为"肝背景"症状,肝硬化症状有可复性,伴发肝癌时应区别症状是背景病变肝硬化所致,还是肝癌本身所致。临床可做出判断。

(3)由肝癌并发综合征出现的症状。癌肿本身代谢异常或癌组织对机体发生各种影响引起的内分泌或代谢方面的综合征称之为伴癌综合征,有时可先于肝癌本身的症状。

(二)体征

普查发现的早期肝癌无阳性体征发现,或出现肝癌背景病变—肝硬化的某些体征,如肝掌、蜘蛛痣、脾大、腹壁静脉曲张等。中晚期肝癌的体征主要有以下几方面。

1.上腹部肿块

上腹部肿块多为患者无意中触及或就诊时发现肝大、肝肿块、肝缘增厚感。肝大、肝肿块可表现在剑突下、右季肋下,形态不规则,肝不对称性增大,随着呼吸上下移动但肿块巨大,周围粘连,可欠活动。肝表面不光滑或结节不平,质地较硬,伴或不伴明显压痛。弥散性肝癌也可表现为下缘钝厚感。若肿块位于肝顶部可致膈肌抬高,检查时发现肝浊音界上升,有时可致膈肌固定,活动受限,甚至可出现胸腔积液。剑突下肿块,多来自肝左叶癌肿块,右上腹部肿块多来自肝右叶癌。

2.腹腔积液

肝癌背景病变肝硬化也可有腹腔积液,腹腔积液为草黄色,肝癌的腹腔积液为草黄色或可变为血性。

3.黄疸

肝癌出现黄疸,多数属于晚期表现。

4.血管杂音

由于肝癌血管丰富而迂曲,动脉骤然变细或因癌块压迫肝动脉及腹主动脉,约有半数患者可以在相应部位听到吹风样血管杂音,此体征颇具诊断价值,但对早期诊断意义不大。

5.肝区摩擦音

肝区摩擦音于肝区表面偶可闻及,提示肝包膜为肿瘤所侵犯。

6.下肢水肿

除重度腹腔积液、低蛋白血症外,肿瘤腹腔种植影响下肢静脉回流,也是原因之一。

7.出血倾向

由于肝硬化、门静脉高压、脾功能亢进、血小板减少,再加上肝癌引起的肝功能损害导致凝血因子严重缺乏,加重出血倾向。黏膜及牙龈出血及皮肤出血点或瘀斑最常见,肝癌合并门静脉高压者,可有呕血(也可有呕血为首发症状者)伴有黑便。晚期可出现弥散性血管内凝血。

8.转移灶相应体征

可有锁骨上淋巴结肿大,胸膜淋巴转移可出现胸腔积液或血胸。骨转移可见骨骼表面向外突出,有时可出现病理性骨折。脊髓转移压迫脊髓神经可表现截瘫,颅内转移可出现偏瘫等神经病理性体征。

三、诊断和鉴别诊断

(一)诊断

1.亚临床肝癌的诊断

亚临床肝癌(即无症状肝癌)和小肝癌(直径≤5cm)的诊断,主要依据对 AFP 与谷丙转氨酶(ALT)的联合分析,及对 AFP 与医学影像学的分析。超声显像、CT 与 MRI 均可能检出 1cm 的肝癌。

2.有症状的大肝癌,尤其 AFP 阳性者,诊断并不难

大多数情况下,根据症状、体征、AFP 及影像学检查即可诊断,少数患者需要做其他肿瘤标志物的联合检测,个别患者需要做肝穿刺活检。

(二)鉴别诊断

肝癌的鉴别诊断可分为 AFP 阳性与 AFP 阴性两种情况。而 AFP 阴性者鉴别更为困难,临床上应予重视。

1.AFP 阳性肝癌的鉴别诊断

AFP≥400μg/L 而最终证实不是肝癌者有妊娠、新生儿、生殖腺胚胎源性肿瘤、活动性肝病、肝硬化、肝内胆管结石、胃癌、胰腺癌或伴肝转移、前列腺癌等。AFP 阳性的病例中,对影像学诊断无明确占位性病变发现,而提示为慢性肝炎或肝硬化者,亦不能绝对排除合并有较小的肝癌的可能性,仍应反复做 AFP 及有关影像学检查及定期随访复查。

2.AFP 阴性肝癌的鉴别诊断

首先应通过详细的病史询问与体检去寻找其他部位有无癌性病灶的提示而做进一步检查。当肝及肝外器官有癌性病灶发现或找到浅表肿大较硬的淋巴结时,最好能设法取得组织学证据,明确系原发性或继发性肝癌。

四、治疗

早期治疗是改善肝癌预后的最关键因素。早期肝癌应尽可能采取手术切除。对不能切除的大肝癌应尽可能采用多模式的综合治疗。

(1)手术治疗:肝癌的治疗仍以手术切除为首选,早期切除是延长生存时间的关键,肿瘤越小,5 年生存率越高。

(2)姑息性外科治疗。

(3)肝动脉灌注化疗栓塞术(TACE):对肝癌有很好疗效,甚至被推荐为非手术疗法中的首选方案。

(4)肝癌的局部消融治疗

(5)放射治疗。

(6)化疗:对肝癌较为有效的药物以 CDDP 为首选,常用的还有 5－FU、多柔比星(ADM)

及其衍生物、丝裂霉素、VP－16 和甲氨蝶呤等。近几年博来霉素、米托蒽醌、希罗达(Xeloda)、健择和三氧化二砷等相继应用于临床。一般认为单个药物静脉给药疗效较差。采用肝动脉给药和(或)栓塞,以及配合内、外放射治疗应用较多,效果较明显。

(7)多模式的综合治疗:是近年对中期大肝癌积极有效的治疗方法,有时使不能切除的大肝癌转变为可切除的较小肝癌。

(8)生物治疗。

(9)导向治疗:应用特异性抗体和单克隆抗体或亲肿瘤的化学药物为载体,标记核素或与化疗药物或免疫毒素交联进行特异性导向治疗。

(10)中草药。

(许春蕾)

第四节　胃肠道间质瘤

一、概述

胃肠道间质瘤(gastrointestinal stromal tumor,GIST)由 Mazur 等于 1983 年提出并命名,用于描述发生在胃肠道中组织起源不明的非上皮源性肿瘤,这些肿瘤过去往往被诊断为肌源性或神经源性良性或恶性肿瘤。GIST 多起源于胃肠道间充质干细胞,多呈 CD117 免疫组化染色阳性。该肿瘤的生物学行为可以从良性到具有高度侵袭性,甚至出现转移。GIST 最常发生于胃(50%～60%)和小肠(30%～35%),结直肠较少见(5%),发生于食管者罕见(<1%);GIST 也能发生于腹腔,如网膜、肠系膜和后腹膜(<5%)。

二、诊断要点

(一)临床表现

GIST 男女发病率基本相似,发病年龄多集中在 50～60 岁。首发症状缺乏特异性,多与肿瘤原发部位、大小有关。发生于消化道者多以腹部不适、消化道出血为常见。

(二)辅助检查

GIST 的初步检查手、段包括适当的影像学检查(增强 CT 或 MRI)、超声内镜、实验室检查(全血细胞计数、肝功能检查)等。

如果肿瘤可以切除,不必行术前活检。但如果需要进行新辅助治疗,需行活检。GIST 的确诊有赖于手术或穿刺活检后的病理诊断。

(三)GIST 病理诊断及危险度评估

GIST 的确诊需要组织病理学、免疫组织化学及基因检测结果等综合判断。正确的术前病理诊断和危险度判定对患者进行个体化治疗有非常重要的意义。

(1)GIST 的细胞形态依据组织学主要分为 3 型:梭形细胞为主型、上皮样细胞为主型、混合细胞型(梭形细胞和上皮样细胞混合存在),极少数表现为多种形态的细胞。免疫组化染色对于 GIST 的诊断十分重要,常用的指标有 CD117(阳性率 95%)、CD34(阳性率 70%)、SMA

（阳性率40%）、S－100（阳性率5%）、Desmin（阳性率2%）。组织形态学典型且CD117阳性者可做出GIST的诊断。对于组织形态学上符合GIST诊断而CD117阴性患者可用免疫组织化学检测DOG1和（或）PDGFRA的表达来辅助诊断。DOG1是新发现的GIST诊断标志之一，认为其敏感性甚至优于CD117，尤其是对于CD117表达阴性但形态上可疑的GIST。聚合酶链反应（PCR）扩增－直接测序的方法检测c－kit和PDGFRA基因的突变情况可进一步辅助诊断。

（2）GIST的危险度评估应该全面详细，包括肿瘤大小、核分裂象、原发肿瘤的部位以及肿瘤是否发生破裂。既往应用的美国国立卫生署（NIH）危险度分级包括肿瘤的大小和每50个高倍镜视野下（必须计数核分裂象较丰富的50个高倍视野）的核分裂象数目。

（四）鉴别诊断

GIST多呈CD117免疫组化染色阳性。对于组织学符合典型的GIST但CD117阴性且无c－kit等基因突变的病例，必须系统地排除其他肿瘤（如平滑肌瘤、纤维瘤和神经源性肿瘤等）后再做出GIST的诊断。

三、治疗原则

（一）甲磺酸伊马替尼靶向治疗

多数GIST在手术后存在复发风险，特别是中、高危患者，术后应根据肿瘤大小、核分裂象数目、原发肿瘤的部位以及手术中的情况（肿瘤破裂、出血、坏死、浸润、淋巴结转移征象）来全面仔细地评估GIST的复发风险。参考NIH的GIST危险度分级，适合辅助治疗的中、高危患者包括如下。

（1）肿瘤≥3cm，和（或）核分裂象数目≥5/50HP。

（2）手术中出现肿瘤破裂。需要注意的是原发于小肠和结直肠的GIST预后较原发于胃的差。对于中危GIST患者甲磺酸伊马替尼辅助治疗时间至少1年，而高危者应延长辅助治疗时间，至少服药2年。

（二）新辅助靶向治疗

可使肿瘤降期，缩小范围手术和降低风险，提高手术切除率。其适应证如下。

（1）估计难以获得阴性切缘者。

（2）估计需要多脏器联合切除。

（3）估计术后会严重影响相关脏器功能（如需行人工肛门手术等）。

（三）转移复发和（或）不可切除GIST的治疗

甲磺酸伊马替尼是转移复发和（或）不可切除GIST的标准一线治疗药物，甲磺酸伊马替尼的治疗原则包括：甲磺酸伊马替尼的初始推荐剂量为400mg/d。对于转移复发和（或）不可切除GIST，如果甲磺酸伊马替尼治疗有效，应持续用药，直至疾病进展或因毒性反应不能耐受。如果在甲磺酸伊马替尼一线治疗中发生疾病进展，可以增加剂量至600～800mg/d。

苹果酸舒尼替尼是甲磺酸伊马替尼治疗失败的二线选择。在甲磺酸伊马替尼治疗过程中进展或不耐受的GIST患者，接受舒尼替尼治疗，可以达到临床获益及生存获益。舒尼替尼的推荐剂量为50mg/d，连续服药4周，停药2周。

总体而言，甲磺酸伊马替尼治疗的耐受性良好。常见不良反应包括水肿、恶心、腹痛、肌肉或骨骼疼痛、血小板减少、乏力、皮疹等，多为轻度到中度，经对症处理大多可以缓解。如需要减量,每日推荐剂量不低于300mg/d。患者在正确的剂量下坚持甲磺酸伊马替尼是确保疗效的关键,应积极地处理不良反应,缓解后应尽早恢复常规剂量甲磺酸伊马替尼治疗,因为中断治疗会导致疾病进展。

(高龙飞)

第五节 炎症性肠病

一、概述

炎症性肠病(IBD)是一种病因尚不明确的慢性非特异性肠道炎症性疾病,包括溃疡性结肠炎(UC)和克罗恩病(CD)。前者是一种慢性非特异性结肠炎症,病变主要累及结肠黏膜和黏膜下层,范围多自远段结肠开始,可逆行向近段发展,甚至累及全结肠及末段回肠,呈连续性分布,临床表现为腹泻、腹痛和黏液脓血便。后者为一种慢性肉芽肿性炎症,病变可累及胃肠道各部位,以末段回肠及其邻近结肠为主,呈穿壁性炎症,多呈节段性、非对称分布,临床主要表现为腹痛、腹泻、瘘管、肛门病变等。两者均可合并不同程度的全身症状。活动期治疗目标是尽快控制炎症,缓解症状;缓解期应继续维持治疗,预防复发。

二、营养代谢特点

UC和CD营养缺乏的发生和发展是有差别的。CD患者营养不良的发生和发展是长期而缓慢的,而UC患者营养不良的发生往往是一个急剧过程,患者原来营养状况较好,而在住院期间发生急性营养缺乏。IBD患者营养不良发生原因如下。

1. 营养摄入减少

促使IBD患者摄食减少因素多。急剧食欲减退可能由于细胞因子如白介素1和肿瘤坏死因子水平的增加造成;使用甲硝唑治疗CD患者往往会使口腔内出现金属味,进而抑制食欲;锌、铜、镍缺乏也会引起味觉变化使食欲减退;此外,患者因腹泻、腹痛、口腔溃疡等导致的摄食障碍。

2. 吸收不良

IBD患者营养摄入不足同时合并有小肠营养吸收不良。约1/3CD患者的炎症波及小肠,广泛小肠炎症和肠切除都会减少小肠吸收面积;回肠切除可引起胆盐和维生素 B_{12} 吸收不良,导致胆盐缺乏进而影响脂肪和脂溶性维生素的吸收;患者因回盲瓣切除会引起小肠细菌过度生长或盲襻综合征,从而引起吸收不良。

3. 营养丢失增加

在炎症和溃疡的黏膜面发生蛋白质渗出性丢失。在这些区域内存在上皮间紧密连接的缺乏和淋巴引流的改变。蛋白质丢失的程度与疾病严重程度有关。

4. 药物的影响

用于IBD的药物会引起营养缺乏的发生。由于柳氮磺吡啶(SASP)竞争性抑制空肠叶酸结合酶而使叶酸吸收不良;皮质激素能抑制小肠钙的吸收和增加尿钙的排泄;考来烯酸能引起钙、脂肪和脂溶性维生素的缺乏;SASP及甲硝唑能引起恶心、呕吐和消化不良而使营养素吸收减少。

5. 能量和蛋白质需求增加

活动性 IBD 患者能量消耗增加。IBD 患者往往处于分解代谢状态,出现负氮平衡。

营养素缺乏会影响 IBD 的临床结局,蛋白质－能量营养不良会导致细胞和免疫功能缺陷,儿童生长发育延缓。维生素 D 缺乏的 CD 患者中会产生代谢性骨病。维生素 A、C 和 E 是重要的抗氧化营养素,这些维生素缺乏会增加疾病活动期以及致癌作用增强。硒充当谷胱甘肽过氧化物酶的辅因子以防止细胞免受自由基的损伤,严重硒缺乏和 IBD 患者潜在性死亡间有相关性。锌和铜是超氧化物歧化酶的辅因子,能保护细胞免受自由基损害。锌缺乏能抑制伤口愈合,可能为 CD 瘘管经久不闭合的原因。叶酸对 UC 患者黏膜不典型增生和结肠癌的发生有防护作用,虽然其机制尚不明,但实验发现缺乏叶酸的培养基中细胞染色体的脆性增加。

三、营养治疗原则

营养治疗的主要目的是供给患者充足的营养,纠正营养不良,同时将炎症造成的肠刺激降低到最小。

1. 能量

活动性 IBD 患者能量消耗增加,而在缓解期患者能量和正常人相比能量需求并不增加。能量摄入 125.5 ~ 167.4kJ/(kg·d)[30 ~ 40)kcal/(kg·d)]以维持适宜体重为目标,三大产能营养素配比合理。

2. 蛋白质

IBD 患者的蛋白质需求是增加的。炎症可引起内源性蛋白酶的分解代谢反应,从而导致负氮平衡。要使 IBD 达到正氮平衡,每天必须供给 1 ~ 1.5g/kg 蛋白质才能维持。合并毒血症的营养不良患者蛋白质需求量为每天 2g/kg。可选择易消化的富含蛋白质食品,如豆腐、瘦肉、鸡肉、鱼肉、鸡蛋等。

3. 脂肪

活动性 IBD 患者要控制脂肪的量,采用低脂或无脂饮食。缓解期患者脂肪产能占总能量的 15% ~ 20%。膳食脂肪可采用中链脂肪。

4. 糖类

糖类是 IBD 患者能量的主要来源。糖类产能占总能量的 55% ~ 65%。少选用含单、双糖的食物。

5. 矿物质

矿物质的供应与健康人基本一致,需要量可高于我国居民营养素参考摄入量(DIRs)中的 RNIs 或 AIs。患者宜摄入足量的来源于天然食物的矿物质。

6. 维生素

富含维生素 A、B、C 的食物有助于修复受损的肠黏膜和促进溃疡的愈合。患者维生素的需要量可高于我国居民营养素参考摄入量(DIRs)中的 RNIs 或 AIs。患者宜摄入足量的来源于天然食物的维生素。

7. 水

活动性 IBD 患者水的需要量要考虑腹泻中排出粪便液体增加量,以维持水和电解质平衡。缓解期患者水的需要量与健康人基本一致,应保证每日饮水约 1200mL。患者不摄入含咖啡因的食物(如浓茶、咖啡等);患者应禁酒。

8.膳食纤维

活动性IBD患者要控制膳食纤维摄入。缓解期患者可适当摄入膳食纤维。

9.特殊营养素

短链脂肪酸、表皮生长因子、核苷酸,以及有免疫调节作用的 ω-3 脂肪酸均被用来治疗IBD患者,但是治疗效果还有待于进一步研究。

四、治疗方案设计

(一)肠外营养

IBD患者营养支持的最佳途径是肠内营养,但使用肠内营养有禁忌证时,包括胃肠道大出血、肠穿孔、短肠综合征、肠梗阻、中毒性巨结肠以及急性发作期必须给予肠外营养。禁食7~10d使肠失用就可能导致肠黏膜萎缩和细菌易位的发生率增加,以及吞噬细胞功能发生变化。如果患者使用肠内营养属禁忌,中度活动性的IBD患者应给予肠外营养1~3d;严重活动性或严重营养不良IBD患者应给予肠外营养5~7d。对于择期手术的IBD患者,为了纠正严重营养不良,在术前至少给予5d的肠外营养。

(二)肠内营养

营养支持为CD的基本治疗,肠内营养和肠外营养疗效基本相同,但不如皮质激素。肠内营养主要用于传统治疗方法失败的CD患者或儿童和青少年。儿童和青少年使用皮质激素可能使生长发育延缓,在这些患者中使用细的鼻胃管喂养时患者有很好的依从性。应用要素膳使CD患者获得近期缓解后,再使用聚合膳可以改善远期缓解率。要素膳是由预先消化的营养物质构成的,如L-氨基酸、葡萄糖和脂肪酸,用于肠腔内或刷状缘水解减弱或吸收面积减少而引起的吸收不良患者。聚合膳是由淀粉、蛋白质、长链和中链三酰甘油、维生素、矿物质和微量元素组成。聚合膳是最常用的配方,它用于胃肠道功能正常或接近正常的患者。对UC来说,肠内营养作为基本治疗是无效的,但是可以纠正患者的营养不良。

(三)膳食调配

(1)急性发病期采取完全肠外营养,到肠外营养与肠内营养合用,再给予肠内营养及膳食调配。随病情缓解膳食调配方法是从清流食流食厚流-无渣半流-软食普食。

(2)食物宜用精米、精面粉、鸡蛋、瘦猪肉、牛肉、猪肚、鱼虾等。维生素和矿物质的补充可用菜汤、果汁等,必要时可直接补充相应制剂。

(3)禁食烈性酒等刺激性食品,忌食硬果类、种子类、豆类及高纤维的蔬菜、水果,乳类及其制品根据患者喜好和耐受程度食用。

(4)烹调以煮、烩、蒸、余为主,禁食油炸或浓调味品。

五、出院指导

(1)患者应养成进食平衡膳食习惯,饮食要有规律,进食细嚼慢咽。

(2)食物宜用精米、精面粉、鸡蛋、瘦猪肉、牛肉、猪肚、鱼虾等。禁食刺激性食品,忌食硬果类及高纤维的蔬菜、水果。

(3)烹调以煮、烩、蒸、余为主,不用油炸或浓调味品。

(张海娟)

第四章　肾内科疾病

第一节　高血压肾硬化和肾动脉硬化

美国肾脏病数据系统(USRDS)的资料显示,高血压肾脏病是终末期肾衰竭(ESRD)进行透析患者最常见的原发病之一。本节主要讨论高血压小动脉肾硬化。

无论高血压是原发的或者是继发的,肾循环持续暴露于血管腔内高压使得肾动脉出现损伤(玻璃样动脉硬化),从而导致肾功能的丧失(肾硬化)。高血压小动脉肾硬化可以分为2种:良性和恶性(或称为加速性)肾动脉硬化。

一、病因和流行病学

Richard 首次描写了高血压和肾脏病可能相关。各种类型的肾脏病,特别是肾功能不全都可能出现高血压。人群中有3%~4%高血压患者是由于原发性肾脏病引起的,而肾血管性高血压大约占1%。

大部分恶性高血压是由于原发性高血压控制不佳所引起的。肾脏病是导致恶性高血压的另一个常见因素,其他一些少见的因素包括结节性多动脉炎、肾动脉狭窄、子痫、Cushing 综合征以及原发性醛固酮增多症等。一些药物例如雌激素以及口服避孕药也有可能诱发恶性高血压。

二、病理

良性高血压小动脉肾硬化的肾脏大小基本是正常或减小,同时肾皮质减少。虽然比较大的动脉可能存在动脉粥样硬化改变,入球小动脉的病理学改变主要是血管壁沉积了匀质的嗜酸性物质(玻璃样动脉硬化)。这些沉积物的主要成分是血清蛋白质和脂质,是由于血管腔内静水压升高导致的内皮损伤而渗漏到血管壁中。增厚的管壁导致管腔狭窄,最终引起肾小球和肾小管的缺血损伤。

在已诊断为高血压导致的慢性肾脏病患者中进行肾活检,资料显示除了肾小血管出现动脉硬化外,还存在间质纤维化、肾小球基底膜增厚、肾小球球性硬化。

长期良性高血压的患者或者以往不知道存在高血压的患者都可能发展成恶性高血压。表现为血压突然升高(舒张压往往>130mmHg)合并有视盘水肿、中枢神经系统症状、心源性呼吸困难和快速的肾功能减退。如果患者血压显著升高和肾功能快速降低,即使没有视盘水肿,也不排除恶性高血压的诊断。因为肾脏毛细血管出血,肾脏表现为蚤咬肾。组织学中可以发现2种特征性的血管损伤。首先受累动脉表现为纤维素样坏死,动脉壁中存在含纤维的嗜伊红样物质。血管壁增厚偶然合并炎性渗出(坏死性动脉炎的表现)。第二种病变主要累及叶间动脉,表现为血管壁中细胞组分的同心圆样的增生增殖,同时有胶原沉积,形成增生性动脉炎(洋葱皮样损伤)。

纤维素样坏死偶然可以延伸入肾小球,导致肾小球增殖性改变和肾小球坏死。大多数肾小球和肾小管改变继发于缺血和梗死。导致恶性高血压发生、发展的机制不详。两种病理生理改变是恶性高血压发生和发展的关键：①血管壁渗透性增加导致血浆成分特别是纤维素渗入血管壁，出现持续的血管病变；②疾病过程中肾素—紧张素—醛固酮系统激活加速并维持血压升高，导致血管损伤。

三、发病机制

高血压对血管的损伤与血管床在高血压中的暴露程度相关。所以，高血压的肾损害主要取决于3种因素：①全身血压升高导致的血管负荷增高；②升高的全身血压传导到肾血管床使其负荷增加的程度；③局部组织对于压力负荷增高的敏感性。由于大多数人每日自发的血压波动大而且快速，传统的单独测量血压来确定血压和肾损害之间的定量关系存在不足，因此连续血压监测技术在高血压靶器官损害的研究中有非常大的优势。

一般来说，肾脏微血管通过适当的自身调节防止全身短暂或持续地增加血压将压力传导至肾小球，从而维持稳定的肾脏血流和肾小球内压。这些自身调节反应是肾脏对全身性高血压的主要的防护。只要全身血压仍然维持在这种自身调节的范围内，那么良性的肾硬化可能会出现；而如果全身血压超过了自身的调节范围，急性严重的损伤（恶性肾硬化）将会发生。然而，一旦血管损伤出现，肾血管的自身调节机制继发性地受到损害，从而导致这种肾保护机制的损害，也就进一步放大了全身血压增高导致的肾损害。一般来说，长期慢性高血压使自身调节的上限和下限都向右移，从而呈现一种保护性调节。那么，如果是同样严重的高血压，血压快速地升高且没有肾脏自身调节曲线的保护性地右移，更容易超过自身调节的范围而导致严重肾损伤。

即使没有严重的高血压，如果升高的全身血压传导到肾脏小血管使其压力增加，也可以导致肾硬化。例如单侧肾切除或早期1型糖尿病肾病（发生明显的肾病前），入球血管舒张使外周血压更多地传导到肾小血管。如果这些患者的肾脏自身调节机制良好或没有严重的高血压，那么高血压仅引起轻度的损伤，所以大多数单侧肾切除患者预后良好，一些糖尿病肾病患者病情进展缓慢。但如果患者已经存在糖尿病或非糖尿病性的慢性肾脏疾病（CKD），肾脏自身调节机制已经受到了损害，高血压导致损害的阈值显著降低，高血压引起的肾脏损伤也将明显增加。此时，即使患者没有显著的高血压，由于传导到肾小球内的压力也可以增高至足以导致快速的肾小球硬化。

大量的CKD动物模型如5/6肾切除的研究提供了最清楚的证据证明上述现象。使用血压生物遥测技术的研究显示，在这些疾病状态中，残存正常肾小球的进行性硬化和血压之间存在定量关系。因为肾血管收缩和舒张（即自身调节）依赖于电压依赖的Ca^{2+}通道介导的Ca^{2+}流，5/6肾切除的动物模型使用双氢吡啶类钙拮抗剂（CCB）使肾脏自身调节能力完全丧失，因此高血压导致肾小球损伤的阈值显著降低，使用CCB的动物存在更多的肾小球硬化。如果给予5/6肾切除动物低蛋白质饮食以减轻肾小球入球血管的扩张以及肾脏自身调节的不全，即使存在相似的高血压，但肾小球硬化减轻了。而如果低蛋白质饮食同时使用CCB，肾脏的自身调节能力将减退，从而阻断了低蛋白质饮食延缓肾小球硬化的作用。

上述这些发现仅限于主要通过扩张血管进行调节的血管床，对于那些以血管收缩为主的血管床，如果肾血管自身调节能力受到损害，在全身血压降低时肾脏不能维持适当的灌注压和肾小球滤过压，从而使肾脏出现缺血性的改变，组织学中就会发现肾小管间质缺血性损伤的现象。

非血压依赖的基因或其他一些因素和高血压引起肾脏损伤的严重程度也可能相关。近来体外研究发现的血管紧张素Ⅱ和醛固酮等非高血压依赖的促肾小球损伤的作用受到了极大的关注。这些非血压依赖的因素引起了下游的氧化应激、生长因子被激活。很多体内研究证明，和其他降血压药物相比，肾素—血管紧张素系统(RAS)阻断剂和(或)醛固酮拮抗剂有超越降压作用外的肾保护作用。使用RAS阻断剂后并没有发现高血压损伤肾脏的阈值增高了或者血压和肾小球硬化之间的关系曲线有改变，这些都反映了非血压依赖的肾保护。而前述的一些介导进一步组织损伤的氧化应激、生长因子活化等事件可能也只是组织应激或损伤的表现之一。因此，需要更多的研究去证明这些非血压依赖的因素。

恶性高血压的发病机制更为复杂，但短时间内血压显著升高是发病的关键。RAS的激活；血管加压素、内皮素分泌增加；前列环素、激肽释放酶—激肽系统抑制等扩血管物质的合成和分泌减少；血管内凝血机制的激活以及一些免疫机制，都被认为和疾病的发生、发展相关。

四、临床特征

良性高血压小动脉肾硬化往往在长期高血压患者中发现，这些患者的高血压还没有达到恶性的程度。这些患者通常是老年人，经常是常规体检时发现高血压或者因为一些非特异的症状如视力模糊、疲劳、心悸、鼻出血和颈项不适时诊断高血压。

肾硬化伴有持续的全身性高血压可以影响心血管系统，如心肌肥厚，可能合并充血性心力衰竭和脑血管并发症的相关症状外，体检时也容易发现视网膜血管改变(动脉狭窄以及火焰状出血)。肾脏首发症状往往是夜尿增多；尿检发现镜下血尿和轻度蛋白尿、微量清蛋白尿、β2微球蛋白和NAG排出增加；轻度或中度血清肌酐的升高。

总的来说，临床上很少出现明显的肾脏异常。更多特异性检查可以发现输液后尿钠排泄增加，肾动脉造影时肾内血管直径变细甚至闭塞。除非肾血流降低，良性肾硬化患者可以维持接近正常的肾小球滤过率。高尿酸血症也容易在良性高血压肾硬化患者中发现。疾病晚期肾功能不全时出现尿毒症相关症状。

恶性高血压大部分发生于以往有高血压患者，中年男性最多。首先出现往往是神经系统症状，表现为头晕、头痛、视物模糊、意识状态改变。此后表现为心源性呼吸困难和肾衰竭。肾脏受损表现为快速升高的血清肌酐、血尿、蛋白尿以及尿沉渣中红细胞、白细胞管型。肾病综合征可能存在。早期由于低钾性代谢性碱中毒引起血浆醛固酮水平升高。

五、并发症

良性高血压小动脉肾硬化的并发症相对出现较晚，而恶性高血压的并发症出现常比较迅速。神经系统损伤是最常见的并发症之一。血压急骤升高可致高血压危象，表现为剧烈头痛、视力模糊；若血压进一步升高可能引起急性脑循环功能障碍，致使脑血管痉挛、脑水肿、颅内压增高，称高血压脑病，出现恶心、呕吐、抽搐、昏迷、一过性偏瘫、失语等。

眼底检查可发现小动脉痉挛、视盘水肿、出血及渗出物等。通常经过降压治疗后，头痛与意识障碍可明显好转。如降低血压治疗不能改善高血压脑病症状，应考虑患者出现缺血性或出血性卒中。在我国高血压是诱发卒中的最直接原因之一，在积极或适当控制血压的同时应给予患者相应的治疗。

高血压病患者常见室间隔和心室壁增厚，主要是由于血浆儿茶酚胺和局部肾素—血管紧张素水平升高以及左心室收缩负荷过度导致。心肌肥厚和合并心脏扩张则形成高血压心脏病。恶性高血压由于舒张压持续的升高,可能在短期内迅速诱导心力衰竭的发生,短期应积极降低血压缓解症状,长期控制血压宜选择 ACEI 或 ARB 药物以及 α、β 受体阻滞剂进行治疗。动脉粥样硬化也是长期高血压的一个常见并发症,可进一步形成主动脉瘤。冠状动脉粥样硬化则导致冠心病,如果同时存在心脏肥厚或扩大,那么极容易诱导发生心力衰竭。下肢动脉粥样硬化可引起间歇性跛行,并存糖尿病病变严重者可造成肢体坏疽。但目前没有十分有效的抗动脉粥样硬化的治疗方法,降低血脂可能对于延缓动脉粥样硬化的发展有一定的帮助。

通常良性肾动脉硬化发展到 ESRD 非常缓慢,但尿毒症却是恶性高血压最常见的并发症,大多数患者需要透析治疗。透析时适当地超滤、减轻容量负荷也非常有助于控制患者的血压。

六、诊断

临床诊断良性小动脉肾硬化必需条件是存在原发性高血压且远早于肾脏损伤(以蛋白尿为标志)出现;持续的蛋白尿,尿检中出现少量有形成分;视网膜动脉硬化或动脉硬化性视网膜改变;排除各种原发性肾脏病和其他继发性肾脏病。老年患者存在高血压性心肌损伤、心力衰竭、脑血管意外、血尿酸升高以及肾小管功能损害先于肾小球功能损害,都提示可能存在高血压性肾脏病的可能。但即使上述条件都符合,也有诊断错误的可能。如临床诊断困难,肾活检可以明确诊断。

恶性高血压肾损害的诊断包括存在恶性高血压(血压持续升高,舒张压 >120mmHg;眼底检查出现条纹状或火焰状出血和棉絮状渗出;有广泛的急性小动脉病变累及心、脑、肾等器官);蛋白尿和血尿;肾功能进行性恶化。

七、治疗

针对高血压肾损害的病理生理机制,干预治疗应从以下 3 个方面着手:①降低血压;②降低传导到肾小血管的压力;③阻断或降低局部致组织损伤和纤维化的细胞/分子途径。

无论良性或恶性病变,控制高血压是首要的治疗目标,开始治疗的时间、治疗的有效性以及患者的并发症是影响良性肾硬化病程的关键因素,大多数未治疗的患者出现高血压的肾外并发症。不同的是,恶性高血压是一种急症,自然病史 1 年的病死率为 80% ~90%,几乎所有死亡原因都是尿毒症。应该进行更多的监测以控制急性肾衰竭导致的神经系统、心脏和其他器官的并发症。但是最根本的治疗是积极、努力、迅速地控制血压,这样可以逆转大多数患者的各种并发症。

美国高血压预防、检测、评估和治疗全国联合委员会第 7 次报告(JNC7)中针对普通人群的血压控制目标为血压 <140/90mmHg,以降低心血管并发症。而对于合并糖尿病、肾病患者的血压目标值应该 <130/80mmHg。2007 欧洲高血压治疗指南则在此基础上提出如果尿蛋白 >1g,可以将血压降得更低。K/DOQI 针对 CKD 患者高血压的控制提出的治疗目标除了降低血压、延缓肾脏病进展外,保护心血管也是很重要的一个方面。通常的治疗方法包括生活方式的改变、药物治疗等。

健康的生活方式包括低盐饮食(每日钠摄入≤2.4g)、有氧锻炼(每日至少30min)、减肥和控制饮酒,除了直接降低血压外,也可以增加降血压药物的敏感性,是控制高血压、减少并发症最基本的方法。改变生活方式后血压不能控制,应考虑加用药物。保护靶器官最主要依赖于血压的控制。对于普通人群来说,各类降血压药物(包括 ACEI、ARB、CCB、β 受体阻滞剂和利尿剂)的降压作用相似。但从效益—费用比来看,虽然氢氯噻嗪(双氢克尿噻)可激活肾脏肾素—血管紧张素—醛固酮系统,仍被一些指南推荐其作为药物治疗的首选,也是多种药物联合治疗高血压的基础药物。对于肾病,特别是糖尿病肾病患者来说,肾素—血管紧张素—醛固酮系统阻断剂(包括 ACEI 和 ARB)应该作为首选药物使用。

对于非糖尿病肾病的患者,如果尿蛋白/肌酐 >200mg/g,ACEI 和 ARB 也是首选的药物。ACEI 为基础的降压治疗可以减少进展到 ESRD 和病死率约 22%。而另一项研究也证明 ACEI 的治疗可以显著减少肌酐清除率降低 50% 患者的数量。使用 ACEI 或 ARB 治疗的另一个优点在于可以更好地控制蛋白尿,ACEI 或 ARB 降低蛋白尿的效果一般是剂量依赖性的,因此当血压和蛋白尿控制不佳时,可以增加 ACEI 或 ARB 至最大剂量。但当 ACEI 或 ARB 剂量改变时,应密切监测其在肾功能和血钾方面的不良反应。一旦血清肌酐水平较基础值增加 >30%,应该减量甚至停药。

对于合并肾脏病的高血压患者来说,降血压药物的剂量通常较普通人群大。中到大剂量的高血压药物或者联合使用降血压药物非常常见。同样,由于 CKD 患者肾脏清除药物的能力可能减退,药物的不良反应可能也比较明显。肾小动脉硬化的患者如果使用最大剂量的 ACEI 或 ARB 仍未能控制血压,则应该考虑加用其他降血压药物。通常首先考虑加用利尿剂,普通人群可以选择噻嗪类或襻利尿剂,而 CKD3 ~ 5 期患者则首选襻利尿剂。如联合使用 ACEI 或 ARB 和利尿剂仍不能控制血压,下一步可以根据情况加用 β 受体阻滞剂或 CCB,必要时也可以使用 α 受体阻滞剂或中枢性降压药物。

特别对于已存在心血管疾病的患者,卡维地洛(α、β 双通道阻滞剂)有比较好地保护心血管的作用,可以更早期地使用。无论选择何种降血压治疗方案,将血压控制于目标范围是最终的目标之一。

对于恶性高血压患者来说,应积极控制血压,但过快地降低血压可能超过肾脏或脑的自身调节范围而产生严重的并发症。因此,在疾病的急性期必须使用静脉降血压药物,应在 12 ~ 36h 内逐步降低舒张压至 90mmHg,病情稳定后加用口服降血压药。由于此类患者水钠负荷并没有显著增加,血压升高主要由于血管收缩导致,因此选用扩血管药物为主。可同时使用 β 受体阻滞剂防止扩血管后的心率增快。如果一些药物引起水钠潴留,可以加用利尿剂。

八、预后

良性高血压小动脉肾硬化预后相对良好,单纯由于高血压导致肾硬化肾功能不全的进展通常非常缓慢。血压控制后肾功能可以在很长一段时间内保持稳定。一项研究显示,42% 高血压患者合并肾脏病变,但 60% 以上的死亡原因为心力衰竭和脑血管意外,10% 患者死于尿毒症。因此,高血压肾硬化患者更应该关注他们心脑血管的并发症。高血压导致肾动脉硬化的危险因素包括老年人、男性、有高血压肾硬化家族史、出生时肾小球数量少、收缩性高血压、血脂异常、蛋白尿、开始治疗时肾小球滤过率降低和吸烟。

恶性高血压预后较差,一般认为不经治疗则 1 ~ 2 年内死亡,大多数死于尿毒症。其预后和血压是否得到及时控制、控制程度以及开始治疗时肾功能水平有关。

(秦树佩)

第二节　肾动脉狭窄和缺血性肾病

肾动脉狭窄的定义是肾动脉主干或其分支的狭窄。成人肾动脉狭窄主要由于动脉粥样硬化引起,少部分患者的病因是肾动脉肌纤维发育不良。儿童肾动脉狭窄多是由于肌纤维发育不良导致。显著的肾动脉狭窄解剖学定义为肾动脉腔狭窄 >50%,如果狭窄 >75%,血流动力学受到明显的影响。血流动力学受影响时会导致肾血管性高血压或缺血性肾病。

肾血管性高血压是指由于肾动脉狭窄引起的血流动力学改变导致的高血压。ACEI 或ARB 往往能控制肾血管性高血压,但可能造成急性肾小球滤过率(GFR)降低。缺血性肾病的定义是由于肾动脉狭窄导致的 GFR 下降。部分缺血性肾病可以通过血管成形术治疗。

一、流行病学

目前还没有针对普通人群的肾动脉狭窄的研究,因此准确的肾动脉狭窄流行病学资料很难估计。大多数研究选择的是有肾动脉狭窄危险因素的患者,例如冠状动脉疾病、外周血管病、糖尿病、血脂代谢异常或高血压的患者。缺乏准确的流行病学资料的另一个原因是肾动脉狭窄和缺血性肾病没有明确的定义并且诊断方法不统一。

尸检的研究显示,肾动脉狭窄(RAS)的发生率为 4% ~50%,60 岁以上的患者发生率(16.4%)明显高于 60 岁以下的患者(5.5%)。在进行动脉造影检查的患者中,肾动脉狭窄的发生率更高。调查显示 38% 的动脉瘤患者、33% 动脉闭塞性疾病的患者以及 39% 下肢动脉闭塞性疾病的患者存在肾动脉狭窄。近期的资料显示冠状动脉狭窄的患者肾动脉狭窄的发生率为 14% ~29%。在最近一项较大规模的肾动脉狭窄流行病学的调查中,1305 位进行冠状动脉造影的患者存在单侧和双侧明显的肾动脉狭窄(狭窄面积 >50%)的发生率分别是 11% 和4%,15% 的患者存在不显著的肾动脉狭窄(狭窄面积 <50%)。

肾动脉狭窄是终末期肾衰竭(ESRD)的病因之一,占 5% ~8%。有资料显示 11% ~15%的新的血液透析患者存在肾动脉粥样硬化性疾病,他们年龄的中位数是 70 岁。美国 USRDS的数据表明肾血管病在 ESRD 中的比例由 1991 年的 2.9/100 万人口上升到 1997 年的 6.1/100 万人口。

肌纤维发育异常约占肾动脉狭窄病例的 10%。虽然肌纤维发育异常可以影响血管的内膜、中层和外膜,但 96% 病例累及动脉中层纤维。该病主要发生在 15 ~50 岁的女性,经常累及肾动脉远端 2/3 以及肾动脉的分支,影像学中主要为串珠样动脉瘤的表现。累及内膜和外膜的肌纤维发育异常临床上主要表现为缺血和栓塞,而动脉中层肌纤维发育异常极少引起远端缺血和动脉栓塞。因此,与动脉粥样硬化肾动脉狭窄不同,肌纤维发育异常几乎不会导致肾动脉闭塞。

90% 肾动脉狭窄患者由于动脉粥样硬化所致,通常累及肾动脉开口和肾动脉主干近端1/3。非常严重的患者,特别是有缺血性肾脏病的患者可以发现肾内动脉存在节段和弥散的动脉粥样硬化。肾动脉粥样硬化性狭窄的发病率随着年龄增加而增高。

在肾动脉粥样硬化的患者中,诊断后 5 年有 51% 的患者出现肾动脉进行性狭窄,3% ~16% 肾动脉完全闭塞,21% 的肾动脉狭窄面积 >60% 的患者出现肾萎缩。所以肾动脉粥样硬化是一种常见的进展性疾病。

二、病理生理和发病机制

肾血管性高血压是指由于肾灌注的降低导致的动脉血压升高。很多疾病可以引起肾血管性高血压。严格地说,只有在肾血管成形术成功地控制了高血压后才能作出肾血管性高血压的诊断。

肾素—血管紧张素—醛固酮系统在肾血管性高血压的发病中起重要作用。单侧肾动脉狭窄使血压升高,并直接作用在对侧无狭窄的肾脏。升高的灌注压使无狭窄侧的肾脏代偿性地增加排钠,抑制肾素的释放,使全身升高的血压降低,那么狭窄侧的肾脏持续地出现低灌注,并持续地释放肾素。因此,这种类型的高血压通常是血管紧张素依赖性的,并且和血浆肾素活性升高有关。而当对侧的肾动脉同样存在狭窄或对侧是无功能肾,肾血管性高血压的机制则完全不同了。

尽管发病初期出现肾素释放,血压升高的同时伴随着水钠潴留(因为没有对侧正常肾脏代偿性增加排钠),但持续存在的水钠潴留和血压升高最终使肾素水平降低到正常范围。因此这种高血压并不依赖于血管紧张素 II,检测肾素活性在诊断双侧肾动脉狭窄导致的高血压时价值不大。

高血压和外周血管收缩反映了血管紧张素和其他血管活性物质的复杂相互作用。肾血管病变导致交感神经兴奋性增加。同时全身血管系统氧化应激增加,导致自由氧离子产生增多。血管损伤也使内皮细胞功能紊乱,产生的内皮素和血管舒张系统如前列环素的平衡受到干扰。氧化应激和内皮细胞功能紊乱在肾血管性高血压的发病机制中的作用也被近期的临床实验进一步证实。

许多存在肾动脉狭窄的患者没有"肾缺血"的表现,引起缺血性肾病的原因比肾动脉狭窄更复杂。与动脉粥样硬化相比,肌纤维发育不良引起的肾动脉狭窄很少导致缺血性肾病,所以动脉粥样硬化的因素可能在缺血性肾病中发挥作用。肾动脉狭窄的患者肾血管狭窄部位远端的灌注压低于肾脏自身调节范围后,肾脏血流和 GFR 下降引起肾功能减退。灌注压恢复或血管损伤因素被去除,这个过程就能够逆转。如果肾脏低灌注的情况持续存在,反复的肾血流降低可以导致肾脏不可逆的纤维化。

缺血性肾病具体的发病机制并不十分明确。一般认为缺血性肾病是由于肾血流下降导致肾脏缺血和肾排泌功能不全。然而,10% 的肾脏血供即可满足肾脏的代谢需要,因此很难使用因解剖原因存在肾血供不足解释肾功能减退。并且当肾脏灌注压下降到正常的 40% 时,仍能维持肾血浆灌注和 GFR,进一步降低肾灌注压可以引起 GFR 的急剧下降。所以只有极为严重的肾动脉狭窄(70% ~80% 的狭窄)才可能导致肾灌注压降低至正常的 40%。当收缩压低于 70~80mmHg 时,肾脏血流的自身调节机制失效,一些降低剪切力的因子和一氧化氮产生减少,内皮素生成增加和肾素—血管紧张素系统激活以及 TGF-β 和 PDGF-β 的产生增加可能导致肾局部缺血,肾小管损伤、上皮细胞塌陷以及肾间质纤维化。

三、临床特征

年龄 >55 岁或 <30 岁,以前没有高血压史的患者出现高血压,或者原先控制良好的高血压患者出现高血压加重,均应该考虑肾动脉狭窄的可能;其他提示存在肾动脉狭窄的表现包括在没有使用利尿剂治疗时出现低钾血症和代谢性碱中毒;外周血管病的症状和体征;无法解释的进行性肾功能不全;反复发生肺水肿;双侧肾脏大小不等;体检时发现腹部杂音。

缺血性肾病临床的特点是显著的肾功能减退。当肾动脉狭窄导致缺血性肾病时,最常见的临床表现包括:①年龄 >60 岁的高血压或非高血压的患者,有无法解释的肾功能不全;②高血压患者出现进行性氮质血症;③心血管或外周血管病患者出现氮质血症;④使用 ACEI 或 ARB 后导致急性肾衰竭;⑤急性肺水肿。

有显著的双侧肾动脉狭窄并影响肾脏血流动力学的患者,使用 ACEI 或 ARB 治疗发生急性肾衰竭比较常见。肾脏血流灌注降低时,通过自身调节入球小动脉的舒张以及出球小动脉的收缩维持稳定的 GFR。由于肾脏低灌注导致肾内肾素—血管紧张素生成增多,血管紧张素 Ⅱ(Ang Ⅱ)作用使出球小动脉收缩维持了肾小球的毛细血管压以及 GFR。使用 ACEI 抑制 Ang Ⅱ 生成或 ARB 抑制 Ang Ⅱ 的作用均导致肾内的自身调节机制障碍、GFR 降低,一般在用药后 1~14d 发生急性肾衰竭。美国 K/DOQI 关于高血压和抗高血压药物指南指出,使用 ACEI 或 ARB 后,GFR 降低超过 30% 应该考虑存在肾血管病;当没有发现其他导致急性肌酐升高的原因时,应中止 ACEI 或 ARB 的治疗。

值得注意的是,部分患者开始使用 ACEI 或 ARB 时没有发生肌酐升高,加用利尿剂后往往会导致 GFR 明显降低。因为 ACEI 或 ARB 改变了肾小球血流动力学而非肾血流量,因此终止 ACEI 或 ARB 一般均能改善 GFR。

虽然大部分缺血性肾病患者仅仅存在轻度蛋白尿,也有报道可能肾病范围的蛋白尿发生。此时蛋白尿被认为是动脉粥样硬化缺血性肾病肾实质病变的标记。肾内高水平的 Ang Ⅱ

可能是蛋白尿的发生原因,研究发现纠正肾动脉狭窄、降低肾内 Ang Ⅱ 水平可以改善蛋白尿。

单侧肾动脉狭窄的患者使用 ACEI 或 ARB 治疗时因为对侧肾脏的 GFR 相应增高,很少发生肾功能减退。如果在已知单侧肾动脉狭窄的患者使用 ACEI 或 ARB 后肌酐 > 176μmol/L,提示发生了双侧肾动脉狭窄或肾实质病变。

四、诊断

评估怀疑有缺血性肾病的患者需要进行一系列的检查以确定一侧或双侧肾脏功能、双肾的大小以及准确地描绘血管的情况。血管损伤并不能证明功能损伤。需要更多的检测以确定肾动脉粥样硬化损伤是否是 GFR 下降的原因。诊断缺血性肾病和肾血管性高血压有很多相似之处,但值得重视的是两者有根本的差异。肾血管性高血压患者往往至少有一个正常功能的肾脏,而缺血性肾病患者双肾功能都有显著的异常。

检测肾动脉结构异常的方法包括传统的血管造影、螺旋 CT 血管成像、磁共振血管成像。检测继发于 RAS 的肾脏功能异常有肾静脉肾素测定、卡托普利肾图和彩色多普勒超声检查。

1.卡托普利(开博通)肾图

卡托普利(开博通)肾图原理是存在显著肾动脉狭窄的患者,其 GFR 依赖于 Ang Ⅱ。Ang Ⅱ 维持这类患者肾动脉的灌注压、肾小球内的压力和 GFR。使用卡托普利降低了肾脏灌注压,从而使肾小球内压力和 GFR 降低。在单侧肾动脉狭窄的患者中,一侧的 GFR 降低同时对侧肾脏继发性 GFR 升高,最终两侧肾脏 GFR 的差异被放大。肾功能不全的患者基础肾图中即存在 GFR 降低,使用卡托普利后 GFR 降低不明显,进行卡托普利肾图的意义存在争论。因此,卡托普利肾图可能适用于有正常肾功能或 GFR >50mL/min 的患者。其缺点在于检查前需要认真地进行术前准备(包括 ACEI 或 ARB 停药)。

2. 多普勒超声波检测

超声波检测常用于测量肾脏大小。没有其他肾脏病的情况下,如果双侧肾脏大小相差1cm 提示可能存在肾血管疾病。B 超和多普勒超声可以检测肾动脉和肾内血管的血流。肾内阻力指数(RI)可用于检测肾血管病患者的肾纤维化和(或)肾萎缩。有研究显示 RI 值 >0.8的肾动脉狭窄的患者,即使进行了肾血管成形术,也不能改善其肾功能、血压。多普勒超声也可以用于肾动脉狭窄的定位,但超声检查在肥胖患者或局部肠道气体较多的患者中应用比较困难,即使是有经验的超声诊断室医生也需要比较长的时间,并且副肾动脉和其他变异的动脉往往无法检测到。这些问题影响了超声检查在肾动脉狭窄患者中的敏感性、特异性和预测价值。

3. 螺旋 CT 血管显像和磁共振血管显像(MRA)

螺旋 CT 和 MRA 都可以提供准确可靠的图像。螺旋 CT 的敏感性为64% ~99% 而特异性为92% ~98% 。与传统的血管造影比较,螺旋 CT 最重要的优点在于不仅可以观察血管腔内,而且可以观察动脉管壁(特别是那些存在钙化的患者)。对比剂的肾毒性和血管造影相似。肾功能已经受损或对对比剂过敏的患者,MRA 可能是极好的、无创的检测方法。使用钆增强的 MRA 在检测肾动脉主干或副肾动脉狭窄中有相当高的敏感性。MRA 检查不受患者肾功能影响,而且不需要使用碘。其缺点在于 MRA 仅提供了解剖而非生理学的信息,并且对于肾内动脉的检测作用有限。

4. 肾动脉造影

尽管有对比剂肾病和动脉栓塞肾病的风险,动脉造影还是被认为是诊断肾动脉狭窄的金标准。动脉造影可以确诊和了解肾动脉狭窄的原因,并能评估肾内动脉病的范围,确定肾脏大小。低渗透压对比剂可以将对比剂引起的不适降至最低,但仍需谨慎使用。动脉内数字减影血管造影术(DSA)可以减少对比剂的使用剂量。在有严重的少尿型肾衰竭患者中,使用非碘的对比剂如二氧化碳或钆可能减少对比剂肾病的可能性。在进行冠状动脉造影时同时进行肾动脉造影"监测"肾血管病目前仍有很大的争论,部分学者认为这种方法不值得提倡。

总的来说,对于怀疑肾动脉狭窄的患者进行相关的诊断试验可能遵循下列原则:①诊断试验的选择依赖于各个中心不同的经验和设备,"最好"的诊断试验往往是最常做的方法;②GFR >50mL/min 的患者,首先应进行功能性研究如卡托普利肾图;③GFR <50mL/min 的患者,首先应进行解剖学研究如 MRA。

五、治疗和预防

肾动脉狭窄的治疗目标是通过恢复肾脏血流灌注以控制血压和稳定肾功能。对于肾动脉狭窄的患者怎样才是最好的治疗存在极大的争论,治疗方案往往需要肾脏科医生、血管外科医生以及介入治疗医生共同讨论制订。

治疗方案包括经皮腔内肾血管成形术(Percutaneous Transluminal Renal Angioplasty, PTRA)、经皮腔内肾动脉支架安置术(Percutaneous Transluminal Renal Artery Stent Placement, PTRAS)、外科血管成形术和保守药物治疗。

(一)药物治疗

肌纤维发育不全的患者极少出现肾脏排泌功能的减退,使用 ACEI 治疗这些患者的高血压一般有效。球囊血管成形术适用于难治性高血压的患者。对于肾动脉粥样硬化的高血压患者,阿司匹林、降胆固醇药物以及戒烟是阻止粥样斑块发展最基本的手段。

一般认为,ACEI 或 ARB 比其他降压药更能有效地控制肾血管性高血压,并且改善了这些患者(包括存在严重的动脉粥样硬化的患者)的生存率。但是 ACEI 或 ARB 治疗肾血管高血压患者往往引起肾小球滤过压降低,导致急性肾功能不全。原先存在肾功能不全、充血性心力衰竭以及长期使用利尿剂、血管扩张药和 NSAIDs 治疗是 ACEI 导致肾功能不全的危险因素。使用 ACEI 或 ARB 治疗高危患者(双侧肾动脉狭窄或单侧功能肾动脉狭窄的患者)约 1/3 出现血清肌酐升高,一般于停药后 7d 肌酐恢复到基础水平。只有很少的报道提示 ACEI 导致的肾功能不全是不可逆的,大多数医生认为这种治疗导致的肾功能不全可能不是因为 ACEI 所致,任何降压治疗都可能引起肾脏低灌注导致肾衰竭。

对于缺血性肾病几乎没有有效的药物可以治疗。即使成功地进行了血管成形术,但进行性肾衰竭仍会发生,提示缺血性肾病可能是多因素的结果。改善动脉粥样硬化可能是最根本的治疗方法,但保守治疗的长期效果仍存在争论。

(二)外科血管成形术

在 ACEI 治疗和球囊血管成形术开展前,单侧主动脉肾动脉搭桥术是最常用的手术方法。然而在很多中心,主动脉肾动脉搭桥术逐渐减少。在一些中心 80% 的患者使用腹腔动脉或肠系膜动脉分支和肾动脉进行搭桥的手术方案。这些手术的围手术期死亡率在 2.1% ~6.1%,而肾动脉内膜剥脱术的围手术期死亡率为 1% ~4.7%。增加围手术期死亡率的因素包括是否需要进行大动脉重建、手术前已有氮质血症和使用大动脉人工血管作为主动脉肾动脉搭桥的血管来源。独立的增加围手术期患者死亡的预测因子包括早期移植物失功;存在冠状动脉疾病;存在难以控制的高血压;是否需要进行腹主动脉动脉瘤修补。外科手术其他并发症包括心肌梗死(发生率20% ~90%),需要外科探查的出血(2.0% ~3.0%)、卒中(0 ~3.3%)和胆固醇栓塞(10% ~4.3%)。早期移植物失功的发生率为 1.4% ~10%,是最强的独立的围手术期预测因子,通常是由于和技术问题有关的移植物栓塞所导致。与此相反,晚期移植物失功通常由于逐渐发生的血栓、内膜增生和进行性动脉粥样硬化所致。

很少有研究比较动脉球囊扩张术和外科血管成形术。一个研究单侧肾动脉狭窄的临床观察中患者被随机分为外科手术和肾动脉球囊扩张术组,结果提示两组患者高血压治愈率分别是86%和90%,而 2 年的肾动脉通畅率分别是 97%和 90%。作者推荐肾动脉扩张术可以作为肾动脉狭窄患者治疗的首选方案,但需要密切随访。

一些非随机的研究指出恢复肾脏血流可以保护一部分患者的肾功能。然而没有随机前瞻性研究证明外科血管成形术延缓肾动脉狭窄患者的肾脏病进展。

(三)肾动脉球囊血管成形术和(或)合并支架安置术

经皮肾动脉球囊血管成形术包括传统的球囊血管成形术和球囊血管成形合并支架安置术。使用冠状动脉或外周动脉的导引钢丝和球囊导管。推荐在治疗前使用阿司匹林,术中使用低渗透压的对比剂和肝素。

传统的球囊血管成形术只建议在因肌纤维发育不良引起的难治性高血压患者中使用。其成功率为82% ~100%,狭窄的复发率为 10% ~11%。

传统的球囊血管成形术对于动脉粥样硬化性肾动脉狭窄的患者几乎无效,其再狭窄率为10% ~47%。一项综合了 1118 例患者的资料显示院内死亡率为 0.5%,肾切除率为 0.3%,2.0%的患者需要行肾脏外科手术,肾动脉侧支闭塞率为 2.2%,胆固醇栓塞率为 1.1%。传统的球囊血管成形术对于非开口处肾动脉狭窄的成功率比开口处狭窄高,分别为 60% ~62% 和 72% ~82%。动脉粥样硬化患者进行肾动脉球囊成形术的生存率和血管通畅率远低于肌纤维发育不良的患者。

使用支架可以有效地防止单纯球囊术后的血管弹性回缩、残余狭窄。FDA 没有批准专用于肾动脉狭窄治疗的支架,因此可以使用胆道支架、冠状动脉支架和髂动脉支架。大多数研究报道成功率为 94% ~100%,术后 1 年的再狭窄率为 11% ~23%。

一个前瞻性随机的研究比较了球囊血管成形术和单独药物治疗降低 RVS 患者血压和肾动脉通畅率的作用。106 例患者随机分为球囊血管成形术组(n =56)和单独药物治疗组(n =50),随机化后 3 个月两组患者的血压相同,但血管成形术组的患者服药更少并且 Ccr 更高。药物治疗组中 22 例患者不得不接受球囊血管成形术,术后 22 例患者的血压得到明显改善,但 Ccr 没有任何好转。随机化 12 个月两组患者的血压水平和 Ccr 没有差异。有人认为除非患者的血压无法用药物控制或患者存在进行性氮质血症,球囊血管成形术在治疗肾动脉狭窄中仅略好于单独药物治疗。

虽然直接研究血管成形术对高血压的影响有很多困难之处,但普遍认为血管成形术治疗肌纤维发育不良患者高血压(60%)的效果好于动脉粥样硬化患者(<30%)。最初高血压改善后复发的患者并不常见,如果再次出现高血压,则提示再狭窄和动脉粥样硬化。最近的研究提示血清 B 型心房利钠肽(BNP)水平可以预测肾动脉狭窄患者血管成形术后高血压是否能控制。

对于缺血性肾病患者来说,哪些患者应该进行血管成形术,应该使用何种血管成形术,还没有达成共识。血管成形术治疗缺血性肾病是考虑狭窄引起的血流动力学改变导致肾功能不全这一假设。很多临床医生不鼓励进行血管成形术,除非患者双侧肾动脉狭窄并且肌肝水平升高,然而一些证据提示患者血清肌酐升高前进行血管成形术是比较好的方法,基础肾功能和患者死亡率相关。基础血清肌酐每升高 SSpol/L,围手术期、晚期死亡和肾衰竭的危险升高 2~3 倍。基础肌酐 >133μmol/L 是最强烈的独立的预测晚期死亡的因子(RR =5.0)。已经存在严重肾衰竭的患者下列因素提示肾血管成形术可能改善或恢复肾功能:①侧支循环对远端肾动脉床的充盈;②血管造影术中可以看见肾盂分泌显影;③肾活检中肾小球和肾间质没有纤维化;④肾长度 >9cm;⑤近期升高的血清肌酐,血清肌酐 <354μmol/L;⑥肾内血管阻力指数 <0.8;⑦使用 ACEI 或 ARB 治疗时 GFR 下降,但这些条件并非绝对。

血管成形术治疗缺血性肾病的可能的原因包括:①胆固醇栓塞;②对比剂肾病;③损伤复发;④血管开放后高动脉压使肾小球受损。目前有研究发现使用保护装置防止胆固醇栓塞的发生后球囊成形术能改善轻中度肾功能不全患者(CCr >15mL/min)的肾功能。而针对损伤复发的研究集中于使用药物支架之后。一项非随机对照研究(GREAT study)观察了 105 位肾动脉狭窄患者分别进行药物支架和裸支架治疗,术后 6 个月发现药物支架组和裸支架组相比再狭窄的发生率轻度降低(分别是 6.7% 和 14.3%)。

(秦树佩)

第三节 肾动脉栓塞和血栓形成

一、定义

肾动脉及其节段分支的血栓可能由于肾动脉本身的疾病或来自其他血管血栓脱落栓塞，也可能是其他物质例如胆固醇、脂肪或肿瘤栓塞的结果。

二、病因

60岁以下患者中，外伤是引起急性肾动脉闭塞的最主要因素。肾蒂的外伤导致肾动脉中间1/3处动脉内膜撕裂和栓塞。非外伤性的肾动脉栓塞也有可能由于肾动脉造影、肾血管成形或支架安置术时发生。多种炎症性疾病也可以导致肾动脉栓塞，包括大动脉炎、梅毒、系统性血管炎等。血栓栓塞比原位形成血栓引起的肾动脉栓塞更常见，通常是单侧的（70%～85%）。节段的肾梗死或肾缺血比全肾梗死更常见。约90%的血栓来自心脏，最常见的原因是房颤患者左心房的血栓脱落。瓣膜性心脏病、细菌性和非细菌性心内膜炎以及动脉黏液瘤是其他心脏血栓的来源。

原位形成的胆固醇血栓是老年患者全身进展性动脉粥样硬化症的一个表现，是老年人进行性肾功能不全的一个主要因素。近年来随着血管内介入治疗的显著增多，可以想象胆固醇栓塞已不再是非常少见的疾病。相当一部分胆固醇栓塞是医源性的，主要原因是血管成形术、血管外科的手术和长期过度的抗凝治疗。当然动脉粥样硬化的患者中，斑块也可能无诱因地破裂脱落。有统计显示1.9%的患者存在自发脱落的胆固醇栓塞。

三、流行病学

在严重的腹部纯性外伤的患者中，肾动脉栓塞的发生率为1%～3%。而在一组250例进行手术的腹部钝性外伤患者中，发现栓塞的比例高达52%。除了钝性腹部外伤，穿刺伤、手术、经皮导管血管腔内操作都可能并发肾动脉栓塞。非外伤性肾动脉栓塞发生比较少。

胆固醇栓塞好发于高加索白人，黑人很少发生。一个221例组织学证实胆固醇栓塞的患者的调查显示，胃肠道血管累及的患者为26.7%，22.7%的患者累及肾动脉。受累血管的发生率主要和各自的血流成比例。由于肾血流占心排出量的1/5～1/4，因此胆固醇栓塞常见于肾动脉。胆固醇栓塞主要发生于60岁以上、吸烟、体瘦伴有多种动脉粥样硬化表现的男性白人患者。大部分肾动脉胆固醇栓塞的患者合并胸主动脉斑块。胆固醇栓塞与动脉粥样硬化的部位密切相关。冠状动脉造影同时进行肾动脉造影检查发现，肾功能不良的患者中30%存在肾动脉狭窄。

四、病理

肾动脉或其分支、叶间动脉或弓形动脉出现急性闭塞发生肾梗死是一种少见病。由静脉闭塞导致的肾梗死更少见。由于闭塞的动脉不同，梗死的时间以及是否合并感染，肾脏梗死的大体表现不同。在最初的1h中，梗死灶呈红色的锥形，几小时后梗死灶变为灰色，周围边缘为暗红色。随着梗死灶最终由胶原取代，局部出现皱缩，导致肾脏形态不规则。梗死一般仅累及肾皮质，髓质极少受累。镜下无菌的梗死灶呈现典型的凝固性坏死的表现。最初表现为局部明显充血,随后细胞质和细胞核退变,逐渐丧失了正常的细胞形态和结构。细胞质均匀,嗜伊红染色阳性,细胞核出现核固缩和核碎裂。坏死区域周围多形核白细胞集聚。最后坏死区由胶原瘢痕取代。

肾脏胆固醇结晶栓塞有非常强的特点。最主要的就是小动脉腔内被动脉粥样物质堵塞。

由于脂质很容易在组织准备的时候溶解,胆固醇结晶在普通的组织学检查中可能就表现为针样的空隙。肾组织学检查可以发现典型的特点即血管腔中存在梭形针样的空隙,直径$50 \sim 200 \mu m$(弓形和叶间动脉)。胆固醇结晶很少累及入球动脉。冰冻切片中这种胆固醇结晶有很强的折光性,并且免疫组化染色脂质阳性。急性损伤期,结晶中含有大量的富含脂质的无定型物质和血凝块;可以发现暂时多形核白细胞聚集为特征的炎症反应。晚期,围绕结晶体出现巨噬细胞,内皮细胞增殖,纤维组织增生,导致管腔狭窄。

五、临床特征

由于栓塞累及的面积和程度不同,临床上肾动脉栓塞的表现多样。双侧肾动脉栓塞或孤立肾肾动脉栓塞表现为无尿和急性肾衰竭。但对于单侧肾动脉栓塞的患者也可能出现无尿或明显的少尿,可能的原因是当一侧肾动脉发生急性栓塞,导致对侧肾动脉出现痉挛。

患者通常存在肉眼血尿和不同程度的腹痛或腰痛,伴有恶心、呕吐。疼痛表现为持续性钝痛,但如果栓塞的是小动脉,可以没有疼痛或胃肠道症状。体检时往往可以发现患者腹部或腰部压痛或叩痛阳性,腹部可能存在反跳痛。经常会出现发热、寒战。在一些患者中主要的临床表现可能是严重的高血压。也可能同时存在其他器官如脑或肢体末梢梗死的表现。如果患者存在心律失常(特别是房颤)、瓣膜病或新近有心肌梗死,都提示栓子可能来自心脏。

胆固醇栓塞的临床表现有3种:急性、亚急性和慢性肾衰竭。急性栓塞类似于上述表现,主要由于大的结晶脱落,肾脏很少作为单个器官受累。如果多器官出现胆固醇栓塞,那么凭此可以用来鉴别那些对比剂引起的急性肾衰竭或血管外科操作引起的急性肾衰竭。胆固醇斑块的位置不同,受累的器官也不同。例如,肺动脉胆固醇栓塞后出现肺泡出血,同时合并肾动脉栓塞可导致急性肾衰竭,这也是一种肺肾综合征。可以迅速出现少尿、肾衰竭;出现高血压或高血压突然加重非常多见,腹痛和腹部不适主要由于肠系膜和胰腺缺血。肢体末端受累也比较常见,表现为足趾紫色、下肢网状青斑或足趾完全坏死。亚急性的表现比较特殊,肾脏的病变往往在栓塞后数周或数月表现出来。有研究报道亚急性肾损害呈现阶梯状,每次的诱发事件例如重复的血管造影、血管手术和(或)抗凝治疗都导致胆固醇结晶的脱落和疾病突然加重。大多数胆固醇栓塞的患者蛋白尿不显著,然而部分研究报道患者可以合并大量蛋白尿。蛋白尿可能和患者合并其他肾脏病如糖尿病肾病有关,高肾素性高血压也是蛋白尿的一个原因。以慢性肾功能不全为主要表现的胆固醇栓塞的患者最常见,一般得不到诊断,很多表现类似于缺血性肾病或肾硬化。

实验室检查可以发现镜下血尿和轻度蛋白尿,部分患者可能出现尿白细胞增多。尿钠浓度降低提示肾脏存在低灌注状态,尿的丙氨酸氨基肽酶(AAP)和N乙酰-D-葡萄糖氨基酶(NAG)水平可以升高$7 \sim 10$倍,并持续$2 \sim 3$周。血清学检查显示乳酸脱氢酶(LDH)水平显著升高,和血清天冬氨酸氨基转移酶、丙氨酸氨基转移酶的升高不同步。

六、诊断

如果怀疑存在钝性外伤引起的肾动脉栓塞和其他腹部损伤,使用对比剂增强的螺旋CT

是首选的诊断方法。肾动脉栓塞的主要表现在患侧肾脏实质没有对比剂显影以及缺乏对比剂分泌。一些患者可能表现为肾外周皮质有对比剂显像（肾皮质边缘征），这可能由于侧支血管间接灌注的结果。此外，CT 还可以发现肾内和肾周血肿、肾血管破裂导致对比剂漏出、其他脏器的外伤性损伤。MRI 和传统的 IVP 也可以提供一些临床信息，但螺旋 CT 相对快速和准确，因此是首选的方法。如果诊断不确定，肾血管造影可以提供明确诊断。肾动脉造影可以显示确切的梗死部位、范围及患者个体的血管解剖变异。

因为这些外伤患者是对比剂肾病的高危人群，随着数字减影技术的发展，仅少量含碘对比剂或 CO_2 以及钆用于血管造影，这对于防止对比剂肾病有帮助。如果外伤患者病情极不稳定以至于不能进行这些诊断试验，可以简单地静脉注射对比剂，然后单次拍摄泌尿系统的分泌相显影。这可以在术前提供给外科医生一些非常有价值的信息。

早期诊断非外伤性急性肾动脉梗死非常困难，因为一般临床医生容易考虑其他更常见的疾病，如肾结石、肾盂肾炎、急性心肌梗死、急性胆囊炎以及急性肾小管坏死等。

快速诊断急性肾动脉狭窄是非常重要的，早期使用溶栓治疗或外科治疗可能有希望挽救肾功能。一些影像学检查非常有用，使用对比剂进行螺旋 CT 检查可以提供快速而准确的诊断，因此被认为是最好的快速检测的方法。对比剂必须使用，不使用对比剂的 CT 检查无法检测肾脏灌注情况。对比剂增强的 MRA 可以提供非常清晰的肾动脉和肾灌注异常的图像。如果患者存在肾衰竭，MRA 比螺旋 CT 更好，而且避免使用含碘的对比剂。使用 Tc 标记的 DTPA 进行放射性核素显像，可以显示受累及肾脏无或显著的低灌注。因为彩色多普勒超声很难显示完整的肾动脉，因此价值不大。

肾动脉造影被认为是"金标准"，是诊断肾动脉梗死最权威的方法。肾动脉造影的另一个优点是在发现血管栓塞时立刻可以溶栓治疗。目前 CO_2 和钆作为对比剂已经开始使用，因此急性肾衰竭的患者应该避免使用含碘的对比剂。

七、治疗和预后

肾动脉内溶栓和血管外科已经用于溶解或去除肾动脉血栓或栓子。大多数的临床观察来自小样本的患者，因此很难给出确切的推论。热缺血的时间、动脉闭塞的程度（完全或部分闭塞）以及累及动脉的大小都是影响干预治疗后肾功能是否能挽回的因素。

治疗外伤性肾动脉栓塞的外科文献提出肾脏热缺血的时间是影响肾功能最为关键的因素。外科干预的成功率和肾脏缺血的时间成反比，在肾缺血 12h 内进行外科干预治疗大多数可以成功。患者肾脏缺血 >12h，预后很差。对于非外伤引起的肾梗死，外科治疗是否能保护肾功能还存在争论。

有很多的病例报道以及小型的临床研究显示，使用链激酶、尿激酶或组织型纤溶酶原激活物进行动脉内溶栓可以使血管再通并有足够的血流，但动脉完全闭塞的患者肾功能可能不能改善，动脉部分闭塞患者的肾功能可以得到稳定。进行溶栓前存在无尿和严重急性肾衰竭的患者，进行溶栓治疗后得到逆转。血管内溶栓也可以在外科干预的同时进行，但增加了手术出血和远端栓塞的危险。

一般来说，双侧或孤立肾肾动脉栓塞时应尝试使用上述两种积极的干预方法以挽回肾功能，避免长期透析治疗。单侧肾动脉栓塞合并对侧肾功能正常时，临床医生应该判断是否应该进行干预治疗。对于较长时间的肾动脉栓塞，任何一种治疗方法可能都没有效果。肾缺血时间越短,干预治疗成功的可能就越大。对于不完全的动脉闭塞,肾脏耐受缺血的时间可能稍长一些。如果仅影像学检测发现肾灌注减少而肾功能良好,此时单独使用抗凝治疗可能是最好的选择。

溶栓治疗可以减轻急性肾动脉闭塞时的疼痛。严重的疼痛提示缺血正在进行,可能无论缺血的时间长短,此时是进行溶栓治疗的一个很好的指征。另外应特别注意栓子的来源。一些患者需要长期的抗凝治疗以避免以后再次发生肾脏或其他重要脏器栓塞。

胆固醇栓塞治疗的目的不仅是终止组织缺血,而且在预防再次发生胆固醇结晶栓塞也非常重要。没有对照研究证明药物治疗对动脉粥样硬化胆固醇栓塞有益。由于一些可能的危险,此类患者不应大量使用抗凝药物。抗血小板药物、糖皮质激素的效果也没有得到证实。最近有学者在4例胆固醇栓塞的患者中使用前列环素和伊洛前列素治疗后改善了皮肤疼痛和肾功能,值得进一步探索。因此目前没有被证实有效的治疗方法可以在临床上应用。由于体内胆固醇结晶的来源很难确定,此类患者很少进行外科手术。一项研究显示急性胆固醇肾动脉栓塞外科手术后,6年时患者的生存率、患病率和没有胆固醇栓塞的患者显著不同,但缺乏随机对照研究证明外科血管修补或取栓后预防未来动脉粥样斑块胆固醇栓塞是否有效。

对于亚急性胆固醇栓塞的患者而言,稳定大动脉内破裂的斑块,阻止胆固醇结晶进入肾循环十分重要。一些患者显示使用洛伐他汀和辛伐他汀对于动脉粥样斑块有益,因此少量证据提示他汀类降脂药物能稳定粥样斑块并使斑块消退,但仍需要更多的前瞻性随机对照研究证明。

动脉粥样斑块引起的胆固醇栓塞预后比较差。4项不同的研究显示1年的死亡率为64%～87%。死亡的主要原因是多因素的,包括心脏、动脉瘤破裂,中枢神经系统和胃肠道血管缺血。然而近期的一项研究显示,不使用抗凝药,延期进行血管内介入操作,积极控制高血压和心力衰竭,透析支持治疗以及充分的营养治疗后,患者1年生存率达79%,4年生存率为52%。因此综合治疗可能可以改善胆固醇栓塞的预后。

(秦树佩)

第四节　肾静脉栓塞

肾静脉栓塞(RVT)是指一侧或双侧肾静脉主干或节段发生栓塞。最初认为肾静脉血栓非常罕见,随着放射影像和导管技术的进步,及时诊断疾病成为可能,肾静脉栓塞的患者也随之增多。尽管肾静脉栓塞可以由于肿瘤导致,肾病患者出现肾静脉栓塞也很常见。

一、流行病学

成人中肾静脉栓塞的发病率很难统计。Mayo医院统计1920—1961年29280例尸检病例,仅发现17例(0.06%)成人患者存在肾静脉栓塞,其中2例表现为肾病综合征。近期针对肾病综合征和膜性肾病患者的流行病学调查发现,肾静脉栓塞发病率远较普通人群高,为5%～62%。造成统计学如此大差异的原因不明。

很多年来,肾静脉栓塞被认为是造成肾病综合征的原因。现在这一观点已经得到更正,肾病综合征患者存在容易发生肾静脉栓塞的环境,最容易出现肾静脉栓塞的肾病综合征是膜性肾病。

二、病因和病理生理

引起肾静脉栓塞的常见病因为:①肾病综合征;②肾细胞肿瘤侵袭肾静脉;③妊娠或雌激素治疗;④容量不足(婴儿常见);⑤外源压迫(淋巴结、肿瘤,后腹膜纤维化、动脉瘤)。肾病综合征引起肾静脉栓塞的一个重要因子是存在高凝状态。肾病患者体内的凝血因子Ⅴ和Ⅶ增加,血浆纤维蛋白原水平增加,抗凝血因子(AT)水平和抗纤维蛋白溶酶活性降低,β血小板球蛋白水平增多。纤维蛋白原浓度增高导致的血浆黏滞度增加可能是高凝状态的一个重要的因素;低水平的血浆 AT 和血栓发生的关系已非常明确,可以增加血小板的聚集,也是凝血亢进的一个重要因子;而β血小板球蛋白水平增多是血小板凝聚的可靠指标,在凝血的发生和持续过程中起关键的作用。

除了高凝状态,其他一些因素在肾静脉栓塞的发病机制中起重要的作用。一些肾病综合征患者存在持续降低的血浆容量,减缓了肾静脉的血流,因而容易发生肾静脉栓塞。没有肾静脉栓塞的膜性肾病患者肾静脉造影后对比剂排空时间显著延长也证明了这一点。利尿剂也加重了容量的丢失,因此也在肾病综合征患者的血管栓塞中起重要作用。

免疫复合物也是触发凝血过程的一个因素。和其他肾病综合征患者比较,膜性肾病患者中观察到上皮下沉积的免疫复合物中存在Ⅻ因子和激肽释放酶原,Ⅻ因子是蛋白水解的关键因子,因此膜性肾病患者比其他肾病综合征患者更容易发生栓塞性疾病。其他容易忽视的因素还包括诊断性动脉穿刺或留置导管,激素在肾静脉栓塞中的作用也必须考虑。

三、临床表现

肾静脉栓塞的临床表现因人而异。静脉闭塞的速度和侧支循环的发展决定了患者的临床表现和继发的肾功能改变。肾静脉栓塞的患者存在 2 种类型的临床表现:急性和慢性肾静脉栓塞。急性肾静脉栓塞的表现通常发生在年轻人群中,有恶心、呕吐、持续的急性腰痛、肋脊角触痛以及肉眼血尿,肾功能受影响。大部分肾静脉栓塞患者出现慢性表现而且一般是无症状的;肾病患者合并慢性肾静脉栓塞有时可能表现为蛋白尿增加或肾小管功能障碍,包括葡萄糖尿、氨基酸尿、磷酸尿和尿酸化功能减退。

很偶然的状况下双侧肾静脉都发生栓塞,患者会出现明显的少尿型急性肾衰竭以及腰痛。症状和少尿的严重程度以及肾功能改变的程度受各种因素的影响。

与慢性肾静脉栓塞的轻微表现相比,急性肾静脉栓塞的影像学检查很重要。肾静脉完全闭塞后,24h 内肾脏快速增大,1 周后达到顶峰。随后的 2 个月肾脏组织变小,最后出现肾萎缩。肾静脉栓塞后肾动脉的内径和长度也呈进行性降低。临床上,如果闭塞是突然而且完全的,静脉肾盂造影中集合系统可能显示不出。但由于存在侧支循环,大多数患者存在肾脏增大。肾盂显示通常增长、扭曲模糊不清,此时和多囊肾相似,容易误诊。急性肾静脉栓塞的临床表现以及放射学检查可以明确诊断。肾静脉栓塞放射学检查的另一个特点是输尿管切迹,输尿管黏膜水肿以及侧支循环的血管是造成切迹的原因。肾病合并肾静脉栓塞的患者中不常发生输尿管切迹,而且输尿管切迹通常发生于慢性肾静脉栓塞患者。

完全性肾静脉栓塞患者肾脏没有分泌功能,不能分泌对比剂,可使用逆行肾盂造影。其放射学表现类似早期静脉肾盂造影的显示,包括肾盂外形成角、变长和不规则。

选择性导管进行肾静脉造影可以确诊肾静脉栓塞。通常肾静脉造影可以显示完整的小叶间静脉和弓形静脉。由于正常的肾脏血流可很快冲掉肾静脉对比剂，一般只有肾主静脉和主要分支能被显示。此时在肾动脉内使用肾上腺素减少肾脏血流，可以增强肾静脉充盈，更小的肾内静脉得以显示。如果存在部分栓塞，那么可以发现广泛的侧支循环建立。这提示肾静脉栓塞是慢性的，肾功能没有减退。有些医生认为肾动脉造影可用于肾静脉栓塞的诊断，特别适用于合并肾肿瘤或外伤的患者。

B超检查对于诊断肾静脉栓塞有一定作用，超声检查可以直接观察到肾静脉血栓，也可以在急性阶段发现肾静脉栓塞部位、肾脏增大和丧失肾正常结构。但通常超声检查的结果需要联合其他证据来确诊肾静脉栓塞。

增强CT有助于显示血栓，是无创地检测急性肾静脉栓塞的方法之一。放射学的表现有受累的肾静脉增粗增长，有时可以发现位于肾静脉和其分支的血栓。MRI能很好地显示血流的影像、血管壁、周围组织和血管通畅状况，并且避免了对比剂使用，是未来无创诊断肾静脉栓塞的较好的选择。因为MRI同时显示了动脉和静脉，有时肾动脉的狭窄也可能显示。

四、诊断

明确诊断唯一的方法是进行选择性肾静脉造影显示血栓和栓塞。肾动脉造影、多普勒超声、增强CT和MRI均提供了栓塞的明确证据。

五、治疗

急性肾静脉栓塞患者使用抗凝治疗后肾功能可能明显地好转。对于急性肾静脉栓塞患者治疗后肾功能显著改善者，推荐维持长期的抗凝治疗。有确切的证据提示抗凝治疗降低新发血栓栓塞事件的发生率，并且能逆转急性肾静脉栓塞后的肾功能恶化。抗凝治疗可以使血栓消散，肾静脉再通。肝素是最初的治疗选择，其治疗目标是维持凝血时间为正常的2~2.5倍，推荐以持续输注的方法进行给药。肝素治疗5~7d后，可以考虑使用华法林。推荐从小剂量开始，同时注意华法林和其他药物的相互作用，使凝血时间维持于正常的1.5~2倍。口服药需要维持多久很难确定。有研究者使用清蛋白水平作为参考，认为血清蛋白水平<25g/L都应该使用抗凝治疗。由于早期终止抗凝治疗可能会引起新的栓塞事件发生，因此也有学者提出抗凝治疗应该贯穿于整个肾病综合征期甚至>1年。

全身或局部选择性使用链激酶或尿激酶溶栓治疗，只有治疗移植肾静脉栓塞成功的报道。因为取栓手术在肾静脉栓塞的治疗中没有益处，目前极少使用外科治疗肾静脉栓塞。

六、预后

关于肾病患者的肾静脉栓塞的预后研究很少。近期有研究显示27例合并肾静脉栓塞的肾病患者，最初6个月内11例死亡。生存者观察了6个月到19年，12位患者肾病综合征消失，而且肾功能没有恶化。初始肾功能和肾病类型似乎预示预后。膜性肾病的患者有比较好的肾功能和比较低的病死率。初始肾功能不全提示预后差。

（秦树佩）

第五节　肾性尿崩症

尿崩症是指肾脏重吸收水分减少引起的尿浓缩障碍,排除大量稀释性体液而出现多饮、多尿和烦渴等症状。这种过量摄水和低渗性多尿的状态,可能是由于正常的生理刺激不能引起抗利尿激素(ADH)释放所致(中枢性或神经性),或肾脏对抗利尿激素不起反应即肾性尿崩症。此处主要介绍后者。

一、病因病理

1.抗利尿激素

下丘脑分泌的抗利尿激素是调节水平衡的关键调控因子,在人类为精氨酸加压素(AVP)。肾小球每天滤过 180L 的水,其中约 80% 和 15% 分别被近端小管和远端小管重吸收。因此每天有 9L 低渗尿到达集合管,AVP 作用于集合管促进原尿重吸收,是人类尿液浓缩的主要机制。

AVP 通过控制远曲小管和集合管上皮细胞水通道的数量来控制水分重吸收。AVP 通过特异性受体发挥作用,其受体包括 V1R、V2R 和 V3R 三种类型,V2R 具有高度组织特异性,仅在肾脏髓襻和集合管表达,而集合管 V2R mRNA 的表达是髓襻的 10 倍。AVP 和 V2R 结合后,第二信使 cAMP 升高,促进水通道蛋白(AQP)-2 在主细胞管腔侧形成,原尿中水经 AQP2 进入主细胞使尿液浓缩。AVP/V2R/AQP2 之间的环节发生异常,均可导致水调节紊乱和尿崩症。

2.肾性尿崩症原因

肾性尿崩症病因包括先天遗传性和获得性。先天性肾性尿崩症是一种罕见病,90% 为 X - 连锁隐性遗传病,<10% 是由于常染色体隐性或显性遗传。超过 90% 的先天性遗传性肾性尿崩症都是由 AVP V2R 病变引起的。获得性肾性尿崩症是由于肾脏或全身疾病(如低钾血症或高钙血症)对集合管或者肾间质破坏,引起精氨酸加压素(AVP)不敏感或肾间质渗透压梯度受损。部分患者对精氨酸加压素(AVP)尚存一定反应,为不完全性抗血管加压素尿崩症。

二、临床表现

主要表现为烦渴多饮、多尿,严重者可达 16~24L/d。昼夜尿量相当。由于夜尿次数增多,出现睡眠不足表现。

先天性肾性尿崩症出现症状者主要为男性,多为完全表现型。女性症状轻微或没有症状。多数在出生后不久即发生症状,表现为易啼哭,授乳或饮水即安静,伴发热,补液后退热。可因为脱水出现便秘、厌食,甚至影响生长发育。部分患者因为尿量增多导致输尿管积液或膀胱增大。

三、辅助检查

1.是否为尿崩症

尿量和尿渗透压检查,一般认为 24h 尿量超过 50mL/kg 体重和尿渗透压 <300mOsm/(kg·H$_2$O)为尿崩症标准。

2. 是否存在"溶质性利尿"

是否存在"溶质性利尿"包括血糖、尿素氮检查,24h 溶质清除率(24h 尿渗透压 × 24h 尿量(单位为升)) < 15mOsm/kg。

3. 区分尿崩症病变部位

区分尿崩症病变部位包括高渗盐水试验和血管加压素试验。

四、诊断及鉴别诊断

(一)诊断实验

1. 高渗盐水试验无反应

以 0.1mL/(kg·min) 速度滴注 3% 生理盐水,持续 1 ~ 2h,当血浆渗透压 > 295mOsm/(kg·H$_2$O)或血钠 > 145mmol/L 时测定一次血浆 AVP 水平。实验完毕根据滴注盐水绘制图形,可以区分部分中枢性尿崩症、部分肾性尿崩症和精神性烦渴,后两者 AVP 对高渗盐水的反应是正常的。

2. 血管加压素试验无反应

(不完全表现型者可有部分反应)当血浆渗透压为 280mmol/L 时,精氨酸加压素不能显著增高血浆渗透压。也有提出禁水—血管加压素试验,但禁水可增加脱水危险。

(二)诊断要点

1. 典型病例

(1)根据临床表现。

(2)实验室检查。

(3)阳性家族史,一般即可诊断。

2. 非典型病例

(1)幼儿如反复出现失水、烦渴、呕吐。

(2)发热、抽搐及发育障碍。

(3)尤其在失水的情况下,尿仍呈低张性尿,对确诊有一定价值。

(三)鉴别诊断

1. 垂体性尿崩症

(1)多见于青年。

(2)起病突然,多尿、烦渴症状较重。

(3)有下丘脑—神经垂体损害征象。

(4)对血管加压素试验反应良好。

2. 精神性烦渴

(1)多见于成年女性。

(2)先有烦渴多饮后出现多尿。

(3)尿量波动大且与精神因素有密切的关系。

(4)对血管加压素及高渗盐水试验反应迅速。

3. 其他糖尿病

其他糖尿病亦可出现多饮、多尿,但血糖升高及糖耐量异常可与之鉴别。

五、治疗

1. 病因治疗

获得性肾性尿崩症如能及时纠正低钾血症、高钙血症、间质性肾炎及自身免疫性疾病等因素,可能有效缓解症状。目前针对先天性遗传性原因者尚无临床可行的办法。

2. 氢氯噻嗪

氢氯噻嗪能抑制远端肾小管重吸收钠和水,引起中度低血容量症,刺激近端小管重吸收水。动物实验提示氢氯噻嗪也可能促进肾髓质集合管重吸收水,这一效应并不依赖 AVP。可给予氢氯噻嗪 25～50mg,每日 3 次,可减少尿量约 50%。可配合低钠饮食、阿米洛利或前列腺素阻断药。治疗期间应注意电解质平衡。

3. 吲哚美辛

减少肾脏血流量及对抗前列腺素抑制 cAMP 的作用,与氢氯噻嗪并用效果更好,常用 25mg,3/d。

4. 加压素类药物

加压素类药物主要应用于中枢性尿崩症,对肾性尿崩症疗效有限,可短期试用。常用去氨加压素。

5. 对症治疗

主要是对症治疗补足水分,维持水平衡,减少糖、盐等溶质的摄入。

六、并发症

脱水和电解质紊乱。

七、预后

早期诊断预后较好,有 5%～10% 的患者在幼儿期死于失水。

（秦树佩）

第五章　心内科疾病

第一节　急性心包炎

急性心包炎(acute pericarditis)为心包脏层和壁层的急性炎症,心包炎常是某种疾病表现的一部分或为其并发症,但也可以单独存在。

一、病因

1. 感染

病毒、细菌、真菌、寄生虫、立克次体。

2. 自身免疫

风湿热及其他结缔组织疾病,如系统性红斑狼疮、结节性多动脉炎、类风湿关节炎、贝赫切特综合征、获得性免疫缺陷综合征。

3. 肿瘤

原发性、继发性。

4. 代谢疾病

尿毒症、痛风。

5. 物理因素

外伤、放射性。

6. 邻近器官疾病

急性心肌梗死、胸膜炎、主动脉夹层、肺梗死等。

二、病理

急性心包炎可以分为纤维蛋白性或渗出性两种。在急性期,心包壁层和脏层上有纤维蛋白、白细胞及少许内皮细胞的渗出。此时尚无明显液体积聚,为纤维蛋白性心包炎;随后如液体增加,则转变为渗出性心包炎,常为浆液纤维蛋白性,液体量可由100mL至2~3L不等,多为黄而清的液体,偶可混浊不清、化脓性或呈血性。积液一般在数周至数月内吸收,但也可伴随发生壁层与脏层的粘连、增厚及缩窄。液体也可在较短时间内大量积聚引起心脏压塞。急性心包炎时,心外膜下心肌有不同程度的炎性变化,如范围较广可称为心肌心包炎。此外,炎症也可累及纵隔、横膈和胸膜。

三、临床表现

1. 症状

以纤维蛋白性为主时心前区疼痛为主要症状,疼痛性质可尖锐,与呼吸运动有关,常因咳嗽、深呼吸、变换体位或吞咽而加重;位于心前区,可放射到颈部、左肩、左臂及左肩胛骨,也可达上腹部;疼痛也可呈压榨样,位于胸骨后。本病所致的心前区疼痛可能与心肌梗死疼痛类似,需注意鉴别。以渗出性为主时呼吸困难是最突出的症状,可能与支气管、肺受压及肺淤血有关。呼吸困难严重时,患者呈端坐呼吸,身躯前倾、呼吸浅速、面色苍白,可有发绀。也可因压迫气管、食管而产生干咳、声音嘶哑及吞咽困难。此外,尚可有发冷、发热、心前区或上腹部闷胀、乏力、烦躁等。

2. 体征

心包摩擦音是纤维蛋白性心包炎的典型体征,呈抓刮样粗糙音,与心音的发生无相关性,往往盖过心音又较心音更接近耳边;典型的摩擦音可听到与心房收缩、心室收缩和心室舒张相一致的 3 个成分,但大多为与心室收缩、舒张相一致的双相性摩擦音;多位于心前区,以胸骨左缘第 3、4 肋间最为明显;坐位时身体前倾、深吸气或将听诊器胸件加压可更容易听到。心包摩擦音可持续数小时或持续数天、数周;当积液增多将两层心包分开时,摩擦音即消失,但如有部分心包粘连则仍可闻及。心前区听到心包摩擦音就可做出心包炎的诊断。渗出性心包炎时心脏叩诊浊音界向两侧增大,皆为绝对浊音区;心尖冲动弱,位于心浊音界左缘的内侧或不能扪及;心音低而遥远;在有大量积液时可在左肩胛骨下出现浊音及左肺受压迫所引起的支气管呼吸音,称心包积液征(Ewart 征);少数病例中,在胸骨左缘第 3、4 肋间可闻及心包叩击音。大量渗液可使收缩压降低,而舒张压变化不大,故脉压变小。按积液时心脏压塞程度,脉搏可正常、减弱或出现奇脉。大量渗液可累及静脉回流,出现颈静脉怒张、肝大、腹腔积液及下肢水肿等。心脏压塞可出现明显心动过速、血压下降、脉压变小和静脉压明显上升,如心排出量显著下降,可产生急性循环衰竭,休克等。如积液积聚较慢,可出现亚急性或慢性心脏压塞,表现为体循环静脉淤血、颈静脉怒张、静脉压升高、奇脉等。奇脉是指大量积液患者在触诊时桡动脉搏动呈吸气性显著减弱或消失,呼气时复原的现象。也可通过血压测量来诊断,即吸气时动脉收缩压较吸气前下降 10mmHg 或更多,而正常人吸气时收缩压仅稍有下降。

四、辅助检查

1. 生化检查

感染性者常有白细胞计数增加、血沉增快等炎症反应。

2. X 线检查

对纤维蛋白性心包炎诊断价值不大,对渗出性心包炎有一定价值;可见心脏阴影向两侧增大,心脏搏动减弱或消失;尤其是肺部无明显充血现象而心影显著增大是心包积液的有力证据,可与心力衰竭相区别。成年人液体量少于 250mL、儿童少于 150mL 时,X 线难以检出其积液。可对继发于结核及恶性肿瘤等诊断提供线索。

3. 心电图

急性心包炎时心电图异常,主要表现为:①ST 段抬高,见于除 aVR 导联以外的所有常规导程中,呈弓背向下型,aVR 导联中 ST 段压低;②一至数日后,ST 段回到基线,出现 T 波低平及倒置,持续数周至数月后 T 波逐渐恢复正常;③心包积液时有 QRS 低电压,大量渗液时可见电交替;④除 aVR 和 V_1 导联外 P－R 段压低,提示包膜下心房肌受损;⑤无病理性 Q 波,无 QT 间期延长;⑥常有窦性心动过速。

4. 超声心动图

超声心动图对诊断心包积液简单易行,迅速可靠。M 型或二维超声心动图中均可见液性暗区以确定诊断。心脏压塞时的特征为:右心房及右心室舒张期塌陷;吸气时右心室内径增大、左心室内径减少、室间隔左移等。可反复检查以观察心包积液量的变化。

5. 心包穿刺

心包穿刺可证实心包积液的存在并对抽取的液体做生物学(细菌、真菌等)、生化、细胞分类的检查,包括寻找肿瘤细胞等;抽取一定量的积液也可解除心脏压塞症状;同时,必要时可经穿刺在心包腔内注入抗菌药物或化疗药物等。

6. 其他

心包镜检及心包活检有助于明确病因。

五、心包穿刺

1. 适应证

Ⅰ类:心脏压塞;超声心动图下积液厚度超过 20mm(舒张期);怀疑化脓性或结核性心包积液。

Ⅱa类:超声心动图下积液厚度在舒张期为 10～20mm,如除外化脓性或结核性心包炎,可进行诊断性穿刺(心包液和组织的分析、心包活检、心外膜活检);怀疑肿瘤性心包积液。

Ⅱb类:超声心动图下舒张期积液厚度 <10mm,如除外化脓性、肿瘤性或结核性心包炎,可进行诊断性穿刺(心包液和组织的分析、心包活检、心外膜活检)。有症状的患者进行诊断性心包穿刺应该在专门的中心进行。

2. 禁忌证

相对禁忌证包括未纠正的凝血性疾病,应用抗凝药物,血小板减少 <50×10⁹/L,少量、后位和隔断性积液;当通过其他手段可明确诊断或积液量小,在应用抗炎药物治疗后积液吸收的患者,没必要行心包穿刺。

3. 穿刺方法

(1)获取近期可靠的超声心动图资料(最好是穿刺前即刻的)。穿刺术者需要亲自观察超声结果。

(2)X线指引下的心包穿刺应该在局部麻醉下于心脏导管室进行。剑突下途径是最常用的,应用 8～17cm 长的钝头穿刺针(如 Tuohy-17),其中可允许导丝通过,指向左肩并与额面成 30°。

(3)超声引导下的心包穿刺可在重症监护病房或在床旁进行。超声应找到从肋间到心包的最短路径(通常是腋前线第 6 到第 7 肋间)。应在靠近肋上缘处进行穿刺以免损伤肋间动脉。

(4)穿刺针务必在持续手动抽吸下(负压)缓慢进针至心包,一旦有积液流出,通过穿刺针递入"J"形头软导丝,皮下扩张后交换送入多孔猪尾导管。

(5)严格无菌操作,ECG 和血压监测必备,自穿刺处直接行 ECG 并不安全。

(6)可同时置入右心导管,以评价心脏压塞情况,监测心包穿刺时的血流动力学并除外缩窄。

(7)大量心包积液时首次心包穿刺抽液应 <1L 以避免急性右心室扩张;心包穿刺后建议给予持续的心包引流,直至间断心包抽吸(每 4～6h)每日抽出量 <25mL。

4. 心包积液的分析

(1)Ⅰ类:①怀疑恶性疾病时应进行细胞学检查;②在怀疑结核的患者,应行细菌抗酸染色,结核菌 PCR 分析,分枝杆菌培养(首选可对细菌生长进行放射分析的培养基,如 BACTEC - 460),腺苷脱氨酶(ADA),γ 干扰素(IFN)和心包溶菌酶测定;③在怀疑细菌感染的患者,必须对心包积液进行需氧菌和厌氧菌培养,并同时抽取 3 份血培养。培养如为阳性随后应进行抗生素敏感测定。

(2)Ⅱa 类:①嗜心脏病毒的 PCR 测定可鉴别病毒性心包炎和自身反应性心包炎;②在怀疑肿瘤性心包炎时应测定肿瘤因子[癌胚抗原(CEA)、甲胎蛋白(AFP),糖类抗原 CA125、CA72 - 4,CA15 - 3、CD - 30,CD - 25 等];③对上皮细胞膜抗原,CEA 和 Vimentin 染色可鉴别反应性间皮细胞和腺癌细胞。

(3)Ⅱb 类:测定心包积液的比重(>1.015)、蛋白水平(>30g/L;积液/血清 >0.5)、乳酸脱氢酶(LDH)(>200mg/dl;血清/积液 >0.6),以及糖的水平[渗出液为(4.3 ±2.31mmol/L),漏出液为(5.3 ±2.8)mmol/L],可区分渗出液和漏出液,但不是直接诊断。

六、诊断及鉴别诊断

常见心包炎病因类型包括急性非特异性心包炎、结核性心包炎、化脓性心包炎、肿瘤性心包炎、心脏损伤后综合征等。根据临床表现、X 线、心电图及超声心动图检查可做出心包炎的诊断,然后需结合不同病因性心包炎的特征及心包穿刺、活体组织检查等资料对其病因学做出诊断。本病应同急性心肌梗死、急性肺梗死相鉴别。

七、治疗

急性心包炎的治疗与预后取决于病因,也与是否早期诊断及正确治疗有关。各种心包炎如出现压塞综合征,均应行心包穿刺排液以缓解症状。结核性心包炎如不积极治疗常可演变为慢性缩窄性心包炎。

1. 症状处理

(1)限制体力活动:住院以明确病因,并观察心脏压塞情况及治疗效果。

(2)疼痛处理:非甾体类消炎药物(NSAID)是主要用药。布洛芬常因其低不良反应,对冠状动脉血流的有利作用以及大的剂量范围作为首选用药。根据严重程度和治疗反应,初始剂量可每 6 ~8h 给予 300 ~800mg,持续数天至数周,最好服至积液消退;阿司匹林每 4 ~6h 服用 300 ~600mg 是另一种治疗方案;吲哚美辛因可减少冠状动脉血流,应避免在老年患者中应用;必须进行胃肠道保护。

2. 治疗及预防复发

秋水仙碱每日(0.5 ~1mg)与 NSAID 合用或单用对初次发作以及预防复发也显示有效。其易耐受,与 NSAID 相比不良反应较少。对药物治疗无效的病例可考虑经皮球囊心包切开术。糖皮质激素应该仅用于一般情况较差或处于危险期的患者。常见错误用法是剂量过小难以起效或减量太快。推荐剂量为泼尼松 1 ~1.5mg/kg,至少服用 1 个月。如果患者无明显反应,可加用硫唑嘌呤(每日 75 ~100mg)或环磷酰胺。皮质激素减量期应超过 3 个月。心包切除术只适用于少数症状严重,反复发作且对药物治疗无效的患者。在心包切除术前,患者应停用激素数周。

八、注意事项

(1)临床上以急性心包炎和慢性缩窄性心包炎为最常见。

（2）心包炎常是某种疾病表现的一部分或为其并发症,故常被原发疾病所掩盖,但也可以单独存在。

（3）纤维蛋白性心包炎的临床表现:心前区疼痛为其主要症状,体征是心包摩擦音。

（4）渗出性心包炎临床表现取决于积液对心脏的压塞程度,急性心包炎的治疗与预后取决于病因,也与是否早期诊断及正确治疗有关。

（5）复发性心包炎是急性心包炎最难处理的并发症。

（贾　宁）

第二节　老年心绞痛

一、概述

心绞痛（angina pectoris）是冠状动脉供血不足,心肌急剧的、暂时的缺血和缺氧所引起的临床综合征。其特点为阵发性的前胸压榨性疼痛感觉,可伴有其他症状。疼痛主要位于胸骨后部,可放射至心前区与左上肢,常发生于劳动或情绪激动时,持续数分钟,休息或用硝酸酯制剂后消失。

该病95%由冠状动脉粥样硬化性心脏病所致。男性多于女性,劳累、情绪激动、饱食、受寒、阴雨天气、急性循环衰竭等为常见的诱因。

二、老年心绞痛的临床特点

（一）疼痛部位不典型

典型的心绞痛位于胸骨中段后方及心前区。老年心绞痛可发生于牙部至上腹部之间的任何部位,如牙部、咽喉部、下颌部、下颈椎、上胸椎、肩背部、上肢及上腹部的疼痛或不适,容易误诊为其他疾病。老年人可出现类似于关节炎的背部心绞痛;类似于溃疡病的夜间心绞痛,这种夜间心绞痛的临床意义与夜间阵发性呼吸困难相同,是左侧心力衰竭反复发作的一种表现。老年心绞痛部位不典型的发生率（35.4%）明显高于成年人（11%）。

（二）疼痛程度较轻

老年人由于痛觉敏感性降低,心绞痛的程度较成年人轻。劳力性心绞痛发作往往迫使患者立即停止运动,采取立位或坐位减少静脉回流或含服硝酸甘油来缓解疼痛。变异性心绞痛常在下半夜发作,因为此时迷走神经张力最高。

（三）非疼痛症状多

老年人心绞痛并不完全表现为疼痛,可以是疼痛以外的症状,如气促、呼吸困难、疲倦、胸闷、咽喉部发闷、颈部紧缩感、左上肢酸胀、打嗝儿、胃灼热、出汗等症状。这些非疼痛症状在老年患者发生率明显高于成年人,多与心力衰竭和糖尿病自主神经病变有关。心肌缺血可引起左室顺应性下降、左室舒张末压增高及心肌收缩力减弱,表现为呼吸困难和疲倦,称为心绞痛等同症状（angina equivalents）,如同心绞痛一样,是提示心肌缺血的信号,而由缺血所致的心律失常、昏厥和猝死则不能视为心绞痛等同症状。因此,诊断心绞痛时,不能只注意胸部症状,对于反复出现一过性非疼痛症状均应考虑本病的可能,并仔细观察发作时心电图和对硝酸甘油的反应。

三、治疗

(一)发作时的治疗

心绞痛发作时应立即休息,一般患者在停止活动后症状即可消除。较重的发作,可使用作用较快的硝酸酯类制剂。

1.硝酸甘油(nitroglycerin)

0.3~0.6mg,舌下含化,1~2min 即开始起作用,约半小时作用消失。该药可使血压下降,因此第 1 次用药时,患者宜平卧片刻,必要时吸氧。

2.硝酸异山梨酯(isosorbide dinitrate)

可用 5~10mg,舌下含化,2~5min 见效,作用维持 2~3h。同时可考虑给予镇静药。

3.硝酸异山梨酯喷雾剂

每喷含硝酸异山梨酯 1.25mg,心绞痛发作时 1~3 喷,经口腔黏膜吸收,几秒钟后即起作用,作用可持续 1.5h,特别适用于老年人,初次因老年人唾液减少,尤其是用口呼吸的老年人,舌下含硝酸甘油片剂溶解速度慢者。对心绞痛发作频繁或持续不解及高危组的不稳定型心绞痛患者应立即住院,严格卧床休息,给予心电监护、吸氧等,必要时应重复检测心肌坏死标志物。对烦躁不安、剧烈疼痛者可给予吗啡 5~10mg,皮下注射。由于不稳定型心绞痛单次含化或喷雾吸入硝酸酯类制剂往往不能缓解症状,一般建议每隔 5min 重复 1 次,共用 3 次,后再用硝酸甘油或硝酸异山梨酯持续静脉滴注或微泵输注,以 10μg/min 开始,每 3~5min 增加 10μg/min,直至症状缓解或出现血压下降。对硝酸酯类制剂静脉注射疗效不佳或不能应用 β 受体阻滞药者,可用非二氢吡啶类钙拮抗药,如硫氮卓酮(dikiazem)静脉滴注 1~5μg/(kg·min),常可控制发作。治疗变异型心绞痛以钙通道阻滞药的疗效最好,本类药物可以和硝酸酯同服,其中硝苯地平尚可与 β 受体阻滞药同服。

(二)缓解期药物治疗

在心绞痛发作的缓解期使用作用较持久的硝酸酯类、β 受体阻滞药及钙离子通道阻滞药等,同时联合抗血小板或抗凝药物,以防心绞痛发作。

1.硝酸酯类(nitrste esters)

松弛血管平滑肌,扩张冠状动脉,使血管阻力降低,缓解血管痉挛,并能扩张侧支循环血管,改善心肌供血。此外,还能舒张动脉血管,降低外周血管阻力,减轻后负荷及扩张周身静脉血管,减少回心血量,减轻左室前负荷,减少心肌耗氧量,改善心肌供氧。

(1)硝酸异山梨酯:异山梨酯、异舒吉等均为此类药物。异山梨酯 5mg,口服剂量为 5~10mg,3 次/天,服后半小时起作用,持续 3~5h;缓释制剂药效可维持 12h,可用 20mg,2 次/天。

(2)二硝酸异山梨醇(异舒吉)静脉滴注:二硝酸异山梨醇注射液(1mL 中含 1mg),50mL 加入 450mL 输液中静脉点滴,2~5mg/h。

(3)5-单硝酸异山梨酯(isosorbide 5-mcmcmitrate):是新型长效硝酸酯类药物,无肝脏首过效应,生物利用度几乎 100%。2 次/天,每次 20~40mg。

(4)长效硝酸甘油制剂:服用长效片剂,硝酸甘油持续而缓缓释放,口服半小时起作用,持续可达 8~12h,1/8h,每次 2.5mg。硝酸甘油贴膜或 2% 硝酸甘油油膏:贴或涂在胸前或上臂皮肤而缓慢吸收,适用于预防夜间心绞痛发作。

2. β肾上腺素能受体阻滞药(beta - adrenergic receptor blocding agent)

β肾上腺素能受体阻滞药简称β受体阻滞药。β受体有β₁和β₂两个亚型,心肌组织中主要为β₁受体,通过阻滞β₁受体拮抗儿茶酚胺的作用,使心率减慢、心肌收缩力减弱,降低心肌耗氧量,改善心肌供血供氧,增加对运动的耐受力,减少心绞痛发作及硝酸甘油的用量。β受体阻滞药的血药浓度和药效的个体差异很大,原因之一不同种族肝脏羟化基化代谢作用强弱不同,我国代谢作用弱者较多,所需的药量较小,老年人的肌酐消除率及肝代谢均随年龄的增长而降低,用药应从小剂量开始,根据患者具体情况调整剂量,以最小的剂量达到满意的效果为宜。β受体阻滞药的种类很多,目前在老年人中常用的有以下两种,所述药物剂量均为我国老年人,尤其是高龄老年人的剂量。

(1)阿替洛尔(atenolol,氨酰心安):口服后在胃肠道吸收较差,吸收率为50%,口服后2~4h峰值,半衰期8~9h,主要以原形经肾排泄,肾功能不全时半衰期延长,易蓄积而出现各种不良反应,应减少剂量。此药为水溶性,不易通过血-脑屏障,脑组织中含量低,很少发生中枢神经系统的不良反应。口服剂量一般为12.5mg,1/d,或6.25mg,每日1或2次,高龄老年患者甚至每次服用3.125mg、每日1或2次即可达到疗效。

(2)美托洛尔(metoprolol):口服后在消化道吸收迅速而完全,半衰期3~4h,口服后经门静脉入肝脏,几乎全部被肝脏代谢,代谢物从尿中排出,其在尿中的排泄率不受剂量、年龄和肾功能的影响;肝功能不全尤其是肝硬化患者,血药浓度可明显升高而产生蓄积作用。此药为脂溶性,可通过血-脑屏障,出现中枢神经系统的不良反应,如多梦、失眠等。口服剂量12.5~25mg,每日1或2次。

(武云涛)

第三节　急性冠脉综合征

急性冠脉综合征是由于冠状动脉粥样硬化不稳定斑块破裂或受侵蚀,触发不完全或完全闭塞性血栓形成,导致心肌缺血、缺氧、酸中毒,最终梗死。它包含:不稳定心绞痛(富含血小板的白色血栓引起血管急性严重狭窄),非ST段抬高的急性心肌梗死(白色血栓引起血管不完全或短暂闭塞,ST段抬高的急性心肌梗死(因血管持续闭塞致富含纤维蛋白和红细胞的红色血栓完全堵塞血管),心源性猝死。

一、不稳定心绞痛的诊断

(1)有初发劳累性心绞痛(2个月)、恶化劳累性心绞痛或静息性心绞痛(1周内),持续时间超过15min但小于30min,含服硝酸甘油不易缓解。

(2)心电图无ST段抬高,但有ST缺血性压低超过0.5mV或相关T波变化或原先倒置T波伪性改善。

(3)心肌酶升高(不超过2倍)但肌钙蛋白阴性。

二、非 ST 段抬高的急性心肌梗死的诊断

（1）更严重而持久的胸痛,持续时间超过 30min,含服硝酸甘油不缓解,伴窒息感或濒死感,还可伴出汗、心悸或呼吸困难。

（2）心电图改变同不稳定心绞痛。

（3）心肌酶显著升高(2 倍以上)且肌钙蛋白阳性。

三、ST 段抬高的急性心肌梗死

（1）胸痛同非 ST 段抬高的急性心肌梗死。

（2）心电图示 2 个或以上相邻导联的 ST 段抬高 >1mV,并出现病理 Q 波。

（3）心肌酶和肌钙蛋白均显著升高且迅速或逐渐回落。

四、治疗

（一）一般治疗

静卧,吸氧,完善相关检查及监测(心电图、血生化、心肌梗死标志物、胸片等)。

（二）抗心肌缺血药物治疗

1. 硝酸酯类

硝酸甘油 10μg/min 静脉滴注,逐渐加量。低血压、心动过缓或过速、右室心肌梗死慎用。

2. β 受体阻滞剂

美托洛尔 5mg/次,隔 5min 可重复,早期给予并长期应用。低血压、心动过缓、中重度心力衰竭、哮喘、COPD 禁用。

3. 血管紧张素转化酶抑制剂(ACEI)

卡托普利、依那普利、福辛普利等均小剂量开始,加致最大耐受量。低血压、肾衰竭、双侧肾动脉狭窄禁用。

4. 吗啡

胸痛不缓解或复发可予 3mg 静推,隔 5 ~ 15min 可重复。

（三）抗血小板治疗

尽早给予长期应用。

1. 阿司匹林

首次 300mg 嚼服,后 100mg/d。

2. 氯吡格雷

首剂 300mg,其后 75mg/d。

3. 阿昔单抗

血小板聚集拮抗剂,负荷量 0.25mg/kg,以后 0.125μg/(kg·min)维持 12 ~ 24h。

（四）抗凝治疗

1. 低分子肝素

那屈肝素(速避凝)或依诺肝素(克赛)0.4mL,皮下注射,2 次/天。3 ~ 5d。

2. 普通肝素

负荷量 60U/kg,继之 12U/(kg·h),使 APTT 维持在 1.5 ~ 2.5 倍。48h 后改为皮下,连用

3~5d。

(五)调脂治疗

HMG 辅酶 A 还原酶抑制剂(他汀类药物)可显著降低低密度脂蛋白和总胆固醇,具有抗感染和稳定斑块的作用,应长期服用。

(六)溶栓治疗

用于 ST 段抬高的急性心肌梗死的治疗,对不稳定心绞痛和非 ST 段抬高的急性心肌梗死无效反而有害。尽量缩短进门-进针时间(D2N)。

1. 对象选择

ST 段抬高的急性心肌梗死患者,起病时间 3~6h,最多 <12h,或 >12h 但有进行性缺血性胸痛广泛 ST 段抬高者,年龄 <75 岁或 >75 岁权衡利弊仍施术者。

2. 禁忌证

既往脑出血,1 年内脑梗死,颅内肿瘤,近期(2~4 周)内脏出血,可疑主动脉夹层,严重高血压(>180/110mmHg),出血倾向,近期创伤史、大手术、大血管穿刺。

3. 溶栓药物

尿激酶 30min 内静脉滴注 150~200U;重组组织型纤维蛋白溶酶原激活剂(rt-PA)90min 内静脉给予 100mg。均联用肝素。

4. 血管再通判断

溶栓后 2h 胸痛缓解、心电图 ST 段回落 >50% 且出现再灌注心律失常,CK、CK-MB 峰值提前(14h 内)。

(七)介入治疗

介入治疗为经皮冠状动脉介入治疗(PCI)。

1. 直接 PCI

所有发病 <12h 的 ST 段抬高的急性心肌梗死患者,尽可能缩短进门到球囊扩张(D2B)的时间。尤其那些溶栓禁忌证、起病时间超过 3h、合并心源性休克(发病 <36h,休克 <18h)、年龄超过 75 岁、起病时间 12~24h 仍有缺血证据或不稳定心律失常者更能受益。

2. 转运 PCI

针对患者就诊于不能直接 PCI 的医院,如果存在溶栓禁忌或转运的相对延误时间(D2B-D2N)小于 1h,可选择转运 PCI,而不是就地溶栓。特别对于起病时间 >3h、年龄 >75 岁、血流动力学不稳定者获益更明显。

3. 溶栓后 PCI

针对患者就诊于不能直接 PCI 的医院,如果相对延误时间(D2B-D2N)大于 1h,不存在溶栓禁忌,应考虑就地溶栓。

尤其对年龄 <65 岁、发病时间 <2h 的前壁心肌梗死患者获益更大。但如果溶栓后 90min 胸痛不缓解或心电图 ST 段回落 <50,提示溶栓失败,应尽快行补救 PCI。研究显示溶栓后患者尽快转运到 PCI 中心,以备必要时行溶栓后 PCI。

4. 择期 PCI

发病时间大于 12h 的患者,如果血流动力学不稳定,应即刻直接 PCI;若血流动力学稳定,可考虑在发病 1 周时病情稳定行择期 PCI。

（八）紧急冠状动脉旁路术

介入治疗失败,溶栓治疗无效,有手术指征者宜争取 6～8h 内施行手术。

（吴启洋）

第四节　心律失常急症

有些心律失常是生理状态,有些不是。首要问题是迅速识别和治疗血流动力学不稳定者,如低血压、意识障碍、胸痛等。一般处理有维持气道通畅,给氧,心电监护,建立静脉通道,心电图检查,评估可逆因素。

一、缓慢性心律失常急症

（一）诊断

静息时心率 <60 次/min 并且伴有低灌注征象。表现为心悸、乏力。严重症状如急性意识改变,胸痛,充血性心力衰竭,抽搐,昏厥或休克等。体检会发现不规整的心跳、低血压（休克）或心力衰竭体征。

1. 窦性心动过缓

HR <60 次/min 伴有正常 P 波,PR 间期和 PP 间期。

2. 交界性心律

HR 在 40～60 次/min,伴有窄 QRS 波及 P 波缺乏或倒置。

3. 室性节律

HR 在 30～40/min 伴有宽 QRS 波及 P 波缺乏。

4. 房室传导阻滞

（1）一度房室传导阻滞:PR 间期延长（>0.2s）,每个 P 波后跟随一个 QRS 波。

（2）二度房室传导阻滞:不规则节律。

1）二度Ⅰ型（莫氏Ⅰ型）:PR 间期逐渐延长至 P 波后室性 QRS 波脱落;RR 间期逐渐缩短。

2）二度Ⅱ型（莫氏Ⅱ型）:P 波后 QRS 波漏传间隔出现;PR 间期保持固定（未延长）。

（3）三度房室传导阻滞（完全房室传导阻滞）:P 波与 QRS 波无相关性;逸搏心律规整;起源于房室结为窄 QRS 波,起源于心室则为宽 QRS 波。

（二）治疗

（1）症状轻微的心动过缓无须立即治疗,但应进行监护以便及时发现病情变化。

（2）药物:每 3～5min 阿托品 0.5mg 静脉注射,总量 <3mg。

（3）起搏:阿托品无效可予经皮起搏,以及临时心内起搏器,永久心内起搏器;（自动）植入性心脏起搏器。

（4）若阿托品无效亦无起搏器,可予多巴胺 5～20μg/kg/min,肾上腺素 2～20μg/min,异丙肾上腺素 2～10μg/min。

（5）治疗病因:冠心病、心肌炎、水电解质紊乱、药物中毒等。

二、快速性心律失常急症

可根据 QRS 波群宽窄及是否规则进行分类。

(一)诊断

心率 > 150 次/min(如心率 < 150 次/min,罕见相关症状)。患者表现为心悸、头晕、胸闷、气短、乏力、心跳不齐感。特殊表现有抽搐、胸痛、昏厥、恐惧不安、濒死感。重症表现还有以心力衰竭、休克、昏迷为首要表现。体检听诊心动过速,心音或强或弱,部分强弱变化,节律不规则,心脏杂音等。

(二)治疗

血流动力学不稳定者立即施行电转复,后予以胺碘酮 150mg 静脉注射 10min 以上,1mg/min 速度维持,并进行病因治疗。

血流动力学稳定者应评估心律选择相应治疗,后行病因治疗。

1. 规则窄 QRS 波心动过速

(1)窦性心动过速

1)心率多在 100 ~ 180 次/min,生理性或药物性引起的多为短暂性,一般无须特殊治疗。

2)症状明显时可用镇静剂或 β 受体阻断剂减慢心率而控制症状,但心力衰竭时不适当抑制心率会加重病情。

(2)房型心动过速

1)短阵自限性房速患者症状轻微,主要是病因及诱因治疗。

2)阵发持续性房速引起明显症状时及持续性房速的治疗:首选胺碘酮(尤其适用于伴心力衰竭或心肌病者)或普罗帕酮(无心力衰竭和低血压者);控制心率用西地兰(伴心力衰竭低血压者首选)或 β 受体阻滞剂。

3)药物治疗无效用经食管心房调搏部分有效,伴严重症状的顽固性慢性房速者应考虑用射频消融治疗。

(3)阵发性室上行心动过速(paroxysmal supraventricular tachycardia,PSVT)。

1)血流动力学稳定的 PSVT 首选刺激迷走神经法:颈动脉窦按摩、潜水反射、valsalva 法 25% ~ 30% 的 PSVT 可终止;老年人及动脉粥样硬化者不适宜按摩颈动脉窦。

2)无器质性心脏病血流动力学稳定而刺激迷走神经无效的 PSVT 考虑药物治疗。

腺苷:经大静脉快速(1 ~ 3s)静脉推注 6mg 腺苷,随之静脉推注 20mL 生理盐水并抬起手臂,1 ~ 2min 仍无效可重复推注 12mg 一次;急性冠脉综合征患者慎用,同时要在复苏条件下才使用。

维拉帕米(异搏定):2.5 ~ 5mg + 生理盐水(5% 葡萄糖)10mL,静脉注射(10min),无效者每 10 ~ 15min 再用 5 ~ 10mg 至 PSVT 终止或总剂量达 20mg;器质性心脏病及心功能不全者慎用。

地尔硫卓(如合贝爽):10 ~ 20mg + 生理盐水(5% 葡萄糖)10mL,静脉注射(5min),无效者每 15min 再用 20 ~ 25mg 至 PSVT 终止。

普罗帕酮:首次 70mg 用 20mL 注射用水稀释静脉注射 10min,无效者 10min 后重复注射 70mg,总剂量不宜超过 210mg。

胺碘酮:150mg + 5% 葡萄糖 20mL,静脉注射, > 10min,然后 1mg/min 持续 6h,随后

0.5mg/min维持18h以上至PSVT终止或达最大剂量2200。

3)伴心功能不全或低血压者,禁用维拉帕米、地尔硫卓与普罗帕酮,应使用电复律或心房调搏法终止PSVT。

4)伴高血压或心绞痛的患者宜首选β受体阻滞剂。美托洛尔5mg+5%葡萄糖10mL,静脉注射,无效者每5min再静脉注射5mg至PSVT终止或总量达15mg;可选用艾司洛尔;必须严密监测血压、心律变化;哮喘及心功能不全者慎用。

5)病态窦房结综合症合并PSVT,应首选临时性心室起搏电极,再静脉使用药物,以策安全。

6)伴有慢性阻塞性肺脏疾病者,不可用腺苷和普罗帕酮,可用钙拮抗剂(维拉帕米或地尔硫卓)。

7)孕妇合并PSVT,选用刺激迷走神经方法或心房调搏终止PSVT;药物首选毛花苷C(西地兰),次选维拉帕米或普罗帕酮。

(4)房颤(atrial fibrillation,AF)

1)转复窦性心律(首发者首选;发作至就诊时间<48h者效果较好)。

药物复律:无器质性心脏病及合并高血压者首选普罗帕酮,70mg+5%葡萄糖20mL,静脉注射,每15min一次,至转复或达最大剂量210mg;有心肌缺血性疾病者首选胺碘酮、索他洛尔或β受体阻滞剂;有心力衰竭者首选胺碘酮。

直流电复律:对持续房颤伴血流动力学恶化且药物复律无效者紧急使用。其余患者应先使用药物控制心室率并给予华法林2~3mg或阿司匹林300mg口服治疗3周,使凝血酶原INR达2.0~3.0时再行电复律。

2)控制心室率:选用西地兰、维拉帕米、地尔硫卓或β受体阻滞剂,目标静息时心室率60~80次/分,运动时90~115次/min。

抗凝治疗预防栓塞事件:如无抗凝治疗禁忌证均应给予长期口服华法林治疗,并使其INR维持2.0~3.0范围,而最佳值为2.5左右,70岁以上患者INR宜维持2.0~2.5。

2. 规则宽QRS波心动过速

(1)室上速(SVT)伴有差异传导的治疗与SVT相同。

(2)室速(ventricular tachycardia,VT)治疗分为药物治疗和电复律治疗。

1)药物治疗:可选用利多卡因、普罗帕酮、胺碘酮。

2)药物治疗无效者用同步直流电复律,100J开始,若无效,再递增50J直至转复或最大量360J;持续性室性心动过速伴血流动力学障碍者首选同步电复律,开始使用300J,成功率可达95%以上。复律后应静脉注射利多卡因1mg/kg,继之2~4mg/min静脉注射维持,以防复发。

3. 不规则宽QRS心动过速

不规则的宽QRS波,如是多形性室速予以非同步电复律;如是尖端扭转性室速予以硫酸镁1~2g静脉注射超过5~60min后以8mg/min的速度维持;如是房颤伴预激予以胺碘酮、普罗帕酮禁用腺苷、维拉帕米、地尔硫卓等;如是房颤伴差传处理同窄QRS波。

(吴启洋)

第五节　急性心力衰竭

急性心力衰竭是指某种原因使心肌收缩力明显降低和(或)心脏负荷明显增加,使心功能正常或处于代偿期的心脏在短时间内心排出量急剧下降,体循环或肺循环压力急剧上升的临床综合征。

根据心脏病变的部位和性质,可分为急性左心衰竭和急性右心衰竭。但急性右心衰竭少见,主要由大面积肺栓塞所致。急性左心衰竭常见,临床表现为急性肺水肿,心源性休克或心搏骤停。

心源性肺水肿是急性左心衰竭最严重的临床表现—呼吸困难、发绀、咯粉红色泡沫痰,病情危急,可迅速发生心源性休克、昏迷而导致死亡。

一、病史

病史可提供急性左心衰竭病因或诱因有关的信息。

二、临床表现

急性肺水肿为急性左心衰竭的主要表现。从病理生理角度可将肺水肿分为细胞水肿、间质水肿、肺泡水肿、休克和终末期五期。

(1)细胞水肿期常有烦躁、失眠、不安、血压升高等。

(2)间质性肺水肿期患者阵发性夜间呼吸困难,呼吸频率浅快,面色苍白,脉速,颈静脉充盈,中心静脉压升高,但肺部仅有哮鸣音而无湿啰音。

(3)肺泡内水肿期呼吸浅快,频率达 $30 \sim 40$ 次/min 或以上,临床表现为极度焦虑、皮肤湿冷、大汗淋漓、口唇发绀、端坐呼吸、咳大量白色或粉红色泡沫样痰。湿啰音始于肺底部,迅速布满全肺,心音快而弱,心尖部闻及舒张期奔马律,但常被肺内啰音掩盖而不易听到。

(4)心源性休克期患者意识模糊,可发生阿－斯综合征或心源性休克。

(5)终末期患者呈昏迷状态,因心肺功能不全。窒息而死亡。

三、辅助检查

(1)血气分析急性左心衰竭时,PaO_2 常不同程度降低。

(2)胸部 X 线检查对急性左心衰竭的诊断颇有价值。间质性肺水肿的 X 线特征为肺尖血管影增重、模糊,肺间隙或小叶间隙存在 KerleyB 或 A 线。肺泡性肺水肿时,两肺门可有大片云雾状蝶翼状阴影,或肺野有粗大结节型或粟粒结节型改变,也可以伴有少量胸腔积液。

(3)心电图检查有原基础心脏病表现,以及有助于了解有无心律失常、急性心肌缺血等表现。

(4)超声心动图左心室舒张末径增大,心室壁运动幅度极度减弱,左室射血分数明显减低及基础心脏病表现等。

(3)血流动力学监测肺毛细血管楔压(PCWP)增高,心脏指数(CI)下降。

四、诊断注意事项

急性左心衰竭的诊断条件。

（1）有引起急性心功能不全的心脏病基础。

（2）突发性严重呼吸困难、端坐呼吸。

（3）咳嗽伴大量粉红色泡沫痰。

（4）双肺对称性布满湿啰音及哮鸣音。

（5）X线检查示支气管和血管影增粗，可有KerleyB线，肺泡水肿时有双侧肺门附近云雾状阴影。

（6）PCWP>30mmHg。

五、治疗

急性左心衰竭肺水肿的抢救原则是迅速改善氧合作用（纠正缺氧），降低左房压和（或）左室充盈压，增加左室心搏量，减少循环血量，减少肺泡内液体渗出，保证气体交换，以及纠正诱因或治疗病因，缓解患者的焦虑情绪等，这些治疗措施必须同时施行。

（一）体位

允许患者采取最舒适的体位，通常为端坐位，两腿下垂。

（二）氧疗

急性左心衰竭肺水肿均存在严重缺氧，缺氧又促使肺水肿恶化，故积极纠正缺氧、阻断恶性循环是治疗的首要环节。一般氧流量为4～6L/min，但给氧后PaO_2仍<60mmHg时，应考虑使用机械通气治疗。

（三）药物治疗

1. 吗啡

除给氧外，治疗急性左心衰竭肺水肿的最有效药物是吗啡。现在多主张3～5mg/次缓慢静脉注射，必要时每15min重复1次，共2～3次。

2. 快速利尿

选用高效利尿剂（袢利尿剂）。呋塞米（速尿）20～40mg静脉注射。对正在使用呋塞米或有大量水钠潴留或高血压或肾功能不全的患者，首剂量可增加2～3倍。高渗性利尿剂甘露醇可增加血容量，急性左心衰竭时不宜使用。

3. 氨茶碱用法

首剂4～6mg/kg（成人一般用0.25g）加入25%葡萄糖液40mL内，10～20min内缓慢静脉注射；必要时4～6h可以重复1次，但每日总量不宜超过1～1.5g。因会增加心肌耗氧量，急性心肌梗死和心肌缺血者不宜使用。老年人与肝肾功能不全者用量酌减。

4. 血管扩张剂

常用的血管扩张剂如下。

（1）硝酸甘油：硝酸甘油是治疗急性左心衰竭常用的血管扩张剂。用法如下。

1）舌下含化：首次用0.3mg舌下含化，5min后测量血压1次，再给0.6mg，5min后再测血压，以后每10min给0.6mg，直到证状改善或收缩压降至90～100mmHg。

2）静脉给药：一般采用微量泵输注，从10μg/min开始，以后每5min递增5～10μg/min，直至急性心力衰竭的证状缓解或收缩压降至90～100mmHg，或达到最大剂量100μg/min为止。病情稳定后逐步减量至停用。

（2）硝普钠：硝普钠能均衡地扩张动脉和静脉，同时降低心脏前、后负荷，最适用于高血压、急性二尖瓣反流或急性主动脉反流所致的急性左心衰竭。用法:常用微量泵输注,输注速度从 $10\mu g/min$ 开始,以后每 $5min$ 递增 $5\sim10\mu g/min$,直至证状缓解、血压由原水平下降 $30mmHg$ 或血压降至 $90\sim100mmHg$,硝普钠常用维持剂量 $3\mu g/(kg\cdot min)$,极量为 $10\mu g/(kg\cdot min)$。维持至病情稳定后逐渐减量、停药。

(3)酚妥拉明:酚妥拉明为 α 受体阻断剂,主要降低后负荷。用法:一般从 $0.1mg/min$ 开始,每 $5min$ 逐渐增加剂量,最大速度不超过 $2mg/min$。

(4)硝酸异山梨酯:硝酸异山梨酯主要扩张静脉容量血管,降低心脏前负荷,同时增加心肌血供。用法:舌下含化每次 $10\sim20mg$,$4\sim6h$ 1 次,直至证状缓解。

(5)乌拉地尔:乌拉地尔为 α_1 受体阻滞剂,通常静脉注射 $25mg$,如血压无明显降低可重复注射,然后予 $50\sim100mg$ 于 $100mL$ 液体中静脉滴注维持,根据血压调整速度。

(四)正性肌力药物

常用的正性肌力药物如下。

1. 洋地黄类制剂

由于近年快速强力利尿剂与血管扩张剂的应用,洋地黄在抢救急性心力衰竭中的地位已有所下降。主要适用于快速房颤致急性肺水肿的二尖瓣狭窄的患者。用法:去乙酰毛花苷(西地兰)$0.4mg$ 加入生理盐水或葡萄糖液 $20mL$ 缓慢静脉注射;必要时 $2\sim4h$ 后再给 $0.2\sim0.4mg$,直到心室率控制在 80 次/min 左右或总量达到 $1.2\sim1.6mg$。但急性心肌梗死、心肌炎或低血钾的患者禁用。此外风湿性心脏病单纯性二尖瓣狭窄合并急性肺水肿时,如为窦性心律不宜使用洋地黄制剂。

2. 儿茶酚胺类

常用多巴胺和多巴酚丁胺,二者常以 $2.5\mu g/(kg\cdot min)$ 静脉给予,与血管扩张剂联合使用效果更佳。

3. 磷酸二酯酶抑制剂

常用药物有二氢吡啶类的氨力农、米力农,咪唑类的依诺昔酮等,但这类药物不可长期应用,仅适用于治疗急性心力衰竭。

(五)地塞米松

地塞米松具有解除支气管痉挛,降低肺毛细血管通透性、改善肾血流、促进利尿等作用。常用 $10\sim20mg$ 加入液体中静脉滴注。

六、人工合成 BNP 的治疗作用

Neseritide(Natrecor)是 FDA 批准的一种重组 BNP,用于治疗急性失代偿性充血性心力衰竭,使用剂量为 $0.015\mu g/(kg\cdot min)$。

七、减少静脉回流

除接受静脉输液的肢体外,用软质橡皮管止血带或充气式袖带结扎其余三肢的近端,加压的压力比舒张压高 $10mmHg$ 左右为宜。每 $15\sim20min$ 轮流放松一肢,但目前此法已少用。

八、透析治疗

透析治疗主要适用于慢性肾功能不全容量负荷过多的患者。

九、机械通气治疗

机械通气治疗包括有创机械通气和经面(鼻)罩机械通气治疗。

十、病因和诱因治疗

诱因治疗包括控制感染、纠正贫血与心律失常等。

(吴启洋)

第六节　慢性心力衰竭

慢性原发性心肌病变和心室长期压力或容量负荷过重,可分别引起原发性或继发性心肌舒缩功能受损。在早期,通过代偿调节,尚能使心室每搏量和心排出量(心输出量)满足休息和活动时组织代谢的需要;在后期,即使通过充分代偿调节已不能维持足够的每搏量和心排出量。前者称为慢性心功能不全的代偿期,亦称潜在性、代偿性或无症状性心功能不全;后者称为慢性心功能不全的失代偿期,亦称为失代偿性心功能不全。由于慢性心功能不全的失代偿期大多有各器官阻性充血(或淤血)的表现,因而通常称为充血性心力衰竭,亦称有症状性心力衰竭。

一、病因

先天或获得性心肌、心瓣、心包或大血管、冠脉结构异常,导致血流动力功能不全是慢性心功能不全的基础病因。成人充血性心力衰竭的常见的病因为冠状动脉粥样硬化心脏病(冠心病)、高血压心脏病(高心病)、瓣膜病、心肌病和肺源性心脏病(肺心病)。其他较常见的病因有心肌炎、肾炎和先天性心脏病。较少见的易被忽视的病因有心包疾病、甲状腺功能亢进与减退症、贫血、维生素 B_1 缺乏病、动静脉瘘、心房黏液瘤以及肿瘤、结缔组织疾病、高原病及少见的内分泌病等。

上述心力衰竭的基本原因,可通过下列机制影响心功能,引起心力衰竭。①原发性心肌收缩力受损:包括心肌梗死、心肌炎症、变性或坏死(如冠心病、肺心病、心肌病等)、心肌缺氧或纤维化(如冠心病、肺心病、心肌病等)、心肌的代谢、中毒性改变等,都使心肌收缩力减弱而导致心力衰竭;②心室的压力负荷(后负荷)过重:肺及体循环高压,左、右心室流出道狭窄,主动脉瓣或肺动脉瓣狭窄等,均能使心室收缩时阻力增高、后负荷加重,引起继发性心肌舒缩功能减弱而导致心力衰竭;③心室的容量负荷(前负荷)过重:瓣膜关闭不全、心内或大血管间左至右分流等,使心室舒张期容量增加,前负荷加重,也可引起继发性心肌收缩力减弱和心力衰竭;④高动力性循环状态:主要发生于贫血、体循环动静脉瘘、甲状腺功能亢进症、维生素 B_1 缺乏性心脏病,由于周围血管阻力降低,心排出量增多,也能引起心室容量负荷加重,导致心力衰竭;⑤心室前负荷不足:二尖瓣狭窄,心脏压塞和限制型心肌病等,引起心室充盈受限,体、肺循环充血。

心力衰竭的诱发因素常见有:①感染:呼吸道感染为最多,其次为风湿热。在儿童风湿热则占首位。女性患者中泌尿系感染亦常见。亚急性感染性心内膜炎也常因损害心瓣膜和心肌而诱发心力衰竭;②过度体力活动和情绪激动;③钠盐摄入过多;④心律失常,特别是快速性心律失常,如伴有快速心室率的心房颤动(房颤)、心房扑动(房扑);⑤妊娠和分娩;⑥输液(特别是含钠盐的液体)、输血过快和(或)过多;⑦洋地黄过量或不足;⑧药物作用:使用抑制心肌收缩力的药物,如β受体阻滞药,体内儿茶酚胺的消耗药物(如利血平类),交感神经节阻滞药(如胍乙啶)和某些抗心律失常药物(如奎尼丁、普鲁卡因胺、维拉帕米等);水钠潴留,激素和药物的应用,如肾上腺皮质激素等造成水钠潴留;⑨其他:出血和贫血、肺栓塞、室壁瘤、心肌收缩不协调、乳头肌功能不全等。

二、临床表现和实验室检查

按心力衰竭开始发生于哪一侧和充血主要表现的部位,将心力衰竭分为左侧心力衰竭、右侧心力衰竭和全心衰竭。心力衰竭开始发生在左侧心脏,以肺充血为主的称为左侧心力衰竭;开始发生在右侧心脏并以肝、肾等器官和周围静脉淤血为主的,称为右侧心力衰竭。两者同时存在的称全心衰竭。以左侧心力衰竭开始的情况较为多见,大多经过一段时间发展为肺动脉高压而引起右侧心力衰竭。单独的右侧心力衰竭较少见。

(一)左侧心力衰竭

可分为左心室衰竭和左心房衰竭两种。左心室衰竭多见于高血压心脏病、冠心病、主动脉病变和二尖瓣关闭不全。急性肾小球肾炎和风湿性全心炎是儿童和少年患者左心室衰竭的常见病因。二尖瓣狭窄时,左心房压力明显增高,也有肺充血表现,但非左心室衰竭引起,因而称为左心房衰竭。

1. 症状

(1)呼吸困难:是左侧心力衰竭的主要症状。不同情况下肺充血的程度有差异,呼吸困难的表现有下列不同形式。①劳力性呼吸困难:开始仅在剧烈活动或体力劳动后出现呼吸急促,如登楼、上坡或平地快走等活动时出现气急。随肺充血程度的加重,可逐渐发展到更轻的活动时或体力劳动后、甚至休息时,也发生呼吸困难;②端坐呼吸:一种由于平卧时极度呼吸困难而必须采取的高枕、半卧位或坐位以解除或减轻困难的状态。程度较轻的,高枕或半卧位时无呼吸困难;严重的必须端坐;最严重的即使端坐床边,两腿下垂,上身向前,双手紧握床边,仍不能缓解严重的呼吸困难;③阵发性夜间呼吸困难:又称心源性哮喘,是左心室衰竭早期的典型表现。呼吸困难可连续数夜,每夜发作或间断发作。典型发作在夜间熟睡1~2h后,患者因气闷、气急而突然惊醒,被迫立即坐起,可伴阵咳、哮鸣性呼吸音或泡沫样痰。发作较轻的采取坐位后十余分钟至1h左右呼吸困难自动消退,患者又能平卧入睡,次日白天无异常感觉。严重的可持续发作,阵发咳嗽,咳粉红色泡沫样痰,甚至发展成为急性肺水肿。由于早期呼吸困难多在夜间发作,开始常能自动消退,白天症状可不明显,因而并不引起患者注意。即使就医,也常因缺少心力衰竭的阳性体征而被忽视。发作时伴阵咳或哮鸣的可被误诊为支气管炎或哮喘;④急性肺水肿:急性肺水肿的表现与急性左心功能不全相同。

(2)体力下降:倦怠、乏力、运动耐力减弱。

2. 体征

(1)原有心脏病的体征。

(2)陈—施呼吸:见于严重心力衰竭,预后不良。呼吸有节律地由暂停逐渐增快、加深,再逐渐减慢、变浅,直到再停,约半分钟至一分钟后呼吸再起,如此周而复始。脑缺氧严重的患者还可伴有嗜睡、烦躁、神志错乱等精神症状。

（3）左心室增大：心尖冲动向左下移位，心率增快，心尖区有舒张期奔马律，肺动脉瓣区第二心音亢进，其中舒张期奔马律最有诊断价值，在患者心率增快或卧位并做深呼气时更容易听到。左心室扩大还可形成相对性二尖瓣关闭不全，产生心尖区收缩期杂音。

（4）交替脉：脉搏强弱交替。轻度交替脉仅能在测血压时发现。

（5）肺部啰音：阵发性呼吸困难或急性肺水肿时可有粗大湿啰音，满布两肺，并可伴有哮鸣音。

（6）胸腔积液：左侧心力衰竭患者中的 25% 有胸腔积液。胸腔积液可局限于肺叶间，也可呈单侧或双侧胸腔积液，胸腔积液蛋白含量高，心力衰竭好转后消退。

3. 早期 X 线检查

肺静脉充盈左侧心力衰竭在 X 线检查时仅见肺上叶静脉扩张、下叶静脉较细，肺门血管阴影清晰。在肺间质水肿期可见肺门血管影增粗、模糊不清，肺血管分支扩张增粗，或肺叶间淋巴管扩张。在肺泡水肿阶段，开始可见密度增高的粟粒状阴影，继而发展为云雾状阴影。急性肺水肿时可见自肺门伸向肺野中部及周围的扇形云雾状阴影。此外，左侧心力衰竭有时还可见认到局限性肺叶间、单侧或双侧胸腔积液；慢性左侧心力衰竭患者还可以有叶间胸膜增厚，心影可增大（左心室增大）。

（二）右侧心力衰竭

多由左侧心力衰竭引起。出现右侧心力衰竭后，由于右心室排出量减少，肺充血现象有所减轻，呼吸困难亦随之减轻。单纯右侧心力衰竭多由急性或慢性肺心病引起。

1. 症状

主要由慢性持续淤血引起各脏器功能改变所致，如长期消化道淤血引起的食欲缺乏、恶心、呕吐等；肾脏淤血引起尿量减少、夜尿多、蛋白尿和肾功能减退；肝淤血引起上腹饱胀，甚至剧烈腹痛，长期肝淤血可引起黄疸、心源性肝硬化。

2. 体征

（1）原有心脏病体征。

（2）心脏增大：以右心室增大为主者可伴有心前区抬举性搏动（胸骨左缘心脏冲动有力且持久）。心率增快，部分患者可在胸骨左缘相当于右心室表面处听到舒张早期奔马律。右心室明显扩大可形成功能性三尖瓣关闭不全，产生三尖瓣区收缩期杂音，吸气时杂音增强。

（3）静脉充盈：颈外静脉充盈为右侧心力衰竭的早期表现。半卧位或坐位时在锁骨上方见到颈外静脉充盈，或颈外静脉充盈最高点距离胸骨角水平 10cm 以上，都表示静脉压增高，常在右侧较明显。严重右侧心力衰竭静脉压显著升高时，手背静脉和其他表浅静脉也充盈，并可见静脉搏动。

（4）肝大和压痛：出现也较早，大多发生于皮下水肿之前。肝大剑突下较肋下肋缘明显，质地较软，具有充实饱满感，边缘有时扪不清，叩诊剑突下有浊音区，且有压痛。压迫肝脏（或剑突下浊音区）时可见颈静脉充盈加剧（肝-颈静脉反流现象）。随心力衰竭的好转或恶化，肝大可在短时期内减轻或增剧。右侧心力衰竭突然加重时，肝脏急性淤血，肝小叶中央细胞坏死，引起肝脏急剧增大，可伴有右上腹与剑突下剧痛和明显压痛、黄疸，同时血清 ALT 常显著升高，少数人甚至达 1000U 以上。一旦心力衰竭改善，肝大和黄疸消退，血清转氨酶也在 1～2 周内恢复正常。长期慢性右侧心力衰竭引起心源性肝硬化时，肝触诊质地较硬，压痛可不明显,常伴黄疸、腹腔积液及慢性肝功能损害。

（5）下垂性水肿：早期右侧心力衰竭水肿常不明显，多在颈静脉充盈和肝大明显后才引起凹陷性水肿。水肿最早出现在身体的下垂部位，起床活动者以足、踝内侧和胫前较明显，仰卧者骶区消肿；侧卧者卧侧肢体水肿显著。病情严重可发展到全身水肿。

（6）胸腔积液和腹腔积液：胸膜静脉回流至上腔静脉、支气管静脉和肺静脉，右侧心力衰竭时静脉压增高，可有双侧或单侧胸腔积液。双侧胸腔积液时，右侧量常较多，单侧胸腔积液也以右侧为多见，其原因不明。胸腔积液含蛋白量较高（2～3g/100mL），细胞数正常。大量腹腔积液多见于三尖瓣狭窄、三尖瓣下移和缩窄性心包炎，亦可见于晚期心力衰竭和右心房球形血栓堵塞下腔静脉入口时。

（7）心包积液：少量心包积液在右侧心力衰竭或全心衰竭时不少见。

（8）发绀：长期右侧心力衰竭患者大多数有发绀，可表现为面部毛细血管扩张、青紫和色素沉着。

（9）其他：晚期患者可有明显营养不良、消瘦甚至恶病质。

3. 实验室检查

（1）静脉压增高：肘静脉压超过 1.37kPa（14cmH$_2$O）或重压肝脏 0.5～1min 后上升 0.098～0.196kPa（1～2cmH$_2$O）以上的，提示有右侧心力衰竭。

（2）血液检查：血清胆红素和丙氨酸氨基转移酶（ALT）可略增高。

（3）尿的改变：可有轻度蛋白尿、尿中有少量透明或颗粒管型和少量红细胞，可有轻度氮质血症。

（三）舒张性心力衰竭

正常心脏舒张期等容弛张阶段心室腔压力快速下降，持续至二尖瓣开放后，进入快速充盈阶段，再经过缓慢充盈和心房收缩阶段，心室充盈量在肺静脉平均压低于 1.6kPa（12mmHg）时足以提供适应机体需要的心排出量。舒张功能障碍时，心室舒张和（或）充盈不良，充盈压增高，充盈量减少，左心房和肺静脉压相应增高。心室充盈量在肺静脉平均压等于 1.6kPa（12mmHg）条件下才能提供足以适应机体需要的心排出量。舒张性功能障碍的主要后果是心室充盈压增高，与其上游静脉压增高所致肺或体循环淤血。

舒张功能障碍可表现为舒张早期心室功能受损和（或）心室顺应性减低，起始通过充盈压增高可能维持静息时每搏量正常，但常难以满足机体需要增高时的心排出量。心力衰竭患者大多有左室收缩功能障碍伴不同程度舒张功能障碍；部分患者以左室舒张功能障碍为主，静息时收缩功能正常或接近正常。心肌缺血、心肌肥厚和心肌纤维性变是舒张功能障碍常见的病理基础。最常见的病因包括冠心病、原发性高血压病、糖尿病、主动脉瓣狭窄、肥厚型心肌病、限制型心肌病等。心室顺应性降低也见于部分高龄正常人。

舒张性心力衰竭的临床表现可从无症状运动耐力下降到气促、肺水肿。急性心肌缺血或高血压未满意控制的患者可出现急性舒张功能不全所致急性肺水肿。

超声心动图多普勒测定或核素心肌显影评估收缩和舒张功能是诊断舒张和（或）收缩功能障碍的常用方法。目前大多数采用多普勒超声心动图二尖瓣血流频谱间接测定心室舒张功能。

（四）心功能的判定和分级

心功能指心脏做功能力的限度。NYHA 心功能的限度美国纽约心脏病学会据患者自觉症状的分级。①Ⅰ级：体力活动不受限，一般体力活动不引起过度的乏力、心悸、气促和心绞痛；②Ⅱ级：轻度体力活动受限，静息时无不适，但低于日常活动量即致乏力、心悸、气促或心绞痛；③Ⅲ级：体力活动明显受限，静息时无不适，但低于日常活动量即致乏力、心悸、气促或心绞痛；④Ⅳ级：不能无症状地进行任何体力活动，休息时可有心力衰竭或心绞痛症状，任何体力活动都加重不适。

三、诊断

典型的心力衰竭诊断并不困难。左侧心力衰竭的诊断依据为原有心脏病的体征和体循环淤血的表现，且患者大多有左侧心力衰竭的病史。

值得注意的是心力衰竭的早期诊断。早期心力衰竭患者症状可不明显，常能自由活动，坚持工作，劳力性气促和阵发性夜间呼吸困难是左侧心力衰竭的早期症状，但常不引起注意，并常因白天就诊缺少阳性体征而被忽视，如不详细询问病史、不仔细检查、未发现舒张期奔马律及 X 线典型表现，易被漏诊。颈静脉充盈和肝大是右侧心力衰竭的早期症状，易被忽视。心力衰竭时肝大等也不一定都是心力衰竭所致。如劳力性气促可由阻塞性肺气肿、肺功能不全、肥胖或身体虚弱引起。夜间呼吸困难也可由支气管哮喘发作引起。肺底湿啰音可由慢性支气管炎、支气管扩张或肺炎引起。心力衰竭引起的湿啰音大多为两侧对称性的，偶见于单侧，或仅有哮鸣音。下肢水肿可由静脉曲张、静脉炎、肾脏或肝脏疾病、淋巴水肿等所致，还可在久坐或月经前后、妊娠后期发生；妇女原因不明性下肢水肿亦不少见。另外，心力衰竭时可因长期卧床液体积聚在腰骶部而不发生下肢水肿。肝大可由血吸虫病、肝炎、脂肪肝引起。颈静脉充盈可由肺气肿或纵隔瘤压迫上腔静脉引起。胸腔积液可由胸膜结核、肿瘤和肺梗死引起；腹腔积液也可由肝硬化、低蛋白血症、腹膜结核、肿瘤引起。

心力衰竭时常伴心脏扩大，但正常大小的心脏也可发生心力衰竭，如急性心肌梗死。肺气肿时心脏扩大可被掩盖；心脏移位或心包积液又可被误认为心脏扩大。

X 线是确诊左心肺间质水肿期的主要依据，还有助于心力衰竭和肺部疾病的鉴别。超声心动图不能确诊心力衰竭，但是区分收缩或舒张功能不全的主要手段，还能评估心脏结构和功能，帮助确立心力衰竭病因。静脉压测定有助于确诊早期右侧心力衰竭。血流动力学监测不适用于慢性心力衰竭的诊断。心电图和血生化指标则对心力衰竭诊断无帮助。

四、并发症

血流迟缓和长期卧床可导致下肢静脉血栓形成，继而发生肺栓塞和肺梗死，此时有胸痛、咯血、黄疸、心力衰竭加重甚至休克等表现。左、右心腔内附壁血栓可分别引起体动脉和肺动脉栓塞；体动脉栓塞可致脑、肾、脾、肠系膜梗死及上、下肢坏死。有卵圆孔未闭者，体循环静脉血栓脱落形成的栓子，有可能在到达右穿过未闭的卵圆孔到达左房，再经左房进入体循环，形成所谓反常栓塞。长期卧床患者特别是有肺水肿者极易并发呼吸道感染，特别是支气管肺炎。

五、防治

近年来对心力衰竭的防治有重大进展。评价疗效的方法除根据症状、血流动力学效应、运动耐量和生活质量的改善外，还增加了长期治疗的安全性、病死率、生存期、神经激素系统激活程度等指标。在防治的对策上日益强调预防心力衰竭形成和发展的重要性。对无症状的和轻度的心力衰竭主张用血管紧张素转换酶抑制药（ACEI）治疗以改善预后；对重度有症状的心力衰竭亦宜用 ACEI 联合利尿药和(或)地高辛治疗,以减轻症状、减少致残和延长生存期。

具体措施包括以下几方面。

(一)病因防治

风湿性心瓣膜病在我国仍属慢性心力衰竭的常见病因。应用青霉素治疗链球菌感染,已使风湿热和风湿性心瓣膜病在发达国家基本绝迹。择期手术治疗心瓣膜病,有效地控制高血压以及积极防治冠脉病变与心肌缺血等病因治疗;消除心力衰竭的诱因如控制感染、避免体力过劳和精神刺激等,可预防心力衰竭的发生。

(二)收缩性心力衰竭的治疗

1. 减轻心脏负荷

减轻心脏负荷包括减少体力活动和精神刺激。严重者宜绝对卧床休息,在心功能逐步改善过程中,适当下床活动,以免卧床休息过久并发静脉血栓形成或肺炎。此外,应注意解除精神负担,必要时给予小量镇静药。

2. 限制钠盐的摄入

适当限制日常饮食中的钠盐摄入量,食盐量日 2 ~ 5g,忌盐腌制食物。应用利尿药引起大量利尿时,钠盐限制不宜过严,以免发生低钠血症。

3. 利尿药的应用

利尿药通过抑制肾小管不同部位的 Na^+ 重吸收,或增加肾小球 Na^+ 的滤过,增进 H_2O、Na^+ 排出,从而降低心室充盈压,减轻肺循环和(或)体循环淤血所致临床症状,其疗效肯定,但对心力衰竭整体过程的影响(如生存率等)不明,长期应用利尿药理论上可能产生以下不良反应:①降低心排出量,从而激活 RAS,血浆肾素和醛固酮增高;②导致低钾血症;③降低糖耐量;④导致高尿酸血症;⑤导致高脂血症;⑥导致室性心律失常。目前利尿药为治疗心力衰竭伴水钠潴留患者的一线药物,大多与其他心力衰竭的治疗药物(如地高辛、ACEI)联合应用,单纯舒张性心力衰竭利尿药宜慎用。

常用的利尿药:①噻嗪类利尿药。氢氯噻嗪 12.5 ~ 50mg/d,氯噻酮 12.5 ~ 50mg/d,美托拉宗 1 ~ 10mg/d,氯噻嗪 250 ~ 1000mg/d;②襻利尿药。呋塞米口服 20 ~ 40mg/d,布美他尼口服 0.5 ~ 1mg/d,依他尼酸口服 25 ~ 50mg/d;③保钾利尿药。螺内酯 25 ~ 75mg/d,阿米洛利 2.5 ~ 7.5mg/d,氨苯蝶啶 50 ~ 100mg/d。

合理应用利尿药:①利尿药适用于有左或右心室充盈压增高表现的患者,如颈静脉充盈伴静脉压增高,肝大伴肝颈静脉反流征阳性,劳力性或夜间阵发气促,肺淤血、肺水肿以及心源性水肿等;②急性心力衰竭伴肺水肿时,静脉推注襻利尿药(呋塞米)是首选治疗。其静脉扩张作用可在利尿作用出现前迅速减轻前负荷与症状;③轻度钠潴留患者应用噻嗪类利尿药常可获得满意疗效,中度以上钠潴留患者多需应用襻利尿药。起始先用小剂量间断治疗,如每周 2 ~ 3 次,利尿效果不满意时,再增加剂量和(或)连续服用,病情减轻后再间断给药。定期测体重可及时发现隐性水肿,以调节利尿药用量。连续利尿应注意预防低钾血症,可联用保钾利尿药;④重度心力衰竭或伴肾功能不全的患者,宜选用襻利尿药,也可联用襻利尿药和美托拉宗。注意大量利尿所致并发症;⑤顽固性水肿大多联合应用利尿药,如大剂量襻利尿药和噻嗪类、保钾利尿药联用,间断辅以静脉推注襻利尿药。噻嗪类或襻利尿药与 ACEI 联用,可减少利尿药引起低钾血症和 RAS 系统激活等不良反应,降低耐药性的发生率。联用时应密切观察血压、血容量、肾功能与血电解质改变。

（三）正性肌力药物的应用

由于慢性心力衰竭患者心肌收缩力减弱,改善心肌收缩功能曾被认为是心力衰竭的首要治疗。

正性肌力药物主要有以下几种。

1. 洋地黄类

(1)禁忌证:①洋地黄过量或中毒。洋地黄过量或中毒的表现之一是心力衰竭症状加重,常被误诊为剂量不足而盲目增加洋地黄量,甚至因而致死;②肥厚性梗阻型心肌病并发心力衰竭的病理生理机制为心室舒张不全与收缩过度,因而属单纯舒张性心力衰竭。洋地黄不能改善心室舒张功能,其正性收缩作用可使流出道梗阻加重,因而除并发心房颤动或其他房性快速心律失常外,不宜用洋地黄治疗;③房室阻滞。部分或完全性房室阻滞都属于洋地黄应用的禁忌证。但如并发急性肺水肿,来不及置人工心脏起搏器治疗时,可在严密观察下试用快速作用的洋地黄制剂,并在病情许可时安置起搏器。起搏器安置后仍有心力衰竭表现的患者,可以加用洋地黄治疗;④室性过早搏动(室性期前收缩)和室性心动过速(室速)曾被列为洋地黄应用的禁忌证。但由心力衰竭引起的室性期前收缩或室性心动过速以及因室性期前收缩或室性心动过速而加重的心力衰竭,而能排除洋地黄过量,则洋地黄治疗可中断上述的恶性循环。

(2)预防性用药:已证明尚能维持代偿功能。使用洋地黄也能提高心肌工作效率,因而有主张在特殊条件下用洋地黄预防心力衰竭的。如:①准备进行心内手术的患者,术前洋地黄预防治疗。为避免手术完毕直流电复律时并发严重室性快速心律失常,一般于术前 2d 停用;②缩窄性心包炎、心包剥离术前用洋地黄可预防术后严重心力衰竭和心源性休克。

(3)给药方法:一般每日给予维持量即可。为使洋地黄制剂较早出现疗效,可选用毛花苷 C 或地高辛,先给负荷量继以维持量,负荷量可分次给予。3d 内用过地高辛的一般不用负荷量,但如病情需要,可小剂量分次给药,并密切观察疗效及毒副作用。对急性左侧心力衰竭和心室率快速的房性快速心律失常(伴或不伴心力衰竭)患者,宜将负荷量一次给予。急性心肌梗死、急性心肌炎、肺心病、黏液性水肿或贫血等引起的心力衰竭,负荷量不宜过大,并应分次给予。肾功能不全者禁用负荷量。

2. 非洋地黄类正性肌力药

(1)肾上腺素能受体兴奋药:多巴胺是去甲肾上腺素的前体,其作用随应用剂量的大小而表现不同,较小剂量[$2\mu g/(kg \cdot min)$]表现为心肌收缩力增强,血管扩张,特别是肾小动脉扩张,心率加快不明显。这些都是治疗心力衰竭所需的作用。如果大剂量或更大剂量[$5 \sim 10\mu g/(kg \cdot min)$]则可出现心力衰竭不利的相反作用。

此外,患者对多巴胺的反应个体差异较大,应由小剂量开始逐渐增量,以不引起心率加快及血压升高为度。

(2)磷酸二酯酶抑制药:氨力农用量为负荷量 $0.75mg/kg$,稀释后静脉注入,再以 $5 \sim 10\mu g/(kg \cdot min)$ 静脉滴注,每日总量 $100mg$。米力农用量为 $0.75mg/kg$,稀释后静脉注入,再以 $0.5\mu g/(kg \cdot min)$ 静脉滴注 $4h$。

（四）血管紧张素转换酶抑制药的应用

提早对心力衰竭治疗,从心脏尚处于代偿期而无明显症状时,即开始给予 ACE 抑制药的干预治疗是心力衰竭治疗方面的重要进展。通过 ACE 抑制药限制心肌、小血管重构,以达到维护心肌的功能,推迟充血性心力衰竭的到来,降低远期病死率。

ACE 抑制药目前种类很多,在选择应用时主要考虑其半衰期的长短,确定用药剂量及每日次数。卡托普利为最早用于临床的含巯基的 ACE 抑制药,用量为 12.5 ~ 25mg,每日 2 次;贝那普利半衰期较长并有 1/3 经肝脏排泄,对有早期肾功能损害者较适用,用量为 5 ~ 10mg,每日 1 次;培哚普利亦为长半衰期制剂,可每日用一次 2 ~ 4mg。

(五)β 受体阻滞药的应用

从传统的观念看来 β 受体阻滞药以其负性肌力作用而禁用于心力衰竭。但现代观点认为心力衰竭时心脑的代偿机制虽然在早期能维持心脏排血功能,但在长期的发展过程中将对心肌产生有害的影响,加速患者的死亡。代偿机制中交感神经兴奋性的增强是一个重要的组成部分,而 β 受体阻滞药可对抗这一效应。为此 20 世纪 80 年代以来不少学者在严密观察下审慎地进行了 β 受体阻滞药治疗心力衰竭的临床验证,其中一项较大规模的试验应用美托洛尔治疗扩张型心肌病心力衰竭,与对照组相比其结果证实患者不仅可以耐受用药,还可以降低致残率、住院率,提高运动量。

进一步研究是 β 受体阻滞药的制剂选择问题,美托洛尔选择性阻滞 β$_1$ 受体而无血管扩张作用;卡维地洛作为新的非选择性并有扩张血管作用的 β 受体阻滞药,用于心力衰竭治疗,大规模临床试验其结果优于美托洛尔,可明显降低病死率,住院率以及提高患者的运动耐量。

由于 β 受体阻滞药确实具有负性肌力的作用,临床应用仍应十分慎重。待心力衰竭情况稳定后,首先从小剂量开始,逐渐增加剂量,适量维持。

(六)舒张性心力衰竭的治疗

舒张性心力衰竭的治疗原则与收缩功能不全有所差别,主要措施如下。

(1)β 受体阻滞药:改善心肌顺应性,使心室的容量 - 压力曲线下降,表明舒张功能改善。

(2)钙通道阻滞药:降低心肌细胞内钙浓度,改善心脏主动舒张功能,主要用于肥厚型心肌病。

(3)ACE 阻滞药:有效控制高血压,从长远来看改善心肌及小血管重构,有利于改善舒张功能,最适用于高血压心脏病及冠心病。

(4)尽量维持窦性心律,保持房室顺序传导,保证心室舒张期充分容量。

(5)对肺淤血症状较明显者,可适量应用静脉扩张药(硝酸甘油制剂)或利尿药降低前负荷,但不宜过度,因过分的减少前负荷可使心排出量下降。

(6)在无收缩功能障碍的情况下,禁用正性肌力药物。

(七)"顽固性心力衰竭"及不可逆心力衰竭的治疗

"顽固性心力衰竭"又称为难治性心力衰竭,是指经过各种治疗,心力衰竭不见好转,甚至还有进展者,但并非心脏情况已至终末期不可逆转者。对这类患者应努力寻找潜在的原因,并纠正,如风湿活动、感染性心内膜炎、贫血、甲状腺功能亢进症,电解质紊乱、洋地黄类过量、反复发生的小面积肺栓塞等。或者患者是否有与心脏无关的其他疾病如肿瘤等。同时调整心力衰竭用药,强效利尿药和血管扩张药及正性肌力药物联合应用等。对重度顽固性水肿也有试用血液超滤法。

对不可逆心力衰竭患者大多是病因无法纠正的,如扩张型心肌病、晚期缺血性心肌病患者,心肌情况已至终末状态不可逆转。其唯一的出路是心脏移植。从技术上看心脏移植成功率已很高,5 年存活率已可达 60% 以上,但限于我国目前条件,尚无法普遍开展。

(郭　峰)

第七节　心源性休克

一、概述

休克(shock)是指各种原因,包括感染、出血、脱水、心力衰竭、过敏和严重创伤等强烈致病因素下,引起有效循环血量急剧减少,导致全身性微循环功能障碍,使脏器血流灌注不足,引起缺血、缺氧、代谢障碍及重要脏器细胞结构和功能损害,直至细胞死亡为特征的全身性病理生理综合征。

心源性休克(cardiogenic shock)则是心力衰竭的极期表现,由于心脏排血功能衰竭,不能维持最低限度的心排出量,导致血压下降,重要脏器和组织供血严重不足,引起全身性微循环功能障碍、多器官结构和功能损害为特征的病理生理综合征。心源性休克比心力衰竭更为严重,一般心力衰竭不伴有低血压,且缺血症状和微循环障碍亦较轻,心脏指数(cardiac index, CI)多在 $2.2 \sim 2.5 L/(min \cdot m^2)$,但心源性休克 CI 常 $< 2.0 L/(min \cdot m^2)$,且还伴有低血压和休克症状。引起心源性休克的病因很多,如各种原因造成心肌收缩力减弱、心室射血障碍、心室充盈障碍、严重心律失常、心脏直视手术后低排综合征等。本节着重介绍急性心肌梗死引起的心源性休克的有关问题。由急性心肌梗死并发心源性休克的发生发展和发生机制是错综复杂,又相互影响,其中心肌大面积坏死致心脏舒缩功能障碍起了主导作用,若不及时改善心功能,尽可能缩小梗死范围,势必导致恶性循环,使休克难以逆转,最终可导致死亡。

二、诊断步骤

(一)病史采集要点

1. 起病情况

心源性休克一般发生在大面积急性心肌梗死或多次心肌梗死的患者,80% 在起病 24h 内发生,部分患者起病后即出现休克,临床上迅速出现心肌梗死和休克的双重症状。

2. 主要临床表现

根据心源性休克发生发展过程,大致可分为早、中、晚三期。

(1)休克早期:此期机体处于应激状态,患者表现为烦躁不安、恐惧、精神紧张,但神志清醒,面色和皮肤稍苍白或轻度发绀,肢端湿冷,大汗,心率增快,可伴恶心和呕吐,血压正常甚至可稍高于或低于正常,但脉压变小,尿量减少。

(2)休克中期:随着休克症状进一步加重,患者表情淡漠,反应迟钝,意识模糊或欠清,全身软弱无力,脉搏细速或不能扪及。心率 >120 次/分,收缩压 <8.0mmHg,脉压 <20mmHg,面色苍白、发绀、皮肤湿冷甚至出现大理石样花纹。尿量 <17mL/h 或无尿。

(3)休克晚期:此期属于休克的难治期。可出现弥散性血管内凝血(DIC)和多器官功能衰竭的症状。前者可引起皮肤、黏膜甚至内脏的出血,后者则表现为急性肝、肾和脑等重要脏器功能障碍及衰竭的相应症状。

3. 既往病史

若发现可能致病的病因有较大意义。以急性心肌梗死为例,本病常发生在中老年人群,常有心前区剧痛,可持续数小时,可伴恶心和呕吐、大汗、严重心律失常和心功能不全病史,既往甚至因急性供血不足导致脑卒中等。少数患者有多次心肌梗死病史。

(二)体格检查要点

1.一般情况

休克早期神志清楚,烦躁不安,中、晚期意识模糊甚至嗜睡昏迷,表情淡漠,反应迟钝。软弱无力。

2.生命体征

血压正常,也可稍高于或低于正常,但脉压变小,中、晚期血压明显下降,收缩压＜80mmHg,甚至测不出,脉压＜20mmHg。脉搏细速或不能扪及,心率常超过120次/分。

3.皮肤、黏膜

面色苍白,口唇和肢端发绀,皮肤湿冷,当发展到弥散性血管内凝血(DIC)时,可有广泛皮肤、黏膜的瘀点和瘀斑。

4.心脏体征

心浊音界轻到中度扩大,第1心音低钝,可有第3或第4心音奔马律,若并发乳头肌功能不全或是腱索断裂,在心尖区可出现粗糙的收缩期反流性杂音;并发室间隔穿孔者,在胸骨左缘第3、第4肋间出现响亮的收缩期杂音,双肺底可闻及湿啰音。

5.其他

当休克进展到重要器官功能障碍时,有相应的临床体征。

(三)门诊资料分析

1.血常规

白细胞增多,一般在$(10 \sim 20) \times 10^9/L$,中性粒细胞增多,嗜酸性粒细胞减少或是消失。血细胞压积和血红蛋白增高常提示血液浓缩。并发DIC时,血小板进行性降低,出、凝血时间延长。

2.尿常规和肾功能检查

尿量减少,可出现蛋白尿,红、白细胞和管型。并发急性肾衰竭时,尿比重先偏高后偏低,最后固定在$1.010 \sim 1.012$之间,血尿素氮和肌酐增高,尿/血肌酐比值常降至10,尿渗透压降低,使尿/血渗透压之比＜1.5,尿/血尿素比值＜15,尿钠可增高。

(四)继续检查项目

1.心电图检查

心电图对急性心肌梗死的诊断帮助颇大,典型者常有病理性Q波,ST段抬高和T波倒置。但应注意,约20%～30%急性心肌梗死无上面的变化,须结合临床表现和其他有关检查做出诊断。一般认为,心电图对急性心肌梗死诊断的敏感度和特异度均为80%左右,故凡遇到不明原因休克,均应常规做心电图检查,以排除心肌梗死。

2.血清酶学检查

血清门冬氨酸氨基转移酶(AST)、LDHi、肌酸激酶(CK)及其同工酶(CK－MB)均明显增高,尤以CK和CK－MB的特异度和敏感度均极高,分别达100%和99%,其升高幅度和持续时间有助于判断梗死范围和严重程度。

3.心肌结构蛋白

血清肌红蛋白在发病$2 \sim 3h$内增高,对早期诊断心肌梗死颇有价值,其增高幅度与梗死范围呈正相关。血清肌凝蛋白轻链Ⅰ和轻链Ⅱ在急性心肌梗死是明显增高。心肌特异性肌钙蛋白(troponin)cTnT 和 cTnI 在心肌梗死早期(3~4h)即呈阳性,且持续 1~2 周,其值与梗死面积呈正比。

4.血清电解质、酸碱平衡及血气分析

血清钠可偏低,血清钾高低不一,少尿时血清钾可明显增高,休克早期可有代谢性酸中毒合并呼吸性碱中毒,中、晚期常为代谢性酸中毒合并呼吸性酸中毒。pH 降低,氧分压和血氧饱及度降低,二氧化碳分压增加,乳酸水平与缺氧程度呈正相关。

5.弥散性血管内凝血(DIC)检查

当休克晚期并发 DIC,血小板数量进行性下降,功能异常,凝血酶原时间延长,纤维蛋白原降低,全血凝固时间 >10min,凝血因子 Ⅰ、Ⅱ、Ⅴ、Ⅷ、Ⅹ、Ⅻ 都减少。间接证据还有 FDP 测定、3P 试验、Fi 试验等。

6.微循环灌注情况检查

(1)皮肤和肛门的温差:分别测定皮肤和肛门的温度,正常情况下前者比后者低 0.5℃ 左右,休克时皮温下降,而肛温不下降甚至升高,二者温差增大,当温差 >1.5℃,则往往表示休克严重,当 >3℃时表示微循环已处于严重衰竭状态。

(2)眼底和甲皱检查:眼底检查可见小动脉痉挛和小静脉扩张,严重时出现视网膜水肿。甲皱检查可见毛细血管内充盈时间延长等。

(3)红细胞压积检查:当周围末梢血的红细胞压积比中心静脉红细胞压积高出 3% 容积时,表明有外周血管明显收缩。

7.X 线检查

心肌梗死急性期冠状动脉造影的价值在于:①肯定胸痛的原因,约 10%~20% 急性心肌梗死患者入院时心电图未能提供溶栓治疗的证据,此时,冠状动脉造影能显示某一心外膜冠状动脉主干血栓性阻塞,有助于肯定急性心肌梗死的诊断;②明确溶栓治疗后冠状动脉再通情况,后者难以用心电图和血清酶测定加以肯定;③指导机械性介入性疗法(直接 PCI 或溶栓无效后做补救 PCI),为溶血栓疗法、经皮冠脉腔内成形术(PTCA)和冠脉搭桥术(CABG)提供资料。下列情况时主张行心肌梗死急性期冠状动脉造影:①心肌梗死诊断不肯定;②严重心肌梗死例如心源性休克,Killip 分级Ⅲ级、Ⅳ级;③持续性或复发性心绞痛;④溶性治疗反指征时;⑤计划行 PCI 疗法。计波摄影和选择性心室造影,对心肌梗死的病情估计有一定帮助。此外,床旁 X 线向胸片可发现有无肺水肿、肺淤血征象,以评价心功能。近年来,通过其他现象技术,对心源性休克的病因鉴别颇有帮助。

8.血流动力学监测

由于泵衰竭的血流动力学改变出现于临床和 X 线改变之前,因此及时地监测可以得到各项精确的参数,为早期诊断和治疗提供依据。此外,也为治疗效果和估计预后提供依据。监测项目包括心率、呼吸、肺毛细血管楔压(PCWP)、尿量改变、心排出量、动脉压、中心静脉压等。

9.其他检查

视需要可做超声心动图、放射性核素心肌显像等有关检查。

三、诊断对策

(一)诊断要点

急性心肌梗死合并心源性休克的诊断主要根据临床表现及实验室有关检查。凡确诊为急性心肌梗死时,下列情况需考虑心源性休克。

(1)非高血压患者收缩压 <80mmHg,或高血压患者血压下降超过 80mmHg,收缩压 <100mmHg 持续 0.5h 以上。

(2)出现周围循环衰竭的症状。皮肤湿冷、发绀、脉搏细弱或不能扪及和高乳酸血症等。

(3)神志改变,出现意识模糊、嗜睡、烦躁不安或昏迷。

(4)尿量 <20mL/h。

(5)纠正引起心输出量和高血压下降的因素,如低血容量、心律失常、低氧血症等后休克仍存在。

(6)排除其他引起血压下降的原因,如严重心律失常、代谢性酸中毒、剧烈疼痛等。

(二)鉴别诊断要点

急性心肌梗死合并心源性休克应与下列疾病相鉴别。

1.迷走神经亢进综合征

多见于急性下壁心肌梗死,因为下壁心肌梗死 80% ~90% 为右冠脉根部闭塞,已发生窦房结缺血,从而导致迷走神经张力增高,出现心率下降、血压下降、面色苍白、大汗淋漓、恶心呕吐等一系列休克表现,往往静脉注射阿托品后得以治愈,阿托品无效时可以静脉点滴异丙肾上腺素。

2.代偿性低血压

急性心肌梗死有 1/3 ~1/2 的患者发病后血压下降,但血压下降的同时并无末梢循环不足,也无少尿等休克症状,此种低血压不能按休克处理,注意观察血压即可。其发生的机制尚不清楚。

3.低血容量性休克

患者由于呕吐、胆寒及不能进食,可以发生低血容量性休克,可以发生在发病的当时,但大多数发生在发病后 5 ~7d。治疗以补充血容量为主,但应掌握好补液的量。

4.心律失常引起的休克

阵发性室性心动过速常容易发生休克,此外心动过速和过缓都均可引起休克,此时应按照心律失常处理。

5.应用血管扩张药引起的低血压和休克

应该按照相应情况酌情处理。

(三)临床类型

按休克的严重程度临床上可分为轻、中、重和极重度休克。

1.轻度休克

表现为神志清楚,患者烦躁不安,面色苍白、口干、出汗、心率 >100 次/分,脉速有力,四肢尚温暖,但肢体稍发绀、发凉,收缩压 <80mmHg,脉压 <30mmHg。

2.中度休克

面色苍白,表情淡漠,四肢发冷,肢端发绀,收缩压在 60 ~80mmHg 左右,脉压 <20mmHg,尿量明显减少(<17mL/h)。

3.重度休克

神志欠清,意识模糊,反应迟钝,面色苍白,发绀,四肢厥冷,皮肤出现大理石样花纹改变,心率 >120 次/分,心音低钝,脉细弱无力或稍加压后消失,收缩压降至 40 ~60mmHg 左右,尿量明显减少或者无尿。

4. 极重度休克

神志不清,昏迷,呼吸浅而不规则,口唇皮肤发绀,四肢厥冷,脉搏极弱或扪不到,心音低钝或呈单音心律,收缩压 <40mmHg,无尿,可有广泛皮下黏膜、内脏出血,多器官功能障碍。

四、治疗对策

(一)治疗原则

急性心肌梗死并心源性休克的诊断一旦确立,其基本治疗原则如下。

(1)绝对卧床休息,立即吸氧,有效止痛,尽快建立静脉给药通道,尽可能迅速地进行心电监护和建立必要的血流动力学监测,留置尿管以观察尿量和加强支持治疗。

(2)如有低血容量状态,先扩充血容量,若并代谢性酸中毒,及时给予 5% 碳酸氢钠 150 ~ 300mL,纠正水电解质和酸碱平衡紊乱,根据心功能和血流动力学监测资料,估计输液量和输液速度,一般情况下每日补液量控制在 1500 ~ 2000mL。

(3)补足血容量后,若休克仍未纠正,应考虑血管活性药物,常用的有多巴胺、多巴酚丁胺、间羟胺、去甲肾上腺素、硝酸甘油和硝普钠等。

(4)尽量缩小心肌梗死范围,挽救濒死和严重缺血的心肌,这些措施包括静脉或冠脉内溶栓治疗,施行紧急 PTCA 和冠脉搭桥术。

(5)积极治疗并发症(如心律失常)和防止脑、肺、肝等重要器官功能衰竭,防止继发感染。

(6)药物治疗的同时或者药物无效时,有条件单位可采用机械性辅助循环,如主动脉内球囊反搏术、左室辅助泵或双室辅助泵等。

(二)治疗计划

1. 止痛

止痛首选吗啡,但应注意使用的禁忌证,此时可改用哌替啶。止痛剂的剂量应根据疼痛程度、病情及个体情况差异而定。剧痛者可用吗啡 3 ~ 5mg 加于 5% 葡萄糖液 20 ~ 40mL 缓慢静脉注射,必要时 5 ~ 15min 后重复上述剂量,有效后改为皮下或静脉滴注(500mL 输液中加 5 ~ 10mg);哌替啶剂量为 25mg 加于 5% 葡萄糖液 20 ~ 40mL 缓慢静脉注射。一般疼痛采用皮下注射吗啡 5 ~ 10mg,哌替啶 50 ~ 100mg,必要时 2 ~ 4h 后重复。在应用止痛剂的同时,可酌情使用镇静剂如地西泮、苯巴比妥等。

2. 供氧

常规吸氧,保持呼吸道通畅,建议使用 40% 浓度氧(流量约 5L 次/分),对重度缺氧者可提高到 60%。当面罩或鼻饲导管供氧效果不佳时,宜及时做气管插管或气管切开行人工机械辅助呼吸。

3. 补充血容量

休克患者通常都有血容量的绝对或相对不足,须迅速补充有效血容量。首选 6% 低分子右旋糖酐 250 ~ 500mL 静脉滴注,扩容和改善微循环效果很好。还可选用 5% 葡萄糖生理盐水或平衡液 500mL 静脉滴注。

补液时应尽量参照 PCWP 值。一般情况下急性心肌梗死并心源性休克 24h 输液量宜控制在 1500 ~ 2000mL。是否补液充足除根据 PCWP 值外,还可根据临床表现、颈静脉充盈度、血压、脉压、休克指数、尿量等指标综合分析。

4. 血管活性药物和正性肌力药物的应用

（1）血管活性药物：血管活性药物只在补充血容量基础上，血压仍不能提升时或休克症状未见缓解时使用。紧急情况下，由于有效血容量难以一时补齐，可先用血管收缩药物暂时提升血压以保证重要器官的供血，一旦症状改善后迅速减量至停用。使用时必须及时纠正酸中毒，且剂量不宜过大，高血压患者收缩压维持在 100 ~ 120mmHg，而无高血压患者则维持在 90 ~ 100mmHg。根据血气分析及二氧化碳结合力等参数慎重补碱。常用药物可选多巴胺和间羟胺，剂量为 10 ~ 30mg 加于 5% 葡萄糖液 250mL 内静脉滴注。也可酌情使用其他血管扩张剂。

（2）正性肌力药物：上述治疗后休克仍控制不佳时，可考虑应用非洋地黄类正性肌力药物，至于洋地黄类强心剂，一般认为在心肌梗死后 24h 内，尤以 6h 内应避免使用，因为洋地黄易诱发室性心律失常，早期患者对洋地黄耐受性差，不良反应大。常用药物：β 受体兴奋剂如多巴胺和多巴酚丁胺，二者均需静脉内给药，新合成的具有多巴胺和 β 受体兴奋作用的制剂多培沙明，其强心和抗心泵衰竭的作用较多巴胺和多巴酚丁胺更为有效；双异吡啶类如氨力农和咪利酮。

5. 肾上腺皮质激素

心源性休克时应用肾上腺皮质激素，目前尚无统一意见，多数学者认为急性心肌梗死并心源性休克应使用激素，且主张早期使用（休克 4 ~ 6h 内），超过 9h 后往往无效。激素使用原则是大剂量短疗程，如氢化可的松 200 ~ 1600mg/d，或者地塞米松 20 ~ 100mg，分 4 ~ 6 次静脉推注或滴注。用药 1 ~ 3d，病情改善后迅速停药。注意不良反应和病情变化。

6. 新型抗休克药

（1）纳洛酮：首剂 0.4 ~ 0.8mg 静脉注射，必要时 2 ~ 4h 后再静脉注射 0.4mg，继而 1.2mg 置于 500mL 输液中静脉滴注。

（2）1,6 - 二磷酸果糖：10 ~ 30g/d，分 2 ~ 3 次静脉滴注，可连用 2 ~ 7d。

7. 机械性辅助循环

主动脉内球囊反搏术，越早效果越好，该手段已成为紧急 PTCA 和冠脉搭桥术前、术中、术后维持循环的重要措施之一。

8. 病因治疗

病因治疗时心源性休克能否逆转的关键措施，以急性心肌梗死为例。

（1）急诊 PCI：在心源性休克中，急诊 PCI 完全再血管化可能挽救患者生命，该方法应当用于一切有条件开展该疗法的心导管室，尤其当存在溶栓治疗反指征或疗效不肯定（如老年患者）时。

（2）心源性休克 PCI：心源性休克是急性心肌梗死时 PCI 的重要应用指征之一，使患者的预后改善。常规治疗心源性休克时，病死率高达 80% ~ 100%。约 7.5% 急性心肌梗死患者在病情演变中发生心源性休克。以往用 PCI 治疗急性心肌梗死早期心源性休克使病死率降低为 30% ~ 55%（平均 45%）。

五、病程进展及监测

心源性休克病情进展甚快，一般在出现后 24h 内死亡，为此应严密观察病情和不断根据患者的血流动力学、呼吸以及代谢状态制订合理的治疗方案。当前大多数冠心病监护病房（CCU）所用的是视力观测心电图或检测心律失常的自动心率仪，其效率仅约为 65%。

（1）血流动力学监测：中心静脉压、肺动脉舒张压、肺毛细血管楔压以及心排血管量。根据心排出量计算的各种指数，可用于估计病情预后，当心脏工作量 $>3.0kg/m^2$ 时，预后较佳，低于此数值者预后差。

（2）观察尿量的改变，对病情预后也是一项不可忽视的指标。

（3）动脉血的常规气体分析，监测血氧含量及饱和度的变化。

（4）常规进行血 pH、二氧化碳以及重碳酸盐的监护测定。

六、疗效判断

心源性休克病情好转判断的主要指标如下所示。

（1）皮肤变红转温，神志渐清醒，大汗停止。尿量增多（30mL/h 以上）。

（2）血压维持在 90/60mmHg 以上，脉压在 30mmHg 以上。

（3）CVP 在 $10\sim20cmH_2O$，PCWPd22 $\sim27cmH_2O$ 左右。

（4）CI 在 $2.5\sim3.0L/(min\cdot m^2)$ 以上。

七、预后评估

（1）Killip 和 Kimball 以左室功能为依据分成 4 级。

Ⅰ级：无第 3 心音（S3）或肺湿啰音。病死率为 5%。

Ⅱ级：有第 3 心音或（和）肺湿啰音（<50%肺野）。病死率 25%。

Ⅲ级：肺湿啰音 >50%肺野，肺水肿。病死率 45%。

Ⅳ级：心源性休克。病死率 80%～100%。

（2）目前心源性休克诊断基于动脉压降低、尿量明显减少、肺水肿和酸中毒，此时应做急诊冠状动脉造影，主动脉内气囊泵反搏以改善血流动力学，然后行 PTCA。临床上，单纯用药物治疗心源性休克，其病死率高达 80%，溶栓治疗不能显著降低病死率。所以当患者入院时处于心源性休克状态，不溶栓而直接将其送入心导管室，因为溶栓疗法并不给这些患者带来任何益处。

一般 STEMI 通常在发病 12h 内选择急诊 PCI 且只处理梗死相关血管。合并心源性休克患者的急诊 PCI 时间窗较宽且不限于仅处理梗死相关血管。如果不能对多支病变进行相对完全的经皮血管重建，应考虑外科处理。无论采用何种血管重建方法，均推荐 IABP 支持。

值得铭记的是，NSTEMI 和 STEMI 合并心源性休克的病死率相似。尽管采用了 PCI 和 IABP 等积极干预措施，急性心肌梗死合并心源性休克的病死率仍然很高。与以往的年龄上建议不同，新近的研究表明 75 岁以上的急性心肌梗死合并心源性休克患者仍可从急诊 PCI 获益，该指南推荐心源性休克作为急诊 PCI 的 IC 类指征。值得注意的是，指南并未推荐这类患者接受急诊 PCI 的确切时间窗，只是较笼统地指出时间窗放宽。可能是因为考虑到对这类患者目前没有更好的治疗策略，PCI 可能是唯一的希望而留有余地。

（郭　峰）

第八节 感染性心内膜炎

感染性心内膜炎(infective endocarditis,IE)为心脏内膜表面微生物感染导致的炎症反应。IE 最常累及的部位是心脏瓣膜,包括自体瓣膜(native valves)和人工瓣膜(prosthetic valves),也可累及心房或心室的内膜面。近年来随着诊断及治疗技术的进步,IE 的致死率和致残率显著下降,但诊断或治疗不及时的患者,病死率仍然很高。

一、流行病学

由于疾病自身的特点及诊断的特殊性,很难对 IE 进行注册或前瞻性研究,没有准确的患病率数字。每年的发病率为 1.9/10 万~6.2/10 万。近年来,随着人口老龄化、抗生素滥用、先天性心脏病存活年龄延长及心导管和外科手术患者的增多,IE 的发病率呈增加的趋势。

二、病因与诱因

(一)患者因素

1.瓣膜性心脏病

瓣膜性心脏病是 IE 最常见的基础病。近年来,随着风湿性心脏病发病率的下降,风湿性心脏瓣膜病在 IE 基础病中所占的比例已明显下降,占 6%~23%。与此对应,随着人口老龄化,退行性心脏瓣膜病所占的比例日益升高,尤其是主动脉瓣和二尖瓣关闭不全。

2.先天性心脏病

由于介入封堵和外科手术技术的进步,成人先天性心脏病患者越来越多,在此基础上发生的 IE 也较前增加,室间隔缺损、法洛四联征和主动脉缩窄是最常见的原因。主动脉瓣二叶钙化也是诱发 IE 的重要危险因素。

3.人工瓣膜

人工瓣膜置换者发生 IE 的危险是自体瓣膜的 5~10 倍,术后 6 个月内危险性最高,之后在较低的水平维持。

4.既往 IE 病史

既往 IE 病史是再次感染的明确危险因素。

5.近期接受可能引起菌血症的诊疗操作

各种经口腔(如拔牙)、气管、食管、胆道、尿道或阴道的诊疗操作及血液透析等,均是 IE 的诱发因素。

6.体内存在促非细菌性血栓性赘生物形成的因素

如白血病、肝硬化、癌症、炎性肠病和系统性红斑狼疮等可导致血液高凝状态的疾病,也可增加 IE 的危险。

7.自身免疫缺陷

包括体液免疫缺陷和细胞免疫缺陷,如人类免疫缺陷病毒(HIV)。

8.静脉药物滥用

静脉药物滥用者发生 IE 的危险可升高 12 倍。赘生物常位于血流从高压腔经病变瓣口或先天缺损至低压腔产生高速射流和湍流的下游,如二尖瓣关闭不全的瓣叶心房面、主动脉瓣关闭不全的瓣叶心室面和室间隔缺损的间隔右心室侧,可能与这些部位的压力下降及内膜灌注减少,有利于微生物沉积和生长有关。高速射流冲击心脏或大血管内膜可致局部损伤,如二尖瓣反流面对的左心房壁、主动脉瓣反流面对的二尖瓣前叶腱索和乳头肌及动脉导管未闭射流面对的肺动脉壁,也容易发生 IE。在压差较小的部位,例如房间隔缺损、大室间隔缺损、血流缓慢(如心房颤动或心力衰竭)及瓣膜狭窄的患者,则较少发生 IE。

(二)病原微生物

近年来,导致 IE 的病原微生物谱也发生了很大变化。金黄色葡萄球菌感染明显增多,同时也是静脉药物滥用患者的主要致病菌;而草绿色链球菌感染明显减少。凝固酶阴性的葡萄球菌以往是自体瓣膜心内膜炎的次要致病菌,现在是人工瓣膜心内膜炎和院内感染性心内膜炎的重要致病菌。此外,铜绿假单胞菌、革兰阴性杆菌及真菌等以往较少见的病原微生物,也日渐增多。

三、病理

IE 特征性的病理表现是在病变处形成赘生物,由血小板、纤维蛋白、病原微生物、炎性细胞和少量坏死组织构成,病原微生物常包裹在赘生物内部。

(一)心脏局部表现

1. 赘生物本身的影响

大的赘生物可造成瓣口机械性狭窄,赘生物还可导致瓣膜或瓣周结构破坏,如瓣叶破损、穿孔或腱索断裂,引起瓣膜关闭不全,急性者最终可发生猝死或心力衰竭。人工瓣膜患者还可导致瓣周漏和瓣膜功能不全。

2. 感染灶局部扩散

局部扩散产生瓣环或心肌脓肿、传导组织破坏、乳头肌断裂、室间隔穿孔和化脓性心包炎等。

(二)赘生物脱落造成栓塞

1. 右心 IE

右心赘生物脱落可造成肺动脉栓塞、肺炎或肺脓肿。

2. 左心 IE

左心赘生物脱落可造成体循环动脉栓塞,如脑动脉、肾动脉、脾动脉、冠状动脉及肠系膜动脉等,导致相应组织的缺血坏死和(或)脓肿;还可能导致局部动脉管壁破坏,形成动脉瘤。

(三)菌血症

感染灶持续存在或赘生物内的病原微生物释放入血,形成菌血症或败血症,导致全身感染。

(四)自身免疫反应

病原菌长期释放抗原入血,可激活自身免疫反应,形成免疫复合物,沉积在不同部位导致相应组织的病变,如肾小球肾炎(免疫复合物沉积在肾小球基底膜)、关节炎、皮肤或黏膜出血(小血管炎,发生漏出性出血)等。

四、分类

既往习惯按病程分类,目前更倾向于按疾病的活动状态、诊断类型、瓣膜类型、解剖部位和病原微生物进行分类。

（一）按病程分类

分为急性 IE（病程＜6 周）和亚急性 IE（病程＞6 周）。急性 IE 多发生在正常心瓣膜，起病急骤，病情凶险，预后不佳，有发生猝死的危险；病原微生物以金黄色葡萄球菌为主，细菌毒力强，菌血症症状明显，赘生物容易碎裂或脱落。亚急性 IE 多发生在有基础病的心瓣膜，起病隐匿，经积极治疗预后较好；病原微生物主要是条件性致病菌，如溶血性链球菌、凝固酶阴性的葡萄球菌及革兰阴性杆菌等，这些病原微生物毒力相对较弱，菌血症症状不明显，赘生物碎裂或脱落的比例较急性 IE 低。

（二）按疾病的活动状态分类

按疾病的活动状态分为活动期和愈合期，这种分类对外科手术治疗非常重要。活动期包括：术前血培养阳性及发热，术中取血培养阳性，术中发现病变组织形态呈炎症活动状态，或在抗生素疗程完成之前进行手术。术后 1 年以上再次出现 IE，通常认为是复发。

（三）按诊断类型分类

按诊断类型分为明确诊断（definite IE）、疑似诊断（suspected IE）和可能诊断（possible IE）。

（四）按瓣膜类型分类

按瓣膜类型分为自体瓣膜 IE 和人工瓣膜 IE。

（五）按解剖部位分类

按解剖部位分为二尖瓣 IE、主动脉瓣 IE 及室壁 IE 等。

（六）按病原微生物分类

按照病原微生物血培养结果分为金黄色葡萄球菌性 IE、溶血性链球菌性 IE、真菌性 IE 等。

五、临床表现

（一）全身感染中毒表现

发热是 IE 最常见的症状，除有些老年或心、肾衰竭的重症患者外，几乎均有发热，与病原微生物释放入血有关。亚急性者起病隐匿，体温一般＜39℃，午后和晚上高，可伴有全身不适、肌痛/关节痛、乏力、食欲缺乏或体重减轻等非特异性症状。急性者起病急骤，呈暴发性败血症过程，通常高热伴有寒战。其他全身感染中毒表现还包括脾大、贫血和杵状指，主要见于亚急性者。

（二）心脏表现

心脏的表现主要为新出现杂音或杂音性质、强度较前改变，瓣膜损害导致的新的或增强的杂音通常为关闭不全的杂音，尤以主动脉瓣关闭不全多见。但新出现杂音或杂音改变不是 IE 的必备表现。

（三）血管栓塞表现

血管栓塞表现为相应组织的缺血坏死和（或）脓肿。

（四）自身免疫反应的表现

自身免疫反应主要表现为肾小球肾炎、关节炎、皮肤或黏膜出血等，非特异性，不常见。皮肤或黏膜的表现具有提示性,包括:①瘀点,可见于任何部位;②指/趾甲下线状出血;③Roth斑,为视网膜的卵圆形出血斑,中心呈白色,多见于亚急性者;④Osler结节,为指/趾垫出现的豌豆大小红色或紫色痛性结节,多见于亚急性者;⑤Janeway损害,为手掌或足底处直径1~4mm无痛性出血性红斑,多见于急性者。

六、辅助检查

(一)血培养

血培养是明确致病菌最主要的实验室方法,并为抗生素的选择提供可靠的依据。为了提高血培养的阳性率,应注意以下几个环节。

(1)采血频次:多次血培养有助于提高阳性率,建议至少送检3次,每次采血时间间隔至少1h。

(2)采血量:每次取血5~10mL,已使用抗生素的患者取血量不宜过多,否则血液中的抗生素不能被培养液稀释。

(3)采血时间:有人建议取血时间以寒战或体温骤升时为佳,但IE的菌血症是持续的,研究发现,体温与血培养阳性率之间没有显著相关性,因此不需要专门在发热时取血。高热时大部分细菌被吞噬细胞吞噬,反而影响了培养效果。

(4)采血部位:前瞻性研究表明,无论病原微生物是哪一种,静脉血培养阳性率均显著高于动脉血。因此,静脉血培养阴性的患者没有必要再采集动脉血培养。每次采血应更换穿刺部位,皮肤应严格消毒。

(5)培养和分离技术:所有怀疑IE的患者,应同时做需氧菌培养和厌氧菌培养;人工瓣膜置换术后、长时间留置静脉导管或导尿管及静脉药物滥用患者,应加做真菌培养。结果阴性时应延长培养时间,并使用特殊分离技术。

(6)采血之前已使用抗生素患者的处理:如果临床高度怀疑IE而患者已使用了抗生素治疗,应谨慎评估,病情允许时可以暂停用药数天后再次培养。

(二)超声心动图

所有临床上怀疑IE的患者均应接受超声心动图检查,首选经胸超声心动图(TTE);如果TTE结果阴性,而临床高度怀疑IE,应加做经食管超声心动图(TEE);TEE结果阴性,而仍高度怀疑,2~7d后应重复TEE检查。如果是有经验的超声医师,且超声机器性能良好,多次TEE检查结果阴性基本可以排除IE诊断。

超声心动图诊断IE的主要证据包括:赘生物,附着于瓣膜、心腔内膜面或心内植入物的致密回声团块影,可活动,用其他解剖学因素无法解释;脓肿或瘘;新出现的人工瓣膜部分裂开。

临床怀疑IE的患者,其中约50%经TTE可检出赘生物。在人工瓣膜,TTE的诊断价值通常不大。TEE又效弥补了这一不足,其诊断赘生物的敏感度为88%~100%,特异度达91%~100%。

(三)其他检查

IE患者可出现血白细胞计数升高,核左移;血沉及C反应蛋白升高;高丙种球蛋白血症,循环中出现免疫复合物,类风湿因子升高,血清补体降低;贫血,血清铁及血清铁结合力下降;尿中出现蛋白和红细胞等。心电图和胸片检查也可能有相应的变化,但均不具有特异性。

七、诊断和鉴别诊断

（一）诊断

首先应根据患者的临床表现筛选出疑似病例。

1. 高度怀疑

（1）新出现杂音或杂音性质、强度较前改变。

（2）来源不明的栓塞事件。

（3）感染源不明的败血症。

（4）血尿、肾小球肾炎或怀疑肾梗死。

（5）发热伴以下任何一项：①心内有植入物；②有 IE 的易患因素；③新出现的室性心律失常或传导障碍；④首次出现充血性心力衰竭的临床表现；⑤血培养阳性（为 IE 的典型病原微生物）；⑥皮肤或黏膜表现；⑦多发或多变的浸润性肺感染；⑧感染源不明的外周（肾、脾和脊柱）脓肿。

2. 低度怀疑

发热，不伴有以上任何一项。对于疑似病例应立即进行超声心动图和血培养检查。

1994 年，Durack 及其同事提出了 Duke 标准，给 IE 的诊断提供了重要参考。后来经不断完善形成了目前的 Duke 标准修订版，包括 2 项主要标准和 6 项次要标准。具备 2 项主要标准，或 1 项主要标准 +3 项次要标准，或 5 项次要标准为明确诊断；具备 1 项主要标准 +1 项次要标准，或 3 项次要标准为疑似诊断。

（1）主要标准包括：①血培养阳性：2 次血培养结果一致，均为典型的 IE 病原微生物如溶血性链球菌、牛链球菌、HACEK 菌、无原发灶的社区获得性金黄色葡萄球菌或肠球菌。连续多次血培养阳性，且为同一病原微生物，这种情况包括：至少 2 次血培养阳性，且间隔时间 >12h；3 次血培养均阳性或 ≥4 次血培养中的多数均阳性，且首次与末次血培养间隔时间至少 1h；②心内膜受累证据：超声心动图阳性发现赘生物，附着于瓣膜、心腔内膜面或心内植入物的致密回声团块影，可活动，用其他解剖学因素无法解释；脓肿或瘘；新出现的人工瓣膜部分裂开。

（2）次要标准包括：①存在易患因素：如基础心脏病或静脉药物滥用；②发热：体温 >38℃；③血管栓塞表现：主要动脉栓塞、感染性肺梗死、霉菌性动脉瘤、颅内出血、结膜出血及 Janeway 损害；④自身免疫反应的表现：肾小球肾炎、Osler 结节、Roth 斑及类风湿因子阳性；⑤病原微生物证据：血培养阳性，但不符合主要标准；或有 IE 病原微生物的血清学证据；⑥超声心动图证据：超声心动图符合 IE 表现，但不符合主要标准。

（二）鉴别诊断

IE 需要和以下疾病鉴别，包括心脏肿瘤、系统性红斑狼疮、Marantic 心内膜炎、抗磷脂综合征、类癌综合征、高心输出量肾细胞癌、血栓性血小板减少性紫癜及败血症等。

八、治疗

（一）治疗原则

（1）早期应用：连续采集 3 ~ 5 次血培养后即可开始经验性治疗，不必等待血培养结果。对于病情平稳的患者可延迟治疗 24 ~ 48h，对预后没有影响。

（2）充分用药：使用杀菌性而非抑菌性抗生素，大剂量，长疗程，旨在完全杀灭包裹在赘生物内的病原微生物。

（3）静脉给药为主：保持较高的血药浓度。

（4）病原微生物不明确的经验性治疗：急性者首选对金黄色葡萄球菌、链球菌和革兰阴性杆菌均有效的广谱抗生素，亚急性者首选对大多数链球菌（包括肠球菌）有效的广谱抗生素。

（5）病原微生物明确的针对性治疗：应根据药物敏感试验的结果选择针对性的抗生素，有条件时应测定最小抑菌浓度（minimum inhibitory concentration，MIC）以判定病原微生物对抗生素的敏感程度。

（6）部分患者需要外科手术治疗。

（二）病原微生物不明确的经验性治疗

治疗应基于临床及病原学证据。病原微生物未明确的患者，如果病情平稳，可在血培养3~5次后立即开始经验性治疗；如果过去的8d内患者已使用了抗生素治疗，可在病情允许的情况下延迟24~48h再进行血培养，然后采取经验性治疗。《2004年欧洲心脏协会（ESC）指南》推荐的方案以万古霉素和庆大霉素为基础。我国庆大霉素的耐药率较高，而且庆大霉素的肾毒性大，多选用阿米卡星（丁胺卡那霉素）替代庆大霉素，0.4~0.6g分次静脉给药或肌内注射。万古霉素费用较高，也可选用青霉素类，如青霉素320万~400万U静脉给药，每4~6h一次；或萘夫西林2g静脉给药或静脉给药，每4h一次。

（三）病原微生物明确的针对性治疗

1. 链球菌感染性心内膜炎

根据药物的敏感性程度选用青霉素、头孢三嗪、万古霉素或替考拉宁。

（1）自体瓣膜IE且对青霉素完全敏感的链球菌感染（MIC≤0.1mg/L）：年龄≤65岁，血清肌酐正常的患者，给予青霉素1200万~2000万U/24h，分4~6次静脉给药，疗程4周；加庆大霉素24h 3mg/kg（最大剂量240mg/24h），分2~3次静脉给药，疗程2周。年龄>65岁，或血清肌酐升高的患者，根据肾功能调整青霉素的剂量，或使用头孢三嗪2g/24h，每日1次静脉给药，疗程均为4周。对青霉素和头孢菌素过敏的患者使用万古霉素24h 30mg/kg，每日2次静脉给药，疗程4周。

（2）自体瓣膜IE且对青霉素部分敏感的链球菌感染（MIC 0.1~0.5mg/L）或人工瓣膜IE：青霉素2000万~2400万U/24h，分4~6次静脉给药，或使用头孢三嗪2g/24h，每日1次静脉给药，疗程均为4周；加庆大霉素24h 3mg/kg，分2~3次静脉给药，疗程2周；之后继续使用头孢三嗪2g/24h，每日1次静脉给药，疗程2周。对这类患者也可单独选用万古霉素，24h 30mg/kg，每日2次静脉给药，疗程4周。

（3）对青霉素耐药的链球菌感染（MIC>0.5mg/L）：治疗同肠球菌。

替考拉宁可作为万古霉素的替代选择，推荐用法为10mg/kg静脉给药，每日2次，9以后改为每日1次，疗程4周。

2. 葡萄球菌感染性心内膜炎

葡萄球菌感染性心内膜炎约占所有IE患者的1/3，病情危重，有致死危险。90%的致病菌为金黄色葡萄球菌，其余10%为凝固酶阴性的葡萄球菌。

（1）自体瓣膜IE的治疗方案有以下几种。①对甲氧西林（新青霉素）敏感的金黄色葡萄球菌（MSSA）感染：苯唑西林8~12g/24h，分4次静脉给药，疗程4周（静脉药物滥用患者用药2周）；加庆大霉素24h 3mg/kg（最大剂量240mg/24h），分3次静脉给药，疗程至少3~5d；

②对青霉素过敏患者 MSSA 感染:万古霉素 24h 30mg/kg,每日 2 次静脉给药,疗程 4~6 周;加庆大霉素 24h 3mg/kg(最大剂量 240mg/24h),分 3 次静脉给药,疗程至少 3~5d;③对甲氧西林耐药的金黄色葡萄球菌(MRSA)感染:万古霉素 24h 30mg/kg,每日 2 次静脉给药,疗程 6 周。

(2)人工瓣膜 IE 的治疗方案有以下几点。①MSSA 感染:苯唑西林 8~12g/24h,分 4 次静脉给药,加利福平 900mg/24h,分 3 次静脉给药,疗程均为 6~8 周;再加庆大霉素 24h 3mg/kg(最大剂量 240mg/24h),分 3 次静脉给药,疗程 2 周;②MRSA 及凝固酶阴性的葡萄球菌感染:万古霉素 24h 30mg/kg,每日 2 次静脉给药,疗程 6 周;加利福平 300mg/24h,分 3 次静脉给药,再加庆大霉素 24h 3mg/kg(最大剂量 240mg/24h),分 3 次静脉给药,疗程均为 6~8 周。

3.肠球菌及青霉素耐药的链球菌感染性心内膜炎

与一般的链球菌不同,多数肠球菌对包括青霉素、头孢菌素、克林霉素和大环内酯类抗生素在内的许多抗生素耐药。甲氧嘧啶 – 磺胺异噁唑及新一代喹诺酮类抗生素的疗效也不确定。

(1)青霉素 MIC≤8mg/L,庆大霉素 MIC<500mg/L:青霉素 1600 万~2000 万 U/24h,分 4~6次静脉给药,疗程 4 周;加庆大霉素 24h 3mg/kg(最大剂量 240mg/24h),分 2 次静脉给药,疗程 4 周。

(2)青霉素过敏或青霉素/庆大霉素部分敏感的肠球菌感染:万古霉素 24h 30mg/kg,每日 2 次静脉给药,加庆大霉素 24h 3mg/kg,分 2 次静脉给药,疗程均 6 周。

(3)青霉素耐药菌株(MIC>8mg/L)感染:万古霉素 24h 30mg/kg,每日 2 次静脉给药,加庆大霉素 24h 3mg/kg,分 2 次静脉给药,疗程均 6 周。

(4)万古霉素耐药或部分敏感菌株(MIC4~16mg/L)或庆大霉素高度耐药菌株感染:需要寻求微生物学家的帮助,如果抗生素治疗失败,应及早考虑瓣膜置换。

4.革兰阴性菌感染性心内膜炎

约 10% 自体瓣膜 IE 和 15% 人工瓣膜 IE,尤其是瓣膜置换术后 1 年发生者多由革兰阴性菌感染所致。其中 HACEK 菌属最常见,包括嗜血杆菌(Haemophilus)、放线杆菌(Actinobacillus)、心杆菌(Cardiobacterium)、埃肯菌(Eikenella)和金氏杆菌(Kingella)。常用治疗方案为头孢三嗪 2g/24h 静脉给药,每日 1 次,自体瓣膜 IE 疗程 4 周,人工瓣膜 IE 疗程 6 周。也可选用氨苄西林 12g/24h,分 3~4 次静脉给药,加庆大霉素 24h 3mg/kg,分 2~3 次静脉给药。

5.立克次体感染性心内膜炎

立克次体感染性心内膜炎可导致 Q 热,治疗选用多西环素(强力霉素)100mg 静脉给药,每 12h 一次,加利福平。为预防复发,多数患者需要进行瓣膜置换。由于立克次体寄生在细胞内,因此术后抗生素治疗还需要至少 1 年,甚至终生。

6.真菌感染性心内膜炎

近年来,真菌感染性心内膜炎有增加趋势,尤其是念珠菌属感染。由于单独使用抗真菌药物病死率较高,而手术的病死率下降,因此真菌感染性心内膜炎首选外科手术治疗。药物治疗可选用两性霉素 B 或其脂质体,1mg/kg,每日 1 次,连续静脉滴注有助减少不良反应。

(四)外科手术治疗

手术指征包括以下几点。

(1)急性瓣膜功能不全造成血流动力学不稳定或充血性心力衰竭。

（2）有瓣周感染扩散的证据。

（3）正确使用抗生素治疗 7～10d 后,感染仍然持续。

（4）病原微生物对抗生素反应不佳,如真菌、立克次体、布鲁杆菌、里昂葡萄球菌、对庆大霉素高度耐药的肠球菌、革兰阴性菌等。

（5）使用抗生素治疗前或治疗后 1 周内,超声心动图探测到赘生物直径 > 10mm,可以活动。

（6）正确使用抗生素治疗后,仍有栓塞事件复发。

（7）赘生物造成血流机械性梗阻。

（8）早期人工瓣膜 IE。

九、预后

影响预后的因素不仅包括患者的自身情况及病原微生物的毒力,还与诊断和治疗是否正确、及时有关。

总体而言,住院患者出院后的长期预后尚可(10 年生存率 81%),其中部分开始给予药物治疗的患者后期仍需要手术治疗。既往有 IE 病史的患者,再次感染的风险较高。人工瓣膜 IE 患者的长期预后较自体瓣膜 IE 患者差。

（郭　峰）

第九节　主动脉夹层

主动脉夹层(aortic dissection,AD)是在胸主动脉瘤病理改变的基础上,主动脉内膜破损,主动脉腔内的血液从主动脉内膜撕裂口进入主动脉中膜,使中膜分离,并沿主动脉长轴方向扩展,从而造成主动脉真假两腔分离的一种病理改变。

一、病因

病因至今未明。80% 以上主动脉夹层的患者有高血压,不少患者有囊性中层坏死。高血压并非引起囊性中层坏死的原因,但可促进其发展。临床与动物实验发现,不是血压的高度而是血压波动的幅度,与主动脉夹层分裂相关。

遗传性疾病马方综合征中主动脉囊性中层坏死颇常见,发生主动脉夹层的机会也多,其他遗传性疾病如特纳(Turner)综合征、埃－当(Ehlers－Danlos)综合征,也有发生主动脉夹层的趋向。主动脉夹层还易在妊娠期发生,其原因不明,猜想妊娠时内分泌变化使主动脉的结构发生改变而易于裂开。

二、病理生理及病理解剖

动脉中层弹性纤维有局部断裂或坏死,基质有黏液样和囊肿形成。夹层分裂常发生于升主动脉,此处经受血流冲击力最大,而主动脉弓的远端则病变少而渐轻。主动脉壁分裂为 2 层,其间积有血液和血块,该处主动脉明显扩大,呈梭形或囊状。病变如涉及主动脉瓣环则环扩大而引起主动脉瓣关闭不全。病变可从主动脉根部向远处扩延,最远可达髂动脉及股动脉,亦可累及主动脉的各分支,如无名动脉、颈总动脉、锁骨下动脉、肾动脉等。冠状动脉一般不受影响,但主动脉根部夹层血块对冠状动脉开口处可有压迫作用。多数夹层的起源有内膜的横行裂口,常位于主动脉瓣的上方,裂口也可有两处,夹层与主动脉腔相通。少数夹层的内膜完整无裂口。

部分病例外膜破裂而引起大出血,破裂处都在升主动脉,出血容易进入心包腔内,破裂部位较低者亦可进入纵隔、胸腔易进入心包腔内,破裂部位较低者亦可进入纵隔、胸腔或腹膜后间隙。慢性裂开的夹层可以形成一双腔主动脉,一个管道套于另一个管道之中,此种情况见于胸主动脉或主动脉弓的降支。

三、临床表现

(一)疼痛

夹层分离突然发生时,多数患者突感胸部疼痛,向胸前及背部放射,随夹层涉及范围可以延至腹部、下肢及颈部。疼痛剧烈难以忍受,起病后即达高峰,呈刀割或撕裂样。少数起病缓慢者疼痛不显著。

(二)高血压

患者因剧痛而有休克外貌,焦虑不安、大汗淋漓、面色苍白、心率加速,如外膜破裂出血则血压降低。不少患者原有高血压,起病后剧痛使血压更增高。

(三)心血管症状

(1)主动脉瓣关闭不全:夹层血肿涉及主动脉瓣或影响心瓣-叶的支撑时发生,故可突然在主动脉瓣区出现舒张期吹风样杂音,脉压增宽,急性主动脉瓣反流可以引起心力衰竭。

(2)脉搏改变:一般见于颈、肱或股动脉,一侧脉搏减弱或消失,反映主动脉的分支受压迫或内膜裂片堵塞其起源。

(3)胸锁关节处出现搏动或在胸骨上窝可触到搏动性肿块。

(4)心包摩擦音:夹层破裂入心包腔可引起心包堵塞。

(5)胸腔积液:夹层破裂入胸膜腔内引起。

(四)神经症状

主动脉夹层延伸至主动脉分支颈动脉或肋间动脉,可造成脑或脊髓缺血,引起偏瘫、昏迷、神志模糊、截瘫、肢体麻木、反射异常、视力与大小便障碍。

(五)压迫症状

主动脉夹层压迫腹腔动脉、肠系膜动脉时可引起恶心、呕吐、腹胀、腹泻、黑便等症状;压迫颈交感神经节引起霍纳(Horner)综合征;压迫喉返神经致声嘶;压迫上腔静脉致上腔静脉综合征;累及肾动脉可有血尿、尿闭及肾缺血后血压增高。

四、辅助检查

(一)心电图检查

心电图检查可示左心室肥大,非特异性 ST - T 改变。病变累及冠状动脉时,可出现心肌急性缺血甚至急性心肌梗死改变。心包积血时可出现急性心包炎的心电图改变。

(二)胸部 X 线片检查

胸部 X 线片检查可见上纵隔或主动脉弓影增大,主动脉外形不规则,有局部隆起。如见主动脉内膜钙化影,可准确测量主动脉壁的厚度。正常在 2～3mm,增到 10mm 时则提示夹层分离可能性,若超过 10mm 则可肯定为本病。

(三)超声检查

(1)呈在 M 型超声检查中可见主动脉根部扩大,夹层分离处主动脉壁由正常的单条回声带变成两条分离的回声带。

(2)在二维超声检查中可见主动内分离的内膜片呈内膜摆动征,主动脉夹层分离形成主动脉真假双腔征。有时可见心包或胸腔积液。

(3)多普勒超声不仅能检出主动脉夹层分离管壁双重回声之间的异常血流,而且对主动脉夹层的分型、破口定位及主动脉瓣反流的定量分析都具有重要的诊断价值。

(四)磁共振成像(MRI)扫描

MRI 扫描能直接显示主动脉夹层的真假腔,清楚显示内膜撕裂的位置和剥离的内膜片或血栓。能确定夹层的范围和分型,及与主动脉分支的关系。

(五)数字减影血管造影(DSA)检查

无创伤性 DSA 检查可发现夹层的位置及范围,有时还可见撕裂的内膜片。还能显示主动脉的血流动力学和主要分支的灌注情况。易于发现血管造影不能检测到的钙化。

(六)血和尿检查

白细胞计数常迅速增高。可出现溶血性贫血和黄疸。尿中可有红细胞,甚至肉眼血尿。

五、治疗

(一)非手术治疗

1. 镇静

给予地西泮、氯丙嗪、异丙嗪等。

2. 镇痛

根据疼痛程度及体重可选用布桂嗪(强痛定)、哌替啶(杜冷丁)或吗啡,一般哌替啶 100mg 或吗啡 5～10mg,静脉注射效果好,必要时可每 6～8h 一次。

3. 降压

对合并有高血压的患者,可采用普萘洛尔 5mg 静脉间歇给药与硝普钠静脉滴注 25～50μg/min,调节滴速,使血压降低至临床治疗指标,保持收缩压于 100～120mmHg。血压下降后疼痛明显减轻或消失是夹层分离停止扩展的临床指征。需要注意的问题是:合并有主动脉大分支阻塞的高血压患者,因降压能使缺血加重,不可采用降压治疗。对血压不高者,也不应用降压药,但可用普萘洛尔减低心肌收缩力。

4. 补充血容量

胸腔或主动脉破裂者需输血治疗。

5. 对症处理

如制动、防止腹压增加、处理并发症等。疼痛缓解是夹层动脉瘤停止发展、治疗显效的指标,只有疼痛缓解后,才可行主动脉造影检查。

(二)手术治疗

对近端主动脉夹层、已破裂或濒临破裂的主动脉夹层,伴主动脉瓣关闭不全的患者应进行手术治疗。微创是腔内隔绝术最突出的特点,手术仅需在大腿根部作一个 3cm 长的小切口即可完成,患者术后恢复快,并发症率、病死率低,并且使许多因高龄及不能耐受传统手术的患者获得了治疗机会。

（郭　峰）

第十节　慢性肺源性心脏病

慢性肺源性心脏病简称肺心病,是指由肺组织、胸廓或肺动脉系统病变引起的肺动脉高压,伴或不伴有右心衰竭的一类疾病。

肺心病在我国是常见病、多发病,平均患病率为 0.48% ,病死率在 15% 左右。我国北部及中部地区 15 岁以上人口患病率为 3% ,估计全国有 2500 万人罹患此病,约有 30% 为非吸烟人群,与国外有明显差别,而且以农村女性多见,个体易感因素、遗传、气道高反应性、环境因素、职业粉尘和化学物质、空气污染等与本病的发病密切相关。

一、病因

影响支气管 – 肺为主的疾病,主要包括以下几个方面。

（1）COPD、支气管哮喘、支气管扩张等气道疾病,其中在我国 80% ~ 90% 的慢性肺心病病因为 COPD。

（2）影响肺间质或肺泡为主的疾病,如特发性肺间质纤维化、结节病、慢性纤维空洞性肺结核、放射性肺炎、尘肺及结缔组织疾病引起的肺部病变等。

（3）神经肌肉及胸壁疾病,如重症肌无力、多发性神经病,胸膜广泛粘连、类风湿关节炎等造成的胸廓或脊柱畸形等疾病,影响呼吸活动,造成通气不足,导致低氧血症。

（4）通气驱动失常的疾病,如肥胖 – 低通气综合征、睡眠呼吸暂停低通气综合征、原发性肺泡通气不足等,因肺泡通气不足,导致低氧血症。

（5）以肺血管病变为主的疾病,如反复肺动脉栓塞、广泛结节性肺动脉炎、结缔组织疾病系统性红斑狼疮（SLE）引起的肺血管病变等。

（6）特发性疾病,如原发性肺动脉高压,即不明原因的持续性、进行性肺动脉压力升高。各种肺血管病变可导致低氧血症及肺动脉高压,并最终导致慢性肺心病。

二、病理解剖

由于支气管黏膜炎变、增厚、黏液腺增生、分泌亢进,支气管腔内炎症渗出物及黏液分泌物潴留,支气管纤毛上皮受损,影响了纤毛上皮净化功能。病变向下波及细支气管,可出现平滑肌肥厚,使管腔狭窄而不规则;又加上管壁痉挛、软骨破坏、局部管腔易闭陷等改变,使细支气管不完全或完全阻塞,致排气受阻肺泡内残气量增多压力增高,肺泡过度膨胀,肺泡在弹力纤维受损基础上被动扩张,泡壁断裂,使几个小泡融合成一个大泡而形成肺气肿。又慢性阻塞性肺病常反复发作支气管周围炎及肺炎,炎症可累及邻近肺小动脉,使腔壁增厚、狭窄或纤维化,肺细动脉Ⅰ及Ⅲ型胶原增多;此外可有非特异性肺血管炎,肺血管内血栓形成等。最后致右心室肥大、室壁增厚、心腔扩张、肺动脉圆锥膨隆、心肌纤维肥大、萎缩、间质水肿,灶性坏死,坏死灶后为纤维组织所替代。部分患者可合并冠状动脉粥样硬化性病变。

三、发病机制

肺的功能和结构改变致肺动脉高压(pulmonary hypertension,PH)是导致肺心病的先决条件。

1. 呼吸功能改变

由于上述支气管及肺泡病理改变出现阻塞性通气功能障碍。限制性肺部疾病或胸部活动受限制可出现限制性通气功能障碍,使肺活量、残气量和肺总量减低。进一步发展则通气/血流比值失调而出现换气功能失常,最终导致低氧血症和高碳酸血症。

2. 血流动力学改变

主要改变在右心及肺动脉,表现为右室收缩压升高和肺动脉高压。低氧作用于肺血管平滑肌细胞膜上的离子通道,引起钙内流增加和钾通道活性阻抑;刺激血管内皮细胞,使内皮衍生的收缩因子如内皮素–Ⅰ合成增加而内皮衍生的舒张因子如一氧化氮和降钙素产生和释放减少;某些血管活性物质如血栓素 A_2、血管紧张素Ⅱ、血小板激活因子及肿瘤坏死因子等形成和释放均促使肺血管收缩。加上二氧化碳潴留使血中 H^+ 浓度增高,均可加重肺动脉高压。缺氧又使肺血管内皮生长释放因子(平滑肌细胞促分裂素)分泌增加,使血管平滑肌增生;成纤维细胞分泌的转化生长因子 β 表达增加,使肺动脉外膜成纤维细胞增生,这种肺血管结构重建使肺血管顺应性下降,管腔变窄,血管阻力增加。缺氧引起的代偿性红细胞增多,血容量增加,血黏稠度和循环阻力增高。慢性炎症使肺血管重构,肺血管数量减少,肺微动脉中原位血栓形成,均更加重了肺动脉高压。

3. 心脏负荷增加,心肌功能抑制

肺心病由于心肌氧张力减低,红细胞增多和肺血管分流,使左、右心室尤其是右心室负荷增加,右心室扩大,右室排血不完全,最后产生右心衰竭。一般认为,肺心病是右心室受累的心脏病,但肺心病也有左心室损害。尸检证明,肺心病有左室肥大者占 61.1% ~90.0%。缺氧、高碳酸血症、肺部感染对心肌的损害,心输出量的增加,及支气管肺血管分流的形成对左心室负担的增加及老年人合并冠心病存在,均可使心脏功能受损加重。

4. 多脏器损害

肺心病引起多脏器衰竭与低灌注、感染所致休克,炎症介质的释放,抗原抗体复合物形成,激活补体、释放 C_3 等活性物质,使中性粒细胞黏附于复合体,释出氧自由基而引起血管内皮严重损害,肺毛细血管内皮细胞受损使血中微聚物及血管壁活性物质难以清除,从而自左心室排出而引起全身器官损害,最后导致多脏器衰竭。

四、临床表现

本病病程进展缓慢,可分为代偿与失代偿两个阶段,但其界限有时并不清楚。

1. 功能代偿期

患者都有慢性咳嗽、咳痰或哮喘史,逐步出现乏力、呼吸困难。体检示明显肺气肿表现,包括桶状胸、肺部叩诊呈过度清音、肝浊音上界下降、心浊音界缩小甚至消失。

听诊呼吸音低,可有干湿啰音,心音轻,有时只能在剑突下听到。肺动脉区第二音亢进,剑突下有明显心脏搏动,是病变累及心脏的主要表现。颈静脉可有轻度怒张,但静脉压并不明显增高。

2. 功能失代偿期

肺组织损害严重引起缺氧、二氧化碳潴留,可导致呼吸和(或)心力衰竭。

(1)呼吸衰竭:多见于急性呼吸道感染后。缺氧早期主要表现为发绀、心悸和胸闷等。病变进一步发展时发生低氧血症,可出现各种精神神经障碍症状,称为肺性脑病。

(2)心力衰竭:亦多发生在急性呼吸道感染后,因此,常合并有呼吸衰竭,以右心衰竭为主,可出现各种心律失常。此外,由于肺心病是以心、肺病变为基础的多脏器受损害的疾病,因此,在重症患者中,可有肾功能不全、弥散性血管内凝血、肾上腺皮质功能减退所致面颊色素沉着等表现。

五、实验室检查和辅助检查

1. 血液检查

红细胞计数和血红蛋白增高,血细胞比容正常或偏高,全血黏度、血浆黏度和血小板黏附率及聚集率常增高,红细胞电泳时间延长,血沉一般偏快;动脉血氧饱和度常低于正常,二氧化碳分压高于正常,以呼吸衰竭时显著。在心力衰竭期,可有丙氨酸氨基转移酶和血浆尿素氮、肌酐、血及尿 β 微球蛋白、血浆肾素活性、血浆血管紧张素 II 含量增高等肝肾功能受损表现。合并呼吸道感染时,可有白细胞计数增高。在呼吸衰竭不同阶段可出现高钾、低钠、低钾或低氯、低钙、低镁等变化。

2. 痰细菌培养

旨在指导抗生素的应用。

3. X 线检查

诊断标准:①右肺下动脉横径≥15mm;②肺动脉中度凸出或其高度≥3mm;③右心室增大。

通常分为以下 3 型。

(1)正常型,心肺无异常表现。

(2)间质型,非血管性纹理增多,迷乱(含轨道征)或(和)网织结节阴影,多见于肺下野或中下野,或兼有一定程度的肺气肿。

(3)肺气肿型,表现为肺过度膨胀(如横膈低平、左肋膈角开大＞35°等),肺血管纹理自中或内带变细、移位变形或(和)稀疏,有肺大疱或不规则局限透明区,或兼有一定程度的间质改变。

4. 心电图检查

通过心电图发现,右心室肥大具有较高的特异性但其敏感性较差,有一定易变性。急性发作期由于缺氧、酸中毒、碱中毒、电解质紊乱等可引起 ST 段与 T 波改变和各种心律失常,当解除诱因,病情缓解后常可有所恢复及心律失常消失。心电图常表现为右心房和右心室增大。V_1 的 R 波振幅、V_1 的 R/S 比值和肺动脉压水平无直接关系。肺动脉高压伴 COPD 的患者心电图上的异常表现通常要少于肺动脉高压伴随其他疾病的患者。因为前者肺动脉高压的程度相对较轻,而且胸腔过度充气造成的桶状胸往往导致心电图呈低电压。

心电图诊断右心房及心室增大的标准如下。

(1)在 II 、III 、aVF、V_1、V_2 导联 P 波电压达到 0.25mV。

(2)I 导联 R 波电压达到 0.2mV。

（3）A＋R－PL＝0.7mV（Butler 心电图诊断标准：A 为 V_1 或 V_2 导联 R 或 R′波的最大振幅，R 为 I 或 V_6 导联 S 波最大振幅，PL 为 V_1 最小的 S 波或者 I 或 V_6 最小的 r 波振幅）。用此标准评估肺动脉高压时，其敏感性可高达89%。

5.超声心动图检查

超声心动图检查常表现为右心房和右心室增大，左心室内径正常或缩小，室间隔增厚。右心室压力过高引起的室间隔活动异常具有特征性。而右心室壁和周围组织结构的分辨能力限制了心脏超声对于右心室扩大的辨别能力。右心室的功能障碍很难用心脏超声来量化，但可通过室间隔的位置和偏曲度从侧面得以反映。如果心脏超声发现心包积液，右房扩大，间隔移位，通常提示预后较差。由于慢性右心室压力负荷过重及左心室充盈不足，二尖瓣收缩期脱垂及室间隔运动异常相当常见。通过测量三尖瓣反流速度，用 Bernoulli 公式可得到右心室收缩高压的多普勒超声心动图证据。多普勒超声心动图显示，二尖瓣反流及右室收缩压增高。多平面经食管超声心动图检查可显示右室功能射血分数（RVEF）下降。

6.肺功能检查

在心肺功能衰竭期不宜进行本检查，症状缓解期可考虑测定。患者均有通气和换气功能障碍。表现为时间肺活量及最大通气量减少，残气量增加。此外，肺阻抗血流图及其微分图的检查在一定程度上能反映机体内肺血流容积改变，了解肺循环血流动力学变化、肺动脉压力大小和右心功能；核素心血管造影有助于了解右心功能；肺灌注扫描如肺上部血流增加、下部减少，则提示有肺动脉高压存在。

六、诊断

本病由慢性广泛性肺、胸部疾病发展而来，呼吸和循环系统的症状常混杂出现，故早期诊断比较困难。一般认为，凡有慢性广泛性肺、胸部疾病患者，一旦发现有肺动脉高压、右心室增大而同时排除了引起右心增大的其他心脏疾病可能时，即可诊断为本病。肺动脉高压和右心室增大是肺心病早期诊断的关键。肺心病常可并发酸碱平衡失调和电解质紊乱。其他尚有上消化道出血和休克，其次为肝、肾功能损害及肺性脑病，少见的有自发性气胸、弥散性血管内凝血等，后者病死率高。

七、鉴别诊断

1.冠状动脉粥样硬化性心脏病

慢性肺心病和冠心病均多见于老年人，且均可有心脏扩大、心律失常及心力衰竭，少数肺心病患者心电图的胸导联上可出现 Q 波。但前者无典型心绞痛或心肌梗死的表现，其酷似心肌梗死的图形多发生于急性发作期严重右心衰竭时，随病情好转，酷似心肌梗死的图形可很快消失。

2.风湿性心瓣膜病

慢性肺心病的右房室瓣关闭不全与风湿性心瓣膜病的右房室瓣病变易混淆，但依据病史及临床表现，结合 X 线、心电图、超声心动图、血气分析等检查所见，不难做出鉴别。

3.其他

原发性心肌病（有心脏增大、心力衰竭及房室瓣相对关闭不全所致杂音）、缩窄性心包炎（有颈静脉怒张、肝大、水肿、腹腔积液及心电图低电压）及发绀型先天性心脏病伴胸廓畸形时，均需与慢性肺心病相鉴别。一般通过病史、X 线、心电图及超声心动图检查等进行鉴别诊断。

八、并发症

最常见的为酸碱平衡失调和电解质紊乱。其他尚有上消化道出血和休克,其次为肝、肾功能损害及肺性脑病。少见的有自发性气胸、弥散性血管内凝斑等,后者病死率高。

九、治疗

肺心病是原发于重症胸、肺、肺血管基础疾病的晚期并发症,防治很困难,其中 81.8% 的患者由慢性支气管炎、支气管哮喘并发肺气肿发展而来,因此,积极防治这些疾病是避免肺心病发生的根本措施。应讲究卫生、戒烟和增强体质,提高全身抵抗力,减少感冒和各种呼吸道疾病的发生。对已发生肺心病的患者,应针对缓解期和急性期分别加以处理。呼吸道感染是发生呼吸衰竭的常见诱因,故需要积极予以控制。

(一)缓解期治疗

缓解期治疗是防止肺心病发展的关键。可采用以下方式。

(1)冷水擦身和膈式呼吸及缩唇呼气,以改善肺脏通气等耐寒及康复锻炼。

(2)镇咳、祛痰、平喘和抗感染等对症治疗。

(3)提高机体免疫力药物如核酸酪素注射液(麻疹减毒疫苗的培养液)皮下或肌内注射,或核酸酪素口服液 10mL/支,3 次/天,36 个月为一个疗程。气管炎菌苗皮下注射、卡介苗素注射液肌内注射等。

(4)临床试验表明,长期氧疗可以明显改善有缺氧状态的慢性肺心病患者的生存率。

(5)中医中药治疗,宜扶正固本、活血化瘀,以提高机体抵抗力,改善肺循环情况。对缓解期患者,进行康复治疗及开展家庭病床工作能明显降低急性期的发作。

(二)急性期治疗

1. 控制呼吸道感染

呼吸道感染是发生呼吸衰竭和心力衰竭的常见诱因,故需积极应用药物予以控制。目前主张联合用药。宜根据痰培养和致病菌对药物敏感的测定选用,但不要受痰菌药物试验的约束。可考虑经验性抗菌药物治疗。加拿大胸科学会 2000 年推荐的 COPD 急性期抗菌治疗方案,曾经被广泛引用。急性发作的 COPD 分为单纯型、复杂型和慢性化脓型 3 型,其中单纯型推荐的经验性治疗抗菌药物是阿莫西林、多西环素、复方磺胺甲噁唑;复杂型推荐的是喹诺酮类、β_2 内酰胺酶抑制剂复方制剂、第 2 代或第 3 代头孢菌素、新大环内酯类;慢性化脓型推荐的是环丙沙星、其他静脉用抗假单胞菌抗生素(哌拉西林钠、头孢他啶、头孢吡肟、碳青霉烯类、氨基苷类)。除全身用药外,尚可局部雾化吸入或气管内滴注药物。长期应用抗生素要防止真菌感染。一旦真菌已成为肺部感染的主要病原菌,应调整或停用抗生素,给予抗真菌治疗。

2. 改善呼吸功能,抢救呼吸衰竭

采取综合措施,包括缓解支气管痉挛、清除痰液、畅通呼吸道,可用沐舒坦 15mg,2 次/天,雾化吸入;或 60mg,口服 2 次/天,静脉滴注。

持续低浓度给氧,应用呼吸兴奋剂,BiPAP 正压通气等,必要时施行气管切开、气管插管和机械呼吸器治疗等。

3. 控制心力衰竭

轻度心力衰竭给予吸氧,改善呼吸功能,控制呼吸道感染后,症状即可减轻或消失。较重者加用利尿剂亦能较快予以控制。

(1)利尿剂:一般以间歇、小量呋塞米及螺内酯(安体舒通)交替使用为妥,目的为降低心脏前、后负荷,增加心输出量,降低心腔充填压,减轻呼吸困难。使用时应注意到可引起血液浓缩,使痰液黏稠,加重气道阻塞;电解质紊乱尤其是低钾、低氯、低镁和碱中毒,诱致难治性水肿和心律失常。若需长时间使用利尿剂,可合用有保钾作用血管紧张素转换酶抑制剂,如卡托普利、培哚普利、福辛普利等,以避免肾素分泌增加、血管痉挛,增强利尿作用。中草药如复方五加皮汤、车前子、金钱草等均有一定利尿作用。

(2)洋地黄类:在呼吸功能未改善前,洋地黄类药物疗效差,且慢性肺心病患者肝、肾功能差,因此,用量宜小,否则极易发生毒性反应,出现心律失常。急性加重期以静脉注射毛花苷丙(西地兰)或毒毛花苷 K 为宜,见效快,可避免在体内蓄积,若心力衰竭已纠正,可改用地高辛维持。

(3)血管扩张剂:除减轻心脏的前、后负荷,还可扩张肺血管,降低肺动脉压。全身性血管扩张药大多对肺血管也有扩张作用,如直接扩张血管平滑肌药物肼屈嗪、钙离子拮抗药硝苯地平、α - 受体阻断药酚妥拉明、ACEI 卡托普利及 β - 受体激动药、茶碱类、依前列醇等,均可不同程度地降低肺动脉压力。但应注意这些药物对心输出量及动脉血压的影响,应从小剂量开始。慢性肺心病是以右心病变为主的全心病变,可发生右心衰竭、急性肺水肿或全心力衰竭。并且心力衰竭往往与呼吸衰竭并存,因此,治疗心力衰竭前应先治疗呼吸衰竭,一般随着呼吸功能的改善,急性增高的肺动脉压可随之下降,右心室负担减轻,轻症心力衰竭患者可得到纠正。

4. 控制心律失常

除常规处理外,需注意治疗病因,包括控制感染、纠正缺氧、纠正酸碱和电解质平衡失调等。病因消除后心律失常往往会自行消失。此外,应用抗心律失常药物时,还要注意避免应用普萘洛尔等 β - 受体阻滞剂,以免引起气管痉挛。

5. 应用肾上腺皮质激素

在有效控制感染的情况下,短期大剂量应用肾上腺皮质激素,对抢救早期呼吸衰竭和心力衰竭有一定作用。通常用氢化可的松 100～300mg 或地塞米松 10～20mg 加于 5% 葡萄糖溶液 500mL 中静脉滴注,每日 1 次,后者亦可静脉推注,病情好转后 2～3d 停用。如胃肠道出血,肾上腺皮质激素的使用应十分慎重。

6. 并发症的处理

并发症如酸碱平衡失调和电解质紊乱、消化道出血、休克、弥散性血管内凝血等应积极治疗。

7. 中医中药治疗

肺心病急性发作期表现为本虚标实,病情多变,治疗应按急则治标、标本兼治的原则。中西医结合治疗是一种很好的治疗途径。

十、预后和预防

本病常年存在,但多在冬季,由于呼吸道感染而导致呼吸衰竭和心力衰竭,病死率较高。

1973 年前肺心病住院病死率在 30% 左右,1983 年已下降到 15% 以下,目前仍在 10% ~ 15% ,这与肺心病发病高峰年龄向高龄推移、多脏器并发症、感染菌群的改变等多层因素有关,主要死因依次为肺性脑病、呼吸衰竭、心力衰竭、休克、消化道出血、弥散性血管内凝血、全身衰竭等。本病病程中多数环节是可逆的,因此,积极控制感染、宣传戒烟、治理环境污染,以减少自由基的生成,并通过饮食中添加高抗氧化效能的食物及服用某些抗氧化剂来相应地提高抗氧化系统的功能,对保护肺心病者的肺功能有重要意义。对已发生肺心病的患者,应针对病情发展分别加以处理,通过适当治疗,心肺功能都可有一定程度的恢复,发生心力衰竭并不表示心肌已丧失收缩能力。

(郭　峰)

第十一节　原发性高血压病

一、概述

(一)定义

原发性高血压或高血压病是指成年人(≥18 岁)凡在未服用降血压药物情况下和在安静状态下,非同日血压至少测量 3 次,当体循环动脉收缩压 ≥140mmHg 和(或)舒张压 ≥90mmHg,称为血压增高。与此同时,常伴有脂肪和糖代谢紊乱以及心、脑、肾和视网膜等器官功能性或器质性改变为特征的全身性疾病。如果仅收缩压≥140mmHg,而舒张压不高者称为单纯收缩性高血压。同理,若舒张压≥90mmHg,而收缩压 <140mmHg,则称为舒张性高血压。

(二)病因

本病病因未完全阐明,目前认为是在一定的遗传基础上由于多种后天因素的作用,正常血压调节机制失代偿所致,以下因素可能与发病有关。

1. 遗传

高血压的发病有较明显的家族集聚性,双亲均有高血压的正常血压子女(儿童或少年)血浆去甲肾上腺素、多巴胺浓度明显较无高血压家族史的对照组高,以后发生高血压的比例亦高。国内调查发现,与无高血压家族史者比较,双亲一方有高血压者的高血压患病率高 1.5 倍,双亲均有高血压病者则高 2 ~3 倍,高血压病患者的亲生子女和收养子女虽然生活环境相同,但前者更易患高血压。动物实验已筛选出遗传性高血压大鼠株(SHR),分子遗传学研究已实验成功基因转移的高血压动物,上述资料均提示遗传因素的作用。

2. 饮食

主要有以下几种。

(1)盐类:与高血压最密切相关的是 Na^+,人群平均血压水平与食盐摄入量有关,在摄盐较高的人群,减少每日摄入食盐量可使血压下降。高钠促使高血压可能是通过提高交感张力,增加外周血管阻力所致。饮食中 K^+、Ca^{2+} 摄入不足、Na^+/K^+ 比例升高时易患高血压,高 K^+ 高 Ca^{2+} 饮食可能降低高血压的发病率,动物实验也有类似的发现。我国不同年龄段人群食盐摄入量均较高,居民平均每日食盐摄入量为 12.1g,远远超过 WHO 应将一般人群每日食盐限制在 6g 以下。全国居民营养与健康状况调查(2002 年)中指出,我国城乡居民平均每日每人盐摄入量为 12g,其中农村 12.4g,城市 10.9g,北方地区高于南方地区。高盐饮食是高血压的重要危险因素。高盐饮食地区人群的高血压患病率往往较高。

中国人群高血压流行特点:钠盐摄入量高,钾盐摄入不足,盐敏感性高血压居多。盐敏感的实质是个体对于盐负荷而导致血压升高的一种遗传易感体质。盐敏感被认为是由于肾小球的过滤能力减低和(或)肾小管钠再吸收的比率增加所导致。

(2)脂肪酸与氨基酸:降低脂肪摄入总量,增加不饱和脂肪酸成分,降低饱和脂肪酸比例可使人群平均血压下降。动物实验发现摄入含硫氨基酸的鱼类蛋白质可预防血压升高。

(3)饮酒:长期饮酒者高血压的患病率升高,而且与饮酒量成正比。可能与饮酒促使皮质激素、儿茶酚胺水平升高有关。

3. 职业、环境和气候

流行病学资料提示,从事高度集中注意力工作、长期精神紧张、长期受环境噪声及不良视觉刺激者易患高血压病。此外,气候寒冷地区冬季较长,人的血管容易收缩而导致血压升高,这也是我国北方地区高血压发病率比南方地区高的原因之一。

4. 其他

吸烟、肥胖和糖尿病患者高血压病患病率高。

(四)临床表现

高血压是多基因遗传因素与环境因素长期相互作用的结果,无论是男性还是女性,平均血压随年龄增长而增高,尤其是收缩压。流行病学研究已经证实,高血压本身不仅会造成心血管损害,而且当高血压患者合并有其他危险因素时更易引起或加重心血管损害,这些危险因素包括糖尿病、吸烟、高脂血症等。血压在同一水平上的高血压患者,合并危险因素越多,心血管系统并发症发生率也越高,说明危险因素之间存在着对心血管系统损害的协同作用。

高血压病根据起病和病情进展的缓急及病程的长短可分为两型,缓进型(chronictype)和急进型(accelerated type)高血压,前者又称良性高血压,绝大部分患者属此型,后者又称恶性高血压,仅占高血压病患者的 1% ~5%。

1. 缓进型高血压病

缓进型高血压病多为中年后起病,有家族史者发病年龄可较轻。起病多数隐匿,病情发展慢,病程长。早期患者血压波动,血压时高时正常,为脆性高血压阶段,在劳累、精神紧张、情绪波动时易有血压升高,休息、去除上述因素后,血压常可降至正常。随着病情的发展,血压可逐渐升高并趋向持续性或波动幅度变小。患者的主观症状和血压升高的程度可不一致,约 50%患者无明显症状,只是在体格检查或因其他疾病就医时才发现有高血压,少数患者则在发生心、脑、肾等器官的并发症时才明确高血压病的诊断。

患者可有头痛,多发在枕部,尤易发生在睡醒时,尚可有头晕、头胀、颈部板紧感、耳鸣、眼花、健忘、注意力不集中、失眠、烦闷、乏力、四肢麻木、心悸等。这些症状并非都是由高血压直接引起,部分是机体功能失调所致,无临床特异性。此外,尚可出现身体不同部位的反复出血,如眼结膜出血、鼻出血、月经过多,少数有咯血等。

(1)脑部表现:头痛、头晕和头胀是高血压病常见的神经系统症状,也可有头部沉重或颈项板紧感。高血压直接引起的头痛多发生在早晨,位于前额、枕部或颞部,可能是颅外颈动脉系统血管扩张,其脉搏振幅增高所致。这些患者舒张压多很高,经降压药物治疗后头痛可减轻。

高血压病脑血管并发症主要表现为脑血管意外，即脑卒中，可分为两大类：①缺血性脑卒中，其中有动脉粥样硬化血栓形成、腔隙梗死、栓塞、短暂性脑缺血和未定型等各种类型；②出血性脑卒中，有脑实质和蛛网膜下隙出血。

（2）心脏表现：血压长期升高增加了左心室的负担，左心室因代偿而逐渐肥厚，早期常呈向心性对称性肥厚，继之可出现心腔扩张，最终导致高血压性心脏病。近年来研究发现，高血压时心脏最先受影响的是左心室舒张期功能。左心室肥厚时舒张期顺应性下降，松弛和充盈功能受影响，若左心室舒张末压升高，左心房可有不同程度扩大，甚至可出现在临界高血压和左心室无肥厚时，与此同时，左心室的心肌间质已有胶原组织沉积和纤维组织形成，但此时患者可无明显临床症状。

出现临床症状的高血压性心脏病多发生在高血压病起病数年至十余年之后。在心功能代偿期，除有时感心悸外，其他心脏方面的症状可不明显。代偿功能失调时，则可出现左心衰竭症状，开始时在体力劳累、饱食和说话过多时发生气喘、心悸、咳嗽，以后呈阵发性的发作，常在夜间发生，并可有痰中带血等，严重时或血压骤然升高时可发生急性肺水肿，出现端坐呼吸，咳粉红色泡沫样痰，若不及时降压可危及生命。反复发作或持续的左心衰竭，可影响右心室功能而发展为全心力衰竭，出现尿少、水肿等临床症状。在心脏未增大前，体检可无特殊发现，或仅有脉搏或心尖冲动较强有力，主动脉瓣区第二心音因主动脉舒张压升高而亢进。心脏增大后，体检可发现心界向左、向下扩大；心尖冲动强而有力，呈抬举样；心尖区和（或）主动脉瓣区可听到Ⅱ～Ⅲ级收缩期吹风样杂音。心尖区杂音是左心室扩大导致相对性二尖瓣关闭不全或二尖瓣乳头肌功能失调所致；主动脉瓣区杂音是主动脉扩张，导致相对性主动脉瓣狭窄所致。主动脉瓣区第二心音可因主动脉及瓣膜病变而呈金属音调，可有第四心音。心力衰竭时心率增快，出现发绀，心尖区可闻奔马律，肺动脉瓣区第二心音增强，肺底出现湿啰音，并可有交替脉；后期出现颈静脉怒张、肝大、下肢水肿、腹腔积液和发绀等全心力衰竭征象。

（3）肾脏表现：肾血管病变的程度和血压升高的程度及病程密切相关。实际上，无控制的高血压病患者均有肾脏的病变，但在早期可无任何临床表现。随病程的进展可先出现蛋白尿，如无并发其他情况（如心力衰竭和糖尿病等），24h尿蛋白总量很少超过1g，控制高血压可减少尿蛋白。血尿多为显微镜血尿，少见有透明和颗粒管型。肾功能失代偿时，肾浓缩功能受损可出现多尿、夜尿、口渴、多饮等，尿比重逐渐降低，最后固定在1.010左右，称等渗尿。当肾功能进一步减退时，尿量可减少，血中非蛋白氮、肌酐、尿素氮常增高，酚红排泄试验示排泄量明显减低，尿素廓清率或肌酐廓清率可明显低于正常，上述改变随肾脏病变的加重而加重，最终出现尿毒症。但是，在缓进型高血压病，患者在出现尿毒症前多数已死于心、脑血管并发症。此外，当高血压导致肾功能损害的同时，肾损害又可反过来加重血压升高，从而形成恶性循环。

2. 急进型高血压

在未经治疗的原发性高血压病患者中，约1%可发展成急进型高血压，发病较急骤，在发病前可有病程不一的缓进型高血压病史。男女比例约为3∶1，多在青中年发病，近年来此型高血压已少见，可能与早期发现轻、中度高血压患者并得到及时有效的治疗有关。其表现基本上与缓进型高血压病相似，但与后者相比，临床症状如头痛等更为明显，具有病情严重、发展迅速、视网膜病变和肾功能很快衰竭等特点。血压显著升高，舒张压多持续在130～140mmHg或更高。各种症状明显，小动脉纤维样坏死性病变进展迅速，常于数月至1～2年内出现严重的脑、心、肾损害,发生脑血管意外、心力衰竭和尿毒症。并常有视物模糊或失明,视网膜可发生出血、渗出及视盘水肿。血浆肾素活性增高,以肾脏损害最为显著,常出现持续蛋白尿,24h尿蛋白可达3g,伴有血尿和管型尿,最后多因尿毒症而死亡,但也可死于脑血管意外或心力衰竭。

3.高血压危重症

有以下两种。

(1)高血压危象(hypertensive crisis):高血压病的进程中,如果全身小动脉发生暂时性强烈痉挛,周围血管阻力明显上升,致使血压急骤上升而出现一系列临床症状,称之为高血压危象。这是高血压病的急重症,可见于缓进型高血压各期和急进型高血压,血压改变以收缩压突然明显升高为主,舒张压也可升高,常在诱发因素作用下出现,如强烈的情绪变化、精神创伤、心身过劳、寒冷刺激和内分泌失调(如经期和绝经期)等。患者出现剧烈头痛、头晕、眩晕,亦可有恶心、呕吐、胸闷、心悸、气急、视物模糊、腹痛、尿频、尿少、排尿困难等症状。有的患者可伴随自主神经紊乱症状,如发热、口干、出汗、兴奋、皮肤潮红或面色苍白、手足发抖等;严重者,尤其在伴有靶器官病变时,可出现心绞痛、肺水肿、肾衰竭、高血压脑病等。发作时尿中出现少量蛋白和红细胞;血尿素氮、肌酐、肾上腺素、去甲肾上腺素可增加,血糖也可升高、眼底检查有小动脉痉挛、可伴有出血、渗出或视盘水肿。发作一般历时短暂,控制血压后,病情可迅速好转,但易复发。在有效降压药普遍应用的人群,此危象已很少发生。

(2)高血压脑病(hypertensive encephalopathy):急进型或严重的缓进型高血压病患者,尤其是伴有明显脑动脉硬化时,可出现脑部小动脉持久而明显的痉挛,继之发生被动性或强制性扩张,急性脑循环障碍导致脑水肿和颅内压增高而出现的一系列临床表现,称为高血压脑病。发病时常先有血压突然升高,收缩压、舒张压均可增高,以舒张压升高为主,患者出现剧烈头痛、头晕、恶心、呕吐、烦躁不安、脉搏多慢而有力,可有呼吸困难或减慢、视力障碍、黑矇、抽搐、意识模糊甚至昏迷,也可出现暂时性偏瘫、失语、偏身感觉障碍等。检查可见视盘水肿,脑脊液压力增高、蛋白含量增高。发作短暂者历时数分钟,长者可数小时甚至数天。妊娠高血压综合征、肾小球肾炎、肾血管性高血压和嗜铬细胞瘤的患者,也可能发生高血压脑病。

4.并发症

在我国,高血压病最常见的并发症是脑血管意外,其次是高血压性心脏病、心力衰竭,再次是肾衰竭。较少见但严重的并发症为主动脉夹层血肿。其起病常突然,迅速发生剧烈胸痛,向背或腹部放射,伴有主动脉分支堵塞现象时,使两上肢血压及脉搏有明显差别,严重者堵塞一侧,从颈动脉到股动脉的脉搏均消失,或下肢暂时性瘫痪或偏瘫。当累及主动脉根部时,患者可发生主动脉关闭不全。未受堵塞的动脉血压升高。主动脉夹层血肿可破裂入心包或胸膜腔,因心脏压塞而迅速死亡。胸部X线检查可见主动脉明显增宽。超声心动图、CT或磁共振断层显像检查(MRI)可直接显示主动脉夹层及范围,甚至可发现破口。主动脉造影也可确立诊断。高血压并发下肢动脉粥样硬化时,可造成下肢疼痛、间歇性跛行。

二、诊断要点

(一)确定是否高血压

1.诊所血压

诊所偶测血压是目前诊断高血压和分级的标准方法和主要手段,要求在未服用降压药物情况下、非同日 3 次安静状态下,测血压达到诊断水平,体循环动脉收缩压≥140mmHg 及(或)舒张压≥90mmHg 者为高血压。由于测量次数少、观察误差较大和"白大衣效应",不能可靠地反映血压的波动和活动状态下的情况。动态血压及家庭自测血压可弥补诊所偶测血压的不足,具有重要的临床价值。

2. 自测血压

对于评估血压水平及严重程度,评价降压效应,改善治疗依从性,增强治疗的主动参与,自测血压具有独特优点。且无白大衣效应,可重复性较好。目前,患者家庭自测血压在评价血压水平和指导降压治疗上已经成为诊所血压的重要补充。然而,对于精神焦虑或根据血压读数常自行改变治疗方案的患者,不建议自测血压。推荐使用符合国际标准(BHS 和 AAMI)的上臂式全自动或半自动电子血压计,正常上限参考值:135/85mmHg。

应注意患者向医师报告自测血压数据时可能有主观选择性,即报告偏差,患者有意或无意选择较高或较低的血压读数向医师报告,影响医师判断病情和修改治疗。有记忆存储数据功能的电子血压计可克服报告偏差。血压读数的报告方式可采用每周或每月的平均值。家庭自测血压低于诊所血压,家庭自测血压 135/85mmHg 相当于诊所血压 140/90mmHg。对血压正常的人建议定期测量血压(20 ~ 29 岁,每 2 年 1 次;30 岁以上每年至少 1 次)。

3. 动态血压

动态血压测量应使用符合国际标准(BHS 和 AAMI)的监测仪。动态血压的正常值推荐以下国内参考标准:24h 平均值＜130/80mmHg,白昼平均值＜135/85mmHg,夜间平均值＜125/75mmHg。正常情况下,夜间血压均值比白昼血压值低 10% ~ 15%。动态血压监测在临床上可用于诊断白大衣性高血压、隐蔽性高血压、顽固难治性高血压、发作性高血压或低血压,评估血压升高严重程度,但是目前主要仍用于临床研究,例如评估心血管调节机制、预后意义、新药或治疗方案疗效考核等,不能取代诊所血压测量。动态血压测量时应注意以下问题:测量时间间隔应设定一般为每 30min 1 次。可根据需要而设定所需的时间间隔。指导患者日常活动,避免剧烈运动。测血压时患者上臂要保持伸展和静止状态。若首次检查由于伪迹较多而使读数＜80% 的预期值,应再次测量。可根据 24h 平均血压,日间血压或夜间血压进行临床决策参考,但倾向于应用 24h 平均血压。

4. 中心动脉压

近年来提出了中心动脉压的概念,中心动脉压是指升主动脉根部血管所承受的侧压力。中心动脉压也分为收缩压(SBP),舒张压(DBP)及脉压(PP)。主动脉的 SBP 由两部分组成:前向压力波(左心室搏动性射血产生),回传的外周动脉反射波。前向压力波形成收缩期第 1 个峰值(P1),反射波与前向压力波重合形成收缩期第 2 个峰值(即 SBP)。反射波压力又称增强压(AP),增强压的大小可用增压指数(AIx)表示,AIx = AP/PP(AP = SBP − P1)。通常情况下,AP 在舒张期回传到主动脉根部与前向压力波重合,在收缩期回传到外周动脉。

中心动脉压直接影响心、脑、肾等重要脏器的灌注压,因而可能比肱动脉血压更能够预测心脑血管病的发生。反射波是左心室后负荷的组分,是心脏后负荷的指标之一,也是收缩期高血压的发病基础。中心动脉压增高将诱发冠脉硬化,进而容易引起冠状动脉狭窄及冠状动脉事件。

因此,降低中心动脉压将有助于预防心血管事件。已证明中心动脉血流动力学与高血压靶器官损害、心血管疾病独立相关。在预测、决定终点事件方面中心动脉血流动力学的意义优于外周血流动力学。ASCOT 试验的亚组研究 CAFE 中心动脉压可作为评价及优化抗高血压治疗方案的一个新的指标。

5. 白大衣高血压与隐匿性高血压

"白大衣高血压"也称"诊所高血压"。指患者去医院就诊时,在医师诊室测量血压时血压升高,但回到自己家中自测血压或 24h 动态血压监测时血压正常。

隐匿性高血压与之相反,系指患者在医院测量血压正常,而动态血压监测或家庭自测血压水平增高。隐匿性高血压在一般人群中患病率为 8% ~ 23% ,其发生靶器官损害和心血管疾病的危险性较一般人明显增高。

目前对于是否应该采用药物手段干预隐匿性高血压与诊室高血压尚存争议,但加强对这些患者的血压监测、及时发现持续性高血压仍具有重要意义。

同时,对于这些患者还应加强生活方式干预,例如控制饮食、增加体力运动、控制体重、限制食盐摄入量等,努力延缓或避免持久性高血压的发生。由此可见临床上应大力提倡并推广非诊室血压监测措施(包括动态血压监测与家庭自测血压)。动态血压监测与家庭自测血压能够提供更为详尽且真实的血压参数,有助于全面了解血压波动情况,鉴别与判定一过性血压升高(诊室高血压与隐匿性高血压)的人群。

(二)判断高血压的病因,明确有无继发高血压

对怀疑继发性高血压者,通过临床病史、体格检查和常规实验室检查可对继发性高血压进行简单筛查。

1. 临床病史提示继发性高血压的指征

有以下病史。

(1)肾脏疾病家族史(多囊肾)。

(2)肾脏疾病、尿路感染、血尿、滥用镇痛药(肾实质性疾病)。

(3)药物:口服避孕药、甘草、生胃酮(甘珀酸)、滴鼻药、可卡因、安非他明、类固醇、非甾体类抗炎药、促红细胞生长素、环胞素。

(4)阵发性出汗、头痛、焦虑、心悸(嗜铬细胞瘤)。

(5)阵发性肌无力和痉挛(醛固酮增多症)。

2. 提示继发性高血压的体征

体征如下。

(1)库欣(Cushing)综合征面容。

(2)神经纤维瘤性皮肤斑(嗜铬细胞瘤)。

(3)触诊有肾增大(多囊肾)。

(4)听诊有腹部杂音(肾血管性高血压)。

(5)听诊有心前区或胸部杂音(主动脉缩窄或主动脉病)。

(6)股动脉搏动消失或胸部杂音(主动脉缩窄或主动脉病)。

(7)股动脉搏动消失或延迟、股动脉压降低(主动脉缩窄或主动脉病)。

3. 继发高血压常规实验室及辅助检查测定

肾素、醛固酮、皮质激素和儿茶酚胺水平,动脉造影,肾和肾上腺超声、计算机辅助成像(CT)、头部磁共振成像(MRI)等。

三、治疗

（一）目的

治疗高血压的主要目的是最大限度地降低心血管发病和死亡的总危险。当然,血压也并非降得越低越好,近年来研究表明,在降压治疗中存在明显的降压"J"点曲线问题。"J"点曲线现象即血压下降达到特定水平时,主要心血管疾病的发生率会下降;但持续降低血压,心血管事件发生率反而会回升。但究竟血压J点值在哪里,目前没有定论。可以肯定的是不同高血压人群其J点值不同,血压在J点值之上,降压治疗越低、越早越好。

（二）高血压的非药物治疗

非药物治疗包括提倡健康生活方式,消除不利于心理和身体健康的行为和习惯,达到减少高血压以及其他心血管病的发病危险,适用于所有高血压患者。具体内容如下。

1. 减重

建议体重指数（kg/m^2）应控制在24以下。减重对健康的利益是巨大的,如人群中平均体重下降5~10kg,收缩压可下降5~20mmHg。高血压患者体重减少10%,则可使胰岛素抵抗、糖尿病、高脂血症和左心室肥厚改善。减重的方法一方面是减少总热量的摄入,强调少脂肪并限制过多糖类的摄入,另一方面则需增加体育锻炼,如跑步、太极拳、健美操等。在减重过程中还需积极控制其他危险因素,老年高血压则需严格限盐等。减重的速度可因人而异,但首次减重最好达到减重5kg以增强减重信心,减肥可提高整体健康水平,减少包括癌症在内的许多慢性病,关键是"吃饭适量,活动适度"。

2. 采用合理膳食

根据我国情况对改善膳食结构预防高血压提出以下建议:①减少钠盐:WHO建议每人每日食盐量不超过6g。我国膳食中约80%的钠来自烹调或含盐高的腌制品,因此,限盐首先要减少烹调用盐及含盐高的调料,少食各种咸菜及盐腌食品。如果北方居民减少日常用盐的一半,南方居民减少1/3,则基本接近WHO建议;②减少脂肪摄入:补充适量优质蛋白质。建议改善饮食结构,减少含脂肪高的猪肉,增加含蛋白质较高而脂肪较少的禽类及鱼类。蛋白质占总热量15%左右,动物蛋白占总蛋白质20%。蛋白质质量依次为:奶、蛋;鱼、虾;鸡、鸭;猪、牛、羊肉;植物蛋白,其中豆类最好;③注意补充钾和钙;④多吃蔬菜和水果:研究证明增加蔬菜或水果摄入,减少脂肪摄入可使SBP和DBP有所下降。素食者比肉食者有较低的血压,其降压的作用可能基于水果、蔬菜、食物纤维和低脂肪的综合作用;⑤限制饮酒:尽管有研究表明非常少量饮酒可能减少冠心病发病的危险,但是饮酒和血压水平及高血压患病率之间却呈线性相关,大量饮酒可诱发心脑血管事件发作。因此不提倡用少量饮酒预防冠心病,提倡高血压患者应戒酒,因饮酒可增加服用降压药物的抗性。如饮酒,建议每日饮酒量应为少量。男性饮酒量:葡萄酒<100~150mL(相当于2~3两),或啤酒<250~500mL(250~500g),或白酒<25~50mL(0.5~1两);女性则减半量,孕妇不饮酒。不提倡饮高度烈性酒。WHO对酒的新建议是酒,越少越好。

3. 增加体力活动

每个参加运动的人特别是中老年人和高血压患者在运动前最好了解一下自己的身体状况,以决定自己的运动种类、强度、频度和持续运动时间。对中老年人应包括有氧、伸展及增强肌力练习三类,具体项目可选择步行、慢跑、太极拳、门球、气功等。运动强度必须因人而异,按科学锻炼的要求,常用运动强度指标可用运动时最大心率达到180(或170)减去年龄,如50岁的人运动心率为120~130次/分,如果求精确则采用最大心率的60%~85%作为运动适宜心率,需在医师指导下进行。运动频率一般要求每周3~5次,每次持续20~60min即可,可根据运动者身体状况和所选择的运动种类以及气候条件等而定。

4.减轻精神压力保持平衡心态

长期精神压力和心情抑郁是引起高血压和其他一些慢性病的重要原因之一,对于高血压患者,这种精神状态常使他们较少采用健康的生活方式,如酗酒、吸烟等,并降低对抗高血压治疗的依从性。对有精神压力和心理不平衡的人,应减轻精神压力和改变心态,要正确对待自己、他人和社会,积极参加社会和集体活动。

5.戒烟

对高血压患者来说戒烟也是重要的,虽然尼古丁只使血压一过性升高,但它降低服药的依从性并增加降压药物的剂量。吸烟可造成血管内皮损伤,它是导致心血管事件的最重要独立危险因素之一,因此必须提倡全民戒烟。

(三)高血压的药物治疗

1.降压药物治疗原则

如下所述。

(1)小剂量:初始治疗时通常应采用较小的有效剂量以获得可能有的疗效而使不良反应最小,如有效而不满意,可逐步增加剂量以获得最佳疗效。

(2)尽量应用长效制剂:为了有效地防止靶器官损害,要求每天24h内血压稳定于目标范围内,如此可以防止从夜间较低血压到清晨血压突然升高而致猝死、脑卒中或心脏病发作。要达到此目的,最好使用持续24h作用的药物,一天一次给药。其标志之一是降压谷峰比值应>50%,此类药物还可增加治疗的依从性。

(3)联合用药:为使降压效果增大而不增加不良反应,用低剂量单药治疗疗效不满意的可以采用两种或多种降压药物联合治疗。事实上2级以上高血压为达到目标血压常需降压药联合治疗。两种药物的低剂量联合使用,疗效优于大剂量单一用药。

(4)个体化:根据患者具体情况和耐受性及个人意愿或长期承受能力,选择适合患者的降压药物。

在用药过程中,同时考虑:①患者其他危险因素的情况;②患者有无其他并发疾病,包括糖尿病、心脏病、脑血管病、肾脏疾病等;③患者靶器官的损害情况;④长期药物服用应简便,以利于患者坚持治疗。

2.降压药物的选择

如下所述。

(1)降压药物选择的原则:目前,治疗高血压病的药物主要有6大类,即利尿药、β受体阻滞药、钙拮抗药、血管紧张素转化酶抑制药(ACEI)、血管紧张素Ⅱ受体拮抗药(ARB)及α肾上腺素能阻滞药。另外,我国也使用一些复方制剂及中药制剂。目前指南推荐的一线降压药物有5类:利尿药、β受体阻滞药、钙拮抗药、血管紧张素转化酶抑制药(ACEI)、血管紧张素Ⅱ受体拮抗药(ARB)。近年来大型荟萃分析显示:常用的5种降压药物总体降压作用无显著性差异。任何降压治疗的心血管保护作用主要源自降压本身。5大类降压药物都可以用于高血压患者的起始和维持治疗。当然每种药物都有其临床适应证和禁忌证,不同类降压药在某些方面可能有相对的优势。一些研究提示,预防脑卒中,ARB 优于 β 阻滞药,钙拮抗药优于利尿药;预防心力衰竭,利尿药优于其他类;延缓糖尿病和非糖尿病肾病的肾功能不全,ACEI 或 ARB 优于其他类;改善左心室肥厚,ARB 优于 β 受体阻滞药;延缓颈动脉粥样硬化;钙拮抗药优于利尿药或 β 受体阻滞药。不同类降压药在某些方面的可能的相对优势仍有争议,尚需进一步的研究。因此 2009 年欧洲高血压指南更新中指出,应依据循证医学证据来选择降压药物,传统的一线、二线、三线用药的分类方法缺乏科学性和实用性,应避免采用。

选择哪种降压药物作为开始治疗及维持降压治疗的原则是:对每个患者应该采取在指南指导下的个体化治疗,因为需要长期甚至终身的治疗。要考虑的主要因素有:①患者存在的心血管危险因素;②有无靶器官损害、临床有无并发心血管病、肾脏疾病及糖尿病等;③有无其他伴随疾病影响某种降压药物的使用;④对患者存在的其他情况,所用药物有无相互作用;⑤降压药降低心血管危险的证据有多少;⑥患者长期治疗的经济承受能力。

(2)常用抗高血压药

1)利尿药:最常用的一线类降压药,噻嗪类利尿药不论单用或联用,都有明确的疗效。有利于肾脏排出体内的钠盐和水分,达到降低血压的目的。主要不良反应为低钾血症、胰岛素抵抗和脂代谢异常。目前较少单独使用并尽量小剂量应用,在使用利尿药的同时,应该使用补钾和保钾制剂。新型利尿药吲达帕胺在常用剂量上仅表现有轻微的利尿作用,主要表现为血管扩张作用,降压有效率在 70% 左右,且不具有传统利尿药易造成代谢异常的特点。

适应证:主要用于轻、中度高血压,尤其是老年人高血压或并发心力衰竭时、肥胖者、有肾衰竭或心力衰竭的高血压患者。痛风患者禁用,糖尿病和高脂血症患者慎用。小剂量可以避免低血钾、糖耐量降低和心律失常等不良反应。可选择使用氢氯噻嗪(HCT)12.5~25mg、吲达帕胺(indapamide)1.25~2.5mg,每天 1 次。呋塞米(furosemide)仅用于并发肾衰竭时。

2)β 受体阻滞药:β 受体阻滞药降压安全、有效,通过阻断交感神经系统起作用。单用一般能使收缩压下降 15~20mmHg。目前第一代的 β 受体阻滞药普萘洛尔已较少使用,临床常用的有美托洛尔、阿替洛尔(因临床研究获益不大,目前不建议使用)和比索洛尔。

其中比索洛尔为每天 1 次的新型高度选择性的 β 受体阻滞药,服用方便,不良反应小,几乎不影响糖脂代谢。β 受体阻滞药主要用于轻、中度高血压,尤其是静息心率较快(>80 次/分)的中青年患者或并发心绞痛者。不良反应是心动过缓、房室传导阻滞、心肌收缩抑制、糖脂代谢异常。特别适用于年轻人、发生过心肌梗死、快速型心律失常、心绞痛的患者。

适应证:主要用于轻、中度高血压,尤其在静息时心率较快(>80 次/分)的中青年患者或并发心绞痛时。心脏传导阻滞、哮喘、慢性阻塞性肺病与周围血管病患者禁用。胰岛素依赖型糖尿病患者慎用。可选择使用美托洛尔(metoprolol)25~50mg,每天 1~2 次;比索洛尔(bisoprolol)2.5~5mg,每天 1 次;倍他洛尔(betaxolol)5~10mg,每天 1 次。β 受体阻滞药也可用于治疗心力衰竭,但用法与降压完全不同,应加注意。

3)钙拮抗药(CCB):钙拮抗药通过血管扩张以达到降压目的。用于高血压的钙拮抗药可分为 3 类,即二氢吡啶类,以硝苯地平为代表,目前第一代的短效制剂硝苯地平已较少应用,临床多使用缓释和控释制剂或二、三代制剂,如尼群地平、非洛地平、氨氯地平等。

苯噻氮䓬类,以地尔硫卓为代表;苯烷胺类,以维拉帕米为代表。后两类钙拮抗药亦称非二氢吡啶类,多用于高血压并发冠心病和室上性心律失常的患者,不良反应主要有降低心率和抑制心肌收缩力。钙拮抗药的降压特点为:在具有良好降压效果的同时,能明显降低心、脑血管并发症的发生率和病死率,延缓动脉硬化进程,对电解质、糖脂代谢、尿酸无不良影响。第一代的短效制剂硝苯地平服用不方便、依从性差、对血压控制不稳、有反射性心率加速、交感神经激活、头痛、面红、踝部水肿等不良反应,研究显示,使用短效钙拮抗药有可能增加死于心肌梗死的危险性,但有证据显示,使用长效制剂则没有类似危险,故已较少应用短效钙拮抗药,建议尽量使用长效制剂。

长效钙拮抗药和缓释制剂能产生相对平稳和持久的降压效果,不良反应少。心脏传导阻滞和心力衰竭患者禁用非二氢吡啶类钙拮抗药。不稳定型心绞痛和急性心肌梗死时禁用速效二氢吡啶类钙拮抗药。优先选择使用长效制剂,例如非洛地平(felodipine)缓释片 5 ~ 10mg,每天 1 次;硝苯地平(nifedipine)控释片 30mg,每天 1 次;氨氯地平(amlodipine)5 ~ 10mg,每天 1次;拉西地平(lacidipine)4 ~ 6mg,每天 1 次;维拉帕米(verapami)缓释片 120 ~ 240mg,每天 1次。对于经济承受能力较低的患者,也可使用硝苯地平缓释片或尼群地平普通片 10mg,每天 2 ~ 3 次,虽然疗效可能没有长效制剂好,但降压总比不降好。

慎用硝苯地平速效胶囊。常见不良反应为头痛、面红、踝部水肿等。

适应证:可用于各种程度的高血压,尤其在老年人高血压或并发稳定型心绞痛时。

CCB 是非常好的抗高血压药物,无论是用于起始治疗,还是作为联合治疗的用药之一。

ALLHAT 试验证实 CCB 是很好的降压选择。ACCOMPLISH 试验显示,CCB 与 ACEI 联用优于利尿药 + ACEI。ASCOT 试验也是如此。这些大型临床试验给治疗提供了依据。特别是对于中国人群,发生脑卒中的风险很高,CCB 是非常理想的药物,中国的高血压患者应当尽量早应用 CCB。

4)血管紧张素转化酶抑制药(ACEI):通过扩张动脉降低血压。这些药物口服大多 1h 内出现降压效应,但可能需要几天甚至几周才能达到最大降压效应。其中卡托普利作用时间最短,需每天 2 ~ 3 次服药,其他大多是新型的 ACEI,如苯那普利(贝那普利)、赖诺普利、雷米普利、福辛普利等,均可每天 1 次服药。对降低高血压患者心力衰竭发生率及病死率、延缓胰岛素依赖型糖尿病患者肾损害的进展,尤其是伴有蛋白尿时特别有效。ACEI 不影响心率和糖、脂代谢,更重要的功能是能保护和逆转靶器官的损害。

主要不良反应为干咳、高钾血症、血管神经性水肿。主要用于高血压并发糖尿病,或者并发心脏功能不全、肾脏损害有蛋白尿的患者。妊娠和肾动脉狭窄、肾衰竭(血肌酐 > 265μmol/L或 3mg/dL)患者禁用。可以选择使用以下制剂:卡托普利(captopril)12.5 ~ 25mg,每天 2 ~ 3 次;依那普利(enalapril)10 ~ 20mg,每天 1 ~ 2 次;培哚普利(perindopril)4 ~ 8mg,每天 1 次;西拉普利(cilazapril)2.5 ~ 5mg,每天 1 次;苯那普利(benazepril)(贝那普利)10 ~ 20mg,每天 1 次;雷米普利(ramipril)2.5 ~ 5mg,每天 1 次;赖诺普利(lisinopril)20 ~ 40mg,每天 1 次。

适应证:ACEI 能安全有效地降低血压,可用于治疗各级高血压。特别适用于年轻人、心力衰竭患者、服用其他药物出现较多不良反应的患者。

5)血管紧张素Ⅱ受体拮抗药(ARB):ARB 是继 ACEI 之后的对高血压、动脉硬化、心肌肥厚、心力衰竭、糖尿病肾病等具有良好作用的新一类作用于肾素—血管紧张素系统(RAS)的抗高血压药物。作用机制与 ACEI 相似,但更加直接。与 ACEI 比较,它更充分、更具选择性地阻断 RAS,且很少有干咳、血管神经性水肿等不良反应,氯沙坦还可促进血尿酸排出。适用于 ACEI 不能耐受的患者。对糖尿病患者、心力衰竭患者、肾损害患者靶器官有良好的保护作用,可降低心脑突发事件的发生,减低心力衰竭患者的病死率。目前国内应用较多的是氯沙坦、缬沙坦,其次是伊贝沙坦和替米沙坦。例如氯沙坦(losartan)50～100mg,每日 1 次,缬沙坦(valsartan)80～160mg,每日 1 次。

适应证:与 ACEI 相同,目前主要用于 ACEI 治疗后发生干咳的患者。特别适用于使用其他降压药物有不良反应的患者,可提高患者的治疗顺应性。

(3)新型的降压药物

1)肾素抑制药(DRI):肾素抑制剂能有效、高度选择性地作用于 RAS 系统,抑制肾素以减少血管紧张素原转化为血管紧张素Ⅰ;具有抗交感作用,因而避免了血管扩张后反射性的心动过速;能改善心力衰竭患者的血流动力学;对肾脏的保护作用强于 ACEI 和血管紧张素受体(AT$_1$)拮抗药;预期不良反应小。肽类肾素拮抗药如雷米克林、依那克林属第一代肾素抑制药,但由于其生物利用度低,口服有首剂效应,易为蛋白酶水解等缺点,临床应用价值低。非肽类肾素拮抗药如 A－72517、RO－425892、阿利吉仑等为第二代肾素抑制药,能克服上述缺点,有望成为新型的抗高血压药。

2)其他新型降压药:目前报道有内皮素受体拮抗药、神经肽 Y 抑制药、心钠素及内肽酶抑制药、咪唑林受体兴奋药(如莫索尼定、雷美尼定)、5－羟色胺受体拮抗药(酮色林、乌拉地尔)、K$^+$通道开放剂、降钙素基因相关肽(CGRP)等。这些新药研究进展迅速,有些已应用于临床,使高血压病防治出现更为广阔的前景,但目前在国内应用这些新药的临床报道还不多。

(四)采取综合防治措施,治疗相关危险因素

1.调脂治疗

高血压伴有血脂异常可增加心血管病发生危险。血压或非高血压者调脂治疗对预防冠状动脉事件的效果是相似的。

一级预防和二级预防分别使脑卒中危险下降 15% 和 30%。我国完成的 CCSPS 研究表明,调脂治疗对中国冠心病的二级预防是有益的。

2.抗血小板治疗

对于有心脏事件既往史或心血管高危患者,抗血小板治疗可降低脑卒中和心肌梗死的危险。

对高血压伴缺血性血管病或心血管高危因素者血压控制后可给予小剂量阿司匹林。

3.血糖控制

高于正常的空腹血糖值或糖化血红蛋白(HbA1c)与心血管危险增高具有相关性。UKPDS 研究提示强化血糖控制与常规血糖控制比较,虽对预防大血管事件不明显,但却明显减低微血管并发症。治疗糖尿病的理想目标是空腹血糖≤6.1mmol/L 或 HbA1c≤6.5%。

4.微量清蛋白尿

近年来随着对微量清蛋白尿(microalbuminuria,MAU)的不断认识,其临床意义越来越受到重视。肾脏的病变,如微量清蛋白尿的出现,是肾脏血管内皮功能障碍的标志,同时也是全身其他部位(心脏、脑)血管病变的一个反映窗口。神经体液因素不断作用于心血管疾病高危患者的大、小血管,引发高血压、动脉硬化、冠心病,内皮损伤及炎症反应导致随后发生靶器官损害,产生蛋白尿、心力衰竭等。

MAU 已明确作为包括糖尿病(DM)、高血压及其他慢性肾脏疾病(CKD)患者甚至普通人群心血管并发症、肾脏疾病预后及死亡的独立预测因子,K/DOQI 指南已将尿清蛋白的检测列

为 CKD 高危人群的筛查指标。RAS 抑制药通过抑制异常激活的神经体液因子、保护内皮来干预危险因素,明显改善了高危患者的预后,体现在肾脏保护作用、减少微量蛋白尿、改善代谢综合征、降低新发糖尿病,以及保护心脏功能、治疗心肌梗死和心力衰竭等方面。

(郭　峰)

第十二节　继发性高血压病

继发性高血压亦称症状性高血压,此种高血压存在明确的病因,高血压为其临床表现之一。继发性高血压在所有高血压患者中占 5% ~ 10%。继发性高血压本身的临床表现和危害性,与原发性高血压甚相似。因此当原发病的其他症状不多或不太明显时,容易被误认为原发性高血压。由于继发性高血压和原发性高血压的治疗方法不尽相同,且有些继发性高血压的病因是可以去除的,因此在临床工作中,两者的鉴别关系到是否能及时正确地进行治疗,很为重要。

一、病因

引起继发性高血压的原因,可有以下各种。

(一)肾脏疾病

肾脏疾病引起的高血压,是继发性高血压中最常见的一种,称为肾性高血压。包括:①肾实质性病变:如急性和慢性肾小球肾炎、慢性肾盂肾炎、妊娠高血压疾病、先天性肾脏病变(多囊肾、马蹄肾、肾发育不全)、肾结核、肾结石、肾肿瘤、继发性肾脏病变(各种结缔组织疾病、糖尿病性肾脏病变、肾淀粉样变、放射性肾炎、创伤和泌尿道阻塞所致的肾脏病变)等;②肾血管病变:如肾动脉和肾静脉狭窄阻塞(先天性畸形、动脉粥样硬化、炎症、血栓、肾蒂扭转)。③肾周围病变:如炎症、脓肿、肿瘤、创伤、出血等。

(二)内分泌疾病

肾上腺皮质疾病,包括皮质醇增多症(库欣综合征)、原发性醛固酮增多症、伴有高血压的肾上腺性变态综合征和肾上腺髓质的嗜铬细胞瘤、肾上腺外的嗜铬细胞肿瘤都能引起继发性高血压。其他内分泌性的继发性高血压包括垂体前叶功能亢进(肢端肥大症)、甲状腺功能亢进或低下、甲状旁腺功能亢进(高血钙)、类癌和绝经期综合征等。内分泌疾病伴有高血压的并不少见。继发性高血压也可由外源性激素所致:雌激素(女性长期口服避孕药)、糖皮质激素、盐皮质激素、拟交感胺和含酪胺的食物和单胺氧化酶抑制剂等。

(三)血管病变

血管病变如主动脉缩窄、多发性大动脉炎等。主要引起上肢血压升高。

(四)其他

睡眠呼吸暂停综合征和各种药物引起的高血压等。

二、发病机制和病理

肾性高血压主要发生于肾实质病变和肾动脉病变。前一类肾脏病理解剖的共同特点是肾小球玻璃样变性、间质组织和结缔组织增生、肾小管萎缩和肾细小动脉狭窄:说明肾脏既有实质性损害也有血液供应不足这两种情况同时存在,后者为肾内血管病变所引起。后一类则病变在肾动脉,主要引起肾脏血流灌注的固定性减少。在以上病变造成肾缺血缺氧的情况下,肾脏可以分泌多种增高血压的因子,主要是肾小球旁细胞分泌大量肾素。过多的血管紧张素Ⅱ通过直接收缩血管作用、刺激醛固酮分泌导致水钠潴留和兴奋交感神经系统使血压增高。高血压反过来又可引起肾细小动脉病变,加重肾脏缺血。这样互相影响,使血压持续增高。

皮质醇增多症时的高血压,是下丘脑—垂体分泌 ACTH 样物质刺激肾上腺皮质增生或肾上腺皮质自身发生肿瘤,使调节糖类和盐类的肾上腺皮质激素分泌增多,导致水钠潴留所致。嗜铬细胞瘤通过释放过量儿茶酚胺引起患者血压阵发性或持续性增高。原发性醛固酮增多症为肾上腺皮质增生或肿瘤所致的醛固酮自主性分泌过多,可导致体内钠和水潴留,进而使有效血容量增加和高血压。

肾上腺性变态综合征的高血压,是 $C_{11\beta}$ 羟化酶失常致 11 去氧皮质醇及 11 去氧皮质酮增多的结果。也可由于 $C_{17\alpha}$ 羟化酶不足而皮质醇及性激素减少,11 去氧皮质酮、皮质酮及醛固酮分泌增多所致。

甲状旁腺功能亢进患者约 1/3 有高血压,此与该病血钙增高引起肾结石、肾钙质沉积、间质性肾炎、慢性肾盂肾炎等肾脏病变有关。血钙增高对血管也有直接的收缩作用。有些患者的高血压在血钙纠正后消失。垂体前叶功能亢进症和糖尿病中,高血压较无此种疾病的人群中多数倍。绝经期综合征的高血压可能与卵巢功能减退,雌激素对大脑皮质、自主神经中枢的调节和对垂体的抑制减弱有关。

先天性主动脉缩窄和多发性大动脉炎,可在主动脉各段造成狭窄,如狭窄发生于主动脉弓的末部至腹主动脉分叉之间,其所引起的体循环血流变化可使下肢血液供应减少而血压降低,大量血液主要进入狭窄部位以上的主动脉弓的分支,因而头部及上肢的血液供应增加而血压升高。由于狭窄部位以下的降主动脉与腹主动脉供血不足,且肾动脉的血液供应也不足,遂使肾脏缺血的因素亦参与了这类疾病高血压的形成。

睡眠呼吸暂停综合征表现为睡眠中上呼吸道反复发生的机械性阻塞,其中至少一半人血压增高,经手术或鼻持续气道正压治疗血压可下降。

许多药物可以引起或加重高血压。免疫抑制剂如环孢素和糖皮质激素可使高达 80% 的接受器官移植者血压升高。非甾体类抗炎药和 COX－2 抑制剂通过其抗肾脏前列腺素的作用使血压增高。高原病伴有的高血压,主要与高原气压及氧分压低致组织缺氧有关。

三、临床表现

继发性高血压的临床表现主要是有关原发病的症状和体征,高血压仅是其中的表现之一。但有时也可由于其他症状和体征不甚显著而使高血压成为主要表现。继发性高血压患者的血压特点可与原发性高血压甚相类似,但又各有自身的特点。如嗜铬细胞瘤患者的血压增高常为阵发性,伴有交感神经:兴奋的症状,在发作间期血压可以正常;而主动脉缩窄患者的高血压可仅限于上肢。

四、诊断和鉴别诊断

对下列高血压患者应考虑继发性高血压的可能:①常规病史、体检和实验室检查提示患者有引起高血压的系统性疾病存在;②20 岁之前开始有高血压;③高血压起病突然,或高血压患者原来控制良好的血压突然恶化,难以找到其他原因;④重度或难治性高血压;⑤靶器官损害严重,与高血压不相称,宜进行深入仔细的病史询问,体格检查和必要的实验室检查。

在病史询问中,应特别注意询问各种肾脏病、泌尿道感染和血尿史、肾脏病家族史(多囊肾),有无发作性出汗、头痛与焦虑不安(嗜铬细胞瘤),肌肉无力和抽搐发作(原发性醛固酮增多症)等。体检中注意有无皮质醇增多症的外表体征、有无扪及增大的肾脏(多囊肾)、腹部杂音的听诊(肾血管性高血压),心前区或胸部杂音的听诊(主动脉缩窄或主动脉病),以及股动脉搏动减弱、延迟或胸部杂音,下肢动脉血压降低(主动脉缩窄或主动脉病),神经纤维瘤性皮肤斑(嗜铬细胞瘤)等。靶器官损害的体征包括有无颈动脉杂音,运动或感觉缺失,眼底异常,心尖冲动异常,心律失常,肺部啰音,重力性水肿和外周血管病变的体征。除常规实验室检查外,根据不同的病因选作下列实验室检查项目:血浆肾素、血管紧张素、醛固酮、皮质醇、儿茶酚胺,主动脉和肾血管造影、肾上腺 B 超或 CT、核素检查等。

(一)肾实质性疾病

肾实质性高血压是最常见的继发性高血压,以慢性肾小球肾炎最为常见,其他包括结构性肾病和梗阻性肾病等。应对所有高血压患者初诊时进行尿常规检查以筛查除外肾实质性高血压。体检时双侧上腹部如触及块状物,应疑为多囊肾,并做腹部超声检查。目前超声检查在肾脏的解剖诊断方面几乎已经完全取代了静脉肾盂造影,可以提供有关肾脏大小和形态、皮质厚度,有无泌尿道梗阻和肾脏肿块的所有必要的解剖学资料。功能方面的筛选试验包括尿蛋白、红细胞、白细胞和血肌酐浓度。应当对所有高血压患者进行这些检查。如多次复查结果正常,可以排除肾实质疾病;如有异常,应进一步做详细检查。

(二)肾血管性高血压

肾血管性高血压是继发性高血压的第二位原因,系由一处或多处的肾外动脉狭窄所致。

老年人肾动脉狭窄多由动脉粥样硬化所致。在我国,大动脉炎是年轻人肾动脉狭窄的重要原因之一。纤维肌性发育不良症状较少见。突然发生或加重、难治的高血压提示肾动脉狭窄的存在。肾动脉狭窄的表现包括腹部血管杂音、低血钾和肾功能进行性减退。彩色多普勒超声可以发现肾动脉狭窄,尤其是接近血管开口处的病变。并能确定有助于预测介入治疗效果的阻力指数。三维增强磁共振血管造影也有助于肾血管性高血压的诊断。螺旋 CT 诊断肾血管性高血压的敏感性也相似。肾动脉狭窄的确诊性检查是动脉内血管造影。肾静脉肾素比值需要多次侵入性导管检查,操作复杂,敏感性和特异性不高,目前不作为筛选试验推荐。

(三)嗜铬细胞瘤

嗜铬细胞瘤是一种少见的继发性高血压(占所有高血压患者的 0.2% ~0.4%),可为遗传性或获得性。嗜铬细胞瘤患者约 70% 有高血压,为稳定性或阵发性(伴有头痛、出汗、心悸和苍白等症状)。诊断根据血浆或尿中儿茶酚胺或其代谢产物增多。在进行旨在定位肿瘤的功能显像检查之前,应当进行药物试验以获得支持诊断的依据。敏感性最高(97% ~98%)的试验是血浆游离甲氧基肾上腺素的测定加上尿甲氧基肾上腺素片段的测定。但由于目前血浆游离甲氧基肾上腺素的测定尚未常规用于诊断,因此尿甲氧基肾上腺素片段和尿儿茶酚胺仍然是首选的诊断试验。很高的测定值则无需进一步检查即可做出诊断;如测定值为中等升高,尽管临床高度怀疑嗜铬细胞瘤,仍有必要用胰高糖素或可乐定做激发或抑制试验;当试验结果为边缘时,许多临床医师愿意直接进入影像学检查。胰高糖素试验必须在患者已经有效地接受 α 受体阻滞药治疗之后实施,以防注射胰高糖素后发生显著的血压下降。给予可乐定后血浆儿茶酚胺水平显著下降被视为可乐定抑制试验阴性。做出定性诊断后,还需要进行定位诊断。95%位于肾上腺附近,因为常常是体积较大的肿瘤,因此有时可通过超声检查而被发现。CT和磁共振是最敏感的检查手段(敏感性为98%～100%),但后者的特异性较低(50%)。

(四)皮质醇增多症

高血压在本病十分常见,约占80%。患者典型的体形常提示本病。可靠指标是测定24h尿氢化可的松水平,>110nmol(40ng)高度提示本病。确诊可通过2d小剂量地塞米松抑制试验(每6h给予0.5mg,共8次)或夜间(夜11时给予1mg)地塞米松抑制试验。2d试验中第二天尿氢化可的松排泄超过27nmol(10ng)或夜间地塞米松抑制试验中次日8时血浆氢化可的松水平超过140nmol(50ng)提示本病,而结果正常可排除本病。最近也有采用后半夜血清或唾液氢化可的松作为诊断的更简单指标。本症的分型可采用进一步实验室和影像学检查。

(五)原发性醛固酮增多症

血清钾水平的检测是原发性醛固酮增多症的重要筛查试验,但只有少数患者会在本症的早期有低血钾。病因方面,30%为肾上腺腺瘤(多见于女性),70%为肾上腺皮质增生,罕见的是肾上腺癌。血压可轻度增高,亦可为显著增高而难以用药物控制。对难治性高血压和不能激发的低血钾患者要考虑原发性醛固酮增多症。进一步证实可通过氟可的松抑制试验(给予激素4d不能使血浆醛固酮水平降至阈值以下)以及标准状况下测定的醛固酮和肾素。也可测定醛固酮/肾素比值。但老年人也可有醛固酮增高和肾素降低。而且慢性肾病患者醛固酮/肾素比值也可增高,是因高血钾刺激醛固酮释放所致。一项荟萃分析的结果显示,本症患者醛固酮/肾素比值增高者在不同研究中所占比例的变化很大,从5.5%到39%,因此其临床使用价值尚有争议。肾上腺显影(目前常用CT、磁共振或放射性核素胆固醇标记技术)也有一定的使用价值。

(六)主动脉缩窄

先天性主动脉缩窄或多发性大动脉炎引起的降主动脉和腹主动脉狭窄,都可引起上肢血压增高,多见于青少年。本病的特点常是上肢血压高而下肢血压不高或降低,且上肢血压高于下肢,形成反常的上下肢血压差别(正常平卧位用常规血压计测定时下肢收缩压读数较上肢高20～40mmHg)。下肢动脉搏动减弱或消失,有冷感和乏力感。在胸背和腰部可听到收缩期血管杂音,在肩胛间区、胸骨旁、腋部和中上腹部,可能有侧支循环动脉的搏动、震颤和杂音。多发性大动脉炎在引起降主动脉或腹主动脉狭窄的同时,还可以引起主动脉弓在头臂动脉分支间的狭窄或一侧上肢动脉的狭窄,这时一侧上肢血压增高,而另一侧血压则降低或测不到,应予注意。影像学检查(超声和放射学检查)可确立诊断。

(七)睡眠呼吸暂停综合征

睡眠呼吸暂停综合征又称阻塞性睡眠呼吸暂停综合征(OSA),特点是睡眠中上呼吸道吸气相陷闭引起呼吸气流停顿的反复发生,氧饱和度下降。对肥胖者,特别是伴有难治性高血压者应疑及本症的存在。对动态血压监测显示为"非构型"者,应做呼吸监测。患者的体征包括白天嗜睡、注意力难以集中、睡眠不安、睡眠中呼吸发作性暂停、夜尿、易激惹和性格变化、性功能减退等。一旦怀疑本病,应做进一步检查。呼吸监测是诊断的主要工具。本症可通过兴奋交感神经、氧化应激、炎症和内皮功能障碍等机制对心血管功能和结构产生有害影响。本症可在相当一部分患者中引起血压增高,机制可能是心血管反射性调节机制的损伤和血管内皮功能障碍。

（八）药物诱发的高血压

升高血压的药物有甘草、口服避孕药、类固醇、非甾体抗炎药、可卡因、安非他明、促红细胞生成素和环孢素等。

五、治疗

继发性高血压的治疗，主要是针对其原发病。对原发病不能根治手术或术后血压仍高者，除采用其他针对病因的治疗外，对高血压可按治疗原发性高血压的方法进行降压治疗。

有关肾血管性高血压的治疗，目前认为：①顽固性高血压和肾功能进行性下降是血管重建的指征；②介入治疗已较手术血管重建更多选用；③对肌纤维发育不良者，选用单纯血管成形术成功率高、血压控制好，而对动脉粥样硬化性病变，再狭窄发生率较高，需加放置支架；④介入治疗的效果优于药物治疗，但药物治疗仍然十分重要。如果肾功能正常、血压得到控制、肾动脉狭窄不严重，或高血压病程较长，则首选药物治疗。由于动脉粥样硬化病变有进展的高度危险，仍然需要强化生活方式的改变、小剂量阿司匹林、他汀类药物和多种降压药治疗。降压药宜选用噻嗪类利尿剂和钙拮抗剂，如无双侧肾动脉狭窄，尚可加用肾素—血管紧张素抑制剂。主要危险是狭窄后部位血流灌注显著减少导致的肾功能急性恶化和血清肌酐增高，常见于给予肾素—血管紧张素抑制剂后，但血清肌酐的变化可在撤药后恢复正常。

嗜铬细胞瘤的治疗是切除肿瘤。手术前，患者必须充分准备，包括给予 α 受体阻滞药和 β 受体阻滞药(前者足量给药后)，然后给予手术切除，常用腹腔镜指导，此前给予足量补液，以免容量不足。

对原发性醛固酮增多症，通过腹腔镜切除腺瘤，术前给予醛固酮拮抗剂(如螺内酯或依普利酮)。对肾上腺增生，给予醛固酮拮抗剂治疗。

主动脉缩窄患者在手术修复或安置支架后，高血压可仍然存在，患者可能需要继续服用降压药。

睡眠呼吸暂停综合征并发高血压的治疗，包括肥胖者减轻体重，以及使用正压呼吸装置。

（郭　峰）

第十三节　难治性高血压病

一、正确理解难治性高血压的含义

难治性高血压(resistant hypertension)又称为顽固性高血压。其定义为：在改善生活方式的基础上，使用足够剂量且合理的 3 种降压药物(包括利尿剂)后，血压仍在目标水平以上，或至少需要 4 种药物才能使血压达标(一般人群 < 140/90mmHg，糖尿病、冠心病和慢性肾病患者 < 130/80mmHg)。难治性高血压占高血压患者的 15% ～ 20%，由于血压难控，对靶器官的损伤更为严重，预后更差。收缩压持续升高是难治性高血压的主要表现形式。

难治性高血压并非是所有未控制达标的高血压。主要原因包括：①生活方式改善不良；

②患者依从性差,未合理规律用药;③部分患者可能为继发性高血压,而尚未明确诊断;④新近诊断的原发性高血压患者,降压药物需要合理调整;⑤短暂的血压增高,尤其是在急性呼吸道感染、突然失眠、寒冷等应激情况下。

二、假性难治性高血压的常见原因

1. 医患相关因素

①血压测量技术问题:包括使用有测量误差的电子血压计、测压方法不当,如测量姿势不正确、上臂较粗而未使用较大袖带;②"白大衣"效应:表现为诊室血压高而诊室外血压正常(动态血压或家庭自测血压正常),发生率在普通人群和难治性高血压人群类似,可高达20%~30%,老年人似乎更常见;③假性高血压:是指间接测压法测得的血压读数明显高于经动脉真正测得的血压读数。发生机制是由于周围动脉硬化,袖带气囊不易阻断僵硬的动脉血流。尽管血压较高,但并无靶器官损害,多见于有明显动脉硬化的老年人和大动脉炎的患者;④患者依从性差:如服药怕麻烦,担心药物的不良反应;忧虑用"好药",后将来无药可用;经济上不能承受,听信不正确的舆论等。部分为发生药物不良反应而停药;⑤生活方式改善不良:包括食盐过多、饮酒、吸烟、缺乏运动、低纤维素饮食等。摄盐过多可抵消降压药物的作用,对盐敏感性高血压更为明显。睡眠质量差造成血压升高,并且难于控制,临床上比较常见。长期大量饮酒者高血压发生率升高12%~14%,而戒酒可使24h收缩压降低7.2mmHg,舒张压降低6.6mmHg,高血压的比例由42%降至12%;⑥肥胖与糖尿病:由于胰岛素抵抗、血管内皮功能紊乱、肾脏损害、药物敏感性低等原因,更易发生难治性高血压。有研究显示,糖尿病并发高血压病患者平均需要2.8~4.2种抗高血压药物才能有效降低血压;⑦高龄:单纯收缩性高血压比较常见,并随年龄增长而增多,更难降压;⑧精神心理因素:伴有慢性疼痛、失眠、焦虑、忧郁等。

2. 药物因素

①降压药物剂量不足或联合用药不合理;②非固醇类抗炎药可使收缩压平均增高5mmHg,可以削弱利尿剂、ACEI、ARB和β受体阻滞剂的降压作用,对大部分患者影响较小,但对老年、糖尿病、慢性肾病患者影响较大;③可卡因、安非他命及其他成瘾药物的使用;④拟交感神经药;⑤口服避孕药;⑥皮质类固醇激素类;⑦环孢素和他克莫司;⑧促红细胞生成素;⑨某些助消化药、通便药、通鼻用的交感神经兴奋剂和有激素样作用的甘草酸二铵等;⑩部分中草药如人参、麻黄、甘草、苦橙等。

3. 其他因素

急性呼吸道感染常使血压显著升高或使高血压难以控制,可持续1周。

环境和季节因素也显著影响血压水平,如寒冷环境血压上升幅度较大,且相对难以控制,平时所用药物不足以控制其血压,或者难以使血压达到目标水平。

三、难治性高血压的继发原因

继发性高血压是难治性高血压的常见原因。继发性高血压主要包括高血压遗传性疾病、阻塞性睡眠-呼吸暂停综合征、肾实质疾病、肾血管性高血压、原发性醛固酮增多症、嗜铬细胞瘤、慢性类固醇治疗和库欣综合征、甲状腺和甲状旁腺疾病、主动脉缩窄、颅内肿瘤等。继发性高血压的流行病学和发生率目前尚无系统的研究资料。根据Strauch等对402例高血压住院患者的研究显示,继发性高血压占全部高血压患者的31%,其中原发性醛固酮增多症占19%,

肾血管性高血压和嗜铬细胞瘤分别占 4% 和 5%，皮质醇增多症和肾性高血压分别为 2% 和 1%。

1. 高血压遗传学

11β－羟化酶缺乏、17β－羟化酶缺乏、Liddle 综合征(肾小管上皮细胞钠离子通道基因功能增强型突变)、糖皮质激素可治性高血压、肾单位上皮细胞 11β－羟类固醇脱氢酶缺乏所致的盐皮质样激素中间体过剩等均为单基因遗传的高血压，而且血压较难控制。近来认定的 WNK 激酶(丝氨酸－苏氨酸蛋白激酶家族成员)是有多种生理功能的蛋白，包括细胞信号、细胞生成、增生和胚胎发育，其中对离子通道有重要的调节作用。

其基因突变即可导致遗传性高血压和高血钾综合征，即假性醛固酮减低症 II 型。

2. 阻塞性睡眠－呼吸暂停综合征(OSAS)

约 50% 的高血压患者并发 OSAS，男性多于女性。然而 OSAS 与高血压明显相关，在药物难以控制的高血压病患者中常见，美国将其列为继发性高血压的首位原因。OSAS 的低氧状态导致的交感神经激活及压力反射敏感性下降，引起血压调节功能障碍，可能是造成高血压难治的主要机制。不适当的睡眠姿势、急性上呼吸道感染、饮酒和吸烟可加重病情，与喉部炎症、充血和水肿有关。诊断依靠详细询问病史和夜间呼吸睡眠监测。

3. 原发性醛固酮增多症

原发性醛固酮增多症在难治性高血压患者中的患病率 >10%，在继发性高血压中最为常见。常见原因是肾上腺腺瘤或增生，少见原因为遗传缺陷。大部分原发性醛固酮增多症并无低钾血症和尿钾增多的表现，血钾多在正常范围的低值。临床上不能以自发性低钾血症作为筛查和诊断的必要条件。肾上腺无创影像学检查对单侧肾上腺单个腺瘤的诊断价值较高，而对双侧肾上腺多个结节的准确性欠佳，需要行选择性肾上腺静脉血激素测定予以明确。

4. 肾血管性高血压

肾血管性高血压包括先天性纤维肌性发育不良、大动脉炎及肾动脉粥样硬化。前两者在年轻人(尤其是年轻女性)中多见，而后者在年龄 >50 岁的患者中多见，尤其是合并糖尿病、冠心病或周围动脉粥样硬化者。对于粥样硬化性肾动脉狭窄，介入治疗仍能获得较好的血压控制和肾脏功能的改善，但尚需大规模的临床研究加以证实。

5. 肾实质疾病

慢性肾脏疾病既是高血压难治的原因，也是难治性高血压或高血压长期未能有效控制的并发症。慢性肾脏疾病的患者绝大多数伴有高血压，通常需要抗高血压治疗且多需联合用药，需要使用 3 种以上降压药物者占 70%。

6. 库欣综合征

70% ~90% 的库欣综合征患者有高血压，其中 17% 为严重高血压。其主要机制为过多的糖皮质激素非选择性地刺激盐皮质激素受体，导致水钠重吸收增多、排钾增多和碱中毒，同时肥胖、睡眠—呼吸暂停也参与高血压的形成。其最有效的降压药物是醛固酮受体拮抗剂如螺内酯，必要时联用其他降压药物。

7. 嗜铬细胞瘤

患病率低却难治。95% 的患者有高血压，其中 50% 有持续性高血压。

有研究表明，患者从发病到最后确诊平均需要 3 年以上时间。通过尸检发现，约为 55% 患者被漏诊。确诊需要实验室检查(定性诊断)和影像学检查(定位诊断)。

8. 主动脉缩窄

主动脉缩窄属于先天性畸形,特点为上肢血压增高而下肢血压降低,甚至完全测不出,并且不能触及下肢的动脉搏动。发病率虽低,但应考虑到发病的可能。

四、难治性高血压的临床评估

1. 翔实的病史资料

详细了解高血压的时间、严重程度、进展情况及影响因素;以往治疗用药及其疗效和不良反应,现在用药情况;询问继发性高血压的可能线索,以及睡眠情况、打鼾和睡眠呼吸暂停情况;了解有无动脉粥样硬化或冠心病;注意有无近期呼吸道感染史。

2. 评估患者的依从性

患者对于药物治疗的依从性直接关系治疗效果,一般可根据患者服药史获得。但是,对于依从性差的患者必须讲究询问技巧,如询问时不要直截了当或带有责备口气,应该从用药的不良反应、药物的价格及其承受能力、用药的方便程度着手。

3. 体格检查

要获得准确的血压信息,必须规范血压测量。测量血压时应在合适的温度和环境下安静休息 >5min,在正确舒适的体位和姿势下测量。袖带应覆盖上臂长度 2/3,同时气囊覆盖上臂周长的 2/3 以上。每一侧至少测量 2 次,2 次之间至少间隔 1min;当 2 次血压读数差 <5mmHg 时方可认为测量读数准确,取其较低的数值为血压测量值。两臂血压不等时,应采用较高一侧的血压读数。注意测量四肢血压(下肢血压只取收缩压),有助于排除主动脉缩窄以及其他大动脉疾病。仔细检查颈区、锁骨下动脉区、肾区和股动脉区有无血管杂音,有助于诊断大血管疾病、肾动脉狭窄。肾区未闻及血管杂音不能排除肾动脉狭窄;胸骨左缘上部的杂音应当考虑到主动脉缩窄的可能。患者有皮肤紫纹、面颊部发红并且呈中心性肥胖,可能是库欣综合征。

4. 诊所外血压监测

动态血压有利于排除"白大衣"效应,并能观察血压变化的规律(包括夜间高血压)以及对药物治疗的反应等。鼓励家庭血压监测,对识别"白大衣"效应、评价血压和判定预后也具有重要价值。

五、难治性高血压的实验室及影像学检查

1. 实验室检查

①尿常规:结合病史可以帮助认定或排除肾实质性疾病,如肾炎和肾功能受损;②血液生化:包括血肌酐和血浆钾、钠、镁浓度以及血糖、血脂水平;③检查清晨卧位和立位血浆血管紧张素、醛固酮、血浆肾素水平,并计算血浆醛固酮/血浆肾素活性比值,以便诊断或排除原发性醛固酮增多症;④必要时检测血浆和尿液儿茶酚胺代谢产物水平,以排除嗜铬细胞瘤;⑤当高度怀疑库欣综合征时检查血浆皮质醇水平,并做地塞米松抑制试验;⑥肾脏超声检查:能提供肾脏大小和结构信息,有助于某些病因的诊断;⑦24h 尿液(乙酸防腐)检查,用于分析尿钠钾排泄、尿醛固酮排泄和计算内生肌酐清除率(必要时)。

2. 影像学检查

多排 CT 血管影像学检查能提供清晰可靠、接近选择性血管造影质量的图像。对于可疑肾动脉狭窄患者,如青少年高血压、女性疑为纤维肌性发育不良、老年人及粥样硬化性肾动脉狭窄的患者应进行 CT 肾动脉造影。对于非可疑肾动脉狭窄患者,不应该常规进行肾动脉造

影检查。其他部位的 CT 动脉造影也有助于明确血管狭窄或结构异常的诊断。超声和 MRI 检查,对于肾动脉狭窄诊断敏感性差,不能作为排除诊断的依据。

六、难治性高血压的诊断思路

对于难治性高血压患者的诊断,首先是要符合其诊断标准,其次是找出引起难治性高血压的病因,这也是诊断难治性高血压的重要环节。

1. 筛查程序

筛查程序是否为假性难治性高血压→患者服用降压药物是否规律 + 降压药物选择和使用是否合理 + 有无联用拮抗降压的药物→治疗性生活方式改变有无不良或失败 + 是否合并使血压增高的器质性疾病(肥胖症、糖尿病等) + 有无慢性疼痛和精神心理疾病→启动继发性高血压的筛查。可简化为:识别假性高血压 + 分析药物原因→注意生活方式不良→重视并发的疾病(肥胖症、糖尿病等)→排除继发性高血压。

2. 确定诊断

经过明确的筛查程序后,如诊室血压 > 140/90mmHg 或糖尿病和慢性肾脏病患:高血压 > 130/80mmHg,且患者已经使用了包括利尿剂在内的 3 种足量降压药物血压难以达标,或需要 4 种或以上的降压药物才能使血压达标,方可诊断为难治性高血压。

3. 专家诊治

已知和可疑的难治性高血压,需要就诊于相关专家门诊;对于治疗 6 个月血压仍未控制或仍不见好转者,也需要就诊高血压专家门诊,以进一步诊断和治疗。

七、难治性高血压的治疗原则及方法

1. 治疗原则

①由心血管医师诊治,最好由高血压专科诊治;②多与患者沟通,提高用药的依从性;③强化治疗性生活方式,如减轻体重、严格限盐、控制饮酒;④合理选用联合降压药物治疗方案;⑤降压失败后,在严密观察下停用现有药物,重启新的联合用药方案。原则是,专科诊治有利于寻找难治性高血压原因,有利于制订合理的治疗方案。

2. 药物选用原则

抗高血压药物剂量不足和组合不当是所谓高血压难治的最常见原因。

对于血压控制不良的患者,首先停用干扰血压的药物,对其所用的 ≥3 种抗高血压药物,根据其血压的基本病理生理、药理学原则和临床经验进行调整或加强。基本原则为能够阻断导致血压增高的所有病因,联合药物的作用机制及协同作用,抵消不良反应。

3. 药物治疗

降压药物首先选用 ACEI 或 ARB + 钙离子拮抗剂 + 噻嗪类利尿剂、扩张血管药 + 减慢心率药 + 利尿剂的降压方案。如果效果不理想,增加原有药物的剂量尤其是利尿剂剂量。血压仍不达标时,可再加用另一种降压药物如螺内酯、β 受体阻滞剂、α 受体阻滞剂或交感神经抑制剂(可乐定)。

(1)利尿剂:难治性高血压患者血浆及尿醛固酮的水平均较高,而且即使无慢性肾病,心房利钠肽及脑利钠肽的水平也较高。利尿剂是控制难治性高血压有效而稳定的药物,特别是对于盐敏感性高血压。当血压难以控制时,可适当增大剂量。通常选用噻嗪类利尿剂,当有明显肾功能不全时使用襻利尿剂如呋塞米或托拉塞米。因呋塞米是短效制剂,需要每日给药

2～3次,否则间歇性尿钠排泄反而会激活RAS引起水、钠潴留。如果利尿剂加量后效果仍不佳,可联合醛固酮受体拮抗剂。2011年应用螺内酯治疗难治性高血压的随机对照临床试验(ASPIRANT)结果表明,小剂量的醛固酮受体拮抗剂螺内酯(25mg/d)能有效降低难治性高血压患者的收缩压,特别是肾素和血钾水平较低者降压效果更好。对于肥胖或睡眠－呼吸暂停的难治性高血压患者也可加用醛固酮受体拮抗剂(如螺内酯20mg/d)。有研究显示,调整利尿剂(增加一种利尿剂、增大利尿剂的剂量或根据肾功能水平更换利尿剂)可使60%以上的难治性高血压患者血压达标。值得提醒的是,利尿剂的降压效果在用药2周后较显著,而在用药2个月后才能达到比较理想的效果。

(2)ACEI或ARB:抑制RAS系统,兼有明显的心脏和肾脏保护作用,在难治性高血压中是重要的联合治疗药物之一,尤其适用于糖尿病、肥胖症、胰岛素抵抗或睡眠－呼吸暂停者。但是目前国内所用剂量普遍较小,应当适当增大剂量以加强降压效果。

(3)钙离子拮抗剂:常为难治性高血压患者联合用药的选择。钙离子拮抗剂的种类和品种不同,药理作用特点有较大差异,应该根据临床情况具体选择,建议选择缓释或长效制剂。硝苯地平作用强,但半衰期短,应该使用控释型或缓释片剂。尼卡地平作用强,目前尚无缓释型,仅在病情需要时使用。氨氯地平是长半衰期药物,作用温和,可安全使用。对于某些血压难控的患者,可采用二氢吡啶类与非二氢吡啶类联用,如硝苯地平联合地尔硫䓬。

(4)β受体阻滞剂:阻滞外周交感神经活性,降低中枢交感神经活性,减少肾素释放,并具有镇静和抗焦虑作用。在难治性高血压患者中,β受体阻滞剂常作为血压难控时的联合用药,尤其对舒张压较高、脉压较小、心率较快和有焦虑或失眠的患者效果更好。兼有α受体阻滞作用的β受体阻滞剂如卡维地洛,在降压方面也有较好的效果。

(5)α受体阻滞剂或交感神经抑制剂:在难治性高血压常用联合药物不能控制时也可选用。外周α受体阻滞剂的耐受性良好,如果选用的β受体阻滞剂不兼有α受体阻滞作用,可加用外周α受体阻滞。中枢性α受体阻滞剂虽可选用,但不良反应较多,耐受性差。

(6)肾素抑制剂:临床试验证实降压有效,但作为难治性高血压中的联合用药,尚缺乏确切的临床证据。有研究证实,肾素抑制剂与ACEI或ARB联用,不良事件并不减少反而增多。

4.颈动脉压力感受器刺激术

颈动脉压力反射是调控血压的重要因素。正常生理状态下,颈动脉压力感受器感知动脉内的压力变化,通过调节交感神经张力而反射性调节血压水平,颈动脉压力升高时反射性减弱交感神经张力,颈动脉压力降低时增强交感神经活性,从而维持血压的基本稳定。

早期研究报道,颈动脉压力感受器刺激所致的血压下降伴随着血浆儿茶酚胺水平的下降,并通过肌肉交感神经活性测定及心率变异性分析,证实交感神经张力变化介导了血压的调节过程。临床随访证实,大部分接受颈动脉压力感受器刺激的患者,血压迅速并且持久地下降,最长的随访达12年。但由于该疗法不良反应较多,设备方面也有较多的技术问题难以解决等原因,限制了该疗法的临床应用。近年来研制出新型置入式Rheos脉冲发生器,体积小而且更为可靠,使此项技术重新得到重视。一项多中心临床研究纳入55例难治性高血压的患者,基线时服用5种抗高血压药物,平均血压为179/105mmHg。采用Rheos脉冲发生器刺激颈动脉压力感受器,3个月后血压下降21/12mmHg,其中17名患者随访2年,其血压平均降低33/22mmHg,并且验证了该装置性能良好,对颈动脉压力感受器刺激不会造成颈动脉损伤、重构和狭窄。

5. 肾交感神经消融术

(1)病理基础:20世纪50到60年代,在临床尚无药物治疗高血压的情况下,外科医师尝试切除内脏交感神经治疗严重高血压,如通过切除交感神经节,包括胸、腹、盆腔交感神经节,虽然降压效果良好,但手术创伤大,致残、致死率均较高,同时伴有长期并发症,如严重的体位性低血压及肠道、膀胱、勃起功能障碍。降压药物问世后,该治疗方法逐渐被淘汰,并一度认为交感神经系统在难治性高血压发生与维持中的作用是非常有限的。随着经皮导管消融技术的迅速发展,经导管肾脏交感神经射频消融术(renal sympathetic nervera – diofrequency ablation, RSNA)治疗难治性高血压初步开展,并显示出良好的效果。

1)肾交感神经在调控血压方面具有重要的作用:交感神经系统释放儿茶酚胺类物质(去甲肾上腺素、肾上腺素、多巴胺),通过作用于 β_1 受体以调控心排出量及肾素释放,作用于 α_1 受体以调控全身及肾血管收缩,作用于 β_2 受体以调节肾血管舒张,同时激活 RAAS,综合作用是对血压和肾功能的调控。在正常人群中,通过短效(调节血管收缩、血管阻力及心率)和长效(调节肾素释放及肾小管水、钠吸收)两种机制维持血压的稳定。

2)交感神经分为传出纤维和传入纤维:其中传出纤维过度激活产生和分泌过多的儿茶酚胺,综合效应是心率增快、心排出量增多、血管收缩和水钠潴留,引发高血压;而传入纤维过度激活,可以引起中枢神经系统兴奋,导致全身交感神经活性增强,血压进一步升高等。肾交感神经纤维进出肾脏的绝大部分经过肾动脉主干外膜,对于经导管选择性地消融肾交感神经纤维具备了解剖学的基础。通过经导管透过肾动脉的内、中膜损坏外膜的肾交感神经纤维,以达到降低交感神经冲动传出与传入的目的。

(郭　峰)

第十四节　急性心肌梗死

心肌梗死指由于长时间缺血导致心肌细胞死亡,临床上多表现为剧烈而持久的胸骨后疼痛,伴有血清心肌损伤标志物增高及进行性心电图变化,属于急性冠状动脉综合征(acutecoronary syndrome, ACS)的严重类型。基本病因是冠状动脉粥样硬化及其血栓形成,造成一支或多支血管管腔狭窄、闭塞,持久的急性缺血达 20~30min 以上,即可发生心肌梗死。

根据心电图 ST 段的改变,可分为 ST 段抬高型心肌梗死(STEMI)和非 ST 段抬高型心肌梗死(NSTEMI),本节主要讨论 STEMI。

一、临床表现

临床表现与梗死的范围、部位、侧支循环情况密切有关。

1. 症状

症状如下所述。

(1)先兆:患者多无明确先兆,部分患者在发病前数日有乏力,胸部不适,活动时心悸、气急、烦躁、心绞痛等前驱症状,其中以新发生心绞痛(初发型心绞痛)或原有心绞痛加重(恶化型心绞痛)最为突出。

（2）疼痛

1）最主要、最先出现的症状。多发生于清晨,疼痛部位和性质与心绞痛相同,但程度更重,持续时间较长,可达数小时或更长,休息和含用硝酸甘油片多不能缓解。诱因多不明显,且常发生于安静时。

2）部分患者疼痛位于上腹部,被误认为胃穿孔、急性胰腺炎等急腹症;部分患者疼痛放射至下颌、颈部、背部上方,被误认为骨关节痛。

3）少数患者无疼痛,一开始即表现为休克或急性心力衰竭。

（3）全身症状:除疼痛外,患者常出现烦躁不安、出汗、恐惧、胸闷或有濒死感。少部分患者在疼痛发生后 24 ~48h 出现发热、心动过速、白细胞增高和红细胞沉降率增快等,体温一般≤38℃,持续约一周。

（4）胃肠道症状:疼痛剧烈时常伴有频繁的恶心、呕吐和上腹胀痛,下壁心肌梗死时更为常见,与迷走神经受坏死心肌刺激和心排出量降低,组织灌注不足等有关。肠胀气亦不少见,重症者可发生呃逆。

（5）心律失常:见于 75% ~95% 的患者,多发生在起病 1 ~2d,以24h 内最多见。可出现各种心律失常,如室性心律失常(期前收缩、室速、室颤)、传导阻滞(房室传导阻滞和束支传导阻滞)。

（6）低血压和休克:疼痛期常见血压下降,未必是休克。休克多在起病后数小时至数日内发生,见于约20% 的患者,主要是心源性,表现为疼痛缓解而收缩压仍低于 80mmHg,有烦躁不安、面色苍白、皮肤湿冷、脉细而快、大汗淋漓、尿量减少(<20mL/h)、反应迟钝,甚至昏厥。

（7）心力衰竭:主要是急性左心衰竭,可在起病最初几天内发生,或在疼痛、休克好转阶段出现,发生率为32% ~48%。出现呼吸困难、咳嗽、发绀、烦躁等症状,严重者可发生肺水肿。右心室梗死者可一开始即出现右心衰竭表现,有颈静脉怒张、肝大、水肿等右心衰竭表现伴血压下降。

2. 体征

体征如下所述。

（1）心脏体征:①心脏浊音界可正常也可轻度至中度增大;②心率多增快,少数也可减慢、不齐;③心尖区第一心音减弱,可出现第四心音(心房性)奔马律,少数有第三心音(心室性)奔马律;④10% ~20% 患者在起病第 2 ~3d 出现心包摩擦音,为反应性纤维性心包炎所致,常提示透壁性心肌梗死;⑤心尖区可出现粗糙的收缩期杂音或伴收缩中晚期喀喇音,为二尖瓣乳头肌功能失调或断裂所致。

（2）血压:除极早期血压可增高外,几乎所有患者都有血压降低。起病前有高血压者,血压可降至正常,且可能不再恢复到起病前的水平。

（1）其他:可有与心律失常、休克或心力衰竭相关的其他体征。

二、辅助检查

1. 心电图

特征如下。

（1）特征性改变:STEMI 心电图表现特点为:①ST 段抬高:多呈弓背向上型;②宽而深的 Q 波(病理性 Q 波),在面向透壁心肌坏死区的导联上出现;③T 波倒置,在面向损伤区周围心肌缺血区的导联上出现,在背向心肌梗死(MI)区的导联则出现相反的改变,即 R 波增高、ST 段压低和 T 波直立并增高。

(2)动态性演变:高大两肢不对称的 T 波(数小时)→ST 段明显抬高,可与直立 T 波形成单相曲线→R 波减低,Q 波出现(数小时至数天)+ 抬高 ST 段回落、T 波平坦或倒置。

(3)定位和定范围:STEMI 的定位和定范围可根据出现特征性改变的导联数来判断。

2. 超声心动图

二维和 M 型超声心动图也有助于了解心室壁的运动和左心室功能,诊断室壁瘤和乳头肌功能失调、室间隔穿孔、心脏破裂等。

3. 实验室检查

检查内容如下。

(1)起病 24 ~48h 后白细胞可增至(10 ~20)×10^9/L,中性粒细胞增多,嗜酸性粒细胞减少或消失;红细胞沉降率(ESR)增快;C 反应蛋白(CRP)增高均可持续 1 ~ 3 周。起病数小时至 2 日内血中游离脂肪酸增高。

(2)血心肌坏死标志物动态变化:目前推荐使用的心肌损伤标志物包括肌钙蛋白 I 或 T(cTnI/cTnT)、肌红蛋白(Mb)和肌酸磷酸激酶同工酶(CK - MB)。

肌红蛋白(Mb)对早期诊断的初筛有较高价值,但确诊有赖于 cTnI/cTnT 或 CK - MB。

MB 和 CK - MB 对再梗死的诊断价值较大。梗死时间较长者,cTnI/cTnT 检测是唯一的有价值检查。

三、诊断和鉴别诊断

1. 诊断标准

根据"心肌梗死全球统一定义",存在下列任何一项时,可以诊断心肌梗死。

(1)心肌标志物(最好是肌钙蛋白)增高≥正常上限 2 倍或增高后降低,并有以下至少一项心肌缺血的证据:①心肌缺血临床症状;②心电图出现新的心肌缺血变化,即新的 ST 段改变或左束支传导阻滞;③心电图出现病理性 Q 波;④影像学证据显示新的心肌活力丧失或区域性室壁运动异常。

(2)突发、未预料的心脏性死亡,涉及心脏停搏,常伴有提示心肌缺血的症状、推测为新的ST 段抬高或左束支传导阻滞、冠状动脉造影或尸体检验显示有新鲜血栓的证据,死亡发生在可取得血标本之前,或心脏生物标志物在血中升高之前。

(3)在基线肌钙蛋白正常,接受经皮冠状动脉介入术(PCI)的患者肌钙蛋白超过正常上限的 3 倍,定为 PCI 相关的心肌梗死。

(4)基线肌钙蛋白值正常,行冠状动脉旁路移植术(CABG)患者,肌钙蛋白升高超过正常上限的 5 倍并发生新的病理性 Q 波或新的左束支传导阻滞,或有冠状动脉造影或其他心肌活力丧失的影像学证据,定义为与 CABC 相关的心肌梗死。

(5)有 AMI 的病理学发现。

2. 鉴别诊断

临床发作胸痛,结合心电图和心肌损伤标志物,鉴别诊断并不困难。不要为了鉴别而耽搁急诊再灌注治疗的时间。

四、并发症

1. 乳头肌功能失调或断裂

二尖瓣乳头肌因缺血、坏死出现收缩功能障碍，二尖瓣关闭不全，心尖区出现收缩中晚期喀喇音和吹风样收缩期杂音，第一心音减弱，多伴心力衰竭。严重者，可迅速发生肺水肿，在数日内死亡。

2. 心脏破裂

心脏破裂少见，多在起病 1 周内出现。心室游离壁破裂则造成心包积血、急性心脏压塞而猝死。室间隔破裂造成穿孔可在胸骨左缘第 3~4 肋间出现收缩期杂音，可引起心力衰竭和休克，死亡率高。

3. 心室壁瘤

心室壁瘤或称室壁瘤，主要见于左心室，发生率为 5%~20%。体格检查可见左侧心界扩大，心脏搏动范围较广，可有收缩期杂音。瘤内发生附壁血栓时，心音减弱。心电图 ST 段持续抬高。X 线透视、摄影、超声心动图、放射性核素心脏血池显像以及左心室造影可见局部心缘突出，搏动减弱或有反常搏动。

其他并发症，如栓塞、心肌梗死后综合征等发生率较低，临床意义不大。

五、治疗

对于 STEMI 患者，治疗原则是尽快恢复心肌的血液灌注，以挽救濒死的心肌，防止梗死扩大，保护心功能。

1. 监护和一般治疗

方法如下。

（1）休息：急性期须住院、卧床休息。

（2）心电、血压监护。

（3）吸氧：对有呼吸困难和血氧饱和度降低者，最初几日间断或持续通过鼻导管面罩吸氧。

（4）护理：建立静脉通道，保持给药途径畅通。急性期 12h 卧床休息，若无并发症，24h 内应鼓励患者在床上进行肢体活动，若无低血压，第 3 天就可在病房内走动；梗死后第 4~5d，逐步增加活动直至每天 3 次步行 100~150m。

（5）解除疼痛：除舌下含服或静脉点滴硝酸甘油外，可以使用吗啡等镇痛药缓解疼痛。

2. 抗栓治疗

治疗如下。

（1）抗血小板治疗：抗血小板治疗已成为急性 STEMI 常规治疗。

1）阿司匹林：首次 300mg 嚼服，以后 100mg/d 口服。

2）氯吡格雷：负荷量：急诊 PCI 前首次 300~600mg 顿服，静脉溶栓前 150mg（≤75 岁）或 75mg（>75 岁）；常规应用剂量：75mg/d 口服。也可用替格瑞洛、普拉格雷替代。

3）替罗非班：属于静脉注射用 GP Ⅱb/Ⅲa 受体拮抗剂。主要用于：①高危；②拟转运进行经皮冠状动脉介入治疗（PCI）；③出血风险低（Crusade 评分 <30）；④造影显示大量血栓；⑤PCI 术中出现慢血流或无复流。

起始推注剂量为 10μg/kg，在 3min 内推注完毕，而后以 0.15μg/（kg·min）的速率维持滴注,持续 36~48h。

（2）抗凝治疗：凝血酶是使纤维蛋白原转变为纤维蛋白最终形成血栓的关键环节，因此抑制凝血酶至关重要。所有 STEMI 患者急性期均进行抗凝治疗。非介入治疗患者，抗凝治疗要达到 8d 或至出院前；行急诊介入治疗的患者，抗凝治疗可在介入术后停用或根据患者情况适当延长抗凝时间。

1）普通肝素：①溶栓治疗：可先静脉注射肝素 60U/kg（最大量 4000U），继以 12U/（kg·h）（最大 1000U/kg），使 APTT 值维持在对照值 1.5~2.0 倍（为 50~70s），至少应用 48h。尿激酶和链激酶均为非选择性溶栓剂，可在溶栓后 6h 开始测定 APTT 或活化凝血时间（ACT），待其恢复到对照时间 2 倍以内时开始给予皮下肝素治疗；②直接 PCI：与 GPⅡb/Ⅲa 受体拮抗剂合用者，肝素剂量应为 50~70U/kg，使 ACT>200s；未使用 GPⅡb/Ⅲa 受体拮抗剂者，肝素剂量应为 60~100U/kg，使 ACT 达到 250~350s；③对于因就诊晚、已失去溶栓治疗机会、临床未显示有自发再通情况，静脉滴注肝素治疗是否有利并无充分证据。

使用肝素期间应监测血小板计数，及时发现肝素诱导的血小板减少症。

2）低分子量肝素：使用方便，不需监测凝血时间，有条件尽量替代普通肝素。

3）磺达肝癸钠：是间接 Xa 因子抑制剂，接受溶栓或未行再灌注治疗的患者，磺达肝癸钠有利于降低死亡和再梗死。而不增加出血并发症。无严重肾功能不全的患者，初始静脉注射 2.5mg，以后每天皮下注射 2.5mg，最长 8d。在用于直接 PCI 时，应与普通肝素联合应用，以减少导管内血栓的风险。

4）比伐卢定：在直接 PCI 时，可以使用比伐卢定。先静脉推注 0.75mg/min，再静脉滴注 1.75mg/（kg·min），不需监测 ACT，操作结束时停止使用。不需要同时使用替罗非班，降低出血发生率。

3.再灌注疗法

起病 3~6h，最多在 12h 内，使闭塞的冠状动脉再通，心肌得到再灌注，濒临坏死的心肌可能得以存活或使坏死范围缩小，减轻梗死后心肌重塑，改善预后，是一种积极的治疗措施。

（1）介入治疗（PCI）

1）直接 PCI：直接 PCI 适应证包括：①症状发作<12h 的 STEMI 或伴有新出现的左束支传导阻滞；②在发病 36h 内发生心源性休克，或休克发生 18h 以内者；③如果患者在发病 12~24h 内具备以下 1 个或多个条件时可行直接 PCI 治疗：a.严重心力衰竭；b.血流动力学或心电不稳定；c.持续缺血的证据。

2）转运 PCI：高危 STEMI 患者就诊于无直接 PCI 条件的医院，尤其是有溶栓禁忌证或虽无溶栓禁忌证但已发病>3h 的患者，可在抗栓（抗血小板，如口服阿司匹林、氯吡格雷或肝素抗凝）治疗同时，尽快转运患者至有条件实施急诊 PCI 的医院进行治疗。

3）溶栓后紧急 PCI：接受溶栓治疗的患者无论临床判断是否再通，都应进行冠状动脉造影检查及可能的 PCI 治疗：①溶栓未再通者：尽早实施冠状动脉造影；②溶栓再通者：溶栓后 3~24h 内行冠状动脉造影检查。

（2）溶栓治疗：无条件施行介入治疗或因转送患者到可施行介入治疗的单位超过 3h，如无禁忌证应在接诊患者后 30min 内对患者实施静脉溶栓治疗。

1）适应证：①发病 12h 以内 STEMI 患者，无溶栓禁忌证，不具备急诊 PCI 治疗条件，转诊行 PCI 的时间>3h；②对发病 12~24h 仍有进行性缺血性疼痛和至少 2 个胸导联或肢体导联

ST 段抬高 >0.1mV 的患者,若无急诊 PCI 条件,在经过选择的患者也可进行溶栓治疗;③对再梗死患者,如果不能立即(症状发作后 60min 内)进行冠状动脉造影和 PCI,可给予溶栓治疗。

2)禁忌证:①既往任何时间脑出血病史;②脑血管结构异常(如动静脉畸形);③颅内恶性肿瘤(原发或转移);④6 个月内缺血性卒中或短暂性脑缺血史(不包括 3h 内的缺血性卒中);⑤可疑主动脉夹层;⑥活动性出血或者出血体质(不包括月经来潮);⑦3 个月内的严重头部闭合性创伤或面部创伤;⑧慢性、严重、没有得到良好控制的高血压或目前血压严重控制不良(收缩压≥180mmHg 或者舒张压≥110mmHg);⑨痴呆或已知的其他颅内病变;⑩创伤(3 周内)或者持续 >10min 的心肺复苏,或者 3 周内进行过大手术;⑪近期(4 周内)内脏出血;⑫近期(2 周内)不能压迫止血部位的大血管穿刺;⑬感染性心内膜炎;⑭5d 至 2 年内曾应用过链激酶,或者既往有此类药物过敏史(不能重复使用链激酶);⑮妊娠;⑯活动性消化性溃疡;⑰目前正在应用口服抗凝治疗[国际标准化比值(INR)水平越高,出血风险越大]。

3)溶栓药物的选择:以纤维蛋白溶酶原激活剂激活血栓中纤维蛋白溶酶原,使之转变为纤维蛋白溶酶而溶解冠状动脉内的血栓。国内常用:①尿激酶(UK):30min 内静脉滴注(150~200)万单位;②链激酶(SK)或重组链激酶(rSK):以 150 万单位静脉滴注,在 60min 内滴完,用链激酶时,应注意寒战、发热等过敏反应;③重组组织型纤维蛋白溶酶原激活剂(rt-PA):100mg 在 90min 内静脉给予:先静脉注入 15mg,继而 30min 内静脉滴注 50mg,其后 60min 内再滴注 35mg。用 rt-PA 前先用肝素 5000U 静脉注射,用药后继续以肝素每小时 700~1000U 持续静脉滴注共 48h,以后改为皮下注射 7500U 每 12h 一次,连用 3~5d(也可用低分子量肝素)。

4)溶栓成功的判断:可以根据冠状动脉造影直接判断,或根据:①心电图抬高最为明显的导联的 ST 段于 2h 内回降 >50%;②胸痛 2h 内基本消失;③2h 内出现再灌注性心律失常;④血清 CK-MB 酶峰值提前出现(14h 内)等间接判断溶栓是否成功。

六、二级预防、康复治疗与随访

STEMI 患者出院后,应继续进行科学合理的二级预防,以降低心肌梗死复发、心力衰竭以及心脏性死亡等主要不良心血管事件的危险性,并改善患者生活质量。

1. 加强宣教

促使患者改善生活方式。

(1)戒烟。

(2)病情稳定的患者建议每天进行 30~60min 的有氧运动,以不觉劳累为原则。有心功能不全者,活动量宜小。

(3)控制体重。

(4)清淡饮食,可少量饮酒。

(5)保持乐观心情。

2. 坚持药物治疗

常见药物有以下几种。

(1)抗血小板药物:若无禁忌证,所有 STEMI 患者出院后均应长期服用阿司匹林(75~150mg/d)治疗。因存在禁忌证而不能应用阿司匹林者,可用氯吡格雷(75mg/d)替代。

如接受了 PCI 治疗,则同时服用阿司匹林 + 氯吡格雷至少一年,以后阿司匹林长期服用。

（2）ACEI和ARB类药物：若无禁忌证，所有伴有心力衰竭（LVEF<45%）、高血压、糖尿病或慢性肾病的STEMI患者均应长期服用ACEI。具有适应证但不能耐受ACEI治疗者，可应用ARB类药物。

（3）β受体阻滞药：若无禁忌证，所有STEMI患者均应长期服用β受体阻滞药治疗，并根据患者耐受情况确定个体化的治疗剂量。

（4）醛固酮受体拮抗剂（螺内酯）：无明显肾功能能损害和高血钾的心肌梗死后患者，经过有效剂量的ACEI与β受体阻滞药治疗后其LVEF<40%者，可考虑应用螺内酯治疗，但须密切观察高钾血症等不良反应。

3.控制心血管危险因素

有以下几种。

（1）控制血压：STEMI患者出院后应继续进行有效的血压管理。对于一般患者，应将其血压控制于<140/90mmHg，并发慢性肾病者应将血压控制于<130/80mmHg。

（2）血糖管理：对所有STEMI患者均应常规筛查其有无糖尿病。对于确诊糖尿病的患者，应将其糖化血红蛋白（HbA1c）控制在7%以下；若患者一般健康状况较差、糖尿病病史较长、年龄较大时，宜将HbA1c控制于7%～8%。

（郭　峰）

第十五节　心脏性猝死

心脏性猝死（sudden cardiac death，SCD）是指由各种心脏原因引起的、急性症状发作后1h内出现的、以意识突然丧失为特征的自然死亡。不论是否存在已知心脏病史，其死亡的时间和方式无法预料。

美国心肺血研究所新近发布的SCD预告及预防工作组会议报告对SCD的定义又做了进一步阐述：无明确的心脏以外的原因导致的突然死亡，包括有目击者的迅速死亡和没有目击者的在症状发生后1h内的死亡，可确诊SCD；无明确的心脏以外原因导致24h内的死亡为疑似SCD。

一、流行病学概况

流行病学调查显示，SCD居人类死亡原因的首位，且占各类猝死的80%以上，占老年人猝死的90%以上。西方国家每年SCD发生率为（51～53）/10万人，我国最新统计数据为41.8/10万人。由于SCD发病突然、进展迅速，且多在家中甚至睡眠中发生，不易及时发现并抢救，导致存活率极低，美国SCD抢救成功率为28.7%，而我国不到1%，严重威胁公共卫生健康。

1.年龄、性别特点

SCD的发生率随年龄的增高而增加，50岁人群的发病率约0.1%，75岁人群中该数值升至0.8%。在我国，男性55～60岁、女性65～70岁发生率最高。在任何年龄的人群中，SCD的男性发病率均高于女性，但性别差异随年龄的升高而减弱。原因可能与男性吸烟、饮酒人数相对多于女性,以及男性社会竞争压力较大,较女性更加容易出现不良情绪等有关。同时女性由于雌激素的保护作用,冠心病的发病率低于男性,但绝经后女性冠心病及心脏性猝死的发病率明显增高。美国最新统计数据显示,心脏性猝死发病的总体男女比例为2.5:1。

2.时间、季节特点

根据美国 Framingham 资料随访38年,SCD 发生的第一高峰时间为7:00~10:00AM,第二高峰时间为16:00~20:00PM。在这段时间内交感神经相对兴奋,糖皮质激素水平、血浆肾上腺素水平和血黏度达到高峰。心率增快,血压升高,血小板聚集增加,纤维蛋白酶活性降低。而0:00~6:00AM迷走神经张力增高,猝死相对较少。SCD 发病率存在季节差异,冬春季多发,夏秋季较少。原因考虑与冬春季天气寒冷影响人体的自主神经调节,使交感神经兴奋有关。寒冷诱发动脉收缩使血管阻力增加,血液循环外周阻力上升,血压升高,使心脏负荷增加,且冬春季天气干燥,血黏度增高,纤维蛋白原水平升高,易形成血栓。

二、病因

1.器质性心脏病

器质性心脏病主要是冠心病及其并发症,其次是心肌病,少见的病因包括心脏瓣膜疾病、先天性心脏病、主动脉夹层破裂等。

(1)冠心病:冠心病及其并发症所引起的 SCD 占所有病因的80%以上,其中20%的冠心病患者首发表现即为 SCD,临床称为冠心病猝死。冠心病患者特别是冠状动脉多支严重病变者,容易发生急性血栓事件,斑块破裂出血,冠状动脉痉挛引起急性心肌缺血、坏死,导致局部心电生理功能紊乱、严重心律失常及心功能障碍。尸体解剖证实猝死患者90%以上有明显的冠状动脉粥样硬化,其中75%患者并发有陈旧性心肌梗死,而表现为急性心肌梗死者约20%。

还有一些非冠状动脉粥样硬化性病变如冠状动脉先天性异常、冠状动脉炎、冠状动脉夹层分离、心肌桥等也与 SCD 有关。

(2)心肌病:心肌病患者本身存在心肌结构异常,导致心电学不稳定,易出现室性心律失常。各种类型的心肌病是青年 SCD 的主要原因,占 SCD 病因的5%~15%,80%心肌病患者以 SCD 为首发症状。其中扩张型心肌病及肥厚型心肌病最为常见,SCD 发生率分别为10%及4%。致心律失常型右室心肌病以右室进行性纤维脂肪变为特征,其发病率虽低,但猝死发生率较高,约30%患者以猝死为首发表现。

(3)心脏瓣膜疾病:主动脉瓣狭窄引起 SCD 最为常见,通常由快速性室性心律失常诱发。其他瓣膜病如主动脉瓣关闭不全、二尖瓣狭窄及关闭不全、二尖瓣脱垂、机械瓣膜功能失调等也可引发 SCD。

2.非器质性心脏病

有不超过10%的 SCD 患者并无器质性心脏疾病,而是由影响离子通道的遗传异常(长 QT 间期综合征、儿茶酚胺敏感型多形性室性心动过速、Brugada 综合征、短 QT 间期综合征等)或未知离子通道异常(如早期复极异常综合征、特发性室颤等)所引起。

(1)长 QT 间期综合征:先天性长 QT 间期综合征患者常表现为昏厥,通常发生在运动时,少见于休息状态。可引发尖端扭转型室速及室颤而产生昏厥及猝死。

(2)儿茶酚胺敏感型多形性室性心动过速:是一种少见但严重的恶性心律失常,临床上以运动或情绪激动后诱发双向、多形性室性心动过速、昏厥和猝死为特征,多见于儿童及青少年,但成人也可患病。

（3）Brugada 综合征：是一种编码离子通道基因异常所致的常染色体显性遗传病。心电图具有特征性的"三联征"：右束支传导阻滞、右胸导联（$V_1 \sim V_3$）ST 段呈下斜形或马鞍形抬高、T 波倒置。临床常因室颤或多形性室速引起反复昏厥，甚至猝死。患者多为亚洲青年男性，尤以东南亚国家发生率最高。发病年龄多数在 30～40 岁，常有昏厥或心脏猝死家族史，多发生在夜间睡眠状态，发作前无先兆症状。

（4）早期复极综合征：早期复极综合征一直被认为是正常变异心电图，然而当前研究表明，部分特发性室颤猝死患者心电图下壁导联和左胸导联表现为早期复极综合征，并在室颤刚出现时 J 波会出现幅度增大的情况。2008 年 HaYssaguerre 等指出绝大多数特发性室颤患者都并发早期复极综合征。因此早期复极综合征不应该被完全认为是良性，在一定条件下其诱发 ST 段抬高，从而导致潜在的心律失常。

三、病理生理机制

SCD 最常见的机制是快速性室性心律失常，75%～80% 的 SCD 由室性心动过速引起的心室颤动所致，余 15%～25% 为缓慢性心律失常所致，包括高度房室传导阻滞及窦房结功能紊乱。较少见的原因为无脉性电活动，包括假性电机械分离、特发性室性心律、室性逸搏心律、除颤后特发性室性心律等。

由于缓慢性心律失常可能进展为心室颤动，而心室颤动可引起心脏停搏，所以 SCD 的电生理学机制往往比较复杂，可能在一个过程中包含多种电生理紊乱。SCD 时的心电图主要有四种类型：心室颤动、无脉性室速、无脉性电活动、心脏停搏。

四、诱发因素

1. 精神因素

在 SCD 的诱发因素中，精神因素起着非常重要的作用。精神紧张、情绪激动可影响大脑皮质兴奋延髓的心血管中枢，使交感－肾上腺素神经张力增高，肾上腺素、去甲肾上腺素、异丙肾上腺素、多巴胺等释放增多，引起心率加快、血管收缩、血压升高，病变的心肌细胞不能适应突然增加的负荷，导致急性心力衰竭而猝死。

2. 剧烈体力活动或过度疲劳

可使心脏负荷急速增加，对于患有潜在心脏疾病的人，可因血液循环剧变而引起急性心肌缺血或心功能不全而猝死。

3. 饱餐

所引起的 SCD 多出现在饱餐后 15～30min，通过胃肠反射引起冠状动脉收缩，提高迷走神经张力，诱发心室停搏、室房传导阻滞。

4. 用力便秘

用力排便时，心脏负荷可达正常排便时的 4～5 倍，因屏气用力使心房压力升高，造成舒张期过度充盈，诱发心力衰竭。

5. 电解质紊乱

尤其钾离子的失衡是 SCD 的重要触发因素。高血钾对心肌兴奋性有抑制作用，易导致心脏停搏于舒张期；低血钾引起心肌细胞膜的自律性和兴奋性增高，直接导致心律失常而发生猝死。

6. 药物

多种药物可引起机体代谢异常、酸碱失衡、电解质紊乱致心律失常甚至 SCD。

利尿剂导致的低钾血症可延长复极,与尖端扭转型室性心动过速有关联。某些抗心律失常药可产生新的功能性阻滞区而促发折返。Ⅰ、Ⅱ类抗心律失常药及戊脘脒、红霉素、特非那定等非心血管系统药物都有致心律失常作用。洋地黄类药物如使用剂量不当可诱发室颤而导致 SCD。

五、临床表现

SCD 的过程一般有 4 个组成部分:前驱症状、终末事件期、心搏骤停及生物学死亡。

1. 前驱症状

前驱症状包括新发现的心血管症状或原有症状加重(如胸痛、心悸、呼吸困难、疲劳等),可发生在心搏骤停前数天至数月,但发生在心搏骤停前 24h 内者更为特异。也有患者可没有前驱症状而在瞬间即进入心搏骤停。

2. 终末事件期

导致心搏骤停前的急性心血管改变时期,通常不超过 1h。典型表现包括:长时间的胸痛,急性呼吸困难,持续心动过速,头晕目眩等。若心搏骤停瞬间发生,事前无预兆,则 95% 为心源性,并有冠状动脉病变。从 SCD 者所获得的连续心电图记录中可见在猝死前数小时或数分钟内常有心电活动的改变,其中以心率增快和室性期前收缩的恶化升级最为常见。

3. 心搏骤停

有效循环突然中断,患者出现意识丧失和呼吸停止等一系列严重征象。

如不及时进行心肺复苏和给予生命支持,患者通常在几分钟内进入生物学死亡阶段。其症状和体征为:①心音消失;②大动脉搏动消失;③意识突然丧失或伴有短阵抽搐;④呼吸断续,呈叹息样,以后即停止;⑤昏迷;⑥瞳孔散大。此期尚未到生物学死亡。如给予及时恰当的抢救,尚有复苏的可能。

4. 生物学死亡

从心搏骤停向生物学死亡的演变,主要取决于心搏骤停心电活动的类型和心脏复苏的及时性。心室颤动或心室停搏,如在头 4～6min 内未予心肺复苏,则预后很差。如在头 8min 内未予心肺复苏,除非在低温等特殊情况下,否则几无存活可能。从统计资料来看,由目击者立即施行心肺复苏术和尽早除颤,是避免生物学死亡的关键。

六、高危人群及预测指标

并发以下高危因素的患者为 SCD 的高危人群:①心肌梗死后左室射血分数(LVEF)<35%;②心肌梗死后室性期前收缩 >10 次/小时、多源成对成串室性期前收缩、短阵室性心动过速、R-on-T 波;③曾经发生过心搏骤停或室性心动过速事件;④有 SCD 家族史;⑤扩张型心肌病伴心力衰竭;⑥离子通道病,如长 QT 间期综合征、短 QT 间期综合征、Brugada 综合征等。用于高危因素筛查的方法早期有心脏电生理检查,但由于其为有创性,且敏感性和特异性不高,故目前已较少应用,现临床上常用的无创性预测指标有以下几种。

1. T 波电交替(TWA)

TWA 是指体表心电图上 T 波的形态、极性和振幅的逐步交替变化。TWA 在识别猝死危险性指标中的应用价值已经得到了充分的认可,2006 年 ACC/AHAVESC 发布的《室性心律失常和心脏性猝死指南》，将 TWA 列为致命性室性心律失常危险性分层的 IIa 类指标。

2. T 波峰末间期（Tp - e）/QT 间期

Tp - e 是指 T 波顶峰至 T 波终末之间的一段时间，代表心外膜心肌与中层心肌复极时间的差异，即跨室壁复极离散。心室肌跨壁复极离散度增大是多种室性心律失常及 SCD 发生的主要机制。

QT 间期是指从 QRS 波的起点到 T 波降支与基线交点的时间，是心室开始除极至心室复极完毕全过程的时间。如果 Tp - e/QT 间期大，说明中层心肌细胞的平台电位与心内膜下、心外膜下心室肌之间形成的电位差增大，发生折返，导致室性心动过速和心室颤动。

3. 心率变异性（HRV）

HRV 是指心跳节奏快慢或 RR 间期长短随时间所发生的变化情况。HRV 的大小实质是反映神经体液因素对窦房结的调节作用，也是反映交感及副交感神经活性及其平衡协调的关系，当交感神经兴奋时，HRV 下降，当副交感神经兴奋时，HRV 增大，一旦两者失调，将导致心血管系统功能紊乱，以致发生严重心律失常及 SCD。

4. 窦性心率震荡（HRT）

HRT 是指自发性室性期前收缩之后有压力反射介导的心动周期的短期震荡，表现为短暂的初期心率加速和紧随其后的心率减慢，是心脏对压力感受器和自主神经紧张性的反映。HRT 主要机制目前认为是反射和室性期前收缩的直接作用。它是检测心肌梗死后猝死高危患者的可靠方法。

5. 心脏磁共振

由冠心病导致心肌瘢痕形成的缺血性心肌病患者 SCD 发生率明显升高。

心脏磁共振可显示缺血性心肌病患者的心肌瘢痕及瘢痕边缘区，测出心肌瘢痕容积大小，有助于 SCD 的危险分层及预测，可作为众多预测指标的补充。

6. 超声心动图

猝死的主要征兆之一是左心室收缩功能下降，以 LVEF≤40% 为界可识别高危患者，LVEF<30% 者发生 SCD 风险明显升高。但此项检查预测价值不高，可作为辅助参考。

七、预防及救治

SCD 的相关危险因素为性别、年龄、冠心病家族史、高血压与左室肥厚、心力衰竭、吸烟、酗酒、肥胖和糖尿病、电解质紊乱、血脂代谢异常及不良生活方式等。识别高危人群，控制危险因素，进行积极的一级和二级预防，有助于降低 SCD 的发生率。

所谓一级预防是指对未发生过但可能发生 SCD 的高危人群采取积极有效的措施，以预防及减少 SCD 的发生。二级预防是指针对既往发生过心搏骤停的幸存者，预防致命性心律失常或心搏骤停的复发。

SCD 的抢救需分秒必争，原则：①快速识别 SCD 的发生；②尽早行心肺复苏术；③尽早除颤；④尽早加强生命支持。心跳搏动停止 4～6min 后，脑细胞会发生不可逆转的损害，心脏停搏 10min 后脑组织基本死亡；在 11min 内实施心肺复苏术成功率近 100%；4min 内行心肺复苏约 50% 的患者可以被救活：每延迟 1min，存活率下降 10%，延迟 10～12min，生还者已不足 20%，故 SCD 抢救成功的关键是尽早进行心肺复苏术。心肺脑复苏的目的是在给予有效除颤前，先维持中枢神经系统、心脏及其他重要器官的生命力，即：恢复循环、建立通气、恢复呼吸

（CAB：Circulation，Airway，Breathing）。目前强调，以有效的心脏按压最为重要。最新版《心肺复苏指南》改为 CAB，强调心外按压的重要性，并指出按压的幅度一定要 >5cm，按压频率不得少于 100 次/分，方能使心脏产生有效搏动。

器质性心脏病是 SCD 的主要病因，在进行药物治疗的同时，需对严重的冠状动脉病变进行积极的血运重建，对心脏瓣膜疾病和主动脉夹层及时进行外科手术治疗。致命性室性心律失常通常为 SCD 的即刻原因，早期给予 β_2 受体阻滞剂、ACEI、阿司匹林及他汀类等药物，可减少急性心肌梗死、梗死后及心力衰竭患者室性心律失常的发生率，改善猝死高危患者的预后。其中 β_2 受体阻滞剂是目前唯一能降低 SCD 发生率的抗心律失常药物。埋藏式心脏复律除颤器（ICD）是预防 SCD 最有效的方法，ICD 能在十几秒内感知致命性室性心律失常，并放电终止其发作，转复持续性室速和室颤有效率几乎 100%。无论患者有何种心脏病或心律失常触发机制，ICD 都能有效防止快速性或缓慢性心律失常所导致的 SCD。根据目前的指南，植入 ICD 的指征为：NYHA Ⅰ 级的患者心肌梗死后 40d 以上、LVEF ≤30%；NYHA 心功能 Ⅱ～Ⅲ 级、LVEF ≤35% 的患者，缺血性心力衰竭发生在急性心肌梗死 40d 后；有心肌梗死病史并有非持续性室速的患者，LVEF ≤40%，电生理检查诱发室颤或持续性室速。亚低温治疗是目前复苏研究的热点，大量研究表明亚低温对脑及其他脏器组织有保护作用。实施方式分为局部及全身亚低温、有创性及无创性操作。但具体哪种方法更有效更安全，尚无定论。各种亚低温疗法均存在不同程度不良反应及并发症，并且因性价比不高、技术难度大等因素，尚未得到广泛应用，今后还有待进一步研究。

（郭　峰）

第十六节　缺血性心肌病

缺血性心肌病是冠状动脉病变使心肌长期缺血，发生营养障碍和萎缩，或局部心肌反复坏死和愈合、纤维组织增生所致。其临床表现类似扩张型心肌病。

病理特点是病变呈多样化，肥大与萎缩的心肌细胞、分布不均的毛血管网、存活与坏死的心肌、顿抑与冬眠的心肌、僵硬度高低不等的心室壁常同时存在。治疗需针对心力衰竭、心律失常和心肌缺血等并发症，有相应指征者行介入性治疗或旁路移植手术，晚期患者常是心脏移植的主要对象。

一、病理解剖和病理生理

心肌弥散性纤维化伴有肥大、萎缩的心肌细胞，病变主要累及左心室和乳头肌，也可累及起搏和传导系统。患者的冠状动脉多呈广泛而严重的粥样硬化，管腔明显狭窄。纤维组织在心肌呈灶性、散在性或不规则分布，常由大片心肌梗死或多次小灶性心肌梗死后的瘢痕形成。心肌细胞减少而纤维结缔组织增多时冠状动脉则有闭塞性病变。

动物实验显示，在 20min 以内缺血心肌恢复灌注，心功能并不立即恢复正常，而是在数小时内才恢复，此现象称为"心肌顿抑"（myocardial stunning），心肌顿抑的严重程度与心肌缺血时间的长短和缺血严重的程度呈正相关。临床上急性心肌梗死患者其病变的冠状动脉常完全阻塞,心肌得到再灌注常在数小时之后,其心功能不全的完全恢复常在数周之后。心肌顿抑的发生机制与缺血心肌再灌注时产生的 OFR 及心肌细胞内钙超载有关。慢性而持久的心肌供血不足,使心功能低下,如血供最终恢复,其心功能不全也可恢复但常在数月之后,称为"心肌冬眠"(myocardial hibernation)。心肌冬眠被视为心肌的自我保护机制,最常见于冠心病伴心功能不全的患者,是心脏对低血流状态的自我适应,此时心肌收缩能力及氧需求均减低以维持其组织的存活。心肌功能对血流降低的反应,即血流-收缩适应大致有三种形式:急性适应,持续数分钟;短期适应,或称短期冬眠,持续数小时;慢性适应,或称慢性冬眠,持续数月或数年。临床更多见的是慢性冬眠。据估计,冠状动脉血流量降到正常的 70%~80% 时,相关的心肌即可进入冬眠状态。

长期心肌缺血致心肌坏死和纤维化,心室功能的损害成为不可逆。开始时以舒张功能不全为主,心室僵硬度增加,以后收缩和舒张功能都不全,心室僵硬度下降。传导系统受累引起各种心律失常。

二、临床表现

缺血性心肌病的临床表现主要是心脏增大,心力衰竭和心律失常。

(一)心脏增大

以左心室增大为主,后期两侧心脏均扩大。患者多为中、老年男性,有心绞痛或心肌梗死的病史,常伴有高血压、高脂血症。部分患者可无明显心绞痛或心肌梗死病史。

(二)心力衰竭

心力衰竭多逐渐发生,大多先出现左心衰竭。在左心室僵硬度增加阶段,心脏顺应性降低,发生舒张功能不全。此时,患者有劳累性呼吸困难,严重时有端坐呼吸,夜间阵发性呼吸困难,甚至发生肺水肿。

随着病情的发展,收缩功能也受损,发生右心衰竭。此时出现少尿、周围水肿、腹胀等症状。体征有颈静脉充盈,心浊音界增大;心尖部可闻第三心音和第四心音、肺动脉瓣区第二心音亢进、可有二尖瓣和三尖瓣反流的杂音,肺有啰音,肝脏增大,或胸膜腔积液,甚至有腹腔积液。

X 线可见左心室或全心扩大,肺淤血,肺间质以至肺泡水肿或胸膜腔积液,心电图示 ST 段和 T 波变化以及陈旧性心肌梗死的异常 Q 波;核素检查心室壁动作异常,射血分数降低,超声心动图检查示心脏扩大,收缩末期和舒张末期容量增大,心室壁动作异常。

(三)心律失常

各种心律失常均可出现,且一旦出现常持续存在,其中以过期间收缩动(室性或房性)、心房颤动、病态窦房结综合征、房室传导阻滞和束支传导阻滞为多见,阵发性心动过速亦时有发现。有些患者在心脏还未明显增大前已发生心律失常。

三、诊断和鉴别诊断

(一)诊断

中、老年患者有冠心病的易患因素、动脉粥样硬化的证据和排除可引起心脏扩大、心力衰竭和心律失常的其他器质性心脏病即可诊断。X 线检查见心脏扩大、主动脉扩张扭曲或有钙质沉着;心电图检查见心律失常,ST 段压低、T 波平坦或倒置、QT 间期延长,QRS 波群低电压或有异常 Q 波等;放射性核素检查见心肌显象的缺损;超声心动图检查除见心脏扩大、心室壁运动减弱外,还可见到心肌节段性运动不良。如患者以往有心绞痛或心肌梗死病史,更有助于诊断。选择性冠状动脉造影可确立诊断。因此,临床上诊断缺血性心肌病,须具备 3 个肯定条件和 2 个否定条件。

1. 肯定条件

(1)明确的冠状动脉疾病证据(心绞痛、心肌梗死、冠状动脉造影阳性)。

(2)明显心脏扩大。

(3)顽固性心力衰竭。

2. 否定条件

(1)除外冠心病并发症(室壁瘤、室间隔穿孔、乳头肌功能不全及心律失常)所致者。

(2)除外其他原因(特发性心肌病、风心病、高血压性心脏病、长期贫血、甲状腺功能亢进和心脏结节病等)引起的心脏扩大和心力衰竭。

(二)鉴别诊断

诊断缺血性心肌病应与心肌病(特别是扩张型原发性心肌病、克山病等)、心肌炎、高血压性心脏病、内分泌性心脏病等鉴别。

四、预后与防治

缺血性心肌病预后不佳,其 5 年病死率 50% ~ 84%,心脏显著扩大,严重心律失常和射血分数明显降低为预后不佳的预测因素。死亡原因主要是心力衰竭、心肌梗死和严重心律失常所致的猝死。

积极防治动脉粥样硬化,并在有心脏增大而尚未发生心力衰竭时,保护心脏功能,推迟心力衰竭的发生和发展。治疗在于改善冠状动脉供血和心肌的营养,控制心力衰竭和心律失常。

心力衰竭应用强心甙时宜用作用和排泄快速的制剂,如毒毛旋花甙 K、毛花甙 C、地高辛等。利尿剂、血管扩张剂、血管紧张素转换酶抑制剂等药物也适于本病心力衰竭时的治疗。近年认为慢性充血性心力衰竭患者经长期治疗之后有心肌的 β_1 受体密度降低,对交感神经的调节作用反应不佳,而应用 β 阻滞剂后可使受体密度上调,从而改善心力衰竭的症状。然而 β 阻滞剂有负性肌力作用,应用时有使心力衰竭恶化的可能。

临床应用较小剂量的 β 阻滞剂治疗心力衰竭是否有益尚无定论。新近有认为新一代的 β 阻滞剂卡维洛尔能阻滞 β_1、β_2 和 α_2 受体,阻滞肾上腺素能活性长期增高对心肌的功能损害、并扩张周围血管,且有抗氧自由基和防止心肌细胞凋亡作用,适用于治疗缺血性和非缺血性心肌病所致的心力衰竭。剂量为 12.5 ~ 100mg/d。病态窦房结综合征和房室传导阻滞有阿 – 斯综合征发作者,宜及早安置永久性人工心脏起搏器;心房颤动的患者,如考虑转复窦性心律,应警惕其同时存在病态窦房结综合征的可能,避免转复窦性心律后心率极为缓慢,反而对患者不利。选择性冠状动脉造影证实冠状动脉病变而又有相应指征的患者,可行 PTCA 或 CABG。晚期患者常是心脏移植的主要对象。

(郭　峰)

第十七节　病毒性心肌炎

一、病毒性心肌炎诊断标准

（一）临床诊断依据

（1）心功能不全、心源性休克或心脑综合征。

（2）心脏扩大（X线、超声心动图检查具有表现之一）。

（3）心电图改变以R波为主的2个或2个以上的导联（Ⅰ、Ⅱ、aVF、V_5）的S－T、T改变持续4d以上伴动态变化，窦房传导阻滞、房室传导阻滞、完全性右或左束支阻滞、成联律、多形、多源、成对或并行性期前收缩，非房室结及房室折返引起的异位性心动过速，低电压（新生儿除外）及异常Q波。

（4）CK－MB升高或心肌肌钙蛋白（cTnI或cTnT）阳性。

（二）病原学检查

1. 确诊标准

自患儿心内膜、心肌、心包（活检、病理）或心包穿刺液检查，发现以下之一者可确诊心肌炎是由病毒引起。①分离到病毒；②用病毒核酸探针查到病毒核酸；③特异性病毒抗体阳性。

2. 参考依据

有以下之一者结合临床表现可考虑心肌炎系病毒引起。

（1）自患儿粪便、咽拭子或血液中分离到病毒，且恢复期血清同型抗体滴度较第一份血清升高或降低4倍以上。

（2）病程早期患儿血中特异性IgM抗体阳性。

（3）用病毒核酸探针自患儿血中查到病毒核酸。

（三）确诊依据

（1）具备临床诊断依据2项，可临床诊断为心肌炎。发病同时或发病前1～3周有病毒感染证据支持诊断者。

（2）同时具备病原学确诊依据之一，可确诊为病毒性心肌炎，具备病原学参考依据之一，可临床诊断为病毒性心肌炎。

（3）凡不具备确诊依据，应给予必要的治疗或随诊，根据病情变化，确诊或除外心肌炎。

（4）应除外风湿性心肌炎、中毒性心肌炎、先天性心脏病、结缔组织疾病以及代谢性疾病的心肌损害、甲状腺功能亢进症、原发性心肌病、先天性房室传导阻滞、心脏自主神经功能异常、受体亢进综合征及药物引起的心电图改变。

（四）分期

1. 急性期

新发病、临床及检查阳性发现明显而多变，一般病程半年以内。

2. 迁延期

临床症状反复出现，客观检查指标迁延不愈，病程半年以上。

3. 慢性期

进行性心脏扩大，反复心力衰竭或心率失常，病情时轻时重，病程一年以上。

二、特殊类型的心肌炎

（一）重症病例

重症者可出现水肿、活动受限、气急、发绀、肺部湿啰音、心脏扩大及肝脾大等心功能不全表现。发病急骤者可发生急性心源性休克、急性左心衰竭、肺水肿、严重心律失常或心脑综合征，甚至发生猝死。出现心源性休克者脉搏微弱、血压下降、皮肤发花、四肢湿冷。

（二）新生儿心肌炎

母亲患病毒感染（柯萨奇 B 组病毒）可传播给胎儿。新生儿生后数小时即可发病。多在生后 2 周内出现症状，且累及多个脏器，表现为心肌炎、肝炎、脑炎。病初可现有腹泻、吸吮少或骤然呕吐、烦躁、拒食，迅速出现面色灰白、嗜睡、气急、发绀，有时伴黄疸，进而出现昏迷、惊厥或休克。体格检查可有颈强直、心脏增大、心动过速、心音低钝、奔马律，一般无杂音，肝脾大。脑脊液细胞数及蛋白增高，病情进展迅速，数小时内死亡。

三、治疗

（一）一般治疗

必须卧床休息，至症状消除后 3~4 周，心力衰竭、心脏扩大者，休息不少于 6 个月，须待心力衰竭、心律失常控制，心脏恢复正常大小，再逐渐增加活动。恢复期应限制活动至少 3 个月。确有合并细菌感染者可给以相应抗生素治疗。

（二）保护心肌及清除氧自由基药物

（1）静脉用维生素 C 每日 100~200mg/kg，3~4 周为一疗程。

（2）1,6 二磷酸果糖每日 100~250mg/kg 静点，连用 2 周。

（3）辅酶 Q_{10} 每日 1mg/kg，分 2 次口服 3 个月以上。

（4）卡托普利每日 1~6mg/kg，分 3 次服用。

（三）免疫调节及抗病毒治疗

（1）利巴韦林每日 10~15mg/kg 静脉滴注。

（2）免疫球蛋白 2g/kg 单剂 24h 静脉滴注或每日 400mg/kg，共 3~5d 静脉滴注。

（四）肾上腺皮质激素

是否应用存在争议，多用于重症病例，特别是心源性休克和严重心律失常，包括Ⅲ度房室传导阻滞、室性心动过速，对晚期重症心力衰竭其他治疗无效时可考虑应用。可选择氢化可的松、地塞米松、强的松、甲基强的松龙，必要时可甲基强的松龙冲击治疗。

（五）控制心力衰竭

急性期选择洋地黄制剂，慢性心力衰竭多地高辛维持。应慎用且随时注意洋地黄中毒。

（六）心律失常的治疗

（1）期前收缩不多，无自觉症状，可不予抗心律失常药物。

（2）室上性期前收缩及心动过速可采用普萘洛尔、洋地黄类药物或普罗帕酮。

（3）室性期前收缩及部分室上性期前收缩可采用胺碘酮或普罗帕酮，利多卡因、美西律等。

（4）严重房室传导阻滞除应用肾上腺皮质激素外，可应用异丙肾上腺素静点提高心室率，有阿斯发作者可考虑安装心脏起搏器。

（七）心源性休克

1.一般治疗

镇静、吸氧、绝对卧床。

2.大剂量维生素 C

维生素 C 100～200mg/kg/次静脉推注。

3.扩容及补液

24h 总液量 1000～1200mL/m²。扩容可先用低分子右旋糖酐 10mL/kg/或 2∶1 等张含钠液 10mL/kg,存酸中毒者可用 5% 碳酸氢钠 5mL/kg,稀释成等渗液均匀滴入,余液量可用 1/2～1/3 张液体补充,见尿后补钾。

4.肾上腺皮质激素

一般用氢化可的松每日 5～10mg/kg 或地塞米松每日 0.25～0.5mg/kg 静脉滴注。病情好转后减量,1 周内停用。

5.升压药

多巴胺和(或)多巴酚丁胺,根据血压调整速度,病情稳定后减停。

（郭　峰）

第十八节　扩张性心肌病

扩张型心肌病(dilated cardiomyopathy,DCM),其特征为单侧或双侧心室扩大,心室收缩功能减退,伴或不伴充血性心力衰竭。室性或房性心律失常多见。病情呈进行性加重,死亡可发生于疾病的任何阶段。DCM 是临床诊断中最常见的心肌病,也是造成心力衰竭和心脏移植的最主要原因。

一、发病情况

本病在我国的发病率为 13/10 万～84/10 万,男性多于女性(2.5∶1),家族性者占2.25%～8.8%。

二、病因和发病机制

病因迄今未明,目前已发现本病与下列因素有关。

（一）病毒感染

动物模型显示嗜心性柯萨奇 B 组病毒(Coxsackie virus B,CVB)或脑心肌炎病毒(EMCV)感染引起的心肌炎可发展为扩张型心肌病。临床前瞻性随访观察提示急性病毒性心肌炎可转化为扩张型心肌病。总的报道约15%的心肌炎患者可演变为扩张型心肌病,但约10%的扩张型心肌病患者的心内膜心肌活检中呈现有炎症浸润的心肌炎证据。用分子生物学技术在本病患者的心肌活检标本中发现有肠道病毒或巨细胞病毒的 RNA,提示本病可能是感染的持续存在。心肌炎导致的心肌病是一系列心脏重构的病理反应,其中心肌纤维化的发生是关键,心肌局部微环境的改变和胶原合成与分解动态平衡之间的相互作用是 VMC 向 DCM 演变的重要环节。

（二）免疫功能异常

在 DCM 患者血清中能检测到抗肌凝蛋白抗体、抗线粒体腺苷载体（ATP/ADP 载体抗体）、抗 M7 抗原抗体、抗 α - 酮戊二酸脱氢酶支链复合物抗体、抗 β 受体（AR - β）抗体，抗心肌胆碱能受体（MR）主要是 M2R 抗体——一种特异的抗 G 蛋白结合受体抗体等增高，认为在本病患者中出现抗 AR - β 自身抗体增高可能是导致电生理不平衡而易发生心律失常的机制之一，又血清中 MR 自身抗体的增高，减少 cAMP 而降低心肌收缩力。因此，抗体的产生可能是心肌受损的结果而非其原因。DCM 患者体内有人类白细胞因子（HLA）异常表达，包括 HLA - B27、HLA - A2、HLA - DR4、HLA - DQ4、HLA - DQ8 表达增加，HLA - DRW6 表达明显减少。这些都可能是扩张型心肌病的易感基因。在 DCM 患者心肌中有 T 细胞浸润，外周血中包括杀伤性 T 细胞（CD8⁺）、辅助性 T 细胞（CD4⁺）和自然杀伤细胞均有异常，由此发生细胞介导的免疫反应，引起血管和心肌损伤。

（三）遗传基因

通过家系调查和超声心动图对 DCM 患者家族筛查证实 25% ~ 50% 的患者为家族性 DCM。目前已发现的家族性 DCM 遗传表型有下列特点：①遗传异质性不同基因的多种突变均可致病；②遗传基因的外显不全：家族成员的患病比例不一致，很多 DCM 患者亲属仅在超声心动图上有轻微心脏异常，为无症状的致病基因携带者；③遗传方式多样：有常染色体显性遗传、隐性遗传、X 连锁遗传和线粒体遗传，其中常染色体显性遗传最为常见；④外显率呈年龄依赖性：0 ~ 20 岁占 10%，20 ~ 30 岁占 34%，0 ~ 40 岁占 60%，40 岁以上占 90%；⑤临床期型多样：一部分为单纯 DCM，一部分患者有电生理异常（如房室传导阻滞）。至今已发现超过 20 个基因与 DCM 相关，95% 以上的 DCM 基因突变集中于其中 12 个基因。对这些主要突变基因进行检测可以帮助临床对有症状患者进行确诊，还可评估家族其他成员的患病风险，为早期干预治疗提供指导。

（四）交感神经系统异常

本病患者通过 β 受体兴奋收缩装置的 G - 蛋白系统信号传输抑制的增强而导致心肌收缩功能减退。

（五）其他

内分泌异常、化学或毒素作用、心肌能量代谢紊乱，冠脉微血管痉挛或阻塞导致心肌细胞坏死、瘢痕等可能也是致病因素。

三、病理

心脏重量增加，外观心肌呈灰白色而松弛。四个心腔均可增大扩张，多见两心室腔明显扩大，偶尔一侧较另一侧更明显，尤以左心室扩大为甚。心肌虽肥大，但因心室腔扩大而室壁厚度仍近乎正常。二尖瓣、三尖瓣环扩大，乳头肌伸张。心腔内附壁血栓形成不少见，心腔内血栓脱落可导致肺栓塞或周围动脉栓塞。冠状动脉正常。心肌纤维化常见，尤多累及左心室心内膜下心肌。心脏的起搏传导系统均可受到侵犯。本病的心肌显微镜检查缺乏特异性发现，可以见到心肌纤维肥大，细胞核固缩、变形或消失，胞浆内有空泡形成。纤维组织增多，因间质胶原组织增多或因局灶性心肌纤维被纤维组织替代所致。电镜检查见心肌细胞水肿，线粒体增多、增大或缩小，嵴断裂或消失。

四、病理生理

心肌收缩力减弱,心脏泵血功能障碍。早期由于反射性调节或神经兴奋,通过加速心率以维持足够的心排出量,后期随左心室排空受限,心室舒张和收缩末期容量增多、射血分数减少,心脏逐渐增大,产生相对性二尖瓣与三尖瓣关闭不全,导致充血性心力衰竭。此时,心室舒张末期压增高,尤以左心室为甚,心房压亦增高,肺循环和体循环静脉压增高、淤血;晚期由于肺小动脉病变和反复发生肺小动脉血栓栓塞而出现肺动脉压力明显增高,使右心衰竭更为明显。心肌肥厚引起的相对性缺血缺氧时可出现心绞痛。心肌纤维化以及由于心肌受损心室重构等影响心肌细胞内钙、钾等离子通道异常,可引起各种心律失常。

五、临床表现

各年龄均可发病,但以中年居多。起病多缓慢,患者常先被发现有心脏扩大,心功能代偿而无自觉不适。经过一段时间后症状逐步出现,这一过程有时可达 10 年以上。症状以充血性心力衰竭为主,其中以气急和水肿为最常见。最初在劳动或劳累后气急,以后在轻度活动或休息时也有气急,或有夜间阵发性气急。由于心排出量低,患者常感乏力。体检发现心率加速,心尖搏动向左下移位,可有抬举性搏动,心浊音界向左扩大,常可听得第三心音或第四心音,心率快时呈奔马律。由于心腔扩大,可有相对性二尖瓣或三尖瓣关闭不全所致的收缩期吹风样杂音,此种杂音在心功能改善后减轻。血压多数正常,但晚期病例血压降低,脉压小,出现心力衰竭时舒张压可轻度升高。脉搏常较弱,交替脉的出现提示左心衰竭,心力衰竭时两肺基底部可有湿啰音。右心衰竭时肝大,从下肢开始出现水肿,胸腔积液和腹腔积液在晚期患者中不少见。各种心律失常都可出现,为首见或主要的表现,并有多种心律失常合并存在而构成比较复杂的心律,可以反复发生,有时甚顽固。高度房室传导阻滞、心室颤动、窦房阻滞或窦房结暂停可导致阿—斯综合征,成为致死原因之一。此外,尚可有脑、肾、肺等处的栓塞。

六、辅助检查

(一)X 线检查

X 线检查示心影扩大,晚期外观如球形,说明各心腔均增大,外形颇似心包积液。少数患者以左心室、左心房或右心室增大为主,外观类似二尖瓣病变。透视下见心脏冲动较正常为弱。主动脉一般不扩大。病程较长的患者常有肺淤血和肺间质水肿,两肺肋膈角处可有间隔线,肺静脉和肺动脉影可扩大;胸腔积液不少见。

(二)心电图检查

在有症状的患者中几乎都不正常,无症状者不少已有心电图改变,改变以心脏肥大、心肌损害和心律失常为主。左心室肥大多见,常合并心肌劳损,晚期常有右心室肥大;也可有左或右心房肥大。心肌损害常见,以 ST 段压低、T 波平坦、双相或倒置为主要表现,有时 T 波呈缺血型改变。

少数患者可有病理性 Q 波,类似心肌梗死,其部位多在前间隔(V_1、V_2 导联),可能为间隔纤维化所致。心律失常常见,以异位心律和传导阻滞为主。异位心律可来自心房、房室交接处或心室,由期前收缩逐步演变为心动过速,以至扑动或颤动,亦可有病态窦房结综合征表现、房室交接处逸搏或逸搏心律,或心室自身心律等。一至三度房室传导阻滞均可发生。心室内传导阻滞常见,左、右束支或左束支分支的传导阻滞都可出现。

（三）超声心动图

在本病早期即可见到心腔轻度扩大，尤其是左心室，后期各心腔均扩大，室壁运动普遍减弱。二尖瓣、三尖瓣收缩期不能退至瓣环水平，彩色血流多普勒显示二尖瓣和三尖瓣反流。左心室射血分数常减至50%以下，心肌缩短率减小。可能有少量心包积液。

（四）化验检查

（1）cTnT、cTnI 是诊断心肌损伤的高敏感性、高特异性心肌损伤指标，DCM 病程中血清 cTnT 或 cTnI、CK－MB 增高常提示预后不良。

（2）心力衰竭是 DCM 最常见的临床表现之一，血浆脑利纳肽（BNP），尤其是氨基末端脑钠素前体（NT－proBNP）水平与心力衰竭的严重程度相关，是 DCM 心力衰竭诊断的重要依据。

（3）近年来研究认为，检测 DCM 患者血清中抗心肌肽类抗体，如抗心肌线粒体 ADP/ATP 载体抗体、抗肌球蛋白抗体、抗 β_1－受体抗体、抗 M_2 胆碱能受体抗体阳性，也有助于作为 DCM 的辅助诊断方法，并与 DCM 心力衰竭的严重程度相关。

（4）也有研究发现，DCM 患者心肌 β 受体敏感性降低，并与血儿茶酚胺浓度和 cTnT 浓度、心力衰竭的严重程度负相关。采用 ELISA 法和免疫转印法检测 DCM 患者血清抗肌球蛋白抗体、抗肌球蛋白重链和轻链抗体发现 DCM 患者的阳性率高于冠心病和正常对照者，提示该抗体的检测也有助于 DCM 和冠心病鉴别。

（五）磁共振成像

主要表现为左心室容积扩大、射血分数、短轴缩短率降低。心室壁信号强度在 Gd－DTPA 增强后 T_1 加权图可有心肌局灶异常高信号，显示心肌退化、坏死及纤维化。该检查能有效显示扩张型心肌病的病理生理变化，可供临床参考。

核素心室造影可显示心腔扩大与室壁运动减弱，左心室射血分数减小，运动后更为明显。^{201}铊或 ^{99m}锝平面或单光子发射断层扫描（SPECT）心肌灌注显像可示左心室腔扩大，室壁变薄，部分病例显示有小斑块状稀疏或灌注缺损，放射性分布不均匀。使用 PET 作 ^{11}C－棕榈酸心肌显像，可发现本病病变处 ^{11}C－棕榈酸分布不均及 ^{123}I－BMIPP 灌注缺损等改变。

七、诊断

（一）临床表现

心脏扩大、心室收缩功能减低伴或不伴有充血性心力衰竭，常有心律失常，可发生栓塞和猝死等并发症。

（二）心脏扩大

心影可呈球型，X 线检查心胸比 >0.5，超声心动图示全心扩大，尤以左心室扩大为明显，左心室舒张期末内径 >2.7cm/m^2。

（三）心室收缩功能减低

超声心动图检测室壁运动弥散性减弱，射血分数小于正常值。

（四）排除其他特异性心肌病

必须排除其他特异性（继发性）心肌病和地方性心肌病（克山病）包括缺血性心肌病，围生期心肌病，酒精性心肌病、代谢性和内分泌性疾病如甲状腺功能亢进、甲状腺功能减退、淀粉样变性、糖尿病等所致的心肌病、遗传家族性神经肌肉障碍所致的心肌病、全身系统性疾病如系统性红斑狼疮、类风湿关节炎等所致的心肌病,以及中毒性心肌病等才可诊断特发性扩张型心肌病。

心内膜心肌活检。病理检查对本病诊断无特异性,但有助于与特异性心肌病和急性心肌炎的鉴别诊断。用心内膜心肌活检标本进行聚合酶链式反应(PCR)或原位杂交,有助于感染病因的诊断;或进行特异性细胞异常的基因分析。

八、鉴别诊断

本病需与下列疾病相鉴别。

(一)冠心病

中年以上患者,若有心脏扩大、心律失常或心力衰竭而无其他原因者须考虑冠心病和心肌病。存在高血压、高血脂或糖尿病等冠心病易患因素,室壁活动呈节段性异常者有利于诊断冠心病。心肌活动普遍减弱则有利于诊断扩张型心肌病。由冠状动脉病变引起心肌长期广泛缺血而纤维化,发展为心功能不全时称之为"缺血性心肌病"。若过去无心绞痛或心肌梗死,则与扩张型心肌病难以区别,且扩张型心肌病亦可有病理性 Q 波及心绞痛,此时鉴别须靠冠状动脉造影。

(二)风湿性心脏病

DCM 亦可有二尖瓣或三尖瓣区收缩期杂音,听诊类似风湿性心脏病,但一般不伴舒张期杂音,且在心力衰竭时较响,心力衰竭控制后减轻或消失,风湿性心脏病则与此相反。DCM 常有多心腔同时扩大,而风湿性心脏病以左心房、左心室或右心室为主。心脏超声检查有助于鉴别诊断。

(三)左心室致密化不全

左心室致密化不全是一种较少见的先天性疾病,有家族发病倾向,其特征包括左心室扩大,收缩舒张功能减退,左心腔内有丰富的肌小梁和深陷其中的隐窝,交织成网状,其间有血流通过。伴或不伴右心室受累。病理检查发现从心底到心尖致密心肌逐渐变薄,心尖最薄处几乎无致密心肌组织。受累的心室腔内显示多发、异常粗大的肌小梁和交错深陷的隐窝,可达外1/3 心肌。病理切片发现病变部位心内膜为增厚的纤维组织,其间有炎症细胞,内层非致密心肌肌束粗大紊乱,细胞核异形,外层致密心肌肌束及细胞核形态基本正常。扩张型心肌病的左心室腔内没有丰富的肌小梁和交织成网状的隐窝,超声检查有助于诊断。

(四)继发性心肌病

全身性疾病如系统性红斑狼疮、硬皮病、血色病、淀粉样变性、糖原累积症、神经肌肉疾病等都有其原发病的表现可资区别。较重要的是与心肌炎的区分。急性心肌炎常发生于病毒感染的当时或不久以后,区别不十分困难。慢性心肌炎若确有急性心肌炎史则与 DCM 难以区分,实际上不少 DCM 是从心肌炎发展而来,即所谓"心肌炎后心肌病",也可称慢性心肌炎。

九、预后

预后取决于左心室功能和血流动力学的代偿、稳定性和恶化程度。一般与纽约心脏病学会(NYHA)心功能分级相平行,据国外资料统计扩张型心肌病患者心功能 I 级者,1 年病死率为 10% , II 级者为 10% ~ 15% , III 级者为 20% ~ 25% , IV 级者达 50%。如左心室射血分数(LVEF)<25% 预后很严重。此外,左心室内径大小,右心室功能保持情况以及血浆钠水平,

心肌氧耗峰值等与预后均相关。病程长短不一,短者发病后一年死亡,长者可存活 20 年或以上。以往 5 年存活率在 50% 左右。近年来,由于治疗手段的改进,国内外 5 年存活率已明显提高,可达 65.5% ~75% 。

由于病因未明,预防较困难。部分病例由病毒性心肌炎演变而来,因此预防病毒感染有实际意义。本病常伴有心力衰竭,呼吸道感染常为其诱发或加重的因素,应预防和及时治疗。

治疗以针对临床表现为主。

1. 注意休息及避免劳累,有心脏扩大或心功能减退者更应注意长期休息,防止病情恶化。

2. 治疗心力衰竭者原则与治疗一般心力衰竭相同,采用正性肌力、利尿和扩血管药,由于心肌损坏较广泛,洋地黄类应用要谨慎。非洋地黄类正性肌力兴奋剂,如肾上腺素能受体兴奋剂和磷酸二酯酶抑制剂能短期静脉应用。利尿药有益,但在低肾小球滤过时,氢氯噻嗪可能失效,此时需用祥利尿药呋塞米等。螺内酯可以阻断醛固酮效应,对抑制心肌重构,改善预后有很好的作用。扩血管药,包括血管紧张素转换酶抑制剂都有用,用时须从小剂量开始,注意避免低血压。近年来发现本病有心力衰竭时用 β 受体阻断药有效,其机制可能是慢性心力衰竭时肾上腺素能神经过度兴奋,β 受体密度下调,除了临床常用的高选择性 β_1 受体阻断药,如美托洛尔、比索洛尔外,卡维地洛作为一种新型的非选择性肾上腺素受体阻断药无内在拟交感活性,避免了反射性交感神经兴奋所引起的周围血管收缩及外周阻力增加;此外,它有极强的抗氧自由基、调节细胞因子、抗心肌重构等多种作用。因此,已有许多学者将卡维地洛(10 ~ 20mg,口服,每日 2 次)用于治疗扩张型心肌病。近来研究报道钙通道阻断药(如地尔硫卓)也能改善心功能,应从小剂量开始。此外,脑钠素(BNP)类药物奈西立肽(nesiritide)可以均衡地扩张动脉和静脉,增加心排出量和尿量,可用于治疗急性心力衰竭。

3. 治疗心律失常,尤其有症状者需用抗心律失常药或电学方法治疗,对快速室性心律与高度房室传导阻滞而有猝死危险者治疗应更积极。

4. 有心腔明显扩大伴低射血分数、NYHA 心功能Ⅳ级、长期卧床、尤其是有血管栓塞史或深静脉有血栓形成的患者可使用华法林抗凝,但需及时监控凝血酶原时间,使国际正常化比率(INR)控制在 2 ~3 为妥。

5. 改善心肌代谢的药物,如维生素 C、三磷酸腺苷、辅酶 A、环化腺苷酸、辅酶 Q10、曲美他嗪等,抗病毒的干扰素都可做为辅助治疗。

6. 国内在中医药调节免疫、抗病毒、改善心肌代谢的基础上采用中西医结合治疗 DCM 方面取得了明显有益的效果。研究发现,黄芪、牛磺酸、生脉制剂等既能抗病毒,又能调节机体免疫,改善心脏功能的作用,不失为一种可取的 DCM 药物治疗手段。

7. 心脏再同步化治疗(cardiac resynchronization therapy)主要适用于药物效果不佳、QRS 波群时限延长 >120ms、EF 值 35% 、QRS 波呈完全性左束支传导阻滞或心室内传导阻滞的扩张型心肌病患者,可考虑安装左右心室同步起搏的双腔、三腔或四腔心腔起搏治疗扩张型心肌病难治性心力衰竭,通过调整左右心室收缩顺序,改善心功能,缓解症状。对伴顽固性持续快速室性心律失常的患者可考虑安置植入式心脏复律除颤器(ICD)。

8. 左心室减容成形术通过切除部分扩大的左心室,同时置换二尖瓣,减小左心室舒张末容积,减轻反流,以改善心功能,被认为是难治性患者的可选用的治疗方法之一。但减容手术后心力衰竭加重和心律失常有关的病死率较高,妨碍该手术在临床上的广泛应用。

9. 左心机械辅助循环是将左心的血液通过机械装置引入主动脉,以减轻左心室作功。为晚期 DCM 患者维持全身循环、等待有限心脏供体及不能进行心脏移植患者的一种有效治疗方法。目前的左心机械辅助循环装置由于价格昂贵,其广泛使用受到一定限制。

10. 对长期心力衰竭,一般内科治疗无效者可考虑干细胞移植以改善心脏功能,其疗效尚不够肯定。终末期心肌病患者可考虑心脏移植,术后应积极控制感染,改善免疫抑制,纠正排异反应,1 年后生存率可达 85% 以上。限制心脏移植的主要因素是供体严重短缺。

(徐骁林)

第十九节　肥厚型心肌病

肥厚型心肌病(hypertrophic cardiomyopathy,HCM)的特征为心室肌肥厚,典型者在左心室,以室间隔为甚,可呈向心性肥厚。左心室腔容积正常或减小。偶尔有病变发生于右心室。通常为常染色体显性遗传。

一、发病情况

本病发病可为家族性亦可为散在性。目前多数学者认为本病是常染色体显性遗传性疾病,60%~70% 的患者家族中有本病的患者。女性患者症状出现较早也较重。临床病例中男性多于女性。各年龄均可发生本病,但心肌肥厚在 40 岁以下者比 40 岁以上者严重。

二、病因

病因不完全清楚。目前认为遗传因素是主要病因,其依据是本病有明显的家族性发病倾向,常合并其他先天性心血管畸形,家族性病例的缺陷基因尚不明,可能与肌原纤维蛋白基因突变,包括 β 肌球蛋白重链,心肌球蛋白结合蛋白 C,肌钙蛋白 I,肌钙蛋白 T,α – 原肌球蛋白等有关。非家族性病例与肥胖、患糖尿病母亲的婴儿、淀粉样变性有关。

三、病理

病变以心肌肥厚为主,心脏重量增加。心肌肥厚可见于室间隔和游离壁,以前者为甚,常呈不对称(非同心)性肥厚,即心室壁各处肥厚程度不等,部位以左心室为常见,右心室少见。根据心室壁肥厚的部位,Maron 等将肥厚型心肌病分成四型:.前室间隔肥厚(Ⅰ型),前和后室间隔肥厚(Ⅱ型),室间隔与左心室前侧壁均肥厚(Ⅲ型),肥厚累及后间隔和(或)左心室侧壁,也可仅累及心尖部,前间隔和左心室下(后)壁不厚(Ⅳ型),其中Ⅲ型最常见占 52% ,Ⅳ型最少见。根据左心室流出道梗阻与否,可将肥厚型心肌病分成梗阻性和非梗阻性。室间隔高度肥厚向左心室腔内突出,收缩时引起左心室流出道梗阻者,称为"梗阻性肥厚型心肌病",旧称"特发性肥厚型主动脉瓣下狭窄(IHSS)"。室间隔肥厚程度较轻,收缩期未引起左心室流出道明显梗阻者,称为"非梗阻性肥厚型心肌病"。前乳头肌也可肥厚,常移位而影响正常的瓣膜功能。心肌高度肥厚时,左心室腔减小。不成比例的心肌肥厚常使室间隔的厚度与左心室后壁厚度之比 >1.3,少数可达 3。有一种变异型肥厚型心肌病,以心尖区的心肌肥厚较著。肥厚型心肌病的冠状动脉数量常增多。显微镜下见心肌细胞排列紊乱,细胞核畸形,细胞分支多,线粒体增多,心肌细胞极度肥大,细胞内糖原含量增多,此外,尚有间质纤维增生。电镜下见肌原纤维排列也紊乱。2/3 患者二尖瓣叶增大增长,常致二尖瓣关闭不全。随病程发展,心肌纤维化增多,心室壁肥厚减少,心腔狭小程度也减轻,甚至扩大,此为晚期表现。

四、病理生理

（一）左心室流出道梗阻

在收缩期,肥厚的心肌使心室流出道狭窄。在非梗阻型,此种影响尚不明显,在梗阻型则比较突出。

心室收缩时,肥厚的室间隔肌凸入左心室腔,使处于流出道的二尖瓣前叶与室间隔靠近而向前移位,引起左心室流出道狭窄与二尖瓣关闭不全,此作用在收缩中、后期较明显。左心室射血早期,流出道梗阻轻,喷出约30%心搏量,其余70%在梗阻明显时喷出,因此,颈动脉波示迅速上升的升支,下降后再度向上形成一切迹,然后缓慢下降。流出道梗阻指在收缩期左心室腔与流出道之间存在压力阶差,流出道与主动脉间无压力阶差。有些患者在静息时流出道梗阻不明显,运动后变为明显。

（二）舒张功能异常

肥厚的心肌顺应性减低,使心室舒张期充盈发生障碍,舒张末期压可以升高。舒张期心腔僵硬度增高,左心室扩张度减低,充盈速率与充盈量均减小,由此心搏量减少。

（三）心肌缺血

由心肌需氧超过冠状动脉血供,心室壁内张力增高等引起。

五、临床表现

起病多缓慢。约1/3 有家族史。症状大多开始于30 岁以前。

主要症状为:①呼吸困难,多在劳累后出现,是由于左心室顺应性减低,舒张末期压升高,继而肺静脉压升高,肺淤血之故。与室间隔肥厚伴存的二尖瓣关闭不全可加重肺淤血;②心前区疼痛,多在劳累后出现,似心绞痛,但可不典型,是由于肥厚的心肌需氧增加而冠状动脉供血相对不足所致;③乏力、头晕与昏厥,多在活动时发生,是由于心率加快,使原已舒张期充盈欠佳的左心室舒张期进一步缩短,加重充盈不足,心排出量减低。活动或情绪激动时由于交感神经作用使肥厚的心肌收缩加强,加重流出道梗阻,心排出量骤减而引起症状;④心悸,由于心功能减退或心律失常所致;⑤心力衰竭,多见于晚期患者,由于心肌顺应性减低,心室舒张末期压显著增高,继而心房压升高,且常合并心房颤动。晚期患者心肌纤维化广泛,心室收缩功能也减弱,易发生心力衰竭与猝死。

常见的体征为:①心浊音界向左扩大。心尖搏动向左下移位,有抬举性冲动;②胸骨左缘下段心尖内侧可听到收缩中期或晚期喷射性杂音,向心尖而不向心底传播,可伴有收缩期震颤,见于有心室流出道梗阻的患者。凡增加心肌收缩力或减轻心脏负荷的措施例如洋地黄类、异丙肾上腺素、亚硝酸异戊酯、硝酸甘油、做 Valsalva 动作、体力劳动后或过早搏动后均可使杂音增强;凡减弱心肌收缩力或增加心脏负荷的措施,例如血管收缩药,β 受体阻断药,下蹲,紧握拳时均可使杂音减弱。约半数患者同时可听到二尖瓣关闭不全的杂音;③第二心音可呈反常分裂,是由于左心室喷血受阻,主动脉瓣延迟关闭所致。第三心音常见于伴有二尖瓣关闭不全的患者。

六、辅助检查

(一)X线表现

胸部平片可能见左心室增大,也可能在正常范围。X线或核素心血管造影可显示室间隔增厚,左心室腔缩小。核素心肌显像则可显示心肌肥厚的部位和程度。

(二)心电图表现

①ST-T改变见于80%以上患者,大多数冠状动脉正常,而心尖局限性心肌肥厚的患者,由于冠状动脉心肌内分布异常而有巨大倒置的T波;②左心室肥大征象见于60%患者,其存在与心肌肥大的程度与部位有关;③异常Q波的存在:V_5、V_6,aVL、I导联上有深而不宽的Q波,反映不对称性室间隔肥厚,不能误认为心肌梗死;有时在Ⅱ、Ⅲ、aVF、V_1、V_2导联上也可有Q波,其发生可能与左心室肥厚后心内膜下与室壁内心肌中冲动不规则和延迟传导所致;④左心房波形异常,可能见于1/4患者;⑤部分患者合并预激综合征。

(三)超声心动图表现

①不对称性室间隔肥厚,左心室肥厚形态可呈壶腹状,即中间大,两头小或弥散至心尖部。病变部位室壁运动幅度减低,收缩期增厚率减小。严重者心室腔变小明显,收缩期甚至成闭塞状。虽然肥厚型心肌病的心肌肥厚大多呈非对称性或不均匀性,早年曾特别强调非对称性左心室壁肥厚在诊断肥厚型心肌病中的价值。但近年来研究发现,少数患者可表现为弥散性对称性肥厚,诊断时需结合临床排除能导致左心室肥厚的各种原因,如主动脉瓣狭窄、高血压等。心尖肥厚型心肌病为日本学者Yamaguchi首先报道。肥厚限于心尖部,前侧壁心尖部尤其明显,最厚处可达14~32mm。若不按照常规作系列标准切面很容易漏诊,尤其是心电图异常的患者必须对心尖部作仔细检查;②二尖瓣前叶或腱索在收缩期前移;③左心室舒张功能障碍,包括顺应性减低,快速充盈时间延长,等容舒张时间延长;④应用多普勒法可以了解杂音的起源和计算梗阻前后的压力差。

心导管检查示心室舒张末期压增高。有左心室流出道梗阻者在心室腔与流出道之间有收缩期压力阶差。

七、诊断与鉴别诊断

有心室流出道梗阻的患者因具有特征性临床表现,诊断并不困难。超声心动图检查是极为重要的无创性诊断方法,无论对梗阻性与非梗阻性的患者都有帮助。室间隔明显肥厚并有二尖瓣前叶或腱索收缩期前移,应用连续多普勒测量左心室流出道压差,足以区分梗阻性与非梗阻性病例。心导管检查显示左心室流出道压力阶差可以确立诊断。心室造影对诊断也有价值。临床上在胸骨下段左缘有收缩期杂音应考虑本病,用生理动作或药物作用影响血流动力学而观察杂音改变有助于诊断。此外,还须做以下鉴别诊断。

(一)高血压心脏病

高血压患者也可出现左心室对称甚至非对称性肥厚表现,与本病的鉴别较困难。但高血压者,一般不伴有左心室流出道梗阻。Maron认为肥厚型心肌病与高血压左心室肥厚最可靠的鉴别点在于有无肥厚型心肌病的家族史。

(二)心室间隔缺损

此病收缩期杂音部位相近,但为全收缩期,心尖区多无杂音,超声心动图、心导管检查及心血管造影可以区别。

（三）主动脉瓣狭窄

此病症状和杂音性质相似,但杂音部位较高,并常有主动脉瓣区收缩期喷射音,第二心音减弱,还可能有舒张早期杂音。X线示升主动脉扩张。生理动作和药物作用对杂音影响不大。左心导管检查显示收缩期压力阶差存在于主动脉瓣前后。超声心动图可以明确病变部位。

（四）冠心病

两病均可有心绞痛,心电图ST-T改变,而异常Q波也为两者共有。但冠心病无特征性杂音,主动脉多增宽或有钙化,高血压及高血脂多见;超声心动图上室间隔不增厚,但可能有节段性室壁运动异常。

八、预后

病程发展缓慢,预后不定。可以稳定多年不变,但一旦出现症状则可以逐步恶化。猝死与心力衰竭为主要的死亡原因。猝死多见于儿童及年轻人,其出现与体力活动有关。不明原因昏厥、直立运动试验(活动平板试验或踏车试验)时出现低血压、心肌明显肥厚(超过30mm)、有猝死家族史、自发持续性或非持续性室性心动过速者为猝死的危险因子。猝死的可能机制包括快速室性心律失常,窦房结病变与心脏传导障碍,心肌缺血,舒张功能障碍,低血压,以前两者最重要。心房颤动的发生可以促进心力衰竭。少数患者有感染性心内膜炎或栓塞等并发症。

九、防治

由于病因不完全清楚,预防较困难。为预防症状发作应避免劳累、激动、突然用力。凡增强心肌收缩力的药物如洋地黄类、β受体兴奋药如异丙肾上腺素等,以及减轻心脏负荷的药物如硝酸甘油等使左心室流出道梗阻加重,尽量不用。如有二尖瓣关闭不全,应预防发生感染性心内膜炎。本病患者特别是年龄小于60岁者,应每年进行临床检查,包括详细询问患者及其家属病史,做超声心动图检查、24或48h动态心电图检查,了解直立运动试验时的血压反应等,以进行危险性评估。

治疗的目标为解除症状和控制心律失常。现用的治疗包括:①β受体阻断药使心肌收缩减弱,从而减轻流出道梗阻,减少心肌氧耗,增加舒张期心室扩张,且能减慢心率,增加心搏量。普萘洛尔应用最早,开始每次10mg,3~4次/日,逐步增大剂量,以求改善症状而心率和血压不过低,最多可达200mg/d左右。近来使用的β受体阻断药有美托洛尔、比索洛尔等;②钙通道阻断药既有负性肌力作用以减弱心肌收缩,又能改善心肌顺应性而有利于舒张功能。维拉帕米120~480mg/d,分3~4次口服,可使症状长期缓解,对血压过低、窦房功能或房室传导障碍者慎用。地尔硫卓治疗亦有效,用量为30~60mg,3次/日。钙通道阻断药常用于β受体阻断药疗效不佳或哮喘病患者;③抗心律失常药用于控制快速室性心律失常与心房颤动,以胺碘酮为较常用。药物治疗无效时可考虑电复律;④对晚期已有心室收缩功能损害而出现充血性心力衰竭者,其治疗与其他原因所致的心力衰竭相同。对诊断肯定,药物治疗效果不佳的梗阻性肥厚型心肌病患者考虑外科手术治疗,做室间隔肌纵深切开术和肥厚心肌部分切除术,部分患者需要同时进行二尖瓣置换术或成形术以缓解症状。药物疗效不佳者还可以通过心导管注射无水酒精闭塞冠状动脉间隔支,造成肥厚的心肌坏死,以减轻梗阻。近年来应用双腔永久起搏器作右心房室顺序起搏以缓解梗阻性患者的症状,取得一定疗效,但目前尚无证据表明双腔起搏器能够降低肥厚型心肌病患者心源性猝死率,或改善非梗阻性肥厚型心肌病患者的症状。

(徐骁林)

第二十节　二尖瓣狭窄

一、病因和病理改变

临床上所见的二尖瓣狭窄(mitral stenosis),绝大多数都是风湿热的后遗病变,因二尖瓣狭窄而行人工瓣膜置换术的患者中,99%为风湿性二尖瓣狭窄。但有肯定的风湿热病史者仅占60%;在少见病因中,主要有老年人的二尖瓣环或环下钙化以及婴儿及儿童的先天性畸形;更罕见的病因为类癌瘤及结缔组织病;有人认为,病毒(特别是 Coxsackie 病毒)也可引起慢性心脏瓣膜病,包括二尖瓣狭窄。淀粉样沉着可以发生在风湿性瓣膜病变的基础上并导致左房灌注障碍。Lutembacher 综合征为二尖瓣狭窄合并房间隔缺损。左房肿瘤(特别是黏液瘤)、左房内球瓣栓塞以及左房内的先天性隔膜如三房心,也可引起左房血流障碍,而与二尖瓣狭窄引起的血流动力学改变相似,但这些情况不属于二尖瓣器质性病变的范畴。风湿性心脏患者中大约25%为单纯二尖瓣狭窄,40%为二尖瓣狭窄合并关闭不全。二尖瓣狭窄的患者中约2/3为女性。

在风湿热病程中,一般从初次感染到形成狭窄,估计至少需要 2 年,一般常在 5 年以上的时间,多数患者的无症状期在 10 年以上。

风湿性二尖瓣狭窄的基本病理变化是瓣叶和腱索的纤维化和挛缩,瓣叶交界面相互粘连。交界粘连、腱索缩短,使瓣叶位置下移,严重者如漏斗状,漏斗底部朝向左房,尖部朝向左室。在正常人,血流可自由通过二尖瓣口,经乳头肌间和腱索间进入左室。在风湿性二尖瓣狭窄的患者,腱索融合,瓣叶交界融合,造成血流阻塞,引起一系列病理生理改变。

正常二尖瓣口面积约 $4 \sim 6 cm^2$。当二尖瓣受风湿性病变侵袭后,随着时间的推移,瓣口面积逐渐缩小。瓣口面积缩小至 $1.5 \sim 2.0 cm^2$ 时,属轻度狭窄;$1.0 \sim 1.5 cm^2$ 时,属中度狭窄;$<1.0 cm^2$ 时属重度狭窄。

二、病理生理

二尖瓣狭窄时,基本的血流动力学变化是:在心室舒张期,左房左室之间出现压力阶差,即跨二尖瓣压差。轻度二尖瓣狭窄,"压差"仅见于心室快速充盈期;严重狭窄,"压差"见于整个心室舒张期。值得注意的是在同一患者,跨二尖瓣压差的高低还与血流速度有关。后者不仅决定于心排出量,还决定于心室率。心室率加快,舒张期缩短,左房血经二尖瓣口流入左室的时间缩减,难于充分排空。在心排量不变的情况下,心室率增快,跨二尖瓣压差增大,左房压力进一步升高。临床可见不少原来无症状的二尖瓣狭窄患者,一旦发生心房颤动,心室率增快时,可诱发急性肺水肿。流体力学研究证明,瓣口面积恒定的情况下,跨瓣压差是血流速度平方的函数,也就是说,流速增加一倍,跨瓣压差将增加三倍。

（一）左房—肺毛细血管高压

瓣口面积大于 $2.0cm^2$ 时，除非极剧烈的体力活动，左房平均压一般不会超过肺水肿的压力阈值（ $25 \sim 30mmHg$ ），因此患者不会有明显不适。瓣口面积 $1.5 \sim 2.0cm^2$ 时，静息状态，左房—肺毛细血管平均压低于肺水肿的压力阈值；但在中度活动时，由于血流加快，再加上心跳加快，心室舒张期缩短，二尖瓣两侧压差增大，左房—肺毛细血管平均压迅速超过肺水肿的压力阈值，因此可出现一过性间质性肺水肿。活动停止，左房，肺毛细血管压又迅速下降，肺间质内液体为淋巴回流所清除，肺水肿减轻或消失。这类患者，安静时无症状，但在较重的体力活动时，则表现出呼吸困难。

瓣口面积 $1.0 \sim 1.5cm^2$ ，左房—肺毛细血管压持续在高水平，轻微活动，甚至休息时，也可能超过肺水肿的压力阈值，因此，患者常主诉劳力性气促和阵发性夜间呼吸困难。稍微活动，即可诱发急性肺泡性肺水肿。左房—肺毛细血管高压期，心排出量大体正常，患者无明显疲乏感。

（二）肺动脉高压

二尖瓣狭窄患者肺动脉高压产生机制包括：①左房压力升高，逆向传导致肺动脉压被动升高；②左房高压，肺静脉高压触发反射性肺小动脉收缩；③长期而严重的二尖瓣狭窄导致肺小动脉壁增厚。从某种意义上说，肺血管的这些变化有一定的保护作用，因毛细血管前阻力增高，避免较多的血液进入肺毛细血管床，减少肺水肿的发生。然而，这种保护作用是以右心排出量减少为代价的。

随着肺动脉压力进行性增高，劳力性呼吸困难、阵发性夜间呼吸困难、急性肺水肿等表现会逐渐减轻。但右室功能受损表现及心排出量减少的症状逐渐明显。

瓣口面积 $1.5 \sim 2.0cm^2$ 时，可有阵发性左房—肺毛细血管高压，但肺动脉压一般不高。瓣口面积 $1.0 \sim 1.5cm^2$ ，持续性左房—肺毛细血管高压，肺动脉压也可以被动性升高。瓣口面积 $<1.0cm^2$ ，肺动脉压主动性地、明显地升高，而左房—肺毛细血管压略有下降，心排出量也下降。患者常诉疲乏无力，劳动耐量减低。

（三）左心房电活动紊乱

二尖瓣狭窄和风湿性心脏炎可引起左房扩大、心房肌纤维化、心房肌排列紊乱，进一步导致心房肌电活动传导速度快慢不一，不应期长短有别。由自律性增高或折返激动所形成的房性期前收缩，一旦落在心房肌易损期即可诱发心房颤动。心房颤动的发生与二尖瓣狭窄的严重程度、左房大小、左房压高低密切相关。开始时，心房颤动呈阵发性。心房颤动本身又可促进心房肌进一步萎缩，左房进一步扩大，心房肌传导性和不应性差距更为显著，心房颤动逐渐转为持续性。

$40\% \sim 50\%$ 症状性风湿性二尖瓣狭窄患者，合并有心房动。

二尖瓣狭窄早期，一般为窦性心律。

当瓣口面积 $1.0 \sim 1.5cm^2$ ，可发生阵发性心房颤动。心房颤动发作时，心室率快而不规则，心室舒张期短，每可诱发急性肺水肿。当瓣口面积 $<1.0cm^2$ ，常为持久性心房颤动。因此，持久性心房颤动，多提示血流动力学障碍明显。

（四）心室功能改变

二尖瓣口面积 $>1.0cm^2$ ，左房，肺毛细血管压升高，肺动脉压力也可被动性升高。但是，这种程度的肺动脉高压,不会引起明显的右室肥厚,更不会引起右室衰竭。二尖瓣口面积 $<1.0\ cm^2$ 时,肺动脉压主动性地、明显地升高,甚至超过体循环压水平。长期压力负荷增重,右室壁代偿性肥厚,继之右室扩大,右室衰竭。

Crash 等研究发现,约 1/3 的风湿性二尖瓣狭窄患者存在左室功能异常,其原因尚有争议。一般认为,二尖瓣口狭窄,舒张期左室充盈减少,前负荷降低,导致心排出量降低。Silveratein 则认为,风湿性炎症造成的心肌损害、心肌内在收缩力降低为其主要原因。临床上,外科二尖瓣分离术后,左室射血分数不能随二尖瓣口面积的扩大而增加,也支持 Silverstein 的观点。Holzer 则指出,二尖瓣狭窄时,心排出量降低与冠状动脉供血不足、心肌收缩力受损有关。还有人提出,二尖瓣狭窄时,右室后负荷增重,收缩状态改变,可影响左室功能。有学者对 20 例风湿性二尖瓣狭窄患者行球囊扩张术,术前及术后测定多种左室功能指标,发现术前各项左室功能降低主要与前负荷不足有关。这一结论与外科二尖瓣分离术所得结论相矛盾,其原因可能是外科手术中全麻开胸等多种因素改变了心肌收缩力以及心脏的前、后负荷的结果。

(五)血栓前状态出现

血栓前状态是指机体促凝和天然抗凝机制的平衡失调,具体地讲,是血管内皮细胞、血小板、血液抗凝、凝血、纤溶系统及血液流变等发生改变所引起的有利于血栓形成的病理状态。

血栓栓塞是二尖瓣狭窄的常见的、严重的并发症。据统计,该病血栓栓塞并发症的发生率约 20% ,二尖瓣狭窄合并心房颤动时,血栓栓塞的危险性较窦性心律时提高 3 ~ 7 倍。有学者对 34 例二尖瓣狭窄患者的止血系统多项指标进行过研究,结果发现,这类患者止血系统多个环节发生异常,即存在着血栓前状态。其严重程度与二尖瓣口狭窄严重程度相关,合并心房颤动者较窦性心律者更为严重。

(六)心血管调节激素的改变

如前所述,随着二尖瓣狭窄的发生和发展,左房压力逐渐增高,继之肺动脉压力升高,右室负荷增重,最终将导致右心衰竭。这些血流动力学改变必然会启动机体一系列心血管调节激素的代偿机制。

1.心钠素分泌的变化

近年来发现,心脏具有分泌心钠素的功能,在一些心血管疾病中,其分泌可发生程度不等的变化。

Leddome 在狗的左心房放置一气囊,造成二尖瓣口的部分阻塞以模拟二尖瓣狭窄。研究结果显示血浆心钠素浓度随左房压力升高而升高。Daussele 发现严重二尖瓣狭窄但不伴右心衰竭的患者,外周血心钠素浓度为正常人的 7 ~ 10 倍。多数学者(包括外国学者)认为二尖瓣狭窄时,血心钠素水平升高的主要原因是左房压力升高刺激心房壁肌细胞分泌心钠素。Waldman 发现二尖瓣狭窄时,血心钠素水平不仅与左房压力有关,而且与左房容积和左房壁张力有关。Maktino 通过对 24 例二尖瓣狭窄患者的研究发现,心房颤动组与窦性心律组相比,左房内径较大,血心钠素水平较高;心房颤动组血心钠素水平与左房压力高低无关。这一结果说明,心房快速颤动,心房容量增大,心房壁显著扩张是二尖瓣狭窄合并心房颤动患者血心钠素升高的主要原因。

二尖瓣狭窄患者血心钠素水平升高的意义在于:①促进水钠排泄;②抑制肾素—血管紧张素—醛固酮系统的分泌;③扩张肺动脉、降低肺动脉压或推迟肺动脉高压的发生;④降低交感神经兴奋性。

2.肾素—血管紧张素—醛固酮系统的变化

二尖瓣狭窄时,肾素—血管紧张素—醛固酮系统(RAS)随病程的变化而有不同的改变。早期,即左房高压期,心肺压力感受器兴奋,交感神经活性减弱,血中肾素—血管紧张素—醛固酮系统水平降低。一旦肺动脉压力明显升高或右心衰竭出现,心排出量下降,重要脏器供血不足,交感神经及RAS兴奋,相关心血管调节激素分泌增加,血中去甲肾上腺素、肾素、醛固酮水平升高。体外试验证明,心钠素与RAS是一对相互拮抗的心血管调节激素。但对二尖瓣狭窄患者的研究发现,血浆心钠素水平与RAS系统的变化似乎相关性不大。Lmvin等发现,经皮二尖瓣球囊扩张(PBMV)术后10～60min,心钠素水平下降同时肾素、醛固酮水平上升;Ishikura等报告,PBMV术前,心钠素水平显著升高,肾素、醛固酮水平也显著升高,血管紧张素水平无明显变化;术后,血心钠素水平显著下降,同时肾素、血管紧张素Ⅱ、醛固酮水平未见明显上升。

上述资料说明,二尖瓣狭窄患者,体内RAS变化是很复杂的,可能受多种机制所控制。

3.血管加压素分泌的变化

血管加压素由垂体分泌,左房也有感受器,其分泌受血浆晶体渗透压和左房容量双重调节。二尖瓣狭窄患者,左房容量增加,左房内感受器兴奋,血管加压素水平升高;PBMV术后,左房容量下降,血管加压素水平也降低。

三、临床表现

(一)症状

1.呼吸困难

劳力性呼吸困难为最早期症状,主要由肺的顺应性减低所致。由于肺血管充血和间质水肿而使活动能力降低。日常活动时即有左室灌注受阻和呼吸困难的患者,一般有端坐呼吸并有发生急性肺水肿的危险。后者可由劳累、情绪激动、呼吸道感染、性交、妊娠或快速房颤等而诱发。肺血管阻力显著升高的患者,右室功能受损,致右室排血受阻,因此,这类患者很少有突然的肺毛细血管压力升高,故反而较少发生急性肺水肿。由于二尖瓣狭窄是一种缓慢进展性疾病,患者可以逐渐调整其工作和生活方式,使之接近于静息水平,避免了呼吸困难发生。若行运动试验,方可客观判断心功能状态。

2.咯血

咯血可表现为下列几种形式。

(1)突然的咯血(有时称之为肺卒中),常为大量,偶可致命。系由于左房压突然升高致曲张的支气管静脉破裂出血所造成,多见于二尖瓣狭窄早期,无肺动脉高压或仅有轻、中度肺动脉高压的患者;后期因曲张静脉壁增厚,咯血反而少见。

(2)痰中带血或咳血痰,常伴夜间阵发性呼吸困难,此与慢性支气管炎、肺部感染和肺充血或毛细血管破裂有关。

(3)粉红色泡沫痰,为急性肺水肿的特征,由肺泡毛细血管破裂所致。

(4)肺梗死,为二尖瓣狭窄合并心力衰竭的晚期并发症。咳血性痰是由于毛细血管有渗血和肺组织有坏死的缘故。

3.胸痛

二尖瓣狭窄的患者中,约15%有胸痛,其性质有时不易与冠状动脉疾患所致的心绞痛相区别。有人认为可能是由于肺动脉高压以致肥大的右室壁张力增高,同时由于心排出量降低致右室心肌缺血所致,或继发于冠状动脉粥样硬化性狭窄,其确切机制尚不明。大多数患者通过成功的二尖瓣分离术或扩张术,胸痛症状可以得到缓解。

4.血栓栓塞

血栓栓塞为二尖瓣狭窄的严重并发症,约20%的患者在病程中发生血栓栓塞,其中约15%～20%由此导致死亡。在开展抗凝治疗和外科手术以前,二尖瓣狭窄患者中约1/4死于血栓栓塞。血栓形成与心排出量减低、患者的年龄和左心耳的大小有关。此外,瓣膜钙质沉着可能是一危险因素,有10%的二尖瓣钙化的患者,在施行瓣膜分离术后发生栓塞。有栓塞病史的患者,在手术时左房中常见不到血栓。发生栓塞者约80%有心房颤动。若患者发生栓塞时为窦律,则可能原有阵发性房颤或合并有感染性心内膜炎,或原发病为心房黏液瘤而并非是二尖瓣狭窄。栓塞可能是首发症状,甚至发生在劳力性呼吸困难以前。35岁以上的房颤患者,尤其是伴有心排出量降低和左心耳扩大者是发生栓塞最危险的因素,因此应该给予预防性的抗凝治疗。

临床所见约半数的栓塞发生在脑血管。冠状动脉栓塞可导致心肌梗死和(或)心绞痛,肾动脉栓塞可引起高血压。约25%的患者可反复发生或为多发性栓塞,偶尔左房内有巨大血栓,似一带蒂的球瓣栓子,当变换体位时可阻塞左房流出道或引起猝死。

5.其他

左房显著扩大、气管—支气管淋巴结肿大、肺动脉扩张可压迫左侧喉返神经,引起声嘶;此外,由于食管被扩张的左房压迫可引起吞咽困难。发生右心衰竭者,常有食欲缺乏、腹胀、恶心、呕吐等消化系统症状,小便量亦少。

(二)体征

1.望诊和触诊

严重二尖瓣狭窄可出现二尖瓣面容,特征是患者两颊呈紫红色。发生机制是,心排出量减低,周围血管收缩。二尖瓣狭窄,尤其是重度二尖瓣狭窄,心尖搏动往往不明显(左室向后移位)。若能触及与第一心音(S_1)同时出现的撞击(tapping)感,其意义与S_1亢进等同,提示二尖瓣前内侧瓣活动性好。令患者左侧卧位,可在心尖区触及舒张期震颤。肺动脉高压时,胸骨左缘第2肋间触及肺动脉瓣震荡感,胸骨左缘触及右室抬举感;当右室明显扩大,左室向后移位,右室占据心尖区,易将右室搏动误为左室搏动。

2.听诊

二尖瓣狭窄,在心尖区多可闻及亢进的第一心音,它的存在提示二尖瓣瓣叶弹性良好,当二尖瓣瓣叶增厚或钙化,这一体征即告消失。随着肺动脉压增高,肺动脉瓣关闭音变响,传导也较广,甚至在主动脉瓣听诊区及心尖区可闻及;第二心音分裂变窄,最后变成单一心音。重度肺动脉高压,还可在胸骨左缘第2肋间闻及喷射音,吸气时减弱,呼气时增强;在胸骨左缘2～3肋间闻及肺动脉关闭不全的格—史(Graham - Steell)杂音;在胸骨左下缘闻及三尖瓣关闭不全的收缩期杂音以及右室源性的第三心音和第四心音。

二尖瓣开瓣音(opening snap),在心尖区采用膜型胸件易于闻及,往往与亢进的S_1同时存在,二者均提示二尖瓣瓣叶弹性良好。钙化仅累及二尖瓣瓣尖,该音依然存在,但累及二尖瓣瓣体时,该音即告消失。开瓣音与主动脉瓣关闭音之间的时距愈短,提示二尖瓣狭窄愈重;相反,则愈轻。

二尖瓣狭窄最具诊断价值的听诊是,在心尖区用钟型胸件听诊器听诊可闻及舒张期隆隆样杂音,左侧卧位尤易检出。该杂音弱时,仅局限于心尖区;强时,可向左腋下及胸骨左缘传导。杂音响度与二尖瓣狭窄轻重无关,但杂音持续时间却与之相关,只要左侧房室压力阶差超过 3mmHg,杂音即持续存在。轻度二尖瓣狭窄,杂音紧跟开瓣音之后出现,但持续时间短暂,仅限于舒张早期,但舒张晚期再次出现;严重二尖瓣狭窄,杂音持续于整个舒张期,若为窦性心律,则呈舒张晚期增强。二尖瓣狭窄舒张期隆隆样杂音在下述情况下可能被掩盖:胸壁增厚,肺气肿,低心排出量状态,右室明显扩大,二尖瓣口高度狭窄。这种二尖瓣狭窄谓之"安静型二尖瓣狭窄"。对疑有二尖瓣狭窄的患者,常规听诊未发现杂音,可令患者下蹲数次,或登梯数次,再左侧卧位,并于呼气末听诊,可检出舒张期隆隆性杂音。

(三)辅助检查

1. X 线检查

X 线所见与二尖瓣狭窄的程度和疾病发展阶段有关,仅中度以上狭窄的病例在检查时方可发现左房增大(极度左房扩大罕见),肺动脉段突出,左支气管抬高,并可有右室增大等。后前位心影如梨状,称为"二尖瓣型心"。

主动脉结略小,右前斜位吞钡检查可发现扩张的左房压迫食管,使其向后并向左移位,左前斜位检查易发现右室增大。老年患者常有二尖瓣钙化,青壮年患者亦不少见,以荧光增强透视或断层 X 线检查最易发现二尖瓣钙化。肺门附近阴影增加,提示肺静脉高压所致的慢性肺淤血和肺间质水肿。

2. 心电图检查

轻度二尖瓣狭窄者,心电图正常。其最早的心电图变化为具特征性的左房增大的 P 波,P 波增宽且呈双峰型,称之为二尖瓣型 P 波($P_{II} > 0.12s$,$PtfV_1 \leqslant -0.03mm \cdot s$,电轴在 $+45° \sim -30°$ 之间),见于 90% 显著二尖瓣狭窄患者。随着病情发展,当合并肺动脉高压时,则显示右室增大,电轴亦可右偏。病程晚期,常出现心房颤动。

3. 超声心动图检查

超声心动图对二尖瓣狭窄的诊断有较高的特异性,除可确定瓣口有无狭窄及瓣口面积之外,尚可帮助了解心脏形态,判断瓣膜病变程度及决定手术方法,对观察手术前后之改变及有无二尖瓣狭窄复发等方面都有很大价值。

超声诊断的主要依据如下:

(1)二维超声心动图上见二尖瓣前后叶反射增强,变厚,活动幅度减小,舒张期前叶体部向前膨出呈气球状,瓣尖处前后叶的距离明显缩短,开口面积亦变小。

(2)M 型超声心动图示二尖瓣前叶曲线上,舒张期正常的双峰消失,E 峰后曲线下降缓慢,EA 间凹陷消失,呈特征性城墙状。根据狭窄程度的不同,下降速度亦有差异,与此相应,E 峰后下降幅度即 EA 间垂直距离减小;二尖瓣前叶与后叶曲线呈同向活动;左房扩大,右室及右室流出道变宽,有时还可发现左房内有血栓形成。

(3)Doppler 图像上舒张期可见通过二尖瓣口的血流速率增快。

(4)Doppler 超声心动图运动试验:运动试验可用于某些二尖瓣狭窄患者,以了解体力活动的耐受水平,揭示隐匿的二尖瓣狭窄的相关症状。运动试验可与 Doppler 超声心动图相结合,以评价二尖瓣狭窄在运动时的血流动力学。Doppler 超声心动图运动实验通常是在运动中止后静息状态下行 Doppler 检查。Doppler 超声心动图主要用于下列情况:①证实无症状的二尖瓣狭窄,患者具有良好的运动能力,在强度和日常生活活动相等的工作负荷状态下可以无症状;②评价运动期间肺动脉收缩压;③对于那些有症状但静息状态下检查却只有轻度二尖瓣狭窄的患者,可用这种方法了解运动时血流动力学变化。

四、并发症

(一)心房颤动

见于重度二尖瓣狭窄的患者,左房明显增大是心房颤动能持续存在的解剖基础;出现心房颤动后,心尖区舒张期隆隆样杂音可减轻,收缩期前增强消失。

(二)栓塞

常见于心房颤动患者,以脑梗死最为多见,栓子也可到达四肢、肠、肾脏和脾脏等处;右房出来的栓子可造成肺栓塞或肺梗死;少数病例可在左房中形成球瓣栓塞,这种血栓可占据整个左房容积的1/4,若堵住二尖瓣口则可造成昏厥,甚至猝死。

(三)充血性心力衰竭或急性肺水肿

病程晚期大约有50%~75%发生充血性心力衰竭,并是导致死亡的主要原因,呼吸道感染为诱发心力衰竭的常见原因,在年轻女性患者中,妊娠和分娩常为主要诱因。急性肺水肿是高度二尖瓣狭窄的严重并发症,往往由于剧烈体力活动、情绪激动、感染、妊娠或分娩、快速房颤等情况而诱发,上述情况均可导致左室舒张充盈期缩短和左房压升高,因而使肺毛细血管压力增高,血浆易渗透到组织间隙或肺泡内,故引起急性肺水肿。

(四)呼吸道感染

二尖瓣狭窄患者,由于常有肺静脉高压、肺淤血,故易合并支气管炎和肺炎。临床上凡遇心力衰竭伴发热、咳嗽的患者时,即应考虑到合并呼吸道感染的可能,应及时给予抗生素治疗,以免诱发或加重心力衰竭。显著二尖瓣狭窄的患者,一般不易感染肺结核。

五、自然病程

由于介入治疗和外科治疗的飞速发展,使得了解二尖瓣狭窄以及其他类型瓣膜病的自然病程相当困难。仅有少数资料能提供二尖瓣狭窄病程信息。在温带地区,如美国和西欧,首次风湿热发生后15~20年才出现有症状的二尖瓣狭窄。从心功能Ⅱ级进展为心功能Ⅲ~Ⅳ级需5~10年;在热带和亚热带地区,病变进展速度相对较快。经济发展程度和种族遗传因素也可能起一定作用。如在印度,6~12岁儿童即可患有严重的二尖瓣狭窄,但在北美和西欧,有症状的二尖瓣狭窄却见于45~65岁。Sagie采用Doppler超声心动图对103例二尖瓣狭窄患者进行随访后指出,二尖瓣口面积减小速率为0.09cm^2/年。

外科治疗二尖瓣狭窄出现前的年代,有关二尖瓣狭窄自然病程的资料提示,症状一旦出现,预后不良,其5年存活率在心功能Ⅲ级为62%,Ⅳ级为15%。Horstkotte报告一组拒绝行手术治疗的有症状的二尖瓣狭窄患者,5年存活率为44%。

六、治疗

二尖瓣狭窄患者,可发生肺水肿、心力衰竭、心律失常以及血栓栓塞等并发症,已如前述。一般来说,二尖瓣狭窄患者,若未出现并发症,可不必治疗,但应防止受凉,注意劳逸结合,应用长效青霉素预防乙型溶血性链球菌感染;有并发症者,宜选择适当方式进行治疗。

二尖瓣狭窄的治疗方式分内科治疗和外科治疗两方面。此处只介绍内科治疗部分。

1. β 受体阻滞剂

由于二尖瓣狭窄合并间质性肺水肿或肺泡性肺水肿的主要成因是二尖瓣口的机械性阻塞,二尖瓣跨瓣压差增大,左房压力和肺静脉—肺毛细血管压力增高。二尖瓣跨瓣压差与心率、心排出量之间的关系是:压力阶差 = 心排出量/(K·舒张充盈期)(K 为一常数,包含二尖瓣口面积)。心排出量增加或舒张充盈期缩短可导致压力阶差上升。若能减慢心率及(或)降低心排出量,就可降低二尖瓣跨瓣压差,降低左房、肺静脉—毛细血管压,减轻患者肺淤血症状。

有学者也曾用普萘洛尔静脉注射抢救单纯二尖瓣狭窄合并急性肺水肿的患者,还曾用普萘洛尔口服治疗单纯二尖瓣狭窄合并慢性肺淤血的患者,疗效均非常满意。β 受体阻滞剂能有效地减慢窦房结冲动,因此可用于:①二尖瓣狭窄合并窦性心动过速;②二尖瓣狭窄合并窦性心动过速和急性肺水肿;③二尖瓣狭窄合并快速型室上性心律失常。

2. 钙通道阻滞剂

如维拉帕米和硫氮卓酮,这两种药物均能直接作用于窦房结,减慢窦性频率;还可做用于房室结,延缓房室传导。但是这两种药物还能扩张周围血管,引起交感神经兴奋,间接地使窦性频率加快,房室结传导加速。因此,钙通道阻滞剂对房室结和窦房结的净效应与剂量相关,为有效减慢窦性心律,延缓房室传导,常须用中等剂量或大剂量。由于用量较大,常发生诸如头痛、便秘、颜面潮红及肢体水肿等不良反应。所以这种药物,多用做洋地黄的辅助用药,以减慢快速心房颤动患者的心室率。

3. 洋地黄制剂

对窦房结基本无直接作用,但能有效地抑制房室结,延缓房室传导。对二尖瓣狭窄、窦性心动过速合并肺水肿的患者,临床应用价值有限,甚至有人认为有害。对二尖瓣狭窄快速心房颤动合并肺水肿者,应用洋地黄制剂,疗效满意。

应该指出的是:洋地黄对静息状态下的快速心房颤动,能显著减慢心室率,在应激状态下,洋地黄控制心房颤动的心室率的能力较差。其原因在于:洋地黄减慢房室结传导的作用,主要是通过兴奋迷走神经实现的,在应激状态下,交感神经兴奋,房室传导加速,这种交感神经的兴奋作用超过迷走神经的抑制作用,因此心房颤动患者心室率难以减慢,为解决这一问题,可加用 β 受体阻滞剂或钙通道阻滞剂,辅助洋地黄控制应激状态下心房颤动患者的心室率。

经皮球囊二尖瓣成形术的禁忌证包括:①左房内血栓形成;②近期(3 个月)内有血栓栓塞史;③中、重度二尖瓣关闭不全;④左室附壁血栓;⑤右房明显扩大;⑥心脏、大血管转位;⑦主动脉根部明显扩大;⑧胸、脊柱畸形。

（徐銚林）

第二十一节 二尖瓣关闭不全

一、病因和病理改变

二尖瓣装置包括瓣环、瓣叶、腱索和乳头肌,它们在功能上是一个整体。正常的二尖瓣功能,有赖于上述四成分的结构和功能的完整,其中任何一个或多个成分出现结构异常或功能障碍便可产生二尖瓣关闭不全(mitral regurgitation),当左室收缩时,血液便可反流入左房。以前,在人群中,风湿热、风湿性心瓣膜炎发生率很高,因此认为风湿性二尖瓣关闭不全极为常见,即使临床未发现伴有二尖瓣狭窄的二尖瓣关闭不全,若未查到其他病因,也认为是风湿性二尖瓣关闭不全。随着心脏瓣膜病手术治疗的开展及尸检资料的累积,对二尖瓣关闭不全的病因的认识也随着发生了变化。据报告,风湿性单纯性二尖瓣关闭不全占全部二尖瓣关闭不全的百分数逐渐在减少。Seizer 报告风湿性二尖瓣关闭不全占44%;Amlie 报告占33%;Kirklin 及中尾报告为3%~21%。非风湿性单纯性二尖瓣关闭不全的病因,以腱索断裂最常见,其次是感染性心内膜炎、二尖瓣黏液样变性、缺血性心脏病等。缺血性心脏病之所以造成二尖瓣关闭不全,其机制可能与左室整体收缩功能异常、左室节段性室壁运动异常以及心肌梗死后左室重构等有关。

(一)瓣叶异常

由于瓣叶受累所致的二尖瓣关闭不全,常见于慢性风湿性心瓣膜病,男性多于女性,其主要病理改变为慢性炎症及纤维化使瓣叶变硬、缩短、变形,或腱索粘连、融合、变粗等,病程久者可钙化而加重关闭不全。风湿性二尖瓣关闭不全的患者中,约半数合并二尖瓣狭窄。此外,结缔组织疾病、感染性心内膜炎、穿通性或非穿通性创伤均可损毁二尖瓣叶;心内膜炎愈合期二尖瓣尖的回缩也能引起二尖瓣关闭不全。

(二)瓣环异常

1.瓣环扩张

成人二尖瓣环的周径约10cm,在心脏收缩期,左室肌的收缩可使瓣环缩小,这对瓣膜关闭起重要作用,因此,任何病因的心脏病凡引起严重的左室扩张者,均可使二尖瓣环扩张,从而导致二尖瓣关闭不全。一般原发性瓣膜关闭不全比继发于二尖瓣环扩张引起的关闭不全严重些。

2.瓣环钙化

在尸检中,二尖瓣环特发性钙化甚为常见。一般这种退行性变对心脏功能影响很小,严重的二尖瓣环钙化,则是引起二尖瓣关闭不全的重要原因。高血压、主动脉瓣狭窄和糖尿病以及Marfan 综合征等,均可使二尖瓣环的钙化加速,并可使二尖瓣环扩张,因而更易造成二尖瓣关闭不全;此外,慢性肾衰竭和继发性甲状旁腺功能亢进的患者,也易发生二尖瓣环钙化。严重钙化的患者,钙盐可能侵入传导系统,导致房室或(和)室内传导阻滞,偶尔钙质沉着扩展可达冠状动脉。

(三)腱索异常

这是引起二尖瓣关闭不全的重要原因。腱索异常可由下列原因引起,先天性异常、自发性断裂或继发于感染性心内膜炎、风湿热的腱索断裂。多数患者腱索断裂无明显原因,后叶腱索断裂较前叶腱索断裂多见,常伴有乳头肌纤维化,腱索断裂也可由创伤或急性左室扩张引起。根据腱索断裂的数目和速度而引起不同程度的二尖瓣关闭不全,临床上可表现为急性、亚急性或慢性过程。

(四)乳头肌受累

任何妨碍乳头肌对瓣叶有效控制的因素,均可导致二尖瓣关闭不全。乳头肌是由冠状动脉的终末支供血,因此,对缺血很敏感,乳头肌血供的减少,可引起乳头肌缺血、损伤、坏死和纤维化伴功能障碍。唯乳头肌断裂在临床上罕见。若缺血呈一过性,乳头肌功能不全和二尖瓣关闭不全也呈一过性,且伴有心绞痛发作。若缺血严重而持久,引起慢性二尖瓣关闭不全。后内侧乳头肌的血供较前外侧少,故较易受缺血的影响。引起乳头肌受累的原因,归纳起来有下列几种:①乳头肌缺血,常见者为冠心病;②左室扩大,使乳头肌在心脏收缩时发生方位改变;③乳头肌的先天性畸形,如乳头肌过长、过短、一个乳头肌阙如等;④感染性心内膜炎时合并乳头肌脓肿,可引起急性瓣下二尖瓣关闭不全;⑤其他,如肥厚型心肌病、心内膜心肌纤维化、左房黏液瘤、外伤等。

根据乳头肌受累的程度及速度,临床上可表现为急性二尖瓣关闭不全或慢性二尖瓣关闭不全的征象。

二、病理生理

二尖瓣关闭不全时,左室排血可经两个孔道,即二尖瓣孔和主动脉瓣孔,因此排血阻力降低。在主动脉瓣打开之前,几乎半量的左室血液先期反流左房。反流量的多少,决定于二尖瓣孔的大小和左室—左房压力阶差。而二尖瓣孔的大小和左室—左房压力阶差又是可变的。左室收缩压或者左室—左房压力阶差决定于周围血管阻力;正常二尖瓣环有一定弹性,其横截面可由多种因素调节,如前负荷、后负荷、心肌收缩力。当前负荷和后负荷增加,心肌收缩力降低,左室腔扩大,二尖瓣环扩张,反流孔增大,反流量增加;当采用某些措施(如正性肌力药物、利尿剂、血管扩张剂)使左室腔缩小,反流孔变小,反流量减少。

(一)左室功能的变化

当急性二尖瓣关闭不全发生开始时,左室以两种方式来代偿,一是排空更完全,二是增加前负荷。此时,左室收缩末压降低,内径缩短,室壁张力明显下降,心肌纤维缩短程度和速率增加。当二尖瓣关闭不全持续而变为慢性二尖瓣关闭不全,特别是严重二尖瓣关闭不全,左室舒张末期容量增大,收缩末期容量恢复正常。根据 Laplace 定律(心肌张力与心室内压和心室半径乘积相关),由于左室舒张末期容量增大,室壁张力增加至正常水平或超过正常水平,此谓严重二尖瓣关闭不全的慢性代偿阶段。左室舒张末期容量增加,即前负荷增加,二尖瓣环扩大,二尖瓣关闭不全加重,即进入二尖瓣关闭不全引起二尖瓣关闭不全的恶性循环。在慢性二尖瓣关闭不全,左室舒张末期容量及左室质量均是增加的,左室发生典型的离心性肥厚,肥厚的程度与扩大的程度不成比例。二尖瓣关闭不全,由于左室后负荷降低,射血分数(EF)可以维持于正常水平或超过正常水平。

多数严重二尖瓣关闭不全患者,心功能代偿期可持续多年;部分患者,由于左室长期容量超负荷,最终发生心肌失代偿,收缩末期容量,前负荷后负荷均增加,而射血分数和每搏出量降低。左室功能失代偿者,神经内分泌系统激活,循环炎性因子增加,磷酸肌酸与三磷酸腺苷比例降低。

严重二尖瓣关闭不全患者,冠状动脉血流速度加快,而与主动脉瓣病变相比较,心肌氧耗量的增加并不显著,因为这类患者心肌纤维缩短程度和速度虽然增高,但这不是心肌氧耗量的主要决定因素,主要决定因素是室壁张力,心肌收缩力和心率,前者(平均左室壁张力)实际是降低的,而后两者变化不大。因此,二尖瓣关闭不全的患者很少出现心绞痛。

反映心肌收缩力强弱的各种射血指标(如射血分数,左室短轴缩短率)是与后负荷大小成反比的,二尖瓣关闭不全早期,上述射血指标增高。许多患者最终之所以有症状,是因为二尖瓣反流量大,左室压和肺静脉压增高,而各种射血指标却无变化,甚至增高。也有部分患者,症状严重,提示左室收缩功能严重减低,各种射血指标降至低于正常水平或正常低水平。即使二尖瓣关闭不全合并明显左室衰竭,左室射血分数及短轴缩短率仅有轻、中度降低。因此,当射血分数为正常低水平时,即提示左室收缩功能受损。当射血分数中度减低($0.40 \sim 0.50$),则提示左室收缩功能严重受损,而且在二尖瓣矫治术后常难以逆转;当射血分数低于 0.35,提示左室收缩功能极度受损,二尖瓣矫治术的风险很大,术后疗效不佳。

(二)左房顺应性的变化

左房顺应性是严重二尖瓣关闭不全患者血流动力学和临床表现的主要决定因素。依据左房顺应性的差别,可将二尖瓣关闭分为三个亚组。

1. 左房顺应性正常或降低组

该组左房扩大不明显,左房平均压显著增高,肺淤血症状突出。见于急性二尖瓣关闭不全,如腱索断裂、乳突肌头部梗死、二尖瓣叶穿孔(外伤或感染性心内膜炎)。数周、数月后左房壁逐渐增厚,收缩力增强,排空更充分,左房顺应性低于正常;急性二尖瓣关闭不全发生后 $6 \sim 12$ 个月,肺静脉壁增厚,肺动脉壁也增厚,肺动脉血管阻力增加,肺动脉压力增高。

2. 左房顺应性显著增高组

该组左房明显扩大,左房平均压正常或略高于正常。见于严重慢性二尖瓣关闭不全。这类患者,肺血管阻力和肺动脉压力正常或稍高于正常,常有心房颤动和心排出量减低的表现。

3. 左房顺应性中度增高组

该组介于第一组和第二组之间,临床上最常见。见于严重二尖瓣关闭不全,左房可有不同程度扩大,左房平均压升高,肺静脉压力、肺血管阻力和肺动脉压力可能升高,心房颤动迟早也会发生。

三、临床表现

(一)症状

慢性二尖瓣关闭不全患者临床症状的轻重,取决于二尖瓣反流的严重程度、二尖瓣关闭不全进展的速度、左房和肺静脉压高低、肺动脉压力水平以及是否合并有其他瓣膜损害和冠状动脉疾病等。

慢性二尖瓣关闭不全的患者在出现左室衰竭以前,临床上常无症状。部分慢性二尖瓣关闭不全合并肺静脉高压或心房颤动患者可于左室衰竭发生前出现症状。从罹患风湿热至出现二尖瓣关闭不全的症状,一般常超过 20 年。二尖瓣关闭不全的无症状期比二尖瓣狭窄长,急性肺水肿亦比二尖瓣狭窄少见,可能与左房压较少突然升高有关,咯血和栓塞的机会远比二尖瓣狭窄少,而由于心排出量减少所致的疲倦、乏力则表现较突出。

轻度二尖瓣关闭不全的患者,可能终身无症状,多数患者仅有轻度不适感。但如有慢性风湿活动、感染性心内膜炎或腱索断裂,则可使二尖瓣关闭不全进行性加重,由低心排出量或肺充血引起之症状亦会逐渐明显,有时甚至发展为不可逆的左心衰竭。二尖瓣关闭不全的患者出现心房颤动时,虽会影响病程的进展,但不如二尖瓣狭窄时明显,可能因为二尖瓣关闭不全患者出现快速房颤时,不至于使左房压明显升高之故。

严重二尖瓣关闭不全的患者,由于心排出量很低,因此患者有极度疲乏力、无力的感觉,活动耐力也大受限制,一旦左心衰竭,肺静脉压力升高,患者即可出现劳力性呼吸困难,亦可有夜间阵发性呼吸困难,进而可出现右心衰竭的征象,表现为肝脏淤血肿大、踝部水肿,甚至出现胸、腹腔积液;合并冠状动脉疾病患者,可出现心绞痛的临床症状。

(二)体征

心界向左下扩大,心尖区出现有力的、局限性的收缩期搏动,亦表示左室肥厚、扩张。二尖瓣瓣叶病变所致二尖瓣关闭不全,第一心音常减低。由于左室排空时间缩短,主动脉瓣关闭提前,常可出现第二心音宽分裂。合并肺动脉高压时,肺动脉瓣关闭音增强。在左室快速充盈期,流经二尖瓣口血流量增大、增速,常可在心尖部闻及左室源性第三心音,有时伴有短促的舒张期隆隆性杂音。

二尖瓣关闭不全最重要的体征是心尖区收缩期杂音。多数患者,杂音在 S_1 后立即发生,持续于整个收缩期,超过甚至掩盖主动脉关闭音,该杂音响度稳定,呈吹风性,调较高,可向左腋下和左肩下放射,若为后外侧瓣病变,杂音还可向胸骨和主动脉瓣区放射,后者特别多见于二尖瓣后叶脱垂时。二尖瓣关闭不全杂音,不随左室每搏输出量大小变化而变化,其强弱也与二尖瓣关闭不全的严重程度无关。某些患者,因左室扩大、急性心肌梗死、人工瓣瓣周漏、严重肺气肿、肥胖、胸廓畸形,虽有严重二尖瓣关闭不全,杂音很难听到,甚至完全听不到,此谓安静型二尖瓣关闭不全(silent mitral regurgitation)。

风湿性二尖瓣病,可表现为单纯二尖瓣狭窄、二尖瓣关闭不全,但更多表现为二尖瓣狭窄合并二尖瓣关闭不全。在二尖瓣狭窄合并二尖瓣关闭不全的患者,如果听诊发现心尖部 S_1 减低,又可闻及第三心音,说明以关闭不全为主;若发现心尖部 S_1 亢进,有明显开瓣音,收缩期杂音柔和而又短促,提示以狭窄为主。

(三)辅助检查

1. X 线检查

轻度二尖瓣关闭不全,X 线检查无明显异常发现,较严重者可有左房增大及左室增大。严重二尖瓣关闭不全者,可呈巨大左房,有时可使食管向右、向后移位,并组成右心缘的一部分。若有心力衰竭或肺动脉高压症存在,则出现右室增大。透视下可见二尖瓣钙化,有时可见左房收缩期搏动。有肺静脉高压时,可见 Kerley B 线。急性严重二尖瓣关闭不全常有肺水肿的征象,而左房、左室扩大不显著。左室造影对二尖瓣关闭不全的诊断,很有帮助,且能提示反流量的大小。

2. 心电图检查

轻度二尖瓣关闭不全者,心电图正常;较重者,主要示左室肥大和劳损,当出现肺动脉高压后,可有左、右室肥大或右房肥大的表现。病程短者,多呈窦性心律,约 1/3 的慢性二尖瓣关闭不全者示心房颤动。窦性心律者,标准导联中 P 波可增宽并出现切迹,V_1 导联 ptf 负值增大,提示左房增大。

3. 超声心动图检查

对重症二尖瓣关闭不全的诊断准确率很高,轻症者因反流量小,心脏形态改变不显著,故较难肯定。超声诊断的主要依据如下。

(1)M 型图可示左房左室增大及容量负荷过重的现象,有时可见瓣膜钙化。右室及肺动脉干亦可能扩大或增宽。

(2)切面超声心动图上可见瓣叶增厚、反射增强,瓣口在收缩期关闭对合不佳。

（3）Doppler 检查时，在左房内可见收缩期血液返回所引起湍流。

（4）左心声学造影时，可见造影剂在收缩期由左室返回左房。

（5）腱索断裂时，二尖瓣可呈连枷样改变，在左室长轴切面观可见瓣叶在收缩期呈鹅颈样钩向左房，舒张期呈挥鞭样漂向左室（二尖瓣脱垂的改变详见后）。

运动超声心动图可协助判断二尖瓣关闭不全的严重程度，了解运动期间血流动力学的异常改变，尤其对那些轻度二尖瓣关闭不全但有症状患者以及病情稳定而无症状的二尖瓣关闭不全患者，运动超声心动图可客观地评价其心功能状态。

4. 放射性核素检查

超声心动图是诊断二尖瓣关闭不全最常用的影像学方法，但在下述情况下可进一步考虑门控血池核素造影或一期心血管造影：超声检查结果不甚满意；临床与超声诊断有出入；有必要更准确测定左室射血分数。此外，通过该法还可测量左室功能和反流分数；也可用于定期随访患者，若在随访期，静息射血分数进行性下降达正常值下限，或左室舒张末期以及（或）收缩末期容量进行增加，提示患者应考虑手术治疗。

四、自然病程

二尖瓣关闭不全的自然病史，取决于基本病因、反流程度及心肌功能状态。轻度二尖瓣关闭不全，可多年无症状，其中仅少数患者因感染性心内膜炎或腱索断裂而使病情加重。一般慢性风湿性二尖瓣关闭不全在诊断后的 5 年存活率为 80%，10 年存活率为 60%，但如已出现明显症状（心功能已达 Ⅲ ~ Ⅳ 级），则 5 年和 10 年存活率均明显降低，分别为 40% 和 15%。瓣膜脱垂综合征的病程大多为良性，寿命与正常人相近，但约有 15% 可进展为严重的二尖瓣关闭不全，若并发感染性心内膜炎或腱索断裂，则预后与急性二尖瓣关闭不全相同。

五、治疗

慢性瓣膜病由于相当时期内可无症状，因此，在诊断确立后仅需定期随访，内科治疗的重点是预防风湿热和感染性心内膜炎的发生及适当地限制体力活动。血管扩张剂特别是减轻后负荷的血管扩张剂，通过降低射血阻抗可减少反流量和增加心排出量，对急性二尖瓣关闭不全可产生有益的血流动力学效应，对于慢性二尖瓣关闭不全是否如此，目前尚无定论。洋地黄类药物对负荷过重的左室具正性肌力作用，故控制本病的心力衰竭症状较二尖瓣狭窄者更适宜，对伴有心房颤动者更有效。

六、急性二尖瓣关闭不全

急性二尖瓣关闭不全最重要的是自发性腱索断裂，感染性心内膜炎致瓣膜毁损和腱索断裂，缺血性乳头肌功能不全或断裂，人工瓣功能不全。急性二尖瓣关闭不全也可发生在慢性二尖瓣关闭不全的病程中，使病情突然加重。

急性二尖瓣关闭不全多发生于左房大小正常，房壁顺应性正常或降低的患者，当二尖瓣反流突然发生，左房压、肺静脉压迅速升高，可引起急性肺水肿，甚至引起肺动脉压升高，右心衰竭。而左室前向搏出量显著减少，收缩末期容量稍降低，但舒张末容量增加，压力升高。

（一）临床表现

1. 症状

突然发作呼吸困难，不能平卧。频频咳嗽，咳大量粉红色泡沫痰，伴极度乏力。

2. 体征

端坐位,精神紧张,全身大汗,皮肤青紫。听诊肺部满布哮鸣音或哮鸣音与湿性啰音混杂。重症者,可有血压下降,甚至发生心源性休克。心尖搏动位置大多正常。听诊心脏可发现心跳快速;第二心音宽分裂,左室源性第三心音或第四心音;肺动脉瓣关闭音增强;心尖区可闻及收缩早期递减型杂音,呈吹风性,调低而柔和,传导方向视受累瓣膜不同而不同。

(二)辅助检查

1. X 线检查

左房、左室不大,但有明显肺淤血或肺水肿。若发生于慢性二尖瓣关闭不全的基础上,则可见左房、左室扩大。

2. 心电图

一般为窦性心动过速,无左房、左室扩大表现。

3. 超声检查

左房、左室稍大;收缩期,二尖瓣闭合不全;有时可发现二尖瓣在整个心动周期内呈连枷样运动;Doppler 超声检查可发现严重二尖瓣反流。

(三)治疗

吸氧,镇静,静脉给予呋塞米。内科治疗最重要的是使用血管扩张剂,特别是静脉滴注硝普钠。该药可以扩张动脉系统,降低周围血管阻力,从而减轻二尖瓣反流;同时可扩张静脉系统,减少回心血量,缓解肺淤血。临床实践证明,硝普钠可以减轻症状,稳定病情,为下步手术治疗创造条件。急性二尖瓣关闭不全伴血压下降时,可同时使用正性肌力药,如多巴酚丁胺等;如有条件,应尽早应用主动脉内球囊反搏。

(徐甦林)

第二十二节　二尖瓣脱垂综合征

一、概达

有学者提出收缩中期喀喇音(click)和收缩晚期杂音均起源于心脏瓣膜。Barlow 将收缩中期喀喇音、收缩晚期杂音、心电图 T 波改变和心室造影显示二尖瓣脱垂归纳为独特的综合征。以后人们称之为 Barlow 综合征,即本文所称的二尖瓣脱垂综合征(mitral valve prolapse syndrome)。二尖瓣脱垂综合征,又名听诊—心电图综合征,收缩中期喀喇音—收缩晚期杂音综合征,气球样二尖瓣综合征等。

目前认为,二尖瓣脱垂综合征是多种病因所造成的,在左室收缩时二尖瓣叶部分或全部突向左房,并同时伴有相应临床表现的一组综合征。

二瓣脱垂是一种最常见的瓣膜疾病。其患病率,根据受检人群及诊断标准的不同而异,文献报告的患病率为 0.4% ~ 17%。

2002 年发表的 Framingham 心脏研究,采用新的超声诊断标准(下面将讨论)对人群进行检查,二尖瓣脱垂综合征患病率为 2.4%,女性患病率为男性两倍。

虽然大多数原发性二尖瓣脱垂综合征是散发的,但有少数研究显示其家族性聚集倾向。有一报道在17例肯定受累的先证者家庭中,近50%的第一代亲族呈现二尖瓣脱垂的超声心动图特征。本病还曾在几对孪生儿中发现。Framingham首次检出100例二尖瓣脱垂病例中,30%的人至少有1名亲戚也有二尖瓣脱垂。从现有资料看,大多数为垂直遗传,在二代或多代中有听诊异常,提示为常染色体显性遗传。

二、病因

二尖瓣脱垂综合征的病因至今尚未完全澄清。有人曾试图从病因角度将该病分为原发性二尖瓣脱垂和继发性二尖瓣脱垂。

从二尖瓣脱垂综合征猝死者和瓣膜置换术者的病理检查发现,这类患者均有不同程度的瓣膜和腱索的黏液瘤样变性。由于原发性二尖瓣脱垂患者死亡数少,换瓣者也不多,因此目前尚难确定是否大多数或所有原发性二尖瓣脱垂者均有瓣膜和腱索的黏液瘤样变性。

前已述及,部分患者有家族性发病倾向,常合并有骨骼异常和某些类型的先天性心脏病,因此应怀疑本综合征与胚胎期发育障碍有关。胚胎学研究业已证明,二尖瓣、三尖瓣、腱索、瓣环、房间隔、胸椎、肋骨和胸骨的发育均在胚胎的35~42d进行。因此这些成分的两种或两种以上异常并存就不足为怪了。

二尖瓣脱垂常与某些遗传性结缔组织疾病并存。其中知道最多的是Marfan综合征和Ehlere-Danlos综合征。在一组研究中,35例Marfan综合征患者,91%有二尖瓣脱垂;另一组13例典型Marfan综合征患者,超声证实4例有二尖瓣脱垂,尸检和组织学发现所有病例二尖瓣均有酸性黏多糖沉积所致的黏液瘤样改变。在Ⅳ型Ehlere-Danlos综合征一个家系10例患者中,经切面超声心动图证实8例有二尖瓣脱垂。Ⅰ型胶原异常是Ⅳ型Ehlers-Danlos综合征的基本生化缺陷。最近有人报告,19例瓣膜替换术时切除的黏液样变性的二尖瓣,多种胶原含量增加,特别是Ⅱ型胶原。故在原发性二尖瓣脱垂与遗传性胶原合成障碍疾病所致的二尖瓣脱垂之间,瓣叶的超微结构基础是不同的。Marfan综合征,Ehlers-Danlos综合征等结缔组织疾病,由于二尖瓣、瓣环、腱索组织脆弱,容易引起二尖瓣脱垂。

心室与瓣叶大小之间正常的平衡关系失调可引起解剖学的二尖瓣脱垂,这时,二尖瓣叶或腱索可无任何病理改变。左室明显缩小或几何形状发生显著改变时,二尖瓣叶于收缩期不能保持正常的位置和形状,从而形成某种程度的脱垂,如特发性梗阻性肥厚型心肌病、继发孔房间隔缺损、直背综合征、漏斗胸等。风湿性心肌炎、病毒性心肌炎、扩张型心肌病、冠心病,由于左室整体或节段性运动异常,也可引起二尖瓣脱垂。预激综合征患者,由于左室激动顺序异常,也可引起二尖瓣脱垂。

Tomaru曾对42例脱垂瓣叶的切除标本作了病理分析,发现脱垂瓣叶有慢性炎症者22例。病变主要表现为瓣叶结构有明显破坏,有弥散性小血管增生和瘢痕形成,因而瓣叶的海绵组织层变窄甚至消失。有学者据此称之为炎症后瓣叶脱垂。说明二尖瓣脱垂不仅可由黏液样变引起,也可由炎症后病变所致。

三、病理解剖

正常二尖瓣主要包括三层:第一,心房面层,含弹力纤维结缔组织;第二,中层,又称海绵组织层,含疏松的、黏液样的结缔组织;第三,心室面层,又称纤维质层,含浓密的胶原纤维。腱索也是由浓密的胶原纤维所构成,插入纤维质层。

原发性二尖瓣脱垂的基本病理改变是,海绵组织层组织含量增加(瓣叶肥大),侵入纤维质层,使之断裂;在纤维质层和腱索的连续部位胶原分解或发育不全,腱索分支点减少、附着点增加,排列杂乱无章,中央索呈退行性变,黏液样变性,腱索延长,位于腱索间的瓣膜节段脆弱、伸长,心室收缩时在压力的作用下异常的向左房鼓出,但二尖瓣关闭尚属正常。瓣膜病理改变不是均一的,后瓣受累最重;瓣环发生黏液样变,周径扩大。

由于瓣叶、腱索和左室内壁之间频繁接触摩擦,相应部位纤维增厚,即出现继发性摩擦病灶(friction lesion)。

在瓣叶,继发性摩擦病灶位于瓣叶间的接触处,局部纤维组织特别是胶原纤维沉积,细嫩的透明的瓣叶变为粗糙的不透明的瓣叶,形态也发生改变。尽管如此,前后叶交界处绝无粘连,这是区别于风湿性二尖瓣病的特征之一。

摩擦病灶也可出现于左室心内膜面与腱索接触处。其开始病变为在与有关腱索相对应的心室内膜出现线状纤维增厚,后者可以扩展并汇合。病程后期,有关腱索也被融合于左室内壁的纤维组织中。这样一来,腱索可以缩短。若左室内膜有广泛的纤维化,纤维化组织也可出现少有的钙化现象。

四、病理生理

二尖瓣脱垂是一种慢性进行性病理过程。绝大多数无并发症的二尖瓣脱垂,其血流动力学正常。

多数报道认为二尖瓣脱垂患者心室活动呈高动力状态,射血分数增加。少数研究者发现,这类患者左室有节段性收缩异常。偶有报道指出,左室后基底段和膈段强烈收缩,前壁向内凹陷,后者似乎与二尖瓣脱垂相应腱索张力增高有关。

二尖瓣环呈中度或显著扩大,其周径可较正常大 2/3 以上。瓣环扩大本身就可影响瓣叶的正常关闭。

曾有少数报道,可同时伴有三尖瓣脱垂及右室收缩功能异常。

五、临床表现

(一)症状

大多数二尖瓣脱垂患者无症状,只是在健康检查通过听诊或心电图有 T 波改变而被发现,实践证明,仅有收缩中期喀喇音而不伴收缩晚期杂音者多无明显症状。

常见症状有胸痛、心悸、呼吸困难、疲乏无力,头昏或昏厥,少数患者主诉焦虑和恐惧感。还有个别患者有神经精神症状。

胸痛发生率40% ~80%,多与劳力无关,部位局限而不向他处放射,性质如刀割样或撕裂样,可半小时、数天,硝酸甘油疗效差,个别患者,胸痛呈典型心绞痛样。胸痛机制不明。

心悸,见于半数以上病例。心悸的发生,可能与心律失常有关,但动态心电图检查发现,主观感觉心悸与记录到的心律失常之间相关性不高。

约40%患者主诉呼吸困难。不论活动时还是静息状态下均如此。经仔细询问有这种主诉者,多诉说"气不够用","长吸一口气好些",并非真正的呼吸困难。这样异常感觉可能与换气过度有关。

少数患者有黑矇和昏厥。Wigle 等报告 7 例昏厥者均为短阵心室颤动引起。但昏厥也可在无心律失常时出现,其中部分患者可能为脑栓塞引起的一过性脑缺血发作,栓子来自于心房壁或二尖瓣叶。

(二)体征

在体征方面,二尖瓣脱垂患者最重要的表现为体型、胸廓和脊柱以及心脏听诊的异常发现。

这类患者,多为无力体型。胸廓和脊柱常有异常,如正常脊柱胸段后曲消失(直背综合征),脊柱侧弯以及漏斗胸等。

听诊心脏时可能发现包括收缩中期或晚期喀喇音、收缩期杂音和第一心音改变。其中,以喀喇音和杂音尤为重要,是二尖瓣脱垂综合征特征性标志。这类患者听诊发现变化甚大,时有时无,时强时弱。有的患者既有收缩中期喀喇音又有收缩晚期杂音,另一些患者可能只有收缩中期喀喇音或只有收缩晚期杂音。因此应多次听诊、多体位听诊。Fontana 等强调至少需要在四个体位进行听诊,如仰卧位、左侧卧位、坐位和立位。

收缩中晚期喀喇音,为收缩期的高调的额外音,持续时间短暂,在心尖部和胸骨左缘近二尖瓣处最易闻及。喀喇音可以阙如,可呈单个或多个,多发生于收缩中期和晚期,偶尔发生于收缩早期。多个喀喇音可酷似心包摩擦音,这可解释何以过去易将二尖瓣脱垂综合征误诊为心包炎。经选择性左室造影和心脏超声检查证明,喀喇音出现的时间正好与脱垂二尖瓣叶活动达最高峰的时间相一致,此时瓣叶腱索结构突然被拉紧而产生振动,所以,曾被称之为“腱索拍击音”或瓣叶“帆样拍击”现象。由于收缩期喀喇音与喷血无关,因此又称为非喷射性喀喇音。喀喇音出现时间可随左室舒张末期容量及几何形态改变而改变,可提前也可错后。

收缩期杂音为一种高调、柔和的吹风性杂音,常紧跟喀喇音之后,也可在喀喇音前出现,因此,位于收缩中晚期,也可呈全收缩期。杂音为递增型,也可为递增—递减型,常超越第二心音的主动脉瓣成分。收缩期杂音是由二尖瓣脱垂、瓣口不能紧密闭合而使血液反流所致。杂音的最佳听诊部位在心尖区。和喀喇音一样,其发生时间也随左室舒张末期容量变化而变化,既可提前也可错后,可增强也可减弱。少数患者,可间歇闻及收缩期“喘息”(systolic whoop)音或“吼鸣”(honk)音。心尖部喘息音或吼鸣音是一种高频乐音,传导广泛并常伴震颤。其产生的可能机制是,由于脱垂瓣叶震荡,或从一侧脱垂瓣叶边缘漏出的非对称性血流冲击另一侧瓣叶所致。

心尖部第一心音的强度可有不同变化,这与二尖瓣脱垂发生的时间及特点有关。第一心音增强,提示二尖瓣呈早期脱垂或全收缩期脱垂。第一心音正常,提示二尖瓣中晚期脱垂。第一心音减弱,提示腱索断裂,二尖瓣呈连枷样脱垂。第一心音之所以增强,是由于喀喇音和第一心音几乎同时发生;第一心音之所以减弱,是由于二尖瓣关闭时,瓣叶不能很好弥合。

二尖瓣脱垂综合征的听诊表现可因为某些生理性措施和药物的影响使其发生时间、持续时间、响度明显改变,这一特点对于该综合征的诊断价值很大。其发生基础是左室舒张末期容量的改变,凡能降低左室射血阻力、减少静脉回流、加快心率、增加心肌收缩力的药物或生理性措施,均可使左室舒张末期容量减少,腱索与左室长轴相比相对过长,瓣叶较接近于脱垂位置,左室收缩一开始,二尖瓣瓣叶即迅速达到最大脱垂,因此喀喇音和杂音提前发生,并靠近第一心音。相反,凡能增加左室舒张末期容量的药物和生理性措施,均能使二尖瓣叶脱垂延迟发生,喀喇音和杂音则错后出现,并靠近第二心音。

一般来说,如果杂音出现时间后移,说明二尖瓣反流程度减轻,那么,杂音响度减轻,持续时间缩短。但是，某些措施却可引发矛盾性表现，如吸入亚硝酸异戊酯时，左室舒张末期容量减少，杂音提前发生，持续时间延长，但由于左室压力下降，反流减少，杂音减轻。相反，静脉滴入去氧肾上腺素时，杂音发生延迟、持续时间缩短、杂音却增强。对二尖瓣脱垂综合征的诊断来说，了解各种生理性措施和药物对杂音发生时间的影响比对杂音响度的影响更为重要。

值得注意的是，不少经选择性左室造影或超声检查证实有二尖瓣脱垂的患者，听诊时甚至动态听诊时完全无异常，此即所谓"隐匿性二尖瓣脱垂"。这类患者发生率究竟多高，尚未确定。据 Framingham 对 2931 例人调查，经 M 型超声心动图证实有二尖瓣脱垂者中，不到 15% 的可听到喀喇音和（或）杂音。这个报告是否可靠，不少人提出质疑。因为 M 型超声心动图本身对二尖瓣脱垂的诊断标准须进一步审订。

最后，需要提及的是，除二尖瓣脱垂能产生收缩中期喀喇音外，还有三尖瓣脱垂、心房间隔瘤、心腔内肿瘤、肥厚型心肌病以及胸膜—心包疾病，应该注意鉴别。

六、辅助检查

（一）心电图

大多数经心脏听诊和心脏超声检查证实有二尖瓣脱垂而无症状的患者，心电图检查都为正常；少数无症状患者及许多有症状患者，心电图检查时有异常发现，尤其是吸入亚硝酸异戊酯及运动期间更为明显。这些心电图异常，多属非特异性的。

最常见的心电图异常是 ST - T 改变，表现 Ⅱ、Ⅲ、aVF、$V_{4\sim6}$ 导联 T 波低平或倒置，可伴有 ST 段抬高或压低。这些表现可随体位变化而变化，还随时间推移而变化。ST - T 改变的发生率随各组选择病例的不同而不同，约占 30% ~ 50%。心电图改变的机制可能是：二尖瓣叶和（或）腱索张力增高，乳头肌和心内膜应激，发生相对性缺血。

二尖瓣脱垂综合征的患者，可发生多种心律失常，其中以室性期前收缩最常见。这里，特别应指出的是，二尖瓣脱垂综合征患者，常有阵发性室上性心动过速。Kligfield 认为这与这类患者预激综合征发生率高有关。在一般人群，有室上性心动过速发作史者仅 20% 有旁道存在；但在二尖瓣脱垂又有室上性心动过速发作史的患者中，60% 有旁道存在。而且旁道总在左侧。上述事实说明，二尖瓣脱垂合并阵发性室上性心动过速的患者，必须进一步做心脏电生理检查。

Bekheit 等通过研究发现，二尖瓣脱垂患者心电图上常有 QT 间期延长，这可能是室性心律失常的发生机制之一。

（二）动态心电图

二尖瓣脱垂综合征患者进行动态心电图监测时，85% 患者可检出频发性室性期前收缩，50% 可检出短暂性室性心动过速，30% 可检出室上性心律失常。心律失常的出现与性别、年龄、瓣膜脱垂程度、喀喇音有无、ST - T 改变、QT 间期延长与否等因素无明显相关性。

动态心电图监测时，偶可检出窦性心动过缓、窦性停搏、窦房阻滞及不同程度的房室传导阻滞。

（三）运动心电图

二尖瓣脱垂综合征患者运动心电图常呈异常，但冠脉造影正常，运动对心电图的影像报道不一。例如，在一组有心绞痛史的二尖瓣脱垂患者，50% 于亚极量或极量运动试验时，出现缺血性 ST 段压低，这种 ST 段压低与心律失常的检出无关；另组病情相似，但静息心电图有 ST -

T 改变和严重心律失常,运动心电图却无 ST 段压低。原有静息心电图 ST - T 波改变人中,部分于运动时可转为正常,另一部分却在运动时变得更为明显,更为广泛;原无 ST - T 改变的患者,运动时可发生 ST - T 改变。

运动试验时,75% 以上二尖瓣脱垂综合征患者可检出心律失常,特别是室性心律失常。一般来说,心律失常出现于运动终末,心率减慢时。

(四)X 线表现

胸部骨骼异常为二尖瓣脱垂综合征患者最常伴随的 X 线征象(60% ~70%),大多数为直背、漏斗胸或胸椎侧突。

无并发症的二尖瓣脱垂患者,心影多为正常。合并二尖瓣关闭不全者,可有左房和左室扩大。

(五)负荷闪烁显像(stress scintigraphy)

对于某些既有胸痛又有心电图异常的二尖瓣脱垂患者,为除外冠心病合并二尖瓣脱垂,心电图运动试验固然有些帮助,但采用负荷闪烁显像检查更有价值。若检查结果阴性,即无运动诱发的局限性心肌缺血,则可排除冠心病;但阳性结果,则无鉴别诊断价值。

七、并发症

绝大多数二尖瓣脱垂综合征患者不会发生严重并发症。只有少数患者可发生进行性二尖瓣关闭不全、心律失常、心脏性猝死、体循环栓塞、感染性心内膜炎等严重并发症。

(一)进行性二尖瓣关闭不全

进行性二尖瓣关闭不全在二尖瓣脱垂综合征的患者中确切发生率尚不明确。Pocock 组患者随访时间 10 ~15 年,进行性二尖瓣脱垂发生率为 15%,既有喀喇音又有收缩期杂音的患者较仅有喀喇音的患者进行性二尖瓣关闭不全的发生率高。严重二尖瓣关闭不全多见于 50 岁以上男性二尖瓣脱垂综合征患者。

二尖瓣关闭不全呈进行性加重的机制:①二尖瓣叶退行性变和腱索延长呈进行性加重,致使二尖瓣脱垂加重;②二尖瓣环呈进行性扩大,早期阶段这种扩大属原发性(即与左室腔与左房腔大小无关的)扩大,随之而来的是继发性(即与二尖瓣关闭不全所致的左室和左房扩张相关的)扩大;③自发的或因某种应激所致腱索断裂;④感染性心内膜炎。后两者常使二尖瓣反流突然加重。

进行性二尖瓣关闭不全的结果是左房、左室扩大,左心衰竭。

(二)心律失常

早期一些报告认为二尖瓣脱垂综合征的患者中,室上性和室性心律失常的发生率较高。动态心电图记录发现,二尖瓣脱垂综合征的患者,室性期前收缩发生率为 50% ~80%;频发或复杂性室性期前收缩 30% ~50%;持续性和非持续性室性心动过速 10% ~25%。这类患者,室上性心律失常也相当常见;阵发性室上性心动过速发生率最高,少数患者可表现为窦房结功能不全,不同程度的房室传导阻滞以及各种束支和分支阻滞。

Framingham 地区调查时,采用 M 型超声心动图和动态心电图对 179 名无二尖瓣脱垂者和 61 例有二尖瓣脱垂者进行对比研究,发现二尖瓣脱垂患者复杂或频发室性期前收缩发生率较高,但与无二尖瓣脱垂者比较,统计学上无显著差异。

二尖瓣脱垂综合征患者室性心律失常发生率,运动时增高,休息时降低;有学者发现室性心律失常发生率与尿中儿茶酚胺浓度明显相关;情绪不良时,室性心律失常频繁发生。这些事实均证明,室性心律失常与神经体液因素有着密切联系。另外,也有人认为脱垂瓣膜过度牵拉腱索,激惹心肌,也是室性心律失常发生的机制之一。

室上性心动过速的基础是存在房室结双通道或房室旁道。近年来,有关二尖瓣脱垂综合征与预激综合征并存的报告颇多(7% ~68%),但它的发生机制不同于过去概念,认为并非由于二尖瓣黏液样变性破坏引起,而是由于旁道的存在改变了心室肌的电—机械活动顺序,导致二尖瓣脱垂。二尖瓣脱垂后期患者,可出现心房颤动,这多由于进行性二尖瓣关闭不全,血流动力学改变,左房扩大所致。

(三)心脏性猝死

心脏性猝死与二尖瓣脱垂之间的关系尚未完全弄清。二尖瓣脱垂综合征的患者,可发生心脏性猝死。猝死可发生于运动中,也可发生于睡眠时,可有先兆症状,也可无先兆症状。有明确家族史者、严重二尖瓣关闭不全者、有复杂室性心律失常者及有 QT 间期延长者,猝死的危险较大。

猝死的直接原因多为心室颤动,Boudoulas 报告 9 例二尖瓣脱垂合并猝死者,8 例记录到心室颤动。也有个别报告猝死是由病态窦房结综合征或完全性房室传导阻滞引起。

尽管这类患者可以发生心脏性猝死,但发生率相当低。Devereux 组 387 例二尖瓣脱垂者中,4 例发生猝死。

(四)感染性心内膜炎

Corrigall 等经对照研究证实,二尖瓣脱垂综合征患者易于发生感染性心内膜炎,其发生率为对照组的 5 ~8 倍。临床报告说明,不论有无收缩期杂音都可能发生感染性心内膜炎,有收缩期杂音者、瓣叶增厚者、脱垂严重者更易于发生。

有学者报告 25 例二尖瓣脱垂合并感染性心内膜炎患者,除 1 例的诊断仅根据患者具有一清楚的喀喇音和收缩期杂音外,所有患者都是以超声心动图、心血管造影或病理检查确诊的。17 例于感染性心内膜炎发生前 2 ~49 年就有心脏杂音史。血培养结果以甲型链球菌最多,其次是 D 组链球菌、金黄色葡萄球菌等。

二尖瓣脱垂综合征之所以易于发生感染性心内膜炎与脱垂加于二尖瓣的应力,以及二尖瓣关闭不全时,血液由左室高速射向左房有关。

(五)体循环栓塞

Barnett 等收集众多文献说明,二尖瓣脱垂综合征是一过性脑缺血或脑卒中病因之一。许多神经科文献也证明了这一点。45 岁以上脑卒中患者中,50% ~7% 有二尖瓣脱垂;45 岁以下的患者,二尖瓣脱垂发现率为 40%。

栓塞除发生于脑动脉外,还可发生视网膜动脉、冠状动脉及其他体动脉。

二尖瓣脱垂综合征患者之所以易发生体循环栓塞,原因尚未澄清。可能由于瓣膜肥大、增厚、表层出现裂隙,有利于血小板聚集。Steele 研究证明,二尖瓣脱垂综合征患者的血小板活性是增强的。

八、诊断

关于二尖瓣脱垂综合征的诊断标准,尚未完全统一。这里引用 Perloff 诊断标准,以供参考。该标准分为肯定诊断标准和可疑诊断标准。

具有下述一项或多项即可确诊为二尖瓣脱垂。

（一）听诊

心尖部闻及收缩中晚期喀喇音和收缩晚期杂音或者仅在心尖部闻及吼鸣音。

（二）二维超声心动图

1. 心室收缩时，二尖瓣叶明显向心房侧移位，而且瓣叶结合点位于或高于（≥2mm）二尖瓣环平面。

2. 心室收缩时，二尖瓣叶呈轻中度向心房侧移位，同时应伴有腱索断裂或多普勒显示二尖瓣反流，或二尖瓣环扩大。

（三）心脏听诊加上超声心动图

超声检查时，心室收缩期，二尖瓣叶呈轻中度向左房侧移位，同时应伴有下述之一者。

（1）心尖部可闻及明显的收缩中晚期喀喇音。

（2）年轻人心尖部可闻及收缩晚期杂音或全收缩期杂音。

（3）收缩晚期吼鸣音。

下述各项只能作为诊断二尖瓣脱垂综合征的怀疑线索，而不能作为确诊的依据。

1. 心脏听诊

心尖部可闻及响亮第一心音以及全收缩期杂音。

2. 二维超声心动图

（1）心室收缩时，二尖瓣后叶呈轻中度向左房侧移位。

（2）心室收缩时，二尖瓣前、后叶呈中度向左房侧移位。

3. 超声心动图加上病史

心室收缩时，二尖瓣叶呈轻中度向左房侧移位，同时伴有下述条件之一者。

（1）年轻人有局灶性神经症状发作史或一过性黑蒙病史。

（2）按肯定诊断标准确诊的二尖瓣脱垂综合征患者的第一代亲属。

在二尖瓣脱垂综合征的诊断方面，超声心动图占有十分重要的地位。超声检查时，应十分准确地了解瓣环与瓣叶的相对关系。许多研究表明，二尖瓣环并不是一平面结构，而是前后缘靠近左房侧，内外侧结合部靠近左室侧，构成所谓"马鞍"样形态。二维超声心动图检查时，在心尖四腔图上，瓣环连线位置较左心长轴切面瓣环连线的位置低，靠近左室，故诊断的假阳性率高。近年发展的三维超声心动图和四维超声心动图，能重建二尖瓣装置的马鞍形立体结构，直接显示瓣环和瓣叶的解剖关系，对正确诊断二尖瓣脱垂、重新评价其诊断标准可能有较大价值。

九、治疗

二尖瓣脱垂综合征的治疗包括下述四个方面。

（一）指导并安慰患者

无明显并发症的二尖瓣脱垂患者，一般预后良好，无须特别治疗，可每2~4年在门诊随访一次。心尖部有收缩期杂音者，每年门诊随访一次。应给患者做耐心说服教育工作，安慰患者，消除顾虑。

（二）对症治疗

因为许多症状缺乏器质性改变的基础，如心悸、胸痛、眩晕等。对此，除向患者说明病情外,可考虑使用镇静剂,也可用 β 受体阻滞剂如美托洛尔等。

（三）预防并发症

1. 感染性心内膜炎

对于确诊为二尖瓣脱垂的患者,是否一律应采取预防感染性心内膜炎的措施,一直存在着争议。因为这种患者感染性心内膜炎的发生率仅 5/10 万人口,所以预防感染性心内膜炎的措施仅适用于:①超声证实二尖瓣叶肥大而且增厚者;②心尖部有明显收缩期杂音者;③易于发生菌血症者(如有药瘾者)。

2. 心律失常和心脏性猝死

心律失常和心脏性猝死前已述及,这类患者可以发生猝死,猝死最常见的原因是心律失常。心律失常的发现常有赖于动态心电图监测。由于二尖瓣脱垂综合征患者很常见,这么多的患者均做动态心电图,显然不实际。下述患者应考虑行动态心电图监测:①常规心电图存在心律失常者;②常规心电图存在 QT 间期延长者;③常规心电图有 ST－T 改变者;④从事特殊职业者(如飞行员、高空作业工人)。

根据动态心电图所发现的心律失常类型和恶性程度,选择药物如美托洛尔、苯妥英钠、奎尼丁及胺碘酮等。极个别患者甚至要埋植心脏转复除颤器。

3. 体循环栓塞

有体循环栓塞史的患者,可用抗凝剂及血小板聚集抑制剂,防止再次发生栓塞。

（四）治疗并发症

1. 感染性心内膜炎

治疗原则同一般感染性心内膜炎。若血流动力学改变明显,或者因瓣膜上有赘生物存在而反复发生栓塞者,应考虑换瓣手术。

2. 心律失常

根据心律失常类型及复杂程度,选择适合的抗心律失常药物,如美托洛尔、苯妥英钠、胺碘酮等。

3. 体循环栓塞

可选用抗凝剂和血小板聚集抑制剂,但是近期发生的脑梗死,这类药物应用宜谨慎。

（徐跳林）

第二十三节　主动脉瓣狭窄

一、病因和病理改变

主动脉狭窄(aortic stenosis)的病因主要有三种,即先天性病变,炎症性病变和退行性病变。单纯性主动脉瓣狭窄,极少数为炎症性,多为先天性或退行性,而且多见于男性。

（一）先天性主动脉瓣狭窄

先天性主动脉瓣狭窄,可来源于单叶瓣畸形,双叶瓣畸形,也可来源于三叶瓣畸形。

单叶瓣畸形,可引起严重的先天性主动脉瓣狭窄,是导致婴儿死亡的重要原因之一。

双叶瓣畸形本身不引起狭窄,但先天性瓣膜结构异常致紊流发生,损伤瓣叶,进而纤维化,钙化,瓣膜活动度逐渐减低,最后造成瓣口狭窄。这一过程常需数十年,因此此型狭窄多见于成人。部分双叶瓣畸形患者,也可表现为单纯先天性主动脉瓣关闭不全,或者既有狭窄又有关闭不全。双叶瓣畸形患者,常伴有升主动脉扩张,主动脉根部扩张也可引起主动脉瓣关闭不全。

三叶瓣畸形表现为三个半月瓣大小不等,部分瓣叶交界融合。虽然三叶瓣畸形主动脉瓣的功能可能终身保持正常,但不少患者,由于瓣叶结构异常,紊流发生,导致瓣膜纤维化,钙化,最终也可出现瓣口狭窄。

(二)炎症性主动脉瓣狭窄

引起炎症性主动脉瓣狭窄的病因主要为风湿热,其他少见病因如系统性红斑狼疮、风湿性心脏病等。主动脉瓣受风湿热侵袭后,主动脉瓣交界粘连,融合,瓣叶挛缩,变硬,瓣叶表面可有钙化沉积,主动脉瓣口逐渐缩小。风湿性主动脉瓣狭窄常同时有关闭不全,而且总是与二尖瓣病并存。

(三)退行性主动脉狭窄

与年龄相关的退行性(钙化性)主动脉瓣狭窄现已成为成年人最常见的主动脉瓣狭窄。Otto 等报告,65 岁以上的老年人中退行性钙化性主动脉瓣狭窄的发生率为 2%,主动脉瓣硬化(超声表现为主动脉瓣叶不规则增厚)但无明显狭窄的发生率为 29%。一般认为后者为一种早期病变。退行性病变过程包括有增生性炎症,脂类聚集,血管紧张素转化酶激活,巨噬细胞和 T 淋巴细胞浸润,最后骨化,该过程类似于血管钙化。瓣膜钙化呈进行性发展,起初仅发生于瓣叶与瓣环交界处,继之累及瓣膜,使之僵硬,活动度减低。

退行性钙化性主动脉瓣狭窄,常与二尖瓣环钙化并存,二者具有相同的易患因素,这些易患因素也同时是血管壁粥样硬化的易患因素,包括低密度脂蛋白胆固醇升高、糖尿病、吸烟、高血压等。回顾性研究提示,长期应用他汀类药物,可使退行性钙化主动脉瓣狭窄进展减缓。前瞻性试验研究也证实了这一结论。

二、病理生理

正常主动脉瓣口面积为 $3\sim4cm^2$。当瓣口面积缩小至 $1.5\sim2.0cm^2$ 为轻度狭窄;$1.0\sim1.5cm^2$ 为中度狭窄;$<1.0cm^2$ 为重度狭窄。主动脉瓣狭窄的基本血流动力学特征是左室前向射血受阻。一般来说,只有当主动脉瓣口面积缩小至正常的 1/3 或更多时,才会对血流产生影响。随着瓣口面积缩小,狭窄程度加重,心肌细胞肥大,左室呈向心性肥厚,左室游离壁和室间隔厚度增加,舒张末期左室腔内径缩小。

由于主动脉瓣狭窄在若干年内呈进行性加重,为维持同样的心排出量,左室腔内收缩压代偿性上升,收缩期跨主动脉瓣压差增大,左室射血时间延长。

主动脉瓣重度狭窄时,反映左室收缩功能的各种指标可能保持在正常范围内,但却有明显的舒张功能异常,表现为左室壁顺应性减低,左室壁松弛速度减慢,左室舒张末期压力升高;左房增大,收缩力增加。

左室肥厚,室壁顺应性降低,舒张末期压力上升。随之而来的是左房压、肺静脉压和肺毛细血管压力升高。反映这种左室舒张功能异常的临床表现是劳力性呼吸困难。病程的早期阶段,即在左室舒张功能减低的时候,收缩功能仍保持正常。随着时间的推移,收缩功能也逐渐下降,反映收缩功能的各项指标如心排出量、射血分数、射血速率相继减低,收缩末期容积稍增加,左室腔轻度增大,左室舒张压和左房压进一步升高。

左室一旦显著肥厚,心房对心室充盈的重要性就更为突出。心房收缩,可使左室舒张末期压提高至 20 ~ 35mmHg,即使无左室收缩功能或舒张功能不全时也是如此。但是,左房平均压升高却不甚明显,因而不会引起肺淤血或劳力性呼吸困难。这类患者,一旦出现心房颤动,说明左室舒张压和左房压显著升高,极易发生急性肺水肿。

左室心内膜下心肌,在正常情况下就易于发生缺血、缺氧,在有显著的心室壁向心性肥厚时,情况更是如此。之所以如此,原因有多种:①左室肥厚,氧耗增加;②血管增长,尤其是毛细血管的增长不能与心肌肥厚同步进行;③从心肌毛细血管到肥大心肌细胞之间的弥散距离增大;④收缩时间延长,一方面使收缩期张力—时间曲线乘积增大,氧耗增加;另一方面使舒张期缩短,冠状动脉灌注减少,供氧减少;⑤左室舒张末期压力升高妨碍心内膜下心肌灌注;⑥心肌内压力升高,也限制了收缩期及舒张期的冠状动脉血流;⑦主动脉腔内压力减低,冠状动脉灌注压下降。因此,某些严重的主动脉瓣狭窄的患者,虽无冠状动脉疾病,也可发生心绞痛或心肌梗死。

还有一种较少见的情况是,主动脉瓣狭窄的患者,由于肥厚的室间隔妨碍了右室向肺动脉射血,肺动脉—右室收缩压差增大,此即所谓 Bemheim 现象。

三、临床表现

生后即发现主动脉瓣区收缩期杂音,以后又持续存在,提示为先天性主动脉瓣狭窄。

生命后期出现杂音,提示获得性主动脉瓣狭窄。晚发心脏杂音患者,又有风湿热病史,提示风湿性主动脉瓣狭窄;单纯主动脉瓣狭窄而又缺乏风湿热病史患者,90%以上为非风湿性主动脉瓣狭窄;70 岁后,出现主动脉瓣区收缩期杂音,提示退行性钙化性病变。

(一)症状

主动脉瓣狭窄患者,无症状期长,有症状期短。无症状期,3% ~ 5% 患者可因心律失常猝死。有症状期,突出表现为所谓三联征,即心绞痛、昏厥和心力衰竭。未经手术治疗患者,三联征出现,提示预后不良,有心绞痛者,平均存活 5 年;有昏厥者,3 年;有心力衰竭者,2 年。预期寿限一般不超过 5 年。此期,也有 15% ~ 20% 发生猝死。

1. 心绞痛

对于重度主动脉瓣狭窄来说,这是一种最早出现又是最常见(50% ~ 70%)的症状。

与典型心绞痛所不同的是,这种患者的心绞痛发生于劳力后的即刻而不是发生在劳力当时;含服硝酸甘油也能迅速缓解疼痛,但易于发生硝酸甘油昏厥。

心绞痛产生的原因有三:①心肌氧耗增加。心肌氧耗决定于左室收缩压和收缩时间的乘积。主动脉瓣狭窄患者,这两项参数皆增高,因而氧耗增高;②50% 主动脉瓣狭窄患者可合并冠状动脉粥样硬化性狭窄;③极少数患者,主动脉瓣上钙化性栓子脱落后引起冠状动脉栓塞。

2. 昏厥

昏厥发生率为 15% ~ 30%。多发生于劳力当时,也可发生于静息状态下。昏厥发生前,多有心绞痛病史。也有部分患者,并无典型昏厥发生,只表现为头晕、眼花或晕倒倾向,此谓之近昏厥(near syncope)。近昏厥与昏厥具有同样的预后意义。

昏厥发生的机制可能为:①劳力期间,全身小动脉发生代偿性扩张,此时心脏不能随之增加心排出量;②劳力期间,并发室性心动过速或心室颤动;③劳力期间,并发房性快速性心律失常或一过性心脏阻滞。

3. 左心衰竭

左心衰竭表现为劳力性呼吸困难、端坐呼吸、阵发性夜间呼吸困难,乃至急性肺水肿。左心衰竭之所以发生,开始阶段是由于左室舒张功能不全,以后又有左室收缩功能不全的参与。

此外,严重主动脉瓣狭窄的患者,可发生胃肠道出血,部分原因不明,部分可能由于血管发育不良,特别是右半结肠的血管畸形所致,较常见于退行性钙化性主动脉瓣狭窄。主动脉瓣置换术后一般出血可停止。年轻的主动脉瓣畸形患者较易发生感染性心内膜炎;钙化性主动脉瓣狭窄可发生脑栓塞或身体其他部位的栓塞,如视网膜动脉栓塞可引起失明。

疾病晚期可出现各种心排出量降低的临床表现,如疲倦、乏力、周围性发绀等,最后亦可发展至右心衰竭乃至全心衰竭。偶尔,右心衰竭先于左心衰竭,此可能由于 Bemheim 现象所致。

(二)体征

1. 动脉压

主动脉瓣明显狭窄者,脉压一般小于 50mmHg,平均为 30 ~ 40mmHg,收缩压极少超过200mmHg。但是,合并主动脉瓣关闭不全者以及老年患者的收缩压可达 180mmHg,脉压可达60mmHg。因此不能单凭动脉脉压来预测狭窄的严重程度。

2. 颈动脉搏动

主动脉瓣狭窄患者,颈动脉搏动减弱或消失。如果将触诊颈动脉与听诊心脏结合起来,可以发现颈动脉搏动上升缓慢,搏动高峰紧靠主动脉瓣关闭音(A_2)或与 A_2 同时发生。颈动脉搏动消失或者只有收缩期震颤,提示极严重的主动脉瓣狭窄。主动脉瓣狭窄合并关闭不全,或者合并动脉硬化者,颈动脉搏动可以正常。

3. 主动脉瓣关闭音

主动脉瓣狭窄,A_2 延迟或减低,因此在心底部只听到单一第二心音;也可出现第二心音的反常分裂。

4. 主动脉瓣喷射音

在主动脉瓣狭窄的患者中,年龄越轻,越可能闻及主动脉瓣喷射音;年长患者,多半不能闻及。这种喷射音多发生在心尖部,其存在与否与主动脉瓣关闭音的响度密切相关。A_2 减低,多无喷射音;A_2 正常,多有喷射音。

5. 主动脉瓣狭窄性杂音

这种杂音的特征是:响亮、粗糙、呈递增、递减型,在胸骨右缘 1 ~ 2 肋间或胸骨左缘听诊最清楚,可向颈动脉,尤其是右侧颈动脉传导,10% 主动脉瓣狭窄患者,收缩期杂音最响部位在心尖部,特别是老年患者或者合并有肺气肿的患者易于发生这种情况。一般来说,杂音愈响,持续时间愈长,高峰出现愈晚,提示狭窄程度愈重。主动脉瓣狭窄患者,出现左心衰竭时,由于心排出量减少,杂音响度减低,甚至消失,隐匿性主动脉狭窄可能是顽固性心力衰竭的原因,应该注意搜寻。

四、实验室检查

(一)心电图

心电图的序列变化能较准确地反映"狭窄"的病程经过和严重程度:①轻度狭窄,心电图多属正常;②中度狭窄,心电图正常,或者 QRS 波群电压增高伴轻度 ST-T 改变;③重度狭窄,右胸前导联 S 波加深,左胸前导联 R 波增高,在 R 波增高的导联 ST 段压低、T 波深倒置。心电轴多无明显左偏。偶尔,心电图呈"微性梗死"图形,表现为右胸导联 R 波丢失。

心电图变化,还具有一定的预后意义。在主动脉瓣狭窄而发生猝死患者中,70% 患者心电图呈现左室肥厚伴 ST-T 改变,只 9% 的患者心电图正常。如果一系列心电图上,左室肥厚呈进行性加重,提示狭窄性病变在加重。

主动脉瓣狭窄患者,不论病情轻重,一般为窦性心律。如果出现心房颤动,年龄较轻者,提示合并有二尖瓣病变;年龄较长者,说明病程已属晚期。如前所述,这类患者,特别是同时有二尖瓣环钙化者,可出现各种心脏阻滞,其中以一度房室传导阻滞和左束支传导阻滞最常见,三度房室传导阻滞较少见。

(二)X 线检查

主动脉瓣狭窄患者,心影一般不大。但心形略有变化,即左心缘下 1/3 处稍向外膨出。

75% ~85% 患者可呈现升主动脉扩张,扩张程度与狭窄的严重性相关性差,显著扩张提示主动脉瓣二瓣畸形或者合并有关闭不全。主动脉结正常或轻度增大。部分患者可见主动脉瓣钙化,35 岁以上的患者,透视未见主动脉瓣明显钙化可排除严重主动脉瓣狭窄。

左房呈轻度增大。如果左房明显扩大,提示二尖瓣病变、肥厚性主动脉瓣狭窄,或者主动脉瓣狭窄程度严重。

(三)超声心动图检查

超声心动图检查可显示主动脉瓣开放幅度减小(常小于 15mm),开放速度减慢,瓣叶增厚,反射光点增大提示瓣膜钙化;主动脉根部扩大,左室后壁及室间隔呈对称性肥厚,左室流出道增宽。

二维超声心动图可以发现二叶、三叶主动脉瓣畸形,如有瓣膜严重钙化、瓣膜活动度小、左室肥厚三项同时存在,则提示主动脉瓣狭窄严重。

Doppler 超声可测定心脏及血管内的血流速度,通过测定主动脉瓣口血流速度可计算出最大跨瓣压力阶差,亦可计算出主动脉瓣口面积,此结果与通过心导管测定的数字有良好的相关性。若将 Doppler 超声与放射性核素心血管造影联合检查,则计算出的主动脉瓣口面积的准确度更大。

(四)导管检查

对于 35 岁以上的患者,特别是具有冠心病危险因素的患者,应加做冠状动脉造影,以了解有无冠心病伴存。这类患者,不宜行左室造影。

(五)磁共振显像

可了解左室容量、左室质量、左室功能。也可对主动脉瓣狭窄严重程度作定量评价。

五、治疗

(一)无症状期处理

对于无症状的主动脉瓣狭窄患者,内科治疗包括:①劝告患者避免剧烈的体力活动;②各种小手术(如镶牙术、扁桃体摘除术等)术前,选用适当的抗生素以防止感染性心内膜炎;③风湿性主动脉瓣狭窄可考虑终生应用磺胺类药物或青霉素,预防感染性心内膜炎;④一旦发生心房颤动,应及早行电转复,否则可导致急性左心衰竭。

（二）有症状期

1. 手术治疗

凡出现临床症状者，即应考虑手术治疗。

2. 主动脉瓣球囊成形术（balloon aortic valvuloplasty）

这是20世纪80年代狭窄性瓣膜病治疗的一个进展，其优点在于无须开胸、创伤小、耗资低，近期疗效与直视下瓣膜分离术相仿。经几十年临床实践证明，该治疗方法有许多不足之处，诸如多数患者术后仍有明显的残余狭窄，主动脉瓣口面积增加的幅度极为有限，远期再狭窄发生率及病死率均很高，因此应用受到限制。

（徐兆林）

第二十四节　主动脉瓣关闭不全

一、病因和病理变化

主动脉瓣关闭不全（aortic regurgitation）可因主动脉瓣本身的病变（原发性主动脉瓣关闭不全）和升主动脉的病变或主动脉瓣环扩张（继发性主动脉瓣关闭不全）所引起，根据发病情况又分为急性和慢性两种，临床上以慢性主动脉瓣关闭不全较多见，也是本节的重点。

主动脉瓣本身病变引起主动脉瓣关闭不全的常见病因有：风湿性心脏病、先天性畸形及感染性心内膜炎等。

风湿性心脏病所致的主动脉瓣关闭不全，系由风湿性主动脉瓣炎后瓣叶缩短、变形所引起，常伴有程度不等的主动脉瓣狭窄和二尖瓣病变，以男性多见。老年退行性钙化性主动脉瓣狭窄中75%合并有关闭不全（一般为轻度）。先天性主动脉瓣关闭不全，常见于二叶式主动脉瓣；偶尔，瓣膜呈筛网状发育不全，可引起单纯关闭不全。虽然先天性主动脉瓣叶窗孔是一常见畸形，但因它发生在主动脉瓣关闭线上方，因而罕有显著的主动脉瓣反流。此外，高位室间隔缺损亦可使主动脉瓣受累。

因单纯性主动脉瓣关闭不全而行主动脉瓣置换术的患者中，50%以上为继发于主动脉显著扩张的主动脉瓣关闭不全。升主动脉扩张的病因为主动脉根部病变，后者包括与年龄相关的退行性主动脉扩张、主动脉囊性中层坏死（单纯性或与 Marfan 综合征并存）、二叶主动脉瓣相关性主动脉扩张、主动脉夹层、成骨不全、梅毒性主动脉炎、Behcet 综合征和体循环高血压等。

二、病理生理

正常时，主动脉与左室在舒张期的压力相差悬殊，如存在主动脉瓣关闭不全，则在舒张期即可有大量血液反流入左室，致使左室舒张期容量逐渐增大，左室肌纤维被动牵张。如左室扩张与容量扩大相适应，则左室舒张末期容量（LVEDV）虽增加，而左室舒张末期压（LVEDP）不增高，扩张程度在 Starling 曲线上升段，可以增强心肌收缩力。加之，由于血液反流，主动脉内阻抗下降，更有利于维持左室泵血功能，故能增加左室搏出量。随后，左室发生肥厚，室壁厚度与左室腔半径的比例和正常相仿,因此得以维持正常室壁张力。由于 LVEDP 不增加,左房和肺静脉压也得以保持正常,故多年不发生肺循环障碍。随着病情的进展,反流量必然越来越大,甚至达心搏出量的 80%,左室进一步扩张、心壁肥厚,心脏重量可增加至 1000g 以上,心脏之大("牛心"),为其他心脏病所少见。此时,患者在运动时通过心率增快、舒张期缩短和外周血管扩张,尚可起到部分代偿作用。但长期的容量负荷过重,必然导致心肌收缩力减弱,继之心搏出量减少,左室收缩末期容量和舒张末期容量均增大,LVEDP 升高,当后者逆传至左房、肺静脉时,就可引起肺淤血或发生急性肺水肿。此外,主动脉瓣关闭不全达一定程度时,主动脉舒张压即会下降,致冠状动脉灌注减少;左室扩大,室壁增厚,心肌氧耗量增加。两者共同促成心肌缺血加重。左心功能不全,最后亦可发展至右心功能不全。

三、临床表现

（一）症状

慢性主动脉瓣关闭不全患者,可能耐受很长时间而无症状。轻症者一般可维持 20 年以上。

1. 呼吸困难

最早出现的症状是劳力性呼吸困难,表示心脏储备功能已经降低,随着病情的进展,可出现端坐呼吸和阵发性夜间呼吸困难。

2. 胸痛

患者常诉胸痛,可能是由于左室射血时引起升主动脉过分牵张或心脏明显增大所致。心绞痛比主动脉瓣狭窄少见。夜间心绞痛的发作,可能是由于休息时心率减慢,舒张压进一步下降,使冠状动脉血流减少之故;亦有诉腹痛者,推测可能与内脏缺血有关。

3. 心悸

左室明显增大者,由于心脏搏动增强,可致心悸,尤以左侧卧位或俯卧位时明显,室性期前收缩伴完全性代偿间歇后的一次收缩可使心悸感更为明显。情绪激动或体力活动引起心动过速时,也可感心悸。由于脉压显著增大,患者常感身体各部位有强烈的动脉搏动感,尤以头颈部为甚。

4. 昏厥

罕见出现昏厥,但当快速改变体位时,可出现头晕或眩晕。

（二）体征

颜面较苍白,头随心搏摆动。心尖搏动向左下移位,范围较广。心界向左下扩大。心底部、胸骨柄切迹、颈动脉可触到收缩期震颤,颈动脉搏动明显增强。

主动脉瓣关闭不全的主要体征为:主动脉瓣区舒张期杂音,为一高音调递减型哈气样杂音,最佳听诊区取决于有无显著的升主动脉扩张。原发性者在胸骨左缘第 3～4 肋间最响,可沿胸骨左缘下传至心尖区;继发性者,由于升主动脉或主动脉瓣环可有高度扩张,故杂音在胸骨右缘最响。轻度关闭不全者,此杂音柔和、高调,仅出现于舒张早期,只在患者取坐位前倾、呼气末才能听到;较重关闭不全时,杂音可为全舒张期且粗糙;在重度或急性主动脉瓣关闭不全时,由于左室舒张末期压高至几乎与主动脉舒张压相等,故杂音持续时间反而缩短。有时由于大量急速反流可致二尖瓣提前关闭,而出现中、晚期开瓣音。如杂音带音乐性质,常提示瓣膜的一部分翻转、撕裂或穿孔。主动脉夹层分离有时也出现这种音乐性杂音,可能是由于舒张期近端主动脉内膜通过主动脉瓣向心室脱垂或中层主动脉管腔内血液流动之故。

严重主动脉瓣关闭不全时,在主动脉瓣区常有收缩中期杂音,向颈部及胸骨上凹传导,为极大量心搏量通过畸形的主动脉瓣膜所致,并非由器质性主动脉瓣狭窄所引起。反流明显者,在心尖区可听到一低调柔和的舒张期隆隆性杂音,称为 Austin - Flint 杂音,其产生机制为:①从主动脉瓣反流入左室的血液冲击二尖瓣前叶,使其震动并被推起,以致当左房血流入左室时产生障碍,出现杂音;②主动脉瓣反流血与由左房流入的血液发生冲击、混合,产生涡流,引起杂音,因为在置换了 Star - Edwards 球瓣患者并无可开合的瓣叶,也可听到此杂音。听到此杂音时,应注意与器质性二尖瓣狭窄所引起的舒张期杂音相鉴别。吸入亚硝酸异戊酯后,因反流减少,此杂音即减弱。左室明显增大者,由于乳头肌向外侧移位,在心尖区可闻及全收缩期杂音。主动脉瓣关闭不全,心尖区 S_1 正常或减低;A_2 可正常或增强(继发性),也可减低或缺失(原发性)。可在胸骨左缘闻及收缩早期喷射音,此与大量左室血流喷入主动脉,主动脉突然扩张而振动有关。若在心尖区听到第三心音奔马律,提示左室功能减退。

重度主动脉瓣关闭不全可致主动脉舒张压下降,根据直接测压,主动脉瓣关闭不全的舒张压最低可至 30 ~40mmHg。如舒张压 <50mmHg,提示为严重主动脉瓣关闭不全。收缩压正常或升高,脉压增大。可出现周围血管征,如水冲脉(water - hammer)、"枪击音"(pistol shot sound)、毛细血管搏动及股动脉收缩期与舒张期双重杂音(Duroziez 征),有的患者其头部随心搏摆动(De - Musset 征)。

(三)辅助检查

1. X 线检查

左室增大,升主动脉扩张,呈"主动脉型"心脏。透视下见主动脉搏动明显增强,与左室搏动配合呈"摇椅样"搏动。病情严重者,左房亦显示扩大。如为继发性主动脉瓣关闭不全,可见升主动脉高度扩大或呈瘤样突出。在 Valsalva 动作下作逆行性升主动脉根部造影,大致可以估计关闭不全的程度,如造影剂呈喷射样反流仅见于瓣膜下,提示为轻度;如左室造影剂密度大于主动脉者,提示为重度;如造影剂已充填整个左室但密度低于主动脉,提示为中度关闭不全。荧光增强透视,有时可见主动脉瓣及升主动脉钙化。

2. 心电图检查

心电图检查常示左室肥厚劳损伴电轴左偏;左室舒张期容量负荷过重可显示为:Ⅰ、aVL、$V_{3~6}$ 等导联 Q 波加深以及 V，出现小 r 波,左胸导联 T 波可高大直立,也可倒置。晚期左房也可肥大。如有心肌损害,可出现室内传导阻滞及左束支传导阻滞等改变。

3. 超声心动图检查

对主动脉瓣关闭不全有肯定的诊断价值,不但可以观测房室大小及主动脉的宽度,而且也可提示主动脉瓣的改变。慢性主动脉瓣关闭不全可见左室腔及其流出道与升主动脉根部内径增大,如左室代偿良好,尚可见室间隔、左室后壁及主动脉搏动增强;二尖瓣前叶舒张期可有快速振动。二维超声心动图可见主动脉关闭时不能合拢,有时也可出现扑动。Doppler 超声可见主动脉瓣下方舒张期涡流,其判断反流程度与心血管造影术有高度相关性。

超声心动图检查可帮助判断病因,如可显示二叶式主动脉瓣、瓣膜脱垂、破裂及升主动脉夹层等病变,还可显示瓣膜上的赘生物。

4. 放射性核素心血管造影

结合运动试验可以测定左室收缩功能,判断反流程度,和心导管检查时心血管造影术比较,有良好的相关性,此法用于随访有很大的实用价值。

四、预后

Bonow 等报告一组患者,患有严重主动脉瓣关闭不全,但无症状,左室射血分数正常。经10 年随访,45% 以上患者仍保持无症状且有正常左室功能。美国 ACC/AHA 曾在关于瓣膜性心脏病处理指南中指出:①无症状主动脉瓣关闭不全患者,若左室收缩功能正常,那么每年症状性左室功能不全发生率不足 60%,无症状左室功能不全发生率不足 3.5%,猝死发生率不足0.2%;②无症状主动脉瓣关闭不全患者,若左室收缩功能减低,每年将有 25% 患者出现心力衰竭症状;③有症状主动脉瓣关闭不全,年病死率超过 10%。

一般来说,与主动脉瓣狭窄患者一样,一旦出现症状,病情常急转直下。心绞痛发生后,一般可存活 4 年;心力衰竭发生后,一般可存活 2 年。Dujardin 等对未经手术治疗的主动脉瓣关闭不全患者长期随访证明,心功能Ⅲ~Ⅳ级组 4 年存活率约 30%。

五、治疗

1. 随访

轻中度主动脉瓣关闭不全,每 1~2 年随访一次;重度主动脉瓣关闭不全,若无症状且左室功能正常,每半年随访一次。随访内容包括临床症状,超声检查左室大小和左室射血分数。

2. 活动

轻中度主动脉瓣关闭不全患者,或重度主动脉瓣关闭不全但无症状且左室射血分数正常患者,可从事一般体力活动;若有左室功能减低证据的患者,应避免剧烈体力活动。

3. 预防感染性心内膜炎

只要有主动脉瓣关闭不全,不论严重程度如何,均有指征应用抗生素类药物以预防感染性心内膜炎。

4. 血管扩张剂

慢性主动脉瓣关闭不全伴有左室扩大但收缩功能正常者,可以应用血管扩张剂,如口服肼屈嗪、尼群地平、非洛地平和血管紧张素转化酶抑制剂等。已有不少的随机性、前瞻性研究证明,上述药物具有良好的血流动力学效应。但是,有症状的慢性主动脉瓣关闭不全者,应首选主动脉瓣置换术,若患者不宜或不愿行手术治疗,也可应用血管扩张剂。

六、急性主动脉瓣关闭不全

急性主动脉瓣关闭不全最常见的病因是感染性心内膜炎、急性主动脉夹层、心脏外伤。其特征是心跳加快,左室舒张压增高。急性主动脉瓣关闭不全通常发生于左室大小正常的患者,后者对于突然增加的容量负荷不能适应。收缩期,左室难于将左房回血和主动脉反流充分排空,前向搏出量下降;舒张期,左室充盈突然增加,而室壁顺应性不能随之增加,因此舒张压快速上升(少数可与主动脉舒张压相等),在舒张早期即可超过左房压致使二尖瓣提前关闭。二尖瓣提前关闭,一方面,避免升高的左室舒张压向左房—肺静脉逆向传递;另一方面,左房排空受限,左房—肺静脉淤血,房壁和静脉壁顺应性又不能随之增加,因而左房压、肺静脉压、肺毛细血管压很快升高,肺淤血、肺水肿接踵而至。心跳加快,虽可代偿左室前向搏出量减少,使左室收缩压和主动脉收缩压不致发生明显变化,但在急性主动脉瓣关闭不全患者,血压常明显下降,甚至发生心源性休克。

（一）症状

突然发作呼吸困难,不能平卧,全身大汗,频繁咳嗽,咳白色泡沫痰或粉红色泡沫痰。严重者,烦躁不安,神志模糊,乃至昏迷。

（二）体征

面色灰暗,唇甲发绀,脉搏细数,血压下降,甚至呈休克状。

心尖搏动位置正常。第一心音减低,肺动脉瓣关闭音可增强,常可闻及病理性第三心音和第四心音。

急性主动脉瓣关闭不全也可在胸骨右缘第2肋间或胸骨左缘3、4肋间闻及舒张期杂音,与慢性主动脉瓣关闭不全杂音不同的是,该杂音仅限于舒张早期,调低而短促。其原因是随着左室舒张压上升,主动脉—左室压差迅速下降,反流减少或消失。常可在上述听诊部位闻及收缩期杂音,后者与舒张期杂音一起,组成来回性(toandfro)杂音。另外,可在心尖区闻及短促的Austin – Flint 杂音。

听诊肺部,可闻及哮鸣音,或在肺底闻及细小水泡音,严重者满肺均有水泡音。

（三）辅助检查

1. 心电图

常见非特异性ST段和T波改变;病程稍长者,可出现左室肥厚图形。

2. X 线检查

常见肺淤血、肺水肿表现;心影大小多属正常,但左房可略显扩大。若为继发性急性主动脉瓣关闭不全,可见升主动脉扩张。

3. 超声检查

可见二尖瓣开放延迟,幅度减低,关闭提前。左室舒张末期内径正常。偶尔,随着主动脉和左室舒张压变化,可见主动脉瓣提前关闭。

（四）处理

急性主动脉瓣关闭不全的危险性比慢性主动脉瓣关闭不全高得多。常可因急性左室衰竭致死,因此应及早考虑外科手术。内科治疗只能作为外科手术术前准备的一部分。内科治疗包括吸氧,镇静,静脉应用多巴胺,或多巴酚丁胺,或硝普钠,或呋塞米。药物的选择和用量大小依血压水平确定。对于这类患者,禁止使用β受体阻滞剂,后者减慢心率,延长舒张期,增加主动脉瓣反流,使病情进一步恶化。主动脉内球囊反搏术也禁忌使用,该术可增加舒张期周围血管阻力,增加反流量,使病情加重。

（徐跳林）

第二十五节　三尖瓣狭窄

一、病因和病理

三尖瓣狭窄(tricuspid stenosis)几乎均由风湿病所致,少见的病因有先天性三尖瓣闭锁、右房肿瘤及类癌综合征。右房肿瘤的临床特征为症状进展迅速,类癌综合征更常伴有三尖瓣反流。偶尔,右室流入道梗阻可由心内膜心肌纤维化、三尖瓣赘生物、起搏电极及心外肿瘤引起。

风湿性三尖瓣狭窄几乎均同时伴有二尖瓣病变,在多数患者中主动脉瓣亦可受累。尸检资料提示,风湿性心脏病患者中大约15%有三尖瓣狭窄,但临床能诊断者大约仅5%。

风湿性三尖瓣狭窄的病理变化与二尖瓣狭窄相似,腱索有融合和缩短,瓣缘融合,形成一隔膜样孔隙,瓣叶钙化少见。

三尖瓣狭窄也较多见于女性,可合并三尖瓣关闭不全或与其他任何瓣膜的损害同时存在。右房明显扩大,心房壁增厚,也可出现肝脾大等严重内脏淤血的征象。

二、病理生理

当运动或吸气使三尖瓣血流量增加时,右房和右室的舒张期压力阶差即增大。若平均舒张期压力阶差超过 5mmHg 时,即足以使平均右房压升高而引起体静脉淤血,表现为颈静脉充盈、肝大、腹腔积液和水肿等体征。

三尖瓣狭窄时,静息心排出量往往降低,运动时也难以随之增加,这就是为什么即使存在二尖瓣病,左房压、肺动脉压、右室收缩压正常或反转轻度升高的原因。

三、临床表现

(一)症状

三尖瓣狭窄致低心排出量引起疲乏,体静脉淤血可引起消化道症状及全身不适感,由于颈静脉搏动的巨大"a"波,使患者感到颈部有搏动感。虽然患者常同时合并有二尖瓣狭窄,但二尖瓣狭窄的临床症状如咯血、阵发性夜间呼吸困难和急性肺水肿却很少见。若患者有明显的二尖瓣狭窄的体征而无肺淤血的临床表现时,应考虑可能同时合并有三尖瓣狭窄。

(二)体征

主要体征为胸骨左下缘低调隆隆样舒张中晚期杂音,可伴舒张期震颤,可有开瓣拍击音。增加体静脉回流方法可使之更明显,呼气及 Valsalva 动作屏气期使之减弱。风湿性者常伴二尖瓣狭窄,后者常掩盖本病体征。

三尖瓣狭窄常有明显体静脉淤血体征,如颈静脉充盈、有明显"a"波,吸气时增强,晚期病例可有肝大、腹腔积液及水肿。

(三)辅助检查

1. X 线检查

主要表现为右房明显扩大,下腔静脉和奇静脉扩张,但无肺动脉扩张。

2. 心电图检查

示 P_{II}、V_1 电压增高($>0.25mV$);由于多数三尖瓣狭窄患者同时合并有二尖瓣狭窄,故心电图亦常示双房肥大。

3. 超声心动图检查

其变化与二尖瓣狭窄时观察到的相似,M 型超声心动图常显示瓣叶增厚,前叶的射血分数斜率减慢,舒张期与隔瓣呈矛盾运动,三尖瓣钙化和增厚;二维超声心动图对诊断三尖瓣狭窄较有帮助,其特征为舒张期瓣叶呈圆顶状、增厚、瓣叶活动减低、开放受限。

四、诊断及鉴别诊断

根据典型杂音、右房扩大及体循环淤血的症状和体征,一般即可做出诊断。对诊断有困难者,可行右心导管检查,若三尖瓣平均跨瓣舒张压差大于2mmHg,即可诊断为三尖瓣狭窄。应注意与右房黏液瘤、缩窄性心包炎等疾病相鉴别。

五、治疗

限制钠盐摄入及应用利尿剂,可改善体循环淤血的症状和体征。严重三尖瓣狭窄(舒张期跨三尖瓣压差 > 5mmHg,瓣口面积 < 2.0cm^2),应考虑手术治疗。由于几乎总合并有二尖瓣病,两个瓣膜病变应同期进行矫治。

(徐觥林)

第二十六节 三尖瓣关闭不全

一、病因和病理

三尖瓣关闭不全(tricuspid regurgitation)罕见于瓣叶本身受累,而多由肺动脉高压致右室扩大、三尖瓣环扩张引起,常见于二尖瓣狭窄及慢性肺心病。一般来说,当肺动脉收缩压超过55mmHg,即可引起功能性三尖瓣关闭不全。少见者如风湿性三尖瓣炎后瓣膜缩短变形,常合并三尖瓣狭窄;先天性如艾伯斯坦畸形;亦可见于感染性心内膜炎所致的瓣膜毁损,三尖瓣黏液性退变致脱垂,此类患者多伴有二尖瓣脱垂,常见于 Marfan 综合征;亦可见于右房黏液瘤、右室心肌梗死及胸部外伤后。

后天性单纯性三尖瓣关闭不全可发生于类癌综合征,因类癌斑块常沉着于三尖瓣的心室面,并使瓣尖与右室壁粘连,从而引起三尖瓣关闭不全,此类患者多同时有肺动脉瓣病变。三尖瓣关闭不全时常有右房、右室明显扩大。

二、病理生理

三尖瓣关闭不全引起的病理生理变化与二尖瓣关闭不全相似,但代偿期较长;病情若逐渐进展,最终可导致右室右房扩大,右室衰竭。肺动脉高压显著者,病情发展较快。

三、临床表现

(一)症状

三尖瓣关闭不全合并肺动脉高压时,方才出现心排出量减少和体循环淤血的症状。

三尖瓣关闭不全合并二尖瓣疾患者,肺淤血的症状可由于三尖瓣关闭不全的发展而减轻,但乏力和其他心排出量减少的症状可更为加重。三尖瓣关闭不全若不伴肺动脉高压,患者可长期无症状。

(二)体征

主要体征为胸骨左下缘全收缩期吹风性杂音,吸气及压迫肝脏后可增强;如不伴肺动脉高压,杂音见于收缩早期,有时难以闻及。当反流量很大时,有第三心音及三尖瓣区低调舒张中期杂音。颈静脉脉波图 V 波增大;可扪及肝脏搏动。瓣膜脱垂时,在三尖瓣区可闻及非喷射性喀喇音。其体循环淤血体征与右心衰竭相同。

四、辅助检查

1. X 线检查

X 线检查可见右室、右房增大。右房压升高者,可见奇静脉扩张和胸腔积液;有腹腔积液者,横膈上抬。透视时可看到右房收缩期搏动。

2. 心电图检查

无特征性改变,可示右室肥厚劳损,右房肥大;并常有右束支传导阻滞。

3. 超声心动图检查

超声心动图检查可见右室、右房、三尖瓣环扩大;上下腔静脉增宽及搏动;二维超声心动图声学造影可证实反流,多普勒可判断反流程度。

4. 右心导管检查

当超声检查尚难得出明确结论性意见,或临床判断与超声检查有矛盾时可考虑行右心导管检查。做该检查时,无论三尖瓣关闭不全病因如何,均可发现右房压和右室舒张末压升高;右房压力曲线可见明显 V 波或 C－V 波,而无 X 波。若无上述发现,可排除中重度三尖瓣关闭不全。随着三尖瓣关闭不全程度加重,右房压力波形愈来愈类似于右室压力波形。令患者深吸气,右房压力不像正常人那样下降,而是升高或者变化不大,是三尖瓣关闭不全的特征性表现。若肺动脉或者右室收缩压高于 55mmHg,提示三尖瓣关闭不全为继发性(或功能性);若肺动脉或右室收缩压低于 40mmHg,说明三尖瓣关闭不全为原发性,即三尖瓣本身或其支持结构病变。

五、诊断及鉴别诊断

根据典型杂音,右室右房增大及体循环淤血的症状和体征,一般不难做出诊断。但应与二尖瓣关闭不全、低位室间隔缺损相鉴别。超声心动图声学造影及多普勒可确诊,并可帮助做出病因诊断。

六、治疗

三尖瓣关闭不全若不伴肺动脉高压,一般无症状,无须手术治疗;若伴肺动脉高压,可行三尖瓣环成形术,后者为目前广泛应用的术式,实践证明疗效良好。

某些严重的原发性三尖瓣关闭不全可能需行人工瓣膜置换术。鉴于三尖瓣位人工机械瓣发生血栓栓塞的风险大,因此多采用生物瓣,生物瓣的优势是无须长期抗凝治疗,而且耐久性也不错(可达 10 年以上)。

(徐铣林)

第二十七节　肺动脉瓣疾病

一、病因和病理

原发性肺动脉狭窄,最常见的是先天性肺动脉瓣狭窄,可合并房间隔缺损或主动脉骑跨;

可继发或伴发漏斗部狭窄。风湿性心脏病多累及多个瓣膜;其他少见的病因有右心感染性心内膜炎后粘连、类癌综合征、Marfan 综合征等。

肺动脉瓣关闭不全,多由肺动脉高压引起的肺动脉干根部扩张所致,常见于二尖瓣狭窄,亦可见于房间隔缺损等左至右分流先天性心脏病。罕见的病因有风湿性单纯肺动脉瓣炎、Marfan 综合征、先天性肺动脉瓣阙如或发育不良,感染性心内膜炎引起瓣膜毁损、瓣膜分离术后或右心导管术损伤致肺动脉瓣关闭不全。

二、病理生理

肺动脉瓣狭窄时,右室收缩压升高,右室肥大;肺动脉压正常或偏低,收缩期肺动脉瓣两侧出现压力阶差。在严重狭窄时,其跨瓣压力阶差可高达 240mmHg。狭窄愈重,右心衰竭的临床表现出现愈早。如合并先天性房间隔缺损等左至右分流先天性心脏病,则右至左分流出现较早。

肺动脉瓣关闭不全不伴肺动脉高压者,由于反流发生于低压低阻力的小循环,故血流动力学改变通常不严重。若瓣口反流量增大可致右室容量负荷增加,引起右室扩大、肥厚,最后导致右心衰竭。伴发肺动脉高压、出现急性反流或反流程度重者,病情发展较快。

三、临床表现

轻中度肺动脉瓣狭窄,一般无明显症状,其平均寿命与常人相近;重度狭窄者,运动耐力差,可有胸痛、头晕、昏厥、发绀。主要体征是肺动脉瓣区响亮、粗糙、吹风样收缩期杂音,肺动脉瓣区第二心音(P_2)减弱伴分裂,吸气后更明显。肺动脉瓣区喷射音表明瓣膜无重度钙化,活动度尚可。先天性重度狭窄者,早年即有右室肥厚,可致心前区隆起伴胸骨旁抬举性搏动。持久发绀者,可伴发杵状指(趾),但较少见。

不伴肺动脉高压的单纯肺动脉瓣关闭不全,右室前负荷虽有所增加,但患者耐受良好,可多年无症状。伴肺动脉高压的肺动脉瓣关闭不全,其临床症状多为原发疾病所掩盖,这种继发性肺动脉瓣关闭不全通常伴有右室功能不全发生,前者可使后者进一步加重。主要体征为肺动脉瓣区舒张早期递减型哈气样杂音,可下传至第 4 肋间。伴肺动脉高压时,肺动脉瓣区第二心音亢进、分裂。反流量大时,三尖瓣区可闻及收缩期前低调杂音(右侧 Austin – Flint 杂音)。如瓣膜活动度好,可听到肺动脉喷射音。

四、辅助检查

(一)X 线检查

肺动脉瓣疾病者示右室肥厚、增大。单纯狭窄者,肺动脉干呈狭窄后扩张,肺血管影稀疏;肺动脉瓣关闭不全伴肺动脉高压时,可见肺动脉段及肺门阴影尤其是右下肺动脉影增大。

(二)心电图检查

心电图检查示右室肥厚劳损、右房增大,肺动脉瓣狭窄者,常有右束支传导阻滞。

(三)超声检查

肺动脉瓣狭窄,超声心动图检查可发现右房、右室内径增大,右室壁肥厚,室间隔与左室后壁呈同向运动;肺动脉干增宽;肺动脉瓣增厚,反光增强,开放受限,瓣口开放面积缩小;采用多普勒技术可测量跨肺动脉瓣的压力阶差。

肺动脉瓣关闭不全,若有肺动脉高压,超声检查除可发现原发病表现外,还可发现肺动脉增宽,右室肥厚,扩大;若无肺动脉高压,右室改变相对较轻。采用多普勒技术可半定量测定肺动脉瓣口反流量。

五、诊断及鉴别诊断

根据肺动脉瓣区典型收缩期杂音、震颤及肺动脉瓣区第二心音减弱可做出肺动脉瓣狭窄的诊断。借助二维超声心动图及右室 X 线造影,可帮助鉴别肺动脉瓣狭窄、漏斗部狭窄及瓣上狭窄。

根据肺动脉瓣区舒张早期杂音,吸气时增强,可做出肺动脉瓣关闭不全的诊断。多普勒图像可帮助与主动脉瓣关闭不全的鉴别。

六、治疗

肺动脉瓣狭窄者,当静息跨瓣压力阶差达40mmHg以上时,可做直视下瓣膜分离术或切开术,或行经皮球囊瓣膜成形术,但以后者为首选。

无肺动脉高压的肺动脉瓣关闭不全,患者通常无症状,无须治疗。有肺动脉高压的肺动脉瓣关闭不全,治疗包括:①酌情治疗原发病(如二尖瓣狭窄、房间隔缺损、室间隔缺损);②治疗肺动脉高压,可使用血管扩张剂(包括血管紧张素转化酶抑制剂);③治疗右室衰竭。

(徐兆林)

第二十八节 主动脉炎

主动脉炎(aortitis)可由多种微生物引起,造成动脉内膜和中膜的损害,主要影响升主动脉引起升主动脉扩张,常并发主动脉瓣关闭不全,形成主动脉瘤,偶尔影响到主动脉的分支血管造成阻塞。

一、梅毒性主动脉炎

梅毒性主动脉炎(syphilitic aortitis)是梅毒螺旋体侵入人体后引起,临床表现为梅毒性主动脉炎,继而发生梅毒性主动脉瓣关闭不全,梅毒性主动脉瘤,梅毒性冠状动脉口狭窄和心肌树胶样肿,统称为心血管梅毒(caidiovasculai syphilis),为梅毒的晚期表现。绝大部分患者所患的是后天性,先天性者罕见。

(一)发病机制

梅毒螺旋体大多通过性接触而感染人体。从开始感染到晚期发生心血管梅毒的潜伏期为5~30年。男多于女。

螺旋体入血后,部分经肺门淋巴管引流到主动脉壁的营养血管引起闭塞性血管内膜炎,伴有血管周围浆细胞和淋巴细胞浸润,主动脉壁发炎累及动脉内膜和中膜,而以后者为主。主动脉任何部位都可受累,但以升主动脉和主动脉弓最多,而极少侵入心肌或心内膜。主动脉中膜肌肉和弹性组织被破坏,为纤维组织所取代,也可出现巨细胞和梅毒树胶样病变。主动脉壁逐渐松弛,并可有钙化,导致主动脉瘤的形成。主动脉内膜出现"树皮"样改变是梅毒性主动脉炎的特征,但不能以此作为确诊的根据。

梅毒感染可以从升主动脉蔓延到主动脉根部,引起主动脉瓣瓣环扩大和主动脉瓣联合处的分离,从而产生主动脉瓣关闭不全。主动脉瓣支持组织受到破坏和主动脉瓣卷曲、缩短,导致严重的主动脉瓣反流。

(二)临床表现

1.单纯性梅毒性主动脉炎

单纯性梅毒性主动脉炎多发生于升主动脉,亦可累及远端的降主动脉。患者多无症状,也可感到胸骨后不适或钝痛。由于主动脉扩大,叩诊时心脏上方浊音界增宽,主动脉瓣区第二心音增强,可闻及轻度收缩期杂音。10%的患者可发生主动脉瘤、主动脉瓣关闭不全、冠状动脉口狭窄等并发症。

2.梅毒性主动脉瓣关闭不全

梅毒性主动脉瓣关闭不全是梅毒性主动脉炎最常见的并发症。轻者无症状,重者由于主动脉瓣大量反流,加以可能合并冠状动脉口狭窄引起心绞痛。持久的主动脉瓣反流引起左心室负荷加重,逐渐出现左心衰竭。一旦出现心力衰竭,病程在1~3年内较快进展,发生肺水肿及右心衰竭,半数死亡。梅毒性主动脉瓣关闭不全的体征与其他病因引起的类似。

3.梅毒性冠状动脉口狭窄或阻塞

梅毒性冠状动脉口狭窄或阻塞是梅毒性主动脉炎第二常见的并发症。病变累及冠状动脉开口处。由于冠状动脉狭窄发展缓慢,常伴侧支循环形成,故极少发生大面积的心肌坏死。患者可有心绞痛,常在夜间发作,且持续时间较长。如冠状动脉口完全阻塞,患者可以突然死亡。

4.梅毒性主动脉瘤

梅毒性主动脉瘤是梅毒性主动脉炎最少见的并发症。多发于升主动脉和主动脉弓,也可累及降主动脉和腹主动脉,呈囊状或梭状,但不会发生夹层分离。发生在不同部位的主动脉瘤,各有不同的症状和体征。

主动脉窦动脉瘤是梅毒性动脉瘤中具有特征性的一种。如发生在左或右主动脉窦并波及冠状动脉口,可引起心绞痛;如发生在后主动脉窦则除非破裂,否则无症状或体征。主动脉窦动脉瘤破裂入肺动脉或右心腔可出现严重右心衰竭,引起连续性杂音,颇似动脉导管未闭或主、肺动脉间隔缺损;动脉瘤偶破入左心房,在背部可有连续性杂音,并有左心衰竭。

5.心肌树胶样肿

心肌树胶样肿累及心肌的树胶样肿极罕见,最常见的部位是左心室间隔底部。临床上可出现传导阻滞或心肌梗死。弥散性心肌树胶样肿可引起顽固的心力衰竭。

(三)实验室检查

梅毒螺旋体存在于动脉的外膜层,近来采用聚合酶链反应(PCR)方法测定梅毒螺旋体的DNA来诊断梅毒螺旋体感染,特异性强、敏感性高,能提供迅速的最后确诊。目前主要还是用血清学检查来确诊梅毒螺旋体感染。

1.非螺旋体血清试验(非特异性心脂抗体测定)

VDRL(性病研究实验室)试验,该试验简单,便宜,可标准化定量,用于普查筛选和治疗反应的随访,早期梅毒阳性率约70%,Ⅱ期梅毒阳性率高达99%,而晚梅毒阳性率高达70%。

2.梅毒螺旋体试验

荧光密螺旋体抗体吸附(FTA - ABS)试验,作为梅毒确诊试验,具有高度的敏感性和特异性。早期梅毒阳性率达85%,在Ⅱ期梅毒阳性率高达99%,在晚期梅毒阳性率至少为95%。

密螺旋体微量血细胞凝集(MHA - TP)试验,在早期梅毒的阳性率仅为 50% ~60%,但在 Ⅱ 期梅毒和晚期梅毒的敏感性和特异性与 FTA - ABS 试验相似。即使患者经过治疗,FTA - ABS 试验也可终身保持阳性。

3. 密螺旋体 IgG 抗体测定

密螺旋体 IgG 抗体测定具有 FTA - ABS 试验特点,有高度敏感性和特异性,容易操作,特别适用于怀疑重复感染的病例和先天性梅毒和人类免疫缺陷病毒(HIV)混合感染者。

(四)辅助检查

1. 胸部 X 线检查

单纯梅毒性主动脉炎时可见升主动脉近端扩张,伴升主动脉条索状钙化。主动脉结和胸降主动脉亦可有钙化,但以近头、臂动脉处的升主动脉钙化最广泛。病变处主动脉增宽。在有主动脉瓣关闭不全存在时,心脏向左下后方增大呈靴形,在焚光屏下心脏与主动脉搏动剧烈,幅度大。在主动脉瘤时发现在相应部位主动脉膨出,呈膨胀性搏动。

2. CT 和 MRI 检查

CT 用于胸部 X 线有怀疑病例的进一步筛选,能精确测量动脉瘤的大小,其精确度不亚于超声造影和动脉造影。MRI 能获得高分辨率静态影像,对胸主动脉病变有高度的诊断精确性。

3. 超声检查超声心动图

超声检查超声心动图(包括经食管超声)可显示不同节段增宽、钙化、动脉瘤(包括主动脉窦动脉瘤)以及主动脉瓣关闭不全。用超声多普勒测定主动脉瓣瓣口反流量。检测左心室大小、左心室射血分数,显示动脉瘤大小,部位和破裂部位等。

4. 心血管造影

逆行主动脉造影显示主动脉扩张或膨出部位和大小、主动脉瓣反流程度、左心室大小、心功能状况等。选择性冠状动脉造影用于有心绞痛怀疑有冠状动脉口狭窄时,本病冠状动脉狭窄仅限于开口处,而远处冠状动脉无狭窄病变,这与冠状动脉粥样硬化不同。

(五)诊断与鉴别诊断

梅毒性心血管病患者有治疗史,有典型的梅毒或晚期梅毒临床表现,阳性的梅毒血清学反应,诊断不难。但应与风湿性瓣膜病和其他心脏疾病产生的杂音,以及其他一些疾病相鉴别。

1. 心脏瓣膜杂音的鉴别

(1)主动脉瓣区舒张期杂音:梅毒性主动脉炎根部扩张引起的主动脉瓣反流杂音,由于根部扩张所以在胸骨右缘第二肋间听诊最响,而风湿性主动脉瓣反流,由于往往伴有二尖瓣病变右心室扩大,使心脏转位,所以舒张期杂音在胸骨左缘第三肋间处听诊最响。

(2)主动脉瓣区收缩期杂音:梅毒性主动脉瓣反流时在该区可以听到响亮的拍击样收缩早期喷射音和收缩期杂音。而风湿性主动脉瓣狭窄的杂音音调较高,在收缩中期、晚期增强。主动脉粥样硬化者,瓣环钙化,近侧主动脉扩张,虽瓣膜本身无狭窄病变(相对性狭窄),也可以听到收缩期喷射性杂音,但在收缩早期增强,而且杂音持续时间较短。

(3)二尖瓣区舒张期杂音:梅毒性主动脉瓣严重反流产生 Austin - Flint 杂音,无收缩期前增强,不伴有心尖部第一心音增强和二尖瓣开放拍击音。可与风湿性二尖瓣狭窄引起的舒张期隆隆样杂音相鉴别。

2. 梅毒血清学假阳性反应的鉴别

(1)VDRL 试验假阳性反应:在疾病的急性感染期(6 个月以内)要与非典型肺炎、疟疾、预防接种和其他细菌或病毒感染鉴别。在疾病的慢性感染期(在 6 个月以上)要与自身免疫病(如系统性红斑狼疮)、吸毒(1/3 吸毒者假阳性)、HIV 感染、麻风和少数老龄人(> 70 岁 1% 假阳性)的假阳性反应相鉴别。这些假阳性的效价在 1∶8 或更低。这些患者应长期随访。

(2)FTA - ABS 试验假阳性:在高球蛋白血症(类风湿关节炎、胆汁性肝硬化)、系统性红斑狼疮等患者有假阳性反应。后一种情况可能是一种链珠状的荧光,是由于抗 DNA 抗体引起的,不同于真正梅毒阳性结果,应严密随访。

3. 心绞痛的鉴别

心绞痛是梅毒性冠状动脉口狭窄最常见的临床表现,由于病程进展缓慢,并得到侧支循环的支持,所以很少发生心肌梗死,除非同时合并冠状动脉粥样硬化。发病年龄比冠心病要早,常常夜间发作,发作时间持续较长。

(六)预后

单纯性梅毒性主动脉炎患者的平均寿命与常人相近。梅毒性主动脉瓣关闭不全的无症状阶段约为 2 ~ 10 年(平均 6 年),症状出现后平均寿命为 5 ~ 6 年,约 1/3 的患者症状出现后可存活 10 年。存活时间主要取决于有无心力衰竭或心绞痛,如出现心力衰竭,一般存活 2 ~ 3 年,约 6% 的患者可长达 10 年以上。大多数患者在心功能失代偿后迅速恶化,重体力劳动者预后尤差,有冠状动脉开口闭塞者预后不良。主动脉瘤预后非常差,平均寿命在症状出现以后的 6 ~ 9 个月,2 年病死率为 80%,从症状发生到死亡间隔短达 1 周,主要死于破裂和阻塞性肺炎。

(七)治疗

梅毒性主动脉炎一旦确立,为了防止进一步的损害,必须进行驱梅治疗。青霉素是治疗梅毒的特效药物。可以用以下 2 种给药方法:①苄星青霉素 G 240 万 U,肌内注射,每周 1 次共 3 周,总量 720 万 U;②普鲁卡因青霉素 G 60 万 U,肌内注射,每天 1 次,共 21d。对青霉素过敏者可选用头孢噻啶,每天肌内注射 0.5 ~ 1.0g,共 10d。头孢曲松每天 250mg,肌内注射,共 5d 或 10d,晚期梅毒和神经梅毒可以用 1 ~ 2g,肌内注射每天 1 次共 14d。阿奇霉素每天 500mg,口服,共 10d。也可以用红霉素每次 500mg,每天 4 次,共 30d。四环素每次 500mg 口服,每天 4 次共 30d。但通常疗效比青霉素差。有心力衰竭者须控制心力衰竭后再作驱梅治疗。如有神经梅毒或合并 HIV 感染,可大剂量青霉素 G 静脉给药。

梅毒性主动脉瘤,若有冠状动脉口病变,需用手术治疗。

(八)预防

梅毒主要是不良社会活动的产物。树立新道德、新风尚,禁止非法性交往为防止梅毒传播的必要措施。对早期梅毒患者应用青霉素治疗,并随访血清学试验,必要时重复治疗。

二、细菌性主动脉炎

(一)病因

主动脉壁上原发性细菌感染引起主动脉炎、主动脉瘤,在广泛应用抗菌药物的今天是很罕见的。常见的细菌有葡萄球菌、链球菌、肺炎球菌、铜绿假单胞菌、沙门菌,其他革兰阴性细菌同样也能引起主动脉炎和主动脉瘤。沙门菌属常易感染在有动脉粥样硬化的血管上,也可以黏附在正常的动脉壁上,并直接渗透完整的血管内膜。结核杆菌的感染通常来自肺门淋巴结直接扩散引起的结核性主动脉炎。

（二）发病机制

主动脉通过以下机制受感染:感染性心内膜炎败血症栓子,邻近组织感染接触,外伤或心血管检查导致细菌在循环中直接沉积,以及长期应用免疫抑制剂和免疫系统缺陷的患者容易受感染产生败血症引起化脓性主动脉炎。主动脉壁变薄形成囊性主动脉瘤,有很高的破裂率。结核性主动脉炎干酪样坏死的肉芽肿损害,影响主动脉壁中层形成假性动脉瘤,有穿孔的可能,偶尔侵入主动脉瓣瓣环和邻近组织。

（三）临床表现和诊断

大多数患者有寒战、高热,多达50%的患者在病变部位有触痛以及动脉瘤扩张的症状,在腹部有时可触到有触痛的腹块,中性粒细胞计数增高,血细胞沉降率升高,血培养阳性对诊断有帮助。但约有15%病例发现血培养阴性,所以血培养阴性不能排除诊断。

超声心动图检查(包括经食管超声心动图检查)可以确立动脉瘤的诊断。CT扫描、MRI和主动脉造彩同样可以做出诊断。

（四）防治

感染性主动脉炎发展到主动脉瘤非常迅速,动脉瘤最后会破裂。沙门菌属感染和其他革兰阴性细菌感染,趋向于早期破裂和死亡,总病死率超过50%,所以应早期诊断、早期治疗。静脉内应用足量高敏的抗菌药物,切除感染的主动脉瘤和周围组织,术后继续应用抗菌药物至少6周。

三、巨细胞性主动脉炎

巨细胞性主动脉炎是一种全身性血管疾病。病因不明,但50岁以后的人发病率升高,最高发病年龄在70~80岁之间,女性多于男性。约15%病例累及主动脉和主动脉弓及其分支(颞动脉、颈动脉和冠状动脉),主动脉狭窄罕见。升主动脉壁变薄,可形成胸主动脉瘤,继发性主动脉瓣关闭不全。

病理学上首先是淋巴细胞浸润,几乎全身每个脏器的动脉内都能见到弹力层破坏,内、外膜增厚,局灶坏死和肉芽肿伴多核细胞浸润。

实验室检查红细胞沉降率(ESR)加快>50mm/h,C反应蛋白浓度和血小板计数升高,ESR和C反应蛋白同时升高对诊断的敏感性和特异性更高。高分辨率的MRI有助于诊断,颞动脉活检可以确诊。

临床表现为发热、不适、头痛、视力障碍、体重减轻等。可以发生主动脉瘤破裂,主动脉夹层分离和心肌梗死,卒中和肢体坏疽等。约30%病例有风湿样多肌病。

治疗主要使用皮质类固醇,用泼尼松龙治疗,阿司匹林抗凝治疗可以减少动脉炎缺血并发症。动脉瘤,主动脉夹层可选择手术治疗。

四、Takayasu 动脉炎

Takayasu(高安)动脉炎是一种慢性纤维性血管炎。病因不明,主要影响到主动脉和它的主要分支(锁骨下动脉和头臂动脉等)。

病理学上主动脉壁明显增厚,内、外膜纤维化,造成动脉狭窄性病变。

临床表现为头痛、臂部动脉搏动减弱,双臂之间收缩压差增大(>16mmHg),锁骨下动脉或腹主动脉有杂音(要排除其他疾病引起的血管狭窄性杂音)。通过血管超声显像和MRI有助于诊断。

治疗用大剂量皮质类固醇,手术治疗应用血管置换术。

五、风湿性主动脉炎

强直性脊柱炎、赖特(Reiter)综合征、银屑病关节炎、白塞病、多发性软骨炎和炎症性肠道疾病等,可以合并主动脉炎累及升主动脉,甚至蔓延到主动脉窦、二尖瓣瓣叶以及邻近心肌组织和心脏传导系统。在组织学类似梅毒性主动脉炎改变。临床上表现为主动脉瘤、主动脉瓣关闭不全和心脏传导阻滞。

(徐锐林)

第二十九节　主动脉瘤

主动脉瘤(arotic aneurysm)是指主动脉壁局部的或弥散性的异常扩张,一般较预期正常主动脉段直径扩大至少在1.5倍以上,压迫周围器官而引起临床症状,瘤体破裂为其主要危险。

一、病因

正常动脉壁中层富有弹力纤维,随每次心搏进行舒缩而传送血液。动脉中层受损,弹力纤维断裂,代之以纤维瘢痕组织,动脉壁失去弹性,不能耐受血流冲击,在病变段逐渐膨大,形成动脉瘤。动脉内压力升高有助于形成动脉瘤。引起主动脉瘤的主要原因如下。

1. 动脉粥样硬化为最常见原因粥样斑块侵蚀主动脉壁,破坏中层成分,弹力纤维发生退行性变。管壁增厚,使滋养血管受压,发生营养障碍,或滋养血管破裂中层积血。多见于老年男性,男女之比为10:1左右。主要在腹主动脉,尤其在肾动脉至髂部分叉之间。

2. 感染以梅毒为显著,常侵犯胸主动脉。败血症、心内膜炎时的菌血症使病菌经血流到达主动脉,主动脉邻近的脓肿直接蔓延,都可形成细菌性动脉瘤。致病菌以链球菌、葡萄球菌和沙门菌属为主,较少见。

3. 囊性中层坏死较少见,病因未明。主动脉中层弹力纤维断裂,代之以异染性酸性黏多糖。主要见于升主动脉瘤,男性多见。遗传性疾病如马方综合征、Turner综合征、Ehlere-Danlos综合征等均可有囊性中层坏死,易致夹层动脉瘤。

4. 外伤贯通伤直接作用于受损处主动脉引起动脉瘤,可发生于任何部位。间接损伤时暴力常作用于不易移动的部位,如左锁骨下动脉起源处的远端或升主动脉根部,而不是易移动的部位,受力较多处易形成动脉瘤。

5. 先天性以主动脉窦瘤为主。

6. 其他包括巨细胞性主动脉炎、白塞病、多发性大动脉炎等。

二、分类

通常以主动脉瘤的位置、大小、形态和病因进行描述。

按结构主动脉瘤可分为:①真性主动脉瘤:动脉瘤的囊由动脉壁的一层或多层构成;(IMS性主动脉瘤(pseudoan-eurysm):由于外伤、感染等,血液从动脉内溢出至动脉周围组织内,血块及其机化物、纤维组织与动脉壁一起构成动脉瘤的壁;③夹层动脉瘤:动脉内膜或中层撕裂后,血流冲击使中层逐渐成夹层分离,在分离腔中积血、膨出,也可与动脉腔构成双腔结构。

按形态主动脉瘤可分为:①梭形动脉瘤(fiisiforman - eurysm):较常见,瘤体对称性扩张涉及整个动脉壁周界,呈梭形或纺锤状;②囊状动脉瘤(saccular aneurysm):瘤体涉及动脉壁周界的一部分,呈囊状,可有颈,成不对称外凸。粥样硬化动脉瘤常呈梭状,外伤性动脉瘤常呈囊状。

按发生部位主动脉瘤可分为:①升主动脉瘤:常累及主动脉窦;②主动脉弓动脉瘤;③降主动脉瘤或胸主动脉瘤:起点在左锁骨下动脉的远端;④腹主动脉瘤:常在肾动脉的远端。累及主动脉窦的近端升主动脉瘤常为先天性,其次为马方综合征、梅毒等感染;升主动脉瘤主要由粥样硬化、囊性中层坏死、梅毒引起;降主动脉瘤、腹主动脉瘤以粥样硬化为主要原因。主动脉瘤大多为单个,极少数为两个。随病程发展,主动脉瘤可发生破裂、附壁血栓形成、继发感染。有时动脉瘤反复向周围小量出血,在瘤周积累多量纤维组织,形成包囊,可能起保护作用而不致破溃。

三、临床表现

主动脉瘤的症状是由瘤体压迫、牵拉、侵蚀周围组织所引起,视主动脉瘤的大小和部位而定。胸主动脉瘤压迫上腔静脉时面颈部和肩部静脉怒张,并可有水肿;压迫气管和支气管时引起咳嗽和气急;压迫食管引起吞咽困难;压迫喉返神经引起声嘶。胸主动脉瘤位于升主动脉可使主动脉瓣环变形,瓣叶分离而致主动脉瓣关闭不全,出现相应杂音,多数进程缓慢,症状少,若急骤发生则可致急性肺水肿。胸主动脉瘤常引起疼痛,疼痛突然加剧预示破裂可能。主动脉弓动脉瘤压迫左无名静脉,可使左上肢静脉压比右上肢高。升主动脉瘤可侵蚀胸骨及肋软骨而凸出于前胸,呈搏动性肿块;降主动脉瘤可侵蚀胸椎横突和肋骨,甚至在背部外凸于体表;各处骨质受侵均产生疼痛。胸主动脉瘤破裂入支气管、气管、胸腔或心包可以致死。

腹主动脉瘤常见,病因以动脉粥样硬化为主,常有肾、脑、冠状动脉粥样硬化的症状。最初引起注意的是腹部搏动性肿块。较常见的症状为腹痛,多位于脐周或中上腹部,也可涉及背部,疼痛的发生与发展说明动脉瘤增大或小量出血。疼痛剧烈持续,并向背部、骨盆、会阴及下肢扩展,或在肿块上出现明显压痛,均为破裂征象。腹主动脉瘤常破裂入左腹膜后间隙,破入腹腔,偶可破入十二指肠或腔静脉,破裂后常发生休克。进行主动脉瘤的扣诊,尤其有压痛者,必须小心,以防止促使破裂。腹主动脉瘤压迫髂静脉可引起下肢水肿,压迫精索静脉可见局部静脉曲张,压迫一侧输尿管可致肾盂积水、肾盂肾炎及肾功能减退。

四、诊断

胸主动脉瘤的发现除根据症状和体征外,X线检查可在后前位及侧位片上发现主动脉影扩大,在透视下可见到动脉瘤膨张性搏动,但在动脉瘤中有血栓形成时搏动可不明显。主动脉瘤须与附着于主动脉上的实质性肿块区别,后者引起传导性搏动,主动脉造影可鉴别。超声心动图检查可以发现升主动脉的动脉瘤,病变处主动脉扩大。CT对诊断也很有价值。

腹主动脉瘤常在腹部扪及搏动性肿块后发现,但腹部扪及搏动不一定是动脉瘤,消瘦、脊柱前凸者正常腹主动脉常易被扪及。腹部听到收缩期血管杂音,也可能由于肾、脾、肠系膜等动脉的轻度狭窄,未必来自主动脉瘤,须加注意。超声检查对明确诊断极为重要,不少病例可在超声常规体检中发现。超声检查可以明确病变大小、范围、形态及腔内血栓。CT检查更易发现腔内血栓及壁的钙化,并能显示动脉瘤与邻近结构如肾动脉、腹膜后腔和脊柱等的关系。磁共振成像(MRI 检查)判断瘤体大小及其与肾动脉和髂动脉的关系上价值等同于 CT 及腹部超声,其主要不足是图像分析费时且费用高。主动脉造影对定位诊断也有帮助,但腔内血栓可能影响其病变程度的评估;但对于诊断不明确、合并肾动脉病变及准备手术治疗者仍主张作主动脉造影。

五、预后

据统计,腹主动脉瘤国内患病率约为 36.2/10 万,欧美国家 60 岁以上人群发生率可高达 2%～4%。由于存在潜在主动脉瘤破裂的危险,自然病程中五年存活率仅为 19.6%。若不作手术,90% 胸主动脉瘤在 5 年内死亡。栓塞为另一并发症。

六、治疗

(一)传统手术治疗

传统手术治疗包括动脉瘤切除与人造或同种血管移植术。对于动脉瘤不能切除者则可做动脉瘤包裹术。目前腹主动脉瘤的手术病死率低于 5%。胸主动脉瘤的手术病死率在 30%,以主动脉弓动脉瘤的手术危险性最大。动脉瘤破裂而不作手术者极少幸存,故已破裂或濒临破裂者均应立即手术。凡有细菌性动脉瘤者,还需给以长期抗生素治疗。对大小为 6cm 或以上的主动脉瘤应作择期手术治疗。对 4～6cm 之间的主动脉瘤可密切观察,有增大或濒临破裂征象者应立即手术。

(二)介入治疗

腔内放置血管内移植物(transluminalplace endovascular grafts,TPEG)技术是一项简单有效的微创方法,尤其适用于严重并发症而不能耐受腹主动脉瘤切除术的高危患者。

腹主动脉瘤腔内隔绝术(endovascular exclusion of ab – dominal aortic aneurysm)或腹主动脉瘤腔内人造血管支架移植术,通过 DSA 的动态监测,经股动脉置入覆有人造血管膜的腔内支架,达到治疗目的。由于腔内治疗避免了传统手术的腹部大切口,创伤小、失血少、术后对呼吸影响小,减少了全身并发症的发生,患者术后恢复较快,住院时间缩短。围术期病死率 0～25%,平均住院 2～4d,手术成功率 92%～96%,因手术失败转传统手术 0～6%。

腹主动脉瘤腔内隔绝术的适应证包括:①合并重要脏器疾病的高危患者或高龄患者,无法耐受传统手术;②腹主动脉瘤的形态结构适合行腔内手术,包括近端瘤颈(动脉瘤近心端离开肾动脉的距离)>1.5～2cm;纵轴上瘤体成角专 60°～75°;两侧髂动脉不存在严重狭窄、扭曲或成角;选用直型腔内人造血管时远端瘤颈(动脉瘤远心端离开主动脉分叉的距离)长度不小于 1.5～2cm。禁忌证包括:①近端腹动脉瘤瘤颈长度<1.5cm 和(或)直径>2.8cm;②髂总动脉直径>11.5mm;③髂外动脉直径<6mm;④近端瘤颈角度>60°;⑤髂动脉多处硬化或弯曲度>90°,尤其伴广泛钙化者;⑥肠系膜下动脉是结肠的主要血供来源。

腹主动脉瘤腔内隔绝术的主要并发症为内漏(en – doleak)、移位(migration)等。但腹主动脉瘤腔内隔绝术由于创伤小、出血少、恢复快等优势,应用前景广阔。

(徐觥林)

第六章 内分泌科疾病

第一节 腺垂体功能减退症

腺垂体功能减退症(hypopituitarism)是一种或数种腺垂体激素分泌不足或缺失所导致的综合征。垂体分为2个部分:前叶和后叶。后叶为神经垂体,本身不合成激素,但是分泌由下丘脑合成的2种激素——血管升压素和缩宫素。前叶即腺垂体,分泌促甲状腺激素(TSH)、卵泡刺激素(FSH)、黄体生成素(LH)、生长激素(GH)、促肾上腺皮质激素(ACTH)、泌乳素(PRL),作为沟通下丘脑和靶腺的桥梁,受下丘脑调控并影响全身内分泌腺体功能。

典型的腺垂体功能减退症不难诊断,症状和体征在轻症时不明显或没有特征,很容易被忽略,多以疲乏无力或异常的精神状态就医。垂体功能减退也可能是无法解释的异常检验数据和生命体征危险的原因。

一、病因

腺垂体功能减退的病因主要是下丘脑病变和垂体本身病变。由下丘脑损伤所致,则为继发性腺垂体功能减退;如病变发生在垂体,则属原发性腺垂体功能减退。此外,若垂体柄损伤,切断了两者间的联系,也导致该症发生。

(一)肿瘤

垂体肿瘤是造成该症最常见的原因,约占该病的50%。体积较大的腺瘤压迫周围正常垂体组织,垂体前叶分泌激素的细胞遭到破坏,发生功能失调。破坏可殃及部分或全部垂体激素。若肿瘤向上生长,下丘脑因受压迫或损伤可造成继发性功能减退。此时,下丘脑的调节激素不足或缺失,干扰了垂体前叶激素的正常分泌。此外,若压迫到垂体柄,也可造成腺垂体功能减退。虽然尸检和磁共振检查表明垂体腺瘤的患病率高达10% ~20%,但是表现出临床症状者极为罕见。

下丘脑及其邻近区域的肿瘤如颅咽管瘤等,可压迫下丘脑,引起腺垂体激素释放激素分泌减少,导致腺垂体功能减退。

(二)腺垂体缺血坏死

缺血性损伤很早即被认为是腺垂体功能减退症的原因之一。最典型的例子即为希恩综合征。怀孕期间,由于泌乳素细胞增生和肥大,使得垂体体积增加。当血容量减少时,向垂体供血的血管收缩,继而发生痉挛,导致垂体坏死。坏死的程度取决于出血的多少。30%经历过产后出血的女性会患上不同程度的垂体功能减退。这些患者还可能患有肾上腺功能不足、甲状腺功能减退、闭经、尿崩症和哺乳障碍(缺少乳汁)。

(三)外伤

严重头颅外伤可导致垂体前叶功能不足和尿崩症。有闭合性头部外伤史者应给予重视。脑外伤患者在损伤后3个月乃至12个月内会伴有一定程度的垂体功能减退。几乎所有由此造成的垂体功能不足患者都曾在创伤后出现过意识丧失,且大约半数患者伴随颅骨骨折。

其他原因还包括自身免疫性疾病、浸润性疾病、放射治疗损伤、感染等。此外,生理或心理状态会扰乱调节激素的合成和分泌,从而影响下丘脑—垂体轴。

二、临床表现

临床表现与垂体激素原发性缺乏或靶腺体功能不足密切相关。症状出现与否及严重程度取决于激素缺乏的程度和速度。垂体功能减退通常会合并数种激素缺乏,但很少累及全部垂体激素。而终末腺体激素分泌不足可认为是靶器官继发性功能缺乏。临床表现依激素缺乏的种类,表现为下丘脑—垂体—肾上腺轴、下丘脑—垂体—甲状腺轴、下丘脑—垂体—性腺轴功能减退,并涉及生长发育及乳汁分泌。不仅如此,原发病灶,如垂体肿瘤,会引起头痛、视神经受压、眼球运动障碍等,进一步侵犯下丘脑可出现类似下丘脑综合征反应。

(一)促性腺激素缺乏

由促性腺激素缺乏引起的性功能异常远较其他激素缺乏常见。绝经前女性促性腺激素缺乏可表现为月经紊乱,可从规律的无排卵月经直到绝经。此外,可见潮热、乳房萎缩、性欲减退、阴道干燥和性交困难、阴毛和腋毛脱落、外阴及子宫萎缩,尤以希恩综合征表现明显。绝经后女性通常表现为头痛或视觉异常,原因在于激素缺乏或肿瘤损伤。男性患者常表现为性欲减退、不同程度的勃起障碍、精液减少、肌肉无力和疲乏倦怠。长期性腺功能减退的男性患者出现头发稀疏、睾丸变软、乳房女性化。青春期前发病的患者依激素缺乏的程度可表现为青春期发育延迟或发育不全。此外,低 FSH、LH 和雌激素水平致骨密度降低,增加了罹患骨质疏松的风险,应引起注意。

(二)ACTH 不足

ACTH 不足的特征在于皮质醇的分泌下降。醛固酮分泌不受影响,因其分泌不受 ACTH调节,而取决于肾素血管紧张素系统。ACTH 缺乏的症状和体征严重时很可能是致命的,具体包括肌痛、关节痛、疲劳、头痛、体重下降、食欲减退、恶心、呕吐、腹痛、精神或意识状态改变、皮肤皱缩、腋毛和阴毛稀疏、慢性贫血、稀释性低钠血症、低血糖、低血压乃至休克。该症的症状和原发性肾上腺功能不全几乎相似,但该症无色素沉着且多无低血钠、高血钾发生。

(三)TSH 缺乏

由 TSH 分泌减少所致的继发性甲状腺激素缺乏,表现出与原发性甲状腺功能减退相似的症状,仅病情较轻微。TSH 缺乏的症状和体征包括疲劳、虚弱、体重增加、皮下组织增厚、便秘、怕冷、精神状态改变、记忆力衰退及贫血等,偶可有幻觉、躁狂等精神症状。体格检查可能会发现心动过缓、深肌腱反射延缓及眶周水肿。先天性患者类似克汀病,身材矮小、智力低下,发育不全。

(四)GH 缺乏

单纯性生长激素缺乏,以儿童期最为常见,可引发侏儒症,但体型比例均匀;在成人,则不会造成明显改变,多不易觉察。表现为虚弱、伤口不愈、运动耐力下降和不愿交际。此外,GH缺乏亦导致肌肉减少和脂肪增加,由于发展缓慢,也不易发觉。由于缺乏 GH 的糖异生作用,拮抗胰岛素的效应下降,患者可能会出现空腹低血糖。

(五)PRL 缺乏

PRL 缺乏非常罕见。肿瘤生长致使 PRL 合成下降,继而影响乳汁分泌。这些肿瘤仅在产后才表现得明显。任何影响下丘脑、垂体柄的病变都会减弱由下丘脑分泌的多巴胺对垂体PRL 的正常抑制作用,导致 PRL 反跳性增高,出现高泌乳素血症,表现为溢乳、月经紊乱、性功能减退。

值得警惕的是垂体功能减退危象。各种应激如感染、腹泻、寒冷、急性心肌梗死、脑血管意外、手术、外伤等,均可在全垂体功能减退的基础上诱发垂体危象。临床表现多样,可出现高热、循环衰竭、休克、呕吐、头痛、抽搐、昏迷等严重危急症状。

三、辅助检查

(一)实验室检查

为确认诊断和评价病情,实验室检查是必需的。许多检验可以采用,但何种方法最理想,仍存在较大争议。急诊时由于许多特异的内分泌检查无法立即得到结果,垂体功能减退可能无法快速证实。通过病史采集和临床检查获取初步诊断,可能是揭示病因、指导随后诊治的唯一手段。但是,此时尽早评估 TSH 和 ACTH 缺乏程度还是非常必要,因为这两种疾病有可能威胁生命。

1. 下丘脑—垂体—肾上腺轴功能评估

ACTH 缺乏患者通常检测发现 24h 尿游离皮质醇下降,同时血 ACTH 缺乏。多次测定血皮质醇水平有一定的帮助作用。由垂体功能不足造成的继发性患者表现为面色较苍白,对醛固酮反应正常,ACTH 水平低下。原发性肾上腺功能不全表现与之相反。该症中,由于 ACTH产生过多,同时伴有和 ACTH 共享同一前体的黑色素细胞刺激素产生过多,导致色素沉着过度。

用于评估下丘脑—垂体—肾上腺轴功能的 ACTH 兴奋试验可做为区分垂体功能减退和原发性肾上腺功能不全的良好手段。该动力试验需测定注射 ACTH 前后的血清皮质醇。在肾上腺功能正常时,注射 ACTH 后 $30 \sim 60min$,皮质醇水平应至少升高 2 倍。注射 ACTH 后,未能升高的低皮质醇水平提示对皮质的反应异常低下,见于原发性肾上腺功能不全。然而,由于垂体功能减退患者的肾上腺发生萎缩,对 ACTH 反应常略微下降. 即皮质醇水平可增加。

在评价 ACTH 缺乏程度时,对甲状腺功能的评估很重要。在甲状腺功能减退状态下,皮质醇清除率下降,导致血清皮质醇升高。如此时开始甲状腺素替代治疗,皮质醇水平急剧下降,导致肾上腺皮质功能减退危象。

2. 下丘脑—垂体—甲状腺轴功能测定

应测定 TSH 和 FT_3、FT_4、T_3 和 T_4。正常 FT3 水平可以排除甲状腺功能减退,相反这些激素均处在低水平。可通过 TRH 兴奋试验明确病变在下丘脑还是垂体。

3. 下丘脑—垂体—性腺轴功能测定

LH、FSH、女性雌二醇、男性睾酮均处于低值. 提示可能为继发性性腺功能减退。测定 LH、FSH 是可能的,但一日内其数值波动较大,故不可靠。确诊性腺激素缺乏前应测量多个标本并计算其均值。对于男性,测定血清睾酮水平是有帮助的。如垂体功能正常,睾酮减少应与FSH、LH 水平升高相关。低下或正常的 FSH、LH 水平伴睾酮低下,提示垂体功能减退。精液分析也需进行。

正常的精液可以排除原发性或继发性性腺功能减退。升高的 FSH、LH 水平可以区分原发性性腺功能减退和继发性性腺功能减退。

4. GH 轴功能测定

GH 缺乏可通过直接测定其血清浓度来确诊。考虑到 GH 的分泌虽脉冲样，单次测得的低 GH 水平必须再次重复以求确认。然而单次测得升高或正常的 GH 可排除 GH 缺乏。测定血清 IGF－1 水平也可反映机体 GH 分泌状态，其半衰期长，血清浓度稳定，可能较直接测定 GH 更加确切。

5. PRL 测定

PRL 缺乏也可以通过直接测定其血清水平来证实。相比其他大部分垂体激素，PRL 的分泌呈节段性，故为诊断必须多次采血以减小误差。

（二）影像学检查

腺垂体功能减退多由颅内占位病变所致，因此影像学检查在定位诊断中必不可少。尤其是病史和体格检查提示颅内损伤的患者，可进行头部检查（如 MRI、CT 扫描）。MRI 和 CT 都应该加做静脉增强对比以增加检查的敏感性。MRI 在定位和显示颅内损伤时占优，可做为首选的检查手段；而 CT 扫描更加快捷，用于不适合做 MRI 的患者。两者都可提供病灶定位、周围组织关系等信息，为治疗提供方案。

四、诊断

腺垂体功能减退症的诊断应包括评价内分泌状态的功能诊断和病因诊断。重视病史的采集，可以获得关键线索：产后大出血、产后泌乳减少、产后闭经、阴毛和腋毛脱落，多提示希恩综合征；头部外伤史、颅内感染、手术等提示腺垂体组织可能遭到破坏。完整的体格检查也是必需的，应包括甲状腺触诊、生殖器视诊，在神经和眼的检查中尤其应关注视力、眼球运动及双颞侧偏盲等。

五、鉴别诊断

垂体功能减退必须与其他疾病鉴别，包括神经性厌食症、慢性肝病、肌强直性营养不良、多内分泌腺体自身免疫病等。

六、治疗

诊断明确后，针对腺垂体功能减退的原因，采取适当的治疗。垂体腺瘤导致的垂体功能减退可以通过肿瘤切除而完全逆转，或采取药物、放射治疗的方式缩小肿瘤。垂体手术的取舍有赖于肿瘤的大小、邻近组织的破坏程度、神经外科医生的能力（确保切除肿瘤而不伤及正常垂体组织）。

垂体放射治疗可做为肿瘤未完全切除的辅助治疗。若患者不适合手术，放射治疗可为初始选择。对于去除病因后内分泌仍然无法恢复正常的患者，以及下丘脑或垂体组织曾遭到放射线、手术（垂体全切）或出血而损伤，垂体功能几乎不可能恢复到基础水平的患者，激素替代治疗是缓解症状最简便的方法。在仔细地评估全部垂体激素后，有针对性地选择药物，避免使激素治疗复杂化。必须替代的激素包括糖皮质激素和甲状腺激素，从小剂量开始，逐步增加，直到合适的维持剂量。

甲状腺激素缺乏可通过每日服一次药轻松解决，但需要结合患者的年龄、伴发疾病、代谢水平等综合考量。通常可首次给予左甲状腺素初始剂量 25μg，之后按需要递增到维持剂量。加量宜缓慢，以每两周增加 25μg 为宜。需要注意的是，甲状腺功能减退可掩盖肾上腺皮质功能减退。开始甲状腺激素替代后,患者的皮质醇水平急剧下降,导致肾上腺皮质危象。在甲状腺激素替代前,如果可能存在肾上腺功能减退,应该凭经验给予糖皮质激素预防。

肾上腺功能不全的维持治疗为每日 10～20mg 氢化可的松。通常,每日清晨服 10mg,傍晚服 5mg。相近的治疗可采取泼尼松(龙),每日清晨给予 5mg 泼尼松,傍晚给予 2.5mg。为避免医源性高皮质醇血症,应给予患者最小有效剂量。当遇到疾病、手术或外伤等应激时,需要增加剂量。推荐增加至基础量的 2～3 倍,在应激消退后逐步减量。在抢救急性肾上腺功能不全时,首剂静脉给予 100～250mg 氢化可的松,随后每 8h 静脉输注 100mg 氢化可的松,此治疗可维持患者度过感染、损伤等急性应激。该症与原发性肾上腺功能不全不同,往往不需要补充盐皮质激素。平时患者应随时佩戴标识病情的腕环,以保证能在紧急时刻得到及时救助。

绝经前妇女补充雌激素非常重要。恰当的雌激素替代可维持患者的第二性征,阻止骨质疏松,预防血管舒缩,明显改善患者感觉。多种雌激素制剂可供选择,但需配合孕激素周期性使用,以实现撤药出血,人工模拟月经周期,避免子宫内膜过度增生。亦可采取含雌激素、孕激素的口服避孕药。药片可模拟激素周期性释放,并刺激子宫内膜的正常生长和脱落。男性患者可每 2～3 周口服睾酮的庚酸盐片剂 200～300mg,或每 3 周肌内注射己酸睾酮 300mg,有益于维持性欲、肌肉力量等。值得注意的是,男性应用雄激素替代可能会诱发或加重前列腺癌。

重组人 GH 对儿童有重大意义。在成人,人 GH 替代治疗的推荐初始剂量为 300μg/d 或者更低,并根据 IGF-1 水平和对不良反应的耐受程度逐步增加剂量。但它不适宜于肿瘤患者。

PRL 缺乏很少表现出来,仅在产后哺乳妇女中明显。然而,当前没有对 PRL 缺乏有效的替代治疗。通常经过合理的激素替代后,患者愈后良好。

对于垂体危象的处理:首先静脉注射 50% 葡萄糖液 40～60mL,继而补充 10% 葡萄糖氯化钠液,每 500～1000mL 中加入氢化可的松 50～100mg,以解除肾上腺功能减退危象。针对造成危象的诱因给予抗感染、抗休克治疗。体温过低者可给予小剂量甲状腺激素,并加强保温。有水中毒者需加强利尿,可给予泼尼松(龙)或氢化可的松。

(赵琳琳)

第二节　垂体瘤

垂体瘤是一组从垂体前叶或后叶或颅咽管上皮残余细胞,发生在垂体的肿瘤的总称。垂体瘤约占颅内肿瘤的 10%,这不包括没有症状和功能的,在解剖时发现的微腺瘤。其中主要是前叶的腺瘤,后叶的少见。

临床上垂体前叶腺瘤分类,以往按病理及染色分类,分为无颗粒无功能的嫌色细胞瘤和有颗粒有功能的嗜酸细胞瘤、嗜碱细胞瘤。目前按细胞分泌功能进行分类分为有功能的肿瘤和无功能的肿瘤。

一、临床表现

垂体瘤起病缓慢,早期可无症状。

（一）激素分泌异常的综合征

1. 激素过多

出现相应过多的激素的综合征。

2. 激素过少

当无功能肿瘤增大,压迫正常垂体组织导致腺垂体功能减少的综合征。性功能减退往往是首发症状。

（二）肿瘤压迫垂体周围组织的综合征

(1)头痛是常见症状。不定点,持续性胀痛,也可伴阵发性加剧。

(2)双颞侧偏盲,视野缺损、视力减退均可出现。

（三）其他

肿瘤过大向上生长,如颅咽管瘤可侵入下丘脑,引起下丘脑综合征,侵入海绵窦压迫第三、四、六对脑神经,使眼球运动障碍或突眼等海绵窦综合征。当面神经受累时可出现三叉神经痛或面部麻木。

二、辅助检查

(1)垂体激素测定 FSH、LH、TSH、PRL、ACTH。

(2)靶腺激素测定 E_2、P、T、T_3、T_4、Coflisone。

(3)MRI 对垂体软组织的分辨率优于 CT。

三、诊断标准

垂体瘤的诊断应包括定位、定性和功能判定三部分。通过影像学检查确定垂体瘤的存在,根据临床表现和辅助检查判定是什么性质的垂体瘤,根据实验室检查和影像学的发现认定垂体功能状态及对周围组织的影响。

四、治疗

（一）药物治疗

1. 溴隐亭

溴隐亭可抑制催乳激素(PRL)的分泌,治疗 PRL 瘤。从小剂量 1.25mg 开始,每晚 1 次,或餐中服用,以后可递增至 5~7.5mg 每日 1 次或分次服,以减少胃肠道症状。治疗 4~6 周后溢乳减少,2~3 个月后 PRL 恢复正常,月经恢复。垂体瘤可以由大变小,乃至消失。但应长期小剂量维持,以防复发。治疗后可怀孕,怀孕后应停药,待产后视病情再定是否继续用药。但若停药后肿瘤增大者,也可续用小剂量溴隐亭治疗,对胎儿影响不大。溴隐亭也可抑制生长激素腺瘤分泌,但所需剂量较大,每日要 7.5~60mg 以上。

2. 赛庚定

赛庚定可抑制血清素刺激促肾上腺皮质素释放激素(CRH)的释放,对库欣病及 Nelson 综合征有效。一般 1d 需 24~32mg,有嗜睡、多食等不良反应。

3. 奥曲肽

奥曲肽是长效的生长抑素,可用来治疗生长激素瘤,100μg,每日 3 次,治疗 6 个月后才可能有效。

（二）手术治疗

由于近年显微外科的展开和手术路径的改进,除泌乳素瘤外,其他的应首先考虑及早切除肿瘤。但无论何种手术,都不容易彻底切除肿瘤,术后往往需要辅以药物等治疗。术后有半数患者伴垂体功能不全,需激素补充治疗。

（三）放射治疗

有内照射和外照射。一般运用于瘤体小,无鞍上、鞍外压迫又不愿手术者。

（1）内照射在手术时用 $Cr^{32}PO_4$ 胶体混悬液、^{198}金胶液注入鞍内,或^{198}金种子固体植入,^{98}钇植入法疗效较好。

（2）外照射:多用深度 X 线、^{60}钴、高能质子束、α 粒子束治疗。现有用 201 个^{60}钴的放射原,将 γ 射线聚集于病灶局部,起到破坏病灶的目的,但又不损伤邻近组织,即 γ 刀。γ 刀适用于颅内深部,生长缓慢,体积较小的肿瘤。

（赵琳琳）

第七章 风湿免疫科疾病

第一节 风湿热

风湿热(rheumatic fever)是一种常见的反复发作的急性或慢性全身性结缔组织炎症,主要累及心脏、关节、中枢神经系统、皮肤和皮下组织等。临床表现以心肌炎和关节炎为主,可伴有发热、毒血症、皮疹、皮下小结、舞蹈症等。急性发作时通常以关节炎较为明显,但在此阶段风湿性心肌炎可造成患者死亡。急性发作后常遗留轻重不等的心脏损害,尤以瓣膜病变最为显著,形成慢性风湿性心脏病(风湿病,rheumatic heart disease)或风湿性瓣膜病(rheumatic valvular disease)。

一、流行病学

急性风湿热可发生在任何年龄,但在3岁以内的婴幼儿极为少见,最常见于5~15岁的儿童和青少年。男女患病的机会大致相等。复发多在初发后3~5年内,复发率高达5%~50%,尤以心脏累及者易于复发。流行病学研究表明,平均大约有3%的患者在链球菌性咽炎后发作急性风湿热,急性风湿热的易患年龄、地区分布、发病率和严重程度是链球菌感染率和严重度的反映。在链球菌感染后,急性风湿热的发病率直接与A组链球菌引起的免疫反应程度相关。各种环境(地理、湿度、季节等)因素、经济状况以及年龄等都能影响风湿热发病率。风湿热的遗传易感性已经明确,某些具有人类白细胞抗原(HLA)Ⅱ类等位基因(alleles)和单倍体(haplotypes)的人群与风湿性心脏病的风险显著关联,尤其在二尖瓣病变的患者中更为突出。

风湿热和风心病的患病率在近30年来已有显著的下降,这与社会经济状况(住房和经济条件)的改善,以及采取广泛的原发和继发性预防措施有密切关系。我国以东北和华北地区发病率较高,华东、华中和西南、西北地区次之,华南较少。发作季节以寒冬、早春居多,寒冷和潮湿是本病的重要诱发因素。急性风湿热占内科住院患者的百分比已从1958年的2.49%降至近年的0.86%。慢性风心病以20~40岁最常见,女性稍多于男性。

二、病因

已有多项临床及流行病学研究显示A组链球菌感染与风湿热密切相关;免疫学研究亦证实,急性风湿热发作前均存在先期的链球菌感染史;前瞻性长期随访研究发现风湿热复发仅出现于链球菌再次感染后;及时的抗菌治疗和预防链球菌感染可预防风湿热的初发及复发;此外,感染途径亦是至关重要的,链球菌咽部感染是风湿热发病的必需条件。

尽管如此,A组链球菌引起风湿热发病的机制至今尚未明了。风湿热并非由链球菌的直接感染所引起。因为风湿热的发病并不在链球菌感染的当时,而是在感染后2~3周起病。在风湿热患者的血培养与心脏组织中从未找到A组链球菌。而在罹患链球菌性咽炎后,亦仅1~3%的患者发生风湿热。

近年来,通过电子显微镜观察链球菌细胞结构,发现 A 组链球菌细胞可以分以下几部分。

1. 荚膜是链球菌的最外层透明质酸酶

其结构与人体透明质酸酶类似,完整而黏滑的荚膜可抗细胞的吞噬作用,无抗原性。

2. 细胞壁从外向内可分为三层

(1)蛋白质抗原。为特异性抗原含 M、T、R、S,抗原成分,其中以 M 蛋白最为重要,既能阻碍吞噬作用,又是细菌分型的基础,与人体心肌与原肌球蛋白有交叉抗原性。

(2)多糖成分。含有 M – 乙酰氨基葡萄糖,与人体心脏瓣膜糖蛋白有交叉抗原性。

(3)黏多肽。由丙氨酸等组成,有抗原性,与结缔组织结节性损害有关。

3. 细胞膜为脂蛋白形成

细胞膜为脂蛋白形成与人心肌有交叉抗原性。此外,在链球菌细胞壁的多糖成分内,亦有一种特异抗原,称为"C 物质"。人体经链球菌感染后,有些人可产生相应抗体,不仅作用于链球菌本身,还可做用于心瓣膜,从而引起瓣膜病变。心瓣膜的黏多糖成分随年龄而变异,因而可解释青少年与成年人中的心瓣膜病变的不同发生率。免疫学研究提示,急性风湿热的免疫调节存在缺陷,其特征为 B 细胞数和辅助性 T 细胞的增高,而抑制性 T 细胞数相对下降,导致体液免疫和细胞免疫的增强。慢性风湿性心脏病虽无风湿活动,但持续存在 B 细胞数增高,提示免疫炎症过程仍在进行。链球菌感染后是否发生风湿热还与人体的反应性有关,这种反应性的高低,一方面与对链球菌抗原产生的抗体的量呈平行关系,抗体量多时发生变态反应的机会大;另一方面与神经系统功能状态的变化有关。

三、病理

风湿热是全身性结缔组织的炎症,按照病变的发生过程可以分为下列三期。

(1)变性渗出期。结缔组织中胶原纤维分裂,肿胀,形成玻璃样和纤维素样变性。变性病灶周围有淋巴细胞、浆细胞、嗜酸性粒细胞、中性粒细胞等炎性反应的细胞浸润。本期可持续 1 ~ 2 个月,恢复或进入第二、第三期。

(2)增生期。本期的特点是在上述病变的基础上出现风湿性肉芽肿或风湿小体(aschoff-body),这是风湿热的特征性病变,是病理学确诊风湿热的依据和风湿活动的指标。小体中央有纤维素样坏死,其边缘有淋巴细胞和浆细胞浸润,并有风湿细胞。风湿细胞呈圆形、椭圆形或多角形,胞浆丰富呈嗜碱性,胞核空,具有明显的核仁,有时出现双核或多核形成巨细胞,而进入硬化期。此期持续 3 ~ 4 个月。

(3)硬化期。小体中央的变性坏死物质逐渐被吸收,渗出的炎性细胞减少,纤维组织增生,在肉芽肿部位形成瘢痕组织。

由于本病常反复发作,上述三期的发展过程可交错存在,历时约需 4 ~ 6 个月。第一期及第二期中常伴有浆液的渗出和炎性细胞的浸润,这种渗出性病变在很大程度上决定着临床上各种显著症状的产生。在关节和心包的病理变化以渗出性为主,而瘢痕的形成则主要限于心内膜和心肌,特别是瓣膜。

风湿热的炎症病变累及全身结缔组织的胶原纤维,早期以关节和心脏受累为多,而后以心脏损害为主。各期病变在受累器官中有所侧重,如在关节和心包以渗出为主,形成关节炎和心包炎。以后渗出物可完全吸收,少数心包渗出物吸收不完全,机化引起部分粘连。在心肌和心内膜主要是增生性病变,以后形成瘢痕增生。心瓣膜的增生性病变及粘连常导致慢性风湿性心瓣膜病。

各器官组织的病理改变分述如下。

(1)心脏。几乎每一位风湿热患者均有心脏损害。轻度病变可能不形成慢性风心病。急性风湿性心肌炎中心内膜、心肌、心包等均可被罹及,形成全心炎,而以心肌炎和心内膜炎最为重要。心肌中可见典型的风湿病理变化,分布很广,主要在心肌间质血管旁的结缔组织中。心内膜炎主要罹及瓣膜,发炎的瓣膜充血、肿胀及增厚,表面上出现小的赘生物,形成瓣口关闭不全。在瓣叶闭合处纤维蛋白的沉积可使瓣叶发生粘连;瓣膜的改变加上腱索和乳头肌的粘连与缩短,使心瓣膜变形,以后可产生瓣口狭窄。心包腔内可产生纤维蛋白性或浆液纤维蛋白性渗出物。

活动期过后,较轻的患者可能完全恢复;但在大多数患者中,疾病会引起心瓣膜的变形和心肌或心包内瘢痕形成,造成慢性非活动性心脏病,而以心瓣膜病变为最显著。早期的瓣膜缺损主要产生关闭不全,二尖瓣狭窄的形成大约需要 2 年以上,主动脉瓣狭窄需经过更长的时间。

(2)关节炎。关节滑膜及周围组织水肿,滑膜下结缔组织中有黏液性变,纤维素样变及炎性细胞浸润,有时有不典型的风湿小体。由于渗出物中纤维素通常不多,易被吸收,一般不引起粘连。活动期过后并不产生关节强直或畸形等后遗症。

(3)皮下小结。皮下结缔组织变性坏死,胶原纤维分裂,有巨细胞和淋巴细胞浸润,形成肉芽肿,融合成结节,为提示风湿活动的重要体征,但仅在 10% 的患者中见到。

(4)动脉病变。可累及动脉壁各层,促使动脉壁增厚,易导致血栓形成。多见于冠状动脉、肾、胰、肠系膜、肺和脑等部位的动脉。

(5)肺部病变。可发现肺内不规则的轻度实变,实变区肺间质内及肺泡内有炎性细胞渗出,病灶分布多在小血管周围。

(6)脑部病变。脑实质内小血管充血,可见淋巴细胞、浆细胞等浸润,有形成环绕小血管的小结节倾向,此小结分布于纹状体、黑质及大脑皮质等处。在纹状体病变显著时,临床上常见舞蹈症的表现。

其他如风湿性胸膜炎、腹膜炎偶尔亦可发生。

四、临床表现

多数患者发病前 1~5 周先有咽炎或扁桃体炎等上呼吸道感染史。起病时周身疲乏,食欲减退,烦躁。主要临床表现为:发热、关节炎、心肌炎、皮下小结、环形红斑及舞蹈症等。

(一)发热

大部分患者有不规则的轻度或中度发热,但亦有呈弛张热或持续低热者。脉率加快,大量出汗,往往与体温不成比例。

(二)关节炎

典型的表现是游走性多关节炎,常对称累及膝、踝、肩、腕、肘、髋等大关节;局部呈红、肿、热、痛的炎症表现,但不化脓。部分患者几个关节同时发病,手、足小关节或脊柱关节等也可受累。通常在链球菌感染后 1 个月内发作,因而链球菌抗体滴度常可增高。急性炎症消退后,关节功能完全恢复,不遗留关节强直和畸形,但常反复发作。典型者近年少见。关节炎局部炎症的程度与有无心肌炎或心瓣膜病变无明显关系。

（三）心肌炎

心肌炎为临床上最重要的表现,儿童患者中 65% ~80% 有心脏病变。急性风湿性心肌炎是儿童期充血性心力衰竭的最常见原因。

1. 急性风湿性心肌炎

急性风湿性心肌炎最早的临床表现是二尖瓣和主动脉瓣的杂音,此杂音由瓣膜反流造成,可单独或同时出现,二尖瓣区的杂音最多见。病变轻微的局限性心肌炎,可能无明显的临床症状。弥散性心肌炎可有心包炎和充血性心力衰竭的临床症状,如心前区不适或疼痛、心悸、呼吸困难以及水肿等。常见的体征如下。

（1）心动过速。心率常在 100 ~140 次/min,与体温升高不成比例。水杨酸类药物可使体温下降,但心率未必恢复正常。

（2）心脏扩大。心尖冲动弥散、微弱,心脏浊音界增大。

（3）心音改变。常可闻及奔马律,第一心音减弱,形成胎心样心音。

（4）心脏杂音。心尖部或主动脉瓣区可听到收缩期吹风样杂音。有时在心尖部可有轻微的隆样舒张期杂音。此杂音主要由心脏扩大引起二尖瓣瓣口相对狭窄所致。急性炎症消退后,上述杂音亦可减轻或消失。

（5）心律失常及心电图异常。可有期前收缩、心动过速、不同程度的房室传导阻滞和阵发性心房颤动等。心电图以 PR 间期延长最为常见,此外,可有 ST－T 波改变,QT 间期延长和心室内传导阻滞等。

（6）心力衰竭。急性风湿热引起的心力衰竭往往由急性风湿性心肌炎所致,尤其在年龄较小的患者,病情凶险,表现为呼吸困难、面色苍白、肝脾肿大、水肿等;在成年人中,心力衰竭多在慢性瓣膜病的基础上发生。

值得注意的是,大多数风湿性心肌炎患者无明显的心肌症状。

2. 心内膜炎在病理上极为常见

心内膜炎常累及左心房、左心室的内膜和瓣膜,二尖瓣最常受累,主动脉瓣次之,三尖瓣和肺动脉瓣极少被累及。凡有心肌炎者,几乎均有心内膜受累的表现。其症状出现时间较心肌炎晚。临床上,出现心尖区轻度收缩期杂音,多属功能性,可能继发于心肌炎或发热和贫血等因素,在风湿热活动控制后,杂音减轻或消失。器质性二尖瓣关闭不全时,心尖区出现二级以上的较粗糙的收缩期杂音,音调较高,向腋下传导,伴有第一心音减弱。心尖区可有柔和、短促的低调舒张中期杂音（carey coombs 杂音）,是由于左心室扩大,二尖瓣瓣口相对狭窄,瓣叶水肿,或二尖瓣瓣口血流速度过快而产生。主动脉瓣关闭不全时,胸骨左缘第 3 ~4 肋间有吹风样舒张期杂音,向心尖区传导,同时伴有水冲脉及其他周围血管体征。主动脉瓣区舒张期杂音较少出现,且风湿热发作过后往往多不消失。当出现慢性瓣膜病变时,无明确的风湿热病史。

3. 心包炎

心包炎出现于风湿热活动期,与心肌炎同时存在,是严重心脏炎的表现之一。临床表现为心前区疼痛,可闻及心包摩擦音,持续数天至 2 ~3 周,继以心包积液,液量一般不多。X 线检查示心影增大呈烧瓶状。

心电图示胸前各导联 ST 段抬高。超声心动图示左心室后壁的心外膜后有液性暗区存在。渗出物吸收后浆膜有粘连和增厚,但不影响心功能。临床上不遗留明显病征,极少发展成为缩窄性心包炎。

（四）皮肤表现

1. 渗出型

渗出型可为荨麻疹、斑丘疹、多形红斑、结节性红斑及环形红斑，以环形红斑较多见，且有诊断意义。

常见于四肢内侧和躯干，为淡红色环状红晕，初出现时较小，以后迅速向周围扩大，边缘轻度隆起，环内皮肤颜色正常，有时融合成花环状。红斑时隐时现，不痒不硬，压之退色，历时可达数月之久。

2. 增生型

增生型即皮下小结。结节如豌豆大小，数目不等，较硬，触之不痛。常位于肘、膝、腕、踝、指（趾）关节伸侧、枕部、前额、棘突等骨质隆起或肌腱附着处，与皮肤无粘连。常数个以上聚集成群，对称性分布，通常 2~4 周自然消失，亦可持续数月或隐而复现。皮下小结多伴有严重的心肌炎，是风湿活动的表现之一。

（五）舞蹈症

舞蹈症常发生于 5~12 岁的儿童，女性多于男性。多在链球菌感染后 2~6 个月发病。系风湿热炎症侵犯中枢神经系统（包括基底节、大脑皮质、小脑及纹状体）的表现，起病缓慢。临床表现有：①精神异常。起病时，常有情绪不宁，易激动，理解力和记忆力减退；②不自主动作。面部表现为挤眉弄眼，摇头转颈，咧嘴伸舌；肢体表现为伸直和屈曲，内收和外展，旋前和旋后等无节律的交替动作，上肢较下肢明显。精神紧张及疲乏时加重，睡眠时消失；③肌力减退和共济失调。肌张力减低，四肢腱反射减弱或消失。重症者坐立不稳，步态蹒跚，吞咽及咀嚼困难，生活不能自理。舞蹈症可单独出现，亦可伴有心肌炎等风湿热的其他表现，但不与关节炎同时出现。其他实验室检查亦可正常。

（六）其他表现

除上述典型表现外，风湿热偶可累及其他部位而造成风湿性胸膜炎、腹膜炎、脉管炎，应引起注意。

五、相关检查

对风湿热尚无特异性的实验室检查。目前主要从两方面协助诊断：①确立先前的链球菌感染；②阐明风湿活动过程的存在和持续。

（一）链球菌感染的证据

1. 咽拭子培养

咽拭子培养常呈溶血性链球菌培养阳性。但阳性培养不能肯定是先前感染的，还是病程中获得的不同菌株。

已用抗生素治疗者，咽拭子培养可呈假阴性。

2. 血清溶血性链球菌抗体测定

溶血性链球菌能分泌多种具有抗原性的物质，使机体对其产生相应抗体。这些抗体的增加，说明患者最近曾有溶血性链球菌感染。

通常在链球菌感染后 2~3 周，抗体明显增加，2 个月后逐渐下降，可维持 6 个月左右。常用的抗体测定如下。

（1）抗链球菌溶血素"O"（ASO）。>500U 为增高。

（2）抗链球菌激酶（ASK）。＞80U 为增高。

（3）抗透明质酸酶。＞128U 为增高。

（4）抗脱氧核糖核酸酶 B（ADNA – B）、抗链球菌菌酶和抗 M 蛋白抗体测定。

（二）风湿炎症活动的证据

1. 血常规

白细胞计数轻度至中度增高，中性粒细胞增多，核左移；常有轻度红细胞计数和血红蛋白含量的降低，呈正细胞正色素性贫血。

2. 非特异性血清成分改变

某些血清成分在各种炎症或其他活动性疾病中可发生变化。

在风湿热的急性期或活动期也呈阳性结果。常用的测定指标如下。

（1）红细胞沉降率（血沉，ESR）。由于某些蛋白质的增高，包括纤维蛋白原、α 和 γ 球蛋白等，以及轻度贫血等因素，使红细胞表面的负电荷减少，血沉加速。但合并严重心力衰竭或经糖皮质激素或水杨酸制剂抗风湿治疗后，血沉可不增快。

（2）C 反应蛋白。风湿热患者血清中有对 C 物质起反应的蛋白，存在于 α 球蛋白中。风湿活动期，C 反应蛋白阳性，病情缓解时消失。

（3）黏蛋白。黏蛋白系胶原组织基质的化学成分，正常为 30 ~ 70g/L（30 ~ 70mg/mL）。风湿活动时，胶原组织破坏，血清中黏蛋白浓度增高。

（4）蛋白电泳。清蛋白降低，α_2 和 γ 球蛋白常升高。

3. 免疫指标检测

（1）循环免疫复合物检测阳性。

（2）血清总补体和补体 C_3：风湿活动时降低。

（3）免疫球蛋白 IgG、IgM、IgA：急性期增高。

（4）淋巴细胞。B 淋巴细胞增多，T 淋巴细胞总数减少；抑制性 T 细胞明显减少，辅助性 T 细胞与抑制性 T 细胞的比值明显增高。抑制性 T 细胞减少后，引起机体对抗原刺激的抑制减弱，破坏了免疫系统的自稳性。

（5）抗心肌抗体。80% 的患者抗心肌抗体呈阳性，且持续时间长，可达 5 年之久，复发时又可增高。

上列各项检查联合应用时，其诊断意义较大。若抗体和非特异性血清成分测定均为阳性，提示活动性风湿病变；若二者均阴性，可排除活动期风湿病。抗体升高而非特异性血清成分测定阴性者，表示在恢复期或发生了链球菌感染的可能性较大；若抗体正常而非特异性血清成分测定阳性，应考虑其他疾患。

六、诊断

迄今风湿热尚无特异性的诊断方法，临床上沿用修订的 Jones 诊断标准，主要依靠临床表现，辅以实验室检查。如具有 2 项主要表现，或 1 项主要表现加 2 项次要表现，并有先前链球菌感染的证据，可诊断为风湿热。

在临床上应用上述标准时，对不典型的轻症或早期病例，容易漏诊和误诊。因此，对具体患者的诊断，必须全面考虑病情，综合分析，做好鉴别诊断，不可过分强调上述标准。

七、鉴别诊断

（一）其他病因的关节炎

1.类风湿关节炎

类风湿关节炎为多发性对称性指掌等小关节炎和脊柱炎。特征是伴有"晨僵"和手指纺锤形肿胀，后期出现关节畸形。临床上心脏损害较少，但超声心动图检查可以早期发现心包病变和瓣膜损害。X线显示关节面破坏，关节间隙变窄，邻近骨组织有骨质疏松。血清类风湿因子阳性，免疫球蛋白 IgG、IgM 及 IgA 增高。

2.脓毒血症引起的迁徙性关节炎

脓毒血症引起的迁徙性关节炎常有原发感染的征象，血液及骨髓培养呈阳性，且关节内渗出液有化脓趋势，并可找到病原菌。

3.结核性关节炎

多为单个关节受累，好发于经常活动受摩擦或负重的关节，如髋、胸椎、腰椎或膝关节，关节疼痛但无红肿，心脏无病变，常有其他部位的结核病灶。X线显示骨质破坏，可出现结节性红斑。抗风湿治疗无效。

4.结核感染过敏性关节炎（poncet 病）

体内非关节部位有确切的结核感染灶，经常有反复的关节炎表现，但一般情况良好，X线显示无骨质破坏。水杨酸类药物治疗后症状可缓解但会反复发作，经抗结核治疗后症状消退。

5.白血病、淋巴瘤和肉芽肿

据报道白血病可有 10% 的病例出现发热和急性多关节炎症状，且关节炎表现可先于周围血常规的变化，因而导致误诊。淋巴瘤和良性肉芽肿也有类似的报道。

6.莱姆关节炎（lyme 病）

此病是由蜱传播的一种流行病。通常在蜱叮咬后 3~21d 出现症状。临床表现为发热，慢性游走性皮肤红斑，反复发作性不对称性关节炎，发生于大关节，可有心脏损害，多影响传导系统，心电图示不同程度的房室传导阻滞，亦可出现神经症状如舞蹈症、脑膜脑炎、脊髓炎、面神经瘫痪等。实验室检查循环免疫复合物阳性，血沉增快。血清特异性抗体测定可资鉴别。

（二）亚急性感染性心内膜炎

亚急性感染性心内膜炎多见于原有心瓣膜病变者。有进行性贫血，脾大，淤点、淤斑，杵状指，可有脑、肾或肺等不同部位的栓塞症状，反复血培养阳性，超声心动图可在瓣膜上发现赘生物。

（三）病毒性心肌炎

发病前或发病时常有呼吸道或肠道病毒感染，主要受累部位在心肌，偶可累及心包，极少侵犯心内膜。发热时间较短，可有关节痛但无关节炎，心尖区第一心音减低，可闻及二级收缩期杂音，心律失常多见；无环形红斑、皮下结节等。实验室检查示白细胞多为减少或正常，血沉、ASO、C 反应蛋白均正常。补体结合试验及中和抗体阳性。心肌活检可分离出病毒。

（四）链球菌感染后状态（链球菌感染综合征）

在急性链球菌感染的同时或感染后 2~3 周出现低热，乏力，关节酸痛，血沉增快，ASO 阳性，心电图可有一过性期前收缩或轻度 ST-T 改变，但无心脏扩大或明显杂音。经抗生素治疗感染控制后，症状迅速消失，不再复发。

（五）系统性红斑狼疮

本病有关节痛,发热,心肌炎,肾脏病变等,类似风湿热;但出现对称性面部蝶形红斑,无皮下结节,白细胞计数减少,ASO 阴性,血液或骨髓涂片可找到狼疮细胞等有助于诊断。

八、预后

急性风湿热初次发作 75% 的患者在 6 周内恢复,至 12 周 90% 的患者恢复,仅 5% 的患者风湿活动持续超过 6 个月。风湿活动时间较长的患者往往有严重而顽固的心肌炎或舞蹈症。复发常在再次链球菌感染后出现,初次发病后 5 年内约有 20% 的患者可复发,第二个 5 年的复发率为 10%,第三个 5 年的复发率为 5%。急性风湿热的预后取决于心肌病变的严重程度、复发次数及治疗措施。严重心肌炎、复发次数频繁、治疗不当或不及时者,可死于重度或顽固性心力衰竭、亚急性细菌性心内膜炎,或形成慢性风湿性心瓣膜病。

九、治疗

（一）一般治疗

风湿热活动期必须卧床休息。若无明显心脏受损表现,在病情好转后,控制活动量直至症状消失、血沉正常。若有心脏扩大、心包炎、持续性心动过速和明显心电图异常者,在症状消失、血沉正常后仍需卧床休息 3 ~ 4 周。恢复期亦应适当控制活动量 3 ~ 6 个月。病程中宜进食易消化和富有营养的饮食。

（二）抗风湿治疗

常用的药物有水杨酸制剂和糖皮质激素两类。对无心肌炎的患者不必使用糖皮质激素,水杨酸制剂对急性关节炎疗效确切。

1. 水杨酸制剂

水杨酸制剂是治疗急性风湿热的最常用药物,对风湿热的退热,消除关节的炎症和血沉的恢复正常均有较好的效果。虽然本药有明显抑制炎症的作用,但并不去除其病理改变,因而对防止心脏瓣膜病变的形成无明显预防作用。水杨酸制剂以阿司匹林和水杨酸钠较为常用,尤以阿司匹林效果最好。阿司匹林起始剂量为:儿童:80 ~ 100mg/(kg·d),成人 4 ~ 6g/d,分4 ~ 6次口服。水杨酸钠 6 ~ 8g/d,分 4 次服用。使用水杨酸制剂治疗风湿热,应逐渐增加剂量,直至取得满意的临床疗效,或出现全身毒性反应如耳鸣、头痛或换气过度。症状控制后剂量减半,维持 6 ~ 12 周。水杨酸制剂常有胃部刺激症状如恶心、呕吐、食欲减退等。此时可用氢氧化铝;不宜服用碳酸氢钠,因其可减低水杨酸制剂在胃肠道的吸收,增加肾脏的排泄,并可促发或加重充血性心力衰竭。

如患者不能耐受水杨酸制剂,可用氯芬那酸(抗风湿灵)0.2 ~ 0.4g,每日 3 次;或贝诺酯(benorilate)1.5 ~ 4.5g/d,分次服用,苯乐来(贝诺酯)系阿司匹林与扑热息痛的酯化物,对胃刺激较轻,吸收后在血中缓慢释放出水杨酸。

2. 糖皮质激素

大型临床研究表明,糖皮质激素与阿司匹林在对风湿热的疗效方面并无明显差别,且有停药后"反跳"现象和较多的不良反应,故一般认为,急性风湿热患者出现心脏受累表现时,宜先用水杨酸制剂;如效果不佳(发热不退,心功能无改善),则应及时加用糖皮质激素。激素治疗开始剂量宜大,可用泼尼松,成人 60 ~ 80mg/d,儿童 2mg/(kg·d),分 3 ~ 4 次口服。直至炎症控制,血沉恢复正常。以后逐渐减量,以每天 5～10mg 为维持量;总疗程需 2～3 个月。病情严重者,可用氢化可的松 300～500mg/d,或地塞米松 0.25～0.3mg/(kg·d),静脉滴注。

糖皮质激素治疗停药后应注意低热、关节疼痛及血沉增快等"反跳"现象。在停药前合并使用水杨酸制剂,或滴注促肾上腺皮质激素 12.5～25mg,每天 1 次,连续 3d,可减少"反跳"现象。

(三)抗生素治疗

风湿热一旦确诊,即应给予 1 个疗程的青霉素治疗,以清除溶血性链球菌,即使咽培养阴性。溶血性链球菌感染持续存在或再感染,均可使风湿热进行性恶化,因此根治链球菌感染是治疗风湿热必不可少的措施。一般应用普鲁卡因青霉素 40 万～80 万 U,每天 1 次,肌内注射,共 10～14d;或长效青霉素(苯唑西林)120 万 U,肌内注射 1 次。对青霉素过敏者,可予口服红霉素,每天 4 次,每次 0.5g,共 10d。

(四)中医药治疗

急性风湿热多属热痹,宜用祛风清热化湿治法;慢性风湿热则多属寒痹,宜用祛风散寒化湿治法。糖皮质激素、水杨酸制剂等辅以中医药治疗,可能取得较好疗效。针刺疗法对缓解关节症状,也有一定的效果。

(五)舞蹈症的治疗

抗风湿药物对舞蹈症无效。舞蹈症患者应尽量被安置于安静的环境中,避免刺激。病情严重者可使用镇静剂如苯巴比妥、地西泮等,亦可用睡眠疗法。舞蹈症是一种自限性疾病,通常无明显的神经系统后遗症,耐心细致的护理,适当的体力活动和药物治疗大多可取得良好的结果。

十、预防

风湿热是一种可以预防的疾病。其与链球菌的关系十分密切,因此防止链球菌感染的流行是预防风湿热的一项最重要的环节。

(一)风湿热的初级预防

①防止上呼吸道感染,注意居住卫生,经常参加体育锻炼,提高健康水平;②对猩红热、急性扁桃体炎、咽炎、中耳炎和淋巴结炎等急性链球菌感染,应早期予以积极彻底的抗生素治疗,以青霉素为首选,对青霉素过敏者可选用红霉素;③慢性扁桃体炎反复急性发作者(每年发作 2 次以上),应手术摘除扁桃体。手术前 1d 至手术后 3d 用青霉素预防感染。扁桃体摘除后,仍可发生溶血性链球菌咽炎,应及时治疗;④在封闭的集体人群中(军营、学校、幼儿园等)预防和早期发现,早期诊断链球菌感染,建立必要的保健制度,可以彻底消除链球菌感染流行,大大减少风湿热的发病率;⑤药物选择:苯唑西林 G 120 万 U,肌内注射 1 次;或青霉素 V(苯甲氧基青霉素)250～500mg,每天 2～3 次,口服 10d。青霉素过敏者,选用红霉素 20～40mg/(k·d),口服 10d;或阿奇霉素,第一天口服 500mg,第二天至第五天,每天口服 250mg。

(二)预防风湿热复发

已有风湿热发作的患者,属于再发急性风湿热的高危患者;患过风湿性心肌炎的患者特别容易在复发风湿热后出现心肌炎的发作。因此,不论风湿热是否合并心肌炎,对风湿热患者的二级预防均具有重要意义。应连续应用抗生素,积极预防链球菌感染,防止风湿热复发。一般推荐使用长效青霉素 120 万 U,每月肌内注射 1 次。对青霉素过敏者,可用磺胺嘧啶或磺胺异噁唑,儿童 0.25~0.5g/d;成人 0.5~1.0g/d,分次口服。预防用药期限:风湿热合并心肌炎并有永久性瓣膜病变者,必须在末次风湿热发作后持续预防用药 10 年以上,并至少维持至 40 岁,或终身预防;风湿热合并心肌炎而无瓣膜病变者,必须在末次风湿热发作后持续预防用药 10 年或更长时间,直至成年;无心脏受累的风湿热患者,从风湿热末次发作起至少维持预防用药 5 年,或直至年满 21 岁。已有心脏受累的风湿热患者,再次感染链球菌后极易引起风湿活动,并且容易发作心肌炎,所以须严格预防治疗。研究表明,预防用药水平与链球菌感染患者的比例成反比,无预防或不规则预防用药组链球菌感染比例较完全预防用药组高 3 倍;尤为值得注意的是,无预防或不规则预防用药组风湿活动发作患者的比例较完全预防用药组高 10 倍。即使不规则预防用药亦有一定的效果。

十一、将来的发展

多种 M 蛋白血清型的疫苗正在研究进展中。一种 27 价的特异型 M 蛋白疫苗已经进入了人体临床 Ⅱ 期试验,另一个针对 M 蛋白 C 区多肽的疫苗也即将进入临床试验,这些疫苗研究的进展为将来预防链球菌性咽喉炎带来了新的希望。最近在动物模型上的研究显示,将抗表面结合的 C5a 多肽酶血清鼻腔给药能有效防止链球菌感染,提示今后有可能在人体上消除链球菌菌株生存和咽喉感染,从而根除导致地区性风湿热流行的链球菌库源。

(王　燕)

第二节　类风湿性关节炎

类风湿关节炎为全身进行性关节损害、慢性全身性结缔组织病。特点是多数关节呈对称性关节滑膜炎症,常从小关节起病,其次为浆膜、心、肺、眼等结缔组织发生炎症。因是以关节炎症为主症,故称为类风湿关节炎。过去英国文献称本病为萎缩性关节炎,也有称为增生性关节炎。1858 年 Garrod 提出类风湿关节炎(rheumatoid arthtis)的名称,为国内、外普遍采用。

类风湿关节炎发病率较高,国外统计发病率在 0.5%~3%。多发生在温带及寒带地区,热带地区少见。在我国也不少见。青少年及成人发病率较高。3 岁以下和 50 岁以上较少见。女性发病率略高于男性。成人中女性发病较多。

早期关节游走性疼痛、肿胀及运动障碍。发作与缓解交替进行。晚期病变关节呈僵硬及畸形,伴有关节附近骨骼退行性病变及肌肉萎缩改变。活动期常伴有发热、疲乏、贫血和体减轻等全身症状。

一、病因

经大量研究工作,本病的病因仍然不十分清楚。

1. 自身免疫学说

因其能够解释许多临床现象及症状,目前已为多数学者接受。某些微生物的刺激,在某些诱因(潮寒)的作用下,借受体(IgGFc)等侵入滑膜和淋巴细胞,产生抗变性 IgG 和 IgM(19S)两型抗体,即成为类风湿因子(RF)。主要沉着于滑膜绒毛等结缔组织内。作为抗体的 RF 又与滑液中变性 IgG 发生抗原抗体反应,形成免疫复合物。在形成这些复合物的过程中有补体结合。而补体的某些分解产物有白细胞诱导性,使大量中性粒细胞进入滑膜组织和滑液内。中性粒细胞溶酶体在吞噬上述免疫复合体后,变成类风湿关节炎细(RAcell)。中性粒细胞在吞噬免疫复合物的过程中,从其溶酶体中释放出蛋白降解酶、胶原酶等,造成滑膜与软骨组织成分分解,并产生致炎因子,而发生关节软骨、骨端、肌腱、韧带及滑膜组织的炎性损伤。滑膜炎症形成血管翳覆盖在软骨上,而致使滑膜、软骨和软骨下骨组织破坏加重。

2.感染因素

由于患者常有发热、白细胞增多、血沉增快、局部淋巴结增大,50% ~80%的类风湿患者是在反复发作的咽炎、慢性扁桃体炎、中耳炎、胆囊炎和其他链球菌感染之后,经过 2 ~4 周开始发病的。很自然地使人想到感染与本病的关系。有些报告除链球菌感染外,也可能与葡萄球菌、类白喉杆菌、病毒、支原体以及原虫的感染有关。但少数病例在血液或滑膜中发现细菌或病毒。均能制造出细菌或病毒致类风湿关节炎的动物模型,应用大量抗生素并不能减少或控制发病,可能感染只是一种诱因。

3.遗传因素

类风湿患者有明显的家族特点,其发病率比健康人群家族高 2 ~10 倍。近亲中 RF 阳性率也比对照组高 4 ~5 倍。强直性脊柱炎患者家族中类风湿的发病率比对照组高出 2 ~30 倍。在一定比例类风湿患者确与家族遗传因素有关。

类风湿关节炎的发病还与体质因素、精神长期紧张、天气变化、寒冷与潮湿、季节等因素有关。

二、临床分型

有学者将本病分为周围型、中枢型、骨炎型、儿童型和混合型五型。不同临床表现可能由同一病因而因患者年龄、性别和受累部位不同而产生各种不同的表现和反应。但 1968 年国际风湿病协会已将强直性脊柱炎列为独立疾病,不再称为中枢型类风湿关节炎。

三、诊断

(一)临床表现

周围型类风湿关节炎以女性患者为常见。多由 1 ~2 个关节开始发病。女性多始由手及腕小关节;而男性多先由膝、踝、髋等单关节起病。

1.关节疼痛和肿胀

最先出现关节疼痛,开始可为酸痛,随着关节肿胀逐步明显,疼痛也趋于严重。关节局部积液,温度增高。反复发作后,患肢肌肉萎缩,关节呈梭形肿胀。关节压痛程度常与病变严重程度有关。患者常主诉开始活动关节时疼痛加重,活动一段时间后疼痛及活动障碍即明显好转。关节痛与气候、气压、气温变化有相连关系。

2.晨僵现象

在早晨睡醒后,出现关节僵硬或全身发紧感,起床活动一段时间后症状即缓解或消失。与其他关节病的晨僵现象的区别在于类风湿的晨僵是典型、经常而持久的。

3.多个关节受累

常由掌指关节或指间关节发病,其次则为膝关节。发病时受累关节常为 1 ~3 个关节,而以后受累关节可发展到 3 个以上。受累关节常为对称性,但也有一部分患者呈非对称性受累。

第一次发病关节1~3个月后可出现另一些关节肿胀、疼痛。以后反复交替发作和缓解。关节症状可持续数月、数年或数十年。有些甚至四肢大多数关节均被涉及。

4.关节活动受限或畸形

晚期关节活动受限并呈现不同程度的畸形,手指及掌指关节常呈现"鹅颈"畸形或"尺偏"畸形,腕关节常强直于尺偏位,腕关节融合。肘关节半屈曲固定及前臂旋转功能消失。膝关节呈内、外翻畸形,髋关节则多强直在屈曲内收位。跖趾关节呈腓偏畸形及锤状趾等畸形。

(二)病理改变

类风湿关节炎是全身性疾病,除关节有病理改变外,还涉及心、肺、脾脏、血管、淋巴、浆膜等脏器或组织,而以关节的病理改变为主。

1.关节病变

(1)滑膜的改变。关节病变由滑膜开始,滑膜充血、水肿。以靠近软骨边缘的滑膜最为明显。在滑膜表面有纤维蛋白渗出物覆盖。滑膜有淋巴细胞、浆细胞及少量多核粒细胞浸润。在滑膜下层浸润的细胞,形成"淋巴样小结",有些在小血管周围聚集。滑膜表层细胞增生呈栅栏状,表面绒毛增生。在晚期大部分浸润细胞为浆细胞。关节腔内有渗出液。在此过程关节积液肿胀;关节囊及韧带水肿。关节疼痛,活动明显受限。

(2)肉芽肿形成。在急性炎症消退后,渗出液逐步吸收。在细胞浸润处毛细血管周围成纤维细胞增生明显。滑膜细胞成柱状,呈栅栏状排列,滑膜明显增厚呈绒毛状。滑膜内血管增生,滑膜内血管增多,即成肉芽肿,并与软骨粘连,向软骨内侵入。血管内膜细胞中有溶酶体空泡形成;血管周围有浆细胞围绕。滑膜内并可见"类风湿细胞"聚集。在此过程中关节表现为亚急性期,关节肿胀,疼痛缓解,但时有发作。关节出现"晨僵"现象,血沉增快,血清检出类风湿因子阳性。

(3)关节软骨及软骨下骨的改变:由于由滑膜出现的肉芽组织血管翳向软骨内覆盖侵入,逐渐向软骨中心部位蔓延,阻断了软骨由滑液中吸收营养,软骨逐步被吸收。同时由于溶酶体内的蛋白降解酶、胶原酶的释放,使软骨基质破坏、溶解,导致关节软骨广泛破坏,关节间隙变窄,关节面粗糙不平,血管翳机化后形成粘连,纤维组织增生,关节腔内形成广泛粘连,而使关节功能明显受限,形成纤维性强直。待关节软骨面大部吸收后,软骨下骨表面破骨与成长反应同时发生,在骨端间形成新骨,而致关节骨性强直。

由于关节内长期反复积液,致关节囊及其周围韧带受到牵拉而延长松弛。再加上关节面和骨端的破坏,使关节间隙变窄,使关节韧带更为松弛。由于关节炎症及软骨面破坏,患者因疼痛常处于强迫体位。关节周围的肌肉发生保护性痉挛。关节周围的肌肉、肌腱、韧带和筋膜也受到病变侵犯而粘连,甚至断裂,最后导致关节脱位或畸形位骨性强直。

2.关节外类风湿表现

(1)类风湿性皮下结节。类风湿性皮下结节是诊断类风湿的可靠证据,结节是肉芽肿改变,其中心坏死区含有IgG和RF免疫复合物。周围为纤维细胞、淋巴细胞及单核细胞所包围,最后变为致密的结缔组织。在20%周围型和6%小儿型的患者可见皮下结节。常见于尺骨鹰嘴处及手指背伸侧,在身体受压部位也可能见到。

(2)肌腱及腱鞘、滑囊炎症。肌腱及腱鞘炎在手足中常见,肌腱和鞘膜有淋巴细胞、单核细胞、浆细胞浸润。严重者可触及腱上的结节,肌腱可断裂及粘连,是导致周围关节畸形的原因。滑囊炎以跟腱滑囊炎多见,在肌腱附着处常形成局限性滑膜炎,甚至可引起局部骨质增生或缺损。滑囊炎也可能发生在腘窝部位,形成腘窝囊肿。

(三)相关检查

1.实验室检查

(1)患者常有轻度贫血及白细胞增高。

(2)血沉。是一项简单、灵敏、反映炎症活动度的可靠标准。血沉增快表明炎症活动。如关节炎临床表现已消退,而血沉增快并不下降,表明类风湿关节炎可能再复发。

(3)类风湿因子。类风湿活动度愈高,病程愈长,则血清及滑膜中的类风湿因子愈高。关节肿胀期,类风湿因子多为阳性。用致敏羊血球凝集试验,1:64以上为阳性,1:100以上有诊断价值,类风湿患者阳性率为70%~100%。

(4)抗链球菌溶血素"O"。一部分类风湿患者抗链"O"升高到400U以上。

(5)人类白细胞抗原系统(HLA)。强直性脊柱炎患者HLA-B27的阳性率为90%~100%。而类风湿因子多为阴性。可以作为鉴别点。

(6)血清蛋白电泳。α_1球蛋白在类风湿慢性期明显增高。α_2球蛋白在类风湿早期即升高,病情缓解后即下降。β球蛋白升高时表示类风湿病情严重,γ球蛋白增高则反映临床症状的发展。

(7)血清免疫球蛋白。类风湿患者血清免疫球蛋白升高率为50%~60%。多为IgG和IgM升高。

(8)滑液凝块试验。在滑液内滴入几滴稀醋酸,滑液内的粘蛋白会结成凝块沉淀。类风湿关节液所形成的凝块易碎,呈点状或雪花状。

2.X线表现

X线表现分为四期。即骨质疏松期、关节破坏期、严重破坏期及强直期。

(1)骨质疏松期。主要表现为关节肿胀,骨质疏松。无关节破坏征象。由X线片上可见关节周围软组织肿胀或关节囊肿胀。早期为局限性骨质疏松或长骨干骺端、关节周围骨质普遍疏松。

(2)关节破坏期。主要表现为骨质疏松已明显,关节间隙轻度狭窄。早期仅有关节间隙狭窄,较严重者则关节面边缘模糊不清,凹凸不平或囊状透亮区。

(3)严重破坏期。多处软骨下骨破坏,关节间隙明显狭窄,关节变形。关节间隙尚可见,骨质疏松明显。

(4)强直期。关节间隙完全消失,关节融合。可见粗条的骨小梁通过关节面,而骨小梁的排列变疏。在大关节可见骨质增生或硬化表现。关节呈畸形位融合或纤维性强直。

(四)诊断标准

(1)三个肢体发作性疼痛史。每组关节(如近侧指间关节)计为一个关节,左右侧各为一组。

(2)二个肢体关节肿胀、活动受限、半脱位或强直必须包括。①至少有一只手、腕或足关节受累;②有一对称关节受累。

除外以下关节病变:①远端指间关节;②第五指近端指间关节;③第一跖趾关节;④髋关节。

(3)X线改变有骨破坏。

(4)血清类风湿因子阳性。

具备上述标准中第一或第二项,加上第三或(和)第四项者,均可诊断为类风湿关节炎。

鉴别诊断方面应与骨性关节炎、创伤性关节炎、滑膜结核、化脓性关节炎、色素绒毛结节性滑膜炎等关节炎病相鉴别。

四、治疗

以综合治疗为宜。包括药物疗法、物理疗法以及外科手术疗法,应根据患者情况进行分期治疗。在急性期及亚急性期以药物治疗为主(非激素类消炎镇痛、水杨酸类以及免疫抑制剂)辅以物理疗法。慢性期则可酌情选用药物治疗,康复及外科疗法等。

随着对类风湿关节炎深入研究,人们逐步认识到外科手术疗法对类风湿关节炎的治疗可以起到防止或延缓病情发展以及矫正畸形,恢复关节功能的作用。

(王　燕)

第三节　特发性炎性肌病

特发性炎性肌病(IIM)是一组以骨骼肌受累为主要表现的获得性异质性疾病,主要包括成年人多发性肌炎(PM)、成年人皮肌炎(DM)、儿童皮肌炎(DM)、肿瘤或其他结缔组织病相关的多发性肌炎或皮肌炎以及包涵体肌炎(IBM)。本节主要讨论 PM 和 DM。

一、流行病学

我国 PM/DM 的发病率尚不十分清楚,国外报道的发病率约为$(0.6 \sim 1)$/万,女性多于男性,不同的种族间发病率不全相同。DM 比 PM 多见,且成年人和儿童均可发生,而 PM 儿童很少见。50 岁以上的肌病患者中以 IBM 最常见。

二、病因学

PM/DM 的确切病因并不清楚,但遗传及环境因素可能均与本病的发生有关。

(一)遗传因素

PM/DM 的发生可出现家族聚集现象,且大部分有家族聚集性的患者,同一家族的临床类型几乎完全相同,提示遗传基因在 PM/DM 发病中的作用。已有许多的研究证实,$HLA - DRB_1$ * 0301 及与它连锁的等位基因 DQA_1 * 0501 是与 PM/DM 关联的主要遗传易患基因。

除了 HLA 基因外,某些非 HLA 基因在 PM/DM 的发病机制中可能也扮演着重要的角色,如免疫球蛋白基因、细胞因子及其受体基因、T 细胞受体基因等。

(二)环境因素

已发现多种病原体包括细菌、病毒、真菌和寄生虫等的感染可能与 PM/DM 的发生有关,特别是与病毒感染的关系更密切。实验研究表明柯萨奇病毒可诱导动物实验性肌病的发生,病理表现与人类肌炎十分相似。人感染流感病毒和柯萨奇病毒后也可出现肌病的表现。在某些 PM/DM 患者的肌纤维中用电镜可观察到的病毒样颗粒物质,但未能将病毒成功分离。

因此,迄今为止尚无可靠的证据证明病毒感染是 PM/DM 的直接病因。

三、临床表现

多数 PM/DM 患者呈亚急性或隐匿性发病,在数周至数月内出现对称性的四肢近端肌肉无力。少数患者(尤其是 DM)可急性起病,常伴有全身症状,如乏力、厌食、体重下降和发热等。

(一)骨骼肌受累的表现

对称性四肢近端无力是 PM/DM 的特征性表现,起病多隐袭,进展缓慢。上肢近端肌肉受累时,可出现抬臂困难,不能梳头和穿衣。下肢近端肌受累时,常表现为上楼梯和上台阶困难,蹲下或从座椅上站起困难。

颈屈肌无力较常见,表现为头常呈后仰,平卧时抬头困难。颈深肌群受累可引起食管上端骨骼肌运动不协调,出现吞咽困难、饮水呛咳、发音不清;呼吸肌无力可出现呼吸困难,严重者需呼吸机辅助呼吸。

PM/DM 患者远端肌无力不常见,但在整个病程中患者可有不同程度的远端肌无力表现。眼轮匝肌和面肌受累罕见,这有助于与重症肌无力鉴别。约 50% 的患者可同时伴有肌痛或肌压痛,罕见的"急性横纹肌溶解症"是严重的并发症,表现为剧烈的肌肉疼痛,可伴有肌红蛋白尿和急性肾衰竭。随着 PM/DM 病程的延长,可出现不同程度的肌萎缩。

(二)皮肤受累的表现

DM 除了肌肉受累外,还有特征性的皮肤受累表现。皮肤病变可出现在肌肉受累之前,也可与肌炎同时或在肌炎之后出现。DM 常见的皮肤病变包括以下几点。

1. 眶周皮疹

这是 DM 特征性的皮肤损害,发生率为 60% ~ 80% 。表现为上眼睑或眶周的水肿性紫红色皮疹,可为一侧或双侧,光照加重。这种皮疹还可出现在两颊部、鼻梁、颈部,前胸 V 形区和肩背部(称为披肩征)和臀及大腿外侧(称为枪套征)。

2. Gottron 疹

Gottron 疹出现在关节的伸面,特别是掌指关节、指间关节或肘关节伸面的红色或紫红色斑丘疹,边缘不整或融合成片,常伴有皮肤萎缩、毛细血管扩张和色素沉着或减退,偶有皮肤破溃,发生率约 80% 。此类皮损亦可出现在膝关节伸面及内踝等处,表面常覆有鳞屑或有局部水肿。这是 DM 另一特征性的皮肤损害。

3. 甲周病变

甲根皱襞处可见毛细血管扩张性红斑或淤点,甲皱及甲床有不规则增厚,局部出现色素沉着或色素脱失。

4. "技工手"

在手指的掌面和侧面皮肤过多角化、裂纹及粗糙,类似于长期从事手工作业的技术个人手,故名"技工手"。还可出现足跟部的皮肤表皮增厚,粗糙和过度角化,此类患者常常血清抗 Mi - 2 抗体阳性。

5. 其他皮肤黏膜改变

较少见的皮肤表现有脂膜炎、网状青斑和不留瘢痕的脱发,皮肤血管炎在儿童 DM 更常见;另外,还可有手指的雷诺现象、手指溃疡及口腔黏膜红斑;部分患者还可出现肌肉硬结、皮下小结或皮下钙化等改变。

(三)皮肤和骨骼肌以外的其他系统受累表现

1. 呼吸系统

间质性肺病(ILD)是 PM/DM 最常见的肺部表现,可在病程中任何时候出现,表现为干咳、呼吸困难和发绀,是影响 PM/DM 预后的重要因素之一。肺功能提示为限制性通气障碍。

胸部 X 线表现为双侧肺野斑片状透光度减低,肺纹理增粗和(或)弥散性网状阴影,以中下肺野为著。肺 CT 呈毛玻璃样或蜂窝样改变。当伴有咳痰无力时易出现坠积性肺炎。少数患者可有胸膜炎,肺动脉高压,呼吸肌受累可出现呼吸表浅、呼吸困难和吸入性肺炎。

2. 消化系统

PM/DM 累及咽、食管上端骨骼肌较常见,表现为吞咽困难,饮水发生呛咳、液体从鼻孔流出,严重者可导致营养障碍。食管下段和小肠蠕动减弱与扩张可引起反酸、食管炎、咽下困难、上腹胀痛和吸收障碍等。

3. 心血管系统

PM/DM 心脏受累常见,可有心肌炎改变,包括心肌内炎症细胞浸润、间质水肿和变性、局灶性坏死和纤维化。一般症状较轻微,最常见的临床表现是心律失常和传导异常,较少见的严重表现是充血性心力衰竭和心脏压塞,这也是患者死亡的重要原因之一。

4. 肾

少数 PM/DM 可有肾受累的表现,临床上出现蛋白尿、血尿、管型尿,肾组织活检可有免疫球蛋白和补体沉积,表现为局灶系膜增生性肾小球肾炎。罕见的暴发型 PM 可表现为骨骼肌溶解、肌红蛋白尿及急性肾衰竭。

5. 关节

部分 PM/DM 可出现关节痛或关节炎表现,通常见于疾病的早期,表现为手足的对称性小关节炎,多为非侵蚀性关节。儿童 DM 关节症状较多见。

6. 并发恶性肿瘤

PM/DM 与恶性肿瘤的发生存在相关性,尤其是 50 岁以上的患者合并肿瘤的发生率高,肿瘤通常发生在肌炎确诊的前 3 年内,也可同时或先于肌炎发生。肿瘤的类型包括各种实体瘤如肺癌、卵巢癌、乳腺癌、结肠癌和血液系统肿瘤如淋巴瘤等。

7. 并发其他结缔组织病

约 20% 的 IIM 患者可伴有其他结缔组织病,如系统性硬化、干燥综合征、系统性红斑狼疮,类风湿关节炎等,IIM 和其他结缔组织病并存,称为重叠综合征。

(四)无肌病性皮肌炎

无肌病皮肌炎(ADM)是皮肌炎的一个临床亚型,既往认为 ADM 的发病率较低,近年研究显示,这种类型的皮肌炎并不少见,约占 DM 的 20%。ADM 儿童和成年人均可发病,女性较男性多见。ADM 有典型的 DM 皮疹如 Gottron 疹和向阳性皮疹,但缺少肌病的表现,无肌病是指患者无四肢近端肌无力的临床症状,同时实验室检查包括血清肌酶,肌电图和肌活检亦无异常,或肌活检仅呈轻微改变。部分患者在出现皮肤病变数年后可出现肌无力,发展为典型的 DM。

ADM 患者虽然无骨骼肌的受累,但可出现与 DM 相同的骨骼肌外器官受累的表现,如吞咽困难、间质性肺病、心脏受累等。部分患者表现为快速进展的 ILD,病死率高,是影响 ADM 预后的重要因素之一。此外,ADM 与恶性肿瘤的相关性也与 DM 相近,肿瘤发生的风险包括老年,有皮肤坏死、甲周红斑或快速进展的皮疹。儿童 ADM 一般不易并发 ILD 和肿瘤。

(五)儿童皮肌炎

儿童皮肌炎(JDM)常见的临床表现是肌无力,皮疹,易疲劳和发热。典型的皮疹与成人 DM 相同,包括向阳性皮疹和 Gottron 疹。与成年人 DM 相比,JDM 钙质沉积、血管炎和皮肤溃疡较常见,血管炎还可引起胃肠道溃疡、出血或穿孔。钙质沉积常出现在皮肤、皮下组织、肌肉或筋膜中,可为弥散性或局限性,发生率为 30%~70%。JDM 较少并发肿瘤和间质性肺病,一般预后较好,部分患儿经治疗后可达到长期缓解并停用免疫抑制药。

四、鉴别诊断

多种疾病可引起皮肤及肌肉病变,临床上最容易误诊的是 PM,它需要与多种类型的肌病做鉴别。典型的 PM 常呈亚急性发作,表现为四肢近端的肌无力如上楼梯、上坡困难、蹲下或从座椅上站起困难。上肢抬臂困难,不能梳头和穿衣。儿童 PM 很少见,因此 16 岁以前发作的肌病诊断 PM 应十分慎重。另一方面,缓慢出现的肌病(数月至数年),这种病例可能多数为 IBM 或其他肌萎缩性疾病而非 PM。只有乏力和肌痛,即使有短暂的血清 CK 升高,但无肌无力表现,这类患者很可能是风湿性多肌痛或肌筋膜炎,其肌活检可以正常或肌内膜有少数炎性细胞浸润,可有 II 型肌纤维萎缩的表现,但无典型的 PM 病理表现,肌活检病理在这种病例的诊断中起十分重要的作用。下面主要介绍临床上常易误诊为 PM 的相关性肌病。

1.高强度的运动锻炼所引起的肌肉损伤

急性的高强度的运动锻炼可引起肌肉的损伤:临床上表现为急性发作的肌痛肌无力和血清 CK 的升高,肌活检病理可见到肌纤维的变性,坏死以及炎性细胞的浸润,但免疫组织化学检查无 PM 特征性的免疫病理改变。因此,详细的病史调查及肌肉免疫组化病理检查是鉴别运动创伤性肌病还是 PM 的重要依据。

2.感染相关性肌病

多种病毒、真菌、细菌及寄生虫感染均可诱发肌病的发生,其中以病毒感染最常见,主要包括 HIV 及人 T 淋巴细胞病毒、腺病毒、柯萨奇病毒、巨细胞病毒、EB 病毒、乙肝病毒、流感病毒腮腺炎病毒、风疹病毒和带状疱疹病毒等。随着近年 HIV 感染发病率的增加,应特别注意 HIV 相关性肌病的鉴别,约 30% 的 HIV 感染者可发生 HIV 相关性肌病,而且少数以肌病为首发表现,容易误诊为 PM,因此拟诊 PM/DM 的患者,均应检测血清 HIV 抗体。

HIV 肌病可表现出与 PM 十分相似的临床症状,如肌痛、肌无力和血清 CK 升高,皮疹少见。肌电图检查可为肌原性损害;患者病变的肌组织中一般不能检测到 HIV 病毒的存在,肌活检常表现为肌细胞的变性和坏死,以及炎性细胞的浸润;免疫组化染色可见大量的 CD_8^+ T 细胞浸润,但 CD_4^+ T 细胞浸润很少见,同时肌细胞表达 MHCI 分子也明显上调,这些表现与 PM 的病理改变十分相似,但 HIV 肌病可见有大量的巨噬细胞的浸润(这与 PM 不同,PM 中巨噬细胞的浸润并不明显)。另有部分 HIV 肌病患者肌活检并无明显的肌细胞的变性和坏死,炎性浸润也不明显,但可见到类似线粒体肌病中的特征性的碎片性红纤维(RRF)改变。

3.IBM

临床上最易被误诊为 PM 的肌病是 IBM。但在病理学上 IBM 除了与 PM 有类似的表现以外,在肌细胞胞浆和(或)核内还可见到包涵体,这是本病的特征性改变。光镜下,在肌纤维内可见刚果红染色阳性的淀粉样镶边小泡。免疫组化染色在有小泡的肌纤维内可见 β-淀粉样蛋白等沉积。电镜显示在肌细胞胞浆或胞核内有 15～18nm 的管状或丝状包涵体,这是确诊 IBM 的主要依据。它们外观僵直,有间发的横向和纵向条纹,相似于副黏病毒的核壳。

IBM 多见于老年人,是 50 岁以上患者最常见的肌病,男性多见。常隐袭起病,进展缓慢,病程 >6 个月;常同时累及四肢的近端和远端肌肉。且具备以下特点。

(1)手指屈肌无力萎缩。

(2)腕屈肌无力比腕伸肌无力更明显。

(3)股四头肌萎缩无力明显。

(4)血清 CK 只有轻度升高,一般在正常上限的 5 倍左右,很少超过正常上限的 10 倍。IBM 是被认为是最难治疗的一类肌病,激素及免疫抑制药治疗常无效。

4.离子代谢紊乱相关性肌病

多种离子代谢紊乱可诱发肌病的发生,临床上最常见的是低钾性肌病,可表现为明显的肌无力,下肢更为多见,同时血清 CK 可明显增高。低钾纠正后 CK 可快速恢复正常,但肌力恢复相对滞后。因此,临床上所有拟诊 PM/DM 的患者均应检测血清离子的浓度。

5.甲状腺相关性肌病

10%～32% 的 PM 患者可并发甲状腺病变,病变的类型主要包括以下几点。

(1)甲状腺功能减退(甲减)。

(2)甲状腺功能亢进。

(3)甲状旁腺功能亢进 3 种类型,其中最常见的是并发甲状腺功能减退。因此,临床上所有拟诊 PM 的患者还应同时检查甲状腺功能。甲状腺功能减退本身可出现甲状腺功能减退性肌病,表现为肌肉无力,以近端肌无力明显,伴有肌肉疼痛、痉挛和肌酶的升高,肌肉的表现可以是甲状腺功能减退患者的主要临床症状之一。甲状腺功能减退患者即使骨骼肌的症状不严重亦会出现 CK 的升高(两者不平行),其升高的程度大多在 5000U/L 以下。甲状腺功能,减退患者 CK 升高的机制尚不清楚,可能与糖原分解的缺陷,直接损伤肌细胞和(或)CK 清除的减少有关。甲状腺功能减退性肌病与 PM 在临床上不易区别,甲状腺功能减退性肌病的肌电图可呈肌源性损害;肌肉活检也可见肌纤维的变性、萎缩和坏死以及炎性细胞的浸润。即使用甲状腺素替代治疗后,临床症状与肌酶指标均已恢复正常,但肌活检的异常仍可以持续较长时间。但单纯的甲状腺功能减退性肌病在免疫病理学上无 PM 特征性的"CD_8^+ T/MHCI 复合物"损伤的表现;可以依此鉴别。

6.药物性肌病

多种药物可引起肌痛肌无力的表现,常见的药物包括:他汀类降脂药、秋水仙碱、青霉胺、胺碘酮、阿司匹林、西咪替丁、雷尼替丁、环孢素、达那唑、依那普利、羟氯喹、酮康唑、青霉素和利福平等。随着近年来降脂药应用的增多,他汀类药物相关的肌病发生率明显增加,应当引起足够的重视。

(1)他汀类药物诱导的肌病:一般发生在服用药物的数周至 2 年以上,常呈剂量相关性。

肌病的类型从有轻微的肌痛到严重的骨骼肌溶解均有报道,也有报道可出现皮肌炎样皮损表现。易发生他汀类药物性肌病的危险因素包括:老年患者,女性患者、肝肾功能不全的患者、糖尿病及甲状腺功能低下的患者,嗜酒者、联合使用多种药物者。

他汀药物引起肌损害的机制尚不肯定,但有以下几种假设:阻断胆固醇的合成,减少了骨骼肌细胞膜胆固醇的含量,使膜不稳定。他汀药使血清中泛癸利酮水平降低,泛癸利酮参与线粒体氧化磷酸化过程中的电子转运,激活调节蛋白,因此,他汀药可引起线粒体功能障碍。他汀药可诱导血管平滑肌细胞凋亡而引起肌损害,且呈剂量依赖性。

预防他汀类药物性肌病发生的方法包括:运用最小剂量达到治疗靶目标;避免合用已知可增加肌病风险的药物;出现症状后应立即停药。

(2)秋水仙碱诱导性肌病:秋水仙碱是治疗痛风急性发作的常用药物,大剂量服用秋水仙碱可诱导肌病的发生,多见于老年人以及慢性肾功能不全患者,表现为四肢肌肉疼痛无力,下肢更为明显,同时伴有血清 CK 升高。发生的机制是秋水仙碱具有肌微管毒性,可抑制 GTP-依赖的微管聚合作用,在高浓度状态下能促进肌管二聚体的溶解。但肌活检的普通 HE 染色不能将其与 PM 相鉴别。临床上一般肌酐清除率应 >50% 以上才可使用秋水仙碱。

7. 酒精性肌病

酒精性肌病可分为急性和慢性两种类型。

(1)急性酒精性肌病:国外报道发生率 0.5% ~ 2% 的饮酒者,多见于 40 ~ 60 岁的男性大剂量、短期饮酒史者。临床表现为急性的肌痛无力,下肢近端肌及骨盆带肌受累最常见,同时可有呼吸肌及吞咽肌受累。血清 CK 升高,常为正常上限的 10 倍左右。肌活检表现为急性坏死性肌病,可见到肌纤维的广泛变性和坏死。

(2)慢性酒精性肌病:男女发病基本相似,多见于 40 ~ 60 岁有长期饮酒史(>10 年)的患者。临床表现为渐进性的近端肌无力和萎缩,常同时伴有酒精性肝病和外周神经病变。肌活检可见肌细胞的灶性坏死以及脂肪小滴在 I 型肌纤维内的聚集。

8. 激素性肌病

PM/DM 长期使用激素可引起激素性肌病,常呈隐匿性发生,主要表现为下肢的肌无力加重,但血清 CK 正常或与以前比无明显变化。在 PM/DM 的治疗过程中,有时很难区别肌无力加重是激素诱导性肌病还是疾病活动或其他系统性疾病所至。分析患者近 1 ~ 2 个月的情况可能可以提供一定的帮助,如患者近 1 ~ 2 个月内 CK 增加,但无新的明显的激素不良反应出现,以及无新的其他系统病变或感染发生,此时肌无力加重很可能是疾病活动所致而需要加大激素的剂量或出现了激素抵抗。少数患者如果疾病加重,其颈屈肌无力加重而激素诱导型肌病一般无此表现。肌电图显示自发性活动增加也提示疾病的活动。激素性肌病主要见于大剂量长期使用激素的患者,有报道约 10% 的使用地塞米松的患者在第 9 ~ 12 周间可出现激素肌病。肌活检普通 HE 染色对鉴别激素性肌病价值不大,激素性肌病也可出现类似 PM 的改变。但油红 O 染色和 ATP 酶染色可以提供有价值的依据:主要表现为 I 型肌纤维内见脂肪小滴聚集及 II 型肌纤维的萎缩。需要注意的是激素性肌病并不常见。临床上不能肯定是肌病复发还是出现激素性肌病,可通过增加或减少激素的治疗剂量治疗 2 ~ 8 周,观察临床表现及血清学的变化情况而做出判定,如果是激素性肌病,激素减量后肌力应有改善。

9. 嗜酸性粒细胞增多性肌炎

嗜酸性粒细胞增多性肌炎常呈亚急性发病,可有近端肌无力和肌痛,血清 CK 水平升高,肌电图有肌原性改变,组织病理学除有肌肉炎性改变外,嗜酸性粒细胞浸润是其特点。该病可有几种不同的亚类。

(1)嗜酸性粒细胞增多—肌痛综合征。

(2)嗜酸性筋膜炎。

(3)复发性嗜酸粒细胞增多性肌炎。

10. 肌营养不良症

这是一组遗传性进展性疾病,每种类型的肌营养不良症都有其独特的表现型和遗传特点。

(1) Duchenne 肌营养不良症:是一种 X – 连锁隐性遗传病,多为男性,出生时即患病,到 3~5 岁时表现较明显,出现明显肌无力,下肢比上肢明显,儿童期出现小腿增粗,假性肌肥厚,肌肉组织被脂肪和结缔组织取代。多数 10 岁后即不能行走,出现脊柱后侧凸,20~30 岁出现呼吸衰竭,可有心肌受累。肌肉活检病理可见细胞膜的骨架成分缺乏以及肌纤维被大量的结缔组织所替代。

(2) Becker 肌营养不良症:也是一种 X – 连锁隐性遗传病,也叫良性假性肥大性肌营养不良症,表现为明显的下肢近端肌无力,随病变进展可出现广泛的肌无力,肌肉假性肥大,以腓肠肌最为明显,还可有面肌无力。一般发病较晚,在 15 岁左右才被发现,患者可以保持劳动力到中年,存活期相对较长,可达 40~50 年。肌肉活检见肌细胞 dystrophin 减少或形态有异常。

(3) 肢带型肌营养不良症:男女均可患病,发病年龄为 10~40 岁。肢带肌受累呈进行性,影响骨盆带肌肉和肩胛带肌肉。膈肌无力可出现呼吸功能不全,偶有心肌受累。

(4) 面—肩—肱型肌营养不良症:属常染色体显性遗传病,儿童及青年发病。开始的症状常为面肌无力,眼轮匝肌和口轮匝肌受累明显,患者不能笑,不能吹口哨,闭眼困难。上肢不能上举,出现翼状肩胛,但一般无其他器官系统受累。

11. 重症肌无力和 Lambert – Eaton 综合征

这两种疾病均为神经肌肉接头处病变所引起的肌病。重症肌无力常累及眼外肌、球部肌、颈肌和肩胛带肌,血清抗乙酰胆碱受体抗体测定、新斯的明试验以及重复电刺激试验可与其他肌病相鉴别。Lam – bert – Eaton 综合征肢体通常软弱无力,眼外肌偶可受累,常并发肺癌或消化道肿瘤。血清 CK 可正常,肌电图检查可见低频重复电刺激,波幅衰减,高频重复电刺激波幅递增达 200%。

12. 线粒体肌病

线粒体肌病是由线粒体呼吸酶链的氧化代谢障碍引起的一组遗传性肌病,表现为高能酶解物不能进入线粒体或线粒体不能调整已经减少的高能酶解物以及氧化磷酸化通路的酶解物使之恢复正常。临床表现因酶缺乏种类而异,累及骨骼肌为主者称为线粒体肌病;累及肌肉及脑者称为线粒体脑肌病。线粒体肌病可见于各年龄段人群,但以青少年多见,主要表现为骨骼肌的极易疲劳,休息时缓解,大部分患者肌电图检查为肌源性改变;约 1/3 的患者血清肌酶升高,约 80% 的患者血清乳酸运动试验阳性。肌肉活检可见到特征性的碎片性红纤维(RRF)改变。

13. 运动神经元病

肌萎缩性侧索硬化(ALS)是进行性运动神经元病中最常见的疾病。病变可累及下运动神经元(脊髓前角细胞,脑干脑神经运动核群)和上运动神经元,皮质脊运动神经元。其他类型运动神经元病可累及运动神经元的特殊部分,如脊肌萎缩,也叫进行性肌萎缩,是由脑干和脊髓下运动神经元严重受累所致。表现位进行性肌肉无力,由远端开始向近端发展,肌萎缩出现较早。肌电图呈神经源性损害,这些特点有助于与 PM 鉴别。

五、治疗

PM/DM 是一组异质性疾病,临床表现多种多样,治疗方案应遵循个体化的原则。

（一）糖皮质激素

糖皮质激素是治疗 PM 和 DM 的首选药物,但激素的用法尚无统一标准,一般初始剂量为泼尼松 $1 \sim 2mg/(kg \cdot d)$,常在用药 $1 \sim 2$ 个月 CK 恢复正常及肌力改善后开始逐渐减量。对于严重的肌病患者或伴严重吞咽困难、心肌受累或进展性肺间质病变的患者,可予甲泼尼龙静脉冲击治疗。对激素治疗无效的患者首先应考虑诊断是否正确;诊断正确者应加用免疫抑制药治疗。另外,还应考虑是否初始治疗时间过短或减药过快所致及是否出现激素性肌病。

（二）免疫抑制药

1. 甲氨蝶呤(MTX)

MTX 是治疗 PM/DM 最常用的二线药。MTX 不仅对控制肌肉的炎症有帮助,对改善皮肤症状也有益处,且起效比硫唑嘌呤快。常用的剂量为 $7.5 \sim 20mg$,口服,每周 1 次。

2. 硫唑嘌呤(AZA)

AZA 治疗 PM/DM 的剂量为口服 $1 \sim 2mg/(kg \cdot d)$。AZA 起效较慢,通常应在用药 6 个月后才能判断是否对 PM/DM 有明显的治疗效果。

3. 环孢素 A(CsA)

目前 CsA 用于 PM/DM 的治疗逐渐增多,主要用于 MTX 或 AZA 治疗无效的难治性病例,CsA 起效时间比 AZA 快,常用的剂量为 $3 \sim 5mg/(kg \cdot d)$。用药期间应监测血压及肾功能,当血清肌酐增加 $>30\%$ 时应停药。

4. 环磷酰胺(CYC)

CYC 主要用于伴有肺间质病变的 PM/DM 患者,用法为口服 $2 \sim 2.5mg/(kg \cdot d)$,或每月静脉滴注 $0.5 \sim 1.0g/m^2$。

5. 抗疟药

对 DM 的皮肤病变有效,但对肌肉病变无明显作用。治疗剂量为羟氯喹 $300 \sim 400mg/d$,应注意的是抗疟药可诱导肌病的发生,患者出现进行性肌无力,易与肌炎进展混淆,肌活检有助于肌病的鉴别。

（三）静脉注射免疫球蛋白(IVIg)

对于复发性和难治性的病例,可考虑加用 IVIg。常规治疗剂量是 $0.4g/(kg \cdot d)$,每月用 5d,连续用 $3 \sim 6$ 个月以维持疗效。对于 DM 难治性的皮疹加用小剂量的 IVIg[$0.1g/(kg \cdot d)$,每月连用 5d,共 3 个月]可取得明显效果。PM/DM 的吞咽困难有时可很严重,常规的激素及免疫抑制药治疗反应较差,部分患者加用 IVIg 治疗后可有明显的好转。

（四）生物制剂

近年来肿瘤坏死因子 $-\alpha$ 拮抗药、CD_{20} 单克隆抗体、补体 C5 抗体也被用于治疗难治性 PM 或 DM 可能有效。但大部分研究都是小样本或个案报告,确切的疗效有待于进一步的大样本研究。

（五）PM/DM 的推荐治疗策略

激素及免疫抑制药的应用使患者的生存率较以往有显著提高,一项小样本的 20 年随访研究报道 PM/DM 患者 5 年和 10 年的生存率分别为 95% 和 84%。影响患者预后的因素包括老年人,并发肿瘤,延误诊断者,有心脏和肺受累的患者。

（王　燕）

第八章　感染内科疾病

第一节　人感染高致病性禽流感

一、疾病概述

人感染高致病性禽流感,简称"人禽流感"(HPAI)是由禽甲型流感病毒某些亚型(H5N1、H9N2、H7N7、H7N2、H7N3 等)中的一些毒株引起的急性呼吸道传染病。该病主要经呼吸道传播,也可通过密切接触受感染家禽的分泌物和排泄物、受病毒污染的物品和水、或直接接触病毒毒株而被感染,但目前尚无人与人之间传播的确切证据。早在 1981 年,美国即有 H7N7 毒株感染人类引起结膜炎的报道。1997 年,我国香港特别行政区发生 H5N1 型人禽流感,导致 6 人死亡,在世界范围内引起广泛关注。近年来,人们又先后获得了 H9N2、H7N2、H7N3 亚型禽流感病毒感染人类的证据,考虑到人类对禽流感病毒普遍缺乏免疫力,感染 H5N1 型禽流感病毒后的高病死率以及可能出现的病毒变异等,世界卫生组织(WHO)认为该疾病可能是对人类存在潜在威胁最大的疾病之一。

二、流行病学特点

本病冬春季节高发,人群普遍易感,虽任何年龄均可发病,但以 12 岁以下儿童多见。传染源以鸡、鸭、鹅等家禽为主,特别是患禽流感及携带禽流感病毒的鸡,患者主要由于密切接触感染的禽类及其分泌物、排泄物等经呼吸道传播而被感染。

三、临床特点

禽流感病毒感染人类发病的潜伏期通常为 1～3d,最长不超过 7d。不同亚型的禽流感病毒感染可引起不同的临床症状,重症患者一般均为 H5N1 亚型病毒感染。

(一)常见症状

1. 发热

H5N1 亚型病毒感染多呈急性起病,早期表现类似普通型流感,主要为发热,体温大多持续在 39℃以上,热程 1～7d,一般为 3～4d。重症患者可出现高热不退,并迅速出现多种严重并发症。

2. 流感样症候群

除发热外,H5N1 亚型病毒感染患者还可伴有畏寒、头痛、四肢肌肉酸痛和全身不适等流感样症候群。H9N2 亚型感染者通常仅有一过性流感症状,且症状较轻,目前此型感染患者尚无死亡病例报道。

3. 咳嗽

少数 H5N1 亚型病毒感染患者可出现咳嗽,以干咳为主,可合并咽痛、流涕、鼻塞等上呼吸道卡他症状。

4.结膜炎

H7N7亚型感染患者症状较轻,大多数患者可出现结膜炎,少数患者伴有温和的流感样症状。

（二）症状加重及缓解因素

禽流感病毒感染患者无明显性别差异、任何年龄均可被感染,但在已发现的H5N1感染病例中,13岁以下儿童所占比例较高,病情较重、病死率高,是重点预防人群。

（三）体征

人禽流感病毒感染患者肺部体征常较轻,可闻及少许干、湿性啰音,重症患者可出现肺实变体征。

（四）并发症及肺外表现

除少数患者可有恶心、腹痛、腹泻、稀水样便等消化道症状外,大多数轻症患者并无肺外表现,且预后良好。

部分患者病情进展迅速,易继发严重的肺内、外并发症,如急性肺损伤(ALI)、急性呼吸窘迫综合征(ARDS)、肺出血、胸腔积液、呼吸衰竭、心功能衰竭、肾衰竭、感染性休克及Reye综合征、全血细胞减少等全身多组织、器官功能障碍。

1. ALI/ARDS

ALI/ARDS是指由心源性以外的各种肺内、外致病因素导致的急性、进行性呼吸衰竭。临床表现为呼吸频数和呼吸窘迫、顽固性低氧血症。早期可无异常体征或仅在双肺闻及少许细湿啰音,后期多可闻及水泡音,或有管状呼吸音。病变严重时胸部X线片两肺呈广泛实变影像,即"白肺"。多数患者需呼吸机辅助通气缓解症状。

2.继发细菌感染

以肺炎链球菌、金黄色葡萄球菌或流感嗜血杆菌最常见,院内感染可出现铜绿假单胞菌、真菌感染。患者常表现为病情逐渐加重,或在暂时改善后临床症状进一步加重,咳嗽、咳脓痰,并出现肺实变体征,X线检查发现肺部片状和(或)斑片状阴影,血常规白细胞总数和(或)中性粒细胞计数增高。严重患者可发生败血症,甚至感染中毒性休克。

3. Reye综合征

Reye综合征常见于2~16岁儿童,初期表现为恶心、呕吐,继而出现中枢神经系统症状,如嗜睡、昏迷或谵妄,并出现肝大,血清丙氨酸氨基转移酶(ALT)、天冬氨酸氨基转移酶(AST)、乳酸脱氢酶(LDH)和血氨均增高,但常常无黄疸。

4.其他

部分患者还可出现肺气肿、纵隔气肿、气胸、胸腔积液等并发症,早期病情较轻,无明显症状,常通过影像学检查发现。少数患者还可出现肺出血,皮肤、黏膜出血。危重患者容易合并心、肝、肾等多脏器功能衰竭。

四、鉴别

根据发热、咳嗽、结膜炎等不同症候群与相应疾病进行鉴别。

（一）发热

人禽流感患者发热属于急性感染性发热,常常稽留高热,热程1~7d,并伴随流感样症候群。

（二）咳嗽

咳嗽是呼吸系统常见症状之一，见于多种呼吸系统疾病，人禽流感患者中仅少数 H5N1 亚型病毒感染者出现咳嗽，以干咳为主，合并咽痛、流涕、鼻塞等上呼吸道卡他症状。SARS 患者咳嗽也以干咳为主，少痰，偶有血丝痰，除少数患者可合并咽痛、胸闷外，常无鼻塞、流涕等上呼吸道卡他症状。

（三）结膜炎

H7N7 亚型感染的患者症状较轻，大多数患者可出现结膜炎。同其他病毒感染性结膜炎相似，患者常常表现为自觉痒、烧灼、异物感，可伴流泪、畏光，除非侵犯角膜，一般无剧疼。查体：眼睑、球结膜充血、水肿，严重者可出现球结膜出血，甚至眼睑红肿。

临床常以腺病毒感染所致的流行性角结膜炎最为常见，表现为明显的异物感、怕光、流泪、眼痛、视力减退，检查结膜充血，多量滤泡增生，眼睑肿胀及耳前淋巴结肿大，且常有角膜病变；急性出血性结膜炎是由肠道病毒感染引起，患者亦可表现为明显的异物感、怕光、流泪、眼痛，查体可发现结膜充血、水肿、眼睑肿胀、时有耳前淋巴结肿大；细菌感染引起的急性卡他结膜炎，可见于任何年龄，患者症状常常较轻，呈轻度异物感，无明显眼痛、怕光、流泪，可伴多量黏液脓性分泌物、结膜充血，但结膜下出血和结膜水肿较少见。

结膜炎不仅可由细菌、病毒、真菌、寄生虫、立克次体等感染引起，亦可由机械、理化、过敏及药物等因素所致，但后者常常继发于理化等因素刺激之后，或有特殊毒物、药物等接触史，接诊医师应详细询问病史，以明确诊断，必要时可通过病原学检查以明确诊断。

五、诊断

（一）诊断术语

禽流感是禽流行性感冒的简称，是由甲型禽流行性感冒病毒引起的一种禽类（家禽和野禽）传染病，表现为从呼吸系统症状到严重性败血症等多种症状。由于禽流感病毒的毒型不同，对人类致病能力也有所差异，根据致病性高低，可以将禽流感分为高致病性禽流感、低致病性禽流感和无致病性禽流感。

1. ARDS

略。

2. Reye 综合征

Reye 综合征即急性脑病合并内脏脂肪变性综合征，是由于流感病毒感染或儿童不适当应用阿司匹林（或含阿司匹林成分的解热镇痛药）所引起的一种严重并发症，基本病变为急性脑水肿和弥散性肝脂肪浸润。可突然出现频繁呕吐和剧烈头痛，开始时兴奋烦躁、精神错乱、嗜睡，随后转为惊厥、昏迷，乃至大脑强直状态，部分患者因呼吸衰竭而死亡。肝损害表现为肝大，肝功能异常，但多无黄疸和出血倾向。多数患儿伴有低血糖、脱水和代谢性酸中毒等。

（二）诊断标准

1. 诊断原则

根据流行病学接触史、临床表现及实验室检查结果，并排除其他疾病，可做出人感染高致病性禽流感的诊断。

流行病学接触史如下。

（1）发病前 1 周内曾到过疫点。

（2）有病死禽接触史。

（3）与被感染的禽或其分泌物、排泄物等有密切接触。

（4）与禽流感患者有密切接触。

（5）实验室从事有关禽流感病毒研究。

2.诊断标准

（1）医学观察病例：有流行病学接触史，1周内出现流感样临床表现者。对于被诊断为医学观察病例者，应及时报告当地疾病预防控制机构，并对其进行7d医学观察。

（2）疑似病例：有流行病学接触史和临床表现，呼吸道分泌物或相关组织标本甲型流感病毒基质蛋白（M1）或核蛋白（NP）抗原检测阳性或编码它们的核酸检测阳性者。

（3）临床诊断病例：被诊断为疑似病例，但无法进一步取得临床检验标本或实验室检查证据，而与其有共同接触史的人被诊断为确诊病例，并能够排除其他诊断者。

（4）确诊病例：有流行病学接触史和临床表现，从患者呼吸道分泌物标本或相关组织标本中分离出特定病毒，或采用其他方法，禽流感病毒亚型特异抗原或核酸检查阳性，或发病初期和恢复期双份血清禽流感病毒亚型毒株抗体滴度4倍或以上升高者。

流行病学史不详的情况下，根据临床表现、辅助检查和实验室检查结果，特别是符合上述4条中条件者，亦可以诊断为确诊病例。

六、医嘱处理

（一）接诊检查

1.外周血常规及骨髓象

外周白细胞总数一般不高或降低，淋巴细胞降低，血小板正常。重症患者多有白细胞总数及淋巴细胞减少，有出血征象者血小板降低。骨髓穿刺示细胞增生活跃，反应性组织细胞增生伴出血性吞噬现象。

2.血清学检查

采集发病初期和恢复期双份血清，应用血凝抑制试验、补体结合试验或酶联免疫吸附试验检测抗禽流感病毒亚型毒株抗体，如前后滴度4倍或以上升高，有助于回顾性诊断。

3.病毒抗原及基因检测

取患者呼吸道标本，采用免疫荧光法（或酶联免疫法）检测甲型流感病毒核蛋白抗原（NP）或基质蛋白（M1）、禽流感病毒H亚型抗原。还可用RT-PCR法检测禽流感病毒亚型特异性H抗原基因。

4.病毒分离

从患者呼吸道标本中（如鼻咽分泌物、口腔含漱液、气管吸出物或呼吸道上皮细胞）分离禽流感病毒。

5.影像学检查

半数患者胸部X线显示单侧或双侧肺炎，表现为肺内片状影。重症患者肺内病变进展迅速，呈大片状毛玻璃样或双肺弥散性实变影，少数可合并胸腔积液。

（二）规范处理

对疑似、临床诊断及确诊病例应即刻进行隔离观察、治疗。并于规定时限内上报疫情，防止病情恶化及疫情扩散。对人感染高致病性禽流感的治疗目前尚无特异的治疗方法，临床上主要采取对症支持疗法及抗病毒治疗。

1. 对症支持治疗

对症支持治疗包括:密切观察病情变化,监测并预防并发症;注意休息、多饮水、清淡饮食、适当补充营养及静脉补液;持续高热者可应用解热镇痛药,儿童忌用阿司匹林或含阿司匹林以及其他水杨酸制剂的药物,避免引起 Reye 综合征;对症给予缓解鼻黏膜充血药、止咳祛痰药;重症患者应注意保护心、肝、肾等重要脏器功能;病情进展迅速者可使用糖皮质激素治疗,但应注意把握好时机、剂量和疗程。

2. 抗病毒治疗

对疑似和确诊人感染高致病性禽流感病例应及早(48h)内试用抗病毒药物。

(1)离子通道 M2 阻滞药:金刚烷胺(amantadine)和金刚乙胺(rimantadine)可通过干扰病毒 M2 离子通道活性抑制禽流感病毒株的复制,早期应用可能有助于阻止病情进展、促进恢复、改善预后,但应用此类药物易诱发流感病毒产生耐药性,应根据具体情况选择应用。金刚烷胺成人剂量 $100 \sim 200$ mg/d,儿童 5mg/(kg·d),分 2 次口服,疗程 5d;金刚乙胺每次剂量同金刚烷胺,但其口服后吸收缓慢,半衰期较长,每日仅需 1 次,且神经系统不良反应较金刚烷胺少见。应用此类药物治疗过程中应注意中枢神经系统和胃肠道不良反应。对于肝、肾功能受损者宜酌减剂量,老年患者及有血管硬化者谨慎使用,孕妇、哺乳期妇女、新生儿和 1 岁以内婴儿及有癫痫史者禁用。

(2)神经氨酸酶抑制药:奥司他韦(oseltamivir)是一种口服特异性抗流感病毒神经氨酸酶抑制药,研究表明对禽流感病毒 H5N1 和 H9N2 有抑制作用,且耐受性良好,对耐金刚烷胺和金刚乙胺的流感病毒仍有效。成人剂量 150mg/d,儿童剂量 3mg/(kg·d),均分 2 次服用,疗程为 5d。预防流感的给药方案是 75mg/d,顿服,疗程 7d 以上,在接触传染源的 2d 内开始服药。

另外还有扎那米韦(zanamivir)和 RWJ - 270201,与奥司他韦同属神经氨酸酶抑制药。人体试验表明,连用 5d 后能明显改善流感症状,抑制体内流感病毒复制。

(3)其他:利巴韦林等药物经体外实验证实有抗流感病毒作用,尚需作进一步动物实验及临床研究。

3. 抗生素的应用

对于早期疑似病例应用抗生素可排除其他细菌感染性疾病所致的流感样症状,对有充分证据提示继发细菌感染时,可用于控制继发细菌感染。

4. 中医中药治疗

禽流感中医属瘟病范畴,中医药治疗宜早期应用。采用辨病与辨证、祛邪与扶正相结合的辨证施治原则,早期以清热解毒透邪为主,在辨证施治的基础上,可以适当选用几味对瘟疫病毒有一定防治作用的中药,重症患者如表现为多脏器功能衰竭,则要因时、因地、因人制宜选方用药。

中成药应用需注意辨证使用口服中成药或注射剂,可与中药汤剂配合应用。具体包括:解表清热类、清热解毒类、清热开窍化瘀类、清热祛湿类、止咳化痰平喘类及益气固脱类等。

5. 重症患者的治疗

重症患者在以上常规治疗基础上,还需进一步加强支持治疗和防治各种并发症,有条件者应送入 ICU 病房进行救治。

（1）加强营养支持治疗：根据患者的一般情况、尿量以及血糖、电解质、血浆蛋白含量，适当给予补充液体、人血白蛋白、氨基酸或进行静脉高营养治疗。重症患者要监测中心静脉压及24h出入量，并注意保护心、肝、肾等重要脏器功能。转氨酶升高者可选用氧自由基拮抗药和甘草酸类保肝药物治疗，对老年人或并发心肌炎的儿童，应注意防治心力衰竭的发生。

（2）防治细菌感染：重症患者感染后期多可并发细菌感染，合理选择广谱抗菌药物有助于防止细菌性肺炎、败血症的发生。必要时可根据细菌培养 + 药敏结果选择合适抗菌药物。

（3）加强血氧监测及呼吸支持治疗：重症患者应加强血氧分压及血氧饱和度监测。对于低氧血症的患者应积极进行氧疗，保证患者 $PaO_2 > 60mmHg$。如常规氧疗患者低氧血症不能纠正，应及时进行辅助机械通气治疗，治疗应按照 ARDS 的治疗原则，可采取低潮气量（6mL/kg）并加用适当呼气末正压（PEEP）的保护性肺通气策略。同时加强呼吸道管理，防止机械通气的相关并发症。出现多脏器功能衰竭时，应采取相应治疗措施。机械通气过程中需注意室内通风、空气流向和医护人员防护，防止交叉感染。

（4）积极防治其他并发症：对中毒症状较重、并发急性 ARDS、休克、脑水肿等患者可采用肾上腺皮质激素短期冲击治疗。积极防治噬血细胞综合征和 Reye 综合征等并发症。

（何永秀）

第二节　猩红热

一、疾病概述

猩红热（scarletfever）是由 A 组乙型溶血性链球菌引起的急性呼吸道传染病，冬、春季多见，儿童居多。

典型患者的临床特征为高热、咽峡炎、全身弥散性鲜红色皮疹和疹后皮肤脱屑等表现。少数患者病后可出现变态反应性心、肾及关节并发症。

二、流行病学特点

本病全年均可发病，以温带、冬春季节发病较多，5～15 岁为好发年龄。诊断需注意患者年龄、发病季节、接触史等。

患者及带菌者为本病主要传染源，经空气飞沫传播，亦可经皮肤、伤口或产道等处感染。人群普遍易感。感染后人体可产生抗菌免疫和抗毒免疫。

三、临床特点

（一）常见症状

1. 发热

持续高热，体温可达39℃，多为稽留热型，并伴有头痛、全身不适及食欲缺乏等一般中毒症状，病程 1 周左右。

2. 皮疹

（1）出疹时间多在发病后 1～2d 内出现。

（2）出疹顺序始于耳后颈部和上胸部，24h 内蔓延至全身。

（3）典型皮疹是在全身弥散性充血潮红的基础上，散布着针尖大小，密集而均匀的点状充血性斑丘疹，触摸有沙粒感或鸡皮样，疹间皮肤不正常，皮疹多于 48h 达高峰。

（4）病后 1 周左右出现皮肤脱屑，皮疹少者为糠麸样脱屑，皮疹多者可成片脱落，重者可呈手套、袜套样脱皮。

（二）体征

1. 咽峡炎

咽峡炎表现为咽部疼痛，吞咽时疼痛尤甚。可见咽部充血，扁桃体肿大并覆盖有脓性分泌物；腭部可见充血或出血性黏膜疹；颌下淋巴结肿大及疼痛。

2. 其他

出疹的同时出现舌乳头肿胀，舌披白苔，肿胀的舌乳头凸出覆以白苔的舌面，称"草莓舌"；2～3d 后舌苔脱落舌面光滑呈绛红色，舌乳头突起，称"杨梅舌"；颜面部仅有充血而无皮疹，口鼻周围充血不明显，与面部充血形成反差称为"口周苍白圈"；皮肤皱褶处，皮疹密集，常因压迫摩擦引起出血，形成紫红色线条，称"帕氏线"。

（三）并发症

1. 化脓性病变

细菌侵入邻近组织器官引起化脓性病变，如中耳炎、颈淋巴结炎、鼻窦炎、支气管肺炎等。

2. 中毒性病变

中毒性病变是由细菌毒素及各种生物因子引起的非化脓性病变，如心肌炎、心包炎、关节炎等。常见疾病早期，多为一过性，预后良好。

3. 变态反应性病变

变态反应性病变主要为风湿热、急性肾小球肾炎和关节滑膜炎，常发生于病程的 2～4 周，发生率 3%～20%，多能自愈，预后良好。

四、鉴别

根据猩红热患者发热、咽峡炎和皮疹等症候群应该与相关疾病鉴别。

（一）发热

猩红热发热多为持续高热，体温可达 39℃，多为稽留热型，多同时伴有咽部充血化脓性扁桃体炎，发热 1～2d 后出现特征性皮疹，与其他发热性疾病不难鉴别。

（二）咽峡炎

应该与急性上呼吸道感染和其他细菌所致化脓性扁桃体炎鉴别，"上感"除发热、咽部充血发红外常伴有流涕、鼻塞、咳嗽等相关症状。其他细菌所致化脓性扁桃体炎亦可有发热、咽痛和扁桃体肿大以及表面脓性分泌物，与猩红热化脓性扁桃体炎不易鉴别，应结合脓液性状甚至病原学检查鉴别。

（三）皮疹

由于猩红热为发热伴有发疹性传染病，应与相关皮疹性疾病鉴别。

1. 猩红热样药疹

有用药史，一般在用药后 1～2 周内发病，皮疹呈多形性，出疹无一定顺序，呈对称性，可有皮肤瘙痒，常无咽峡炎、草莓舌等表现。病原学检查阴性。停药后皮疹迅速消退。

2. 金黄色葡萄球菌感染

此菌亦可产生红疹毒素,亦能引起猩红热样皮疹。出疹多在起病后 3 ~ 5d,持续时间短,消退快,无皮肤脱屑。但中毒症状重,皮疹消退后全身症状不缓解,常有原发病灶和迁徙病灶。最终需病原学检查予以鉴别。

3. 其他出疹性疾病

如麻疹、风疹等疾病。麻疹往往有明显的上呼吸道卡他症状,一般具有"热 3d、出 3d、退 3d"的病程经过,皮疹为红色斑丘疹,大小不等,形状不一,疹间皮肤正常,皮疹先出于面部,再扩散到全身,面部皮疹多而明显,退疹后留有色素沉着或糠皮样脱屑。风疹发热 1d 出皮疹,皮疹的特点为"一麻、二猩、三退疹",即第 1 天如麻疹,第 2 天如猩红热皮疹,2 ~ 3d 后消退,退疹后不遗留色素沉着,无脱屑,咽部无炎症,而后淋巴结肿大。猩红热的皮疹典型结合其他出疹性疾病皮疹形态及伴随症状往往不难鉴别。

五、诊断

(一)诊断术语

1. "草莓舌"及"杨梅舌"

出疹的同时出现舌乳头肿胀,舌披白苔,肿胀的舌乳头凸出覆以白苔的舌面,称"草莓舌";2 ~ 3d 后舌苔脱落舌面光滑呈绛红色,舌乳头突起,称"杨梅舌"。

2. "口周苍白圈"

颜面部仅有充血而无皮疹,口鼻周围充血不明显,与面部充血形成反差称为"口周苍白圈"。

3. "帕氏线"

皮肤皱褶处,皮疹密集,常因压迫摩擦引起出血,形成紫红色线条,称"帕氏线"或称"线样疹"。

(二)诊断标准

1. 诊断原则

临床表现有发热、化脓性咽峡炎或皮肤软组织感染灶,猩红热样皮疹,血白细胞升高,中性粒细胞为主。抗链球菌"O"溶血素增高有助于诊断。细菌培养阳性为确诊依据。

2. 诊断标准

(1)流行病学资料:注意冬春发病季节、发病年龄及与猩红热或咽峡炎患者的接触史有助于诊断。

(2)临床表现:突起发热、咽峡炎和典型的皮疹三大主要特征以及出疹期间伴随出现的草莓舌、口周苍白圈、帕氏线及后期的皮肤脱屑等表现。

(3)实验室检查:分泌物培养分离出 A 组溶血性链球菌或免疫荧光法检测证实上述细菌的存在为确诊的主要依据。抗链球菌"O"溶血素及多价红疹毒素退色试验有参考价值。

六、医嘱处理

(一)接诊检查

1. 血常规

白细胞升高,总数多在(10 ~ 20) $\times 10^9$/L 或更高,中性粒细胞可达 80% 以上,胞浆内常可见中毒性颗粒。出疹后嗜酸性粒细胞增加,可达 5% ~ 10% 。

2.尿液

单纯猩红热尿中可有一过性少量蛋白;并发肾炎时,尿蛋白明显增加,并出现红、白细胞和管型。

3.病原学检查

咽拭子或其他分泌物可培养出 A 组乙型溶血性链球菌。亦可用免疫荧光法检查咽拭子涂片发现致病菌以进行快速诊断。

(二)规范处理

1.治疗原则

以抗感染为主,辅以全身对症支持疗法。早期足量和足够疗程的敏感抗生素可缩短病程、减少并发症,是保证疗效的关键。

2.治疗方法

(1)一般治疗:采取呼吸道隔离至临床症状消失,咽拭子连续 2 次阴性为止。患者的分泌物予以消毒。注意卧床休息和口腔卫生。给予退热药物或物理降温的措施。每天需摄入足够的热量,并依据病情适当补充液体量。

(2)病原治疗:青霉素 G 为首选。依据患者病情的轻重可分别应用 80 万 ~ 600 万 U/d,儿童 2 万 ~ 20 万 U/(kg·d),分次肌内注射或静脉注射。疗程 7 ~ 10d。

对青霉素过敏者可选用红霉素、氯霉素、林可霉素、头孢菌素以及喹诺酮类抗生素,疗程 7 ~ 10d。

(3)对症治疗:除大剂量应用抗生素外,还应依据患者临床表现对症治疗,如病情较重身体虚弱者可输入少量血浆、鲜血或给予静脉丙种球蛋白或恢复期血清,对抢救患者较为有利。

(何永秀)

第三节　流行性脑脊髓膜炎

一、疾病概述

流行性脑脊髓膜炎简称流脑,是由脑膜炎奈瑟菌引起的经呼吸道传播的急性化脓性脑膜炎。其主要表现为突发高热、剧烈头痛、频繁呕吐、皮肤黏膜淤点及脑膜刺激征,脑脊液呈化脓性改变。严重者可致败血症休克及脑实质损害。

二、流行病学特点

注意患者年龄、发病季节、周围人群发病情况、既往传染病史、预防接种史等。带菌者及流脑患者是本病传染源,经呼吸道传播。

人群普遍易感,儿童发病率高。本病全年均可发生,但有明显的季节性,多发生在 3 ~ 4 月、11 月至次年 5 月为发病高峰。

三、临床特点

（一）常见症状

1.发热

流脑起病早期表现为低热、咽喉肿痛、鼻咽部黏膜充血和分泌物增多等上呼吸道感染症状，随着病情进展出现恶寒、寒战、高热，呈现稽留热或弛张热。

2.皮疹

大多数患者，发病数小时后皮肤、黏膜出现皮疹，皮疹特点如下。

（1）出现部位：躯干和双侧下肢。

（2）形态：不规则，多角形或星形。

（3）性质：出血性皮疹，表现为淤点或淤斑，形状不一，大小不一，按压不退色。皮疹数量和范围与病情轻重有关，并且皮疹数量短时间内剧增或迅速融合常提示病情加重。

3.神经精神症状

患者可有精神萎靡、烦躁、嗜睡，幼儿患者可出现脑性尖叫、拒食、腹泻、易惊等症状。

4.中枢神经系统症状

头痛欲裂、颈痛、呕吐频繁呈喷射性、血压增高而脉搏减慢、狂躁不安、谵语及惊厥。

（二）症状加重及缓解因素

本病婴幼儿发病率最高，病情与机体免疫功能密切相关，尤其体液免疫是抵抗病菌发生全身性感染的主要因素，细胞免疫、鼻咽部局部抵抗力及补体亦起一定作用。早期诊断、合理治疗可缓解病情加重。

（三）体征

1.脑膜刺激征

由于该疾病为化脓性脑脊髓膜炎，临床查体时可出现脑膜刺激三联征，即颈项强直、克氏征及布氏征阳性。

2.微循环障碍

暴发型流脑休克型患者可见面色苍白、口唇发绀、四肢末梢厥冷、皮肤呈花斑状、脉搏细速、血压迅速下降甚至不能测出、少尿或无尿等休克表现，短期内淤点迅速增多、扩大、融合成片，中央呈紫黑色坏死，且遍及全身。

3.锥体束征

暴发型流脑脑膜脑炎型患者大脑实质细胞受损，查体时可发现巴宾斯基（Babinski）征、奥本海姆（Oppenheim）征、戈登（Gordon）征、查多克（Chaddock）征、霍夫曼（Hoffmann）征以及踝阵挛、髌阵挛阳性。

（四）并发症

由于抗生素的早期应用，流脑的并发症和后遗症已少见，但由于脑膜炎奈瑟菌为化脓性细菌可并发包括继发感染，在败血症期播散至其他脏器而造成的化脓性病变，脑膜炎本身对脑及周围组织造成的损害以及变态反应性疾病。

继发感染以肺炎最为常见，尤多见于老年及婴幼儿。其他有压疮、角膜溃疡、尿路感染。

化脓性迁徙性病变有化脓性关节炎、全眼炎、中耳炎、肺炎、脓胸、心包炎、心内膜炎、心肌炎、睾丸炎等。

脑及周围组织因炎症或粘连而引起的损害包括动眼神经麻痹、视神经炎、听神经及面神经损害、肢体运动障碍、癫痫、脑脓肿等。

变态反应性疾病有病程后期可出现血管炎、关节炎及心包炎等。

四、鉴别

根据流脑患者病程中出现发热、出血性皮疹、神经精神症状甚至休克、脑实质受损症候群应与相应疾病鉴别。

（一）发热

流行性脑脊髓膜炎患者发热多为急性发热，常伴有畏寒、寒战等细菌感染疾病发热特点，应与败血症鉴别，但是流脑患者常于短期内出现皮肤黏膜淤点、淤斑和剧烈头痛、喷射性呕吐等表现，结合细菌学检查结果加以鉴别。

（二）出血性皮疹

流脑患者皮疹性质为出血性的淤点、淤斑，应与其他出血性皮疹鉴别，如流行性出血热、特发性血小板减少性紫癜，流行性出血热患者早期亦有发热头痛及出血点。但本病特有的三大主症（发热、出血、肾损伤）和典型的五期病程（发热期、低血压休克期、少尿期、多尿期、恢复期），其皮疹的好发部位为双侧腋下，呈现抓痕或鞭痕样出血性皮疹。特发性血小板减少性紫癜的皮肤黏膜出血表现为全身皮肤淤点、淤斑，可有血疱或血肿形成，常伴有鼻腔、牙龈、口腔黏膜出血，严重者可有内脏出血，血常规检查可发现血小板明显降低。

（三）其他化脓性脑膜炎

其发病不呈流行性，也无明显的季节性，以侵入的途径可加以区别：肺炎球菌脑膜炎多见于婴幼儿及老年人，常继发于大叶性肺炎、中耳炎、副鼻窦炎、颅脑外伤等；金黄色葡萄球菌脑膜炎常继发于皮肤感染；铜绿假单胞菌脑膜炎主要见于腰椎穿刺、腰麻或颅脑手术后，常因消毒不严，器械污染所引起。主要鉴别要依靠脑脊液、血液的细菌发现和免疫学检查。

（四）流行性乙型脑炎

流行性乙型脑炎多发生于 7~9 月份，有明显的季节性，以高热惊厥，意识障碍等脑实质损害表现为主。脑脊液呈浆液性改变，而大部分流脑患者脑脊液为化脓性改变，免疫学检查如特异性 IgM、补体结合试验等有助于鉴别。

（五）结核性脑膜炎

多有结核病史或与结核患者密切接触史，起病较缓，病程长。早期有低热、盗汗、消瘦等。血白细胞正常。脑脊液外观无色透明或毛玻璃样，可有薄膜形成，细胞数一般在 0.5×10^{6}/L 以下，色氨酸试验呈阳性。脑脊液沉淀涂片可检出结核杆菌。

五、诊断

（一）诊断术语

1. 脑疝

中枢神经系统发生疾患，由于颅内压的极度增高，脑组织被挤压到压力较小的硬脑膜间隙，或颅骨的生理孔道，引起嵌顿时就叫作脑疝。常见两型脑疝包括天幕裂孔疝和枕骨大孔疝。

（1）天幕裂孔疝：系颞叶沟回或海马回疝入天幕裂孔，压迫间脑和动眼神经，其临床表现为同侧瞳孔因动眼神经受压而先缩小后扩大、上睑下垂、对光反应消失、眼球固定、对侧肢体轻瘫,继而出现呼吸衰竭。

(2)枕骨大孔疝(小脑扁桃体疝):因小脑扁桃体嵌入枕骨大孔内,压迫延髓,患者昏迷加深,瞳孔忽大忽小,缩小或散大,边缘不齐,双侧肢体张力增高,上肢呈内旋,下肢呈伸展性强直。呼吸快慢、深浅不一,或暂停,抽泣样、点头样或潮式呼吸,常提示呼吸将停止,亦可呼吸不规则,而突然停止。

2."华 - 佛综合征"

"华 - 佛综合征"又称败血症休克型流脑,为暴发型流脑的一个亚型,多见于儿童。突起高热寒战、头痛、呕吐,迅速出现精神极度萎靡、意识障碍,并可有惊厥。患者在短时间内全身皮肤出现淤点、淤斑,且迅速扩大并融合成片,感染性休克为本病重要特征。患者大多数无脑膜刺激征、有弥散性血管内凝血的表现,常死于休克或呼吸衰竭。病死率高达 40% ~60% 。

(二)诊断标准

1.诊断原则

冬春季节,突起高热、头痛、呕吐、皮肤淤点、淤斑、脑膜刺激征阳性者,临床即可初步诊断。发病以儿童多见。确诊有赖于病原菌的发现,免疫学检查对早期诊断有帮助。

2.诊断标准

(1)流行病学资料:多在冬春季,常见于儿童。

(2)典型临床表现:起病急,突然发热、头痛、呈喷射性呕吐、皮肤黏膜淤点淤斑、惊厥、小儿前囟隆起、颈项强直、脑膜刺激征阳性、神志改变,严重者迅速出现皮肤广泛大片淤斑、血压下降、反复惊厥和昏迷。

(3)实验室检查:白细胞总数增高,中性粒细胞占 80% ~90% 或以上。脑脊液呈化脓性改变,脑脊液和血培养阳性,免疫学检查特异性抗原有助于早期确诊。

六、医嘱处理

(一)接诊检查

1.血常规

白细胞总数在 $20 \times 10^9/L$ 左右,或高达 $40 \times 10^9/L$ 以上,中性粒细胞在 80% ~90% 或以上,严重者有类白血病反应。并发 DIC 者血小板减少。

2.脑脊液检查

脑脊液检查是诊断本病的重要依据。发病初期仅颅内压升高;脑脊液外观澄清,细胞数、蛋白质及糖含量亦正常。腰穿时针芯不要全部拔出,缓慢放出少量脑脊液,必要时脱水后再行腰穿,术后应平卧 6h 左右,以免诱发脑疝。进入脑膜炎期后颅内压明显升高脑脊液外观呈米汤或脓样,白细胞数显著升高,可达 $1000 \times 10^6/L$ 以上,以中性粒细胞为主,糖定量明显减少,氯化物减低,而蛋白质显著增高。若经抗菌治疗后,脑脊液变化可不典型,故应在抗菌治疗开始前行腰穿术。

3.细菌学检查

(1)涂片:局部消毒后,挑破皮肤上淤点,挤出少量组织液涂片,以革兰染色,可见脑膜炎球菌。阳性率达 80% 以上,是早期诊断的依据之一。脑脊液沉淀涂片阳性率可达 60% ~70% 。有时在周围血液涂片的白细胞中,亦可发现脑膜炎球菌。

（2）细菌培养：血培养可有病原菌生长，但阳性率很低，有报道未经治疗的败血症期阳性率为25%～50%，故阴性结果不能排除流脑。但对慢性脑膜炎球菌败血症的诊断此项检查很重要，脑脊液培养细菌的阳性率亦低。

4. 免疫学检查

近年来开展多种免疫学检测方法，有利于早期诊断，特别对已用抗生素，不易查到病原菌的患者价值较大。

（二）规范处理

1. 一般与对症治疗

就地隔离治疗，保证足够的液体，尽量以口服为主，防止并发症，注意休息。对高热、呕吐严重、昏迷者，给予适当输液，成人2000～3000mL/d，小儿每日60～80mL/kg。高热不退，可用冰袋、冷毛巾敷额或腹股沟，酒精浴等物理降温；安乃近滴鼻等。头痛者酌情给阿司匹林，50%葡萄糖40～100mL静脉注射。躁动惊厥者用10%水合氯醛灌肠，成人10～15mL/次，或用安定。镇静药用量不宜过大，以免影响对病情的观察。

2. 抗生素应用

对各型流脑患者应尽早、足量应用细菌敏感并能透过血－脑屏障的抗生素。

（1）青霉素：青霉素对脑膜炎球菌有杀菌作用，然不易透过血－脑屏障，脑脊液中药物浓度为血浓度的10%～30%，但注射大剂量能使脑脊液达到有效药物浓度而获满意疗效。成人每日800万～1200万U，小儿每日20万U/kg，静脉滴注或肌内注射，疗程5～7d。

（2）氯霉素：易透过血－脑屏障，脑脊液中药物浓度为血浓度的30%～50%。对脑膜炎球菌有明显抗菌作用，但因其对骨髓的抑制作用，一般用于对磺胺、青霉素过敏或实验室证明对青霉素及磺胺有耐药者。每日50～100mg/kg，成人每日2～3g，根据病情分次口服，肌内注射或静脉滴注，治疗中应密切注意对骨髓抑制的不良反应。

（3）头孢菌素类：第三代头孢菌素易透过血－脑屏障，常用有头孢噻肟、头孢曲松，疗效较好，在脑脊液的浓度高，广谱抗菌，毒副作用小。头孢噻肟钠成人剂量每日3～4g，儿童剂量每日150mg/kg，分3～4次静脉快速滴注，头孢曲松成人剂量每日2g，儿童剂量每日100mg/kg，每日1次静脉快速滴注。

3. 抗休克治疗

抗休克治疗适用于暴发型流脑休克型。

（1）补充血容量：一般首先应用低分子右旋糖酐，具有扩容、改善微循环、防治DIC发生；首次量500～1000mL，有严重肾功能减退，充血性心力衰竭和出血倾向者最好勿用。以后可输入平衡液及葡萄糖液等，主要供给水分和热量。根据中心静脉压、尿量及休克纠正程度等调整补液量及速度，待休克纠正后滴速应减慢，输液量减少，以免引起急性肺水肿。亦可先给5%碳酸氢钠纠正酸中毒，成人轻症400mL/d，重症休克600～800mL/d，儿童3mL/（kg·次），以后根据血CO_2结合力pH等再进行补充。

（2）血管活性药物：旨在调整血管的舒缩功能，疏通微循环的淤滞，以利休克的逆转。在扩充血容量，纠正酸中毒后，如休克仍未纠正，患者面色苍白、皮肤花斑及眼底动脉痉挛者，属低排高阻型休克（冷休克），可选用血管活性药物。目前国内多采用山莨菪碱（654-2），剂量0.3～0.5mg/kg。重症可用至1～2mg/（kg·次），每10～15min静脉注射1次，经数次注射后有效者面色变红、四肢转暖、血压回升时，可减量或延长给药时间至逐渐停用。

如果应用山莨菪碱(654 - 2)治疗无效,可改用间羟胺与多巴胺联合应用。

(3)强心药物:抢救中密切注意心功能变化,每输液 250mL 应复测中心静脉压(CVP)1次;如中心静脉压高于正常而动脉压和休克仍未改善,可快速给予洋地黄类强心药,如毒毛旋花子苷 K 或毛花苷 C。

(4)抗 DIC 的治疗:休克型常继发 DIC,高凝状态宜早期应用肝素有助于纠正休克、减少出血倾向和降低病死率。每次剂量为 0.5 ~ 1mg/kg,加入 10% 葡萄糖液 40mL 静脉推注或加 100mL 静脉滴注。如已进入低凝消耗阶段可应用 6 - 氨基己酸 4 ~ 6g,加于 10% 葡萄糖液 100mL 中静脉滴注,(儿童 1 ~ 2g/次),必要时 4 ~ 6h 重复 1 次。

4.脱水药

脱水药多应用于暴发型流脑脑膜脑炎型,但对其他临床类型流脑患者出现颅内高压时亦要酌情应用,常用脱水药以 20% 甘露醇为主,每次 1 ~ 2g/kg。50% 葡萄糖液 40 ~ 60mL,根据病情 4 ~ 6h 或 8h 静脉快速滴注或静脉推注 1 次,直至呼吸、血压恢复正常,颅内高压症状好转为止。如症状严重时,在 2 次应用间隔期中以 50% 葡萄糖液 40 ~ 60mL 静脉注射 1 次,以免出现反跳。应用脱水药后应适当补充液体、钾盐等,以保持轻度脱水状态为宜。应用甘露醇时注意肾脏功能。

5.肾上腺皮质激素

它能减轻毒症和稳定溶酶体膜,抑制血小板凝聚,并有促进炎症吸收,降低颅内压减轻脑水肿等作用,对纠正休克有一定帮助。成人 10 ~ 20mg/d,儿童 0.2 ~ 0.5mg/kg 地塞米松,静脉滴注。休克纠正后应迅速减量或停药,疗程不超过 3d,早期应用,效果较好。

6.呼吸衰竭的处理

加强上述脱水方法,积极给予吸氧、吸痰,头部放置冰袋降温以防治脑水肿可预防呼吸衰竭,如已发生则应及时给予洛贝林(山梗菜碱)、尼可刹米(可拉明)等中枢神经系统兴奋药及给氧。若效果不明显,应及时行人工呼吸、气管插管或气管切开,尽量吸出痰液和分泌物,加压给氧,或用人工呼吸机等,直至自动呼吸恢复。

7.冬眠疗法

主要用于高热、频繁惊厥及有明显脑水肿患者。

(何永秀)

第四节 霍 乱

一、疾病概述

霍乱(cholera)是由霍乱弧菌所引起的烈性肠道传染病,发病急、传播快,是亚洲、非洲大部分地区腹泻的重要原因,属国际检疫传染病。在我国,霍乱属于甲类传染病。发病机制主要是由霍乱肠毒素(enterotoxin)引起的分泌性腹泻。临床表现轻重不一,一般以轻型多见。典型表现为剧烈的腹泻和呕吐以及由此引起的严重脱水而导致周围循环衰竭和急性肾衰竭,诊治不及时易致死亡。

二、流行病学特点

注意患者年龄、发病季节、不洁食物或水摄入史、周围人群发病史、是否到过疫区等。患者与带菌者粪便或排泄物污染水源或食品经口感染人群，引起传播。经水传播为最主要途径，常呈暴发流行。人群普遍易感，但隐性感染较多，病后可产生一定的免疫力，但维持时间短，有再感染可能。夏、秋季为流行季节，一般集中于 7～10 月份，沿海地区发病较多。

三、临床特点

（一）常见症状

1. 腹泻

腹泻是发病的第一个症状，其特点为无里急后重感，多数不伴腹痛（O139 型除外），少数患者有腹部隐痛，个别病例可有阵发性腹部绞痛，排便后自觉轻快感。排出的粪便初为黄色稀便，含有粪质，后为黄色水样便或白色混浊的"米泔水"样大便。有肠道出血者排出洗肉水样大便。腹泻次数由每日数次至数十次不等，重者则大便失禁。

2. 呕吐

一般发生在腹泻之后，不伴恶心，多为喷射性呕吐。呕吐物初为胃内食物，继而为水样，严重者亦可呕吐"米泔水"样物，与粪便性质相似。轻者可无呕吐。

3. 脱水

由于剧烈的腹泻与呕吐，使体内大量水分和电解质丧失，因而出现脱水、电解质紊乱和代谢性酸中毒，严重者出现循环衰竭。一般不发热，仅少数有低热。

（二）症状加重及缓解因素

霍乱弧菌侵入人体后是否发病，主要取决于机体胃酸分泌程度和食入弧菌的量。人体若能分泌正常的胃酸且不被稀释，则可杀灭一定数量的霍乱弧菌而不发病。但若曾进行胃大部分切除使胃酸分泌减少或大量饮水、大量进食使胃酸稀释，或者食入霍乱弧菌的量较多，未被胃酸杀灭时，均能引起发病。

体弱、营养不良及小儿、老年人发病病情严重，部分患者在发生吐泻症状之前即死于循环衰竭。

（三）体征

1. 循环衰竭表现

当血容量明显减少时，出现四肢厥冷、脉搏细数、血压下降等，继而由于脑部供血不足、缺氧而出现意识障碍，开始表现为烦躁不安，继而呆滞、嗜睡甚至昏迷。

2. 尿毒症酸中毒

临床表现为呼吸增快，严重者出现库斯莫尔（Kussmaul）呼吸外，可合并神志意识障碍。

3. 电解质紊乱表现

由于大量钠、钾等电解质丢失，患者可出现肌肉痉挛、疼痛、肌张力减弱、腱反射减弱或消失、腹胀、亦可出现心律失常。

典型霍乱查体主要是脱水表现如下。

（1）轻度脱水：皮肤黏膜稍干燥，皮肤弹性略差。

（2）中度脱水：皮肤弹性差，眼窝凹陷，声音轻度嘶哑，血压下降和尿量减少。

（3）重度脱水：皮肤干瘪，没有弹性，声音嘶哑，并可见眼眶下陷，两颊深凹，神志淡漠或不清的"霍乱面容"。

（四）并发症

1. 急性肾衰竭

急性肾衰竭发病初期由于剧烈呕吐、腹泻导致脱水，而出现少尿，此为肾前性少尿，经及时补液尿量能迅速增加而不发生肾衰竭。若补液不及时脱水加重引起休克，使肾脏供血不足，可引起肾小管缺血性坏死，出现少尿、无尿和氮质血症，此为最常见的严重并发症。

2. 急性肺水肿

由于本病脱水严重往往需要快速补液，若不注意同时纠正酸中毒，则往往容易发生肺水肿。这是代谢性酸中毒导致肺循环高压之故。

四、鉴别

需排除引起腹泻、呕吐、脱水的其他疾病。

（一）非 O1 群、非 O139 群霍乱弧菌性腹泻

常在近海水域居民中引起轻度腹泻，弧菌的生化反应与霍乱相同，但与 O1 群、O139 群抗血清均不发生凝集反应，一般不致严重腹泻，不引起大流行。

（二）急性细菌性胃肠炎

急性细菌性胃肠炎包括副溶血弧菌、金黄色葡萄球菌、变形杆菌、蜡样芽胞杆菌、致病性和产肠毒素性大肠杆菌等引起。由于细菌在食物中产生肠毒素，人进食后即发病。本病起病急骤，同食者常集体发病。且往往是先吐后泻，排便前有阵发性腹痛。粪便常为黄色水样便或偶带脓血。确诊主要依据粪便、呕吐物和可疑食物的细菌培养。

（三）急性细菌性痢疾

急性细菌性痢疾是由痢疾杆菌引起的肠道传染病，主要通过消化道途径传播，经污染的食品、水和手等感染。菌痢是我国夏、秋季常见的传染病，典型患者有发热、腹痛、里急后重和脓血便，易与霍乱鉴别。轻型病例仅表现为水样腹泻，或有少量黏液，需与轻型霍乱鉴别。粪便镜检有大量脓细胞，其中有红细胞和巨噬细胞，细菌培养出痢疾杆菌是诊断的关键。

（四）病毒性胃肠炎

病毒性胃肠炎常由人轮状病毒、诺沃克等病毒引起。主要在冬季发生，可散发或暴发流行。患者一般有发热，除腹泻、呕吐外可伴有腹痛、头痛和肌痛。少数有上呼吸道症状。大便为黄色水样便。轮状病毒感染多见于 6 个月至 2 岁的幼儿，一般病情较轻，但在营养不良的婴幼儿病死率颇高。诊断主要依据用免疫血清或电镜在粪便中寻找抗原或病毒颗粒以及特异性抗体效价的升高。

五、诊断

（一）诊断术语

库斯莫尔（Kussmaul）呼吸：在代谢性酸中毒（尿毒症、糖尿病、酮中毒）时，血中酸性代谢产物明显增多刺激呼吸中枢，使呼吸深而规则，可伴有鼾声，称酸中毒大呼吸，即库斯莫尔（kussmaul）呼吸。霍乱患者由于严重体液丢失，同样可引发机体酸中毒，出现此种表现，及时补液、纠正酸中毒后可缓解。

"干性霍乱(cholerasicca)":除腹泻、呕吐及脱水典型霍乱临床类型外,尚有一种罕见的暴发型或称中毒型,又称"干性霍乱(cholerasicca)"。本型起病急骤,常常表现为患者在尚未出现腹泻和呕吐症状,即迅速进入中毒性休克而死亡。常见于婴幼儿、老年人和(或)年老体弱者。

(二)诊断标准

1. 霍乱

具有下列之一者,可诊断。

(1)有腹泻症状,粪便培养霍乱弧菌阳性。

(2)在霍乱疫区、流行期间内有典型的霍乱腹泻和呕吐症状,迅速出现严重脱水,循环衰竭和肌肉痉挛者,虽然粪便培养未发现霍乱弧菌,但双份血清凝集素试验滴度4倍或4倍以上增长者可诊断。

(3)粪便培养阳性前后5d内曾有腹泻表现,并有密切接触史者,可诊断为轻型霍乱。

2. 疑似霍乱

具有以下之一者,可诊断。

(1)具有典型霍乱症状的首发病例,病原学检查未明确前。

(2)霍乱流行期间与霍乱患者有明确接触史,并发生泻吐症状,而无其他原因可查者。

疑似患者应进行隔离、消毒,做疑似霍乱的疫情报告,并每日做大便培养,若连续2次大便培养阴性,可做否定诊断,并做疫情订正报告。

六、医嘱处理

(一)接诊检查

1. 血常规及生化检查

由于失水可引起血液浓缩,红细胞计数升高,血红蛋白和血细胞比容增高。白细胞数可达10×10^9/L以上。分类计数中性粒细胞和单核细胞增多。失水期间血清钠、钾、氯均可见降低,尿素氮、肌酐升高,而下降。

2. 尿常规

尿常规可有少量蛋白,镜检有少许红、白细胞和管型。

3. 大便常规

大便常规可见黏液和少许红、白细胞。

4. 病原学检查

(1)粪便涂片染色:取粪便或早期培养物涂片做革兰染色镜检,可见革兰阴性稍弯曲的弧菌,呈鱼群样排列。

(2)动力试验和制动试验:将新鲜粪便做悬滴或暗视野显微镜检,可见运动活泼呈穿梭状的弧菌,即为动力试验阳性。随后加入O1群多价抗血清一滴,若是O1群霍乱弧菌,由于抗原抗体作用,则凝集成块,弧菌运动即停止,如不能制止运动,应再加入一滴O139抗血清,细菌活动消失,则证明为O139霍乱弧菌。

(3)增菌培养:所有怀疑霍乱患者的粪便,除做显微镜检外,均应做增菌培养。粪便留取应在使用抗菌药物之前。增菌培养基一般用pH 8.4的碱性蛋白胨水,36~37℃培养6~8h后表面能形成菌膜。此时应进一步做分离培养,并进行动力观察和制动试验,以确定致病菌型。

（4）核酸检测：新近国外应用 PCR 技术来快速诊断霍乱。从患者泻吐物或已初步增菌的标本中检出霍乱弧菌编码肠毒素的基因序列。本法快速，敏感性和特异性均较高。

5. 血清学检查

霍乱弧菌感染者，能产生抗菌抗体和抗肠毒素抗体。抗菌抗体中的抗凝集抗体，一般在发病第 5 天出现，病程 8 ~ 21d 达高峰。

血清免疫学检查主要用于流行病学的追溯诊断和粪便培养阴性可疑患者的诊断。若抗凝集素抗体双份血清滴度 4 倍以上升高，有诊断意义。

（二）规范处理

治疗原则：严格隔离，及时补液，辅以抗菌和对症治疗。

1. 严格隔离

患者应按甲类传染病进行严格隔离。及时上报疫情。确诊患者和疑似病例应分别隔离，患者排泄物应彻底消毒。患者症状消失后，隔日粪便培养 1 次，连续 2 次粪便培养阴性方可解除隔离。

2. 及时补液

霍乱早期病理生理变化主要是水和电解质丧失，因此及时补充液体和电解质是治疗本病的关键。

（1）静脉输液：适合于重度脱水、不能口服的中度脱水及极少数轻度脱水的患者。补液的原则是：早期、迅速、足量，注意"先盐后糖，先快后慢，纠酸补钙，见尿补钾"的方针，对老年人、婴幼儿及心肺功能不全的患者补液不可过快，边补边观察治疗反应。

液体的选择是非常重要的，通常选择与患者丧失电解质浓度相似的 541 溶液。即每升溶液中含氯化钠 5g，碳酸氢钠 4g，氯化钾 1g，另加 50% 葡萄糖 20mL，以防低血糖。可以按照 0.9% 氯化钠 550mL，1.4% 碳酸氢钠 300mL，10% 氯化钾 10mL 和 10% 葡萄糖 140mL 的比例配制。输液的量和速度：应根据失水程度而定，轻度失水患者以口服补液为主。如有呕吐不能口服者给予静脉补液 3000 ~ 4000mL/d，最初 1 ~ 2h 宜快速滴入，速度为 5 ~ 10mL/min。中度失水补液 4000 ~ 8000mL/d，最初 1 ~ 2h 宜快速滴入，待血压、脉搏恢复正常后，再减慢速度为 5 ~ 10mL/min。重型脱水补液 8000 ~ 12000mL/d，一般以 2 条静脉管道，开始按 40 ~ 80mL/min 的速度输入，以后按 20 ~ 30mL/min 快速滴入，休克纠正后相应减慢输液速度，直至脱水纠正。若患者没有呕吐，部分液体可经口服途径补充。儿童轻型患者亦可采用口服补液法，不能口服者 24h 内补液 100 ~ 150mL/kg。中、重型患儿 24h 静脉补液各自为 150 ~ 200mL/kg 和 200 ~ 250mL/kg，可用 541 溶液。若应用 2：1 溶液（即 2 份生理盐水，1 份 1.4% 碳酸氢钠溶液）则应注意补钾。

（2）口服补液：霍乱肠毒素虽然能抑制肠黏膜对 Na^+ 和 Cl^- 的吸收，但根据葡萄糖 Na^+ 共同运载原理，它并不能抑制 Na^+ 和葡萄糖的配对吸收和 K^+ 的吸收，而且葡萄糖还能增进水的吸收。临床实践证明口服补液治疗霍乱脱水是有效的。口服补液不仅适用于轻中度脱水患者，重度脱水患者在纠正低血容量性休克后，尽快给予口服补液，而静脉补液只起辅助作用，因为口服补液能防止补液量不足或者过多而引起的心肺功能紊乱及医源性低血糖。世界卫生组织推荐的口服补液盐（ORS）配方为葡萄糖 20g，氯化钠 3.5g，碳酸氢钠 2.5g，氯化钾 1.5g 加水 1000mL。口服量可按成人 750mL/h，小儿 15 ~ 20mL/kg。5 ~ 6h 后的用量约为腹泻量的 1.5 倍。

3. 抗菌治疗

应用抗菌药物控制病原菌后能缩短病程,减少腹泻次数和迅速从粪便中清除病原菌,但仅作为液体疗法的辅助治疗。近年来已发现四环素的耐药菌株,但对多西环素仍敏感。目前常用药物:复方磺胺甲恶唑(每片含甲氧苄啶 80mg,磺胺甲恶唑 400mg,成人每次 2 片,每日 2 次。小儿 30mg/kg,分 2 次口服)、多西环素(成人 200mg,每日 2 次,小儿每日 6mg/kg 分 2 次口服)、诺氟沙星(成人每次 200mg,每日 3 次)或环丙沙星(成人每次 250～500mg,每日 2 次口服)。以上药物任选一种,连服 3d。不能口服者可应用氨苄西林肌内或静脉注射。O139 群常对四环素、氨苄西林、氯霉素、红霉素、先锋霉素 V、环丙沙星敏感,而常对复方磺胺甲恶唑、链霉素、呋喃唑酮耐药。

4. 对症治疗

(1)纠正酸中毒:重型患者在输注 541 溶液的基础上尚需根据二氧化碳结合力(CO_2CP)情况,应用 5% 碳酸氢钠酌情纠酸。

(2)纠正休克和心力衰竭:少数患者经补液后血容量基本恢复,皮肤黏膜脱水表现已逐渐消失,但血压仍低者,可应用地塞米松 20～40mg 或氢化可的松 100～300mg,静脉滴注,并可加用血管活性药物多巴胺和间羟胺(阿拉明)静脉滴注。若出现心力衰竭、肺水肿,则应暂停或减慢输液速度,应用强心药物毛花苷 C(西地兰)0.4mg 或毒毛花苷 K 0.25mg 加葡萄糖 20mL,缓慢静脉注射。必要时应用呋塞米 20～40mg 静脉注射,亦可用哌替啶 50mg 肌内注射镇静。

(3)纠正低血钾:补液过程中出现低血钾者应静脉滴入氯化钾,浓度一般不宜超过 0.3%。轻度低血钾者可口服补钾。

(4)抗肠毒素治疗:目前认为氯丙嗪对小肠上皮细胞的腺苷环化酶有抑制作用,临床应用能减轻腹泻,可应用 1～2mg/kg 口服或肌内注射。黄连素亦有抑制肠毒素和具有抗菌作用,成人每次 0.3g,每日 3 次,口服,小儿 50mg/kg,分 3 次口服。吲哚美辛(消炎痛)和肾上腺皮质激素也可抑制肠黏膜分泌。

七、诊治进展须知

1992 年以前,仅 O1 群霍乱弧菌的两个生物型,即古典生物型和埃尔托生物型引发霍乱流行,而对 O1 群以外的其他血清群,统称为非 O1 群霍乱弧菌。这些弧菌广泛分布于自然界水体中,一般不致病或仅引起散发性腹泻和肠道外感染。1992 年 10 月以后,印度首次发生了有非 O1 群霍乱弧菌引起的霍乱大暴发,其病原被鉴定为 O139 血清群霍乱弧菌。因此,世界卫生组织确认,目前引起霍乱的病原应包括 O1 群古典生物型和埃尔托生物型霍乱弧菌、O139 群霍乱弧菌。

(何永秀)

第五节　白　喉

一、疾病概述

白喉(diphtheria)是白喉杆菌引起的急性呼吸道传染病。一年四季均可发病,以秋、冬和初春多见。其临床特征是白喉杆菌外毒素使咽、喉、鼻等处黏膜坏死,形成假膜和发热、面色苍白、无力、恶心、呕吐、头痛等全身中毒症状,严重者可发生心肌炎和神经麻痹。

白喉的病原是产生外毒素的白喉杆菌,革兰染色阳性,菌体呈细长形,一端或两端稍膨大,成棒状,排列不规则,染色不均匀,菌体内有浓染颗粒称为异染颗粒,为形态学诊断的重要依据。白喉杆菌在含血、血清、鸡蛋的培养基上生长良好。白喉杆菌对热、化学药品抵抗力弱,对干燥、寒冷的抵抗力较强,在日常物品上可存活数日;在干燥的假膜中可生存 3 个月,加热 58℃10min 或阳光直射下数小时即可灭活。白喉杆菌侵袭力较弱,但能产生强烈外毒素,是致病的主要因素。

白喉通常为散发,也可发生流行或暴发。目前世界各地均有白喉发生,主要以温带为多,热带少见。发病季节以秋、冬及初春为常见,但全年均可发病。患者和带菌者为传染源。潜伏期末即有传染性,鼻白喉症状轻而带菌时间长,不典型和轻症患者常漏诊,延误诊断,在传播中有重要意义。呼吸道飞沫传播为主,亦可经被污染的手、玩具、衣物、用具间接传播,或通过污染的牛奶和食物引起暴发流行,也可经破损的皮肤和黏膜而感染。人群对白喉普遍易感,儿童的易感性最高,但不同年龄组差异较大。6 个月以下婴儿有来自母体的抗体,较少发病。2～10 岁发病率最高,但近年因计划免疫发病年龄推迟,成人发病明显增多。成人因多年来白喉发病甚少,几乎无隐性感染,又缺乏人工免疫机会,故对白喉的免疫水平低,易感染而发病。病后有较持久的免疫力,可依锡克(Schick)试验判定,阴性者有免疫力,阳性者易感。

二、流行病学特点

注意患者年龄、发病季节、周围人群发病史、既往传染病史及预防接种史等。患者和带菌者为传染源。以飞沫传播为主。人对白喉普遍易感,2～10 岁发病率最高,但近年因计划免疫发病年龄推迟,成人发病明显增多。

三、临床特点

(一)常见症状和体征

1. 假膜形成

咽、喉、鼻等处黏膜坏死,均可形成假膜。咽白喉咽部充血,扁桃体中度红肿,扁桃体、腭弓及悬雍垂上有乳白色或灰色片状假膜,边缘清楚,不易剥脱,强行擦去有小量出血,病情重者假膜呈大片状,由薄变厚,呈灰白色,也可为黄色、污秽灰色或黑色。假膜周围黏膜红肿及扁桃体肿大明显,口有腐臭味,颈淋巴结肿大,有压痛,周围组织可有水肿。鼻白喉局部表现为鼻塞、流浆液血性鼻涕,鼻孔周围皮肤受侵而发红、糜烂或结痂,鼻前庭处可见假膜。喉白喉由于喉头、气管等处假膜存在可致不同程度呼吸困难。起病时呈犬吠样咳嗽,声音嘶哑,甚至失音,吸气性呼吸困难,进行性加重,可见鼻翼扇动,三凹征,口唇发绀,烦躁不安。

2. 全身中毒症状

普通型起病缓慢,有轻至中度发热及全身不适、乏力、食欲缺乏、恶心、呕吐、头痛、咽痛等毒血症症状,重者全身中毒症状严重,有高热、面色苍白、极度无力、恶心呕吐、脉搏增快,严重者有血压下降。

(二)症状加重及缓解因素

病情轻重与假膜大小、治疗早晚及人体的免疫状态密切相关。故应强调早期诊断,不但有利于预防,及时治疗可改善预后。治疗愈早,预后愈好。

(三)并发症

白喉的并发症多为白喉杆菌外毒素引起。

1. 中毒性心肌炎

中毒性心肌炎为主要死亡原因。心肌炎发病的严重程度与白喉的严重程度密切相关,毒血症越重,心肌炎发生越早及越重。早期可发生在第3~5天,系严重毒血症引起,可于数分钟或数小时内突然死亡;晚期可发生于第5~14天,系心肌病变继而影响周围循环,表现为极度苍白后出现发绀、腹痛,多见脉搏细弱、脉率减慢、第一心音不清楚甚至消失,心律可完全不规则,血压下降等。

2. 周围神经麻痹

周围神经麻痹发生率为10%~20%,多发于病程3~4周,以软腭麻痹最常见,其次为眼肌、颜面肌、四肢肌及全身任何肌群麻痹。

3. 支气管肺炎

支气管肺炎多见于幼儿,为继发感染,假膜从喉部向气管、支气管延伸后,更易继发。气管切开后,有利于肺炎的发生。

4. 其他

可并发化脓感染、中毒性肾病、中毒性脑病等。

四、鉴别

根据咽、喉、鼻等处假膜形成,伴全身中毒症状进行相应疾病鉴别,对有无报警症状进行分析。

(一)咽白喉应与急性扁桃体炎、溃疡膜性咽炎、鹅口疮及传染性单核细胞增多症时的扁桃体白膜相鉴别

1. 急性扁桃体炎

起病急、热度高、扁桃体红肿,咽痛明显;分泌物薄,色较淡,仅限于扁桃体,拭子容易剥落。

2. 鹅口疮

热度不高,有白色片块状物附着于口腔黏膜,可蔓延至咽部,白膜松,易剥离,中毒症状不显著。

3. 溃疡膜性咽炎

咽部有坏死性溃疡和假膜,常有牙龈炎,易出血,口腔有恶臭,咽拭子涂片可找到梭形杆菌和螺旋体。

4. 传染性单核细胞增多症

扁桃体上有白膜,消退慢,涂片和培养无白喉杆菌,白喉抗毒素治疗无效,周围血中异常淋巴细胞显著增高,嗜异性凝集试验阳性。

(二)喉白喉应与急性咽炎、变态反应性喉水肿及气管异物鉴别

1. 急性喉炎

儿童期的急性喉梗阻大多由于急性喉炎、麻疹并发喉炎和喉白喉所引起。麻疹并发喉炎者有麻疹史;急性喉炎起病急,突然呼吸困难。

由于原发性喉炎患者的咽部无假膜,故出现喉梗阻时不易确认;如有白膜自气管切口处喷

出,则应考虑白喉的诊断。

2.气管内异物

有异物吸入史,当异物吸入时有剧烈咳嗽,以后咳嗽呈阵发性。无假膜发现,胸透时常可见局限性肺气肿或肺不张。

(三)鼻白喉需和下列疾病鉴别

1.鼻腔内异物

鼻腔内异物常为一侧性,检查时可发现鼻腔内有异物而无假膜。

2.先天性梅毒

先天性梅毒常伴有其他梅毒症状,鼻腔内有溃疡而无白膜。血清华康反应阳性。

五、诊断

(一)诊断原则

白喉的诊断主要依据病史和临床症状。患者大多未接受过白喉预防接种,有与白喉患者接触史,临床表现有假膜,且不易与黏膜下组织分离。

鼻、咽有假膜者可做涂片,如发现状似白喉杆菌者可初步拟诊;若培养获得白喉杆菌,则基本可以明确诊断。

(二)诊断标准

1.流行病学资料

年龄、季节、白喉病史、预防接种史、白喉患者接触史等。

2.临床表现

咽部有光滑的灰白色假膜不易擦去伴全身中毒症状,应考虑咽白喉。声音嘶哑,犬吠样咳嗽或伴有进行性喉梗阻症状,通过喉镜可见假膜,提示喉白喉。婴儿有顽固性鼻塞,流浆液性血性分泌物,鼻孔周围糜烂,鼻前庭可见假膜,要警惕鼻白喉。

3.确诊依据

典型临床表现患者同时细菌培养白喉杆菌阳性可确诊。不典型表现,细菌学检查阳性,还应有锡克试验与细菌毒力试验均阳性方可确诊。只有毒力试验阳性可能为带菌者。

六、医嘱处理

(一)接诊检查

1.血常规

白细胞总数多为$(10\sim20)\times10^9/L$,中性粒细胞增加。

2.尿液检查

可有蛋白尿,中毒症状重者可有红、白细胞及管型。

3.细菌学检查

于假膜与黏膜交界处取材,行涂片染色和细菌培养。涂片染色后镜检可查获白喉杆菌,但与非致病的类白喉杆菌鉴别需行细菌培养和毒力试验。用荧光素标记白喉抗毒素染色,荧光显微镜下检出白喉杆菌即可做出诊断,其特异性强,阳性率高,可作为早期诊断手段。另外,用2%亚碲酸钾涂于患者假膜上,10~20min后,若假膜变黑或深灰色则为阳性,阳性率可达92%。

（二）规范处理

1. 一般治疗

应卧床休息 3 周以上，重者需 4~6 周或至症状消失为止。合并心肌炎者应绝对卧床，过早活动极易猝死。应给予足够热量，补充大量 B 族维生素和维生素 C，保持水电平衡，注意口腔护理、室内通气，相对湿度 60% 为宜。

2. 病原治疗

应合用抗毒素和抗生素。

（1）抗毒素：为本病特异治疗手段。白喉抗毒素只能中和血清中游离外毒素，对已与细胞结合的外毒素无效，也不能改变外毒素已造成的损害，故应早期应用。用量视假膜范围、部位、中毒症状轻重及治疗早晚而定。轻、中型患者用 $(3~5) \times 10^4$/U，重型者 $(6~10) \times 10^4$/U。轻型者可半量静脉滴注，半量肌内注射。抗毒素肌内注射后 24h 达血峰浓度，而静脉注射仅需 30min。常以抗毒素 $(1~2) \times 10^4$/U 溶于 5% 葡萄糖 100mL 静脉滴注，每分钟 15 滴，无反应可加快滴速。静脉注射后，血清抗毒素水平迅速增高，并中和血中及咽部的外毒素。静脉注射抗毒血清量成人不超过 40mL，小儿不超过 0.8mL/kg，超过此量则抗毒血清中的石炭酸可发生毒害作用。白喉抗毒素为马血清制剂，为防止血清过敏反应，用前应询问过敏史，并做皮肤过敏试验。过敏者需采用脱敏疗法注射。应用抗毒素后 2~3 周可出现血清病。病后 3~4d 为治疗早晚分界，治疗晚者剂量相应加大。喉白喉时剂量适当减少，并应注意抗毒素治疗后假膜很快脱落堵塞气道而窒息的危险。

（2）抗生素：可抑制白喉杆菌生长，减少细菌分泌外毒素，缩短病程和带菌时间，应与抗毒素同时应用。首选青霉素，80 万~160 万 U，每日 2~4 次，疗程 7~10d。红霉素每日 40~50mg/kg 也有效。头孢菌素亦可用于治疗本病。

（3）中药制剂：双黄连口服液，每次 2 支，每日 2~3 次。或用清热解毒口服液，每次 2~5 支，每日 2 次。对发热、咽痛有较好效果。

3. 对症治疗

中毒症状重或并发心肌炎者可给予肾上腺皮质激素，有烦躁不安者用镇静药，发生心力衰竭者可用强心药。喉白喉有梗阻或抗毒素应用后假膜脱落堵塞气道者，应行气管切开。

（何永秀）

第六节　艾滋病

一、概述

艾滋病，又称为获得性免疫缺陷综合征（AIDS），是由于机体感染人类免疫缺陷病毒（HIV），亦称艾滋病病毒，而引发的全身性疾病。

艾滋病病毒感染可导致人体不同程度的免疫功能缺陷，未经治疗的感染者在疾病晚期易于并发各种严重感染和恶性肿瘤，最终导致死亡。

二、流行病学

(一)流行情况

艾滋病(AIDS)是一种危害性极大的传染病,男女均可发病,截至 2017 年底,全球现存活 HIV/AIDS 患者 3690 万例;中国现存活 HIV/AIDS 患者 758610 例,2017 年新发现 HIV/ADS 患者 134512 例(其中 95% 以上均是通过性途径感染),当年报告死亡 30718 例。

(二)传染源

感染 HIV 的人都是本病的传染源,包括 HIV 感染者和艾滋病患者。

(三)传播途径

HIV 主要存在于传染源的血液、精液、阴道分泌物、脑脊液、胸腔积液、腹腔积液、羊水和乳汁等体液中,其感染和传播途径包括如下。

1. 经性接触

经性接触包括不安全的同性、异性和双性性接触。

2. 经血液及血制品

经血液及血制品包括共用针具静脉注射毒品、不安全规范的介入性医疗操作、纹身等。

3. 经母婴传播

经母婴传播包括宫内感染、分娩时和哺乳传播。

(四)易感人群

人群普遍易感,15~49 岁发病者占 80%。高危人群主要包括男男同性性行为者、静脉注射毒品者、与 HIV/AIDS 患者有性接触者、多性伴人群、性传播感染(STI)群体等。

三、疾病类型

HIV 病毒可分为 HIV-1 和 HIV-2 两型,我国以 HIV-1 为主要流行株。

感染 HIV 病毒的患者根据不同的感染阶段,可分为 HIV 感染者(急性期、无症状期)及艾滋病患者(艾滋病期)。

四、病因

艾滋病患病的唯一病因是 HIV 侵袭机体,造成感染。HIV 主要侵犯人体的免疫系统,最终导致人体细胞免疫功能缺陷,引起各种机会性感染和肿瘤的发生。

(一)基本病因

艾滋病患病的基本病因是 HIV 侵袭人体,破坏 CD4 + T 淋巴细胞(属于人体的免疫细胞),造成人体细胞免疫功能缺陷,抗感染和癌症的防御功能下降。

有关 HIV 病毒的感染过程,现有以下几个阶段。

HIV 进入人体后,在 24~48h 到达局部淋巴结,5d 左右在血液中可以检测到病毒成分,继而发生病毒血导致急性感染。

急性感染期 CD4 + T 淋巴细胞会出现一过性迅速减少。

大多感染者不经过特殊治疗,CD4 + T 淋巴细胞可自行恢复至正常水平或接近正常水平。

但由于机体免疫系统不能完全清除病毒,形成慢性感染,未经治疗的患者会经历无症状感染期和有症状感染期两个阶段。

在临床上可表现为典型进展、快速进展和长期缓慢进展 3 种类型。

1. 无症状感染期

持续时间变化较大(数月至数十年不等),平均约 6~8 年,无明显不适表现,仅血液检查提示为 CD4＋T 淋巴细胞数量持续缓慢减少。

2. 有症状感染期

CD4＋T 淋巴细胞再次快速地减少时出现多种不适症状,多数感染者 CD4＋T 淋巴细胞计数在 350 个/μL 以下。部分晚期患者甚至降至 200 个/μL 以下,并快速减少。

(二)诱发因素

以下因素都是艾滋病病毒感染的相关高危因素,可增加患病风险。

(1)无保护的性行为,肛交比阴道性交风险更大。我国男男性行为感染 HIV 者病情进展较快,感染后多数在 4~5 年进展到艾滋病期。此外,多性伴者感染风险会增加。

(2)静脉注射药物或毒品者。

(3)与性传播感染(STI)群体有性接触。

五、症状

艾滋病潜伏期平均 6~8 年,可短至数月,长达数十年。

从初始感染 HIV 到终末期是一个较为漫长复杂的过程,在这一过程中的不同阶段,与 HIV 感染相关的表现也多种多样。

(一)典型症状

根据患者感染后症状、体征的不同,可将 HIV 感染的全过程分为急性期、无症状期和艾滋病期。

1. 早期症状

(1)艾滋病比较有代表性的早期症状,可以理解为其急性期表现的症状。

(2)急性期通常发生在初次感染 HIV 后 2~4 周。

(3)部分感染者出现 HIV 病毒血症和免疫系统急性损伤所产生的症状,大多数患者临床症状轻微,持续 1~3 周后缓解。

(4)此时的症状以发热最为常见,可同时伴有咽痛、盗汗、恶心、呕吐、腹泻、皮疹、关节疼痛、淋巴结肿大及神经系统症状等。

(5)快速进展者在此期可能出现严重感染或者中枢神经系统症状体征及相关疾病。

2. 无症状期症状

(1)患者可从急性期进入无症状期,或无明显的急性期症状而直接进入无症状期。

(2)持续时间一般为 6~8 年。其时间长短与感染病毒的数量和类型、感染途径、机体免疫状况的个体差异、营养条件及生活习惯等因素有关。

(3)在无症状期,HIV 在感染者体内不断复制,导致免疫系统受损。

(4)此期可出现淋巴结肿大等症状或体征,但一般不易引起重视。

3. 艾滋病期症状

(1)艾滋病期是感染 HIV 后的最终阶段。

(2)患者 CD4＋T 淋巴细胞计数多 <200/μL,血浆中的 HIV 病毒载量明显升高。

(3)主要表现为 HIV 相关症状、体征及各种机会性感染和肿瘤。

HIV 感染后相关症状及体征如下。

1)主要包括:持续 1 个月以上的发热(> 38℃);盗汗;腹泻(大便次数多于 3 次/天);6 个月之内体重下降10%以上。

2)部分患者表现为神经精神症状:如记忆力减退、精神淡漠、性格改变、头痛、癫痫及痴呆等。

3)患者还可能出现持续性全身性淋巴结肿大:除腹股沟以外有两个或两个以上部位的淋巴结肿大;淋巴结直径≥1cm,无压痛,无粘连;持续 3 个月以上。

(二)伴随症状

在艾滋病期,患者常会伴有各种机会性感染和肿瘤,可累及呼吸系统、中枢神经系统、消化系统、皮肤、眼部等,因而导致多种多样的伴发症状,常见如下。

1. 细菌感染

由于艾滋病患者 CD4 + T 淋巴细胞遭到大量破坏,因此易遭受各种细菌感染。

以下几种为典型感染。

(1)链球菌、肺炎链球菌和流感嗜血杆菌等所致的细菌性肺炎。

(2)结核病是 HIV/AIDS 患者中最常见的细菌感染,占 HIV 感染者死因的首位。艾滋病患者合并结核感染时,典型症状是全身性的播散性的多器官感染,表现为发热、乏力、盗汗、体重下降、腹痛和腹泻,可有慢性咳嗽。

(3)肺孢子菌肺炎(PCP)是艾滋病患者最常见的机会性感染,又称卡氏肺孢子虫肺炎、卡肺。PCP 起病缓慢,主要表现为发热、慢性咳嗽、进行性呼吸困难。

2. 原虫感染

患者易遭受多种原虫感染。

(1)刚地弓形虫感染:常发生在 CD4 + T 淋巴细胞计数低下者。最常见的是弓形虫脑病,往状是局部脑炎,发热、头痛、意识障碍,四肢活动障碍,视网膜脉络膜炎等。

(2)微小隐孢子虫感染:患者持续而严重的腹泻,吸收不良和体重减轻。

3. 病毒感染

患者易遭受多种病毒感染。

(1)巨细胞病毒(CMV)感染:感染可累及多个脏器,且可能合并视网膜炎,严重时可导致患者死亡。

(2)单纯疱疹病毒(HSV)感染:主要引起黏膜和皮肤等部位疱疹,且易形成疼痛明显的溃疡,严重者可出现疱疹性肺炎及脑炎。

(3)带状疱疹病毒感染:病变多发生在肋间神经及三叉神经部位,呈水疱样或伴有剧痛、溃烂或出血坏死。

(4)人类乳头瘤病毒(HPV)感染:可引起疣病或尖锐湿疣等。

4. 肿瘤

艾滋病患者易患卡波西肉瘤(Kaposisarcoma)、淋巴瘤、宫颈侵袭性肿瘤等。

(1)卡波西肉瘤

1)相关症状有可能作为艾滋病首发症状出现。

2)其典型表现为下肢皮肤(足趾及腿部)和口腔黏膜皮损。

3)随疾病进展,会出现多发的躯干对称性卵圆形皮损。

4)在淋巴结、消化道和肺脏部位,可观察到深褐色或紫红色的浸润斑或结节,可融合,且在表面形成溃疡并向四周扩散。

(2)淋巴瘤:艾滋病患者还可出现全身各处的淋巴瘤,如原发中枢神经系统的淋巴瘤、转移性淋巴瘤和皮肤的淋巴瘤等。

六、诊断依据

(一)急性期

近期内有流行病学史或急性 HIV 感染综合征,HIV 抗体筛查试验阳性和 HIV 补充试验阳性(补充试验的核酸检测需两次 HIV 核酸检测阳性结果)。

(二)无症状期

实验室检查患者 HIV 抗体阳性,伴或不伴流行病学史均可诊断。

(三)艾滋病期

HIV 感染加以下各项中任何一项,即可诊断艾滋病或 HIV 感染。CD4 + T 淋巴细胞数 < 200 个/μL 的患者,也可诊断为艾滋病。

(1)原因不明的持续不规则发热38℃以上,>1 个月。

(2)腹泻(大便次数多于 3 次/天),>1 个月。

(3)6 个月之内体重下降10% 以上。

(4)反复发作的口腔真菌感染。

(5)反复发作的单纯疱疹病毒感染或带状疱疹病毒感染。

(6)肺孢子菌肺炎(PCP)。

(7)反复发生的细菌性肺炎。

(8)活动性结核和非结核分枝杆菌病。

(9)深部真菌感染。

(10)中枢神经系统占位性病变。

(11)中青年人出现痴呆。

(12)活动性巨细胞病毒感染。

(13)弓形虫脑病。

(14)马尔尼菲篮状菌病。

(15)反复发生的败血症。

(16)皮肤黏膜或内脏的卡波西肉瘤、淋巴瘤。

15 岁以下儿童,符合其中一项者即可诊断:HIV 感染和 CD4 + T 淋巴细胞百分比 < 25% (< 12 月龄),或 < 20%(12 ~ 36 月龄),或 < 15%(37 ~ 60 月龄),或 CD4 + T 淋巴细胞计数 < 200 个/μL(5 ~ 14 岁);HIV 感染和伴有至少一种儿童艾滋病指征性疾病。

七、相关检查

(一)HIV – 1/2 抗体检测

当该检测结果为阳性时,可以确诊。

(二)CD4 + T 淋巴细胞检测

本项检查主要用于了解患者机体免疫状态,以及病程进展、确定疾病分期、判断治疗效果

（如之前接受过艾滋病抗病毒治疗）。

（三）HIV 核酸检测

机体感染 HIV 后,病毒会在血液中迅速增加。因此,通过检查 HIV 核酸可以评估患者体内的病毒载量,进而评估病情的严重程度、判断治疗效果。

（四）HIV 基因型耐药检测

本项检测对医生选择适合患者的治疗方案具有参考意义。

（五）影像学检查

可用于对感染患者的并发症如肺孢子菌肺炎（PCP）进行诊断。

八、鉴别诊断

原发性 CD4 + T 淋巴细胞减少症与继发性 CD4 + T 淋巴细胞减少的患者,均可能出现与 AIDS 患者类似的感染往状,结合流行病学史、病史及实验室检查可有效鉴别。

九、治疗

目前在全世界范围内仍缺乏根治 HIV 感染的有效药物。

现阶段的治疗目标是最大限度和持久地抑制患者体内的病毒复制,使患者获得免疫功能重建并维持免疫功能,同时降低 HIV 感染与非艾滋病相关疾病的发病率和病死率。

艾滋病的治疗强调综合治疗,包括:一般治疗、抗病毒治疗、恢复或改善免疫功能的治疗及机会性感染和恶性肿瘤的治疗。其中,抗病毒治疗多采用多种抗病毒药物联合治疗的高效联合抗反转录病毒治疗（HAART）,又称为鸡尾酒疗法。

（一）一般治疗

（1）对 HIV 感染者或艾滋病患者均无须隔离治疗。

（2）对无症状 HIV 感染者,仍可保持正常的工作和生活。目前指南提倡发现即治疗,对于病情控制者,可根据具体病情及患者个人意愿进行抗病毒治疗,并密切监测病情的变化。

（3）对艾滋病前期或已发展为艾滋病的患者,应根据病情注意休息,给予高热量、多维生素饮食。不能进食者,应静脉输液补充营养。加强支持疗法,包括输血及营养支持疗法,维持水及电解质平衡。

（二）药物治疗

抗病毒药物:目前国际上共有 6 大类 30 多种药物（包括复合制剂）可以治疗艾滋病,分别为核苷类反转录酶抑制剂（NRTIs）、非核苷类反转录酶抑制剂（NNRTIs）、蛋白酶抑制剂（PIs）、整合酶抑制剂（INSTIs）、融合酶抑制剂（FIs）及 CCR5 抑制剂。国内的抗反转录病毒治疗药物有 NRTIs、NNRTIs、PIs、INSTIs 以及 FIs 五大类（包含复合制剂）。

（三）合并其他感染的治疗

艾滋病患者如合并其他感染,单独接受上述药物治疗是不够的,由于不同的艾滋病患者会感染不同类型的细菌、病毒,出现不同的症状,所以需要结合患者的具体情况给予对应的治疗方案。患者主要可分为以下 6 种类型。

1. 伴有结核病

治疗药物有异烟肼、利福平、利福布汀、乙胺丁醇、吡嗪酰胺,根据情况也可选用对氨基水杨酸钠、阿米卡星、喹诺酮类抗菌药物及链霉素等。

2. 伴有非结核分枝杆菌感染

伴有非结核分枝杆菌感染主要为鸟胞内分枝杆菌复合体(MAC)感染,MAC 感染治疗首选方案为克拉霉素 500mg/次,2 次/天(或阿奇霉素 500mg/d)+ 乙胺丁醇 15mg/(kg·d),同时联合应用利福布汀(300 ~ 600mg/d)。其他分枝杆菌感染的治疗需根据具体鉴定的菌种以及药敏检测结果采取相应的治疗措施。

3. 伴有巨细胞病毒(CMV)感染

(1)更昔洛韦 5.0 ~ 7.5mg/kg,静脉滴注,每 12h1 次,14 ~ 21d;然后 5mg/(kg·d)序贯维持治疗。

(2)也可使用膦甲酸钠 180mg/(kg·d),分 2 ~ 3 次用(静脉应用需水化),2 ~ 3 周后改为 90mg/(kg·d),静脉滴注,1 次/天。

(3)病情危重或单一药物治疗无效时可二者联用。

(4)CMV 视网膜脉络膜炎可球后注射更昔洛韦。

4. 伴有单纯疱疹和水痘带状疱疹病毒感染

主要治疗药物包括阿昔洛韦、泛昔洛韦、伐昔洛韦和膦甲酸钠,不同部位和类型的感染,治疗疗程不同。

5. 伴有弓形虫脑病

(1)病原治疗首选乙胺嘧啶(负荷量 100mg,口服,2 次/天,此后 50 ~ 75mg/d 维持)+ 磺胺嘧啶(1.0 ~ 1.5g,口服,4 次/天)。

(2)替代治疗方案为 SMZ - TMP(3 片,口服,3 次/天)联合克林霉素(600mg/次,静脉给药,每 6h 给药 1 次)或阿奇霉素(0.5g/d),疗程至少 6 周。

(3)对症治疗包括降颅压、抗惊厥、抗癫痫等。

6. 伴有真菌感染

伴有真菌感染包括念珠菌、新型隐球菌等感染。

上述类型的患者需要遵循医生给予的具体治疗方案,与抗病毒疗法同时治疗。

在抗病毒治疗过程中要定期进行临床评估和实验室检测,以评价治疗的效果,及时发现抗病毒药物的不良反应,以及是否产生耐药性等,必要时更换药物以保证抗病毒治疗的成功。

十、暴露后预防

假如发生 HIV 暴露,应对伤口进行紧急处理,并应用 HIV 阻断药进行阻断。

HIV 阻断药可在当地疾病控制中心或医院进行购买。

(一)HIV 暴露后预防性用药原则

1. 治疗用药方案

首选推荐方案为 TDF/FTC + RAL 或 DTG 等 INSTIs;根据当地资源,如果 INSTIs 不可及,可以使用 PIs 如 LPV/r 和 DRV/r;对合并肾脏功能下降者,可以使用 AZT/3TC。

2. 开始治疗用药的时间及疗程

在发生 HIV 暴露后尽可能在最短的时间内(尽可能在 2h 内)进行预防性用药,最好不超过 24h,但即使超过 24h,也建议实施预防性用药。用药疗程为连续服用 28d。

(二)HIV 暴露后的监测

发生 HIV 职业暴露后立即、4 周、8 周、12 周和 6 个月后检测 HIV 抗体。

一般不推荐进行 HIVp24 抗原和 HIV RNA 测定。

十一、预后

HIV/AIDS 目前无法治愈,积极有效的治疗可以帮助 HIV 感染者延缓疾病进程,但如果患者无法耐受药物或不能按时、坚持服药,感染者免疫功能缺陷进一步加重,加快进展到艾滋病期的进程,将会导致严重并发症,最终导致死亡。

(一)治愈性

虽然有极个别的治愈病例的报道,但目前普遍认为艾滋病不可治愈,不过,如果发现的早,且进行了及时、规范的治疗,艾滋病患者的寿命已经可以接近正常人群。

(二)危害性

艾滋病可使人体产生严重的免疫缺陷,从而很容易患细菌(包括结核)、病毒、真菌、寄生虫等感染,由于缺乏免疫力的抵抗,感染将更难治愈,并可导致患者死亡。

同样,由于免疫缺陷,艾滋病还可使人更易患恶性肿瘤,从而导致患者死亡。

由于艾滋病可通过性及血液传播,加上社会对艾滋病的恐惧,会使因此艾滋病患者的生活、婚姻、工作、社交诸多方面都受到很大的限制。

(三)并发症

1. 机会性感染类疾病

细菌、病毒、原虫感染等各类机会性感染,最终患者可因各系统衰竭而死亡。

2. 各类机会性肿瘤

各类机会性肿瘤是艾滋病患者最终死亡的重要原因。

(何永秀)

第七节　鼠　疫

一、概述

鼠疫(plague)是由鼠疫耶尔森菌感染引起的烈性传染病,属国际检疫传染病,也是我国法定传染病中的甲类传染病,在法定传染病中位居第一位。鼠疫为自然疫源性传染病,主要在啮齿类动物间流行,鼠、旱獭等为鼠疫耶尔森菌的自然宿主。鼠蚤为传播媒介。临床表现为高热、淋巴结肿大疼痛、咳嗽、咳痰、呼吸困难、出血,以及其他严重毒血症状。本病传染性强,病死率高。鼠疫在世界历史上曾有多次大流行,我国在解放前也曾发生多次流行,目前已大幅减少,但在我国西部、西北部仍有散发病例发生。

二、流行病学

(一)传染源

传染源为鼠类和其他啮齿类动物,其中褐家鼠和黄胸鼠是主要传染源。野狐、野狼、野猫、野兔、骆驼和羊也可能是传染源。患者是肺型鼠疫的传染源。

（二）传播途径

1. 鼠蚤叮咬传播

鼠蚤叮咬是主要的传播途径,由此可将动物身上的病原体(鼠疫耶尔森菌)传播给人,形成"啮齿动物→蚤→人"的传播方式。

2. 呼吸道感染

患者呼吸道分泌物带有大量的鼠疫耶尔森菌,可经呼吸道飞沫形成人际间传播,并可造成人间鼠疫的大流行。

3. 经皮肤传播

接触传播。健康人破损的皮肤黏膜与患者的脓血、痰液或与患病啮齿动物的皮肉、血液接触可发生感染。

（三）人群易感性

人群普遍易感,无年龄和性别上的差异。疫区的野外工作者、与旱獭密切接触的猎人、牧民是高危人群。感染后可获得持久免疫力,预防接种可获得一定免疫力。

三、临床表现

根据临床表现和发病特点,可将鼠疫分为轻型鼠疫、腺鼠疫、肺鼠疫、脓毒血症型鼠疫和其他类型鼠疫。不同的分型,潜伏期有不同,腺鼠疫 2 ~ 8d,肺鼠疫数小时至 2 ~ 3d,曾预防接种者可延至 9 ~ 12d。

（一）轻型鼠疫

不规则低热,全身症状轻微,局部淋巴结肿痛,偶可化脓,无出血现象,多见于流行初期或末期、以及曾预防接种者。

（二）腺鼠疫

腺鼠疫最多见,常发生于流行初期。急起寒战、高热、头痛、乏力、全身酸痛,恶心、呕吐、烦躁不安、皮肤淤斑、出血。鼠蚤叮咬处引流区淋巴结肿痛,发展迅速,第 2 ~ 4 天达高峰。腹股沟淋巴结最常受累,其次为腋下、颈部及颌下淋巴结。由于淋巴结及周围组织炎症剧烈,患者常呈强迫体位。如不及时治疗,肿大的淋巴结迅速化脓、破溃、于 3 ~ 5d 内因继发肺炎或脓毒血症死亡。治疗及时或病情轻缓者,肿大的淋巴结逐渐消散、伤口愈合而康复。

（三）肺鼠疫

根据传播途径分原发性肺鼠疫和继发性肺鼠疫。

1. 原发性肺鼠疫

原发性肺鼠疫为呼吸道直接感染所致。多见于流行高峰,发展迅猛,急起高热,全身中毒症状明显,发病数小时后出现胸痛、咳嗽、咳痰,痰由少量迅速转为大量鲜红色血痰。呼吸困难与发绀迅速加重。肺部可以闻及湿性啰音,呼吸音减低,体征与症状常不相称。重症患者多于 2 ~ 3d 内死于心力衰竭、休克。

2. 继发性肺鼠疫

继发性肺鼠疫是在腺鼠疫和脓毒血症型鼠疫的基础上,继发肺部感染,临床表现与原发性肺鼠疫相同。

（四）脓毒血症型鼠疫

脓毒血症型鼠疫也称暴发性鼠疫,可分继发和原发,原发少见。继发脓毒血症型鼠疫病情发展迅速,短时间内出现全身毒血症症状、出血、神志不清、谵妄或昏迷。患者常于3d内死亡。患者因皮肤广泛出血、淤斑、发绀,死亡后尸体呈紫黑色,俗称"黑死病"。

(五)其他少见类型

1. 皮肤型

鼠蚤叮咬处出现疼痛性红斑,迅速形成疱疹和脓疱,可混有血液,可形成疖、痈。其表面被有黑色痂皮,周围暗红,底部为坚硬的溃疡,颇似皮肤炭疽。偶见全身性疱疹,类似天花或水痘。

2. 眼型

病菌侵入眼部,引起结膜充血、肿痛,甚至形成化脓性结膜炎。

3. 咽喉型

病菌由口腔侵入,引起急性咽炎及扁桃体炎,可伴有颈淋巴结肿大,可为无症状的隐性感染,但咽部分泌物培养可分离出鼠疫耶尔森菌,多为曾接受预防接种者。

4. 肠炎型

除全身症状外,有呕吐、腹痛、腹泻、里急后重及黏液便,粪便中可检出病菌。

5. 脑膜炎型

脑膜炎型可为原发或继发,有明显的脑膜刺激症状,脑脊液为脓性,涂片及培养可检出鼠疫耶尔森菌。

四、实验室检查

(一)常规检查

1. 血常规

外周血白细胞总数及中性粒细胞增多,红细胞和血小板可有不同程度的减少。

2. 大便常规

血样或黏液血便,隐血可阳性。

3. 尿常规

可出现蛋白尿、血尿、各种管型尿。

(二)病原学检查

取血、脓、痰、脑脊液、淋巴结穿刺液等材料进行细菌学检查。一般检查程序包括显微镜检查、细菌培养、鼠疫噬菌体裂解试验和动物实验,简称四步试验,以上四步均获阳性结果可确诊鼠疫。

(三)血清学检查

1. 荧光抗体染色镜检(IFA)

IFA具有快速、敏感度及特异性较高的优点,但有假阳性或假阴性。

2. 间接血凝反应(IHA)

IHA是一种快速、敏感、特异性高的血清学诊断方法,是目前行之有效的快速诊断方法之一。

3. 放射免疫沉淀试验(RIP)

敏感、高度特异,不仅是目前鼠疫监测、查源较为理想的方法之一,特别是轻型和不典型病例的追索诊断,作为补充IHA的不足,具有一定的实用价值。

4. 葡萄球菌 A 蛋白的血凝改进方法（SPA – IHA）

比间接血凝的检出率高，方法更简便，适于野外基础实验使用。

（四）聚合酶链反应（PCR）检测

PCR 检测可以在几小时内做出诊断，是一种快速和高度特异的方法。对鼠疫监测、临床早期诊断及分子流行病学调查有重要意义。

五、诊断

早期诊断、尤其是首例的及时发现对鼠疫的防治至关重要。在流行区，流行初期或散发性不典型病例尤应特别注意。根据流行病学资料及典型临床表现，一般即可做出诊断。轻型病例需与急性淋巴结炎、恙虫病、钩端螺旋体病、兔热病等区别。对可疑者需进行细菌学或血清学检查，检出鼠疫耶尔森菌是确诊的最重要依据。

六、治疗

鼠疫是细菌引起的烈性甲类传染病，严格隔离患者和疑似患者。对患者采取抗菌治疗和对症支持治疗。鼠疫的治疗仍以链霉素（SM）为首选，注意早期、足量、总量控制的用药策略。

用量根据病型不同、疫源地不同而异，肺鼠疫和败血型鼠疫用药量大，腺鼠疫及其他各型鼠疫用药量较小。

（一）一般治疗

患者应卧床休息，给予患者流质饮食，或葡萄糖和生理盐水静脉滴注，维持水、电解质平衡。

密切观察病情变化和生命体征，对出现呼吸道症状者，每天定时或持续监测脉搏血氧饱和度（SpO_2），定期复查血常规、尿常规、血电解质、肝肾功能、心肌酶谱、痰培养、血培养（第一次标本应当在抗菌药物使用前留取）和胸部 X 线片，有条件者行动脉血气分析、肺部 CT 检查等。

（二）对症治疗

发热大于 38.5℃，或全身酸痛明显者，可使用解热镇痛药。高热者给予冰敷、酒精擦浴等物理降温措施。儿童禁用水杨酸类解热镇痛药。有心力衰竭或休克者，及时强心和抗休克治疗。

有弥散性血管内凝血（DIC）者在给予血小板、新鲜冰冻血浆和纤维蛋白原等进行替代治疗的同时给予肝素抗凝治疗。中毒症状严重者可适当使用肾上腺皮质激素。

腺鼠疫肿大的淋巴结切忌挤压，皮肤病灶可予 0.5% ~1% 的链霉素软膏涂抹，必要时可在肿大淋巴结周围注射链霉素并施以湿敷，病灶化脓软化后可切开引流。

（三）抗菌治疗

1. 腺鼠疫

链霉素成人首次 1g，以后 0.5 ~0.75g，每 4 ~6h 肌内注射（2 ~4g/d）。体温下降至37.5℃以下，全身症状和局部症状好转时逐渐减量。患者体温恢复正常后按常规用量继续用药 3 ~5d。疗程一般为 10 ~20d，链霉素使用总量一般不超过 60g。

2. 肺鼠疫和败血症型鼠疫

链霉素成人首次 2g，以后 1g，每 4 ~6h 肌内注射（4 ~6g/d）。全身症状和呼吸道症状显著好转后逐渐减量。疗程一般为 10 ~20d，链霉素使用总量一般不超过 90g。儿童根据具体病情确定给药剂量,参考剂量为 30mg/(kg·d),每12h1 次。减量时要特别注意不要大幅度减量,防止病情反复。

3.皮肤鼠疫

按一般外科疗法处置皮肤溃疡,必要时局部滴注链霉素或敷磺胺软膏。

4.有脑膜炎症状的患者

在特效治疗的同时,辅以氯霉素治疗,成人 50mg/(kg·d),每 6h1 次,静脉滴注,疗程 10d,儿童根据具体病情确定给药剂量。亦可选用氨基糖苷类、氟喹诺酮类、第三代头孢菌素及四环素等。

(四)其他治疗药物

主要包括庆大霉素、卡那霉素、阿米卡星等,可在链霉素过敏或妊娠情况下使用。另可使用喹诺酮类、四环素类药物进行联合治疗。

1.喹诺酮类

该类药物抗菌谱广、抗菌活性强,属于浓度依赖性抗生素,目前主要用于联合用药。肺鼠疫和鼠疫败血往患者可采取氟喹诺酮类(环丙沙星、氧氟沙星、左氧氟沙星)的一种作为联合用药。

环丙沙星:成人 400~600mg/d,静脉滴注,或 500mg/d,口服,每 12h 一次,疗程 10d。

2.四环素类

对临床各型鼠疫患者可采取四环素作为联合用药。四环素:成人:2g/d,每 6h 一次,口服;儿童(9 岁以上):25~50mg/(kg·d),每 6h 一次,口服。

(何永秀)

第八节　流行性感冒

流行性感冒,简称流感,是由流感病毒引起的一种急性呼吸道传染病,传染性强,发病率高,容易引起爆发流行或大流行。其主要通过含有病毒的飞沫进行传播,人与人之间的接触或与被污染物品的接触也可以传播。典型的临床特点是急起高热、显著乏力,全身肌肉酸痛,而鼻塞、流涕和喷嚏等上呼吸道卡他症状相对较轻。秋冬季节高发。本病具有自限性,但在婴幼儿、老年人和存在心肺基础疾病的患者容易并发肺炎等严重并发症而导致死亡。

一、病因

流感病毒属正粘病毒科,系 RNA 病毒,病毒颗粒呈球形或细长形,直径为 80~120nm,有一层脂质囊膜,膜上有糖蛋白纤突,是由血凝素(H)和神经氨酸酶(N)所构成,均具有抗原性。血凝素促使病毒吸附到细胞上,故其抗体能中和病毒,免疫学上起主要作用;神经氨酸酶作用点在于细胞释放病毒,故其抗体不能中和病毒,但能限制病毒释放,缩短感染过程。流感病毒的核酸是 8 个片段的单股 RNA,核蛋白质上有特异性,可用补体结合试验将其区分为甲、乙、丙三型。抗核蛋白质的抗体对病毒感染无保护作用。除核蛋白质外,核心内还有三个多聚酶蛋白(P1,P2,P3),其性质不明。核心外有膜蛋白(M1,M2)和脂质囊膜包围。甲型流感病毒变异是常见的自然现象,主要是血凝素(H)和神经氨酸酶(N)的变异。血凝素有 H1,H2,H3,而神经氨酸酶仅有 N1,N2,有时只有一种抗原发生变异,有时两种抗原同时发生变异,例如 1946～1957 年的甲型流行株为(H1N1),1957～1968 年的流行株为(H2N2)。1968 年 7 月香港发生的一次流感流行是由甲型(H3N2)毒株引起,自 1972 年以来历次流感流行均由甲型(H3N2)所致,与以往的流行株相比,抗原特性仅有细微变化,但均属(H3N2)株。自 1976 年以来旧株(H1N1)又起,称为"俄国株"(H1N1),在年轻人中(尤其是学生)引起流行。甲型流感病毒的变异,系由于两株不同毒株同时感染单个细胞,造成病毒基因重新组合,使血凝素或(与)神经氨酸酶同时发生变化,导致新型的出现,称为抗原性转变。例如在人群中流行株的血凝素基因与鸟型流感病毒基因重新组合;另一种称为抗原性漂流,由于在免疫系统压力下流感病毒通过变异与选择而成的流行株,主要的改变在血凝素上氨基酸的替代,1968 年以来的 HN 各流行株都是如此。

二、临床表现

(一)潜伏期

一般为 1～7d,多数为 2～4d。

(二)易感人群

流感多发于活动范围较大或聚集性活动较多的青少年和青壮年,机体抵抗力较差的老年人、儿童或存在基础疾病的患者。感染流感病毒后易发展成重症病例而致命。

(三)疾病表现

1. 单纯型流感

单纯型流感最常见,常突然起病,畏寒高热,体温可达 39℃～40℃,多伴头痛、全身肌肉关节酸痛、极度乏力、食欲减退等全身症状,常有咽喉痛、干咳,可有鼻塞、流涕、胸骨后不适等。颜面潮红,眼结膜外眦轻度充血。如无并发症呈自限性过程,多于发病 3～4d 后体温逐渐消退,全身症状好转,但咳嗽、体力恢复常需 1～2 周。轻症流感与普通感冒相似,症状轻,2～3d 可恢复。

2. 肺炎型流感

肺炎型流感实质上就是并发了流感病毒性肺炎,多见于老年人、儿童、原有心肺疾患的人群。主要表现为高热持续不退,剧烈咳嗽、咳血性痰或脓性痰、呼吸急促、发绀,肺部可闻及湿啰音。胸片提示两肺有散在的絮状阴影。痰培养无致病细菌生长,可分离出流感病毒。可因呼吸循环衰竭而死亡,病死率高。

3. 中毒型流感

中毒型流感极少见,表现为高热、休克、呼吸衰竭、中枢神经系统损害及弥散性血管内凝血(DIC)等严重症状,病死率高。

4. 胃肠型流感

除发热外,以呕吐、腹痛、腹泻为显著特点,儿童多于成人。2～3d 即可恢复。

5. 特殊人群流感临床表现

(1)儿童流感:在流感流行季节。有超过 40% 的学龄前儿童及 30% 的学龄儿童罹患流感。一般健康儿童感染流感病毒可能表现为轻型流感,主要症状为发热、咳嗽、流涕、鼻塞及咽痛、头痛,少部分出现肌痛、呕吐、腹泻。婴幼儿流感的临床症状往往不典型,可出现高热惊厥。

新生儿流感少见,但易合并肺炎,常有败血症表现,如嗜睡、拒奶、呼吸暂停等。在小儿,流感病毒引起的喉炎、气管炎、支气管炎、毛细支气管炎、肺炎及胃肠道症状较成人常见。

(2)老年人流感:65岁以上流感患者为老年流感。因老年人常常存有呼吸系统、心血管系统等原发病,因此老年人感染流感病毒后病情多较重,病情进展快,发生肺炎率高于青壮年人,其他系统损伤主要包括流感病毒性心肌炎导致的心电图异常、心功能衰竭、急性心肌梗塞,也可并发脑炎以及血糖控制不佳等。

(3)妊娠妇女流感:中晚期妊娠妇女感染流感病毒后除发热、咳嗽等表现外,易发生肺炎,迅速出现呼吸困难、低氧血症甚至急性呼吸窘迫综合征(Acute respiratory distress syndrome,ARDS),可导致流产、早产、胎儿窘迫及胎死宫内。可诱发原有基础疾病的加重,病情严重者可以导致死亡。发病2d内未行抗病毒治疗者病死率明显增加。

(4)免疫缺陷人群流感:免疫缺陷人群如器官移植人群、艾滋病患者、长期使用免疫抑制剂者,感染流感病毒后发生重症流感的危险性明显增加,由于易出现流感病毒性肺炎,发病后可迅速出现发热、咳嗽、呼吸困难及发绀,病死率高。

三、诊断

(一)辅助检查

1. 外周血常规

白细胞总数一般不高或降低,淋巴细胞增高。重症病例也可以升高。

若合并细菌感染,白细胞总数及中性粒细胞上升。

2. 血液生化检查

部分病例出现低钾血症,少数病例肌酸激酶、天门冬氨酸氨基转移酶、丙氨酸氨基转移酶、乳酸脱氢酶、肌酐等升高。

3. 病原学相关检查

病原学相关检查主要包括病毒分离、病毒抗原、核酸和抗体检测。病毒分离为实验室检测的"金标准";病毒的抗原和核酸检测可以用于早期诊断;抗体检测可以用于回顾性调查,但对病例的早期诊断意义不大。

(1)病毒核酸检测:以 RT – PCR(最好采用 real – time RT – PCR)法检测呼吸道标本(咽拭子、鼻拭子、鼻咽或气管抽取物、痰)中的流感病毒核酸。病毒核酸检测的特异性和敏感性最好,且能快速区分病毒类型和亚型,一般能在 4 ~ 6h 内获得结果。

(2)病毒分离培养:从呼吸道标本中分离出流感病毒。在流感流行季节,流感样病例快速抗原诊断和免疫荧光法检测阴性的患者建议也作病毒分离。

(3)病毒抗原检测(快速诊断试剂检测):快速抗原检测方法可采用免疫荧光的方法,检测呼吸道标本(咽拭子、鼻拭子、鼻咽或气管抽取物中的黏膜上皮细胞),使用单克隆抗体来区分甲、乙型流感,一般可在数小时以内获得结果。其他还有胶体金试验,一般能在 10 ~ 30min 获得结果。对快速检测结果的解释应结合患者的流行病史和临床症状综合考虑:在非流行期,阳性筛查结果有可能是假阳性;在流行期,阴性的筛选检测结果可能是假阴性;这两种情况均应考虑使用 RT – PCR 或病毒分离培养作进一步确认。

(4)血清学诊断:检测流感病毒特异性 IgM 和 IgG 抗体水平。动态检测的 IgG 抗体水平恢复期比急性期有 4 倍或以上升高有回顾性诊断意义。

4.影像学检查

部分患者可表现为支气管纹理增多的支气管感染征象,重症患者可出现肺部浸润性病变或胸腔积液,甚至融合成片。

（二）症状体征

(1)在流感流行时期,出现下列情况之一,需要考虑是否为流感:①发热伴咳嗽和(或)咽痛等急性呼吸道症状;②发热伴原有慢性肺部疾病急性加重;③婴幼儿和儿童发热,未伴其他症状和体征;④老年人(年龄>65岁)新发生呼吸道症状,或出现原有呼吸道症状加重,伴或未伴发热;⑤重病患者出现发热或低体温。

(2)在任何时期,出现发热伴咳嗽和(或)咽痛等急性呼吸道症状,并且可以追踪到与流感相关的流行病学史——如患者发病前7d内曾到有流感爆发的单位或社区;与流感可疑病例共同生活或有密切接触;从有流感流行的国家或地区旅行归来等。

四、治疗

（一）一般治疗

呼吸道隔离1周或至主要症状消失。宜卧床休息,多饮水,给予易消化的流质或半流质饮食,保持鼻咽及口腔清洁,补充维生素C、维生素 B_1 等,预防并发症。

（二）对症治疗

对发热、头痛者应予对症治疗;但不宜使用含有阿司匹林的退热药,尤其是16岁以下患者,因为该药可能与Reye综合征的发生有关。伴随有高热、食欲缺乏、呕吐的患者应予以静脉补液。补液速度要根据患者的身体条件、药物性质、补液的总量三个方面来考虑,一般成人约40~80滴/分。滴速太快,不但会降低药物的作用(会很快从小便中排出体外),而且短时间内输液过多,会使人体内血循环中血容量急剧增加,尤其是有心脏病的人,一般20~40滴/分为宜。同时,要随时观察有无胸闷、气短、心跳快等症状,液体补速太快会使心脏负担加重,引起心力衰竭、肺部水肿等严重症状。

1.离子通道M2蛋白阻抑剂

(1)金刚烷胺:适用于原发性帕金森病、脑炎后的帕金森综合征、药物诱发的锥体外系反应、一氧化碳中毒后帕金森综合征及老年人合并有脑动脉硬化的帕金森综合征。也可用于预防或治疗亚洲甲-Ⅱ型流感病毒所引起的呼吸道感染。本品与灭活的甲型流感病毒疫苗合用时可促使机体产生预防性抗体。抗震颤麻痹,口服,成人常用量:一次100mg,每日1~2次,每日最大量为400mg。肾功能障碍者应减量。小儿不用。抗病毒口服,成人常用量:一次200mg,每日1次;或一次100mg,每12h1次,最大量为每日200mg。肾功能障碍者,应减少剂量。小儿常用量:①新生儿与1岁内婴儿不用;②1~9岁小儿,每8h按体重1.5~3mg/kg,或每12h按体重2.2~4.4mg/kg,也有推荐每12h按体重用1.5mg/kg的;每日最大量勿超过150mg;③9~12岁小儿,每12h口服100mg;④12岁或12岁以上小儿,一般同成人量。口服,成人每次0.1g,早晚各1次,最大日剂量400mg,小儿用量酌减,可连服3~5d,最多10d。

(2)金刚乙胺:主要应用于由A型流感病毒引起的畜禽疾病及畜禽感冒期间的治疗,同时还具有解热和提高体液免疫力的作用,对猪传染性胃肠炎病毒有抑制作用,对败血症病毒性肺炎等也有疗效。金刚烷胺经肾脏排泄,以原形经尿排出,故有明显肾功能障碍时能引起严重的神经系统不良反应,有肾功能不良的患者需慎用或减少剂量。

2. 神经氨酸酶抑制剂

鉴于流感病毒的神经氨酸酶对涎酸的降解作用具有重要的病毒生物学意义,例如可使其穿入宿主细胞膜、从感染细胞中释放、减少病毒被呼吸道黏液灭活等。故设计涎酸类似物竞争性抑制神经氨酸酶活性,可望达到抗流感病毒效果,此即神经氨酸酶抑制剂。在理论上,神经氨酸酶抑制剂对于甲、乙型流感病毒均有效。

(1)扎那米韦:适用于成年患者和12岁以上的青少年患者,治疗由A型和B型流感病毒引起的流感。本品经口吸入给药。使用前患者应在其主治医生的指导下学习吸入剂正确使用,可能的话应由医师示范使用方法。患者也要仔细阅读并遵守药品包装内的使用说明。每日两次,间隔约12h。每次10mg,分两次吸入,或者一次5mg,连用5d。随后数日两次的服药时间应尽可能保持一致,剂量间隔12h(如早晨或傍晚)。患者即使感到症状好转也应完成5d疗程,并应被告知服用扎那米韦不能减少流感传染的危险性。

(2)达菲:本品通过抑制病毒从被感染的细胞中释放,从而减少甲型或乙型流感病毒的传播。在罗氏提交美国联邦食品和药品管理局的申报材料中指出,奥司他韦(达菲)主要的不良反应显示为消化道的不适,包括恶心、呕吐、腹泻、腹痛等,其次是呼吸系统的不良反应,包括支气管炎、咳嗽等,此外还有中枢神经系统的不良反应,如眩晕、头痛、失眠、疲劳等。

(三)其他抗病毒药物

鼻内给子大颗粒气溶胶干扰素α,可抑制甲型流感病毒复制和减轻临床症状;但可以出现明显的局部毒性,限制了其应用。正在研究双特异性单克隆抗体,用于阻断NP和宿主细胞蛋白之间的相互作用,可望能阻断病毒的复制。

(四)继发性细菌感染的治疗

根据送检标本(如痰液)细菌培养和药敏试验结果,选择有效的抗菌药物。

(史晓峰)

第九节 病毒性肝炎

病毒性肝炎是由几种不同的嗜肝病毒(肝炎病毒)引起的以肝脏炎症为主和坏死病变为主的一组感染性疾病,是法定乙类传染病,具有传染性较强、传播途径复杂、流行面广泛、发病率高等特点;部分乙型、丙型和丁型肝炎患者可演变成慢性,并可发展为肝硬化和原发性肝细胞癌,对人民健康危害甚大。目前已确定的有甲型、乙型、丙型、丁型及戊型病毒性肝炎五种类型,其中甲型和戊型病毒性肝炎主要表现为急性肝炎,乙型、丙型、丁型病毒性肝炎可以呈急性肝炎或慢性肝炎的表现,并有发展为肝硬化和肝细胞癌的可能。

一、病因

病毒性肝炎是由肝炎病毒感染引起的疾病。目前已确定的肝炎病毒有甲型肝炎病毒、乙型肝炎病毒、丙型肝炎病毒、丁型肝炎病毒及戊型肝炎病毒五种。

1. 甲型肝炎病毒(HAV)

甲型肝炎病毒是小核糖核酸病毒科的一员,为嗜肝RNA病毒属。HAV抵抗力较强,能耐受 56℃ 30min,室温一周。在干燥粪便中 25℃能存活 30d,在贝壳类动物污水、淡水、海水、泥土中能存活数月。这种稳定性对 HAV 通过水和食物传播十分有利。高压蒸汽(121℃,20min),煮沸五分钟,紫外线照射,福尔马林(1:4000,37℃ 72h),高锰酸钾(30mg/L,5min),碘(3mg/L,5min),氯(自由氯 2.0~2.5mg/L,15min),70% 酒精 25℃ 3min 均可有效灭活 HAV。

2. 乙型肝炎病毒(HBV)

乙型肝炎病毒属嗜肝 DNA 病毒科,基因组长约 3.2kb,为部分双链环状 DNA。HBV 的抵抗力较强,但 65℃ 10h 煮沸 10min 或高压蒸气均可灭活 HBV。环氧乙烷戊二醛、过氧乙酸和碘伏对 HBV 也有较好的灭活效果。HBV 侵入肝细胞后,部分双链环状 HBV DNA 在细胞核内以负链 DNA 为模板延长正链以修补正链中的裂隙区,形成共价闭合环状 DNA(cccDNA);然后以 cccDNA 为模板,转录成几种不同长度的 mRNA,分别作为前基因组 RNA 和编码 HBV 的各种抗原。cccDNA 半寿(衰)期较长,很难从体内彻底清除。

3. 丙型肝炎病毒

丙型肝炎病毒是一种 RNA 病毒(HCV RNA),目前可分为 6 个不同的基因型及亚型,如 1a,2b,3c 等。基因 1 型呈全球性分布,占所有 HCV 感染的 70% 以上。丙型肝炎病毒对一般化学消毒剂敏感,高温加热和甲醛熏蒸等均可灭活病毒。

4. 丁型肝炎病毒(HDV)

一种有缺陷的病毒,其生物周期的完成要依赖于乙型肝炎病毒的帮助,因此丁型肝炎不能单独存在,必须在 HBV 存在的条件下才能感染和引起疾病。HDV 基因组是一个单股 RNA,形成一个具有完整结构的病毒颗粒,直径为 35~37nm,其外壳为乙肝表面抗原 HBsAg,内部由 HDAg 和 HDV-RNA 结成,而 HDV-RNA 与 HBV-DNA 无同源性,也不是宿主的 RNA,而是 HDV 的基因组,目前已知 HDV 只有一个血清型,但 HDV 容易发生变异,变异所产生不同的毒株毒力各不相同,目前多数学者认为,HDV 感染可明显抑制 HBV-DNA 合成。

5. 戊肝病毒

戊肝病毒为单股正链 RNA 病毒,大约 7.5kb 长,其外观呈对称的二十面体,无外壳,直径为 32~34nm,表面结构有突起和缺刻。过去它被归入杯状病毒科,现在被归入肝炎病毒科。该病毒有两个主要病毒株,即缅甸株(或亚洲株)和墨西哥株,HEV 不稳定,对高盐、氯化铯、氯仿敏感,反复冻融(-70℃~8℃之间)及在蔗糖溶液中活性降低,但在碱性环境中较稳定。

二、临床表现

(一)急性肝炎

患者在近期内出现、持续几天以上但无其他原因可解释的症状,如乏力、食欲减退、恶心等。肝大并有压痛、肝区叩击痛,部分患者可有轻度脾大。化验发现血清 ALT 升高,血清病原学检测阳性。若不伴有胆红素的升高,为急性无黄疸型肝炎;若伴有胆红素升高则为急性黄疸型肝炎。

(二)慢性肝炎

急性肝炎病程超过半年,或原有乙型、丙型、丁型肝炎或 HBsAg 携带史,本次又因同一病原再次出现肝炎症状、体征及肝功能异常者可以诊断为慢性肝炎。发病日期不明或虽无肝炎病史,但肝组织病理学检查符合慢性肝炎,或根据症状、体征、化验及 B 超检查综合分析,亦可作出相应诊断。按照我国2000年病毒性肝炎防治方案,慢性肝炎临床上可分为:轻度(临床症状、体征轻微或阙如,肝功能指标仅1或2项轻度异常)、中度(介于轻度和重度之间)及重度(有明显或持续的肝炎症状,如乏力、缺乏食欲、腹胀、尿黄、便溏等,伴有肝病面容、肝掌、蜘蛛痣、脾大并排除其他原因,且有门静脉高压症者。实验室检查血清 ALT 和(或)AST 反复或持续升高,清蛋白降低或 A/G 比值异常、丙种球蛋白明显升高)。除前述条件外,凡清蛋白≤32g/L,胆红素大于5倍正常值上限、凝血酶原活动度60%~40%,胆碱酯酶>2500U/L,四项检测中有一项达上述程度者即可诊断为慢性肝炎重度。对于多数的慢性乙型肝炎整个病程又可分为免疫耐受期、免疫清除期、非活动期及再活跃期。不同时期的临床转归不尽相同。

(三)重型肝炎

1.急性重型肝炎

患者以急性黄疸型肝炎起病,2周内出现极度乏力。消化道症状明显,迅速出现Ⅱ度以上肝性脑病,凝血酶原活动度低于40%并排除其他原因者,肝浊音界进行性缩小,黄疸急剧加深。

2.亚急性重型肝炎

患者以急性黄疸型肝炎起病,15至24周出现极度乏力,消化道症状明显,同时凝血酶原时间明显延长,凝血酶原活动度低于40%并排除其他原因者。黄疸迅速加深,每天上升>17.1μmol/L或血清总胆红素大于正常10倍,首先出现Ⅱ°以上肝性脑病者,称脑病型(包括脑水肿、脑疝等);首先出现腹腔积液及其相关症候(包括胸腔积液等)者,称为腹腔积液型。

3.慢性重型肝炎

患者有慢性肝病的基础,如慢性肝炎或肝硬化病史,或慢性乙型肝炎病毒携带史、或无肝病史及无 HBsAg 携带史,但有慢性肝病体征(如肝掌、蜘蛛痣等)、影像学改变(如脾脏增厚等)及生化检测改变者(如丙种球蛋白升高,白/球蛋白比值下降或倒置),或肝穿检查支持慢性肝炎,并发生重型肝炎的表现,对于亚急性重型和慢性重型肝炎可根据其临床表现分为早、中、晚三期。①早期。符合重型肝炎的基本条件,如严重乏力及消化道症状,黄疸迅速加深,血清胆红素大于正常10倍,凝血酶原活动度<40%~30%,或经病理学证实,但未发生明显的脑病,亦未出现腹腔积液;②中期。有Ⅱ度肝性脑病或明显腹腔积液、出血倾向(出血点或瘀斑),凝血酶原活动度<30%~20%;③晚期。有难治性并发症,如肝肾综合征、消化道大出血、严重出血倾向(注射部位瘀斑等),严重感染,难以纠正的电解质紊乱或Ⅱ度以上肝性脑病、脑水肿、凝血酶原活动度<20%。

(四)淤胆型肝炎

起病类似急性黄疸型肝炎,但自觉症状比较轻,皮肤瘙痒,大便灰白,常有明显肝大,肝功能检查血清胆红素明显升高。以直接胆红素为主,凝血酶原活度<60%或应用维生素 K 肌内注射后一周可升至60%以上,血清胆汁酸、γ谷氨酰转肽酶、碱性磷酸酶、胆固醇水平可明显升高,黄疸持续3周以上,并除外其他原因引起的肝内外梗阻性黄疸者,可诊断为急性淤胆型肝炎,在慢性肝炎基础上发生上述临床表现者,可诊断为慢性淤胆型肝炎。

(五)肝炎肝硬化

肝炎肝硬化是慢性肝炎发展的结果,肝组织病理学表现为弥散性肝纤维化及结节形成,二者必须同时具备,才能诊断,代偿性肝硬化是指早期肝硬化,一般属 Child-PughA 级,虽可有轻度乏力、食欲减少或腹胀症状,尚无明显肝功能衰竭表现,血清白蛋白降低,但仍>35g/L,

胆红素＞35μmo/L,凝血酶原活动度多大于60%,血清 ALT 及 AST 轻度升高,AST 可高于 ALT,γ谷氨酰转肽酶可轻度升高,可有门静脉高压症,如轻度食管静脉曲张,但无腹腔积液、肝性脑病或上消化道出血。失代偿性肝硬化是指中晚期肝硬化,一般属 Child－Pugh B、C 级,有明显肝功能异常及失代偿征象,如血清白蛋白＜35g/L,ALT 和 AST 升高,凝血酶原活动度＜60%,患者可出现腹腔积液、肝性脑病及门静脉高压症引起的食管、胃底静脉明显曲张或破裂出血,根据肝脏炎症活动情况,可将肝硬化区分为活动性肝硬化,即慢性肝炎的临床表现依然存在,特别是 ALT 升高,黄疸、清蛋白水平下降,肝质地变硬,脾进行增大,并伴有门静脉高压症;静止性肝硬化通常 ALT 正常,无明显黄疸,肝质地硬,脾大,伴有门静脉高压症,血清白蛋白水平低,影像学检查常常发现肝脏缩小。肝表面明显凹凸不平,锯齿状或波浪状,肝边缘变钝,肝实质回声不均、增强,呈结节状,门静脉和脾门静脉内径增宽,肝静脉变细、扭曲、粗细不均,腹腔内可见液性暗区。

三、诊断

(1)病毒性肝炎的诊断是在肝炎临床表现的基础上结合流行病学史,并检测到病毒特异性标志物。

(2)甲型肝炎确诊的标记物是抗－HAV IgM 阳性,通常在发病后 1 周左右即可在血清中测出。

(3)乙肝肝炎确诊的标记物是乙肝五项(HBsAg、抗－HBs、HBeAg、抗－HBe,抗－HBc)中至少有 2~3 项阳性(大三阳:HBsAg、HBeAg、抗－HBc 或小三阳:HBsAg、抗－HBe、抗－HBc),乙肝 HBV DNA 的载量可反应病毒复制的活跃程度,肝功能异常程度反应肝脏炎症的活动程度。

(4)丙型肝炎确诊的标记物是抗－HCV 阳性;戊型肝炎确诊的标记物是抗－HEV IgM 抗－HEV 阳性。丁型肝炎确诊的标记物是抗 HDV 阳性或 HDV 抗原阳性。

病毒性肝炎需与溶血性黄疸、肝外梗阻性黄疸、非嗜肝病毒(如巨细胞病毒、EB 病毒)所致的肝炎、药物性肝损害、酒精性肝病、自身免疫性肝炎等疾病相鉴别。

四、治疗

(1)甲型、戊型病毒性肝炎治疗:均不需抗病毒治疗,主要以支持治疗,辅以适当保肝药物如甘草酸制剂、水飞蓟素类、还原型谷胱甘肽、多烯磷脂酰胆碱等,避免饮酒、疲劳、避免使用损肝药物。强调早期卧床休息,至症状明显减退,可逐步增加活动,以不感到疲劳为原则,需住院隔离治疗至起病后 3 周、临床症状消失、血清总胆红素在 17.1μmol/L 以下,ALT 在正常值 2 倍以下时可以出院,但出院后仍应休息 1~3 月,恢复工作后应定期复查半年至 1 年。

(2)急性乙型肝炎的治疗:基本同上,至于是否进行抗病毒治疗需根据患者 HBVDNA 及乙肝五项血清学转换的情况来定,慢性乙型病毒性肝炎,若具备抗病毒治疗的适应证,在上述保肝治疗的基础还需要进行抗病毒治疗。我国 2010 年乙肝防治指南对乙肝抗病毒治疗的适应证为:HBeAg 阳性者,HBV－DNA ≥10^5 拷贝/mL(相当于 20000IU/mL);HBeAg 阴性者,HBV－DNA ≥10^4 拷贝/mL(相当于 2000IU/mL);ALT ≥2×ULN;如用 IFN 治疗,ALT 应≤10×ULN,血清总胆红素应＜2×ULN;ALT＜2×ULN,但肝组织学显示 KnodellHAI≥4,或炎性坏死≥G2,或纤维化≥S2。对持续 HBV－DNA 阳性、达不到上述治疗标准,但有以下情形之一者,亦应考虑给予抗病毒治疗:对 ALT 大于 ULN 且年龄＜40 岁者,也应考虑抗病毒治疗;对

ALT 持续正常但年龄较大者（≥40 岁），应密切随访，最好进行肝组织活检；如果肝组织学显示 KnodellHAI≥4，或炎性坏死≥G2，或纤维化≥S2，应积极给予抗病毒治疗；动态观察发现有疾病进展的证据（如脾脏增大）者，建议行肝组织学检查，必要时给予抗病毒治疗。乙肝抗病毒治疗药物有普通干扰素、聚乙二醇化干扰素及核苷（酸）类似物（包括拉米夫定、阿德福韦、替比夫定、恩替卡韦及替诺福韦）。干扰素类起效相对较慢，但若取得疗效维持稳定的机会相对较高，疗程相对较短，缺点是不良反应相对较多；核苷（酸）类似物起效快、不良反应小，但疗程较长，停药后复发的机会较多。所以要根据患者的具体情况选择用药，并根据患者治疗过程中的应答情况适时调整方案来进行个体化治疗。若选用核苷（酸）类似物治疗中还需注意病毒耐药变异的可能。

（3）丙型病毒性肝炎，无论急性还是慢性，只要 HCV RNA 能够检测到就需进行抗病毒治疗。标准的抗病毒治疗方案是聚乙二醇化干扰素加利巴韦林，若经济条件不允许用聚乙二醇化干扰素，也可用普通干扰素来代替，疗程根据患者在治疗的 4 周、12 周及 24 周时的应答情况来确定（即应答指导的治疗—RGT 治疗）。

对于应答不佳的基因型为 1 型患者还可以考虑加用直接作用的抗病毒药物如博赛匹韦（Boceprevir，BOC）或特拉匹韦（Telaprevir，TVR）治疗。

（史晓峰）

第十节　细菌性痢疾

细菌性痢疾是由痢疾杆菌引起的肠道传染病，好发于夏秋季。临床主要表现为发热、腹痛、腹泻、里急后重和黏液脓血便，严重者可发生感染性休克和（或）中毒性脑病。本病急性期一般数日即愈，少数患者病情迁延不愈，发展成为慢性菌痢，可以反复发作。

一、病因

（1）痢疾杆菌经口进入消化道后，在抵抗力较强的健康人可被胃酸大部分杀灭，即使有少量未被杀灭的病菌进入肠道，亦可通过正常肠道菌群的拮抗作用将其排斥。此外，在有些过去曾受感染或隐性感染的患者，其肠黏膜表面有对抗痢疾杆菌的特异性抗体（多属分泌性 IgA），能排斥痢疾杆菌，使之不能吸附于肠黏膜表面，从而防止菌痢的发生。而当人体全身及局部抵抗力降低时，如一些慢性病、过度疲劳、暴饮暴食及消化道疾患等，即使感染小量病菌也容易发病。

（2）痢疾杆菌侵入肠黏膜上皮细胞后，先在上皮细胞内繁殖，然后通过基底膜侵入黏膜固有层，并在该处进一步繁殖，在其产生的毒素作用下，迅速引起炎症反应，其强度与固有层中的细菌数量成正比，肠上皮细胞坏死，形成溃疡。菌体内毒素吸收入血，引起全身毒血症。

（3）中毒性菌痢的发病机制可能是特异性体质对细菌内毒素的超敏反应，产生儿茶酚胺等多种血管活性物质引起急性微循环障碍、感染性休克、DIC 等，导致重要脏器功能衰竭，以脑组织受累较重。

二、临床表现

1. 急性菌痢

急性腹泻,伴有发冷、发热、腹痛、里急后重、排黏液脓血便;全腹压痛、左下腹压痛明显。

2. 急性中毒型菌痢(多见于 2 ~ 7 岁儿童)

急性中毒型菌痢起病急骤,突然高热,反复惊厥,嗜睡、昏迷,迅速发生循环衰竭和呼吸衰竭。肠道症状轻或阙如。

3. 慢性菌痢

患者有持续轻重不等的腹痛、腹泻、里急后重、排黏液脓血便的痢疾症状,病程超过两个月。

三、诊断

(一)病史要点

1. 流行病学资料

患者有不洁饮食史、接触史、当地本病流行情况以及流行区旅游史等。

2. 起病情况

起病急缓,有助于判断不同的临床类型。

3. 主要症状

患者可有畏寒、发热,主要为腹痛、腹泻,每日大便数次至十余次不等。急性期患者多为黏液或黏液脓血便,量不多,有里急后重感。慢性期常为黏液便,或腹泻与便秘交替出现。中毒型菌痢患者可突发高热、反复惊厥、嗜睡,甚至昏迷等。

4. 既往病史

患者有无类似症状发作史,药物使用情况等。

(二)查体要点

1. 生命体征

中毒型患者可有高热;血压明显降低,脉搏细速难以触及;烦躁不安、嗜睡惊厥、昏迷;呼吸节律不齐、深浅不均等呼吸衰竭的表现。

2. 腹部体征

急性期患者有左下腹压痛,肠鸣音亢进。慢性期患者左下腹可扪及增粗的乙状结肠。

3. 其他

慢性期患者可有营养不良、贫血等表现。

(三)实验室检查

1. 粪便检查

(1)常规检查:粪便外观多为黏液脓血便,无粪质。镜检有大量脓细胞或白细胞及分散的红细胞,如见巨噬细胞有助于诊断。

(2)病原学检查:确诊依赖于粪便培养出痢疾杆菌,并同时进行药物敏感试验以指导临床合理选用抗菌药物。

(3)志贺菌核酸的检测:用基因探针或 PCR 法检测,不仅能够缩短检测时间,而且能检出已用抗菌药物治疗患者标本中死亡的志贺菌 DNA,故尤其适用于细菌培养阴性的患者标本的检测,可提高45%志贺菌的检出率。

2.血常规

急性期血白细胞总数增高,多在$(10\sim20)\times10^9/L$,中性粒细胞亦增高。慢性期患者可有贫血。

四、治疗

(一)急性菌痢

大多数急性菌痢在发病1周左右症状缓解,约2周自愈。合理的病原治疗加快临床恢复过程,并因消灭结肠黏膜组织内的病原体而避免恢复期带菌者或演变为慢性菌痢。

1.一般治疗

对急性菌痢患者应消化道隔离至临床症状消失,粪便培养2次阴性。对毒血症状严重者,采用适宜的对症治疗和抗菌治疗的同时,可酌情小剂量应用肾上腺皮质激素。保证每日足够的水分、电解质及维持酸碱平衡,如严重吐泻引起脱水、酸中毒及电解质紊乱者,则静脉或口服补充液体给予纠正。

2.病原治疗

宜参照当前流行菌株的药物敏感情况选择用药,疗程通常5~7d。

(1)氟喹诺酮类:有较强的杀菌作用,口服完全吸收,是目前治疗菌痢的较理想的药物。首选环丙沙星,其他喹诺酮类,如氧氟沙星、左旋氧氟沙星、莫西沙星等也可选用。此类药物因可能影响骨骼发育,故孕妇、儿童及哺乳期妇女不宜使用,而选用三代头孢菌素如头孢曲松、头孢噻肟。

(2)复方磺胺甲噁唑:成人每次2片,一日2次,首剂加倍。儿童剂量酌减。对有过敏者、严重肾病及血白细胞明显减少者忌用。

(3)其他:阿奇霉素对耐药的痢疾杆菌有强抑菌作用,阿奇霉素500mg口服1次后,250mg,一日1次,疗程4d。

(二)慢性菌痢

宜去除诱因,采用全身治疗,如适当锻炼、生活规律及避免过度劳累和紧张,同时积极治疗并存的慢性疾病。

1.病原治疗

对慢性菌痢宜联合应用两种对病原菌有良好抗菌活性的抗菌药物治疗,7~10d为一疗程。停药后多次大便培养未能阴转,可改换药物进行第2个疗程。通常需要1~3个疗程。

2.灌肠疗法

肠黏膜病变经久不愈者可采用药物保留灌肠。用0.5%卡那霉素或0.3%黄连素或5%大蒜素液,每次100~200mL,每晚1次,10~14d为一疗程。灌肠液内加用小剂量肾上腺皮质激素,以增加其渗透作用而提高疗效。若有效可重复应用。

3.其他治疗

除一般的对症治疗外,对慢性腹泻尤其是抗菌药物治疗后,易出现肠道菌群失调,可给予微生态制剂,如乳酸杆菌或双歧杆菌等制剂进行纠正。

(三)中毒型菌痢

中毒型菌痢病情凶险,除有效的抗菌治疗外,宜针对危象及时采用综合措施抢救治疗。

1. 一般治疗

由于病情变化快,应密切观察意识状态、血压、脉搏、呼吸及瞳孔等变化,并作好护理工作,减少并发症的发生。

2. 病原治疗

应用有效的抗菌药物静脉滴注,如环丙沙星 $0.2 \sim 0.4g$,静脉滴注,一日 2 次,或左氧氟沙星,每日 $250 \sim 500mg$,静脉滴注。待病情明显好转后改口服。亦可应用头孢菌素如头孢噻肟,每日 $4 \sim 6g$,静脉滴注。

3. 对症治疗

对病情中出现的危象及时抢救:①降温止惊:争取短时间内将体温降至 $36℃ \sim 37℃$,为此可将患者放置在 $20℃$ 以下的空调房间,辅以亚冬眠疗法,氯丙嗪及异丙嗪各 $1 \sim 2mg/kg$,肌肉注射或静脉注射,每 $2 \sim 4h$ 1 次,一般 $3 \sim 4$ 次;②扩容纠酸,维持水及电解质平衡;③血管活性药物应用,疾病早期可用阿托品,儿童 $0.03 \sim 0.05mg/kg$,成人 $2 \sim 2.5mg/kg$,静脉注射。面色转红,四肢温暖时说明血管痉挛解除,可予停药。如血压仍不回升则用升压药物,如多巴胺、阿拉明、酚妥拉明等治疗;④防治脑水肿和 ARDS,应及时给予甘露醇脱水,降低颅内压以及采用吸氧和人工呼吸机治疗等。

(史晓峰)

第十一节 细菌性食物中毒

细菌性食物中毒,系指由于进食被细菌或其细菌毒素所污染的食物而引起的急性中毒性疾病。其中前者亦称感染性食物中毒,病原体有沙门氏菌、副溶血性弧菌(嗜盐菌)、大肠杆菌、变形杆菌等;后者则称毒素性食物中毒,由进食含有葡萄球菌、产气荚膜杆菌及肉毒杆菌等细菌毒素的食物所致。临床上可分为胃肠型食物中毒与神经型食物中毒两大类。

一、病因

(1)生熟交叉污染。如熟食品被生的食品原料污染,或被与生的食品原料接触过的表面(如容器、手、操作台等)污染,或接触熟食品的容器、手、操作台等被生的食品原料污染。

(2)食品贮存不当。如熟食品在 $10℃ \sim 60℃$ 之间的温度条件下存放时间应小于 $2h$,长时间存放就容易引起变质。另外把易腐原料、半成品食品在不适合的温度下长时间贮存也可能导致食物中毒。

(3)食品未烧熟煮透。如食品烧制时间不足、烹调前未彻底解冻等原因,使食品加工时中心部位的温度未达到 $70℃$。

(4)从业人员带菌污染食品。从业人员患有传染病或是带菌者,操作时通过手部接触等方式污染食品。

(5)经长时间贮存的食品食用前未彻底再加热,中心部位温度不到 $70℃$ 以上及进食未经加热处理的生食品也是细菌性食物中毒的常见原因。

二、临床表现

潜伏期短,超过 72h 的病例可基本排除食物中毒。金黄色葡萄球菌食物中毒由积蓄在食物中的肠毒素引起,潜伏期 1~6h。产气荚膜杆菌进入人体后产生不耐热肠毒素,潜伏期 8~16h。侵袭性细菌如沙门氏菌、副溶血弧菌、变形杆菌等引起的食物中毒,潜伏期一般为 16~48h。临床表现以急性胃肠炎为主,如恶心、呕吐、腹痛、腹泻等。葡萄球菌食物中毒呕吐较明显,呕吐物含胆汁,有时带血和黏液。腹痛以上腹部及脐周多见。腹泻频繁,多为黄色稀便和水样便。侵袭性细菌引起的食物中毒,可有发热、腹部阵发性绞痛和黏液脓血便。副溶血弧菌食物中毒的部分病例大便呈血水样。产气荚膜杆菌 a 型菌病情较轻,少数 c 型和 f 型可引起出血性坏死性肠炎。莫根变形杆菌还可发生颜面潮红、头痛、荨麻疹等过敏症状。腹泻严重者可导致脱水、酸中毒、甚至休克。

三、诊断

1. 流行病学资料

在夏秋季有进食可疑被污染食物史,如已变质的食品、海产品、腌制品、未加热处理的卤菜或病畜,如禽的肉或内脏等。有集体发病史。

2. 临床表现

同食者在短期出现相似症状,如恶心、呕吐、腹痛、腹泻等。如出现明显神经系统症状要考虑肉毒杆菌食物中毒。

3. 实验室检查

对可疑食物、患者呕吐物及粪便作细菌培养,可获得相同的病原体。疑为葡萄球菌食物中毒可做动物实验,疑为肉毒杆菌食物中毒,立即将可疑食物浸出液做动物接种及食品检验。

四、治疗

1. 爆发流行时的处理

应做好思想工作和组织工作,将患者进行分类,轻者在原单位集中治疗,重症患者送往医院治疗,即时收集资料,进行流行病学调查及细菌学的检验工作,以明确病因。

2. 对症治疗

轻者卧床休息,流食或半流食,宜清淡,多饮盐糖水,密切观察病情变化。对有高热、中毒症状重、吐泻不止、脱水、休克等重患者应进行抢救。

(1)静脉输入 5%~10% 葡萄糖液和生理盐水,输液量依病情而定。血压下降者给予升压药。注意酸碱平衡,及时纠正水与电解质紊乱及酸中毒,酌情补充 5% 碳酸氢钠液或 11.2% 乳酸钠等。有尿时补钾盐。

(2)口服、肌内注射或静脉滴注喹诺酮类抗生素。也可选择头孢三代抗生素。

(3)高热者,可物理降温;烦躁不安者,可给水合氯醛 1 克或苯巴比妥 0.03~0.09g,口服;吐泻腹痛剧者暂禁食,给复方颠茄片口服或注射 654-2,腹部放热水袋;精神紧张不安时应给镇静剂。

3. 抗菌药物的选择

通常无需应用抗菌药物,可以经对症疗法治愈。症状较重考虑为感染性食物中毒或侵袭性腹泻者,应及时选用抗菌药物,如诺氟沙星、左氧氟沙星、头孢曲松、头孢哌酮、呋喃唑酮、氯霉素、土霉素、依替米星、庆大霉素等,葡萄球菌的食物中毒可用苯唑青霉素等治疗。但抗菌药物不能缩短排菌期。

4. 肉毒杆菌食物中毒

早期,应立即用水或1∶4000高锰酸钾液洗胃,灌肠。安静卧床,注意保温。尽早使用多价抗毒血清,在起病后24h内或在发生肌肉瘫痪前静脉注射或肌内注射5万~10万U,必要时6h后重复注射。有报道,盐酸胍乙啶有促进末梢神经释放乙酰胆碱的作用,可用以治疗肉毒杆菌中毒,半数患者症状好转,但对严重呼吸衰竭患者无效。

(史晓峰)

第十二节　疟　疾

疟疾是疟原虫寄生于人体所引起的传染病。经疟蚊叮咬或输入疟原虫携带者的血液而感染。不同的疟原虫分别引起间日疟、三日疟、恶性疟及卵形疟。本病主要表现为周期性规律发作,全身发冷、发热、多汗,长期多次发作后,可引起贫血和脾大。

一、病因

疟疾是由疟原虫经按蚊叮咬传播的寄生虫病。疟原虫侵入人体后经血流侵入肝细、胞内寄生、繁殖,成熟后又侵入红细胞内繁殖,使红细胞定时的、成批的破裂而发病。

二、临床表现

潜伏期:从人体感染疟原虫到发病(口腔温度超过37.8℃),称潜伏期。潜伏期包括整个红外期和红内期的第一个繁殖周期。一般间日疟、卵形疟14d,恶性疟12d,三日疟30d。感染原虫量、株的不一,人体免疫力的差异,感染方式的不同均可造成不同的潜伏期。温带地区有所谓长潜伏期虫株,可长达8~14个月。输血感染潜伏期7~10d。胎传疟疾,潜伏期就更短。有一定免疫力的人或服过预防药的人,潜伏期可延长。

(一)间日疟

多急起,复发者尤然。初次感染者常有前驱症状,如乏力、倦怠、打呵欠;头痛,四肢酸痛;食欲缺乏,腹部不适或腹泻;不规则低热。一般持续2~3d。

1. 发冷期

骤感畏寒,先为四肢末端发凉,迅觉背部、全身发冷。皮肤起鸡皮疙瘩,口唇、指甲发绀,颜面苍白,全身肌肉关节酸痛。进而全身发抖,牙齿打战,有的人盖几床被子不能制止,持续约10min,乃至一小时许,寒战自然停止,体温上升。此期患者常有重病感。

2. 发热期

冷感消失以后,面色转红,发绀消失,体温迅速上升,通常发冷越显著,则体温就愈高,可达40℃以上。高热患者痛苦难忍。有的辗转不安,呻吟不止;有的谵妄,撮空,甚至抽搐或不省人事;有的剧烈头痛,顽固呕吐。患者面赤,气促;结膜充血;皮灼热而干燥;脉洪而速;尿短而色深。多诉说心悸,口渴,欲冷饮。持续2~6h,个别达十余小时。发作数次后唇鼻常见疱疹。

3. 出汗期

高热后期,颜面手心微汗,随后遍及全身,大汗淋漓,衣服湿透,约 2～3h 体温降低,常至35.5℃。患者感觉舒适,但十分困倦,常安然入睡。一觉醒来,精神轻快,食欲恢复,又可照常工作。此刻进入间歇期。整个发作过程约 6～12h,典型者间歇 48h 又重复上述过程。一般发作 5～10 次,因体内产生免疫力而自然终止。多数病例早期发热不规律,可能系血内有几批先后发育成熟的疟原虫所致。部分患者在几次发作后,由于某些批疟原虫被自然淘汰而变得同步。数次发作以后患者常有体弱,贫血,肝脾大。发作次数愈多,脾大、贫血愈著。由于免疫力的差异或治疗的不彻底,有的患者可成慢性。

(二)三日疟

发作与间日疟相似,但为三日发作一次,发作多在早晨,持续 4～6h。脾大、贫血较轻,但复发率高,且常有蛋白尿,尤其儿童感染,可形成疟疾肾病。三日疟易混合感染,此刻病情重很难自愈。

(三)卵形疟

与间日疟相似,我国仅云南及海南有个别报道。

(四)恶性疟

起病缓急不一,临床表现多变,其特点如下。

(1)起病后多数仅有冷感而无寒战。

(2)体温高,热型不规则。初起常呈间歇发热,或不规则,后期持续高热,长达 20 余小时,甚至一次刚结束,接着另一次又发作,不能完全退热。

(3)退热出汗不明显或不出汗。

(4)脾大、贫血严重。

(5)可致凶险发作。

(6)前驱期血中即可检出疟原虫。

(五)凶险型疟疾

88.3%～100% 患者由恶性疟疾引起,偶可因间日疟或三日疟发生。在爆发流行时 5 岁以下的幼儿,外来无免疫力的人群发生率可成 20 倍的增长;即便当地人群,治疗不及时也可发生。

临床上可观察患者原虫数量作为监测项目,若厚片每视野达 300～500 个原虫,就可能发生;如每视野 600 个以上则极易发生。临床上主要有下列几种类型。

1. 脑型

脑型最常见。其特点:①常在一般寒热发作 2～5d 后出现,少数突然晕倒起病;②剧烈头痛,恶心呕吐;③意识障碍,可烦躁不安,进而嗜睡,昏迷;④抽搐,半数患者可发生,儿童更多;⑤如治疗不及时,发展成脑水肿,致呼吸、循环或肾衰竭;⑥查体有脾大,2/3 的患者在出现昏迷时肝脾已肿大,贫血、黄疸、皮肤出血点均可见,神经系统检查,脑膜刺激征阳性,可出现病理反射;⑦实验室检查:血涂片可查见疟原虫。

2. 胃肠型

除发冷发热外,尚有恶心呕吐、腹痛腹泻,泻水样便或血便,可似痢疾伴里急后重。有的仅有剧烈腹痛,而无腹泻,常被误为急腹症。吐泻重者可发生休克、肾衰竭而死。

3.过高热型

疟疾发作时,体温迅速上升达42℃或更高。患者呼吸窘迫、谵妄、抽搐、昏迷,常于数小时后死亡。

4.黑尿热

黑尿热是一种急性血管溶血,并引起血红蛋白和溶血性黄疸,重者发生急性肾功能不全。其原因可能是自身免疫反应,还可能与 G-6-P 脱氢酶缺乏有关。临床以骤起寒战高热、腰痛、酱油色尿、排尿刺痛感,以及严重贫血、黄疸,蛋白、管型尿为特点。本病地理分布与恶性疟疾一致,国内除西南和沿海个别地区外,其他地区少见。

三、诊断

(一)症状

1.流行病学资料

有在疟疾流行区生活或旅游史,近年有疟疾发作史或近期接受过输血。

2.临床表现

有典型的周期性寒热发作,伴有脾大和贫血。

(二)辅助检查

1.血常规

白细胞正常或减少,可有红细胞、血红蛋白及血小板减少。

2.疟原虫检查

血涂片染色查疟原虫是确诊的最可靠方法。另外,可做骨髓穿刺涂片染色查疟原虫。

3.疟原虫抗原快速检测

经近年的临床应用证实,该方法简单、快速、方便、准确。

4.腹部 B 超检查

腹部 B 超检查可见肝、脾有不同程度的肿大。

四、治疗

(一)抗疟原虫治疗

1.控制临床发作的药物

氯喹、青蒿素类(青蒿素、蒿甲醚、青蒿琥酯、双氢青蒿素)。

蒿甲醚:适用于各型疟疾,主要用于抗氯喹恶性疟的治疗和凶险型恶性疟的急救。退热及原虫转阴速度均较氯喹为快,主要作用于疟原虫的红内期。肌肉注射后吸收完全,血药达峰时间为 7h,半衰期为 13h。本药在体内分布甚广,可透过血脑屏障,以脑组织分布最多,肝、肾次之。经胆汁和尿液排泄。本药不良反应轻微,个别患者有转氨酶轻度升高。妊娠妇女慎用。

成人用量:肌内注射,首次 160mg,后每 12h 一次,每次 80mg,连用 5 次。如果血液中仍能够检查到疟原虫可改为每日 80mg 肌肉注射,2~3d,至血液中疟原虫检查为阴性。

儿童用量:肌内注射,首次按体重 3.2mg/kg;第 2~5 日每次 1.6mg/kg,每日 1 次。

2.防止复发

常用药物伯氨喹啉:本品可杀灭各种疟原虫的组织期虫株,尤以间日疟为著,也可杀灭各种疟原虫的配子体,对恶性疟的作用尤强,使之不能在蚊体内发育,对红内期虫株的作用很弱。

不良反应有头昏、恶心、腹痛等,少数患者可有药物热、粒细胞缺乏等,停药后即可恢复。葡萄糖 -6- 磷酸脱氢酶缺乏者服用本药可发生急性溶血性贫血,一旦发生应停药作对症治疗。用法与用量:成人每次 13.2mg,每日 3 次,连服 7d。

磷酸哌喹:目前常用的剂型是与青蒿素的复方制剂(科泰复)。

(二)对症治疗

(1)体温过高者给予物理降温。

(2)保证液体入量。

(3)应用低分子右旋糖酐,防止血管内红细胞凝集,有利于 DIC 的治疗与预防。

(4)有脑水肿时,用 20% 甘露醇 250mL 快速滴注,每日 2~3 次。

(5)重症患者可适当应用肾上腺皮质激素。

(三)抗药疟疾

恶性疟原虫能在正常情况下,可在杀灭或抑制其繁殖的一般浓度的氯喹药液中,继续存活或繁殖,称为抗氯喹恶性疟原虫。

它所引起的疟疾即抗氯喹恶性疟。疟疾患者,虽已接受常规剂量或所能耐受的最高剂的氯喹,并且已被吸收,但疟原虫仍不消失甚至反而增多,或虽无再感染,但暂时阴转而于 28d 内再出现者,均属于抗氯喹恶性疟病例。

抗药疟疾理论上包括四种人疟和对各种药物均抗药。但实际上主要限于恶性疟,而且主要抗氯喹,近年来,虽然发现有抗其他抗疟药的其他种疟疾,但为数很少。抗氯喹的恶性疟于 1957 年最先在泰国查见,而于 1960 年首先由哥伦比亚报告。时至今日抗氯喹恶性疟已成为疟疾防治的严重问题。有的地区抗药性者甚至占恶性疟的 90%。

(史晓峰)

第十三节　狂犬病

狂犬病又名恐水症,是由狂犬病毒所致的自然疫源性人畜共患急性传染病。流行性广,病死率极高,几乎为 100%。对人民生命健康造成严重威胁。人狂犬病通常由病兽以咬伤的方式传给人体而受到感染。临床表现为特有的恐水、恐声、怕风、恐惧不安、咽肌痉挛、进行性瘫痪等。

一、病因

狂犬病主要是感染了狂犬病毒所致,狂犬病毒含 5 种主要蛋白,即糖蛋白(G)、核蛋白(N)、聚合酶(L)、磷蛋白(NS)及膜蛋白(M)等。糖蛋白能与乙酰胆碱结合,决定了狂犬病毒的噬神经性,能刺激抗体产生保护性免疫性反应。N 蛋白导致的抗体不具中和力,可用检测胞浆内包涵体有助临床诊断。

二、临床表现

狂犬病的临床表现可分为四期。

1. 潜伏期

潜伏期长短不一,最短 3d,最长 19 年,一般为 20 ~ 90d。在潜伏期中感染者没有任何症状。

2. 前驱期

感染者开始出现全身不适、低热、头疼、恶心、疲倦、继而恐惧不安,烦躁失眠,对声、光、风等刺激敏感而有喉头紧缩感。在愈合的伤口及其神经支配区有痒、痛、麻及蚁走等感觉异常等症状。本期持续 2 ~ 4d。

3. 兴奋期

兴奋期表现为高度兴奋,突出为极度的恐怖表情、恐水、怕风。体温升高(38℃ ~ 40℃),恐水为本病的特征,但是不是每一例都有。典型患者虽极渴而不敢饮,见水、闻水声、饮水或仅提及饮水时也可以引起咽喉肌严重痉挛。外界刺激如风、光、声也可引起咽肌痉挛,可有声音嘶哑,说话吐词不清,呼吸肌痉挛可出现呼吸困难和发绀。交感神经功能亢进可表现为大量流涎,大汗淋漓,心率加快,血压升高。但患者神志多清楚,可有精神失常及幻觉出现等。本期1 ~ 3d。

4. 麻痹期

如果患者能够渡过兴奋期而侥幸活下来,就会进入昏迷期,本期患者深度昏迷,但狂犬病的各种症状均不再明显,大多数进入此期的患者最终衰竭而死。患者常常因为咽喉部的痉挛而窒息身亡。

三、诊断

(一)辅助检查

1. 周围血常规和脑脊液

白细胞总数轻至中度升高,中性粒细胞占 80%。脑脊液细胞数及蛋白质可稍增多,糖和氯化物正常。

2. 病原学检查

脑组织内基小体检验;患者口腔分泌物、脑脊液和脑组织接种鼠脑分离病毒,狂犬病毒核酸检测等。

3. 病毒抗体检测

荧光免疫方法检查抗体,血清学抗体检查。

(二)症状体征

在狂犬病的早期,患者多有低热、头痛倦怠、全身不适、恶心、烦躁失眠、恐惧不安等症状,患者对声音、光线或风之类的刺激变得异常敏感,稍受刺激立即感觉咽喉部发紧。

在愈合的伤口周围及其神经支配区也有麻木,痒痛及蚁走的异常感觉,两三天后,病情进入兴奋期。患者高度兴奋,突出表现为极度恐怖表情,恐水、怕风,遇到声音、光线、风等,都会出现咽喉部的肌肉严重痉挛。患者虽然口渴却不敢喝水,甚至听到流水的声音或者别人说到水,也会出现咽喉痉挛。严重的时候,患者还有全身疼痛性抽搐,导致呼吸困难。狂犬病的患者,大多数神志清醒;但是,也有部分患者出现精神失常。兴奋期约有两三天后,患者变得安静下来,但是,随之出现全身瘫痪,呼吸和血循环系统功能都会出现衰竭,迅速陷入昏迷,数个小时以后,就会死亡。恐水是多数狂躁型狂犬病特有的症状之一。

四、治疗

（一）急救措施

（1）被病狗咬伤后，应立即冲洗伤口，关键是洗的方法。伤口较小，较表浅，无活动性大出血时，可自行先用自来水或肥皂水直接冲洗伤口，至少冲洗 30min，尽量把可能进入伤口的病毒冲洗掉，冲洗之后要用干净的纱布把伤口盖上。对于严重咬伤，应立即前往医院处理。

（2）被疯狗咬伤后，即使是再小的伤口，也有感染狂犬病的可能，同时可感染破伤风，伤口易化脓。患者应按照要求注射狂犬病疫苗和（或）破伤风抗毒素预防针。

（3）及时正确处理伤口，及时全程预防接种可以预防狂犬病和降低发病率。

（二）药物治疗

狂犬病发病后以对症综合治疗为主，没有特效的治疗方法，包括：①单室严格隔离患者，尽量保持患者安静，减少光、风、声的刺激，狂躁时用镇静剂；②加强监护治疗，维持水电介质及酸碱平衡等生命支持。有脑水肿也以脱水治疗。

（史晓峰）

第十四节　　出血热

出血热是危害人类健康的重要传染病，即流行性出血热又称肾综合征出血热，是由流行性出血热病毒引起的，以鼠类为主要传染源的自然疫源性疾病。其主要临床特征是发热、出血倾向及肾脏损害等。

一、病因

1. 宿主动物和传染源

主要是小型啮齿动物、包括鼠。

2. 传播途径

主要传播为动物源性，病毒能通过宿主动物的血及唾液、尿、便排出鼠向人的直接传播是人类感染的重要途径。

3. 人群易感性

一般认为人群普遍易感，隐性感染率较低，一般青壮年发病率高，二次感染发病罕见。

二、临床表现

出血热潜伏期一般为 2 ～ 3 周。起病急，有发热（38℃ ～ 40℃）、三痛（头痛、腰痛眼眶痛）以及恶心、呕吐、胸闷、腹痛、腹泻、全身关节痛等症状，皮肤黏膜三红（脸、颈和上胸部发红），眼结膜充血，重者似酒醉貌。口腔黏膜、胸背、腋下出现大小不等的出血点或瘀斑，或呈条索状、抓痕样的出血点。随着病情的发展，患者退烧，但症状反而加重，继而出现低血压、休克、少尿、无尿及严重出血等症状。典型的出血热一般有发热、低血压、少尿、多尿及恢复五期经过。如处理不当，病死率很高。因此，对患者应实行"四早一就"，即早发现、早诊断、早休息、早治疗，就近治疗，减少搬运。出血热早期症状主要是发热、头痛、腰痛、咽痛、咳嗽、流涕等，极易与感冒混淆,造成误诊而延误病情;不少患者由于出现发热、头痛、尿少、水肿等症状而被误诊为急性肾炎或泌尿系统感染;部分患者可有恶心、呕吐或腹泻等症状而被误诊为急性胃肠炎;少数患者有发热、畏寒、头痛、乏力症状,皮肤黏膜有出血点,或白细胞数增高,与败血症非常相似。

三、诊断

(一)常规检查

1. 血常规

不同病期中变化不同,对诊断、预后判定均重要。

(1)白细胞。早期白细胞总数正常或偏低,3~4d后即明显增高,多在(15~30)×10^9/L,中性粒细胞明显核左移,并可出现幼稚细胞,重型、危重型可出现晚幼粒、中幼粒、甚至早幼粒细胞,呈现类白血病反应。异型淋巴细胞在1~2病日即可出现,且逐日增多,一般为10%~20%,部分达30%以上,对诊断有参考价值。

(2)红细胞和血红蛋白。发热期开始上升,低血压期逐渐增高,休克期患者明显上升,至少尿期下降,其动态变化可作为判断血液浓缩与血液稀释的重要指标。

(3)血小板。全病程均有不同程度降低,发病日即降低,低血压及少尿期最低,并有异型、巨核血小板出现,多尿后期始恢复。血小板显著减少是本病一项特征性表现。下降迅速,原因除病毒直接损害外,提示有DIC存在。

2. 尿常规

显著的尿蛋白是本病的重要特点,也是肾损害的最早表现。其主要特征为:出现早、进展快、时间长。多在2~3病日尿中即开始出现蛋白,并发展迅速,可在1d内由"1"突然增至"111"或"111"。少尿期达高峰,以后逐渐下降,尿中还可有红细胞、管型或膜状物(是凝血块、蛋白质与坏死脱落上皮细胞的混合凝聚物),故必须强调多次查尿,有助于诊断。

(二)血液生化检查

1. 尿素氮及肌酐

低血压休克期轻、中度增高。少尿期至多尿期达高峰,以后逐渐下降,升高程度及幅度与病情成正比。

2. 二氧化碳结合力

发热后期即下降,低血压休克期明显,少尿期亦有下降,多尿期逐渐恢复至正常。

3. 电解质

血钾在发热期可有降低,休克期仍低,少尿期上升为高血钾,多尿期又降低。但少尿期亦有呈低血钾者。血钠及氯在全病程均降低,以休克及少尿期最显著。血钙在全病程中亦多降低。

(三)凝血功能检查

一般血小板均减少,有DIC者,开始为高凝阶段,凝血时间缩短,但为时较短,不易观察。其后转为低凝血阶段和继发性纤溶亢进。低凝阶段,表现为凝血因子大量消耗,血小板下降,凝血酶原和部分凝血活酶时间延长,纤维蛋白原降低。继发性纤溶亢进表现为凝血酶凝固时间延长,纤维蛋白降解物增加及优球蛋白溶解时间缩短。血浆鱼精蛋白副凝试验(3P试验)阳性说明有纤维蛋白单体存在,证明有较多凝血酶及纤溶存在。

（四）免疫功能检查

在急性期细胞免疫功能普遍低下，尤以休克期为甚，其下降幅度与病情严重程度相平行，至多尿期渐回升。在 EHF 患者病程中存在着调节性 T 细胞数量和功能失常，表现为病初自发性抑制性 T 细胞(STs)活性即明显低下，CD8 细胞百分数增加，CD4/CD8 比值倒置，增加的 CD8 细胞属于细胞毒性 T 细胞。血清免疫球蛋白测定可见 IgM 和 IgA 增高，早期尤其以 IgM 增高为著。急性期补体水平下降，血清总补体及补体 C3、C4 含量，在发热期即开始下降，低血压及少尿期尤著，病情危重者明显降低。免疫复合物检出率增高，早期即出现循环免疫复合物，肾组织作电镜或免疫荧光检查，在肾小球基底膜见有免疫复合物沉积。

（五）流行病学

一般依据临床特点和实验室检查、结合流行病学资料，在排除其他疾病的基础上，进行综合性诊断，对典型病例诊断并不困难，但在非疫区，非流行季节，以及对不典型病例确诊较难，必须经特异性血清学诊断方法确诊。

四、治疗

本病应争取早期治疗。发热期可用环磷酰胺或肾上腺皮质激素、丹参注射液等。发生低血压休克时应补充血容量。若有少尿可用利尿剂（如速尿等）静脉注射。无尿者可用 20% 甘露醇 250mL 口服，如效果不明显可加用 50% 硫酸镁 40mL，一日一次。多尿时应补充足够液体和电解质（钾盐），以口服为主。进入恢复期后应休息 1～2 月，逐步增加体力劳动。

（史晓峰）

第十五节 阿米巴肝脓肿

一、病因

阿米巴肝脓肿是常见的一种肠外阿米巴病，由于其临床表现较为复杂，以及在病程早期临床症状不典型，易造成误诊或漏诊。阿米巴病是由溶组织内阿米巴原虫感染引起，病变发生于结肠，在少数病例病原体可进一步移行到肝、肺和脑。本病遍及世界各地，但以热带及亚热带地区为多见。在我国多见于南方，但在夏季也常见于北方。由于我国卫生状况的不断改善，本病的流行和急性病例已明显减少。

阿米巴肝脓肿好发于青年男性（70%～95%），性别分布可能与性激素有关，因为在儿童中的发病率则男女相等。动物实验中，黄体酮、睾酮及氢化可的松皆可促进阿米巴肝脓肿的产生，但其作用机理未明，可能通过对宿主的作用，或作用与宿主于寄生物的相互关系上。

阿米巴肝脓肿是肠外阿米巴病中最常见者，是由肠溶组织阿米巴滋养体通过门静脉到达肝脏，引起肝细胞溶解坏死，成为脓肿。阿米巴滋养体系通过侵入肠壁小静脉，经肠系膜静脉、门静脉而到达肝。阿米巴肝脓肿可为单个或多个，但以单个者（占 65%）为多见，多发性占 35%，且多位于肝右叶（80%），以右叶顶部为主，左叶肝脓肿的发生率为 5%～21%。

原因可能是由于肠阿米巴病多位于盲肠及升结肠，其血液流入肠系膜上静脉，经粗短的门静脉时血流快,来不及与肠系膜下静脉流入的血液相混合而大部分进入肝右叶。此外,肝右叶体积远比左叶为大,故受侵犯的机会也较多。阿米巴肝脓肿与细菌性肝脓肿的一般病理过程均为为炎症、部分坏死液化、脓肿形成。两类脓肿在声像图上不易鉴别。

二、临床表现

阿米巴肝脓肿起病多缓慢,临床表现复杂,误诊率较高。临床表现主要有长期发热、全身性消耗、肝大压痛和白细胞增高,并易引起胸部并发症。约半数患者自1周至数年前曾患有肠阿米巴病史。阿米巴性肝脓肿可继续扩大并向周围组织穿破。肝右叶脓肿向上穿破时,可在肝和横隔之间形成隔下脓肿。如果肝和膈肌先有粘连,则肝脓肿常破入胸腔、肺,形成脓胸或肺脓肿。阿米巴肺脓肿继而穿破支气管,造成肝—支气管瘘或胸膜—支气管瘘。

肝左叶脓肿如向上穿破,可破入纵隔、左胸腔和心包。肝脓肿向下穿破时,可穿入腹腔及腹腔器官,如胃、肠及胆囊等,引起相应部位的阿米巴性炎症。

三、诊断

化验检查,以白细胞计数和红细胞沉降率最有意义,肝功能检查示碱性磷酸酶、谷丙转氨酶、胆红素升高,但无特异性。在阿米巴肝脓肿的诊断中,X线的检查作用是有限的,阳性X线特征是右横隔升高和运动减弱。

阿米巴肝脓肿与细菌性肝脓肿的一般病理过程均为炎症、部分坏死液化、脓肿形成,故两类脓肿在声像图上不易鉴别。

阿米巴肝脓肿的诊断标准:①发热、肝区痛、肝大,超声波检查肝区有液平面,X线检查发现右膈肌抬高;②肝穿刺抽出典型巧克力样脓液或抗阿米巴治疗疗效明显。

阿米巴肝脓肿在症状、体征不典型或并发症表现突出时,易造成误诊。误诊原因主要是:①对本病认识不足或缺乏警惕,未行肝B超声检查;②临床表现不典型,如出现右胸痛、咳嗽、咳痰易误诊胸部病变;③病程早期肝脓肿较小或未液化,B超检查未能发现病变;④未行肝脓肿穿刺或阿米巴抗体检测而不能确诊。所以对于发热、右上腹痛患者应常规进行腹部B超检查,若有怀疑则应多次检查,并进行血清阿米巴抗体检测。超声检查方法因快速、无创及价廉而成为肝脓肿初筛的首选影像学检查方法,如不能完全区分化脓性肝脓肿与阿米巴肝脓肿时,应注意一些提示阿米巴肝脓肿的特征:如脓肿多位于外周,邻近肝被膜,CT影像上表现为脓肿边缘增强,呈圆形或卵圆形,脓肿壁较厚。由于血清学检查的敏感性和准确性,以及药物治疗有效性较高,因此阿米巴肝脓肿的穿刺抽脓检查不再是必需的诊断方法。

四、治疗

阿米巴肝脓肿的治疗原则内科保守治疗为主,如病情不严重,脓肿较小,则单纯以药物治疗即可;如病情严重,脓肿较大,则药物治疗的同时,配合肝脏穿刺抽脓。

1. 内科治疗

内科治疗包括抗阿米巴药物治疗、支持治疗,抗生素辅助治疗、根据病情加用肝穿抽脓。常用对抗阿米巴药物有两类:甲硝唑、氯喹。目前认为甲硝唑是治疗阿米巴肝脓肿最简单、安全而有效的药物,对肠内、肠外阿米巴均有效,可起到根治作用,治愈率达70%～100%。不良反应以消化道反应为主,恶心、呕吐、食欲缺乏,经对症治疗,均能耐受,偶有神经—精神症状及心脏毒性反应。氯喹抗阿米巴疗效可靠,有消化道反应及心脏毒性反应,一般用于对甲硝唑耐药的患者。在应用抗阿米巴药物治疗的过程中要特别注意电解质平衡,定期心电图检查,必要时心电监护。

2.阿米巴肝脓肿肝穿抽脓

既是诊断的重要手段,也是治疗措施,可以减轻炎症的全身反应,预防脓肿向临近器官扩散或自发破裂。但是轻症患者,脓腔过小(4cm 以下)、过深(6~8cm 以上),弊多利少,不易做肝穿抽脓。只要给予积极的抗阿米巴治疗,多可治愈。肝穿抽脓指征:脓肿局部疼痛、压痛明显有穿破危险者;抗阿米巴药物治疗 5d 临床状况无改善、效果不佳者;继发细菌感染者;脓腔较大者。超声引导下穿刺抽脓并向脓肿腔内注射抗阿米巴药物比单独内科或外科治疗更有效。肝穿抽脓只在危重病例或有上述必要时采用,并无必要进行常规穿刺。

五、预防

(1)有原发病者,如阿米巴结肠炎,应及时治疗原发病,避免出现阿米巴肝脓肿。

(2)提高个人免疫力,加强体育锻炼及营养。

(3)注意饮食卫生,该病主要通过阿米巴原虫污染水、食物、蔬菜等进入人体肠道,继而侵犯肝脏引起脓肿,因此,预防本病的关键是注意饮食卫生,防止病从口入。加强粪便和饮水的管理,培养个人良好的卫生习惯。

(4)对持续发热伴有肝区肿痛者,如抗生素治疗无效,则应高度警惕阿米巴性肝脓肿。

(5)已发现患有阿米巴痢疾的患者应尽早诊治,服用有抗虫作用的药物,如甲硝唑和盐酸吐根碱等,预防阿米巴肝脓肿的发生。

(鲁玉娟)

第十六节　肺结核

肺结核是由结核分枝杆菌引起的慢性呼吸道传染病,病理学特点是肺部形成结核结节、干酪坏死和空洞。由于大力开展结核病防治工作,尤其是抗结核化学治疗的进展,以及社会环境因素的改善,结核病患病率和病死率都有显著下降。但是 HIV 感染和 AIDS 的流行等原因使结核病的流行在某些地区呈回升趋势。另外,结核菌对抗结核药物多耐药(multiple drug resistence,MDR)亦迅速增多,因此,肺结核的防治工作依然是不容忽视的问题,我们仍然面临肺结核病的繁重防治任务。

一、病因学

结核分枝杆菌属放线菌目,分枝杆菌科,分枝杆菌属,分人型、牛型和鼠型,其中对人类致病的主要为人型结核菌。由于对牛群结核的防治和牛奶消毒的加强,牛型结核菌对人类的致病已少见。结核杆菌为短、细长而微弯曲棒状杆菌,具不易染色特性,经品红加热染色后,即使用酸性乙醇冲洗亦不脱色,故又称抗酸杆菌。结核杆菌为需氧菌,生长缓慢在罗氏固体培养基上,经 37℃孵育需 2~4 周才能生长,菌落无色或显乳白色,表面干燥,呈结节状,边缘不规则。细菌所含高相对分子质量的脂肪酸、脂质与蛋白质、糖类组成多种复合物,与结核菌的致病力、免疫反应有关。各型分枝杆菌具有内源性过氧化氢酶,人型结核杆菌烟酸含量较其他分枝杆菌的含量高,但对异烟肼呈高度耐药的菌株过氧化氢酶活力降低,对人的致病力亦减低。人型结核分枝杆菌主要通过人与人之间传播,具有在单核巨噬细胞内生存、增殖的能力,从而在体内繁殖,并进一步播散。

二、发病机制

肺结核感染通过呼吸道传播,患者在谈话、咳嗽、喷嚏时结核杆菌随飞沫排出,干燥后随尘埃在空中飞扬,吸入空气中带菌的尘粒,吸入带结核杆菌的飞沫造成感染。随空气微粒吸入的结核杆菌,沿气管—支气管树到达呼吸细支气管和肺泡,为巨噬细胞所吞噬,形成结核感染。机体初次感染结核杆菌时,由于缺乏特异性免疫力,而自身的天然免疫力往往不足以抑制结核菌繁殖,因此,结核菌在巨噬细胞内存活和增殖。但被感染的人只有少数患肺结核。因为结核菌感染后的病理、病变范围和发病时间常取决于人体免疫状态的发生和发展,除经呼吸道感染外,亦可通过消化道和皮肤伤口引起感染,但发生机会较少。

受感染的巨噬细胞吞噬、消化侵入的结核杆菌,释放淋巴细胞趋化因子和激活因子等介质,使淋巴细胞趋化,并通过抗原激活和致敏 T 淋巴细胞,引起一系列免疫效应细胞反应,致敏的 T 淋巴细胞释放多种淋巴因子,转而激活巨噬细胞,增强巨噬细胞杀灭结核杆菌的免疫防御功能。如果机体本身的天然免疫力不足以抑制结核杆菌的继续增殖,并随淋巴—血流向全身播散,可在肺或肺外形成结核病灶,如胸膜和心包结核、中枢神经结核、泌尿生殖系统结核和骨关节结核,以肺部病灶为最多见。机体被感染 4 周以后,经过巨噬细胞和淋巴细胞的相互作用,常出现免疫反应的增强,称为“细胞免疫反应”或“迟发超敏反应”,结核杆菌繁殖受抑制,病灶得以愈合。结核原发感染后的愈合病灶约有 10% 可能以后出现活动性肺结核,其中5% 在感染后 1 年之内发病。机体免疫功能的减弱是导致结核病复发(恶化)的重要原因,例如婴幼儿、青春发育期和老年人,长期、大量使用糖皮质激素类药物和其他免疫抑制剂,以及某些引起细胞免疫抑制的疾病如矽肺和糖尿病等。人免疫缺陷病毒(HIV)感染和获得性免疫缺陷综合征(AIDS)则是近年来在某些地区导致结核病发生急剧增高的重要因素,由于其对机体免疫功能的严重损害,因此,肺结核病情多严重,并因血行播散而引起不同程度的肺外结核病变,且临床表现不典型。

三、病理

结核病的基本病理改变包括 3 种主要类型,即渗出性病变、坏死性(干酪)病变和增殖性病变。肺结核病的病理改变往往呈多形性,即上述 3 种主要病变类型往往有不同程度同时存在,根据感染结核菌的数量和毒性,以及机体免疫反应状态和功能而有不同表现,并在疾病的发生和演变过程中相互转化,形成肺结核临床表现的多样性。

(一)渗出性病变

结核杆菌感染早期肺组织局部出现充血、水肿、肺泡和肺间质内有单核细胞、巨噬细胞、淋巴细胞和中性粒细胞聚集,并有纤维蛋白渗出,病灶内可发现结核杆菌,早期肺组织结构破坏不明显。病变进一步发展恶化,结核菌不断增殖,则病灶范围扩大,局部蔓延至邻近正常肺组织,并且演变成坏死(干酪)性病变,甚至形成空洞,肺组织结构受到破坏。若结核杆菌的增殖受到抑制,尤其是早期、有效的抗结核药物治疗,使大多数的渗出性病变逐渐吸收消散,甚至不留痕迹,或成为纤维增生性病变。

（二）坏死（干酪）性病变

结核杆菌引起过分强烈的组织反应（超敏反应），在杀灭结核杆菌的同时，引起肺组织结构的破坏，结核病灶逐渐形成固体或半固体的坏死组织，因其外形类似干酪（乳酪），故通常称为干酪坏死。病灶内结核杆菌大量增殖，当干酪坏死物质液化，并破溃至邻近支气管腔内，在局部形成空洞并不断扩大的同时，含有多量结核杆菌的干酪坏死物质可沿着支气管向两肺播散，形成新的支气管播散结核病灶，或沿淋巴—血流循环引起血行播散，形成肺内、外结核病变，使病变范围扩大，病情加剧。含菌的微粒亦可随讲话、呼吸、咳嗽和喷嚏而排出体外，停留于空气中，成为主要的传染源。

干酪结节病灶可逐渐吸收钙盐沉着，而形成钙化；或病灶周围肉芽组织增生和纤维组织包裹形成纤维干酪病灶，称为结核球。空洞性病变其洞壁逐渐变薄，洞腔缩小，最终闭合，并形成纤维化，或空洞内被干酪坏死物质填塞而形成结核球。

（三）增生性病变

结核杆菌感染数量较少，机体抵抗力较强时，结核病灶周围巨噬细胞聚集并吞噬结核杆菌，转变为朗格兰斯细胞，位于病灶中央，周围则有类上皮细胞、淋巴细胞和浆细胞等围绕，并有纤维细胞、嗜银纤维细胞增生，胶原组织分散于各细胞间，形成坚实的结节样组织，并相互融合，演变过程中，可形成纤维结节状或钙化，病灶趋于稳定和愈合。

上述各型病变趋于愈合后，病灶内仍有可能残留结核杆菌，但处于代谢静止状态。

当机体免疫力低下时，病变复发或恶化。

四、临床表现

（一）全身表现

部分患者临床表现不明显，仅于常规胸部 X 线检查时发现肺结核病变。多数则起病潜隐，表现为逐渐起病，持续低热，尤以午后低热为多见，同时有虚汗、疲乏、食量减退、消瘦、情绪变化，以及女性月经失调，少数以急性发热为首发症状。严重免疫抑制患者可仅表现为持续高热，全身衰竭，血白细胞数减少，或是类白血病表现，往往同时有肝、脾、肾等脏器受累，结核菌培养阳性。此外，部分患者有多发关节肿痛、四肢出现结节红斑和环形红斑和泡性结膜类等结核性风湿病表现。

（二）呼吸道表现

呼吸道表现以咳嗽为最常见，开始时多为干咳，以后出现白色黏痰或黏液脓性痰。咯血亦常见，自痰带血丝至大量咯血不等，如有空洞或干酪性病灶则往往咯血量较多。咯血亦可为肺结核的首发症状。胸痛较少见，除非伴有结核性胸膜炎。呼吸困难仅见于肺结核病变广泛有明显肺功能受损害，或大量胸腔积液肺脏受压者。病变早期，且范围较小时，肺部体征不明显，至肺部病灶范围较广时，则可在局部发现叩诊浊音和闻及干、湿性啰音，合并气管—支气管结核者表现为持续刺激性咳嗽，并可有局限性喘鸣音。

五、诊断标准

肺结核的诊断应结合临床表现、胸部 X 线检查、病原学检查、结核菌素皮肤试验加以综合考虑，结核病接触史以及个人史中长期使用糖皮质激素类药物和糖尿病等病患亦为重要考虑依据。

（一）胸部 X 线检查

胸部 X 线检查对诊断肺结核有重要帮助,任何怀疑有肺结核临床表现者均应接受胸部 X 线检查,以明确病变性质和部位。但胸部 X 线表现有时并非特征性,应结合病原学检查确诊。胸部平片(后前位)为最常用的检查方法,必要时应结合做胸部侧位 X 线拍片检查,胸部 CT 更能清晰显示肺内浸润、结节钙化和纤维束条索状病灶以及空洞性病灶,胸部荧光透视检查虽然显像不及胸部 X 线拍片等清晰,且亦只能限于当时观察,但在透视时可配合转动体位和深呼吸动作进行观察,因此,亦有一定临床诊断价值。仅进行一次胸部 X 线检查有时难以确定肺结核病灶的活动程度以及其演变,因此,若患者以往曾做过胸部 X 线检查,应取以往胸片作对比观察,以后亦应定期做胸部 X 线复查,以便了解病情演变和治疗效果。

肺结核的胸部 X 线表现不一,取决于病变的部位、范围和性质。

原发型肺结核多见于儿童,但亦可见于成人,典型的胸部 X 线表现为肺部浸润病灶,伴同侧肺门淋巴结肿大。肺部浸润病灶(原发病灶)可发生于肺的任何部位,但以位于中部肺野者居多,病灶大小不一,病变愈合时,肺和纵隔淋巴结病灶可消退或呈纤维钙化病变持续存在。

继发型肺结核多见于成年人,病变以位于上叶尖后段和下叶尖段居多,但亦可位于任何肺段,呈片状模糊密度不均阴影,老年人和 AIDS 病患者,可有位于肺下叶的不典型表现。最常见的表现为大小不等的结节样病灶和纤维条索样,以及密度不均匀的片状模糊阴影,常伴有空洞样表现,并可出现沿支气管播散的结节或小片状浸润病变。血行播散性肺结核的特征性表现为两肺自上而下均匀分布的小粟粒状结节阴影,伴有胸膜结核病者则可表现为胸膜增厚或胸腔积液,HIV 感染/AIDS 患者结核病变可位于下肺野,呈肺炎样、间质性或粟粒性阴影,且肺门部和气管旁淋巴结明显肿大,常有胸腔积液。

气管—支气管结核引起局部支气管狭窄,阻塞者表现为肺不张和张力性空洞,及空洞内液平。

（二）细菌学检查

细菌学检查对诊断十分重要,痰结核菌检查阳性可确诊为肺结核,但阴性不应骤然否定诊断,细菌学检查除可确定病原学诊断外,还可对分离培养的结核分枝杆菌做菌型鉴定和抗结核药物的药敏试验。

1. 标本采集

最普遍采用的检验样本是患者的痰液,但应指导患者自深部咳出痰液,通常以收集 12 ~ 24h 痰液较单次咳出痰液检出率更高。若患者干咳无痰可用高渗水盐水做超声雾化吸入导痰,或通过纤维支气管镜检查,收集支气管灌洗液或支气管肺泡灌洗液做结核菌检查,并于检查后连续数天留取痰液标本做检查可进一步提高阳性率。

2. 涂片染色和培养

痰涂片(直接涂片或集菌涂片)抗酸染色方法较为便捷,但敏感性不够高,且只能说明抗酸杆菌存在,不能区别非结核分枝杆菌。病变广泛以及存在空洞、痰液含菌数量多者才能得到阳性结果,而病灶范围较小,尤其结节样病灶,则检查结果往往为阴性。

采用荧光染色法、利用金胺 O 等染料储留菌体内的特点,借助紫外线照射可在镜检时见衍射荧光而做诊断,检查阳性率较高。

痰结核培养阳性是诊断结核的最可靠依据,通常采用罗氏培养基或米德布鲁克 7H - 10 培养基或米德布鲁克 7H - 11 培养基,培养阳性率显著高于涂片染色法,但培养结果需等待

4~6周,不能由此迅速作出诊断,阳性培养标本可进一步做药敏试验,以及必要时作菌型鉴定。

3.动物接种

由于动物接种与培养的阳性率相仿,但费用昂贵,需要有动物实验室设备,因此较难普遍开展,动物接种不作为肺结核常规临床诊断之用。

4.放射检测技术—BACTEC系统

采用^{14}C棕榈酸7H-12培养基能快速培养结核杆菌,并做菌型鉴定和药敏试验,所需时间平均为9d,且可鉴别结核分枝杆菌。

5.基因诊断技术

基因诊断技术包括聚合酶链反应(PCR),核酸探针和染色体核酸转印指纹技术等,尤其以PCR法应用更多,选用一对特定寡核苷酸引物介导的结核菌某特定核酸序列DNA体外扩增技术能在数小时内快速扩增百万倍以上,在此基础上进行探针杂交,提高检测灵敏度和特异性。

6.免疫学诊断

利用酶免疫试验(ELISA)技术检测和放射免疫检测(RIA)血清抗结核IgG抗体,以发现分枝杆菌抗原的存在,可作为快速辅助诊断手段,但特异性差。

(三)纤维支气管镜检查

纤维支气管镜检查可直接观察气管、支气管病变,并通过支气管活检、刷检、灌洗和经支气管肺活检等取标本,以便进一步作病原菌、细胞和组织病理检查。例如:①持续咳嗽、局限性哮鸣音者及(或)胸部X线显示阻塞肺不张或阻塞性肺气肿的患者,纤维支气管镜检查可鉴别气管、支气管癌或其他非结核性肉芽肿或瘢痕病变所致支气管狭窄和阻塞;②痰结核菌检查阳性而胸部X线检查未见明显肺部病变怀疑支气管内结核者,纤维支气管镜检查是诊断支气管内膜结核的重要手段。镜下所见为支气管黏膜充血、水肿;黏膜增厚、增粗,呈纵行皱襞;黏膜溃疡、糜烂或呈肉芽肿结节,表面有较厚的灰白色坏死物覆盖,管口瘢痕狭窄或支气管壁有窦道形成;③持续或反复咯血者做纤维支气管镜检查可观察出血部位,并做局部注药治疗或提供手术治疗选择切除部位参考;④病因不明的肺部病灶,可借助纤维支气管镜取肺活检标本,进一步做组织病理检查。

此外,亦可根据病灶的部位和范围不同,分别选用胸腔镜肺活检;经胸壁穿刺肺活检;或肺活检等方法进行检查,以便及早得到正确诊断。

(四)结核菌素试验

结核杆菌感染者做结核菌素皮肤试验可出现迟发超敏反应,故结核菌素试验可用于:①结核杆菌感染的流行病学调查;②结核病诊断的辅助手段;③受试者的细胞免疫状态检测。

1.旧结核菌素和结核菌

纯蛋白衍化物目前用作结核菌素试验的制剂有两种,即:①旧结核菌素(oldtuberculin,OT):为结核杆菌在液体培养基中生长后,经加热杀菌和过滤细菌后的液体成分;②结核杆菌纯蛋白衍化物(purifed protein derivative,PPD):为自旧结核菌素以饱和硫化胺沉淀的滤液,标准的5结素单位(5TU)含PPD-S 0.1μg/0.1mL。

2.指征

除作为结核杆菌感染的流行病学调查外,从临床角度考虑,结核菌素试验的指征为:①患者有胸部X线异常阴影和(或)咳嗽、咯血、体重减轻等提示结核病可能;②近期有结核患者接触史;③胸部X线异常阴影以及以往结核病史;④某些易引发结核病临床情况,如矽肺、胃切除术、糖尿病、免疫抑制剂治疗和淋巴瘤等;⑤HIV感染者;⑥其他容易发生结核杆菌感染的群体。

3.方法

目前有两种用作结核菌素试验的方法:①皮内注射法试验:常以PPD 0.1mL,5TU于前臂内侧做皮内注射,注射后局部皮肤呈6~10mm直径苍白隆起结节。如果发现未能正确注射,可即刻在离首次注射部位数厘米处做第2次注射。皮试后隔48~72h观察反应,在照明度良好的条件下,观察和触摸皮肤局部硬结反应,并予以测量和记录;②多刺法试验:以PPD液滴于皮肤表面,然后用多刺针作按压,由于刺入的剂量难以精确控制,故多刺法不作为诊断试验使用,仅用于无症状人群的流行病学观察。

4.结果判断

国内采用的结核菌素反应判断标准为皮内注射法试验,以PPD(或OT)0.1mL(5TU,1∶2000)皮内注射,72h后测量局部硬结直径为依据:直径不大于4mm为阴性;5~10mm为弱阳性;11~20mm为中度阳性;大于20mm或伴有水泡和组织坏死为强阳性。由于我国结核杆菌感染率高,且儿童已普遍接种了卡介苗,故一般阳性结果只能说明曾有过结核杆菌感染,并不能肯定目前有活动性结核病,但成人强阳性反应或3岁以下儿童的阳性反应或新近1年内转强阳性常提示有活动性结核可能。

5.影响结果判断的因素

结核菌素试验的结果受多种因素影响:①严重感染,包括急性病毒、细菌和真菌感染,也包括严重结核病;②应用病毒疫苗(麻疹、腮腺炎和脊髓灰质炎等);③代谢功能紊乱,如慢性肾衰竭;④严重营养不良,低蛋白血症;⑤淋巴系统疾病,如淋巴瘤、霍奇金病、白血病,结节病;⑥药物如糖皮质激素和其他免疫抑制剂的长期、大量使用;⑦老年人皮肤迟发超敏反应可逐渐减弱,以致消失,结核菌素皮试呈阴性,但该试验可恢复超敏反应,因此间隔1周后,重复做结核菌素试验可得到阳性反应,并可持续数年,称为增强现象,以往无结核杆菌感染史者,则不会出现增强现象,即使重复做结核菌素试验,亦不会出现阳性反应;⑧应激状态,如手术外伤、烧灼伤、精神病、移植物宿主反应等。与制剂和操作有关的因素为:制剂保存储备不当,或配制稀释不当;结核菌素注射技术不正确;观察和记录不正确;⑨结核菌感染不足4~8周,体内尚未建立迟发超敏反应者,结核菌素试验亦呈阴性反应。

结核病流行地区往往接种卡介苗(BCG)作为预防措施,接种BCG后亦可使结核菌素试验呈阳性反应,且与结核杆菌感染引起的结核菌素试验阳性反应难以鉴别。因此,曾接种BCG者以后是否发生结核杆菌感染,应从多方面加以考虑,通常接种BCG后结核菌素皮试阳性反应时皮肤硬结直径多不大于10mm,且以后逐渐减弱。因此,曾作BCG免疫接种者,如出现结素结核菌素试验强阳性反应,须考虑有结核杆菌感染或结核病。

结核菌素试验对结核杆菌感染及其他分枝杆菌感染有交叉阳性反应,二者亦不易区分,但通常结核菌素反应愈强者,结核杆菌感染的机会亦愈大,其他分枝杆菌感染引起的结核菌素反应往往较弱。

六、肺结核的诊断和分类

肺结核的诊断应结合临床表现,胸部X线表现以及痰液结核菌检查结果加以综合判断,病原学诊断为重要依据。对于痰菌阴性肺结核(三次痰涂片及一次培养均阴性),诊断应慎重,菌阴肺结核的诊断标准为:①典型肺结核临床症状和胸部 X 线表现;②抗结核治疗有效;③临床可排除其他非结核性肺部疾病;④PPD(5TU)强阳性,血清抗结核抗体阳性;⑤痰结核菌 PCR + 探针检测呈阳性;⑥肺外组织病理证实结核病变;⑦支气管肺泡灌洗液(BALF)检出抗酸分枝杆菌;⑧支气管或肺部组织病理学证实结核病变。具备①~⑥中 3 项或⑦~⑧条中任何 1 项可确诊。

(一)结核病分类

随着结核病控制研究的发展,对结核病的诊断、分类和治疗产生新的观念,为适应结核病控制和临床工作的实际需要,全国结核病防治会议(1998 年)提出经修订的中国结核病分类法如下。

1. 原发型肺结核(代号:Ⅰ型)

原发型肺结核为原发结核感染所致的临床病症。包括原发综合征和胸内淋巴结结核。

2. 血行播散型肺结核(代号:Ⅱ型)

此型包括急性血行播散型肺结核(急性粟粒型肺结核)及亚急性、慢性血行播散型结核。

3. 继发型肺结核(代号:Ⅲ型)

继发型肺结核是肺结核中的一个主要类型,可出现以增殖病变为主、浸润病变为主、干酪病变为主或以空洞为主等多种病理改变。

4. 结核性胸膜炎(代号:Ⅳ型)

结核性胸膜炎为临床上已排除其他原因引起的胸膜炎。在结核性胸膜炎发展的不同阶段,有结核性干性胸膜炎、结核性渗出性胸膜炎、结核性脓胸。

5. 其他肺外结核(代号:Ⅴ型)

其他肺外结核按部位及脏器命名,如:骨结核、结核性脑膜炎、肾结核、肠结核等。

(二)痰菌检查

痰菌检查是确定传染和诊断、治疗的主要指标。痰菌检查阳性,以(＋)表示;阴性以(－)表示。需注明痰检方法,如涂片、培养等,以涂(＋)、涂(－)、培(＋)、培(－)书写。当患者无痰或未查痰时,则注明(无痰)或(未查)。

(三)化疗史

分初治与复治。①初治:凡既往未用过抗结核药物治疗或用药时间少于 1 个月的初发病例;②复治:凡既往用过抗结核药物 1 个月以上的新发病例、复发病例、初治治疗失败病例等。

(四)病变范围及部位

肺结核病变范围按左、右侧,每侧按上、中、下肺野记述。①上肺野:第二前肋下缘内端水平以上;②中肺野:上肺野以下,第四前肋下缘内端水平以上;③下肺野:中肺野以下。

(五)记录程序

(1)按病变范围及部位,分类类型、痰菌情况、化疗史程序书写,如:右中原发型肺结核,涂(－),初治;双上继发型肺结核,涂(＋),复治;左侧结核性胸膜炎,涂(－),培(＋),初治。

(2)如认为必要,可在类型后加括号说明,如血行播散型肺结核可注明急性或慢性;继发型肺结核可注明空洞或干酪性肺炎等。并发症(如自发性气胸、肺不张等)、并存病(如硅沉着病、糖尿病等)及手术(如肺切除术后、胸廓成形术后等)可在化疗史后按并发症、并存病、手术等顺序书写。

七、治疗

（一）药物

1. 异烟肼

异烟肼(Isoniazid, INH, H)应用最广泛,具高效杀菌,相对毒性低和价廉等特点。

口服或注射易于吸收,口服 3～5mg/kg,1～2h 后血药浓度达高峰(15μg/mL),蛋白结合甚低,能迅速进入体液(脑脊液、胸液、腹腔液)及脏器,干酪病灶中药物浓度亦高,易通过血—脑脊液屏障,主要在体内经肝脏乙酰化灭活,乙酰化代谢速度有个体差异但并不影响疗效。慢灭活者 $t_{1/2}$ 为 3h,血药浓度较高,不良反应率稍高。快速灭活者 $t_{1/2}$ 为 1.1h,作间歇治疗时应适当增加剂量。最低抑菌浓度为 0.01～0.05μg/mL,对细胞内外及处于酸性或碱性环境中的结核菌,对于代谢旺盛或代谢缓慢、休眠状态的结核杆菌均有杀灭作用,为治疗和预防结核病的首先药物。作用机制为抑制 DNA 合成,进而抑制 RNA 和蛋白质合成。用于各型肺结核和肺外结核,单独应用易发生耐药性,常与利福平、吡嗪酰胺、乙胺丁醇、链霉素等联合应用。

主要不良反应为肝功能损害(血清转氨酶、黄疸指数等增高)尤其是老年人和嗜酒者。此外,亦可见周围神经炎,偶见中枢神经系统紊乱,如记忆力障碍。肝肾功能不良、精神病及癫痫患者禁用。

2. 利福平

利福平(Rifampin, RFP, R)具杀菌作用,口服易吸收,空腹时服用可增加吸收。

口服 600mg 后 2～4h 达血药高峰浓度(7～9μg/mL),但个体差异大。广泛分布于组织和体液,能通过血—脑脊液屏障,主要通过肝脏代谢,大部分经胆汁排出,$t_{1/2}$ 为 3h。

本药为利福霉素类的半合成衍生物,为广谱抗生素,对革兰阳性菌和阴性菌均有作用,对其他非结核分枝杆菌和麻风杆菌亦有作用。作用机制为抑制菌体依赖 RNA 多聚酶活性,阻止细菌 mRNA 合成,从而阻断菌体蛋白的合成。单用本药治疗结核病时,耐药菌迅速发生,故应与其他抗结核药合用。对其他抗结核菌无交叉耐药性,本药为当前用于初治和复治肺结核最有效的药物,应作为首选。

主要不良反应为胃肠道不适,如恶心、呕吐、上腹部不适和腹泻,此外,可引起肝炎,偶见引起血小板减少症和胆汁淤积性黄疸。应用较大剂量,可引起血小板减少、溶血性贫血和急性肾衰竭,但多见流感样综合征,表现为发热、皮疹、咽痛、结膜充血和血嗜酸性细胞增高。原有肝病患者宜慎用。对严重肝功能障碍、胆管阻塞和 3 个月以内妊娠者忌用。应用利福平时应注意与其他药物的相互作用影响,因能诱导肝粒体酶,使某些药物加速在肝脏代谢清除,如美沙酮、香豆素衍生物、糖皮质激素、洋地黄、抗心律失常药(奎尼丁、维拉帕米、美西律)、茶碱、抗凝剂、酮康唑、环孢素和口服避孕药。

3. 吡嗪酰胺

吡嗪酰胺(Pyrazinamide, PZA, Z)在酸性环境下具杀菌作用,口服易吸收,口服 1.5g 后 2h 达血药高峰浓度(30～50μg/mL),能渗入脑脊液,约 30% 以吡嗪酸形式自尿排出,$t_{1/2}$ 为 9～10h,最小抑菌浓度为 20μg/mL,在酸性环境下杀菌作用强,有利于杀灭位于干酪病灶内代谢缓慢以及处于休眠状态的结核菌。本药为短程抗结核治疗方案和间歇治疗方案中的重要组成药物。

主要不良反应为肝脏毒性,常发生高尿酸血症、痛风和关节炎,服用水杨酸可缓解症状。另外,可引起胃肠不适及皮疹,原有肝病者不宜用,肾功能障碍和糖尿病者慎用。

4. 乙胺丁醇

乙胺丁醇(Ethambutol,EMB,E)具抑菌作用,大剂量时亦具杀菌作用。口服易吸收,且不受进食影响,口服 15mg/kg 后 2～4h 达血药高峰浓度(2～5μg/mL),能渗入至干酪灶和纤维性病灶,并能进入炎性脑脊液中,对繁殖旺盛的结核菌抑制 RNA 合成代谢,杀灭结核菌。对结核菌的最小抑菌浓度为 1.0～5.0μg/mL,服药 24h 后,50% 以原型自尿排出。对某些非结核分枝杆菌,如 M. kansasii 亦有效。原发耐药菌较少见,但单用本药易发生耐药性,故需联合用药,与其他抗结核药无交叉耐药性。

主要不良反应为球后视神经炎,包括视力障碍,视野缩小,红绿色盲,甚至失明,尤其是大剂量(25mg/kg)时更易发生。此外,可有胃肠功能紊乱、过敏皮疹、周围神经炎、黄疸。肾功能障碍者慎用。

5. 链霉素

链霉素(Streptomycin,SM,S)在碱性环境下具杀菌作用,用于肌内注射,肌内注射(15mg/kg)后 1h 达血药高峰浓度(40μg/mL),$t_{1/2}$ 约 5h。每次肌内注射 0.5g,有效血浓度可维持 24h,最低抑菌浓度为 0.4～1.0μg/mL。本药对代谢繁殖旺盛的结核菌有杀灭作用,在碱性环境条件下作用强,而对代谢缓慢或休眠以及酸性环境条件下的结核菌作用弱,对非结核分枝杆菌亦大多耐药。单独应用极易发生耐药,耐药性多由于细菌产生氨基糖苷类纯化酶的作用。

主要不良反应为听神经和前庭损害,包括耳鸣、重听、耳聋及眩晕、步态失调等以及肾毒性,其发生率与累积剂量有关,建议总量不超过 120g,此外,亦见变态反应,以及血尿、排尿异常、口渴麻木感等。老年人或肾功能障碍者慎用。

6. 卡那霉素

卡那霉素(Kanamycin,K)与链霉素同属氨基糖苷类抗菌药物,疗效稍逊且对肾毒性较大,仅用于链霉素耐药的复治病例。

7. 利福喷丁

利福喷丁(Rifapentin,RPE)半合成利福霉素类抗生素,利福平螺旋哌啶基衍生物,抗菌谱和不良反应与利福平相同,具有长效、低毒的特点。口服吸收迅速,空腹服用 5～11h 血药浓度达高峰(0.49μg/mL),$t_{1/2}$ 为 18h。对利福平敏感者,本药最低抑菌浓度为低于 0.06μg/mL,而对利福平耐药菌增至 0.25～16.0μg/mL,说明两者有交叉耐药性。

对人体组织穿透力强,能迅速分布全身组织和体液,本药在抗结核联合治疗方案中做间歇给药治疗用。

8. 利福布丁

利福布丁(Rifabutin,RBU)为螺旋哌啶基利福霉素的衍生物,口服 300mg 后 4h 达血药高峰浓度(0.38μg/mL)。$t_{1/2}$ 为 16h,对结核菌最低抑菌浓度为 0.015～0.25μg/mL,与利福平无交叉耐药性,可用于治疗耐药菌感染肺结核。本药为治疗非结核分枝杆菌感染的重要药物。

9. 卷曲霉素

卷曲霉素(Capreomycin,CP)具杀菌作用,肌内注射 1g 后 1～2h 达血药高峰浓度(20～40μg/mL),对结核杆菌最低抑菌浓度为 0.4～1.0μg/mL。作用机制为抑制菌体蛋白质合成。疗效较链霉素差,但不良反应较紫霉素、卡那霉素低,故可与其他敏感抗结核药物联合应用治疗复治结核病,亦可与对其他抗结核药物耐药或不能耐受的初治病例。单独应用易发生耐药性,与紫霉素、卡那霉素有交叉耐药性,但与异烟肼、利福平、对氨水杨酸、环丝氨酸、链霉素、乙胺丁醇、乙硫异烟胺等无交叉耐药性。

主要不良反应包括第八脑神经和肾毒性,肝毒性和药物过敏,并可引起低钾血症。

10. 环丝霉素

环丝霉素(Cycloserine,CS)具抑菌作用,口服吸收迅速,服药后 4～8h 达血药高峰浓度。口服 250mg,每天 2 次,血药浓度可维持达 20～30mg/mL,最低抑菌浓度为 10～20μg/mL,对结核分枝杆菌有较强的抑菌作用,特别是对耐药性结核菌(对链霉素、对氨基水杨酸、异烟肼等耐药者)有效。主要用于治疗对本药敏感的结核病,但须与其他抗结核药物联合应用。成人每日口服 0.5～0.7g,分 2 次服,最初 2 周以每日 2 次,每次 0.25mg 为宜,最大剂量每日小于 1g;儿童每日 10mg/kg,分 2～4 次服,首剂用半量。

不良反应包括神经—精神系统和变态反应。由于可能出现严重精神紊乱和自杀倾向,故临床应用受到一定限制。

11. 对氨水杨酸

对氨水杨酸(Para – aminosalicylic acid,PAS,P)具抑菌作用,口服吸收快,服药后 1.5～2h 达血药高峰浓度,可渗透到器官和炎性脑脊液中。$t_{1/2}$ 为 45min,10h 内 86% 的药物自尿排出。对结核分枝杆菌仅具抑制作用,抑菌浓度 0.5～2.0μg/mL,通过对结核菌叶酸的代谢过程中与对氨基甲酸(PASA)进行竞争而抑制结核菌的代谢。本药耐药性的发生较缓慢,故常与异烟肼、链霉素等联合用以延缓结核菌耐药性的产生,并通过使异烟肼保持较高的血药浓度而提高疗效。

主要不良反应有恶心、呕吐、腹泻。变态反应常于用药 2～4 周内出现,表现为发热、皮疹、淋巴结肿大、肺部浸润和肝损害。偶见溶血性贫血、血小板减少和白细胞减少,亦可见血尿和蛋白尿。长期应用可引起甲状腺肿大,肝、肾功能障碍者慎用。

12. 乙硫异烟胺

乙硫异烟胺(Ethionamide,1314 TH,ETH)具有抑菌作用,口服吸收迅速,在各脏器和体液中分布广泛,服药后 2～3h 达血药高峰浓度,$t_{1/2}$ 为 2～4h,最低抑菌浓度为 1.0～5.0μg/mL,抗结核菌作用为异烟肼的 1/10～1/5。对结核菌具抑菌作用,抑制菌体蛋白质合成。单用易发生耐药性,但对其他抗结核药物未发生交叉耐药性。本药多用于对其他抗结核药耐药的复治病例,并须与其他抗结核药联合应用。成人口服每日 0.75～1.0g,分 3 次口服;儿童每日 15～20mg/kg(每日 <750mg)。

主要不良反应包括口腔炎、恶心、呕吐、流涎、口中金属味、腹泻、肝功能障碍、过敏性皮炎、神经炎等。精神病、糖尿病、肝病者忌用。

13. 丙硫异烟胺

丙硫异烟胺(Prothionamid,1321 TH)口服易吸收,口服 150mg,4h 后达血药高峰浓度 16μg/mL,$t_{1/2}$ 为 8～12h,最低抑菌浓度为 1.0～5.0μg/mL。对结核菌有抑菌作用,单用较易发生耐药性,与乙硫异烟胺和丙硫异烟胺有交叉耐药性。本药与异烟肼、链霉素联合应用治疗初、复治结核病,尤其对 PAS 不能耐受者。

主要不良反应与乙硫异烟胺相同。近年来,发现某些抗生素类或其他药物亦具有抗结核菌作用,虽然其抗结核菌作用较差,但面临多重耐药菌的出现,许多抗结核药物对耐药结核作用减弱,因而此类药物在耐药结核菌感染的联合治疗方案中亦起一定作用,可供作替代疗法的药物包括以下几种。

(1)阿米卡星(Amikacin,AM):属氨基糖苷类,最低抑菌浓度为 $4 \sim 8\mu g/mL$。主要不反应为肾毒性,应定期做肾功能检查,其他不良反应包括第八对脑神经损害和电解质紊乱,对听神经损害较卡那霉素轻。

(2)氟喹喏酮类:氧氟沙星和环丙沙星对结核菌的最小抑菌浓度为 $1\mu g/mL$。口服环丙沙星 750mg,$1 \sim 2h$ 后血药高峰浓度达 $4.3\mu g/mL$;口服氧氟沙星 400mg,$1 \sim 2h$ 后血药高峰浓度达 $4.6\mu g/mL$。主要不良反应为胃肠道症状,晕眩和变态反应。

(3)氯法齐明:具有抗分枝杆菌作用,与 γ 干扰素联用更具有恢复巨噬细胞功能。

口服 300mg 后血药高峰浓度达 $1.0\mu g/mL$,对于复合分枝杆菌的最小抑菌浓度为 $0.1 \sim 1.0\mu g/mL$,对结核分枝杆菌的最小抑菌浓度未见报道。不良反应为胃肠不适和皮肤着色。

(4)β 内酰氨类抗生素和 β 内酰氨酶抑制剂:β 内酰氨抗生素阿莫西林在体外试验对结核杆菌的最低抑菌浓度(MIC)超过 $32\mu g/mL$,但阿莫西林与 β 内酰氨酶抑制剂棒酸联合使用,则其 MIC 降至 $4\mu g/mL$。提示可能对结核感染有治疗作用,但尚未有临床资料证实。

(二)治疗原则

1.早期

结核病的早期阶段,组织破坏较少,病灶内结核菌代谢旺盛,大多数抗结核药物可发挥杀菌或抑菌作用,故应抓紧此阶段进行治疗。

2.规则

坚持按计划规则服药,是治疗成功的关键。但是传统的长程治疗方案($1.5 \sim 2.0$ 年)有时难以坚持,且长期用药不良反应大,治疗费用亦高。近年提倡用两阶段间歇治疗方案。

第一阶段(强化阶段)每日用药,杀灭结核菌,使病灶内细菌数迅速减少,痰菌转阴性。第二阶段(巩固治疗)每周给药 $2 \sim 3$ 次,巩固疗效,防止复发和恶化。

本法的优点是减少用药次数,总的用药量少,不良反应较轻,且治疗费用节省。间歇治疗的依据是结核菌接触抗结核药物的延缓生长期现象,间歇治疗的疗效与每日给药治疗相仿。但由于间歇疗法是每日用药改为间日或每周 $2 \sim 3$ 次用药,若患者遗忘用药,则更造成不规则治疗,导致治疗失败。为此要求由医务人员到住所和工作、学习地点观察患者用药,即直接面视给药(direetly observed therapy,DOT)亦称督导化疗,为此需要进行大量教育和组织工作。

3.全程

传统的标准治疗方案全疗程为 $12 \sim 18$ 个月,但近年来采用包括利福平、异烟肼、吡嗪酰胺为基础的联合治疗方案,治疗缩短至 $6 \sim 9$ 个月,可获得更好效果,目前 $6 \sim 9$ 个月的短程治疗推荐为标准治疗方案。短程治疗的根据是结核菌群的不同代谢状态和抗结核药物的不同作用机制。

结核病灶的菌群中包括 4 种不同代谢状态的结核菌,即①生长旺盛菌(第 1 组):大多数抗结核药物能将其杀灭;②间歇生长菌(第 2 组):处于休眠状态,但间隙短期复苏;③缓慢生长菌(第 3 组):处于缺氧和酸性环境,代谢低下,生长缓慢;④休眠状态菌(第 4 组):逐渐消亡。

对第 2 组、第 3 组菌一般药物难起作用,结核杆菌持续存活数月至数年,成为病灶复发的重要原因。异烟肼、利福平渗透力强,对细胞内、外的结核菌都能杀灭,对繁殖的静止状态的细菌均有强杀菌作用,且不受环境、pH 值的影响,故具杀菌和灭菌作用,称为全杀菌药,为短程治疗的主要药物。链霉素的作用主要在细胞外,只对细胞外繁殖的结核菌起作用,对细胞内菌和酸性环境下的结核菌则作用弱,称为半杀菌药。结核菌的渗出阶段,许多结核菌进入细胞外环境,空洞内的结核菌亦处于细胞外的碱性环境,且生长迅速,有利于链霉素发挥作用,因此,该药在肺结核治疗中仍占相当地位。吡嗪酰胺对繁殖和静止菌起作用,但在酸性环境下作用更强,因此,主要作用于细胞和干酪灶中酸性环境下的结核菌,是短程治疗中起灭菌作用的重要药物。联合应用上述药物是合理开展短程化疗的基础。

4. 联合

采用 2 种或 2 种以上抗结核药物进行联合治疗,目的为提高疗效和防止耐药菌的发生。实验发现,大量野生结核菌群中含有一定比例的天然耐药突变菌,如采用单一的药物治疗,大量敏感菌虽被消灭,但耐药菌持续繁殖,最终取代整个敏感菌群,病灶不断发展导致治疗失败,联合治疗则成功率较高,因为双重耐药突变菌较少见。但对复治病例则需详细询问过去用药情况,甚至通过耐药试验,选择最合适的联合治疗方案。在未获得耐药试验结果前,经验性选用联合治疗方案时,可能会因对多重耐药菌感染认识不足,而导致治疗失败,甚至可能因联合治疗方案中只有一种药物敏感因此成为单药治疗,使结核菌很快对该药出现耐药性。

5. 适量

每种药物应选择适当的剂量,结核药物的疗效亦取决于给药后达到的血药浓度。一般而言,平均血清浓度与该药最低抑菌浓度之比愈高,疗效愈好;增加给药剂量,有可能提高血清浓度,从而提高疗效,但亦应考虑大剂量引起不良反应的限制。剂量不足易诱发耐药菌生长,导致治疗失败。采用联合间歇治疗方案时,第一阶段为强化治疗 4 ~ 12 周,每日给予 2 种以上敏感药物,使敏感菌群尽快被杀灭,故发生新的耐药突变菌或出现持续存活菌的机会大大减少,亦能防止由于效能较低的方案时,治疗早期的病情继续恶化。第二阶段为巩固治疗 12 ~ 20 周,间歇给药治疗,由于病情的发展已得到控制,同样可以防止持续生长菌引起复发。目前亦有整个疗程均作间歇治疗者,其理论基础为一定浓度的某些抗结核药物与结核菌接触后,结核菌的生长、繁殖延迟。

(三)治疗方案

肺结核治疗有多种联合治疗方案,应根据病情加以综合考虑,中华医学会结核病学分会(2001 年)提出的治疗方案如下:

1. 初治肺结核的治疗

(1)定义:有下列情况之一者谓初治:①尚未开始抗结核治疗的患者;②正进行标准化疗方案用药而未满疗程的患者;③不规则化疗未满 1 个月的患者。

(2)初治方案:强化期 2 个月,巩固期 4 个月。药名前数字表示用药月数,药名右下方数字表示每周用药次数。常用方案:2S(E)HRZ/4HRZ;2S(E)HRZ/4H$_3$R$_3$;2S$_3$(E$_3$)H$_3$R$_3$/4H$_3$R$_3$;2S(E)HRZ/4HRE;2RIFATER/4RIFINAH(RIFATER:卫非特,RIFINAH:卫非宁)。

初治强化期第 2 个月末痰涂片仍阳性,强化方案可延长 1 个月,总疗程 6 个月不变(巩固期缩短 1 个月)。若第 5 个月痰涂片仍阳性,第 6 个月阴性,巩固期延长 2 个月,总疗程为 8 个月。对粟粒型肺结核(无结核性脑膜炎者)上述方案疗程可适当延长,不采用间歇治疗方案,强化期为 3 个月,巩固期为 HR 方案 6 ~ 9 个月,总疗程为 9 ~ 12 个月。

菌阴肺结核患者可在上述方案的强化期中删除链霉素或乙胺丁醇。

2. 复治肺结核的治疗

(1)复治定义:有下列情况之一者为复治:①初治失败的患者;②规则用药满疗程后痰菌又复阳的患者;③不规律化疗超过 1 个月的患者;④慢性排菌患者。

(2)复治方案:强化期 3 个月,巩固期 5 个月。

常用方案:2SHRZE/1HRZE/5HRE;2SHRZE/1HRZE/5H₃R₃E₃;2S₃H₃R₃Z₃E₃/1H₃R₃Z₃E₃/5H₃R₃E₃ 复治患者应做药敏试验,对于上述方案化疗无效的复治排菌病例可参考耐多药肺结核化疗方案并根据药敏试验加以调整,慢性排菌者一般认为用上述方案疗效不理想,具备手术条件时可行手术治疗。对久治不愈的排菌者要警惕非结核分枝杆菌感染的可能性。

3. 耐多药肺结核的治疗

对至少包括 INH 和 RFP 两种或两种以上药物产生耐药的结核病为 MDR-TR,所以耐多药肺结核必须要有痰结核菌药敏试验结果才能确诊。

耐多药肺结核化疗方案:主张采用每日用药,疗程要延长至 21 个月为宜,WHO 推荐一线和二线抗结核药物可以混合用于治疗 MDR-Tb,一线药物中除 INH 和 RFP 已耐药外,仍可根据敏感情况选用:①SM:标准化疗方案中,只在强化期的 2 个月使用,儿童、老年人及因注射不方便常以 EMB 替代,由于 SM 应用减少,一些地区耐 SM 病例可能也减少;②PZA:多在标准短程化疗方案强化期中应用,故对该药可能耐药频率低,虽然药敏试验难以证实结核菌对 PZA 的药物敏感性(因无公认可靠的敏感性检测方法),但目前国际上治疗 MDB-TB 化疗方案中常使用它;③EMB:抗菌作用与 SM 相近,结核菌对其耐药频率低。

二线抗结核药物是耐多药肺结核治疗的主药,包括:①氨基糖苷类:阿米卡星(AMK)和多肽类卷曲霉素等;②硫胺类:乙硫异烟胺(1314TH)、丙硫异烟胺;③氟喹诺酮类:氧氟沙星(OFLX)和左氟沙星(LVFX),与 PZA 联用对杀灭巨噬细胞内结核菌有协同作用,长期应用安全性和肝耐受性也较好;④环丝氨酸:对神经系统毒性大,应用范围受到限制;⑤对氨基水杨酸钠:为抑菌药,用于预防其他药物产生耐药性;⑥利福布丁(RBT):耐 RFP 菌株中部分对它仍敏感;⑦异烟肼,对氨基水杨酸盐(帕星肼,PSNZ):是老药,但耐 INH 菌株中,部分对它敏感,国内常用于治疗 MDB-TR。

WHO 推荐的未获得(或缺乏)药敏试验结果但临床考虑 MDB-TB 时,可使用的化疗方案为强化期使用 AMK(或 CPM)+ TH + PZA + OFLX 联合,巩固期使用 TH + OFLX 联合,强化期至少 3 个月,巩固期至少 18 个月,总疗程 21 个月以上。

若化疗前或化疗中已获得了药敏试验结果,可在上述药物基础上调整,保证敏感药物在 3 种以上。对病变范围较局限,化疗 4 个月痰菌不阴转,或只对 2～3 种效果较差药物敏感,对其他抗结核药均已耐药,有手术适应证者可进行外科治疗。

结核病化学治疗过程中应注意观察临床表现,定期拍片和做痰结核菌检查。通常在有效抗结核治疗 2～3 周后临床症状即明显好转,约经治疗 4 周 X 线检查可见肺部病灶好转和痰菌转阴性,对治疗前痰结核菌阳性的患者应每月重复做痰液检查,直至痰菌转阴性。若经 2 个月治疗,痰菌仍未转阴性,应对病情和治疗方案重新评估,并重复做药物敏感试验。在调整治疗方案时要注意保证至少包括 2 种敏感抗结核药物,待痰菌转阴后完成治疗时至少应复查 1 次。胸部 X 线复查的价值虽不及痰菌检查,但可观察病灶残留情况,为以后随访时作比较用。对治疗前痰结核菌阴性的患者,临床症状和胸部 X 线表现是判断临床疗效的主要依据。若经 3

个月治疗胸部 X 线表现未见好转,亦应对病情和治疗方案重新评估。对于治疗成功,且按计划完成全程治疗者复发机会少,但应告之一旦出现如疲乏、久咳、发热、消瘦等症状时,应及时就医复诊,对于治疗过程中病情好转缓慢或有免疫抑制状态者,则应在疗程结束后 6 个月进行随访复查。

结核化疗过程中应注意观察可能出现的药物不良反应,胃肠道不适(恶心、呕吐、食量减退)最为常见,大多数经过解说和鼓励可以接受继续治疗。采用多药联合治疗方案的患者,应在治疗前和治疗中定期做肝功能检查。老年人应用链霉素及其他氨基糖苷类药物治疗者定期做前庭功能和听力检查。应用乙胺丁醇(EMB)治疗者则应做视力、视野和色盲测定。

(四)手术和萎陷治疗

由于药物的治愈率高,外科手术在肺结核治疗上应用很少,主要的手术指征为:①肺部孤立结核病灶(直径大于 1.5～2cm)且难以排除肺癌者;②单侧毁损肺,结核性支气管扩张和纤维厚壁空洞,反复咯血或痰菌持续阳性(大于 6 个月)者;③慢性结核性脓胸、支气管胸膜瘘,经内科治疗无效者。但若对侧有活动性结核病灶,支气管内膜结核涉及手术切除部位及心、肺功能严重障碍者,则不宜手术。

人工气胸和人工气腹等萎陷疗法已不再使用,但人工气腹疗法仍偶用于肺结核大咯血,经其他治疗无效,且无肺硬变和胸腔粘连者。

(五)康复治疗

1. 定期随访

肺结核恢复过程较长,抗结核治疗疗程结束后,仍须继续定期随访观察。停药后 2 年,病变仍稳定者,将来复发的机会小于10%。若治疗规则,疗效不理想者,则须延长随访期。

2. 适时调节活动

在发病初期,病变活动性较大,症状也较明显,应适当卧床休息。经 1～3 个月积极治疗后,各种症状逐渐消失,肺部病灶逐渐吸收好转。痰菌亦转为阴性,可根据病情逐步恢复活动,适当进行锻炼,最终恢复正常生活节律。

3. 合理安排工作

对于大多数病情较轻的痰菌阴性患者,可以在有效抗结核药治疗下,继续工作或经短期休息或减轻工作后恢复正常工作,而不必强调长期卧床休息。

八、预防

(一)早期发现积极治疗

控制结核病的主要措施是早期发现和积极治疗,定期胸部 X 线检查和因症就诊是早期发现的重要措施,但在结核病已得到控制的地区,定期胸部 X 线检查的发现率甚低,而因症就诊成为发现主要途径。为此应做好医务人员对结核病认识的教育,进行痰检质控,提高检出率,以及防治结核知识科普宣传。现代抗结核药物和治疗方案具有很高的疗效和成功率,但在整个治疗过程中需要做好管理,以保证按计划规则用药,并完成疗程计划,以防止治疗失败和出现耐药病例。

世界卫生组织(WHO)和国际抗结核和肺病联合会(IUATLD)共同提出医务人员直接督导下的短程化学治疗(DORIS),即面视给药是控制结核病的关键,完整的肺结核防治组织系统和管理机构,对肺结核的防治管理,以及 DOTS 的贯彻执行提供了良好基础。

（二）接种卡介苗

卡介苗为减毒活牛型结核杆菌疫苗,具有预防感染作用,尤其可减少结核性脑膜炎、血播散性肺结核等严重病变,但对成人效果差,且不稳定,在某些结核菌感染率低的地区已停止使用,而代之以 INH 预防性治疗。接种对象主要为未受结核菌感染者,如新生儿和婴幼儿,以及其他 OT 试验阴性的免疫功能正常者。多采用皮内注射法,BCG0.5 ~ 0.75μg/mL,接种 0.1mL 于上臂三角肌外缘下端,接种后 2 ~ 3 周,局部出现红肿、破溃,以后逐步结痂愈合,接种部位反应包括发热、局部淋巴结炎,偶可引起严重反应和播散性结核病。目前正在研究一些更强的疫苗,如重组牛结核分枝杆菌疫苗、DNA 疫苗、减毒分枝杆菌疫苗等。

（三）药物预防

采用异烟肼作预防性治疗,防止已受结核菌感染者以后发生临床结核病,或防止未经治疗的非活动性结核灶恶化或复发。因为大多数肺结核病系内源性复发或恶化所致,结核菌素皮试新近转阳者 5 年内 5% ~ 15% 可出现活动性肺结核。因此,异烟肼预防性治疗主要应用于已受结核杆菌感染,且容易发生活动性肺结核的人群,对于耐药结核发生率较高的地区,则需要联合应用异烟肼和乙胺丁醇作药物预防治疗。

美国胸病学会提出应用异烟肼作预防性治疗的指征为:①HIV 感染者(皮试反应 ≥5mm)或高度怀疑 HIV 感染者;②与活动性结核患者密切接触者(≥5mm),以及儿童和青年在以往 3 个月内有结核患者接触史,虽然 OT 试验阴性(<5mm);③结核菌素皮试新近 2 年内转阳性者(年龄小于 35 岁,皮试反应不低于 10mm)或(≥35 岁,≥15mm);④胸部 X 线显示有纤维化病灶提示为已愈合的结核(>5mm);⑤HIV 血清学检查阴性的药瘾者(>5mm);⑥某些疾病所致的易发患者群(>10mm),包括糖尿病,长期糖皮质激素治疗,其他免疫抑制剂治疗,血液及单核吞噬细胞系统疾病、严重肾病、慢性溃疡病、慢性吸收不良综合征、慢性酒精中毒以及胃溃疡手术后。异烟肼化学预防的剂量成人 300mg/d,儿童 10 ~ 15mg/(kg·d),不超过 300mg/d,疗程 12 个月。

但目前认为 6 个月疗程可取得同样预防效果,使发病率降低 70% ~ 90%,但应强调规则用药,对于顺应性差,不能保证每日服药者,用 INH 15mg/(kg·d),每周 3 次,作直接面视给药治疗,而 HIV 患者仍应维持 12 个月疗程。对于怀疑有异烟肼耐药结核菌感染患者可采用氧氟沙星和乙胺丁醇或吡嗪酰胺作预防性治疗,预防治疗过程中亦应注意可能出现的药物不良反应,应及时处理。

异烟肼预防性治疗的开展因各地区结核流行病学情况而有所不同,在结核病流行严重、结核菌感染率高的地区,仍应以接种卡介苗和注意消毒隔离措施等为主,不可能推广药物预防,尤其是广泛应用异烟肼可能有 10% ~ 20% 发生肝功能轻度异常的机会,亦应引起注意。

（何永秀）

第十七节　肠结核

肠结核是结核杆菌侵犯肠壁引起的慢性特异性感染,临床上常有腹痛及腹部压痛、排便异常、腹部肿块和结核中毒症状。过去在我国较常见,近年来由于人民生活水平的提高、卫生保健事业的发展及结核患病率的下降,本病在我国已渐减少。本病患者多为青壮年,20～40岁占60%～70%,女性多于男性,比例约占3：1。

一、病因和发病机制

本病90%以上由人型结核杆菌引起,少数由牛型结核杆菌引起。

结核杆菌侵犯肠道主要经口感染,有开放性肺结核或喉结核的患者,经常吞下含结核杆菌的痰液,或经常和开放性肺结核患者共餐,忽视餐具消毒隔离,均可引起本病。

结核杆菌多在回盲部引起结核病变,可能与下列因素有关:①肠内容物在回盲部停留较久,增加了肠黏膜的感染机会;②回盲部有丰富的淋巴组织,而结核杆菌容易侵犯淋巴组织。

肠结核也可由血行播散引起,或由腹腔内或盆腔内结核病灶直接蔓延引起。

结核病的发病是人体和结核杆菌相互作用的结果。经上述途径而获得感染仅是致病的条件,只有当入侵的结核杆菌数量较多、毒力较大,人体免疫功能低下、肠功能紊乱引起局部抵抗力削弱时才会发病。

二、病理

肠结核主要位于回盲部,其他部位依次为升结肠、空肠、横结肠、降结肠、阑尾、十二指肠和乙状结肠等处,少数见于直肠。偶有胃结核、食管结核的报道。

本病的病理变化随机体对结核杆菌的免疫力与变态反应的情况而定。如机体的免疫反应强,病变以渗出为主,当感染菌量多、毒力大,可有干酪样坏死,形成溃疡,称为溃疡型结核。如机体免疫状况良好,感染较轻,则表现为肉芽组织增生,进一步可纤维化,称为增生型肠结核。实际上,兼有这两种病变者并不少见,称为混合型或溃疡增生型肠结核,其病理表现是两型的综合。

(一)溃疡型肠结核

肠壁的集合淋巴结和孤立淋巴结滤泡充血、水肿,进而发展为干酪样坏死,肠管环形狭窄,随之形成溃疡。溃疡边缘不整,深浅不一。溃疡边缘与基底多有闭塞性动脉炎,故引起出血机会较少。病变肠管与附近肠外组织紧密粘连,一般不发生急性穿孔。晚期患者可有慢性穿孔,形成腹腔内包裹性肿块或肠瘘;因有纤维组织增生和瘢痕形成,肠段收缩变形。

(二)增生型肠结核

有大量结核肉芽肿和纤维组织增生,使肠壁局限性增厚与变硬,往往可见瘤样肿块突入肠腔,使肠腔狭窄而梗阻。

(三)混合型肠结核

混合型肠结核又称溃疡增生型肠结核。同时具备上述两种病理改变。近年来,经纤维结肠镜检查发现的早期病变可表现为黏膜内结核,仅有充血、水肿、渗出及糜烂,无溃疡及纤维组织增生性病变,有人称之为炎症型肠结核。

三、临床表现

本病一般见于青壮年,女性略多于男性。多数起病缓慢,病程较长。

(一)腹痛

疼痛多位于右下腹。常有上腹或脐周疼痛,系回盲部病变引起的牵涉痛。疼痛一般为隐痛或钝痛,有时在进餐时诱发,排便后缓解。并发肠梗阻时可有阵发性绞痛。

(二)排便异常

溃疡型肠结核主要表现为腹泻,一般每日 2~4 次不等,严重时可达 10 多次。粪便呈糊状或水样,但可间有便秘,大便呈羊粪状,数日后再腹泻。这些可能是胃肠功能紊乱的表现。增生型肠结核多以便秘为主要表现。

(三)腹部肿块

腹部肿块主要见于增生型肠结核,也可见于溃疡型肠结核合并局限性腹膜炎而病变肠曲和周围组织粘连或同时有肠系膜淋巴结核等情况。包块常位于右下腹,较固定,中等质地,伴有压痛。

(四)全身症状和肠外结核的表现

溃疡型肠结核常有结核毒血症状,如发热、盗汗、食欲缺乏、消瘦、贫血、全身虚弱等。可同时伴有肠外活动性结核如肺结核的表现。增生型肠结核很少有这些症状。

四、实验室和辅助检查

(一)常规检查

溃疡型肠结核可有轻、中度贫血,红细胞沉降率加速,粪便多为糊状,显微镜下可见少量脓细胞与红细胞,浓缩检查结核杆菌有时可获阳性结果,但只有痰菌阴性才有意义。结核菌素实验强阳性对本病诊断有一定参考价值。

(二)X 线检查

钡餐或钡灌肠造影对本病有意义。对并发肠梗阻者应行钡灌肠检查而不应进行钡餐检查,以免加重梗阻。溃疡型肠结核时,钡剂于病变肠段呈激惹现象,排空很快,充盈不佳,而在病变的上下段充盈良好,称钡影跳跃征象。病变肠段如能充盈,显示黏膜粗乱、边缘不整,有时呈锯齿状,也可见肠腔变窄、肠段短缩变形、回肠与盲肠正常角度消失。增生型肠结核时主要表现为病变肠管充盈缺损。

(三)结肠镜检查

结肠镜检查可见整个大肠与回肠末段的病变,并可做活组织检查,对本病的诊断有重要价值。

五、并发症

本病可并发肠系膜淋巴结结核与结核性腹膜炎,或三者并存。常并发肠梗阻,肠出血少见,晚期可有慢性肠穿孔,偶有急性肠穿孔。

六、诊断

下列几点可作为诊断的主要依据:①青壮年患者有肠外结核,主要是肺结核;②腹痛、腹泻和(或)便秘、发热、盗汗等症状;③右下腹压痛、压痛性包块或不明原因的肠梗阻;④X 线钡剂造影有回盲部激惹现象、充盈缺损或肠腔狭窄。对诊断有困难者应进行结肠镜检查,多可确诊。也可进行 2~3 周的试验性抗结核治疗,通过观察疗效有利于明确诊断。对增生型肠结核有时须剖腹探察,才能确定诊断。

七、鉴别诊断

（一）右侧结肠癌

本病发病年龄较大，常在 40 岁以上，无肠外结核证据及结核毒血症表现，消瘦、贫血等全身表现更明显，腹部包块粘连固定不如肠结核显著、压痛常阙如、表面有结节感、质地较坚硬，X 线检查有钡剂充盈缺损，但涉及范围较局限，不累及回肠，结肠镜检查及活检可确定结肠癌诊断。

（二）克罗恩病

本病的临床表现与 X 线表现有时酷似肠结核。鉴别要点包括：①无肺结核或其他肠外结核证据；②有缓解复发趋势；③粪便反复检查找不到结核杆菌；④X 线所见病变以回肠末段为主，其他肠段也可受累，并呈节段性分布；⑤抗结核药物治疗无效，免疫抑制治疗可使病情缓解；⑥剖腹探查切除标本有非干酪性肉芽肿，镜检及动物接种均无结核杆菌。

（三）阿米巴病或血吸虫病性肉芽肿

病变累及盲肠者常和肠结核相似，但既往有相应感染史，脓血便常见、可从粪便检查发现有关病原体、相应特效药治疗有明显疗效、结肠镜检查多可明确诊断。

（四）其他

腹痛、腹泻为主要表现者应和溃疡性结肠炎、肠道恶性淋巴瘤鉴别，有稽留热者应和伤寒、副伤寒或其他感染性疾病鉴别。

八、治疗

肠结核的早期病变可逆，所以应强调早期诊断、早期治疗。

（一）休息与营养

休息与营养可加强患者抵抗力。活动性肠结核需卧床休息，积极改善营养，必要时应给予静脉内高营养。

（二）抗结核药物治疗

尽早应用规范的抗结核药物是治疗的关键。现多采用短程疗法，疗程为 6~9 个月。一般在治疗的头 2 个月，用异烟肼和利福平，加上链霉素或乙胺丁醇或吡嗪酰胺，进行三联治疗，以后继续用异烟肼和利福平治疗至疗程结束。

（三）对症治疗

腹痛可用颠茄、阿托品等抗胆碱药，严重腹泻或摄入不足应注意补充液体与电解质。对不完全性肠梗阻需进行胃肠减压，无肠梗阻表现而有便秘者可用开塞露或西沙必利。

（四）手术治疗

对完全性肠梗阻、急性肠穿孔、慢性肠穿孔引起粪瘘内科治疗无效者、肠道大出血经积极抢救不能止血者应进行外科手术治疗。

九、预后

本病愈后取决于早期诊断和治疗，在早期渗出性病变阶段经治疗可完全愈合。如延误治疗或未能合理、正确治疗，可发生各种并发症，增加治疗上的困难而影响预后。

十、预防

肠结核预防应强调有关结核病的卫生宣传教育,应强调肠外结核、特别是肺结核的早期诊断和治疗。

肺结核患者不可吞咽痰液,应保持排便通畅,应与他人分餐,应避免饮用未经消毒的牛奶。

（何永秀）

第十八节　肝结核

一、病因及发病机制

肝结核通常有两种情况,一是作为全身结核病的一个次要部分,一般不出现肝病的临床表现,经抗结核治疗肝内结核也随之痊愈;二是肝结核为全部或主要表现,在身体其他部位并未见结核病或仅有轻微非活动性结核迹象。肝结核已成为一个独立疾病。肝脏是一个血运和淋巴丰富的器官,又有胆系和消化道相通,故结核菌侵入人体的各系统都可以达到肝脏。但肝脏属单核—巨噬细胞系统,肝血窦有丰富的巨噬细胞,加上肝组织含氧量低又有胆汁抑制结核菌的生长,因此结核菌到达肝脏并不一定都造成感染,或形成病灶后自行愈合通常不留瘢痕,有时仅遗留局灶性纤维化或钙化灶,只有当机体抵抗力差,肝脏网状内皮系统防御功能下降,而结核菌致病力较强时才会发生肝结核。近年发现持久细胞免疫功能缺陷的人群如艾滋病(AIDS)患者不仅结核病发病率远高于一般人群,且结核菌呈多系统播散,这正是美国、西欧以及非洲结核病升高的原因。结核菌是细胞内寄生菌,细胞免疫在结核病的发生和发展中占有重要地位。人类免疫缺陷病毒(HIV)感染导致T淋巴细胞破坏为主的免疫功能损害,使免疫功能低下,辅助性T淋巴细胞进行性衰竭伴巨噬细胞、单核细胞的功能缺陷,从而不能抵御结核菌的毒力。因此,目前公认HIV血清阳性者是结核的高危人群和最常见的机会性感染者之一。

肝结核的感染途径有:①血源性播散:动脉系统即肝动脉是结核菌血行播散入肝形成粟粒性结核或结节的主要途径。全身血行播散性结核病,或身体任何部位的活动性结核病灶,其结核菌均可经血循环由肝动脉侵入肝脏;门脉系统即腹腔内脏结核可循门脉系统入肝形成肝内门脉结核性脓栓结节,这种情况较少见,主要见于肠或肠系膜淋巴结结核。在胎儿结核菌可经脐静脉进入肝脏;②淋巴系统:胸腹腔内脏结核均可经淋巴入肝形成感染灶;③直接蔓延:由肝脏邻近器官组织结核病灶直接侵及肝脏。肝脏结核的感染多为继发病变,在全身免疫力降低时,或多年潜伏的局部播散灶再度活动,或原发综合征沿血流播散,或原有的结核病灶破溃入血循环导致全身粟粒性结核,或局部结核病灶直接扩散到肝脏引起肝结核。

二、病理分型及特殊临床类型

文献上报道的肝结核病理类型较多,有粟粒性肝结核、肝结核性肉芽肿、结核性肝脓肿、肝结核性假瘤等。实际上其基本过程是肉芽肿,即由小的粟粒结节发展为融合的结节性肿块,以至干酪性坏死甚至最终形成脓肿。

肝结核有不同的分类方法,有人根据结核菌的来源分为粟粒性肝结核(又称继发性肝结核)和局限性肝结核(又称原发性肝结核)两类,前者为全身播散性一部分,后者肝为唯一发现有结核病变的器官。

一般认为,其病理分型较为实用:①粟粒型,最常见,结节直径由粟粒大小至2cm,质硬呈白色或灰白色,弥散全肝;②结节型,较少见,结节直径在2cm以上,质硬,呈灰白色,可单发或多发,甚至融合成团块,酷似肿瘤;③脓肿型,可单发或多发,可呈单房或多房,内容为干酪样脓汁,脓肿可穿破至腹膜腔形成弥散性腹膜炎;④胆管型,此型乃肝结核累及胆系引起胆囊壁增生或溃疡,或造成胆管壁增厚或狭窄,肝门淋巴结核浸润压迫所致梗阻性黄疸也包括在此型,但此型极为罕见,主要见于儿童或对结核病易感人群。以上病理类型并非绝对独立存在,而多以数种相结合的形式存在,其中以粟粒型、结节型、脓肿型非特异性病变较多见。

肝脏的非特异性病变有:肝脂肪变性、肝纤维化和肝硬化、肝细胞退行性变和坏死、肝淀粉样变等。

肝结核的特殊临床类型有:①急性粟粒性肝结核伴黄疸:粟粒性肝结核是肝结核病最常见的病理类型,但伴发黄疸者非常罕见。本型病情严重,预后差,其临床表现类似急性黄疸型病毒性肝炎。显著持续性黄疸主要是由于大量结核病灶阻塞肝内小胆管所致,也有人认为是由于突然大量结核菌到达肝脏,阻塞腺泡内毛细胆管之故;②原发性粟粒性肝结核:无肝外结核证据,只有肝粟粒性结核。本型临床经过急剧。有结核病一般表现,患者通常于数周或数月内死亡;③结核球:是肝结核的罕见类型,为较大的局限性病变,状如肿瘤,可单发或多发,多数伴有肝外结核病。其他的特殊临床类型还有脾结核、结核性胆管出血、胆管外瘘和门脉高压等。

三、诊断

肝结核的诊断比较困难,尤其是肝外无结核病灶的患者常发生误诊。误诊的原因主要有:①对肝结核的认识不足,警惕性不高;②无特异的症状和体征,常被其他部位结核的症状所掩盖;③部分患者的胸部X线片正常或结核菌素试验假阴性。因此,对有长期不明原因发热尤其是弛张热和高热伴有食欲缺乏、乏力、消瘦、盗汗,右上腹胀痛、肝大或肝脾大、黄疸、腹腔积液等症状者应警惕有肝结核的可能。

(一)实验室检查

绝大多数有不同程度贫血,白细胞正常或偏低,少数可有增高,个别呈现类白血病反应、血沉增快、清蛋白减低、球蛋白升高、转氨酶和碱性磷酸酶升高,结核菌素常呈强阳性或由阴性转为阳性。

(二)X线检查

胸片显示多有不同程度肺结核征象;腹部平片肝区可见钙化灶,或病灶周围有钙化边缘,或弥散分布的钙化斑点。

(三)影像学检查

影像学检查可见肝大,可发现较大结节、钙化灶和脓肿。B超呈轮廓清晰的低回声灶;CT增强前后均为低密度灶;MRI示 T_1 为低强度灶,T_2 为等强度灶。

(四)腹腔镜或穿刺检查

在腹腔镜下可见肝脏表面有乳白色或黄白色点状或片状病变灶,呈大小不等结节,同时作穿刺活检有助于诊断。也有报道,在B超引导下经皮细针穿刺活检可发现肉芽肿、类上皮组织细胞或朗格罕斯巨细胞。在扩张胆管抽吸胆汁直接查耐酸杆菌或进行分支杆菌培养均为有价值的诊断方法。

总之,最可靠的诊断方法为经皮或经腹腔镜肝穿刺活检,或剖腹探查并活检以获得病理诊断。穿刺抽吸的内容物培养生长结核菌,或动物接种能引起典型的结核病变,均绝对支持结核的诊断。发现结核菌是诊断结核的可靠证据,病理检查是确诊肝结核的重要依据和决定性方法,但不一定能发现结核的特异性病变,有时仅为非特异的慢性炎症。如经以上检查仍不能确诊,而又高度怀疑此病时,试验性抗结核治疗有效可提示诊断。

目前对取出活检的肝组织进行聚合酶链反应(PCR)也可应用于结核分支杆菌感染的病原学诊断。

四、治疗

(一)抗结核药物治疗

要给予充分的抗结核药物治疗,原则和方法同肺结核病,同时要加强支持治疗和保肝治疗。

患者在高热期,结合抗结核治疗可加用小剂量肾上腺糖皮质激素如泼尼松等,有助于降温和减轻中毒症状。对结核性肝脓肿则要考虑手术引流或肝叶切除术。

(二)外科治疗

1.适应证

(1)较大的孤立性结核球、结核结节融合成团块或干酪性肝脓肿。

(2)并发门脉高压、食管静脉曲张破裂出血,或有脾结核、脾功能亢进者。

(3)诊断不明确不能排除肝恶性病变者应及时剖腹探查。

2.术式选择

(1)局限性结核病,融合性大结节或团块可行局部切除、肝段切除或肝叶切除术。

(2)较大的干酪性脓肿可酌情行肝段、肝叶或半肝切除。超越半肝范围的大脓肿宜行排脓引流术,或切除部分囊壁,尽量清除干酪物质后,撒放链霉素粉剂,再用大网膜充填残腔也同样安全、有效。

3.术中注意事项

(1)对于弥散分布的粟粒型肝结核仅行活检术明确诊断即可。

(2)注意寻找肝外结核灶,合并梗阻性黄疸时可酌情引流胆管。

(3)对于结核球样病灶应根据患者全身和局部病灶情况酌情手术切除,必要时行术中冰冻检查,明确病变性质,切忌主观臆断为肝癌而追求所谓根治而盲目扩大手术范围,延长手术时间,招致不必要的手术创伤,甚至死亡。

(4)合并有肝内结核性胆管炎行肝叶或病灶切除术时,应确切处理肝断面或创面,充分引流,预防胆漏发生。

(何永秀)

第十九节 柯萨奇病毒感染

柯萨奇病毒感染是由柯萨奇病毒(Coxsackie virus, CV)经呼吸道和消化道感染,人群普遍易感,以儿童多见。感染柯萨奇病毒后可引起急性上呼吸道感染、咽峡炎、心包炎、非化脓性脑膜脑炎、手足口病等疾病。妊娠期感染可引起非麻痹性脊髓灰质炎性病变,并致胎儿宫内感染和致畸。本病在世界流行,发展中国家发病率高。

一、病原学

柯萨奇病毒是一种肠道病毒(Entero viruses, EV),属于微小RNA病毒科肠道病毒属。柯萨奇病毒为二十面体球形颗粒状,直径约23～30nm,病毒由核酸和蛋白质组成,核衣壳裸露,无包膜。柯萨奇病毒为单股正链RNA病毒,其基因组长度约7.4kb,5非编码区为750个核苷酸长度,产生约7kDa的病毒编码蛋白(VPg)和RNA多聚酶;3′非编码区相对较短,为81个核苷酸长度,这些非编码区均为病毒复制的必需结构。非编码区之间为开放读码区,分为编码结构蛋白的P1区和非结构蛋白的P2区和P3区。P1区编码4种衣壳蛋白VP1～VP4,P2和P3区编码7种非结构蛋白。衣壳蛋白VP1、VP2和VP3暴露于病毒衣壳的表面,有中和抗原位点,而VP4则位于衣壳内部。病毒衣壳蛋白VP1与靶细胞上的受体结合后,VP4即被释出,衣壳松动,病毒基因组脱壳穿入靶细胞内。

柯萨奇病毒穿入、脱壳和核酸进入宿主胞质在数分钟即可完成。随后开始RNA的合成,感染后2.5h负链RNA和正链子代RNA呈指数增长,全长RNA起单顺反子信使的作用,编码产生250kDa的多聚蛋白,被蛋白酶水解成3个(P1、P2和P3)多肽。随后,P2和P3被切割成7个非结构蛋白(2A、2B、2C、3A、3B、3C和3D),产生多聚酶、蛋白酶及可抑制宿主蛋白合成的多肽等。而P1产物水解后形成病毒衣壳蛋白(VP0、VP1和VP3),VP0进一步裂解成VP2和VP4,经一系列的聚集和精细装配过程形成十二面体的核衣壳,VP1～VP3在衣壳表面而VP4在衣壳内与RNA结合。每个完整病毒颗粒由60个拷贝的4种结构蛋白组成。成熟的病毒颗粒以细胞溶解的方式从细胞内释放出,每个细胞可产生104～105病毒颗粒,但具有传染性的病毒颗粒要少10～1000倍。

根据柯萨奇病毒对乳鼠的致病特点及对细胞敏感性的不同,分为A组和B组两大类,其中A组病毒有24个血清型,即A1～A24,其中A23型与ECHO9型病毒相同,A组病毒可使乳鼠发生广泛的骨骼肌肌炎,引起迟缓性瘫痪。B组病毒有6个血清型B1～B6,可使乳鼠发生局灶性肌炎、心肌炎、肝炎、脑炎等,引起肢体震颤和强直性瘫痪。

柯萨奇病毒感染依赖于宿主黏膜上的特异性受体。目前已明确柯萨奇病毒A组(CVAs)以细胞间黏附分子1(intercellular adhesion molecularl, ICAM-1)为受体,柯萨奇病毒B组(CVBs)以CD55,一种补体调节蛋白,即衰减加速因子(decay-accelerating factor, DAF)和柯萨奇病毒腺病毒受体(coxsackievirus-adenovirus receptor, CAR)为受体感染宿主细胞。这些受体主要在上呼吸道和消化道黏膜细胞上表达较丰富,故而这些器官成为柯萨奇病毒侵入的门户和复制的主要场所。

柯萨奇病毒感染后产生血清型特异性免疫力。由抗体介导的免疫机制在肠道可阻止黏膜感染,防止进入血流侵犯靶器官。所产生的中和抗体主要封闭病毒核衣壳的VP1抗原表位。

在感染的最初 1～3d 出现中和性 IgM 抗体,具有型特异性及交叉反应,1 周后达高峰,3 月后消失。中和性 IgG 抗体在感染后 4d 出现,2～3 周达到高峰,主要是 IgG1 和 IgG3 亚型,可持续数年。感染后 15d 可检出 IgA 抗体,21d 达到高峰,6 周后消失。柯萨奇病毒可抑制单核巨噬细胞 MHC I 类分子和 II 类分子分子的表达,损伤细胞免疫功能。而体液免疫受影响较小,故体液免疫在阻止病毒入血扩散及在病毒清除中起主要作用。球蛋白缺乏者感染柯萨奇病毒后易侵及中枢神经系统。输注血清免疫球蛋白可减少病毒滴度和症状,并可预防继发感染。

柯萨奇病毒抗乙醚,乙醇等一般消毒剂,耐酸、耐低温,-70℃～-20℃仍可长期存活,能耐胃酸和肠液。但不耐高温,56℃半小时灭活,煮沸时立即死亡。对氧化剂如高锰酸钾敏感,在干燥环境及紫外线下不稳定,紫外线照射 0.5～1h 即死亡。

二、流行病学

(一)传染源

人是柯萨奇病毒的唯一宿主,患者及隐性感染者是主要传染源。在感染后第 2～28 天从粪便或鼻腔排出病毒,在第 6 天达高峰。感染后的 2～8d 为病毒血症期。血液、脑脊液、胸腔积液、皮疹疱浆、骨髓、唾液中均可分离出病毒。

(二)传播途径

柯萨奇病毒主要通过消化道及呼吸道传播,亦可通过人与人之间直接接触或间接接触被病毒污染的食品、衣物、用具而传播。饮用水、游泳池污染可引起暴发流行,海水或河水中蛤类生物亦可携带病毒导致食源性暴发流行。孕妇感染后可通过胎盘传染给胎儿,导致胎儿畸形甚至死胎。

(三)易感人群

儿童较成人易感,柯萨奇病毒感染常发生于 15 岁以下儿童,5 岁以下儿童发病居多,主要为散居及托幼机构儿童。免疫力随年龄增长而提高,成人感染后多表现为亚临床感染或隐性感染,而孕妇和老年人易受感染且并发症的发生率较高。柯萨奇病毒感染后产生的中和抗体可透过胎盘传给胎儿,6 月内新生儿很少患病。

(四)流行特征

柯萨奇病毒感染在全球范围均有发生,但感染发生率与季节、地区、年龄、社会经济及卫生状况均有关。由于居住条件差,卫生状况不佳,因此柯萨奇病毒感染主要发生在发展中国家。在热带和亚热带地区,且气候较为温暖、湿润的地区易流行。一年四季均可发生,但高峰一般发生在一年中温暖、湿润的季节,以夏秋季流行较多。50%～80% 的成人为无症状的感染,因此隐性感染远较显性感染多见。此外柯萨奇病毒感染存在家庭聚集现象。20%～25% 的肠道病毒感染性疾病是由柯萨奇病毒引起的。

三、发病机制与病理

柯萨奇病毒自咽部或肠道入侵,在局部淋巴结繁殖并进入血液循环形成第一次病毒血症,病毒经血液循环入侵体内网状内皮组织、深部淋巴结、肝、脾、骨髓等部位,再次大量繁殖并入血形成第二次病毒血症,病毒随血流广泛侵入全身各个脏器,如呼吸器官、中枢神经系统、皮肤黏膜、心脏、肝脏、肌肉等,在相应的组织器官内繁殖并引起病变。

不同病毒株对组织的亲嗜性不同,宿主易感性亦不同,导致病理损害广泛。中枢神经系统病变多以脑膜炎为主,脑灰质、白质和脑干可发生变性和萎缩,有单核细胞浸润及退行性变。心肌炎多为间质性心肌炎,心肌组织有单核细胞浸润、心肌纤维水肿、变性、坏死,心包炎性浸润甚至渗出性心包炎等。柯萨奇病毒还可引起肝炎、胰腺炎、胆囊炎、肾炎、膀胱炎,甚至侵及胰岛细胞引起 1 型糖尿病,可能与病毒的直接损伤和变态反应有关。

四、临床表现

柯萨奇病毒感染的临床表现多样,50% ~ 80% 无症状,出现临床表现以急性上呼吸道症状为多。因柯萨奇病毒有不同血清型,而同型病毒可引起不同的临床综合征,而不同型的病毒又可引起相似的临床表现,因此呈现系列疾病谱。显性感染病例或重症病例多与宿主的年龄、性别、免疫状态以及病毒组和血清型等有关。柯萨奇病毒常可引起无菌性脑膜炎、脑炎、瘫痪性疾病、心肌心包炎、呼吸道感染、疱疹性咽峡炎出疹性疾病、手足口病、婴儿腹泻等,临床表现极具多样化。

潜伏期为 1 ~ 14d,一般为 3 ~ 5d,隐性感染多见。

(一)中枢神经系统疾病

1. 急性病毒性脑膜炎

常由柯萨奇病毒 A7、A9、B2 ~ B5 引起,夏秋季多发,14 岁以下儿童多见。临床表现与其他病毒感染类似。可出现轻度发热,伴畏寒等前驱症状。头痛是突出且主要的症状,伴呕吐、肌痛,约 1/3 患者出现脑膜刺激征,表现为克氏征、布氏征阳性。多有咽炎或其他上呼吸道症状。严重者可并发高热性惊厥、昏睡、昏迷、运动障碍。病程多在 5 ~ 10d,多数不发生瘫痪,成人较儿童症状重,病程更长。

脑脊液所见与其他病毒引起的脑膜脑炎相似,脑脊液多清亮,压力正常或轻度升高,细胞数$(0.1 \sim 0.5) \times 10^9/L$,少数 $> 1 \times 10^9/L$;病初中性粒细胞占优势,其后淋巴细胞比例增高,糖及氯化物正常,蛋白略高。

2. 脑炎

较少发生。柯萨奇病毒 A2、A5、A7、A9、B2、B3、B4 均可导致,以小儿多见。临床表现与其他病毒性脑炎相同,多为轻度发热呕吐、头痛等,严重者表现为惊厥、麻痹性痴呆及不同程度的意识障碍。儿童发生局灶性脑炎表现为部分运动型癫痫发作、偏侧舞蹈症及急性小脑共济失调。尤其是 B 组病毒可在新生儿及婴儿中引起严重广泛性的脑炎,起病急,病情危重,易发生中枢性的呼吸衰竭而致死。MRI 和脑电图的异常信号可显示脑部病变的严重程度和范围。脑脊液改变同脑膜炎。

3. 瘫痪性疾病

柯萨奇病毒 A4、A5、A7、A9、A10、B1 ~ B5 均可引起类似脊髓灰质炎症状,但一般症状轻,很快恢复,极少留后遗症。肌无力较弛缓性瘫痪多,累及脑神经偶可引起单侧动眼神经麻痹。亦有引起吉兰巴利综合征、横贯性脊髓炎、瑞氏综合征等疾病的报道。

(二)心肌炎和心包炎

主要由柯萨奇 B1 ~ B6 引起,A4 和 A16 亦可引起,主要侵犯心肌和心包,很少侵犯心内膜。临床表现轻重不一,主要以心肌炎或心包炎的表现或体征为主,轻者无症状,重者可表现为难治性心力衰竭,甚至导致死亡。心肌炎常发生于新生儿及婴幼儿,近年来成人及年长儿童发病有所增加。起病急,先出现短暂的发热、呼吸道症状、食欲减退,新生儿更易出现呼吸困难、口唇发绀、面色苍白、心动过速、各种心律失常,心脏扩大,心音低钝等急性心力衰竭表现。个别患儿可出现期前收缩、心动过速、各类传导阻滞等心律失常。心包可同时受累,亦可累及心内膜,出现心包摩擦音,心脏超声可发现心包积液。少数可引起慢性心肌病、缩窄性心包炎等。

(三)出疹性疾病

柯萨奇 A2、4、9、16 及 B1、3、5 感染均可出现皮疹。初期表现发热及呼吸道症状,3~6d 后出疹,皮疹呈多形性,可为斑疹、斑丘疹、疱疹、风疹样或麻疹样皮疹,蔷薇疹及淤点样皮疹等。口腔黏膜初为疱疹,破溃后形成溃疡。多在 2~4d 消退,不留痕迹。

(四)手足口病

手足口病(hand,foot and mouth disease,HFMD)主要由柯萨奇病毒 A16、A5、A10、B2~B5 及肠道病毒 71 型等引起,尤其以 A16 最多见,但近年来由 EV71 型引起成为主要病原体。5 岁以下的儿童约占91%,5~6 月发病较多。表现为发热,体温38℃~39℃,伴咽痛及口腔疼痛,小儿常拒食。尤以手、足、口腔出现疱疹为特征。口腔黏膜初为小疱疹,溃破后形成溃疡,多位于舌、颊黏膜及硬腭处,偶见于软腭、牙龈、扁桃体。同时四肢,尤以手足(手背、指间)部可见斑丘疹或小疱疹,直径 3~7mm,质稍硬,偶见腿、臂和躯干,离心性分布,2~3d 自行吸收,不留痂。预后一般较好,多自愈。近年来,CVA16 和 EV71 混合感染的趋势日益严重,混合感染所致手足口病病情更重、病程更长,危重型的发生率较高。

(五)急性呼吸道感染

柯萨奇病毒 A21、A24、A16、B2~B5 可导致上呼吸道感染,类似于感冒。也可引起婴儿肺炎和毛细支气管炎等下呼吸道感染。由于柯萨奇病毒组别和型别间少有交叉免疫,儿童可多次感染柯萨奇病毒。

(六)疱疹性咽峡炎

疱疹性咽峡炎主要由 A 组柯萨奇病毒引起,以 A2、A16、A9、A22 型多见,偶见 B1~B5 型感染引起。

夏秋季常见,好发于 3~10 岁儿童。以喉部和软腭疱疹伴有发热、咽痛和肿胀为特征。在鼻咽部、扁桃体、软腭部出现散在数枚灰白色小疱疹,直径 1~2mm,周边有红晕,逐步破溃呈黄色溃疡,通常 4~6d 可自愈,少数至 2 周。

(七)急性流行性出血性结膜炎

急性流行性出血性结膜炎即急性出血性结膜炎(acute hemorrhagic conjunctivitis,AHC)主要由柯萨奇病毒 A24 和肠道病毒70 感染引起,在世界各地均有流行。本病传染性强,主要经手或直接接触眼睛的污染物品而感染,儿童与成人均易感,尤其在家庭中传染性强。若眼科器械消毒不彻底或医务人员忽视手卫生,可引起医院内传播。

多数患者感染后潜伏1d 左右即出现急性眼结膜炎,表现突然眼睑红肿、结膜充血、流泪、眼痛、畏光,可有脓性分泌物,可伴有结膜下出血及角膜炎,多数 1~2 周自愈。

(八)感染性腹泻

柯萨奇病毒 A9、A17、A18、A20~A24、B2、B3 均可引起婴幼儿腹泻。四季可见,尤以夏秋季为多,为婴幼儿腹泻的常见病因。临床症状与一般婴儿腹泻相似,大便多为黄色或黄绿色稀便,每天 5~6 次,无脓及黏液,较少出现脱水。多数为轻症,在 1~2d 恢复。

（九）新生儿全身感染

垂直传播感染，可能因孕期经胎盘感染，或出生时接触受染的宫颈分泌物及接触含病毒的母体血液而感染。临床症状多在出生后 3~10d 内出现，亦可 2d 内出现，早期症状轻及无特征性。新生儿感染后表现为急骤起病，精神萎靡、拒食、呕吐、惊厥，可有或无发热。累及心脏可表现为呼吸困难、发绀、心律失常，常伴有重型肝炎或脑炎。重型肝炎表现以低血压、大量出血、黄疸及多器官衰竭为特征，多由柯萨奇病毒 B 组感染所致，病死率极高。尸检可见脑炎、心肌炎、肝炎、胰腺炎及肾上腺病变等。柯萨奇病毒 A3 型感染可引起新生儿肺炎。

五、实验室检查

（一）一般检查

1. 血常规检查

白细胞计数多在正常范围，分类亦无明显变化。

2. 脑脊液检查

脑膜炎、脑炎的脑脊液呈非化脓性炎症改变。压力轻度增高，白细胞计数轻度增多，多为 $(100 \sim 500) \times 10^6/L$，初期以多核为主，2d 后则淋巴细胞占 90% 左右。糖和氯化物无变化，蛋白轻度增加。

（二）病原学检查

现常用的病原学检测方法包括病毒分离、血清学检测和分子生物学检测方法。

1. 病毒分离

病毒分离是实验室诊断金标准。在发病初期（1~4d）采集血液、咽拭子、肛拭子、脑脊液、心包液、疱疹液及组织中分离病毒，可作为确诊依据。如从粪便及呼吸道分泌物中分离出病毒则需结合血清学检查加以判断，以排除咽部和肠道无症状带毒者。该方法费时、费力，对样品要求高、敏感性差，不适宜在流行期间同时处理大量临床标本。

2. 血清免疫学检查

血清学检测方法包括补体结合试验、中和抗体检测以及酶联免疫吸附试验（ELISA）。由于补体结合抗体仅在感染期出现，因此补体结合试验可以区分既往感染和新近感染，但存在假阳性率较高的缺点。中和抗体检测可用于测定血清抗体效价、分析病毒的抗原性及鉴定病毒株的种型，但易受其他肠道病毒的干扰。ELISA 法可以定量检测体液中的抗原或抗体成分，检测血清中柯萨奇病毒的特异性抗体 IgM 和 IgG，是诊断的重要指标，该方法灵敏度高、特异性强，故适用于血清流行病学调查。采集双份血清测定型特异性抗体水平。特异性高的抗体为中和抗体，病后 2 周开始升高，3 周时达高峰，可维持 3~6 年，故不能用于早期诊断。如恢复期抗体效价比早期有 4 倍以上升高，则有较大诊断意义。

3. 分子生物学检查

分子生物学方法则包括反转录聚合酶链反应（RT-PCR）和实时荧光定量聚合酶链反应（Real-time PCR）技术和基因芯片技术。RT-PCR 和 Real-time PCR 具有较高的敏感性和特异性，实时定量检测病毒水平的优点，并可对病毒进行序列分析，目前已被临床采用。

六、诊断

婴幼儿出现疱疹性咽峡炎、急性心肌炎、无菌性脑膜炎、急性流行性眼结膜炎、流行性肌痛等感染性疾病时要想到柯萨奇病毒感染的可能。同时询问流行病史,结合必要的实验室检查可考虑临床诊断,确诊依赖于病毒学检查,血清学检查有助于诊断。但健康人可带有柯萨奇病毒,不能根据咽拭子或粪便中分离出病毒就作为最后诊断的依据,必须结合临床表现及流行病学资料综合判断。如从周围同样疾病者中检出相同的病毒且病毒分离率远高于未接触患者的对照组,则有诊断价值。血清中抗体效价较疾病早期有 4 倍以上升高及 IgM 抗体阳性有早期诊断的价值。脑脊液中检出柯萨奇病毒特异性 IgM 抗体亦有早期诊断意义。

七、鉴别诊断

(一)无菌性脑膜炎

1.流行性腮腺炎伴脑膜脑炎

多在冬春季节流行,临床表现为单侧或双侧腮腺肿大,发热,血清淀粉酶增高,但柯萨奇病毒 B_3 型也可引起腮腺肿大,临床较难区别,需借病原学指标鉴别。

2.流行性乙型脑炎

夏秋季高发,有严格的季节性,由蚊虫叮咬感染。起病急,临床表现以脑实质损伤为主,以高热、头痛、呕吐、昏迷及惊厥等表现为特征,无皮疹及皮肤淤点、淤斑,亦无休克表现。脑脊液检查亦有颅压升高,脑脊液外观无色透明,白细胞多在 $(50 \sim 500) \times 10^6/L$,早期多核细胞增多,数天后单核细胞升高,蛋白轻度升高,糖及氯化物正常。血清特异性乙脑 IgM 抗体阳性可早期确诊。

3.结核性脑膜炎

起病大多较慢,病程较长,多有结核病史或结核患者密切接触史。表现为午后低热、盗汗及消瘦、头痛、呕吐等症状,伴有明显脑膜刺激征。脑脊液检查颅压明显升高,外观轻度混浊呈毛玻璃状,白细胞轻度升高,以单核细胞增多为主,蛋白明显升高,糖及氯化物减低,脑脊液涂片抗酸染色检出抗酸杆菌可确诊。

(二)急性心肌炎、心包炎

新生儿及小儿出现心肌炎、心包炎需与其他急性感染、肺炎、败血症等鉴别,如快速进展伴有皮疹、脑脊液改变或出现心力衰竭、心律失常等表现,应注意肠道病毒感染可能,确诊依赖于病原学检查。

(三)疱疹性咽峡炎、手足口病

需与单纯性疱疹鉴别,后者多为散发,无流行性及季节性,疱疹多出现在皮肤黏膜交界处,但口腔任何部位都可发生。

八、预后

柯萨奇病毒感染所引起的疾病多数为症状较轻,较少发生并发症及留下后遗症,病程自限,多可自愈。

但少数患者,尤其是新生儿、婴幼儿、免疫力低下者可出现心、脑、肝等多器官受累的全身感染,病情危重,预后差。中枢神经系统感染者很少发生瘫痪,很少遗留后遗症。心肌损害者少数可导致慢性心肌病。持续心电图异常改变、心脏肥大及慢性充血性心力衰竭提示出现永久性心肌损害,慢性缩窄性心包炎多在急性感染 5 周~1 年后发生。小儿患急性心肌炎预后较成人好,少数患儿可发展成难治性心力衰竭或心律失常,很少出现扩张性心肌病。

九、治疗

柯萨奇病毒感染目前尚无特效疗法,以对症治疗为主。

(一)对症处理

对急性期患者尤其新生儿应加强护理,卧床休息,保证营养。呕吐、腹泻者应及时补充水和电解质,维持酸碱平衡。颅内感染者注意观察神志、球结膜水肿情况、脑膜刺激征等,出现颅内高压表现及时用20%甘露醇脱水治疗。急性心肌炎伴心力衰竭应及时给予强心、利尿以减轻心脏负荷,吸氧及预防继发感染。对病情危重者加强重症监护及营养支持治疗。

(二)抗病毒治疗

目前尚缺乏有效的抗病毒药。免疫球蛋白中存在多种肠道病毒的中和抗体,对高危患儿(母亲在围生期疑有肠道病毒感染,或新生儿室有肠道病毒感染患儿)出生后肌内注射人血丙种球蛋白3~6mL,可减少发病及减轻病情。

十、预防

预防重点以切断传播途径为主。对柯萨奇病毒感染者应采取消化道及呼吸道隔离措施。流行期间注意环境卫生消毒及个人卫生,养成良好个人卫生习惯。加强饮食、饮水卫生,做好粪便管理。医院和诊室医务人员做好手卫生,医疗器械及病室做好随时消毒和终末消毒,防止医院内感染。目前尚无可用的疫苗。

(何永秀)

第二十节 水痘和带状疱疹

水痘－带状疱疹病毒(varicella－zoster virus,VZV)感染可引起临床上两种表现不同的疾病:水痘和带状疱疹。初次感染VZV表现为水痘,是小儿常见的急性呼吸道传染病,患儿皮肤黏膜分批出现斑疹、丘疹、疱疹及结痂,全身症状轻微。水痘痊愈后,VZV病毒可潜伏在感觉神经节内,中老年期激活后引起带状疱疹,其特征是沿身体单侧感觉神经分布的相应皮肤节段出现成簇的斑疹和疱疹,常伴较严重的疼痛。

一、病原学

VZV为DNA病毒,属疱疹病毒科(herpesvirus)α疱疹病毒亚科(Alpha－herpesviridae)。病毒呈球形,直径180~200nm。核心为线形双链DNA(125kb),由162个壳粒组成的立体对称20面体核衣壳包裹,外层为针状脂蛋白囊膜。

VZV为单一血清型。病毒基因组由长片段(L)和短片段(S)组成,编码多种结构和非结构蛋白。人是已知的该病毒唯一自然宿主,病毒只能在人胚成纤维细胞和上皮细胞中增殖,并产生局灶性细胞病变,其特征性改变为核内嗜酸性包涵体及多核巨细胞形成。VZV在体外抵抗力弱,不耐酸和热,室温下60min、pH小于6.2或大于7.8条件下即可灭活,对乙醚敏感。但在疱疹液中－65℃可长期存活。

二、流行病学

水痘多呈散发性，冬春季节可有小流行，5～9岁儿童占发病总数的50%。带状疱疹多见于成人，90%病例为50岁以上或有慢性疾病及免疫缺陷者。

（一）传染源

患者是唯一传染源。病毒存在于患者疱疹液、血液及鼻咽分泌物中，出疹前48h至疱疹完全结痂均有传染性。水痘传染性极强，带状疱疹患者传染性相对较小。

（二）传播途径

主要通过空气飞沫传播，直接接触水痘疱疹液或其污染的用具也可传播。处于潜伏期的供血者可通过输血传播，孕妇分娩前6d患水痘可感染胎儿。

（三）易感人群

人类对VZV普遍易感，VZV-IgG抗体阳性率在3～7岁儿童近50%、40～50岁为100%。水痘主要在儿童，20岁以后发病者<2%。病后免疫力持久，一般不再发生水痘，但体内高效价抗体不能清除潜伏的病毒或阻止VZV激活，故患水痘后仍可发生带状疱疹。随着年龄增长，带状疱疹发病率也随之增长。

免疫低下或缺陷者，如肿瘤化疗患者、艾滋病患者带状疱疹发生率为35%～50%。

三、发病机制与病理

（一）发病机制

病毒经上呼吸道、口腔、结膜侵入人体，病毒颗粒在扁桃体或其他局部淋巴组织的T细胞中复制。被感染的T细胞随后将病毒转运至皮肤组织、内脏器官及神经系统，形成病毒血症，引起皮肤及全身组织器官病变。发病后2～5d特异性抗体出现，病毒血症消失，症状随之好转。水痘的皮肤病变为棘细胞层细胞水肿变性，细胞液化后形成单房性水疱，内含大量病毒，随后由于疱疹内炎症细胞和组织残片增多，疱内液体变浊，病毒数量减少，最后结痂，下层表皮细胞再生。

因病变表浅，愈合后不留瘢痕。病灶周边和基底部血管扩张，单核细胞及多核巨细胞浸润形成红晕，浸润的多核巨细胞核内有嗜酸性病毒包涵体。由于特异性抗体存在，受染细胞表面靶抗原消失，逃避致敏T细胞免疫识别，病毒可隐伏于脊髓后根神经节或脑神经的感觉神经节内，在机体受到某些刺激，如发热、疲劳、创伤等，或免疫力降低情况下，潜伏状态的病毒被激活而复制，病毒沿感觉神经向远端传播至所支配的皮区增殖引起带状疱疹。

（二）病理

机体免疫缺陷者发生播散性水痘时，病理检查发现食管、肺、肝、心、肠、胰、肾上腺和肾脏有局灶性坏死和细胞核内含嗜酸性包涵体的多核巨细胞。并发脑炎者有脑水肿、点状出血、脑血管有淋巴细胞套状浸润，神经细胞有变性坏死。并发肺炎者，肺部呈广泛间质性炎症，散在灶性坏死实变区，肺泡可出血及纤维蛋白性渗出物，并可见含包涵体的多核巨细胞。

四、临床表现

（一）典型水痘

潜伏期10～21d，多为14～17d。前驱期可无症状或仅有轻微症状，也可有低或中等度发热及头痛、全身不适、乏力、食欲减退、咽痛、咳嗽等,发热第 1 ~ 2d 即迅速出疹。水痘皮疹具特征性,其特点可概括为:向心分布,分批出现,斑丘疱(疹)痂"四代"同堂。初为红斑疹,数小时后变为深红色丘疹,再经数小时发展为疱疹。位置表浅,形似露珠水滴,椭圆形,3 ~ 5mm 大小,壁薄易破,周围有红晕。疱液初透明,数小时后变为混浊,若继发化脓性感染则成脓疱,水痘皮疹有瘙痒感,常使患者烦躁不安。1 ~ 2d 后疱疹从中心开始干枯结痂,周围皮肤红晕消失,再经数日痂皮脱落,一般不留瘢痕,若继发感染则脱痂时间延长,甚至可能留有瘢痕。皮疹呈向心分布,先出现于躯干和四肢近端,躯干皮疹最多,次为头面部,四肢远端较少,手掌、足底更少。部分患者鼻、咽、口腔、结膜和外阴等处黏膜可发疹,黏膜疹易破,形成溃疡,常有疼痛。水痘皮疹分批出现,每批历时 1 ~ 6d,皮疹数目为数个至数百个不等,皮疹数目愈多,则全身症状亦愈重。一般水痘皮疹经过斑疹、丘疹、疱疹、结痂各阶段,但最后一批皮疹可在斑丘疹期停止发展而隐退,发疹 2 ~ 3d 后,同一部位常可见斑、丘、疱疹和结痂同时存在。

水痘为自限性疾病,约 10d 左右自愈,儿童患者全身症状及皮疹均较轻,成人及婴儿病情较重,皮疹多而密集,病程可长达数周,易并发水痘肺炎。免疫功能低下者易形成播散性水痘,病情重,高热及全身中毒症状重,皮疹多而密集,易融合成大疱型或呈出血性,继发感染者呈坏疽型,若多脏器受病毒侵犯,病死率极高。妊娠早期感染水痘可能引起胎儿畸形,孕期水痘较非妊娠妇女重,若发生水痘后数天分娩亦可发生新生儿水痘。此外,重症水痘可发生水痘肺炎、水痘脑炎、水痘肝炎、间质性心肌炎及肾炎等。

(二)带状疱疹

发疹前 2 ~ 5d 局部皮肤常有瘙痒、感觉过敏、针刺感或灼痛,触摸皮肤时疼痛尤为明显,局部淋巴结可有肿痛,部分患者有低热和全身不适。皮疹先为红斑,数小时发展为丘疹、水疱,数个或更多成集簇状,数簇连接成片,水疱成批发生,簇间皮肤正常。带状疱疹沿周围神经相应皮区分布,多限于身体一侧,皮损很少超过躯干中线,5 ~ 8d 后水疱内容浑浊或部分破溃、糜烂、渗液,最后干燥结痂。第二周痂皮脱落,遗留渐进性淡红色斑或色素沉着,一般不留瘢痕,病程约 2 ~ 4 周。

带状疱疹可发生于任何感觉神经分布区,但以脊神经胸段最常见。三叉神经第一支亦常受侵犯,可能会发生眼带状疱疹,常累及角膜及虹膜睫状体,若发生角膜瘢痕,可导致失明。当累及三叉神经其他支或面神经时,可出现口腔内小囊泡等不典型表现。偶可侵入第Ⅴ、Ⅷ、Ⅸ和Ⅹ对脑神经而出现面瘫、听力丧失、眩晕、咽部皮疹或咽喉麻痹等。外耳道疱疹、味觉丧失及面瘫三联症称为 Ramsey - Hunt 综合征。黏膜带状疱疹可侵犯眼、口腔、阴道和膀胱黏膜。免疫缺陷时,病毒可侵袭脊髓而出现肢体瘫痪、膀胱功能障碍、排泄困难,偶可引起脑炎和脑脉管炎。

皮损轻重随个体而异,有的仅在某一感觉区内出现疼痛而不发疹;有的只有斑疹而无疱疹;有的局部疱疹融合而形成大疱,或出血性疱疹;有的出现水疱基底组织坏死,形成紫黑结痂;50 岁以上患者 15% ~ 75% 可见带状疱疹后神经痛(PHN),持续一年以上。大量研究表明,急性期皮疹越严重或皮疹愈合的时间越长,越有可能发生 PHN。皮疹的受累面积越大,发生 PHN 的风险越大。重者可发生播散性带状疱疹,局部皮疹后 1 ~ 2 周全身出现水痘样皮疹,伴高热、毒血症明显,甚至病毒播散至全身脏器,发生带状疱疹肺炎和脑膜脑炎,病死率高,此类患者多有免疫功能缺陷或免疫抑制。

五、实验室及辅助检查

（一）血常规

大多正常,偶见白细胞轻度增高。

（二）病原学检查

1. 疱疹刮片

刮取新鲜疱疹基底组织涂片,瑞氏染色见多核巨细胞,苏木素伊红染色可常见细胞核内包涵体。

2. 病毒分离

将疱疹液直接接种入人胚成纤维细胞,分离出病毒再作鉴定,仅用于非典型病例。

3. 病毒 DNA 检测

用聚合酶链反应(PCR)检测患者呼吸道上皮细胞和外周血白细胞中 VZV-DNA,比病毒分离简便。

（三）免疫学检测

补体结合抗体高滴度或双份血清抗体滴度升高 4 倍以上可确诊为近期感染。患者出疹后 1~4d 即可检出补体结合抗体,2~6 周达到高峰,6~12 个月后逐渐下降。血清学抗体检查有可能发生与单纯疱疹病毒抗体的交叉反应。取疱疹基底刮片或疱疹液,病毒膜抗原荧光抗体检查(FAMA 试验)简捷有效。

六、并发症

（一）VZV 脑炎

65% 发生在出疹后的第 3~8 天,发生率为 1‰~2‰。临床表现为发热,剧烈头痛及呕吐,颈部抵抗,脑膜刺激征阳性,深反射亢进等急性脑膜脑炎表现。部分患者渐进性加重,出现兴奋、昏睡、共济失调、惊厥等,根据神经受损部位不同而出现相应表现。部分可出现格林—巴利综合征和 Reye 综合征。脑脊液常规检查淋巴细胞及蛋白质含量升高,糖和氯化物正常。脑炎程度与水痘轻重似无相关性。多数患者 7~10d 体温恢复正常,1~2 月神经功能障碍逐渐恢复。10% 患者有神经系统后遗症,病死率约为 5%。

（二）进行性播散性水痘

进行性播散性水痘又称重型水痘。见于免疫抑制或缺陷者。表现为高热、全身皮疹多而密集,出疹期长,疱疹可融合成大疱或呈出血性疹,常为离心分布,四肢多,出疹 1 周后仍可持续高热,约三分之一病例出现多脏器损害,如水痘性肺炎、肝炎、脑炎等。病死率为 7%。

（三）水痘肺炎

水痘肺炎是水痘最严重的并发症。发生率 4%,多见于成年人(占 20%)。表现为咳嗽、呼吸困难和发热,常出现发绀、咯血、胸痛。胸部 X 线片示两肺点片状阴影,主要分布于支气管周围,也可出现胸腔积液和肺门淋巴结肿大。随着皮疹的恢复,肺炎减轻,但肺功能恢复需数周时间。

七、诊断与鉴别诊断

水痘与带状疱疹依临床表现,尤其皮疹形态、分布,典型病例不难诊断,非典型病例需靠实验室检测作出病原学诊断。

水痘需与丘疹样荨麻疹鉴别,后者多见于婴幼儿,系皮肤过敏性疾病,皮疹多见于四肢,可分批出现为红色丘疹,顶端有小水痘,壁较坚实,痒感显著,周围无红晕,不结痂。带状疱疹出疹前应注意与胸膜炎、胆囊炎、肋软骨炎、流行性肌痛等鉴别。

八、预后

水痘只要不继发严重的细菌感染,其预后良好,不会留下瘢痕。但免疫功能低下,继发严重细菌感染的水痘患者,新生儿水痘或播散性水痘肺炎、水痘脑炎等严重病例,病死率可高达5%～25%。水痘脑炎幸存者还可能会留下精神异常、智力迟钝、癫痫发作等后遗症。

皮肤带状疱疹呈自限性,预后一般良好,预后一般可获得终身免疫,仅偶有复发,不过,若疱疹病损发生于某些特殊部位(如角膜),则可能导致严重的后果。

九、治疗

一般治疗和对症治疗为主,可加用抗病毒药,注意防治并发症。

(一)一般治疗与对症治疗

水痘急性期应卧床休息,注意水分和营养补充,避免因抓伤而继发细菌感染。皮肤瘙痒可用含 0.25% 冰片的炉甘石洗剂或 5% 碳酸氢钠溶液局部涂擦,疱疹破裂可涂甲紫或抗生素软膏防继发感染。维生素 $B_{12}500～1000mg$ 肌内注射,每日一次,连用 3d 可促进皮疹干燥结痂。全身紫外线照射治疗,有止痒、防继发感染,加速疱疹干涸、结痂、脱落的效果。发现水痘播散应重视综合措施,积极支持治疗甚为重要。

带状疱疹局部治疗可用 5% 碘去氧脲嘧啶溶液溶于 50% 二甲基亚砜制成的溶液外涂,或阿昔洛韦溶液外敷,每日数次,同时可适当用镇静剂(如地西泮等)、镇痛剂(如阿米替林)止痛,且阿司匹林因与 Reye 综合征相关,应尽量避免应用。高频电疗法对消炎止痛、缓解症状、缩短病程疗效较佳。氦—氖激光照射与皮疹相关脊髓后根、神经节或疼痛区,有显著镇痛作用。

(二)抗病毒治疗

年龄大于 50 岁的带状疱疹患者,有免疫缺陷或应用免疫抑制剂的水痘和带状疱疹患者,侵犯三叉神经第一支有可能播散至眼的带状疱疹,以及新生儿水痘或播散性水痘肺炎、脑炎等严重患者应及早(发病 24h 内)使用抗病毒药。首选阿昔洛韦(无环鸟苷 acyclovir, ACV)每次 200mg(800mg 带状疱疹),每日 5 次口服或 10～12.5mg/kg 静脉滴注,每 8h 一次,疗程 7d。免疫抑制患者需静脉给药。其他核苷类似物如泛昔洛韦(famciclovir, FAV)、伐昔洛韦(valaciclovir, VCV)作用与阿昔洛韦相同,且半衰期长,不良反应少。

伐昔洛韦是阿昔洛韦的前体药物,只能口服给药,生物利用度是阿昔洛韦的 3～5 倍,并且药代动力学比阿昔洛韦更好,给药方法简单:300mg,每日 2 次,连用 7d。泛昔洛韦是喷昔洛韦前体,也是口服给药,250mg 每日 3 次,疗程 7d。现已证实口服泛昔洛韦、伐昔洛韦治疗皮肤带状疱疹比阿昔洛韦更为便捷,用药次数少,能明显减少带状疱疹急性疼痛的持续时间。但阿昔洛韦因其价格优势,仍是目前带状疱疹抗病毒治疗的一线首选用药,特别是对于经济落后的国家地区。病情极严重者,早期加用α－干扰素 100 万 U,皮下注射,能较快抑制皮疹发展,加速病情恢复。对于阿昔洛韦耐药者,可给膦甲酸钠 120～200mg/(kg·d),分三次静脉注射。

抗病毒治疗有助于减少带状疱疹患者急性神经炎症的发生,加速皮损修复;对免疫缺陷患者及早使用抗病毒药物可防治病毒扩散。但抗病毒治疗能否减少皮肤带状疱疹后神经痛的发生率及缩短神经痛时间,目前尚无定论。

(三)防治并发症

皮肤继发感染时可加用抗菌药物,因脑炎出现脑水肿颅内高压者应脱水治疗。肾上腺皮质激素对水痘病程有不利影响,可导致病毒播散,一般不宜应用。但病程后期水痘已结痂,若并发重症肺炎或脑炎,中毒症状重,病情危重者可酌情使用。

关于皮质激素治疗带状疱疹后神经痛仍有争议,一些研究表明抗病毒治疗联合激素可提高患者生活质量,目前带状疱疹后神经痛治疗很困难,重在预防。除口服药物外,还可试用神经阻滞疗法。眼部带状疱疹,除应用抗病毒治疗外,亦可用阿昔洛韦眼药水滴眼,并用阿托品扩瞳,以防虹膜粘连。

十、预防

(一)管理传染源

一般水痘患者应在家隔离治疗至疱疹全部结痂或出疹后 7d。带状疱疹患者不必隔离,但应避免与易感儿及孕妇接触。

(二)切断传播途径

应重视通风换气,避免与急性期患者接触。消毒患者呼吸道分泌物和污染用品。托儿机构宜用紫外线消毒或用非臭氧型空气净化机净化空气。

(三)保护易感者

(1)被动免疫:用水痘带状疱疹免疫球蛋白(VZIG)5mL 肌内注射,最好在接触后72h 内使用。主要用于有细胞免疫缺陷者、免疫抑制剂治疗者、患有严重疾病者(如白血病、淋巴瘤及其他恶性肿瘤等)或易感染孕妇及体弱者,亦可用于控制、预防医院内水痘暴发流行。

(2)主动免疫:近年国外试用减毒活疫苗,对自然感染的预防效果为68%～100%,并可持续 10 年以上。对于 12 月龄以上易感人群都推荐使用,建议所有儿童 12～15 月时进行第一次接种,4～6 岁追加第二次。未曾感染的成人也应接种,孕妇应避免使用。

(何永秀)

第二十一节　特殊部门的医院感染控制

一、肠道门诊

1. 布局与区域警理

肠道门诊必须标识明显,有单独的出入口、独立的挂号收费室、专用厕所、专用化验室及药房,做到诊室、人员、时间、器械固定。

2. 人员管理

(1)医务人员必须进行体检,并进行预防接种,定期进行结核及病毒性肝炎的相关检查。

（2）严格执行医院感染监测制度、消毒隔离制度和疫情报告制度。

（3）当工作服可能有污染时要穿隔离衣；接触患者后要用肥皂、流动水和消毒水洗手。

3. 物品管理

（1）器械、物品专用，使用过的物品要先消毒再清洗。

（2）体温计一人一支，注射、抽血一人一巾一带。

（3）备有抢救患者的常用药物、采样器材。

4. 监测

紫外线消毒：要进行日常监测、紫外灯管照射强度监测和生物监测。

每月进行空气、物体表面和医护人员手的监测，符合《医院消毒卫生标准》的相关规定。

5. 特殊注意事项

对腹泻患者要做到"逢泻必登、逢疑必检"，及时发现和报告疫情。

二、发热门诊

1. 布局与区域管理

（1）独立设区，有明显标识，与其他门诊、急诊及病区相隔离，防止人流、物流交叉。

（2）工作人员通道与患者通道完全分开。

（3）分设清洁区、半污染区、污染区，各区无交叉。各诊室及相应辅助科室设非手触式流动水洗手装置。有独立的影像科、检验科、药房、收费处及卫生间等，通风良好，有独立的消毒设备。

（4）诊室消毒期间，应有备用诊室。

2. 人员管理

（1）上岗前必须经过严格的专业培训。

（2）工作时必须穿工作服、隔离衣，戴工作帽和防护口罩，必要时戴乳胶手套。

（3）严格遵守标准预防的原则，严格遵守消毒、隔离的各项规章制度，严格执行洗手与手消毒制度。每接触一位患者后必须洗手，必要时进行手消毒。

（4）下班后进行个人卫生处理，并注意呼吸道与黏膜的防护。

（5）严格执行疫情报告制度和发热患者登记制度。

（6）进入该区就诊的患者及其家属要戴一次性口罩。

3. 监测

紫外线消毒：要进行日常监测、紫外灯管照射强度监测和生物监测。

每月进行空气、物体表面和医护人员手的监测，符合《医院消毒卫生标准》的相关规定。

4. 特殊注意事项

水龙头尽量使用脚踏或感应开关。

三、新生儿室

1. 布局与区域管理

（1）新生儿室位于医院清洁的环境中，远离传染源，靠近产科病室及产房，形成相对独立区域。洁、污区划分明确，标识明显。

（2）根据需要设隔离新生儿室、办公室、治疗室、配奶室、新生儿沐浴室、母亲哺乳室、出院处置室、杂用室、储藏室及工作人员沐浴更衣室、值班室等。

（3）新生儿室设计注意通风、采光和向阳，外窗设双层玻璃，室内墙壁和天花板无裂隙、不落尘，地面选择防滑、便于清洗和消毒的材料。各新生儿室之间装有大型玻璃窗。

（4）病室保证室内每日通风 2～3h，但应避免风直接吹及新生儿。冬季注意保暖，防止感冒。

（5）新生儿室内床头柜、桌椅每日用消毒液擦拭；新生儿出院时，新生儿床单位要进行终末消毒。

2. 人员管理

（1）严格遵守无菌技术操作规范。工作人员入室前要严格洗手、消毒、更衣。在做护理、治疗操作、喂奶、检查新生儿时，必须戴口罩。

（2）工作人员定期体检，非新生儿室工作人员不得入内。

（3）工作人员相对固定，患有感染性疾病者不得在婴儿室工作，如急性呼吸道感染、非特异性发热、开放性或引流性的皮肤病变、获得性疱疹病毒感染、胃肠炎及健康带菌者（痢疾杆菌沙门菌及伤寒杆菌等）。带致病菌者暂调离进行治疗，待确诊治愈后，方可返回工作岗位。

（4）严格执行探视制度，有感染者严禁入内探视。探视家属每次只许进 1 人，入室时应更衣、换鞋、消毒液泡手。

3. 物品管理

（1）在治疗中严格实行无菌操作，一人一物单用，严禁器械混用，氧气湿化瓶、体温计等按要求处理，定期抽检。

（2）新生儿的被服要经高温消毒后备用，用过的被服放入带盖的桶内，不可随意扔在地上，更不能与其他污物混放。每日送洗衣房单独清洗和消毒处理，尿布尽可能采用一次性用品。

（3）洗澡用品严格执行一人一盆一布一浴巾。操作台每日更换垫单，对非一次性用品要做到清洗后进行高压灭菌。

（4）新生儿脐用绷带、纱布必须高压灭菌后方可使用。

（5）用于与患者接触的物品，如听诊器、血压计、体温计、奶具等，根据各种物品的性能及使用情况采用不同的消毒方法。

（6）重症监护新生儿使用的呼吸机等器械必须每周消毒更换 2 次。

4. 监测

紫外线消毒：要进行日常监测、紫外灯管照射强度监测和生物监测。

每月进行空气、物体表面和医护人员手的监测，符合《医院消毒卫生标准》的相关规定。

5. 特殊注意事项

新生儿患有传染性疾病，如沙门菌感染、柯萨奇病毒感染、金黄色葡萄球菌感染、流行性感冒、肺炎、渗出性化脓性皮肤感染等均要予以隔离治疗和护理。

四、急诊室

1. 布局与区域管理

（1）与普通门诊分开，自成体系，设单独的出入口和隔离诊室。洁、污区划分明确，标识明显。

（2）室内清洁、整齐；冰箱及储柜中无私人物品。

（3）建立预检分诊制度,对传染病患者或疑似传染病患者要安排到指定隔离诊室诊治;隔离诊室要及时消毒。

（4）保持环境清洁、整齐,开窗通风,建立健全日常清洁、消毒制度;抢救室要每日空气消毒,并有记录。

（5）有流动的水洗手设备,或备有手消毒设施。

2. 人员管理

（1）医务人员的管理:①上班时医护人员必须穿工作服,并注意服装的整洁,不留长指甲,不涂指甲油,不佩戴首饰（戒指、手链、手镯、有坠耳环）。严禁穿工作服进入商场、食堂、会议室等公共场所;②进行诊疗、护理、换药等操作时要严格遵守无菌技术操作规范;③检查完传染病患者后要先使用快速抗菌消毒剂搓擦2min,再用抗菌皂液和流动水洗手;④必须定期体检,并进行必要的预防接种。新发传染性疾病者应暂停工作。

（2）患者的管理:①传染患者根据传染途径隔离,与普通患者分室放置;②对特殊感染（炭疽、气性坏疽、破伤风、朊毒）或高度耐药菌［耐甲氧西林金黄色葡萄球菌（MRSA）、耐万古霉素金黄色葡萄球菌（VRSA）及耐万古霉素肠球菌（VRE）等］的患者严密隔离。

3. 物品管理

（1）各类器械、物品在接触患者前必须消毒或灭菌,灭菌物品上标有灭菌日期和失效期。体温计一人一用一消毒,使用前后要用75%酒精浸泡30min。血压计袖带听诊器保持清洁,定期清洗,如有明显污染时及时消毒处理。

（2）急诊抢救器械在消毒灭菌的有效期内使用,一用一消毒或灭菌,清洁干燥保存。急救复苏器械及洗胃机、呼吸机等设备的面罩螺纹管、各种管道系统、洗胃机储液瓶等用后要彻底清洗、消毒,干燥保存。

（3）诊疗传染病或疑似传染病患者用过的物品应达到高水平消毒。无菌物品必须一人一用一灭菌。一次性无菌物品放入无菌专柜,不得与其他物品混放。使用前检查小包装有无破损、失效、产品有无不洁净等。无菌物品按灭菌日期依次排放无菌柜内,有取放标识,无过期物品。

（4）压力蒸汽灭菌物品的包外或容器上必须有化学指示胶带;胶带上有灭菌日期、失效期和操作人签字。压力蒸汽灭菌物品的包布应清洁、无破损;包装袋无毛边、线头。

（5）无菌容器中的物品,一经打开不得超过24h,打开时必须注明开启时间。抽出的药液、开启的静脉输入用的无菌液体必须注明开启时间,超过2h不得使用;启封抽吸的各种溶酶超过24h不得使用,溶酶瓶上不得插针头与外界相通。

（6）各种治疗、护理及换药操作要按清洁伤口、感染伤口、隔离伤口依次进行。特殊伤口（炭疽、气性坏疽、破伤风、朊毒）严格隔离,处置后进行严格终末消毒。感染性废物放入双层黄色塑料袋中及时焚烧。器械就地用2000mg/L健之素浸泡30min后清水冲净再用同样浓度、时间消毒一次后送供应室清洗灭菌。

（7）各类监护仪器每日进行清洁与消毒,遇污染后及时清洁和消毒。

（8）患者出院或死亡后,床单位进行终末处理。

4. 监测

紫外线消毒:要进行日常监测、紫外灯管照射强度监测和生物监测。

每月进行空气、物体表面和医护人员手的监测,符合《医院消毒卫生标准》的相关规定。

5. 特殊注意事项

对霍乱、痢疾等传染病患者要单独隔离治疗并按肠道门诊医院感染管理执行。

（宁元元）

第二十二节　预防接种门诊的医院感染控制

预防接种门诊是实施国家免疫规划的基本机构，但不少环节存在着门诊感染的潜在风险，如候诊、房间消毒、喂食糖丸（口服脊髓灰质炎疫苗）或注射疫苗等。医院预防接种门诊往往集中在某一天进行辖区儿童的免疫接种，届时众多家长（监护人）携带婴幼儿或儿童集中于候诊区、接种室，造成人口密度增高，空气流通欠佳。如果不能合理安排程序，及时疏散人群，一旦有传染源进入，某些传染病极易在儿童中传播。

预防接种对象为健康状况良好的儿童，一旦发生预防接种门诊的感染，其引起的社会影响比普通医院感染要大，会产生难于处理的纠纷。预防接种感染控制的管理主要有安全接种接种门诊建设、消毒和合格接种等方面。

一、安全接种

安全接种是指免疫接种实施过程中各方面的安全性，包括疫苗的质量、疫苗的储存与运输、疫苗的管理使用、注射后针头和针管等的处理、及时发现和有效处理免疫接种的不良反应等。

（一）安全注射

1. 安全注射的概念

对疫苗和药品使用灭菌的注射器具，采用规范的操作，并对使用过的注射器具进行安全处理，称为安全注射。它包含下述含义。

（1）免疫接种要使用合格的注射器（包括注射器要无菌包装；接种前才能打开包装；使用后放入指定的利器盒或防刺容器中，不允许再次使用；在有效期内使用等）。

（2）实施免疫接种的人员要持培训合格资格证书上岗。

（3）免疫接种技术操作要规范。

（4）免疫接种环境要符合工作要求。

（5）免疫接种所使用的疫苗要符合要求。

（6）使用过的注射器材及其废弃物品要安全地回收、销毁。

2. 不安全注射的表现

原则上免疫接种应使用一次性注射器，但由于农村或偏远地区条件限制还存在消毒不规范等问题。不正确的灭菌主要有灭菌时间或温度不够，或灭菌时未将针头和针管分开，使用煮沸消毒达不到灭菌的效果，使用已过保存期的玻璃注射器或一次性注射器。

不正确的注射操作有直接重复使用同一针头和针管，只换针头不换针管，只用酒精擦拭一下针头又重新使用，一次性注射器重复使用等。

不安全的注射可能造成感染或在预防一种疾病的同时引起另一种疾病的传播。目前不安全注射的情况还非常严重,引起疾病传播的事例屡见不鲜。

(二)安全接种的实施

接种疫苗时,要遵守预防接种工作规范、疫苗使用指导原则和接种方案。

(1)接种工作人员在接种操作前要再次查验核对受种者姓名、预防接种证、接种凭证和本次接种的疫苗品种,无误后方可接种。

(2)皮肤消毒:①确定接种部位,接种部位要避开疤痕、炎症、硬结和皮肤病变处;②用灭菌镊子夹取75%的乙醇棉球或用无菌棉签蘸75%的乙醇,由内向外螺旋式对接种部位皮肤进行消毒,涂擦直径≥5cm,待晾干后立即接种。禁用2%的碘酊进行皮肤消毒。

(3)疫苗的接种部位、途径和剂量参见《国家药典》的规定,对未收入《国家药典》的疫苗,参见疫苗使用说明书。

(4)接种时严格执行以下安全注射要求:①接种前方可打开或取出注射器具;②注射过程中防止被针头误伤。如被污染的注射针头刺伤,要按照有关要求处置;③注射后不得回套针帽,要将注射器具直接投入安全盒或防刺穿的容器内,或者用截针器毁形后,统一同收销毁。

(5)接种记录与观察:①接种后及时在预防接种证、卡(簿)或计算机上记录所接种疫苗的年、月、日及批号。接种记录书写工整,不得用其他符号代替;②告知家长或监护人,受种者在接种后留在接种现场观察15~30min。如出现免疫接种异常反应,及时处理和报告。

二、接种门诊的建设

1. 提倡进行规范化门诊建设

基层传统的免疫接种门诊长期以来处于低水平的工作条件和管理水平,人员学历偏低、年龄偏大的问题普遍存在。传统的免疫接种门诊运作模式已不能适应当前社会对免疫接种的要求,安全接种、免疫质量、服务水平都需要改进,免疫接种管理工作向规范化、信息化、科学化的发展势在必行。

预防接种门诊要有不同分区,分为登记室、候诊室、接种反应观察室、预防接种室及冷藏室等,每室要有醒目标识。接种门诊要求宽敞明亮,空气流通,环境整洁。尽量与诊疗室及病房分开,防止发生医院内交叉感染。接种室内要设洗手池,最好装置肘关节、脚踏式开关或其他自动开关。严格区分无菌区、清洁区、污染区,按规定区域分别放置无菌物品和有菌物品,清洁物品和污染物品,并标明各种物品名称。无菌物品按灭菌日期依次放入专柜,过期需重新灭菌。预防接种时废弃的安瓿瓶、纸盒、棉签杯匙、一次性注射器等要进行分类后回收。放置疫苗的冰箱要安放在空气流通、干燥、远离热源、避免阳光直射的地方。

2. 制定医院感染管理规章制度

加强预防接种门诊医院感染工作的组织领导,定期召开工作会议,讨论、分析工作中存在的问题和处理问题的对策;认真贯彻实施管理措施,抓好落实,最大限度地降低医院感染率。

三、加强消毒与合格接种

1. 定期对接种室进行消毒

空气消毒和工作台面消毒可采用紫外线消毒法,灯管距地面2~2.5m,距工作台面1~2m,每10~15m³装30W紫外线灯1支。灯管每周用75%酒精棉球擦拭1次,灯罩每周用消毒液擦拭1次。免疫接种门诊开始前时间不少于60min。

2. 器皿的使用和消毒

要使用"三证"齐全(产品合格证、卫生许可证、医疗器械许可证)的一次性注射器,不得使用包装破损、超过灭菌有效期以及包装上未注明出厂日期和有效期的一次性注射器。用后必须毁形和进行无害化处理,严禁重复使用和回流市场,有完整的使用、回收处理记录。夹取棉球的镊子和容器每周消毒1次,浸泡液面应达到镊子的1/2~2/3,一个容器只能放置一把镊子。盛碘酒、乙醇的容器要保持密闭,每周更换和灭菌1次。

棉球、棉签经过高压灭菌消毒后方可使用。储槽内物品不得超过7d。

3. 正确选用化学消毒剂

根据不同消毒目的选用不同的消毒剂种类和浓度,随用随配,严格执行化学消毒剂的配制方法。盛装易挥发的化学消毒剂容器要保持密闭,因有效浓度、作用时间都会影响灭菌效果。使用消毒液时要标明配制、使用时间,根据不同用途按照规定定期更换。

4. 严格执行无菌操作,杜绝发生再感染

接种人员要加强医院感染有关知识的学习,强化医院感染预防意识。严格执行无菌技术操作规程。发生医院感染时立即报告院内感染科,并组织人员进行流行病学调查,采取有效措施控制医院感染。加强预防接种门诊医院感染管理工作的监督检查,发现问题及时提出改进措施,限期改进。

（宁元元）

第二十三节　医院感染管理制度

医疗机构应当建立医院感染管理责任制,制定并落实医院感染管理的规章制度和工作规范,严格执行有关技术操作规范和工作标准,有效预防和控制医院感染,防止传染病病原体、耐药菌、条件致病菌及其他病原微生物的传播。

一、医院感染管理的核心制度

（1）医院感染管理责任制。

（2）重点部门和重点环节医院感染管理制度。

（3）医院感染病例监测、诊断、报告与控制制度。

（4）医院感染暴发和特殊病原体或新发病原体医院感染报告与处理制度。

（5）消毒灭菌与隔离制度。

（6）消毒灭菌效果与环境卫生学监测制度。

（7）一次性使用医疗用品管理制度。

（8）消毒药械管理制度。

（9）抗生素临床应用管理制度。

（10）医疗废物处置与管理制度。

（11）手卫生规范。

（12）工作人员职业暴露防护制度。

（13）医院感染管理培训制度。

（14）医院感染管理质量检查和考评制度。

二、医院感染的控制措施

医院感染控制措施主要包括坚持消毒灭菌原则、合理使用抗生素、加强重点部门管理、一次性使用无菌医疗用品的管理、消毒药械的管理及污水污物的管理等。

（一）坚持消毒灭菌原则

为有效控制医院感染,最大限度降低医疗物品对人体的危险性,医务人员在诊疗活动中必须坚持消毒灭菌原则,具体如下。

（1）进入人体组织或无菌器官的医疗器械、器具和物品必须达到灭菌水平;接触皮肤、黏膜的医疗器械、器具和物品必须达到消毒水平。

（2）各种用于注射、穿刺、采血等有创操作的医疗器具必须一用一灭菌。

（3）根据物品性能可使用物理或化学消毒灭菌的,首选物理方法。

（4）污染的医疗器械和物品应该先消毒,后清洗,再消毒或灭菌。

（5）使用中的消毒剂必须保持其有效浓度,并定期检测消毒效果。

（6）医务人员要了解消毒剂的性能作用和使用方法,配置时应注意有效浓度、作用时间及影响因素。

（7）对已消毒灭菌的医疗器具必须妥善包装保存,防止再次污染。

（二）合理使用抗生素

细菌的耐药性分为天然性耐药和获得性耐药。天然性耐药是细菌染色体基因决定的,具有代代相传的天然耐药性。细菌的获得性耐药是指细菌在接触抗生素后,改变代谢途径,使自身具有抵抗抗生素而不被杀灭的能力。抗生素的使用是否合理对细菌耐药性的产生和发展具有重要的影响。合理使用抗生素对于减少耐药菌株的产生、降低医院感染发病率具有重要作用。合理使用抗生素的基本原则如下所示。

（1）及早确定感染性疾病的病院诊断(包括药敏试验)。

（2）平衡治病方案个体化和遏制耐药性以及尽量避免不良反应的关系,争取最佳疗效,严格掌握适应证。

（3）选用适当的给药方案、剂量和疗程。

（4）预防和减少抗生素的不良反应。

（5）联合使用抗生素要有明确指征。

（6）密切注意患者体内正常菌群的生态平衡。

（7）严格控制预防用药,防止滥用抗生素。

（三）加强重点部门管理

1. 重点部门

包括急诊室、各科门诊、肝炎门诊、肠道门诊、口腔科、各科普通病房、ICU、产房、母婴同室、婴儿室、新生儿病房、治疗室、处置室、手术室、注射室、换药室、血液净化室、导管室,内窥镜室、供应室、输血科、检验科、营养室、洗衣房等。

2. 对各部门总的要求

（1）各类工作人员必须按规定着装。

（2）检查患者或进行各项医护操作前后要规范洗手。可疑污染或接触传染病患者后要进行手消毒。

（3）保持室内清洁卫生，房间定时通风换气，每天至少两次，每次至少30min。

（4）使用无菌物品前要检查灭菌有效期，包装有无破损、潮湿。无菌物品要一人一份，不得重复使用。

（5）医用器具在使用时若发生热原反应、感染或有关医疗事件，必须及时上报和详细登记。

（6）按医用物品的危险性分类正确选择消毒灭菌方法。

（7）各类工作人员要定期接受医院感染和消毒隔离技术培训，掌握相关知识。

（8）ICU、产房、婴儿室、新生儿病房、治疗室、手术室、血液净化室、供应室等部门每月对空气、物体表面及医护人员的手进行细菌学监测一次，检验单留底备查。

（9）各科要及时填报医院感染病例登记表，发生医院感染暴发流行时要立即通知医院感染管理部门。

（四）加强一次性使用无菌医疗用品的监督和管理

（1）医院所有一次性使用无菌医疗用品必须统一由设备供应部门集中采购，使用科室不得自行购入。医院采购一次性无菌医疗用品，必须从取得省级以上食品药品监督管理部门颁发的《医疗器械生产企业许可证》《工业产品生产许可证》《医疗器械产品注册证》和卫生行政部门颁发的卫生许可证的生产企业或取得《医疗器械经营企业许可证》的经营企业购进合格产品；进口的一次性导管等无菌医疗用品应具有国家食品药品监督管理部门颁发的《医疗器械产品注册证》。采购部门门每次购货必须严格按照采购制度执行，进行质量验收，订货合同、发货地点及货款汇寄账号应与生产企业（经营企业）相一致，并查验每箱（包）产品的检验合格证、生产日期、消毒或灭菌日期及产品标识和失效期等，进口的一次性导管等无菌医疗用品应具有灭菌日期和失效期等中文标识。

（2）医院保管部门专人负责建立登记账册，记录每次订货与到货的时间、生产厂家、供货单位产品名称、数量、规格、单价、产品批号、消毒或灭菌日期、失效期、出厂日期、卫生许可证号、供需双方经办人姓名等。物品应放于阴凉干燥、通风良好的货架上，距地面≥20cm，距墙壁>5cm；定期检查，防止过期；不得将包装破损、失效、霉变的产品发放至使用科室。

（3）科室使用前应检查小包装有无破损、失效，产品有无不洁净等情况。使用时若发生热原反应、感染或其他异常情况时，必须及时留取样本送检，按规定详细记录，报告医院感染管理科、药剂科和设备采购部门。

（4）医院发现不合格产品或质量可疑产品时，应立即停止使用，并及时报告当地药品监督管理部门，不得自行作退、换货处理。

（5）一次性使用无菌医疗用品用后，须进行消毒、毁形，并按卫生行政部门的规定进行无害化处理，禁止重复使用和回流市场。医院感染管理科必须履行对一次性使用无菌医疗用品的采购、管理和回收处理的监督检查职责。

（五）加强医院污物、污水和污泥的管理

医院必须对医院污物、污水、污泥严加管理。分类收集和处理医疗活动中产生的废弃物，感染性废弃物置黄色塑料袋内密闭运送、无害化处理，锐器（针头、穿刺针等）用后应放入防渗漏、耐刺的利器盒内进行无害化处理。避免因废物处理不当，尤其是含有大量细菌、病毒等微

生物的医疗废物因处理不当而造成交叉感染或引起医源性感染,甚至引起医院感染的暴发或流行。妥善处理医院污物是防止病原微生物传播的重要措施,对医疗废物的管理必须达到《医疗废物管理条例》的要求;含有病原体重金属、消毒剂、有机溶剂、酸、碱以及放射性物质等医院污水必须按照国家规定严格消毒、处理,达到国家规定的排放标准后,方可排入污水处理系统。

（宁元元）

第九章 微生物学检验

第一节 呼吸道病毒检验

一、正黏病毒

正黏病毒科流感病毒属包括人流感病毒和动物(猪、禽类等)流感病毒,是流行性感冒(简称流感)的病原体,根据其抗原性的不同,可分为甲、乙、丙三型。甲型流感病毒毒力强、易变异,是人类流感最重要的病原体,曾多次引起流感世界性大流行;乙型流感病毒抗原变异小,致病力较弱,仅引起局部或小流行;丙型流感病毒主要侵犯婴幼儿和免疫力低下的人群,很少引起流行。

(一)生物学特性

1. 形态与结构

(1)形态:病毒大多呈球形,直径 80~120nm,初次分离株呈多形态性,丝状多见,长短不一,有时可长达 4μm。

(2)结构:流感病毒的结构由核衣壳和包膜两部分组成。

1)核衣壳:由病毒核酸、核蛋白(NP)、RNA 聚合酶复合体(PB1、PB2、PA)组成。

病毒核酸为单负链 RNA(−ssRNA),甲型和乙型流感病毒分 8 个节段,丙型流感病毒分 7 个节段,每一节段为一个基因组,可编码病毒的结构或功能蛋白。病毒核酸分节段使其在复制过程中易发生基因重配,引起病毒蛋白抗原变异,导致新亚型病毒株的出现。

核蛋白是病毒的主要结构蛋白,构成病毒衣壳,与病毒 RNA 结合,呈螺旋对称型。其组成和结构较为稳定,抗原未见变异,是流感病毒分型的重要依据。

与 RNA 结合的还有 RNA 聚合酶复合体 PA、PB1 和 PB2 等功能蛋白,与病毒核酸的复制和转录有关。

(2)包膜:流感病毒包膜由内、外两层结构组成。内层为基质蛋白 M1,由病毒基因编码产生,具有保护核心和维持病毒形态、促进病毒的装配等作用;M1 蛋白抗原性稳定,也具有型特异性,可用于流感病毒的分型。外层为来源于宿主细胞膜的脂质双层膜,表面镶嵌有两种糖蛋白刺突,即血凝素(hemagglutinin,HA)和神经氨酸酶(neuraminidase,NA)。血凝素能与多种红细胞表面的唾液酸受体结合,引起红细胞凝集,能与易感细胞表面受体结合,介导病毒包膜与宿主细胞膜的融合,与病毒吸附和穿入宿主细胞有关;血凝素具有免疫原性,刺激机体产生保护性抗体,可中和相同亚型流感病毒。神经氨酸酶有助于成熟病毒的释放和扩散,具有免疫原性,能诱导机体产生的抗体具有一定的保护作用,能降低病毒的扩散,但不能中和病毒的感染性。血凝素和神经氨酸酶是流感病毒划分亚型的依据,但其抗原性极易变异。

2. 分型

根据核蛋白和基质蛋白的抗原性不同,可将流感病毒分为甲、乙、丙三型。甲型流感病毒又根据其表面血凝素和神经氨酸酶抗原性的不同,再分为若干亚型,目前已发现的血凝素有16 种(H1～H16),神经氨酸酶有 9 种(N1～N9)。乙型和丙型流感病毒至今尚未发现亚型。

甲型流感病毒表面抗原血凝素和神经氨酸酶易发生变异,尤以血凝素变异更快。流感病毒的抗原变异有抗原漂移和抗原转换。抗原漂移属量变,变异幅度小,由病毒基因点突变所造成,并与人群免疫力选择有关,仅引起流感中型、小型流行;抗原转换属质变,变异幅度大,由病毒基因点突变或基因重配引起,可导致新亚型的出现,由于人群对新亚型无免疫力,可引起流感世界性大流行。

3. 培养特性

流感病毒可感染多种动物,最敏感的动物是雪貂。鸡胚培养是培养流感病毒最常用的培养方法,病毒初次分离接种于鸡胚羊膜腔为宜,传代培养可接种于鸡胚尿囊腔,收集羊水或尿囊液,用红细胞凝集试验可检测出病毒。细胞培养可用原代猴肾细胞(PMK)或狗肾传代细胞(MDCK),在细胞中增生不引起明显的细胞病变,需用红细胞凝集试验、红细胞吸附试验及免疫荧光方法来证实病毒的存在。

4. 抵抗力

流感病毒抵抗力较弱,耐冷不耐热,56℃条件下 30min 可被灭活,室温下病毒的传染性很快丧失,4℃下能存活数周,-70℃以下可长期保存。对干燥、紫外线,以及酒精、碘酊等常用化学消毒剂敏感。

(二)致病性和免疫性

1. 致病性

流感的传染源主要是患者和无症状感染者,尤其是急性期患者传染性最强。流感病毒主要经飞沫和气溶胶经呼吸道传播,也可通过口腔、鼻腔、眼睛等处黏膜直接或间接接触传播。病毒与呼吸道黏膜上皮细胞表面受体结合,侵入上皮细胞并在其中进行增生,引起上皮细胞空泡变性和纤毛丧失,局部黏膜充血水肿;一般不侵入血流。人群对流感病毒普遍易感。

流感的潜伏期通常为 1～3d,患者临床表现为起病急,有畏寒、发热、头痛、肌痛、乏力、鼻塞、流涕、咽痛和咳嗽等症状。发病初期 2～3d,鼻咽部分泌物中的病毒滴度最高,此时传染性最强。病情可持续发展,出现稽留热、呼吸困难、全身衰竭等表现。流感发病率高,但病死率低,死亡病例多见于年老体弱、免疫力低下、心肺功能不全者和婴幼儿,多由于继发感染肺炎链球菌、金黄色葡萄球菌和流感嗜血杆菌等引起细菌感染性肺炎而死亡。

2. 免疫性

感染流感病毒或接种疫苗后,机体可获得针对同型病毒特异性的细胞免疫和体液免疫。血清中抗—血凝素为中和抗体,在抵抗同型病毒再次感染中发挥主要作用,亚型间无交叉保护作用,呼吸道黏膜表面的 SIgA 抗体对阻断病毒感染有一定保护作用。抗—神经氨酸酶不是中和抗体,但可减少流感病毒的释放和扩散。体液免疫可持续数月至数年。流感病毒特异性的 $CD4^+$ 和 $CD8^+T$ 淋巴细胞参与病毒的清除和疾病的恢复,可产生广泛的亚型间交叉免疫。

(三)微生物学检验

在流感流行期间,根据典型症状可做出临床初步诊断,但需要结合病原学检查,进行确诊。实验室检查也可用于流行病学的调查和病毒变异株的监测。

1. 标本的采集与处理

在患者发病早期进行标本的采集,以发病 3d 内为佳。无菌进行呼吸道标本的采集,可采集鼻腔洗液、鼻咽拭子、含漱液等,必要时可采集支气管分泌物。拭子标本采集后迅速浸入无菌的 pH 为 7.2 的肉汤或缓冲液中,鼻腔洗液和含漱液置于无菌的烧杯中,低温下尽快运送到实验室进行检查。若进行血清学试验,需要采集患者疾病急性期和恢复期双份血清标本。

2. 病毒及其成分的检测

病毒及其成分的检测是诊断流感的快速方法,可在感染 24~72h 内做出辅助诊断。

(1)显微镜检查:标本直接用电子显微镜进行病毒形态的观察,是快速的诊断方法;也可用特异性抗体进行标本的免疫电镜检查和免疫荧光检测,提高病毒的检出率。

(2)病毒抗原的检测:用诊断试剂盒直接检测临床标本或病毒培养物中的流感病毒抗原,常用的方法有免疫荧光技术、酶联免疫吸附试验等。

(3)病毒核酸的检测:常用反转录—聚合酶链反应(RT - PCR)和核酸杂交等方法检测流感病毒的核酸,也可用核酸序列分析进行亚型的鉴定和流感病毒的分型。

3. 病毒的分离与鉴定

病毒分离培养是实验室诊断的金标准。将标本经抗生素处理后,接种于组织细胞,分离病毒,用红细胞吸附试验或血凝试验测定有无病毒,阳性者用血凝抑制试验或中和试验进行鉴定;也可接种于鸡胚羊膜腔或尿囊腔进行培养,收集羊水或尿囊液进行上述鉴定。

4. 血清学诊断

检测患者血清中流感病毒抗体的水平。患者急性期(发病 1~3d)和恢复期(病后 2~4 周)的双份血清标本进行酶联免疫吸附试验或血凝抑制试验,若恢复期血清抗体的效价是急性期的 4 倍或 4 倍以上时,具有诊断学意义。

二、副黏病毒

副黏病毒的生物学性状与正黏病毒相似,均为单负链 RNA 病毒,核衣壳呈螺旋对称,有包膜,但副黏病毒核酸不分节段,不易发生基因的重组和变异。

(一)麻疹病毒

麻疹病毒(measles virus)是引起麻疹的病原体。

1. 生物学特性

麻疹病毒呈球形或丝状,直径 120~250nm,核酸为不分节段的单负链 RNA,核衣壳呈螺旋对称,有包膜,包膜表面有血凝素和融合蛋白两种糖蛋白刺突,参与病毒的吸附、释放和扩散。麻疹病毒可在多种原代和传代细胞中进行增生,并可产生细胞融合和轻微细胞病变。麻疹病毒抗原性较稳定,只有一个血清型。麻疹病毒抵抗力较弱,56℃ 30min 可被灭活,对紫外线和一般消毒剂敏感。

2. 致病性和免疫性

麻疹是儿童时期最常见的急性呼吸道传染病。人是其唯一自然宿主,人群普遍易感,传染源为急性期患者,主要通过飞沫经呼吸道传播,或直接接触患者呼吸道分泌物污染的物品及密切接触而传播。麻疹传染性极强,发病率几乎达 100%。麻疹病毒进入机体,在鼻咽部或眼结膜上皮细胞内增生,通过淋巴组织入血,出现第一次病毒血症,同时在淋巴组织中进行大量增生,再次入血,形成第二次病毒血症,侵犯眼结膜、口腔黏膜、皮肤、呼吸道、消化道、中枢神经系统等。麻疹潜伏期为 9~12d,突然发病,表现为高热、鼻炎、眼结膜充血、咳嗽等,发病 2~3d,在口腔两颊内侧黏膜表面出现特征性针尖大小、中心灰白、周围红晕的 Koplik 斑;之后全身皮肤相继出现红色斑丘疹;皮疹出齐后,发热减退、症状减轻。部分年幼体弱患儿易并发细菌性感染而导致死亡。极少数患者可合并中枢神经系统并发症——亚急性硬化性全脑炎(subacute sclerosing panencephalitis,SSPE),表现为大脑进行性衰退,一般 1~2 年死亡。

麻疹愈后或接种疫苗可获得终身免疫力,包括细胞免疫和体液免疫。由于出生 6 个月以内的婴儿从母体获得 IgG 抗体,故不易感染。

3. 微生物学检验

典型的麻疹患者可根据临床症状进行确诊,轻型或不典型的患者需要进行微生物学检查。

(1)标本采集与处理:采集发病早期患者的鼻咽分泌物、痰、血、尿以及双份血清标本。

(2)直接检查:标本经染色后,用普通光学显微镜观察细胞融合、多核巨细胞、细胞质和细胞核内嗜酸性包涵体,在电镜下观察包涵体内的麻疹病毒颗粒。

(3)分离培养与鉴定:标本接种于原代人胚肾细胞或 Vero 细胞、HeLa 细胞等,7~10d 后出现轻微细胞病变或红细胞吸附试验阳性时,采用免疫荧光、酶联免疫吸附试验、核酸杂交等方法进行鉴定。

(4)血清学试验:双份血清标本抗体效价若有 4 倍增高可确诊。

(二)腮腺炎病毒

腮腺炎病毒(mumps virus)是引起流行性腮腺炎的病原体,还可引起脑膜炎、睾丸炎、卵巢炎等。

1. 生物学特性

腮腺炎病毒呈球形,直径为 100~200nm,核酸为不分节段的单负链 RNA,核衣壳呈螺旋对称,有包膜,包膜表面有血凝素-神经氨酸酶和融合因子糖蛋白刺突。病毒可在 Vero 细胞和 HeLa 细胞中增生,细胞病变不明显,可形成多核巨细胞。腮腺炎病毒只有一个血清型。病毒抵抗力不强,56℃ 30min 可被灭活,对紫外线、有机溶剂(如甲醛)敏感。

2. 致病性和免疫性

腮腺炎病毒主要引起以腮腺肿胀、疼痛为主要症状的流行性腮腺炎,是儿童常见病之一,好发于冬、春季节。人是腮腺炎病毒唯一储存宿主,病毒通过飞沫经呼吸道传播,也可通过接触被患者污染的物品而感染,学龄儿童为易感者。

病毒在呼吸道上皮细胞中增生后入血,引起病毒血症,随血流播散到腮腺、中枢神经系统等多器官。其主要症状为腮腺肿胀、疼痛、发热、乏力等,卵巢和睾丸是较常见受攻击的靶器官,可合并睾丸炎、卵巢炎等。腮腺炎病后或接种疫苗后可获得牢固免疫力,出生 6 个月以内的婴儿因从母体获得 IgG 抗体,不易感染。

3. 微生物学检验

根据患者典型的临床症状易于诊断,不典型者需要做微生物学检验。

(1)标本的采集与处理:采集发病早期患者的唾液、脑脊液和双份血清标本。

(2)分离培养与鉴定:标本可接种于原代猴肾细胞中培养,若有病毒增生可出现细胞融合及多核巨细胞;若未出现典型特征,可通过红细胞吸附试验、红细胞吸附抑制试验进行鉴定。

(3)其他:应用免疫荧光法检测病毒抗原,反转录—聚合酶链反应检测病毒核酸,酶联免疫吸附试验、血凝抑制试验检测双份血清中的病毒抗体。

(三)副流感病毒

副流感病毒(parainfluenza virus)可引起轻型流感样症状。

1. 生物学特性

副流感病毒呈球形,直径为 125～250nm。核酸为不分节段的单负链 RNA,核衣壳呈螺旋对称,有包膜,包膜表面有 HN 蛋白(血凝素/神经氨酸酶)和融合(F)蛋白两种刺突。副流感病毒有 5 个血清型,抵抗力弱,对热敏感,不耐酸。

2. 致病性和免疫性

副流感病毒通过飞沫经呼吸道或密切接触传播,病毒在呼吸道上皮细胞中增生,一般不引起病毒血症。病毒可感染各年龄人群,2 岁以下婴幼儿易发生下呼吸道感染,成人则以上呼吸道感染为主。自然感染产生的黏膜免疫有保护作用,仅持续几个月,尚无特异性疫苗。

3. 微生物学检验

采集患者鼻咽分泌物、鼻咽漱液标本或咽拭子涂咽后壁。标本处理后立即接种于 Vero 细胞,或经染色后观察上皮细胞胞质内的嗜酸性包涵体,或用间接免疫荧光法直接检测病毒抗原。检测单份血清中特异性的 IgM 可用于早期诊断。

(四)呼吸道合胞病毒

呼吸道合胞病毒(respiratory syneytial virus,RSV)是引起世界范围内婴幼儿下呼吸道感染最常见的病毒。

1. 生物学特性

呼吸道合胞病毒呈球形,直径为 120～200nm,核酸为不分节段的单负链 RNA,核衣壳呈螺旋对称,有包膜,包膜表面有 F 和 G 蛋白刺突。病毒可在多种细胞中增生,使培养细胞形成细胞融合的多核巨细胞,细胞质内有嗜酸性包涵体。抵抗力较弱,对热、酸及冻融处理敏感。

2. 致病性和免疫性

呼吸道合胞病毒主要通过飞沫或经污染的手和物体表面而传播,冬、春季节流行,传染性较强。病毒在鼻咽上皮细胞增生,继而扩散至下呼吸道,很少引起病毒血症。该病毒致病可能与 I 型超敏反应引起的免疫病理损伤有关。人群普遍易感,2～6 个月的婴幼儿非常敏感,常可引起细支气管炎、肺炎等严重呼吸道疾病,严重者可造成死亡。该病毒是医院感染的重要病原体,尚无特异性的疫苗。

3. 微生物学检验

标本的采集与处理与流感病毒相似。病毒的分离培养是最可靠的检测方法,常接种于 HeLa 细胞和 HEP－2 细胞等传代细胞中进行培养,若出现细胞融合,形成多核巨细胞和嗜酸性包涵体,即可做出初步诊断。为了与副流感病毒进行鉴别,可应用红细胞吸附试验。若有必要,可用免疫荧光试验检测病毒抗原或用反转录—聚合酶链反应法检测病毒的核酸。

(梁 武)

第二节 甲型肝炎病毒

甲型肝炎病毒(hepatitis A virus,HAV)是甲型肝炎的病原体。1973 年,Feinslone 首先用免疫电镜技术在急性期患者的粪便中发现该病毒。甲型肝炎病毒属微小 RNA 病毒科,新型肠道病毒 72 型。人类感染甲型肝炎病毒后,大多表现为亚临床或隐性感染,仅少数人表现为急性甲型肝炎。一般可完全恢复,不转为慢性肝炎,亦无慢性携带者。

一、生物学特性

1. 形态与结构

甲型肝炎病毒形态、大小与肠道病毒相似,直径约为 27nm,呈球形,20 面立体对称,无包膜。

甲型肝炎病毒的核酸为单一的正链 RNA,长约 7500 个核苷酸,编码区所编码的结构蛋白是一个大分子蛋白质,经断裂后,成为不同的多肽(VP1、VP2、VP3 及 VP4)。这些多肽构成壳粒,组成衣壳蛋白,包围并保护核酸。编码区还编码病毒复制所需的 RNA 多聚酶、蛋白酶等。病毒的衣壳蛋白有抗原性(HAVAg),可诱生抗体。迄今为止,在世界各地分离的甲型肝炎病毒均只有一个血清型。

2. 培养特性

(1)动物培养:黑猩猩、狨猴、狝猴对甲型肝炎病毒易感,经口服或静脉注射可使动物发生肝炎,并能在肝细胞质中检出甲型肝炎病毒。在潜伏期和急性期的早期,甲型肝炎病毒可随粪便排出,恢复期血清中能检出甲型肝炎病毒的相应抗体。动物模型的主要用途在于研究发病、免疫机制及对减毒活疫苗的毒力和免疫效果检测。

(2)细胞培养:1972 年,Provost 等首次成功地将已在狝猴中传代的毒株培养在原代肝细胞或恒河猴胚肾传代细胞株。以后,甲型肝炎病毒不经动物传代的适应过程也可直接在人胚肺二倍体细胞株中增生,表明不少细胞株均对甲型肝炎病毒易感。然而本病毒增生非常缓慢,自细胞释放亦十分缓慢,不引起细胞裂解。因此,自标本中分离甲型肝炎病毒常需数周甚至数月,并很难获得大量病毒。

应用免疫荧光染色法,可检出细胞培养中的甲型肝炎病毒;亦可将培养细胞裂解后,用放射免疫法检测甲型肝炎病毒。

二、致病性和免疫性

甲型肝炎病毒主要通过粪 - 口途径传播,引起急性病毒性肝炎,传染源为患者或隐性感染者。病毒通常由患者粪便排出体外,经污染食物、水源、海产品及食具等传播而引起暴发或散发流行,潜伏期平均 30d(15~45d),发病较急,多出现发热、肝大、疼痛等症状,一般不转为慢性肝炎和慢性携带者。除重症肝炎外,患者大多预后良好。甲型肝炎患者潜伏期末及急性期粪便有传染性。好发年龄为 5~30 岁。

甲型肝炎病毒感染临床过程可以从急性无黄疸型肝炎到急性重型肝炎。临床表现与患者年龄、感染病毒量有关。年龄越小症状越轻,3 岁以下多为隐性感染或无黄疸型肝炎,随着年龄增长,临床症状加重,成年人多表现为急性黄疸型肝炎。甲型肝炎感染后,机体在急性期和恢复早期出现 HAVAb - IgM 型抗体,在恢复后期出现 HAVAb - IgG 型抗体,具有终身免疫力,对甲型肝炎病毒的再感染有免疫防御能力。甲型肝炎预后较好。

三、微生物学检验

甲型肝炎患者一般不进行病原学分离检查,微生物学检查以测定病毒抗原或抗体为主。感染早期可检测患者血清中 HAVAb - IgM(放射免疫技术或酶联免疫吸附试验),由于其出现早,消失快,是 HAV 新近感染的重要指标;了解既往感染史或进行流行病学调查、检测群体中

HAVAb 阳性率、分析人群的免疫力,则需检测 HAVAb - IgG;也可检测甲型肝炎病毒抗原或用核酸杂交法、聚合酶链反应法检测甲型肝炎病毒 RNA,但不常用。

(梁　武)

第三节　乙型肝炎病毒

乙型肝炎病毒(hepatitis B virus,HBV)是通过先发现其表面抗原(HBsAg)而逐步被认识的。1963 年,Blumberg 在研究人类血清蛋白的多态性时,发现澳大利亚土著人血清中有一种异常抗原。通过纯化抗原,制备抗体,并与临床研究联系,最后确认是乙型肝炎病毒的 HBsAg。乙型肝炎病毒在世界范围内传播,估计全世界乙型肝炎患者及无症状乙型肝炎病毒携带者达3 亿人,其中有 1.2 亿在我国。

一、生物学特性

1.形态与结构

在电镜下,乙型肝炎病毒可见三种不同的形态结构,即 Dane 颗粒、小球形颗粒和管形颗粒。

(1)Dane 颗粒:又称为大球形颗粒,直径为 42nm,具有双层衣壳。外衣壳相当于包膜,由脂质双层和蛋白质组成,镶嵌有乙型肝炎病毒的 HBsAg 和前 S 蛋白。用去污剂除去外衣壳后,暴露出电子密度较大、直径为 27nm 的 20 面体核心结构,其表面为内衣壳,内含核心抗原(HBcAg)。

在酶或去垢剂作用后,可暴露出 e 抗原(HBeAg)。HBeAg 可自肝细胞分泌而存在于血清中,而 HBcAg 则仅存在于感染的肝细胞核内,一般不存在于血循环中。Dane 颗粒内部是乙型肝炎病毒的核心,含有双股环状 DNA 和 DNA 多聚酶。Dane 颗粒是完整的乙型肝炎病毒颗粒,具有很强的感染性。血清中 Dane 颗粒的检出是肝内病毒活跃复制的标志。

(2)小球形颗粒:为乙型肝炎患者血清中常见的颗粒,含量比 Dane 颗粒高 100 ~ 1000 倍,颗粒呈球形,直径 22nm,不含核酸及多聚酶,为组装 Dane 颗粒时游离到血液中的过剩的HBsAg。

(3)管形颗粒:由许多小球形颗粒串联而成,长 100~700nm,直径 22nm。

2.基因结构

乙型肝炎病毒基因组较小,仅含约 3200 个核苷酸,为双链环状 DNA,但其中有一段仅为单链。病毒 DNA 的长链为负链,较短的一链为正链,两链 DNA 的 5′末端有长达 250~300 个互补的碱基,通过碱基配对(正链恰好与负链的核苷酸序列互补)构成环状 DNA 结构。负链DNA 含有 4 个开放读框(ORF),分别称为 S 区、C 区、P 区和 X 区。S 区中有 S 基因、前 S1 基因和前 S2 基因,分别编码乙型肝炎病毒的外衣壳蛋白(HBsAg、PreS1 抗原与 PreS2 抗原);C区中有 C 基因及前 C 基因,分别编码 HBcAg 及 HBeAg;P 区最长,编码 DNA 多聚酶等;X 区编码的蛋白称为 HBxAg,可反式激活细胞内的某些癌基因及病毒基因,与肝癌的发生、发展有关。

3. 抗原组成

（1）HBsAg：为 S 基因编码产生的蛋白。因 HBsAg 大量存在于感染者血中，是乙型肝炎病毒感染的主要标志。HBsAg 具有抗原性，可引起机体产生特异保护性的 HBsAb，也是制备疫苗的最主要成分。已知 HBsAg 有不同的亚型，各亚型均有共同抗原表位（称为 a 抗原）。此外，还有两组互相排斥的亚型抗原表位，即 d/y 和 w/r。按不同的组合形式，构成 HBsAg4 个基本亚型，即 adr、adw、ayr、ayw。HBsAg 亚型的分布有明显的地区差异，我国汉族以 adr 多见，少数民族多为 ayw。因有共同的 a 抗原，故制备疫苗时，各亚型间有交叉保护作用。PreS1 及 PreS2 抗原具有吸附于肝细胞受体的表位，其抗原性比 HBsAg 更强，相应的抗 - PreS1 及抗 - PreS2 抗体能通过阻断乙型肝炎病毒与肝细胞结合，起抗病毒作用。

（2）HBcAg：存在于 Dane 颗粒核心结构的表面，为内衣壳成分，其外被 HBsAg 所覆盖，故不易在血循环中检出。HBcAg 的抗原性强，能刺激机体产生 HBcAb。HBcAb - IgG 在血中持续时间较长，为非保护性抗体；HBcAb - IgM 的存在常提示乙型肝炎病毒处于复制状态。HBcAg 可在感染的肝细胞表面存在，能被杀伤性 T 细胞识别，在清除乙型肝炎病毒感染细胞中有重要作用。

（3）HBeAg：PreC 及 C 基因编码，整体转录及翻译后成为 HBeAg（如仅由 C 基因转录、翻译则为 HBcAg）。HBeAg 为可溶性蛋白质，游离存在于血中，其消长与病毒体及 DNA 多聚酶的消长基本一致，故可作为乙型肝炎病毒复制及具有强感染性的一个指标。HBeAg 可刺激机体产生 HBeAb，HBeAb 能与受染肝细胞表面的 HBeAg 结合，通过补体介导破坏受染的肝细胞，故对乙型肝炎病毒感染有一定的保护作用。HBeAb 的出现是预后良好的征象。

4. 培养特性

黑猩猩是对乙型肝炎病毒最敏感的动物，故常用来进行乙型肝炎病毒致病机制的研究和疫苗效价及安全性评价。1980 年以来，在鸭、土拨鼠及地松鼠中分别发现了与乙型肝炎病毒基因结构相似的鸭乙型肝炎病毒等，已被共同列入嗜肝 DNA 病毒科。鸭乙型肝炎病毒感染的动物模型，在我国已被用于筛选抗病毒药物及研究消除免疫耐受机制。乙型肝炎病毒尚不能在细胞培养中分离及培养，目前采用的细胞培养系统是病毒 DNA 转染系统。

5. 抵抗力

乙型肝炎病毒对外界环境的抵抗力较强，对低温、干燥、紫外线均有耐受性，不被70%酒精灭活。高压灭菌法、100℃加热 10min 和环氧乙烷等均可灭活乙型肝炎病毒，0.5%过氧乙酸、5%次氯酸钠亦可用于消毒。但应指出，在对外界抵抗力方面，乙型肝炎病毒的传染性和 HBsAg 的抗原性并不一致，上述消毒手段仅能使乙型肝炎病毒失去传染性，但仍可保留HBsAg的抗原性。

二、致病性和免疫性

乙型肝炎主要传染源是患者或无症状的 HBsAg 携带者。乙型肝炎的潜伏期较长（30 ~ 160d），不论在潜伏期、急性期或慢性活动初期，患者血清都有传染性。HBsAg 携带者因无症状，不易被察觉，其作为传染源的危害性比患者更甚。

乙型肝炎病毒的传播途径主要有：①血液、血制品等传播：乙型肝炎病毒在血流中大量存在，而人又对之极易感，故只需极少量污染血进入人体即可导致感染。输血、注射、外科或牙科手术、针刺、共用剃刀或牙刷、皮肤黏膜的微小损伤均可传播。唾液中曾被检出过乙型肝炎病毒 DNA,据认为来自血液,通过牙龈浆液而进入口腔,其含量仅为血清的 1/10000～1/100。医院内污染的器械(如牙科、妇产科器械)亦可致医院内传播;②母—婴传播:主要是围生期感染,即分娩经产道时,通过婴儿的微小伤口受母体的病毒感染。哺乳也是传播乙型肝炎病毒的途径。有些婴儿在母体子宫内已被感染,表现为出生时已呈 HBsAg 阳性;③性传播:在精液和阴道分泌物中存在有乙型肝炎病毒,性接触也可导致乙型肝炎病毒的传播。

乙型肝炎的临床表现呈多样性,可由无症状携带至急性肝炎、慢性肝炎、重症肝炎等。大部分感染者在 6 个月内清除病毒,但仍有 5%～10% 的感染者成为持续感染或转变为慢性肝炎。有部分乙型肝炎病毒持续感染者可发生原发性肝癌。

三、微生物学检验

1. 标本的采集

临床上常通过检测患者血液标本中的乙型肝炎病毒抗原和相应的抗体或乙型肝炎病毒 DNA,对乙型肝炎患者做出诊断。免疫学检测标本可用血清或血浆,检测标本应于 24h 内分离血清或血浆,5d 内检测者可将标本存于 2～8℃,5d 后检测者应将标本存于 −20℃ 或 −70℃。乙型肝炎病毒 DNA 检测多用血清,如采用血浆,其抗凝剂应选用枸橼酸盐或乙二胺四乙酸,因肝素可与 DNA 结合,从而干扰 Taq DNA 聚合酶作用,导致聚合酶链反应假阴性。标本应在采集后 6h 内处理,24h 内完成检测,否则应存放于 −70℃。

经过处理的标本或未分离的血液标本,如果能在 24h 内送达,则可在室温下运送。乙型肝炎病毒具有高度感染性,在标本的采集和运送时务必加以充分防护。

2. 血清学检测

临床上应用最为广泛的是用酶联免疫吸附试验对血清中乙型肝炎病毒抗原及其相应抗体进行检测,习惯称"乙肝两对半试验"。

(1)HBsAg 和 HBsAb:HBsAg 是诊断乙型肝炎的重要指标之一,在乙型肝炎的诊断、治疗、预防和供血者的筛选等方面具有十分重要的意义。HBsAg 阳性标志有乙型肝炎病毒感染,处于急性肝炎的潜伏期或急性期,一般于病后 1～4 月内可消失。若持续 6 个月以上,可视为有向慢性转变的迹象。一般认为 HBsAg 滴度越高,HBeAg 和乙型肝炎病毒 DNA 阳性的可能性越大,传染性也越强。

HBsAb 是 HBsAg 诱导机体产生的中和抗体,在感染过程中出现最晚,抗体的滴度与特异性保护作用成正相关性,血清中出现 HBsAb 一般提示患者对乙型肝炎病毒的感染已有免疫保护力。从 HBsAg 阳性到 HBsAb 阳性有一个"窗口期",只有当血清中 HBsAb 阳转及 HBsAg 阴转后,才说明病情向痊愈方向发展。

注射乙型肝炎疫苗后,一般血清中会出现 HBsAb 单项阳性。但临床中发现有 HBsAg 与 HBsAb 同时出现于血清中,其原因可能是乙型肝炎病毒出现变异,或存在不同亚型的混合感染,或已存在的 HBsAb 对乙型肝炎病毒变异株或亚型无中和作用。

此外,还发现接种乙型肝炎疫苗后仍有少数的接种者对乙型肝炎疫苗无应答,可能是接种者的 B 细胞缺乏合成 HBsAb 的能力或免疫细胞缺乏乙型肝炎病毒的特异性抗原受体,使乙型肝炎病毒抗原的提呈作用受阻,不能诱发特异性免疫应答。

如果 HBsAg 和 HBsAb 均为阴性,表示未接触过乙型肝炎病毒,属于易感者,必须接种乙型肝炎疫苗。

（2）HBcAg 和 HBcAb：HBcAg 存在于 Dane 颗粒核心部位的表面及受染的肝细胞核内。HBcAg 在肝细胞核内合成，在胞质内与乙型肝炎病毒 DNA 装配成核衣壳，以出芽方式释放时表面包裹 HBsAg，不易在血循环中检出游离的 HBcAg，故很少作为常规检测。

HBcAg 抗原性强，在乙型肝炎病毒感染早期即可刺激机体产生 HBcAb，较 HBsAb 的产生早得多。机体首先产生 HBcAb – IgM，随后产生 HBcAb – IgG。HBcAb – IgG 在血清中可持续多年，是既往感染过乙型肝炎病毒的血清学指标。HBcAb – IgM 高滴度说明乙型肝炎病毒在体内复制，未检出 HBcAb – IgM 可以排除急性乙型肝炎。HBcAb – IgM 消失表示乙型肝炎康复或转为慢性。HBcAb 不是保护性抗体，不能中和乙型肝炎病毒。

（3）HBeAg 和 HBeAb：HBeAg 是一种可溶性抗原。当乙型肝炎病毒内衣壳裂解时，HBcAg 被蛋白酶水解，释放出 HBeAg。HBeAg 的检出是乙型肝炎病毒在体内复制及血清具有传染性的一个标志。在乙型肝炎病毒感染早期，DNA 的复制比较活跃，HBeAg 与乙型肝炎病毒 DNA 及 HBsAg 往往同时阳性，并与 Dane 颗粒出现的时间相吻合，提示患者具有高度的传染性。HBeAg 阴性的患者，并不一定意味着病毒复制的终止。乙型肝炎病毒慢性感染时，HBeAg 常为阴性，表示病毒复制不活跃，传染性较弱。

HBeAg 可诱导机体产生 HBeAb，HBeAb 对乙型肝炎病毒感染有一定的保护作用。HBeAb 阳性则表示传染性小，病毒复制不活跃。HBeAb 出现于乙型肝炎病毒急性感染的恢复期，持续时间较长，此时乙型肝炎病毒几乎不复制，谷丙转氨酶（ALT）降为正常，肝病趋向静止，是预后良好的标志。

"乙肝两对半"试验敏感性及特异性都较好，操作简便，结果易于观察，适合于临床大规模检测，主要用途有诊断乙型肝炎，判断传染性，判断预后和评价抗病毒药物的疗效，筛选供血者，确定是否需要接受乙型肝炎疫苗预防接种，开展流行病学调查。

3. 乙型肝炎病毒 DNA 检测

乙型肝炎病毒 DNA 是诊断乙型肝炎病毒感染最直接的标志，因此可采用核酸杂交技术或聚合酶链反应直接检查血清中的乙型肝炎病毒 DNA。通过聚合酶链反应，可使极微量或单拷贝的乙型肝炎病毒 DNA 在体外扩增到上百万倍，大大地增加了对乙型肝炎病毒 DNA 检验的敏感性，已广泛应用于基础和临床研究。值得注意的是，在实验过程中的各个环节应严格操作，加强对聚合酶链反应试剂盒的质量控制，以避免假阳性或假阴性结果。

（梁　武）

第四节　丙型肝炎病毒

丙型肝炎病毒（hepatitis C virus, HCV）于 1989 年命名，1991 年归属于黄病毒科（Flaviviridae），过去称为肠道外传播的非甲非乙型肝炎病毒。虽然丙型肝炎作为疾病早被发现，但因本病毒不能在体外培养，在血流中的含量又很少，故对丙型肝炎病毒的认识主要是来自黑猩猩实验及分子生物学研究所得的结果。

一、生物学特性

丙型肝炎病毒是一类具有包膜结构的单正链 RNA 病毒，病毒体呈球形，大小为

30~60nm。对氯仿、甲醛、乙醚等有机溶剂敏感。可感染黑猩猩并在体内连续传代，引起慢性肝炎。

二、致病性和免疫性

HCV 呈球形，直径 40~60nm，有包膜。HCV 的基因组为单股正链线性 RNA，长度约为 9.5kb，分为 9 个基因区。自 5′端开始，依次为 5 端非编码区、核心蛋白区（C 区）、包膜蛋白 1 区（E1 区）、包膜蛋白 2/非结构蛋白 1 区（E2/NS1 区）、非结构蛋白 2 区（NS2 区）、非结构蛋白 3 区（NS3 区）、非结构蛋白 4 区（NS4 区）、非结构蛋白 5 区（NS5 区）和 3′端非编码区。其中 C 区和 E1 区是病毒结构蛋白编码区，编码病毒的衣壳及包膜蛋白；5′端非编码区的核苷酸序列保守性强，各株病毒间很少有变异，可用于基因检测；E1 区、E2/NS1 区基因易发生变异，引起包膜蛋白的免疫原性改变，使机体存在的抗包膜抗体失去作用，病毒得以在体内持续存在。这可能是 HCV 所致丙型肝炎易发展为慢性肝炎的原因之一。

依据 HCV 毒株基因序列的差异，可将 HCV 分为Ⅰ、Ⅱ、Ⅲ、Ⅳ、Ⅴ、Ⅵ型：Ⅰ型多在欧美各国流行；亚洲地区则以Ⅱ型为主，Ⅲ型为辅；Ⅴ、Ⅵ型主要在东南亚，我国以Ⅱ型为主。目前认为Ⅱ型 HCV 复制产生的病毒量多，治疗较困难。

HCV 可在黑猩猩体内连续传代，并引起慢性肝炎。HCV 对氯仿、甲醛、乙醚等有机溶剂敏感。

丙型肝炎病毒主要的传染源是患者和隐性感染者。传播途径多种多样，其中以吸毒、输血或血制品、血液透析、器官移植、手术传播、密切接触、垂直传播等为主。发达国家中不明原因的丙型肝炎病毒感染占多数，吸毒者及性滥交者是丙型肝炎病毒感染的主要传染源。

丙型肝炎病毒感染的潜伏期平均约 7 周，只有少部分发展为急性丙型肝炎，其临床表现与其他病毒性肝炎相似，但症状较轻，主要表现为消化道症状，可出现黄疸、肝大、肝痛等。多数丙型肝炎患者可不出现症状，发病时已呈慢性过程。慢性肝炎的表现也轻重不等，约 20% 可发展为肝硬化。丙型肝炎患者恢复后，仅有低度免疫力。机体感染丙型肝炎病毒后，可依次出现 IgM 和 IgG 型抗体。在免疫力低下人群中，可能同时感染乙型肝炎病毒及丙型肝炎病毒，这种双重感染常会导致疾病加重。

三、微生物学检验

丙型肝炎的确诊主要依靠 HCVAb 抗体、丙型肝炎病毒 RNA、肝组织丙型肝炎病毒抗原的检测等，其中以前两者最常用。

1. 标本的采集

采用血清或血浆，标本采集后应尽快分离血清或血浆，并于 4~6h 内冷藏或冻存，最好在 -70℃ 及以下保存，因为在 -20℃ 时丙型肝炎病毒 RNA 易发生明显降解。解冻后的标本应持续保持在低温状态，避免反复冻融。

2. 检测 HCVAb

HCVAb 是临床诊断丙型肝炎病毒感染最重要、最常用的指标之一，检测方法主要包括放射免疫法、酶免疫法或酶联免疫吸附法、重组免疫印迹法等技术。用于检测 HCVAb 的酶免疫法先后出现了四代，随着包被抗原及多肽的增加，其敏感性及特异性都明显提高。HCVAb - IgM 对丙型肝炎病毒感染的早期诊断病情预测、疗效分析等有重要意义，而 HCVAb - IgG 的诊断价值低于丙型肝炎病毒 RNA 检测。我国自行研制的酶免疫法试剂盒的质量基本达到国际上第二代酶免疫法水平,但仍有约 10% 的漏诊率。

3. 检测丙型肝炎病毒 RNA

丙型肝炎病毒 RNA 是丙型肝炎病毒感染的直接证据。丙型肝炎病毒 RNA 检测对丙型肝炎病毒的流行病学、致病机制、病情和传染性判断、疗效考察、预后预测等具有重要意义。因丙型肝炎病毒在血液中含量很少,故需用极敏感的检测方法。采用套式反转录—聚合酶链反应,即从患者血清中提取病毒 RNA,经反转录酶作用合成 cDNA,再用两对引物先后扩增,以求扩增出极微量的病毒 RNA。由于病毒 RNA 的 5 端非编码区序列最为保守,故两对引物的序列均应选自该区。目前常采用聚合酶链反应—荧光法检测丙型肝炎病毒 RNA,此法不但可以定性,亦可定量检测。

(梁　武)

第五节　丁型肝炎病毒

1977 年,意大利学者 Rizzetto 在用免疫荧光法检测乙型肝炎患者的肝组织切片时,发现肝细胞内除 HBcAg 外,还有一种新的抗原,当时称其为 δ 抗原。通过黑猩猩实验发现,自肝提取的这种因子可引起实验动物感染。以后证实这是一种缺陷病毒,必须在乙型肝炎病毒或其他嗜肝 DNA 病毒辅助下才能复制,现已正式命名为丁型肝炎病毒(hepatitis D virus,HDV)。

一、生物学特性

丁型肝炎病毒呈球形,直径 35～37nm,基因组为一单负链环状 RNA,是已知动物病毒中最小的基因组。丁型肝炎病毒 RNA 可编码一种丁型肝炎病毒抗原(HDVAg),该抗原可刺激机体产生抗体,故可自感染者血清中检出丁型肝炎病毒 RNA 或 HDVAb。应用制备的 HDVAb 还可对肝组织切片染色,以检测 HDVAg。

丁型肝炎病毒颗粒由 HBsAg 构成其外壳,内含丁型肝炎病毒 RNA 及与之结合的 HDVAg。HBsAg 可防止丁型肝炎病毒 RNA 水解,在丁型肝炎病毒致病中起重要作用,但它并非丁型肝炎病毒的基因产物,而是由同时感染宿主细胞的乙型肝炎病毒提供的。HDVAg 的相对分子质量约为 68000,有 24000 和 27000(P24 和 P27)两种多肽形式,主要存在于肝细胞内,在血清中出现早,但仅维持 2 周左右,故不易检测到。丁型肝炎病毒传播途径与乙型肝炎病毒相似。急性丁型肝炎有两种感染方式:一是联合感染(coinfection),即同时发生急性乙型肝炎和急性丁型肝炎;另一是重叠感染(superinfection),即慢性 HBsAg 携带者发生急性丁型肝炎病毒感染。黑猩猩及土拨鼠可作为丁型肝炎病毒临床研究的动物模型。

二、致病性和免疫性

在丁型肝炎病毒感染早期,HDVAg 主要存在于肝细胞核内,随后出现 HDVAg 抗原血症。HDVAg 刺激机体产生特异性 HDVAb,初为 IgM 型,随后是 IgG 型抗体。丁型肝炎病毒感染常可导致乙型肝炎病毒感染者的症状加重与恶化,故在发生重症肝炎时,应注意有无乙型肝炎病毒伴丁型肝炎病毒的共同感染。丁型肝炎病毒与乙型肝炎病毒有相同的传播途径,预防乙型肝炎的措施同样适用于丁型肝炎。由于丁型肝炎病毒是缺陷病毒,如能抑制乙型肝炎病毒,则丁型肝炎病毒亦不能复制。

三、微生物学检验

丁型肝炎病毒感染后 2 周产生 HDVAb－IgM,1 个月达到高峰,随之迅速下降。HDVAb－IgG 产生较迟,在恢复期出现。丁型肝炎抗体不能清除病毒,如持续高效价,可作为判断慢性丁型肝炎的指标。一般可用免疫荧光法、放射免疫技术或酶联免疫吸附试验检测肝组织或血清中的 HDVAg,但患者标本应先经去垢剂处理,以除去表面的 HBsAg,暴露出 HDVAg;也可用血清斑点杂交法或聚合酶链反应检测丁型肝炎病毒基因组进行诊断。接种乙型肝炎病毒疫苗也可预防丁型肝炎病毒感染。

(梁　武)

第六节　戊型肝炎病毒

戊型肝炎病毒(hepatitis E virus,HEV)曾称为经消化道传播的非甲非乙型肝炎病毒。1955 年首次在印度暴发流行,当时认为是甲型肝炎病毒所致。1970 年初建立了甲型肝炎病毒的检测方法,重新对当时肝炎患者的血清进行检测,结果未发现患者血清中 HAVAb－IgM 或HAVAb－IgG 效价升高,因此确定为消化道传播的非甲非乙型肝炎病毒所致。1986 年,我国新疆南部地区发生戊型肝炎流行,约 12 万人发病,死亡 700 余人,是迄今世界上最大的一次流行。1989 年,Reyes 等应用基因克隆技术,获得了该病毒基因组 cDNA 克隆,并正式命名为戊型肝炎病毒。

一、生物学特性

戊型肝炎病毒呈球状,无包膜,平均直径为 32～34nm,表面有锯齿状突起,形似杯状,故将其归类于杯状病毒科(Caliciviridae)。戊型肝炎病毒基因组为单正链 RNA,全长约 7.5kb,具有polyA(多聚腺苷酸)尾,共有 3 个 ORF,最长的第一个 ORF 约 5kb,编码病毒复制所需的依赖RNA 的 RNA 多聚酶等非结构蛋白;第二个 ORF 长约 2kb,含有编码病毒核衣壳的基因;第三个 ORF 只有 300 余个核苷酸,与第一、第二 ORF 有部分重叠。本病毒对高盐、氯化铯、氯仿等敏感;反复冻融易裂解,但在液氮中保存稳定。多种非人灵长类动物可感染戊型肝炎病毒。

二、致病性和免疫性

戊型肝炎病毒主要经粪—口途径传播,潜伏期为 10～60d,平均为 40d。人感染后可表现为临床型和亚临床型(成人中多见临床型)。戊型肝炎病毒经胃肠道进入血液,在肝内复制,经肝细胞释放到血液和胆汁中,然后经粪便排出体外,污染水源、食物和周围环境而发生传播。潜伏期末和急性期初期的患者粪便排毒量最大,传染性最强,是本病的主要传染源。戊型肝炎病毒通过对肝细胞的直接损伤和免疫病理作用,引起肝细胞的炎症或坏死。临床上表现为急性戊型肝炎(包括急性黄疸型和无黄疸型)、重症肝炎以及胆汁淤滞性肝炎。多数患者于发病后 6 周即好转并痊愈,不发展为慢性肝炎。孕妇感染戊型肝炎病毒后病情常较重,尤以妊娠6～9 个月最为严重,常发生流产或死胎,病死率达 10%～20%。

HEV 感染后,机体可产生相应的抗体,但持续时间短,因此 HEV 可发生再次感染。

三、微生物学检验

对戊型肝炎病毒的感染最好做病原学诊断,否则很难与甲型肝炎相区别。可用电镜或免疫电镜技术检测患者粪便中的戊型肝炎病毒颗粒,也可用反转录—聚合酶链反应法检测粪便或胆汁中的戊型肝炎病毒 RNA。目前,临床诊断常用的方法是检查血清中的 HEVAb - IgM 或 HEVAb - IgG,如 HEVAb - IgM 阳性,则可确诊患者受戊型肝炎病毒感染;如血清中存在 HEVAb - IgG,则不能排除是既往感染,因为 HEVAb - IgG 在血中持续存在的时间可达数月至数年。

(梁　武)

第七节　虫媒病毒检验

虫媒病毒(arbovirus)又称为节肢动物媒介病毒,是一类在节肢动物体内增生,通过吸血节肢动物叮咬人而感染的病毒。我国流行的主要有乙型脑炎病毒、登革病毒和森林脑炎病毒。

虫媒病毒的共同特点:①病毒为小球形,单股正链 RNA,有包膜,包膜表面有刺突;②对热、脂溶剂和酸敏感;③致病有明显的季节性和地方性;④节肢动物为传播媒介,又是储存宿主。

一、流行性乙型脑炎病毒

流行性乙型脑炎病毒简称为乙脑病毒,是流行性乙型脑炎(简称为乙脑)的病原体。该病毒经蚊虫叮咬传播,流行呈明显的季节性,主要在夏、秋季流行。流行性乙型脑炎属于自然疫源性疾病。

(一)生物学特性

流行性乙型脑炎病毒呈球形,直径 35～50nm,有包膜,包膜表面的刺突为血凝素。流行性乙型脑炎病毒抗原性稳定,迄今只发现一个血清型,在不同地区、不同时期分离的病毒株之间无明显差异,因此应用疫苗预防效果良好。流行性乙型脑炎病毒最易感的动物是乳鼠,也可在地鼠肾、幼猪肾等原代细胞和蚊 C6/C36 传代细胞中增生,引起明显的细胞病变。流行性乙型脑炎病毒抵抗力弱,56℃ 30min、100℃ 2min 可灭活。对酸、乙醚和氯仿等脂溶剂敏感,在 3%～5% 的苯酚溶液中仅存活 1～2min。

(二)致病性和免疫性

在我国,流行性乙型脑炎病毒的传播媒介主要是三带喙库蚊。蚊虫通过叮咬猪、牛、羊等牲畜,引起病毒在自然界中形成蚊→动物→蚊的循环,猪是主要的中间宿主。当带病毒的蚊虫叮咬人体时,引起人体感染。

人对流行性乙型脑炎病毒普遍易感,但多数为隐性感染,仅少数发生脑炎。流行性乙型脑炎病毒经受染蚊虫叮咬进入人体,首先在局部皮下毛细血管内皮细胞及局部淋巴结增生,再侵入血流,形成第一次病毒血症,病毒随血流播散到肝、脾,在单核吞噬细胞中大量增生后再次入血,形成第二次病毒血症,引起发热、全身不适等。绝大多数患者病情不再继续发展,只有少数免疫功能低下或血脑屏障发育不完善者,病毒可通过血—脑屏障,侵入脑组织增生,引起脑膜及脑实质的炎症,临床表现为高热、头痛、呕吐、惊厥、昏迷等。病死率高,幸存者可有痴呆、偏瘫、失语等后遗症。

经隐性感染或显性感染后,机体可获得牢固的免疫力。一般在感染后的 5~7d,体内出现IgM 抗体,随后出现 IgG 抗体,IgG 抗体在体内存留时间长,在防止机体再次感染中发挥重要作用。

(三)微生物学检验

1. 病毒分离

取患者发病早期的血液、脑脊液或尸检脑组织接种于白蚊伊蚊 C6/C36 株或 BHK – 21 等传代细胞上培养,可分离到流行性乙型脑炎病毒,也可将标本接种于乳鼠脑内,但其敏感性低于细胞培养法。

2. 血清学检测

用免疫荧光法或酶联免疫吸附试验检测患者发病初期的血液或脑脊液中的病毒抗原,有助于早期诊断。用酶联免疫吸附试验或免疫荧光法检测患者血清或脑脊液中的特异性 IgM 抗体,具有早期诊断意义。取患者急性期及恢复期双份血清,抗体效价呈 4 倍以上升高有诊断意义。

二、森林脑炎病毒

森林脑炎病毒是森林脑炎的病原体,森林脑炎是一种中枢神经系统的急性传染病。

森林脑炎病毒呈球形,直径 20~30nm,核心为单股正链 RNA,衣壳外有脂质和包膜。由蜱传播,可随蜱越冬,也可经卵传代,主要传染森林中的兽类和野鸟。若易感人群进入林区,可被蜱叮咬而传染,也可通过胃肠道传播。多为隐性感染,发病者经 10~14d 潜伏期后,出现高热、头痛、脑膜刺激征、昏迷等症状;病死率较高,约为 30%;病后免疫力持久。

三、登革病毒

登革病毒(dengue virus)是引起登革热的病原体。登革病毒为单股正链 RNA,有包膜的病毒。登革热是一种由蚊传播,以发热、头痛、肌肉和关节疼痛、淋巴结增大,并伴有皮肤出血为特点的传染病,主要在东南亚、西太平洋、中南美洲等热带和亚热带地区流行。

人和猴是登革病毒的自然宿主,埃及伊蚊和白蚊伊蚊等为其传播媒介。病毒通过蚊虫叮咬侵入机体,先在毛细血管内皮细胞增生,然后侵入血流,引起发热、肌肉和关节疼痛等症状。临床上分为普通型登革热和登革出血热两个类型,前者发生于初次感染,病情较轻;后者发生于再次感染,病情较重。

发病 2~3d,出现病毒血症,可在此期内取患者血液分离病毒。感染 1 周后,血清出现血凝抑制抗体,稍后出现补体结合抗体。一般用血清学方法测定患者发病初期及恢复期双份血清抗体,若抗体效价呈 4 倍或以上增长,具有诊断价值。特异性 IgM 抗体检测有助于早期诊断。

四、出血热病毒

引起出血热的病毒有多种,分布于全世界,在我国已发现的有汉坦病毒、新疆出血热病毒和登革病毒。

(一)汉坦病毒

汉坦病毒(hantavirus)是在1978年,首次从韩国汉滩河附近流行性出血热疫区捕获的黑线姬鼠中分离出,以后又在患者血清中分离到此病毒,现将其归为布尼雅病毒科。根据抗原性及其基因结构特征不同,可将汉坦病毒分为6个型。在我国流行的为汉滩病毒和汉城病毒,引起流行性出血热(HFRS),故又称为流行性出血热病毒。流行性出血热主要病变为全身小血管和毛细血管广泛损害,临床上以发热、出血和肾损害为特征。

1. 生物学特性

(1)形态与结构:病毒呈圆形或卵圆形,平均直径约120nm。核酸为单股负链RNA,核衣壳外有包膜,其上的刺突含有G1、G2成分,是中和抗原。

(2)培养特征:病毒可在人肺传代细胞、非洲绿猴肾细胞、人胚肺二倍体细胞及地鼠肾原代细胞中增生,一般不引起明显的细胞病变,常用免疫荧光法检测感染细胞质中的抗原。

(3)抵抗力:对脂溶剂、酸、热抵抗力弱,60℃1h亦可灭活病毒。

2. 致病性和免疫性

流行性出血热的传染源为带病毒的啮齿类动物,主要有黑线姬鼠、褐家鼠、长尾仓鼠及野兔、犬、猫等。携带病毒的动物可通过唾液、尿、粪便排出病毒,污染水源、食物和环境,人和动物通过呼吸道、消化道和接触等方式被感染。

人对汉坦病毒普遍易感,但隐性感染少见。病毒侵入机体后,经过1~2周的潜伏期,即出现发热、出血和肾损害,常伴有"三痛"(头痛、腰痛、眼眶痛)及"三红"(面、颈、上胸部潮红)。典型的临床过程包括发热期、低血压休克期、少尿期、多尿期和恢复期。汉坦病毒所致的主要病理变化为全身小血管及毛细血管损伤,其机制除病毒直接作用外,免疫病理损伤也是一个重要因素。例如,发病早期出现的大量循环免疫复合物可沉积于毛细血管基膜,激活补体,引起组织损伤。

1993年,在美国西南部发现一种新型汉坦病毒,可引起双侧肺弥散性浸润、间质水肿,导致以呼吸窘迫、衰竭为特征的汉坦病毒肺综合征,病死率高。

汉坦病毒感染后1~2周,即可检测到特异性IgM抗体,第7~10d达高峰,第3~4d出现IgG抗体,10~14d达高峰,并可维持多年,故病后可获持久的免疫力。

2. 微生物学检验

(1)病毒分离与抗原检测:取患者急性期血清、活检或尸检组织接种于敏感细胞,用免疫荧光法检测细胞质中的病毒抗原;也可将标本接种于黑线姬鼠、大鼠等动物,经2周左右检测动物肺组织中的特异性抗原。应用动物接种分离病毒时,应采取严格隔离措施,防止发生实验室感染。

(2)血清学诊断:用感染汉坦病毒的鼠肺抗原涂片或培养细胞抗原涂片,进行免疫荧光染色。检测患者血清中特异性IgM及IgG抗体,单份血清IgM抗体阳性或双份血清IgG抗体效价呈4倍或以上增高者,均有诊断意义。

(二)新疆出血热病毒

新疆出血热病毒是从我国新疆塔里木盆地出血热患者的血液、尸体内脏及捕获的硬蜱中分离到的,硬蜱为传播媒介。新疆出血热有以下五个特点。

(1)病毒储存:宿主为牛、马等家畜及塔里木兔等野生动物。

（2）传播媒介为亚洲璃眼蜱。

（3）流行季节以 4～5 月份为高峰。

（4）主要临床表现为发热、全身肌肉疼痛、中毒症状、皮肤黏膜出血、便血、血尿、低血压休克等。

（5）病后可获持久免疫力。

（三）埃博拉病毒

埃博拉病毒为单股负链 RNA 病毒，外有包膜，仅含一种糖蛋白。病毒在猴群中传播，通过猴传给人，并在人群中传播与流行。很多感染者由于接触污染的注射器或污染物而致病。感染后以类似流感样综合征，并有恶心、呕吐和腹泻，随后多部位出血，病死率极高。

（梁　武）

第八节　葡萄球菌属

葡萄球菌属（Staphylococcus）是一类常见的球状细菌，革兰染色阳性，细胞无定向分裂，多个新个体堆聚成不规则的群集，如葡萄串状，故命名为葡萄球菌。葡萄球菌分布广泛，多数为非致病腐生菌，在正常人体皮肤和与外界相通的腔道中均有存在，其中少部分为致病菌。根据生化反应和所产色素分为三个种，即金黄色葡萄球菌、表皮葡萄球菌和腐生葡萄球菌。约有30% 的成年人皮肤表面、上呼吸道及其他部位有致病性葡萄球菌存在，医院工作人员带菌率高达 70% 。机体抵抗力降低、营养不良或消耗性疾病患者（如结核病、糖尿病、癌症），以及老年、孕妇、新生儿等，最易受到葡萄球菌侵染。葡萄球菌是最常见的化脓性球菌，是医院交叉感染的重要感染源。

一、生物学特性

1. 形态与结构

革兰染色为阳性，呈球形，直径 1.0μm 左右，排列成葡萄串状。葡萄球菌无鞭毛，无芽胞，除少数菌株外一般不形成荚膜。

2. 培养特性

需氧或兼性厌氧，28～38℃均能生长，致病菌最适温度为37℃，最适 pH 为7.4。营养要求不高，在普通培养基上生长良好，在含有血液和葡萄糖的培养基中生长更佳。在肉汤培养基中24h 后呈均匀混浊生长，在琼脂平板培养基上形成圆形、凸起、边缘整齐、表面光滑、湿润、不透明的菌落，菌落因菌种不同而呈现金黄色、白色或柠檬色，色素为脂溶性。葡萄球菌在血琼脂平板培养基上形成的菌落较大，有的菌株菌落周围形成明显的全透明溶血环（β 溶血），也有不发生溶血者，凡溶血性菌株大多具有致病性。

3. 生化反应

多数葡萄球菌能分解葡萄糖、麦芽糖和蔗糖，产酸不产气。致病性菌株能分解甘露醇。

4. 抗原构造

葡萄球菌抗原构造复杂，已发现有 30 余种，主要有 SPA，多糖抗原及荚膜抗原。

（1）SPA：是存在于细胞壁的一种表面蛋白，位于菌体表面，与细胞壁的黏肽相结合。它能与人及多种哺乳动物血清中的 IgG 的 Fc 段结合，因而可用含 SPA 的葡萄球菌作为载体，结合特异性抗体，进行协同凝集试验。SPA 有抗吞噬作用，还能激活补体替代途径。SPA 是一种单链多肽，与细胞壁肽聚糖呈共价结合，是完全抗原，具属特异性。所有来自人类的菌株均有此抗原，动物源株则少见。

（2）多糖抗原：有群特异性，存在于细胞壁，借此可以分群，A 群多糖抗原化学组成为磷壁酸中的 N-乙酰葡胺核糖醇残基。B 群化学组成是磷壁酸中的 N-乙酰葡糖胺甘油残基。

（3）荚膜抗原：几乎所有金黄色葡萄球菌菌株的表面都有荚膜多糖抗原的存在。表皮葡萄球菌仅个别菌株有此抗原。

5. 分类

根据其色素、生化反应等不同，将葡萄球菌分为金黄色葡萄球菌、表皮葡萄球菌和腐生葡萄球菌三种。

6. 抵抗力

葡萄球菌在无芽胞的细菌中抵抗力最强。对甲紫敏感，对青霉素、金霉素、红霉素、庆大霉素敏感，但易产生耐药性。本菌对热和干燥的抵抗力较一般无芽胞细菌强，80℃加热 30min 才被杀死。在干燥的脓液、痰液中可存活 2~3 个月。5% 石炭酸中 10~15min 死亡。对碱性染料敏感，1:100000 的甲紫即能抑制其生长。目前金黄色葡萄球菌对青霉素的耐药株高达 90% 以上，给临床治疗带来一定困难。由于医护人员鼻咽腔中往往带有耐药性菌株，常可造成医院内交叉感染。

二、致病性和免疫性

1. 致病物质

（1）血浆凝固酶：是能使含有抗凝剂的人或兔血浆发生凝固的酶类物质，致病菌株多能产生，常作为鉴别葡萄球菌有无致病性的重要标志。

凝固酶有两种，一种是分泌至菌体外的，称为游离凝固酶，为蛋白质。作用类似凝血酶原物质，可被人或兔血浆中的协同因子激活变成凝血酶样物质后，使纤维蛋白原变成纤维蛋白，从而使血浆凝固。另一种凝固酶结合于菌体表面，称为结合凝固酶或凝聚因子，在该菌体的表面起纤维蛋白原的特异受体作用，细菌混悬于人或兔血浆中时，纤维蛋白原与菌体受体交联而使细菌凝聚。游离凝固酶采用试管法检测，结合凝固酶则以玻片法测试。凝固酶耐热，粗制品 100℃ 30min 或高压灭菌后仍保持部分活性，但易被蛋白水解酶破坏。

凝固酶和葡萄球菌的毒力关系密切。凝固酶阳性菌株进入机体后，使血液或血浆中的纤维蛋白沉积于菌体表面，阻碍体内吞噬细胞的吞噬，即使被吞噬后，也不易被杀死。同时，凝固酶集聚在菌体四周，亦能保护菌体不受血清中杀菌物质的作用。葡萄球菌引起的感染易于局限化和形成血栓，与凝固酶的生成有关。

凝固酶具有免疫原性，刺激机体产生的抗体对凝固酶阳性的细菌感染有一定的保护作用。慢性感染患者血清可有凝固酶抗体的存在。

（2）葡萄球菌溶血素：多数致病性葡萄球菌能产生溶血素。按抗原性不同，溶血素至少有 α、β、γ、δ、ε 五种。对人类起致病作用的主要是 α 溶血素，化学成分为蛋白质，相对分子质量约为 30000，不耐热，65℃ 30min 即可破坏。如将 α 溶血素注入动物皮内，能引起皮肤坏死，如静脉注射,则导致动物迅速死亡。α溶血素还能使小血管收缩,导致局部缺血和坏死,并能引起平滑肌痉挛。α溶血素是一种外毒素,具有良好的抗原性,经甲醛处理可制成类毒素。

(3)杀白细胞素:能杀死人和兔的多形核粒细胞和巨噬细胞。有抗原性,不耐热,产生的抗体能阻止葡萄球菌感染的复发。

(4)肠毒素:临床分离到的金黄色葡萄球菌约1/3能产生肠毒素。按抗原性和等电点等不同,葡萄球菌肠毒素分A、B、C1、C2、C3、D、E和F八个血清型。肠毒素可引起急性胃肠炎,即食物中毒,与产毒菌株污染了牛乳、肉类、鱼、虾、蛋类等食品有关。细菌在20℃以上经8~10h即可产生大量的肠毒素。肠毒素是一种可溶性蛋白质,耐热,经100℃煮沸30min仍保持部分活性,也不受胰蛋白酶的影响,故误食污染肠毒素的食物后,可引起急性胃肠炎。发病急,病程短,恢复快。一般潜伏期为1~6h,出现头晕、呕吐、腹痛、腹泻等表现,1~2d后可自行恢复,预后良好。

(5)表皮剥脱毒素:能引起人类或新生小鼠的表皮剥脱性病变,主要发生于新生儿和婴幼儿,引起烫伤样皮肤综合征。主要由噬菌体Ⅱ型金黄色葡萄球菌产生,化学成分为蛋白质,相对分子质量为24000,具有抗原性,可被甲醛脱毒成类毒素。

(6)毒性体克综合征毒素Ⅰ:可引起发热,增加对内毒素的敏感性;增强毛细血管通透性,引起心血管紊乱而导致休克。

(7)其他:葡萄球菌还可产生耐热核酸酶、透明质酸酶、脂酶等。

2.所致疾病

(1)化脓性炎症:葡萄球菌可通过多种途径侵入机体,导致皮肤或内脏器官感染,甚至发生败血症。

1)皮肤及软组织感染:如疖、痈、毛囊炎、睑腺炎、蜂窝织炎、伤口化脓等。

2)内脏器官感染:金黄色葡萄球菌进入血流,随血流播散,可导致心内膜炎、血源性骨髓炎、脑膜炎、肺部感染等。

3)全身感染:如败血症、脓毒血症等多由金黄色葡萄球菌引起,新生儿或机体防御功能严重受损时,表皮葡萄球菌也可引起败血症。

(2)毒素性疾病:一般由金黄色葡萄球菌产生的相关外毒素引起,临床常见的疾病有:①食物中毒:误食污染肠毒素的食物后,毒素直接或间接刺激呕吐中枢,引起以呕吐为主要症状的食物中毒;②烫伤样皮肤综合征:由感染产生表皮剥脱毒素的金黄色葡萄球菌所致。多见于新生儿、幼儿及免疫功能低下的成人。患者皮肤呈弥散红斑、起皱,继而形成水疱,至表皮脱落;③毒性休克综合征:由感染产生毒性休克综合征毒素Ⅰ的金黄色葡萄球菌所致。产毒菌株感染可引起严重的多系统损伤。此毒素可引起发热,使毛细血管通透性增强,引起心血管功能紊乱而导致休克。

(3)假膜性肠炎:本质是一种菌群失调症,病理特点是肠黏膜被一层炎性假膜所覆盖,该假膜由炎性渗出物、肠黏膜坏死块和细菌组成。正常人体肠道有少量金黄色葡萄球菌寄居,若长期大量使用广谱抗生素,肠道中优势菌,如脆弱类杆菌、大肠埃希菌等因抗菌药物的应用而被抑制或杀灭,耐药的金黄色葡萄球菌乘机繁殖并产生毒素,引起菌群失调,导致假膜性肠炎的发生。

3.药物敏感性

金黄色葡萄球菌易产生耐药性变异,临床分离的金黄色葡萄球菌约90%能产生β-内酰胺酶,成为青霉素的耐药菌株。对临床分离出的葡萄球菌,必须进行药物敏感性试验,以便找到对细菌敏感的药物。

4.免疫特点

人类对致病性葡萄球菌有一定的天然免疫力。只有当皮肤黏膜受创伤后,或机体免疫力降低时,才易引起感染。患病后所获免疫力不强,可再次感染。

三、微生物学检验

1.标本采集

根据疾病类型不同采取不同的标本,如化脓性病灶取脓液、渗出液;败血症取血液;脑膜炎采集脑脊液;食物中毒采取患者的呕吐物、可疑食物和粪便等。

2.检验方法

可将标本直接染色、涂片、镜检,根据细菌的形态、排列及染色性做出初步诊断。不同标本经处理后接种血琼脂平板培养基,脓液标本可直接接种,血液标本需增菌培养后再接种,经37℃培养 18～24h,观察菌落形态,致病性葡萄球菌有 β 溶血现象。挑选可疑菌落进一步做形态、生化等方面的鉴定。鉴定试验方法及要点如下:①血浆凝固酶试验:鉴定致病性葡萄球菌;②耐热核酸酶试验:用于检测金黄色葡萄球菌产生的耐热核酸酶;③甘露醇发酵试验:金黄色葡萄球菌可发酵甘露醇,该试验为阳性;④SPA 检测:是鉴定金黄色葡萄球菌的指标之一;⑤触酶试验:葡萄球菌该试验呈阴性,以区别于链球菌;⑥肠毒素的测定:将食物中毒患者的呕吐物或剩余物接种于肉汤管中,经37℃培养 18～24h,取上清液注射至 6～8 周龄的幼猫腹腔,若于4h 内发生呕吐、腹泻、体温升高、死亡等现象,提示有肠毒素存在。

(梁　武)

第九节　链球菌属

链球菌属(Streptococcus)是化脓性球菌中另一类常见的细菌,呈链状或个别菌种成双排列,革兰阳性。种类繁多,广泛分布于自然界、人及动物的肠道和健康人的鼻咽部,大多数为人体正常菌群,少数为致病菌。链球菌可引起人类的多种化脓性炎症、毒素性疾病和超敏反应性疾病。

一、生物学特性

1.形态与结构

菌体呈球形或椭圆形,直径 0.5～1.0μm,呈链状排列,临床标本及固体培养基中以短链或成对多见,液体培养基中呈长链状。无芽胞,无鞭毛,有菌毛样物质(M 蛋白)。幼龄菌可形成荚膜,随后消失。革兰染色阳性,老龄菌或在吞噬细胞内的菌体呈革兰阴性。

2.培养特性

链球菌对营养要求高,培养基中需加入血液、血清、腹腔积液等营养物质才能良好生长。最适生长温度为37℃,最适 pH 为 7.4～7.6。多数为兼性厌氧或需氧菌。在血琼脂平板培养基上培养24h,可形成灰白、光滑、透明、边缘整齐、直径为 0.50～0.75mm 的小菌落。不同种类的链球菌可形成不同的溶血环。在血清及肉汤中呈沉淀生长。

3.生化反应

链球菌能分解葡萄糖,产酸不产气。对乳糖、甘露醇的分解因菌株不同而异。一般不分解菊糖,不被胆汁溶解,对奥普托欣不敏感。

4.抗原构造

抗原构造较复杂,主要有三种:①核蛋白抗原:即 P 抗原,无特异性,各类链球菌相同;②多糖抗原:即 C 抗原,存在于细胞壁,有群特异性;③蛋白质抗原:又称为表面抗原,位于 C 抗原外层,有型特异性,分 M、T、R、S 四种,其中 M 蛋白与致病性有关。

5.分类

(1)按溶血现象分类:①甲型(α)溶血性链球菌:又称为草绿色链球菌,菌落周围有草绿色溶血环。此菌为人类呼吸道正常菌群,致病力较弱,为条件致病菌,可引起亚急性细菌性心内膜炎及泌尿道感染;②乙型(β)溶血性链球菌:菌落周围形成完全透明的较宽的无色溶血环,故又称为溶血性链球菌。乙型溶血性链球菌致病力强,常引起人和动物多种疾病;③丙型(γ)链球菌:又称为不溶血性链球菌,菌落周围无溶血环,常存在于乳类和粪便中,一般无致病力,偶尔引起疾病。

(2)按抗原结构分类:根据链球菌细胞壁多糖成分(C 抗原)的不同可将其分为 A、B、C、D、E、F 等 20 个群,对人致病的溶血性链球菌 90% 属 A 群,但近年 B 群链球菌引起的疾病有增多趋势。同群链球菌又可因表面蛋白质抗原不同分为若干型,如 A 群链球菌根据 M 蛋白不同可分为 80 个型;B 群分为 4 个型,C 群分为 13 个型等。

另外,也可按对氧气的需要,将链球菌分为需氧、微需氧及厌氧三类,对人类致病的主要为前两者。厌氧链球菌是口腔、消化道、泌尿生殖道的正常菌群,属条件致病菌。

6.抵抗力

除 D 群链球菌外,一般链球菌抵抗力不强,60℃ 30min 可被杀死,对常用消毒剂敏感,在干燥的尘埃中能生存数月。乙型溶血性链球菌对青霉素、红霉素、四环素、磺胺类药物都很敏感,极少形成耐药菌株。青霉素仍是治疗链球菌感染的首选药物。

二、致病性和免疫性

1.致病物质

(1)侵袭物质:主要有四种:①M 蛋白:是 A 群链球菌细胞壁中的蛋白质组分。M 蛋白能穿过荚膜延伸至菌体表面,成为菌毛。含 M 蛋白的链球菌有抗吞噬和抵抗体内杀菌物质的作用,增强细菌的侵袭力。纯化的 M 蛋白能使纤维蛋白原沉淀、凝聚血小板和白细胞、溶解中性粒细胞,并抑制毛细血管内白细胞的移动;②透明质酸酶:可溶解细胞间质中及细菌荚膜中的透明质酸,使细菌在组织中易于扩散,从而加强细菌的致病力;③链激酶:是一种激酶,能使血液中的纤维蛋白酶原转化成纤维蛋白酶,既可溶解血块或阻止血浆凝固,又有利于细菌在组织中扩散。此酶耐热,100℃加热 50min 仍可保持活性;④链道酶:是 DNA 酶,能降解脓液中的黏性 DNA,使脓液变得稀薄,有利于细菌扩散。

(2)外毒素:A 群链球菌可产生多种外毒素。

1)溶血毒素:由乙型溶血性链球菌产生,有溶解红细胞、杀死白细胞及损害心脏作用,主要有链球菌溶素 O(SLO)和链球菌溶血素 S(SLS)两种。①链球菌溶素 O:是一种含 –SH

的蛋白质。链球菌溶血素 O 对红细胞的溶解作用比对其他细胞强,与细胞膜上胆固醇含量密切相关。链球菌溶血素 O 免疫原性强,相应抗体可中和其溶血能力。链球菌感染后 2~3 周,85%~90% 的患者血液中可出现链球菌溶血素 O 的抗体。溶血素 O 还能破坏白细胞和血小板,对心脏有急性毒性作用;②链球菌溶血素 S:是具有磷脂酶活性的小分子糖肽,无免疫原性,对氧稳定,对热和酸敏感。在血琼脂平板培养基上链球菌菌落周围的 β 溶血环即由链球菌溶血素 S 所致。动物试验证明,链球菌溶血素 S 能引起血管内溶血及肾小管坏死,能抑制白细胞活性。

2)致热外毒素:又称为红疹毒素,主要是 A 群链球菌产生的一种外毒素,有 A、B、C 三个血清型,是引起猩红热的主要毒素,由毒性蛋白和非毒性蛋白两部分组成,耐热,96℃ 45min 才能完全灭活。毒性蛋白有以下生物活性:①致热作用:可促使吞噬细胞释放内源性致热原,直接作用于下丘脑的体温中枢而引起发热;②细胞毒作用:能使皮肤、黏膜及内脏血管扩张、充血;抑制抗体产生;抑制细胞吞噬功能;③抗原性强:可引起超敏反应,与猩红热所致的皮疹形成有关。相应抗毒素可中和同型毒素的毒性。

2. 所致疾病

A 群链球菌引起的感染占人类链球菌感染性疾病的 90%,其传染源为患者和带菌者,引起的疾病可分为化脓性炎症、中毒性猩红热、超敏反应性疾病三类。

(1)急性化脓性炎症:链球菌经皮肤伤口感染,可引起丹毒、脓皮病、蜂窝织炎、痈等。化脓病灶与周围组织界限不清,脓液稀薄、带血色。此外,细菌还可沿淋巴管扩散,引起淋巴管炎及淋巴结炎;经呼吸道感染引起咽喉炎、扁桃体炎、鼻窦炎等。当机体抵抗力低下时,细菌易侵入血流引起败血症。

(2)猩红热:是能产生链球菌致热外毒素(即红疹毒素)的 A 群链球菌所致的急性呼吸道传染病。临床特征为发热、咽峡炎、全身弥散性鲜红色皮疹和疹退后明显脱屑,少数患者出现心、肾损害。

(3)超敏反应性疾病:包括急性肾小球肾炎和风湿热。

1)急性肾小球肾炎:主要由 A 群 12 型链球菌引起,多见于儿童和青少年。其发生机制是:①某些链球菌的抗原与肾小球基膜有共同抗原,机体针对链球菌产生的抗体能与肾小球基膜发生交叉反应,导致免疫损伤,属 Ⅱ 型超敏反应,又称为抗基膜型肾小球肾炎;②链球菌的抗原成分与机体产生的相应抗体形成中等大小的免疫复合物,沉积于肾小球基膜上,激活补体,导致基膜损伤,属 Ⅲ 型超敏反应,又称为免疫复合物型肾小球肾炎。

2)风湿热:发病机制尚未完全明了,有以下两种可能:①链球菌的抗原成分与相应抗体结合,形成免疫复合物,沉积于心瓣膜、心包、心肌、关节滑膜、皮下等结缔组织处,引起 Ⅲ 型超敏反应;②链球菌与心肌纤维膜、心瓣膜及关节组织的糖蛋白有共同抗原,通过 Ⅱ 型超敏反应引起相应组织的损伤。

其他群链球菌在一定条件下也可致病,如甲型溶血性链球菌是感染性心内膜炎最常见的细菌;变形链球菌与龋齿关系密切。

3. 药物敏感性

青霉素仍然是大多数链球菌临床分离菌株的首选治疗药物;窄谱的头孢菌素、红霉素或万古霉素是首选替代药物。A 群链球菌目前对青霉素仍高度敏感,故针对 A 群链球菌感染,青霉素被列为首选药物。而 B 群链球菌的一些菌株对青霉素的敏感性有所降低,临床治疗重症

B 群链球菌感染时,常联用青霉素和一种氨基糖苷类抗生素(如庆大霉素)。

4. 免疫性

机体感染链球菌后,血清中产生多种抗体,机体可获得对同型菌株的特异性免疫力,但因 A 群溶血性链球菌 M 蛋白的型别较多,各型之间无交叉免疫,故机体可发生链球菌的反复感染。患猩红热或毒性休克综合征痊愈后,机体可产生针对同型致热外毒素的抗体,获得牢固的抗毒素免疫。

三、微生物学检验

1. 标本采集

根据不同疾病采取不同标本,如脓液、咽拭子、血液等。

2. 检查方法

(1)直接染色镜检:脓液可直接涂片、革兰染色、镜检,发现有典型的链状排列的球菌时,可做出初步诊断。

(2)分离培养与鉴定:脓液标本直接接种于血琼脂平板培养基上,37℃孵育 24h,如有 β 溶血的菌落,应与葡萄球菌区别;α 溶血的菌落要与肺炎链球菌鉴别。血液标本应先在营养肉汤中增菌后再接种于血琼脂平板培养基,进行分离鉴定。

(3)血清学检查:抗链球菌溶血素 O 试验(ASO)简称为抗 O 试验,是以链球菌溶血素 O 为抗原,检测患者血清中相应抗体(抗 O 抗体)的效价,常用于风湿热的辅助诊断。风湿热患者血清中的抗 O 抗体比正常人显著增高,大多在 250 单位左右,活动性风湿热患者大多超过 400 单位。

(梁　武)

第十节　肺炎链球菌

肺炎链球菌(S. pneumoniae)俗称肺炎球菌(pneumococcus)。在自然界广泛分布,常寄居于正常人鼻咽腔中,多数不致病,仅少数有致病力,主要引起大叶性肺炎,约占细菌性肺炎的 80%,还可引起中耳炎、鼻窦炎等。

一、生物学特性

1. 形态与结构

肺炎链球菌为革兰阳性球菌,菌体呈矛头状,直径 0.5~1.5μm,常成双排列,钝端相对,尖端向外。无鞭毛,不形成芽胞。在痰液、脓液及肺组织病变中亦可成单或呈短链状排列。在人和动物体内或含有血清的培养基中能形成荚膜。荚膜用普通染色法不易着色,只在菌体周围呈现无色透明圈,用特殊的荚膜染色法可使其着色。

2. 培养特性

本菌营养要求高,须在含血液或血清的培养基上才能生长。兼性厌氧,在血琼脂平板培养基上生长的菌落细小,圆形、光滑、扁平、透明或半透明,菌落周围有狭窄的草绿色溶血环,与甲型溶血性链球菌相似。

3. 生化反应

肺炎链球菌可产生自溶酶,因此培养48h后的菌落常因部分自溶使中央凹陷呈脐状;在液体培养基中呈混浊生长。自溶酶可被胆汁或胆盐激活,使细菌加速溶解,故常用胆汁做溶菌试验与甲型链球菌区别。多数新分离的肺炎链球菌能分解菊糖产酸。

4. 抗原构造

(1)荚膜多糖抗原:为型特异性抗原,存在于肺炎链球菌的荚膜中。根据荚膜多糖抗原性的不同,将肺炎链球菌分为84个血清型,分别以1、2、3、4等表示,其中有20多个型别可引起疾病,1~3型致病力较强。

(2)O抗原:包括C多糖及M蛋白。C多糖为种特异性抗原,存在于肺炎链球菌的细胞壁中,为各型菌株所共有。C多糖可与血清中的一种C反应蛋白(CRP)结合,发生沉淀。正常人血清中反应蛋白含量甚微,急性炎症患者含量增高,故采用C多糖来检测反应蛋白含量,对活动性风湿热及急性炎症性疾病的诊断有一定意义。M蛋白为型特异性抗原,与A群链球菌的M蛋白类似,但抗原性不同,与细菌的毒力无关。

5. 抵抗力

对理化因素抵抗力较弱,56℃加热20min即死亡,对一般消毒剂敏感。有荚膜株抗干燥力较强,在无阳光照射的干痰中可存活1~2个月,对青霉素、红霉素、林可霉素等敏感,但也有耐药株出现。

二、致病性和免疫性

1. 致病物质

(1)荚膜:是肺炎链球菌的主要侵袭力,有抗吞噬作用,可使细菌在组织中大量繁殖而致病。失去荚膜其毒力即减弱或消失。

(2)肺炎链球菌溶血素O:能溶解红细胞,对氧敏感,性质类似A群链球菌的溶血素O。

(3)脂磷壁酸:存在于细胞壁的表面,具有黏附作用。

(4)神经氨酸酶:能分解细胞膜糖蛋白和糖酯的N-乙酰神经氨酸,与肺炎链球菌能在鼻咽部和支气管黏膜上定植、繁殖和扩散有关。

2. 所致疾病

肺炎链球菌主要引起大叶性肺炎。该菌常寄居在正常人的口腔和鼻咽部,一般不致病。当机体免疫力下降,尤其伴有呼吸道病毒感染、吸入麻醉、胸部外伤、肺水肿及受凉等因素时,可导致大叶性肺炎,可继发胸膜炎、脓胸、支气管炎、鼻窦炎、中耳炎、脑膜炎及败血症等。

3. 药物敏感性

治疗肺炎链球菌感染可选用青霉素或林可霉素等。人群感染的肺炎链球菌菌型在不断变迁,且肺炎链球菌的耐药菌株日益增多,故在治疗前应常规做药物敏感性试验。使用多价肺炎链球菌荚膜多糖疫苗进行特异性预防,对儿童、老人和慢性病患者等有较好的免疫效果。另外,加强体育锻炼,提高机体免疫力,亦是预防肺炎链球菌感染的有效措施。

4. 免疫性

感染肺炎链球菌后机体可获得较牢固的型特异性免疫力,故同型细菌再次感染少见。荚膜多糖能直接激活补体的旁路途径,在感染的早期即可发挥抗感染作用。

三、微生物学检验

1. 标本采集

根据感染部位不同采取不同标本,如痰液脓液、血液等。

2. 检验方法

(1)直接涂片、染色、镜检:痰液、脓液、脑脊液等标本均可做直接涂片、革兰染色、镜检。若发现革兰阳性矛头状排列的具有荚膜的双球菌,即可初步诊断。

(2)分离培养与鉴定:把痰液或脓液直接接种于血琼脂平板培养基上,血液或脑脊液需先经血清肉汤培养基增菌,再在血琼脂平板培养基上分离培养。若发现有草绿色溶血环的可疑菌落,可做胆汁溶菌试验和菊糖发酵试验,肺炎链球菌均为阳性,而甲型溶血性链球菌则为阴性,以此鉴别肺炎链球菌与甲型溶血性链球菌。

(3)动物试验:小鼠对肺炎链球菌敏感,可用来进行病原菌的毒力试验。具有毒力的菌株注入小鼠腹腔,12 ~ 36h 后小鼠常因败血症而死亡,而感染甲型溶血性链球菌的小鼠一般不死亡。

(梁　武)

第十一节　奈瑟菌属

奈瑟菌属(Neisseria)是一群革兰阴性双球菌,其共同特征是菌体成双排列,有菌毛,无鞭毛和芽胞。

对人有致病性的有脑膜炎奈瑟菌(N. gonorrhoeae)和淋病奈瑟菌(N. meningitidis),其余均为人类呼吸道正常菌群,偶尔可引起脑膜炎和心内膜炎等。

一、脑膜炎奈瑟菌

脑膜炎奈瑟菌(N. meningitidis)俗称脑膜炎球菌,是流行性脑脊髓膜炎(简称流脑)的病原体。

(一)生物学特性

1. 形态与结构

革兰阴性双球菌,菌体呈肾形,常成对排列,两菌接触面平坦或略向内凹陷。菌体直径0.6 ~ 0.8μm。在患者脑脊液或皮疹液涂片中,此菌形态典型,多位于中性粒细胞内。人工培养的细菌多呈卵圆形或球形,排列不规则。新分离的菌株有荚膜和菌毛。本菌无鞭毛、不形成芽胞。

2. 培养特性

脑膜炎奈瑟菌对营养要求较高,需在含血液、血清、腹腔积液、卵黄和肝浸液等的培养基中才能生长良好。最常用的是巧克力培养基,最适温度为37℃,最适 pH 为 7.4 ~ 7.6。专性需氧,初次分离时需要在 5% ~ 10% CO_2 条件下培养,可形成直径 1.0 ~ 1.5mm 的无色、透明、圆形、凸起、光滑、似露滴状的菌落,无溶血现象。

3. 生化反应

绝大多数菌株能分解葡萄糖和麦芽糖,产酸不产气(因淋病奈瑟菌不分解麦芽糖,借此与之鉴别)。

4. 抗原构造与分类

本菌主要有荚膜多糖抗原(群特异性)、外膜蛋白抗原(型特异性)、脂多糖抗原和核蛋白抗原四种。按荚膜多糖抗原的不同,可将该菌分为 A、B、C 等至少 13 个血清型。对人致病的多属 A、B、C 三群,C 群致病力最强,我国流行的菌株以 A 群为主。

5. 抵抗力

对外界环境和理化因素抵抗力极弱,对干燥、热、寒冷等均敏感,室温中 3h 即死亡。对寒冷极敏感,采集、送检标本必须注意保温,防止干燥和日光照射,迅速送检。脑膜炎奈瑟菌对磺胺类药物、青霉素和链霉素敏感,但常检出耐药株,应做药物敏感性试验供用药时参考。

(二)致病性和免疫性

1. 致病物质

有荚膜、菌毛和内毒素等。荚膜具有抗吞噬作用,菌毛对宿主细胞有黏附作用,两者均能增强细菌的侵袭力。内毒素是主要的致病物质,可引起发热、白细胞升高、小血管和毛细血管内皮细胞损伤、血栓形成及出血,出现皮肤瘀斑和微循环障碍,严重时导致弥散性血管内凝血及中毒性休克。

2. 所致疾病

患者和带菌者是传染源。脑膜炎奈瑟菌通常寄居在正常人鼻咽部,脑膜炎流行期间,带菌者可高达 70%。病菌主要通过飞沫经呼吸道传播。细菌侵入鼻咽腔后,机体免疫力强者无症状或仅有轻微的呼吸道炎症而引起咽喉疼痛。

免疫力低下者,细菌可侵入血流引起菌血症或败血症,患者表现为突然恶寒、高热、恶心、呕吐,皮肤或黏膜出现出血点或出血斑。少数患者细菌可突破血脑屏障侵犯脑脊髓膜,引起化脓性炎症,即流行性脑脊髓膜炎。患者表现为剧烈头痛、喷射状呕吐、颈项强直等脑膜刺激症状及脑脊液的变化。严重者有微循环障碍、弥散性血管内凝血、肾上腺出血,导致中毒性休克,预后不良。

3. 药物敏感性

脑膜炎奈瑟菌出现对青霉素敏感性降低,但治疗由它引起的脑膜炎,青霉素仍然是首选药物。第三代头孢菌素对脑膜炎奈瑟菌也具有很强的抗菌活性,青霉素过敏的患者可用氯霉素和第三代头孢菌素作为替代药物。

4. 免疫性

隐性感染、疫苗接种和病愈后机体均可获得特异性免疫力,以体液免疫为主。SIgA 可阻止细菌对呼吸道黏膜上皮细胞的侵袭。6 个月以内的婴儿可通过母体胎盘获得抗体,不易感染。儿童因免疫力弱及血脑屏障发育不健全,故流行性脑脊髓膜炎的发病率较高。

(三)微生物学检验

1. 标本采集

上呼吸道感染期取鼻咽拭子,菌血症或败血症期取血液,脑膜炎期取脑脊液,还可刺破出血点或瘀斑取其渗出液。由于本菌抵抗力弱,对低温及干燥极敏感,故采取标本后应注意保暖、保湿并立即送检,接种前培养基应先预温,最好是床边接种,以提高检出率。

2. 检验方法

(1)直接涂片镜检:取脑脊液标本,离心后取沉淀物涂片,渗出液可直接涂片,革兰染色后镜检,如在中性粒细胞内、外发现革兰阴性双球菌,呈肾形成对排列,即可做出初步诊断。

(2)分离培养与鉴定:血液或脑脊液先接种至血清肉汤培养基增菌,再接种于巧克力琼脂平板培养基上,置于 5% ~ 10% CO_2 环境中培养 18 ~ 24h,取可疑菌落涂片、染色、镜检,并进一步做相应的生化反应和玻片凝集试验。通过直接凝集试验鉴定血清型别,通过氧化酶、糖类发酵和触酶试验等生化反应做出鉴定。

(3)快速诊断:由于脑膜炎奈瑟菌很易自溶,故患者脑脊液或血清中可含有可溶性抗原,用已知的群特异性抗体可快速检测患者体内有无相应的抗原。最常用的有 SPA 协同凝集试验、对流免疫电泳、酶联免疫吸附试验等,具有简便、快速,特异性高等特点。

二、淋病奈瑟菌

淋病奈瑟菌(N. Gonorrhoeae)俗称淋球菌(gonococcus),是引起人类淋病的病原体,主要引起人类泌尿生殖道黏膜的急性或慢性化脓性炎症。淋病是我国目前发病率最高、危害性较大的性传播疾病。

(一)生物学特性

1. 形态与结构

本菌形态、染色似脑膜炎奈瑟菌。在急性淋病患者尿道或阴道的脓液中,淋病奈瑟菌常位于中性粒细胞内,形态典型;慢性淋病时多在中性粒细胞外。淋病奈瑟菌无鞭毛、无芽胞,从患者体内新分离的菌株有荚膜和菌毛。

2. 培养特性

专性需氧,初次分离时需供给 5% ~ 10% CO_2,对营养要求高,常用巧克力培养基,最适生长温度为 35 ~ 36℃,经 24 ~ 48h 培养,其菌落为灰白色、半透明、圆形、光滑、小而致密、直径 0.5 ~ 1.0mm。本菌只分解葡萄糖,产酸不产气,借此可与脑膜炎奈瑟菌相区别。氧化酶和触酶试验阳性。

3. 抗原构造与分型

本菌表面主要有三种抗原,即菌毛蛋白抗原、脂多糖抗原及外膜蛋白抗原。外膜蛋白抗原有Ⅰ、Ⅱ、Ⅲ三种类型,外膜蛋白Ⅰ是分型的主要抗原物质,根据其抗原性的不同,将淋病奈瑟菌分为 A、B、C、D、E 等 16 个血清型,在流行病学调查中具有重要意义。

4. 抵抗力

本菌对外界环境的抵抗力弱,对冷、热、干燥及消毒剂均敏感。湿热 42℃ 20min、55℃ 5min 死亡,干燥环境中可存活 1 ~ 2h,在患者分泌物污染的衣裤、被褥及坐便器上,能存活 18 ~ 24h。1 : 4000 的硝酸银 2min 即可将其杀死。对磺胺类药物及青霉素均敏感,目前普遍使用大观霉素(淋必治),疗效较好。

(二)致病性和免疫性

1. 致病物质

本菌致病物质主要有菌毛、荚膜、脂多糖、外膜蛋白以及 IgA 蛋白酶等。当细菌通过密切接触传入泌尿生殖道内时,首先靠菌毛黏附于泌尿生殖道上皮细胞,与荚膜一同抗吞噬细胞吞噬;脂多糖即革兰阴性菌的内毒素,可使上皮细胞坏死、脱落,导致中性粒细胞聚集,局部形成炎症反应;外膜蛋白Ⅰ可损伤中性粒细胞,外膜蛋白Ⅱ参与淋病奈瑟菌与宿主细胞间的黏附,外膜蛋白Ⅲ可抑制抗体的杀菌作用;淋球菌可产生 IgA 酶,水解黏膜表面存在的特异性 SIgA 抗体,使细菌顺利黏附于黏膜上皮细胞表面,增强细菌的侵袭力。

2. 所致疾病

人类是淋病奈瑟菌的唯一宿主。淋病奈瑟菌所致淋病是世界上发病率最高的性病。主要通过性接触传播,淋病患者或无症状携带者是本病的传染源。患者分泌物污染的衣物、毛巾、浴盆等均有传染性。在男性可引起尿道炎、前列腺炎及附睾炎,排出的尿液带有黄色而黏稠的脓液,并伴有尿痛症状。在女性有阴道炎、子宫颈炎时,可排出黏液性、脓性分泌物,以后可发展为盆腔炎、女性不育症。当母体患有淋病时,胎儿可通过产道感染而发生淋病性眼结膜炎,结膜囊充血化脓,甚至角膜穿通、房水漏出,引起新生儿淋球菌性眼结膜炎(脓漏眼),可导致新生儿失明。人群感染淋病奈瑟菌后,女性无症状者高达75%,男性约为1%,无症状带菌者是危害性更大的传染源。

3. 药物敏感性

由于耐药菌株不断增加,因此应做药物敏感性试验以指导合理用药。淋病奈瑟菌对青霉素、头孢菌素、环丙沙星、大观霉素和四环素敏感。治疗首选药物为青霉素。近年来,由于淋病奈瑟菌出现产 β-内酰胺酶的耐青霉素菌株,还出现染色体介导的不产生青霉素酶的耐青霉素菌株,耐青霉素、四环素和氟喹诺酮类药物的淋病奈瑟菌越来越多见。因此,对于本菌的临床分离株应做药物敏感性试验,有助于临床合理用药。

4. 免疫性

人类对淋病奈瑟菌普遍易感,多数患者可自愈。病愈后可产生一定免疫力,但不持久,再感染和慢性患者较普遍。

(三)微生物学检验

1. 标本采取

用无菌棉拭子蘸取泌尿生殖道脓性分泌物或宫颈口表面分泌物,患结膜炎的新生儿取眼结膜分泌物。由于本菌抵抗力弱,且易自溶,故采集标本后应注意保暖、保湿,并立即送检。

2. 检查方法

(1)直接涂片、染色、镜检:取分泌物直接涂片、革兰染色后镜检,如在中性粒细胞内发现有革兰阴性双球菌时,结合临床症状可做出初步诊断。女性患者的阳性率低于男性。

(2)分离培养与鉴定:细菌培养仍是目前世界卫生组织推荐的筛选淋病患者的唯一方法。将标本接种在预温的、含多种抗生素(如万古霉素、多黏菌素 B 等,可抑制杂菌生长)的巧克力血琼脂平板培养基上,置于37℃、5% CO_2 的条件下培养36~48h,取可疑菌落进行涂片、染色、镜检,并可做氧化酶试验、糖发酵试验、协同凝聚试验或直接免疫荧光试验等进行鉴定。

(3)核酸检测:目前常采用核酸杂交技术或核酸扩增技术对淋病奈瑟菌进行快速检测,并可做流行病学调查等。

(梁　武)

第十二节 结核分枝杆菌

结核分枝杆菌(Mycobacterium tuberculosis,MTB)简称为结核杆菌,是引起人和动物结核病的病原体,有人型、牛型、非洲型、鸟型、鼠型和冷血动物型,其中对人致病的主要有人型、牛型和非洲型分枝杆菌,人型结核分枝杆菌感染的发病率最高。

一、生物学特性

1.形态与结构

结核分枝杆菌典型的形态是直或稍弯曲、两端钝圆、菌体细长,单个散在或呈分枝状排列,菌体常扭集呈绳索状、束状或堆积成团。无芽胞、鞭毛、荚膜;革兰染色阳性,但不易着色;抗酸染色后呈红色。

2.培养特性

结核分枝杆菌生长缓慢,在人工固体培养基内约需18h繁殖一代。该菌为专性需氧菌,培养时如供给5%～10% CO_2 可刺激生长;35～40℃均可生长,最适温度为35～37℃;生长时尚需一定湿度,固体培养基需要适量的凝固水,以保证其湿度;在 pH 为5.5～7.2培养基上能生长,最适 pH 为6.5～6.8;营养要求较高且特殊,初次分离培养时,需用含鸡蛋、血清、马铃薯、氨基酸、甘油等有机物及少量无机盐类(如磷、钾、硫、镁等)的培养基,一般需培养2～4周始见菌落。在改良罗氏培养基上,菌落粗糙、凸起、厚、呈结节状或颗粒状、边缘薄且不规则、乳白色或淡黄色、无可溶性色素。在液体培养基中呈菌膜生长,加入吐温80可使细菌呈均匀混浊生长。有毒菌株在液体培养基中呈索状生长。

3.生化反应

不发酵糖类,硝酸盐还原试验阳性。大多数触酶试验阳性,而热触酶试验阴性,非结核分枝杆菌则大多数两种试验均阳性,借此可与非结核分枝杆菌相鉴别。热触酶试验检查方法是将浓的细菌悬液于68℃水浴加温20min,然后再加过氧化氢,观察是否产生气泡,有气泡者为阳性。

4.抵抗力

耐干燥,在干燥痰内可存活6～8个月,黏附在尘埃上能保持传染性达8～10d。对湿热和紫外线敏感;对酸、碱有较强的抵抗力;对75%酒精敏感。异烟肼、利福平对细胞内、外的结核分枝杆菌均有快速强大的杀菌力;链霉素等对细胞外的结核分枝杆菌有杀灭作用。

5.变异性

结核分枝杆菌可发生形态、菌落、毒力和耐药性等变异。在不良环境中,菌落可由粗糙型变为光滑型。对异烟肼、链霉素、利福平等较易形成耐药性,耐药菌株毒力减弱,但对人仍有一定的致病力。卡介苗就是牛型结核分枝杆菌毒力变异株,是 Calmette 与 Guerin 两人将有毒的牛型结核分枝杆菌培养于含有甘油、胆汁、马铃薯的培养基中,经13年传种230代而获得的减毒活菌苗,现已广泛用于预防接种。

(四)致病性和免疫性

1.致病性

(1)致病物质:结核分枝杆菌不产生内毒素和外毒素,无侵袭性酶。大量生长、繁殖时,对

菌体成分及其代谢产物可引起机体免疫损伤及超敏反应,导致一系列组织细胞学变化。与致病性有关的致病物质主要有以下两种:

1)蛋白质:本菌含有多种蛋白质成分,有抗原性,与蜡质 D 结合后能使机体发生迟发型超敏反应。

2)脂质:与毒力有关,尤其是糖脂更为重要。①索状因子:存在于有毒力的结核分枝杆菌细胞壁中,使细菌在液体培养基中能缠绕在一起,形成索状生长,与结核分枝杆菌的毒力密切相关;②磷脂:能促进单核细胞增生,并使炎症灶中的巨噬细胞转变为类上皮细胞,从而形成结核结节;③硫酸脑苷脂:能抑制溶酶体与吞噬体的结合,减缓溶酶体对结核分枝杆菌的分解、杀伤作用,使细菌得以在巨噬细胞内长期生存和繁殖;④蜡质 D:是一种肽糖脂和分枝菌酸的复合物,可激发机体产生迟发型超敏反应。

(2)所致疾病:结核分枝杆菌可通过多种途径,如呼吸道、消化道、皮肤黏膜损伤等,侵入机体,肺、肠、肾、关节、淋巴系统、神经系统、泌尿系统等全身各器官组织皆可受染,临床以肺结核最为常见。

继发感染又称为复活感染,已痊愈的原发感染可以复活,成为活动性结核病。约2/3 的活动性结核病是由继发感染所致,且多发生于 25 岁以上,其特征为慢性肉芽肿炎症,形成结核结节、干酪化和纤维化,只有少数累及邻近淋巴结。

2. 免疫性

机体感染结核分枝杆菌或接种卡介苗后,均可获得对结核分枝杆菌的特异性免疫力。由于这种免疫力随细菌或其成分在体内的存在而存在,故称为有菌免疫,一旦相应的细菌或其成分消失,免疫能力随之消失。结核分枝杆菌为胞内寄生菌,因此机体对结核分枝杆菌的免疫主要为细胞免疫。

3. 结核菌素试验

结核菌素试验是用结核菌素作为抗原,检测机体是否对结核分枝杆菌具有免疫力的一种皮肤试验。该试验的本质是机体对结核菌素产生的一种迟发型超敏反应。所用的结核菌素有旧结核菌素(OT)和纯蛋白衍生物(PPD),前者为含有结核分枝杆菌的甘油肉汤培养物过滤液,含结核分枝杆菌的蛋白质;后者为旧结核菌素经三氯乙酸沉淀后的纯化物。目前常用的是纯蛋白衍生物。

(1)原理:由于自然感染过程中,细胞免疫与迟发型超敏反应常同时存在,因此可通过测定机体对结核分枝杆菌有无超敏反应来判断机体对结核分枝杆菌有无免疫力。

(2)方法:在受试者前臂掌侧皮内注入 0.1mL(含 5 个单位)纯蛋白衍生物,48～72h 后检查局部有无红肿、硬结等,测量局部硬结的直径。

(3)结果:①硬结直径在 5～15mm 为阳性,仅表示曾有结核分枝杆菌感染,并不一定现在患病;②硬结直径≥15mm 或有水疱、坏死等为强阳性,表示可能有活动性结核,应进一步检查;③硬结直径 <5mm 为阴性,表示无结核分枝杆菌感染,但应考虑下述情况:受试者处于原发感染的早期,严重的结核病及各种危重病患者,应用糖皮质激素等免疫抑制药物或营养不良、麻疹、百日咳等患者,其他如免疫功能缺陷者或年老体衰者。

(4)意义:①选择卡介苗接种对象及测定接种效果,结核菌素反应阴性者应接种卡介苗;②结核菌素试验对婴幼儿患结核的诊断价值较大;③可在未接种卡介苗的人群中做结核分枝杆菌感染的流行病学调查;④可借用其测定肿瘤患者的细胞免疫功能。

(五)微生物学检验

1.标本采集

根据感染部位采集不同标本。

(1)痰标本:肺结核可疑症状者或肺结核患者送痰时,医护人员或痰检人员应向患者解释,使患者充分了解留好痰液标本的重要性,并指导患者如何从肺部深处咳痰。采集痰液标本时应在远离人群的开放空间进行,或在通风良好的室内进行,标本量一般在 3~5mL。

1)痰液标本盒:应采用世界卫生组织推荐的国际通用螺旋盖痰瓶,或可密封塑料盒、蜡纸盒收集痰液标本。痰液标本盒上注明患者姓名、编号、检查项目和容器序号"1"、"2"、"3"(1 为当天即时痰,2 为夜间痰,3 为次天晨痰)。

2)痰液标本的性状:合格的痰标本应是患者深呼吸后,由肺部深处咳出的分泌物。合格的痰液标本包括干酪痰、血痰、黏液痰。①干酪痰:标本外观以黄色(或奶酪色)、脓样、团块状的肺部分泌物为主,黏度较低,制片时较易涂抹;涂片、染色、镜检,可发现大量脓性炎症细胞、肺上皮脱落细胞。由于此类标本是由肺部深处咳出,对肺结核的诊断最有价值,故抗酸杆菌阳性检出率较高;②血痰:是因黏液痰或干酪痰标本中混有血液而形成,颜色为褐色或深褐色、鲜红色或伴有血丝;涂片、染色、镜检除能够观察到黏液痰或干酪痰的细胞特征外,含新鲜血液的标本中可见到被染色的血细胞。由于含血标本易干扰抗酸杆菌镜检的结果,故在制片时应尽量避免挑取含血标本;③黏液痰:外观以白色、黏稠度较高的肺部和支气管分泌物为主,制片时需仔细涂抹;涂片、染色、镜检时,镜下可见支气管内膜纤毛柱状上皮细胞,伴有少量肺上皮脱落细胞、脓性炎症细胞、口腔脱落细胞及口腔寄生菌。此类标本的抗酸杆菌阳性检出率较唾液高。

唾液:目视观察标本整体外观,以透明或半透明水样、黏度较低的口腔分泌物为主,标本中有时伴有气泡;涂片、染色、镜检时,镜下可见少量口腔上皮脱落细胞和口腔内寄生菌,有时可见食物残渣。由于此类标本进行抗酸杆菌检查时的阳性检出率很低,用于对患者确定诊断时是不合格的标本。所以,当患者初次留痰即为唾液时,应嘱患者重新留痰标本并指导患者如何留取合格标本。

3)痰标本采集时间:根据痰标本的采集时间,将痰标本分为三类:①即时痰:患者就诊时深呼吸后咳出的痰液。应确保每个初次就诊患者均留取即时痰进行检查;②晨痰:患者晨起立即用清水漱口后咳出的第 2 口和第 3 口痰液;③夜间痰:送痰前 1d,患者晚间咳出的痰液。

(2)其他标本:如脓液、穿刺液、脑脊液、胸腔积液、腹腔积液、心包液、关节液、胆汁、鞘膜液等及手术切除组织标本。

2.标本的直接检验

(1)显微镜检查:包括抗酸染色法镜检和荧光染色法镜检。

1)抗酸染色法镜检:是最常用的检查方法,其操作步骤如下:

第一步涂片:可采用直接涂片、漂浮集菌涂片或离心沉淀集菌涂片三种方法。

第二步染色:①涂片自然干燥后,放置在染色架上,玻片间距保持在 10mm 以上的距离;在 5s 内将玻片置于火焰上来回通过 4 次进行固定;②滴加石炭酸品红染液,盖满痰膜,火焰加热至出现蒸汽后,脱离火焰,保持染色 5min。染色期间应始终保持痰膜被染色液覆盖,必要时可续加染色液。加温时勿使染色液沸腾。流水自玻片一端轻缓冲洗,冲去染色液,沥去标本上剩余的水;③自痰膜上端外缘滴加脱色剂布满痰膜,脱色 1min;如有必要,需流水洗去脱色液后,再次脱色至痰膜无可视红色为止。流水自玻片一端轻缓冲洗,冲去脱色液,沥去玻片上剩余的水;④滴加亚甲蓝复染液,染色30s。流水自玻片一端轻缓冲洗,冲去复染液,沥去标本上剩余的水;⑤待玻片干燥后镜检。一张染色合格的痰玻片,由于被亚甲蓝染色而呈亮蓝色。将染色后的玻片放置在报纸上,如果报纸上的文字透过痰膜不能被看清,表明该玻片涂抹过厚。

第三步镜检:取染色完毕且已干燥的玻片,痰膜向上放置在玻片台上,并以卡尺固定。首先使用40倍物镜,转动卡尺移动玻片至痰膜左端,将光线调节至适当亮度,调节焦距至可见细胞形态;移开40倍物镜,在玻片上滴1~2滴镜油,使用100倍油镜进行细致观察。在淡蓝色的背景下,抗酸菌呈红色,其他细菌和细胞呈蓝色。为防止抗酸杆菌的交叉污染,严禁镜头直接接触玻片上的痰膜。

第四步报告:痰涂片镜检的结果报告不仅是对结核病的诊断提供依据,报告的数量也一定程度地反映疾病严重程度和传染性的大小。镜检结果应按照分级报告标准登记在结核病细菌学实验室登记本上和检验单上,不能只填写阴性、阳性或(-)、(+)等。

染色镜检结果分级报告标准如下:

抗酸杆菌阴性(-):连续观察300个不同视野未发现抗酸杆菌。

报告抗酸杆菌菌数:1~8条/300视野。

抗酸杆菌阳性(+):3~9条/100视野。

抗酸杆菌阳性(+ +):1~9条抗酸杆菌/10视野。

抗酸杆菌阳性(+ + +):1~9条抗酸杆菌/1视野。

抗酸杆菌阳性(+ + + +):≥10条抗酸杆菌/1视野。

2)荧光染色法镜检:

第一步涂片:参照抗酸染色法。

第二步染色:①涂片经火焰固定后加染色剂染色30min,用流动水自玻片一端轻缓冲洗去除染色液;②加脱色剂脱色至无色,流动水自玻片一端轻缓冲洗去除脱色液;③加复染剂复染1~2min,流动水自玻片一端轻缓冲洗去除复染液后自然干燥,准备镜检。

第三步镜检:荧光染色镜检:以20倍物镜、10倍目镜进行镜检;在暗背景下,抗酸杆菌呈黄绿色或橙色荧光。

第四步报告:①荧光染色抗酸杆菌阴性(-):0条/50视野;②报告荧光染色抗酸杆菌数:1~9条/50视野;③荧光染色抗酸杆菌阳性(+):10~99条/50视野;④荧光染色抗酸杆菌阳性(+ +):1~9条/视野;⑤荧光染色抗酸杆菌阳性(+ + +):10~99条/视野;⑥荧光染色抗酸杆菌阳性(+ + + +):≥100条/视野。

40倍物镜检查细菌细胞形态。荧光染色镜检应在染色后24h内进行;如需放置较长时间后镜检,应将染片置于4℃保存。

3)质量控制:为保证痰涂片检查质量,应建立和健全室内、室间痰涂片检查质量控制制度。室内质量控制应包括痰标本收集、涂片、染色、镜检和结果复核等,应每天进行,绘制质量控制图。室间质量控制由上一级实验室定期进行。痰涂片镜检结果质量要求:痰涂片阴性符合率在95%以上;涂片阳性符合率在98%以上;总符合率在96.5%以上;" + "以上的阳性痰片不允许出现假阴性。

(2)分离培养:改良罗氏(L - J)培养基由国际防痨和肺部联合会推荐,是长期以来广泛使用的传统分枝杆菌固体培养基。该培养基含有促进结核分枝杆菌生长的甘油。

1)标本前处理:进行分枝杆菌罗氏培养的临床标本通常需要进行标本前处理。其目的是:①除去分枝杆菌以外的杂菌(去污染);②液化标本。在前处理过程中,同时也应尽可能地减少对分枝杆菌的损害,要严格掌握前处理时氢氧化钠的浓度和处理时间。

2)接种、培养与观察:取前处理后的标本 0.1mL,无菌操作接种于培养基斜面上,每份标本同时接种两支,宜同时接种一支丙酮酸钠罗氏培养基(以利于牛型结核分枝杆菌生长)。如临床怀疑非结核分枝杆菌感染致病,相应标本经前处理接种后,应同时在 28℃温箱孵育两支培养管;接种后的培养管在 35℃温箱孵育。

3)结果:①3d 内有菌落生长,可报告非分枝杆菌生长;②7d 内有菌落生长,并经抗酸染色确认,可报告非结核分枝杆菌生长;③7d 以后有菌落生长,并经抗酸染色确认方可报告分枝杆菌生长;④若满 8 周仍无菌落生长,方可报告培养阴性。观察时要注意菌落的外观和色素产生情况。

4)报告:①分枝杆菌培养阴性:斜面无菌落生长;②分枝杆菌培养阳性(＋):菌落生长占斜面面积的1/4;③分枝杆菌培养阳性(＋＋):菌落生长占斜面面积的1/2;④分枝杆菌培养阳性(＋＋＋):菌落生长占斜面面积的3/4;⑤分枝杆菌培养阳性(＋＋＋＋):菌落生长布满整个斜面。分枝杆菌培养阴性,应以"培养阴性"报告,不得以"－"表示。菌落生长不足斜面面积的1/4 者,报实际菌落数。

5)注意事项:①所有标本瓶、接种物品及培养管等应尽量采用一次性物品,使用后的物品高压灭菌后方可处置;②对非分枝杆菌生长的标本做革兰染色并报告,以供临床参考。

(3)核酸检测:用聚合酶链反应法可快速诊断结核分枝杆菌感染。

(4)抗纯蛋白衍生物 IgG 的检测:用酶联免疫吸附试验检测,可作为活动性结核分枝杆菌感染的快速诊断。

(梁　武)

第十章　脑电图的临床应用

第一节　意识障碍与脑电图

由于引起意识障碍的原因有很多,所以在引起意识障碍疾患的鉴别诊断上,进行详细问诊,确实掌握意识障碍的程度,并且密切观察意识障碍的伴随症状和体征是非常重要的。

一、意识障碍的分类

所谓意识障碍,是关于正确理解事物以及对周围刺激的适当反应受到损害的状态。意识的构成有"清晰度"、"范围"和"内容"三个要素,但一般是指其中的"清晰度"降低称为意识障碍。意识范围的减弱(意识缩窄)包括催眠、意识混浊、昏迷、昏厥等。以意识内容改变为主,则是指谵妄、蒙眬及精神错乱等。

觉醒的关键在于脑干网状结构调节系统,被认为由脑干网状结构的上行性激活系统与丘脑下部调节系统所组成。网状结构上行性激活系统接受所有感觉刺激的输入,即认为疼痛或呼唤刺激通过网状结构上行性激活系统能够提高觉醒程度。再者,关于认知功能,可以说存在于大脑皮质整体。

通常在意识障碍时被认为有上述的一方或两方受到损害,但即使没有脑器质性疾患,假如有全身性疾患也可能有上述两者的损害。因此,一般在见到意识障碍时,应该考虑涉及脑干、大脑皮质、全身性疾患三个方面。

在广义上,从意识清晰到昏迷之间各种不同程度的意识障碍都可以称为意识混浊。而狭义的意识障碍,是指以一般性感知觉清晰度(意识水平)降低为基本特征。在临床上一般按照意识清晰度做如下的分类。

(一)嗜睡(somnolence)

嗜睡是指不给予刺激即处于睡眠状态,给予刺激便清醒,能够说出名字、正确回答简单问话的反应状态。嗜睡属于最轻度的意识障碍。

(二)意识混浊(clouding)

对环境的知觉模糊,注意难以集中,反应迟钝,判断容易发生错误,可以有定向障碍。

(三)昏睡(stupor)

昏睡指处于睡眠样状态,对疼痛刺激做用手推开等有目的的动作,大声呼唤仅获得简单无意义的应答。

(四)昏迷(coma)

若仅对强烈刺激有逃避反射、防御反应,为浅昏迷;如果对呼唤姓名、使劲拉掐机体完全没有反应,瞳孔反射减弱甚至消失,则称为深昏迷。

再者,还有谵妄、精神错乱等可作为轻症意识障碍的变异型看待。

此外,近几年对急性脑损伤后意识障碍(特别是脑外伤),建议采用量表测评例如格拉斯哥昏迷评分法(Glasgow Coma Scale,GCS)进行判断。这也是在世界上被广泛应用的一般性评价标准,该法是通过对患者进行言语、动作和眼球运动功能的观察评分,由 E、V、M 大项目中各相应小项的得分合计来表示。按照该法评分最高为 15 分,最低为 3 分,得分越低则表示意识障碍程度越重。GCS 评分可作为急性脑损害性昏迷的预后指标,但也有对例如迁延性昏迷等不能够正确评价的弱点。

一般认为,大脑皮质广泛受损伤和(或)脑干网状结构损害是造成意识障碍的主要原因,而意识障碍也能够导致机体发生一系列生理学改变和代谢紊乱,将进一步加重脑损害。另一方面,对于昏迷患者,通常强调做连续脑电图描记或动态脑电图监测,最好采用同时记录包括眼球运动、下颌肌电图等的多导生理描记法。

二、意识障碍的脑电图特征

意识障碍由多种原因引起,但终归是脑机能全面降低的结果,所以在脑电图上既有共同之处,也可以见到某些差异。关于意识障碍的程度与脑电图变化,可见到某种程度的相关性。或者说,在发生意识障碍时,脑电图常显示带有某种特征性的波形,因此正确判定这些特征性波形具有重要意义。一般认为意识障碍的脑电图所见,可以列举下述几种类型。

(一)慢波化改变

这是与意识障碍的基本型即意识混浊相对应的脑电图变化。最典型者是各种麻醉时的脑电图变化,即随着意识混浊的加深,α 波的频率慢化,α 波消失,θ 波、δ 波出现,由于平坦期插入的爆发—抑制波形出现,以至最终出现平坦化图型。观察还发现,慢波周期的延长,与意识混浊的程度基本上呈平行关系,即意识混浊越严重,慢波的周期便越长。

δ 波昏迷(δ-coma)这种波型的脑电图最常见,而且脑电图所见与意识障碍的程度相关。这被认为是在脑血管障碍、脑炎、代谢障碍,以及中毒、缺氧时对脑干网状结构的直接损害,或者占位性病变时颅内压增高导致继发性网状结构机能异常所引起的。在意识障碍时,额或额—中央部占优势出现以 θ 波为主(无调节性,对刺激不出现反应)的脑电图所见,考虑是由于丘脑或脑干网状结构受损伤而出现的,这被称为 θ 波昏迷(θ-coma)。

(二)α 昏迷

这是指在昏迷时显示与正常成人觉醒状态相类似的 α 波或以 α 波占优势的脑电图,或称为 α 样昏迷(alpha-like coma)。此种图型与正常觉醒脑电图的不同之处,是对各种觉醒刺激(如被动睁眼)不出现 α 波阻滞现象。研究发现,引起 α 昏迷的疾患,主要见于缺氧性脑病(例如心博骤停,其中以心肌梗死最多见)、脑干损害(脑桥与中脑交界特别是脑桥被盖上部梗死、外伤)以及药物中毒等。

其脑电图特征是,以 8~12Hz α 样频率占优势,振幅较低为 15~40μV。多数报告在缺氧性脑病 α 样波广泛性出现而且有前头部占优势的倾向,频率较慢(8~9Hz),几乎没有自发性调节或对传入刺激的反应。

而脑干损害所致者大多后头部 α 样波占优势,频率较快(9~12Hz)。药物中毒引起的 α 昏迷,其脑电图改变大致与缺氧性脑病时相似,有时振幅较高,频率较快,或伴有 β 活动,有时也见到自发调节变化。

α 昏迷脑电图大多见于昏迷初期(1~4d),以后移行为 δ 波昏迷等异常图型。除药物中毒者外,预后不良的病例多见。

（三）β 昏迷

这是指在昏迷状态,脑电图全部导联持续出现低振幅快波为特征,可见于椎—基底动脉闭塞、低位脑干出血等。其发生机制可能是,由于脑干延髓内存在降低上行性网状结构激活系统机能的结构,当低位脑干受损害或其作用在脑桥部位受阻时即可出现昏迷,而脑电图显示 β 波或去同步化波型。

此外,β 昏迷也可见于药物中毒,例如大剂量巴比妥、安定类药物可引起意识障碍,同时脑电图上显示广泛性波,以前头部振幅最高。

（四）纺锤波昏迷

在昏迷状态脑电图显示与自然睡眠时相似的纺锤波,这被称为纺锤波昏迷(spindLe coma)。脑电图显示广泛性 12~14Hz 纺锤波,大致呈持续性或爆发性出现,以中央—顶部占优势,常伴有顶尖波。若给予觉醒刺激时纺锤波可消失,但患者不引起觉醒,背景脑电图的慢波化仍持续存在。

纺锤波昏迷多见于脑外伤(主要涉及脑干部位)急性期,少数见于非器质性损害,此型昏迷一般预后较好。另外,也有人提出昏迷预后的严重程度依次为:α 昏迷 ≥ δ 波昏迷 > β 昏迷 ≥ 睡眠纺锤波昏迷。

三、意识障碍的特殊类型

有一些状态与昏迷相似,但是在确诊昏迷时,首先通过鉴别诊断排除昏迷以外的可能性。例如,闭锁综合征、无动性缄默、紧张症性模糊等。

（一）闭锁综合征

闭锁综合征又称为假性昏迷(pseudocoma)、脑桥腹侧综合征(ventral pontine syndrome)等。是指患者意识清晰,能够认识外界,但由于脑桥底部两侧损害而发生四肢瘫痪、假性延髓性麻痹、两侧面神经及外展神经麻痹,造成不能够表达个人意愿的状态。患者的手足动作和言语表达丧失,但动眼神经正常,此时仅能利用眼球上下运动和眨眼与人简单交流。大多数因脑桥底部两侧性梗死引起,其他有中脑腹侧两侧性梗死、脑桥肿瘤或出血等原因。此外,重症肌无力、Guillain – Barre 综合征、肌萎缩性侧索硬化症等也可见到类似闭锁综合征的现象。

脑电图大致正常,与真正昏迷的脑电图明显不同。但若继发广泛的脑损害而缺少正常 α 节律时,则与昏迷脑电图难以区别。

（二）去皮质综合征

去皮质综合征以往也称为迁延性昏迷,是指由于大脑皮质广泛损害而致大脑皮质机能减退或丧失的状态,可见肌张力亢进、去皮质强直姿势。患者有眼球活动,但躯体完全不动,不能言语,睡眠与觉醒周期保持。迁延性昏迷持续 3 个月以上时,则被视为植物状态(vegetative state)。

植物状态是指患者丧失认知机能,不能意识周围环境,但保持着非认知机能和睡眠觉醒周期;患者有自主呼吸,有自发动作或对刺激产生反应而睁眼,但不能说话或遵从指令。植物状态极少有恢复,病因常见交通事故脑外伤、缺氧及脑血管障碍等多种。

植物状态的脑电图大多见到广泛性慢波甚至平坦波型。

（三）脑死亡

所谓脑死亡(brain death)是指包括脑干在内的全部脑机能不可逆性低下至不可能恢复阶

段的状态。或者说,脑死亡是指生命维持所需要的脑干机能发生不可逆性停止的状态。目前大多数国家把强调大脑和脑干机能低下的"全脑死"作为脑死亡,而在英国采用仅有脑干机能低下为条件的"脑干死"。作为脑死亡判定的前提条件包括:①深昏迷;②原有疾患已确诊,没有恢复的希望。脑死亡判定与器官移植没有关系,需要由 2 名以上有脑死亡判定经验的医师做出诊断。

脑死亡判定标准包括:①深昏迷(GCS 3 分);②瞳孔固定,两侧4mm 以上;③脑干反射(对光反射、角膜反射、睫脊反射、头眼反射、前庭反射、咽反射、咳嗽反射)消失,需除外失明、鼓膜或眼球损伤等;④平坦脑电图(即使给予刺激,也至少 4 个导联描记 30min 以上呈平坦波型);⑤自主呼吸消失。

平坦波型或称无脑电活动(electrocerebral inactivity),又称为脑电静息。在做这样的判定时通常需要遵循特殊的技术要求,国际脑电图,临床神经生理学会联盟也曾发表"昏迷患者—无反应状态"的电生理学监测标准(1996)。这可概括为,脑电图记录应该由熟练的技术员或医师实施,脑电图判读也需有经验的医师进行;仪器噪音应低于 $2\mu V$;除通常的仪器校正标准外,灵敏度增加至 $2\mu V/mm$ 或 $50\mu V/20mm$,头皮电极间阻抗需低于 $10\ k\Omega$ 而大于 100Ω;至少在头皮上安放 8 个记录电极,耳垂参考电极导联和电极间长距离的双极导联两种方式记录,尽可能识别和消除各种干扰伪差;至少需要进行 30min 连续脑电图记录,在间隔 6h 后以同样条件进行记录。

此外,也有必要采用反映脑干机能的脑干诱发电位对脑死亡判定。例如脑干听觉诱发电位(BAEP)的各波均消失、短潜伏期体感诱发电位(SEP)的 N13 或 N20 之后的波形消失,可作为判定脑死亡的参考依据。因此,主张在躯体检查的基础上做出综合的分析判断,才能够提高脑死亡诊断的可靠性。

(栾文慧)

第二节　脑的炎症性疾患

脑的炎症性疾患主要包括脑炎和脑膜炎。而所谓脑膜炎者,也往往是以脑膜脑炎的形式出现。一般地说,脑炎或脑膜炎,在急性期脑电图显示非特异性的弥散性或局限性 δ、θ 波异常;在恢复期,除作为后遗症状而残留神经损害或癫痫发作以外,脑电图异常大致上逐渐消失,但通常是脑电图的改善比临床症状的消失更晚。在亚急性脑炎或者慢性脑炎,脑电图异常呈缓慢进展。

脑炎、脑膜炎由病毒感染所致者最多见。经过多年免疫接种的普及和深入开展,近些年在我国一些危害较大的重症脑炎,例如日本脑炎、流行性脑脊髓膜炎、麻疹脑炎等已经明显少见。另一方面,由于自然环境和人们生活、工作环境的变化,所接触的病毒种类及其生物学性状也在变化。

这些综合因素的影响,以至引起病毒感染的病原谱发生改变,某些病毒性脑炎的发生率容易被低估。

研究发现,在目前临床观察到的病毒性脑膜炎和脑炎,大多数由各型肠道病毒(包括 Cox-

VA、B，EchoV，EV68－71）引起，也可见到腮腺炎病毒、单纯疱疹病毒（HSV）等。但是，其中轻症病例占据大多数。据我们的资料，小儿拟诊轻型病毒性脑炎 134 例，其中拟诊脑炎 69 例，可疑脑炎 65 例，结果发现拟诊脑炎与可疑脑炎初诊时的脑电图异常率分别为 84.0% 和 93.8%，若以弥散性慢波异常作为特征性评定指标，则脑电图对拟诊或可疑脑炎患儿的诊断敏感性分别为 82.5% 和 93.4%；脑电图作为间接证据对脑炎早期诊断帮助较大，轻症特别是非典型脑炎的发生率比临床估计的更高。

一、病毒性脑膜炎

这是指由于病毒感染而引致脑膜的炎症。病毒性脑膜炎，有时在病原未明确前还被称为无菌性脑膜炎。在概念上，所谓脑膜炎是显示蛛网膜、软脑膜及其两者围成的蛛网膜下隙的炎症。脑膜炎表现以持续头痛和发热为主征，可见脑膜刺激症状，脑脊液细胞数量增加。有时炎症从蛛网膜下隙越过软脑膜波及脑实质，发生意识障碍、痉挛或局灶症状等，则被认为是呈现脑膜脑炎的病型。

据统计，大约 85% 的无菌性脑膜炎由肠道病毒感染引起。临床上以发热、恶心呕吐或头痛急性发病，可有颈项强直、Kernig 征阳性等脑膜刺激症状，而腱反射亢进或病理反射等脑实质症状缺乏。

在典型病例可见发热、头痛、呕吐三个主要症状，但症状不典型、缺少脑膜刺激症状和病理反射者也常见，所以容易被低估而造成漏诊或误诊。资料显示，这些病例以 3～9 岁儿童占大多数，有年龄依存倾向。基本呈散发趋势，但夏季和冬春季有集中发病的较小流行性，其临床经过及脑电图异常所见与腮腺炎病毒脑炎相似。另外，也由于脑电图变化比临床表现更敏感，因此对急性脑膜炎的早期诊断很有提示意义。

对于病因方面，则需要有脑脊液等的病毒学的实验室诊断相关证据。

脑膜炎一般是伴有脑表面实质炎症的脑膜脑炎。一般说来，病毒性脑膜炎与化脓性或结核性脑膜炎比较，炎症的程度较轻，脑实质受损害也少，所以临床症状轻、脑电图异常的程度也不严重。

此外，过去曾发现，在某些病毒感染而不显示脑炎的中枢神经症状的病例，有时也见到一过性的脑电图异常，并认为这属于一过性脑炎，其中包括麻疹、流行性腮腺炎、水痘、猩红热和风疹等。因此，这种"无脑炎症状的病毒感染症的脑电图异常"似乎颇值得关注，也很可能属于轻症（轻型）病毒性脑膜炎的一种类型。

脑电图异常的特征，一般与脑炎时的情形类似，以慢波出现为主，但比脑炎时程度较轻。在炎症急性期，往往出现弥散性或弥散性波，左右常不同步，生理波如 α 波也可见不同程度的改变甚至明显减弱；在后头部异常慢波占优势，往往与患儿的年龄有关，而并不提示病变的部位。有时可见到局限性异常，也可见到慢波呈群发倾向。从亚急性期至恢复期，δ 波减少，同时 θ 波及 α 波不断增多，逐渐正常化。有痉挛发作的病例，多显示棘波、尖波、棘慢波等突发性异常波。

脑电图异常与临床症状大致上呈平行关系。在脑膜炎初期和急性期，特别是在非典型或疑似病例，由于脑电图的异常率高，所以对早期诊断很有帮助。但是，至恢复期即使症状消失，也有一部分病例仍然残留脑电图慢波异常。据说，在临床症状消失后 1 个月时，还约 1/2 急性期的病例可见脑电图异常。

二、单纯疱疹脑炎

单纯疱疹脑炎占全部脑炎的 10% ~20%,是已判明病毒的散发性脑炎中最多的疾患。推测单纯疱疹脑炎的 95% 由 HSV -1 感染所致,70% ~80% 为 HSV 的复发或再感染。在相当于全部单纯疱疹脑炎约 80% 的典型病例,呈现颞叶、额叶眶回等选择性损害、左右非对称急性坏死性脑炎的病理所见,因此引起精神症状者多见。而其余的 20% 为非典型病例,且常见轻症、慢性脑炎、脑干脑炎等形式。在对各年龄的研究中,发现尽管有适当的治疗,包括死亡和严重后遗症的转归不良率仍高达 30% ~50%,社会回归率也限于约半数。作为后遗症多见记忆障碍、行为异常、症状性癫痫等。

本病的临床类型已知有多种,举例如下。

颞叶型或边缘系型:所谓边缘系脑炎是典型的单纯疱疹脑炎,主要损害颞叶下内侧部、额叶眶回、岛回、带状回、海马、杏仁核、壳核等,所以呈现精神症状。

颞叶脑干型:与颞叶型同样,而见到脑神经区域的损害。有脑干 HSV 感染的可能性与颅内压增高的可能性。

脑干脑炎:与颞叶型比较,据报告发病早期发热的频度低,初次脑脊液压力低,脑电图上见不到周期性同步性放电等特征。但是在尸检病例也报告有单纯疱疹脑炎的脑干脑炎型,也存在预后不良病例。

慢性脑炎:有 4 ~5 个月经过的慢性缓慢进行性脑病的病例报告。

轻症~非典型例:单纯疱疹脑炎的确定诊断由依赖脑活检替换为 PCR 法,已经指出存在非典型的轻症病例。被称为轻症~非典型病例,是显示治疗后完全恢复、仅呈现痉挛和精神状态的变化,无神经系统局部症状,脑 CT 呈现正常所见等的病例。这种病态发生的背景,据说有 HSV -2 感染或宿主免疫机能低下、脑炎病灶限于右侧半球颞叶等几点。

小儿的单纯疱疹脑炎:与成人有一些不同之处,例如小儿 HSV 初次感染而发病者多见,新生儿由 HSV -2 感染发病呈现全脑炎者较多,小儿病例初次治疗终止后 2 周至 2 个月以内复发率可达 20% ~30%。3 岁以下发病、GCS 评估 10 分以下者预后不良。

本病各年龄均可发生,而 50 ~60 岁为发病高峰。起病提示有急性(有时亚急性)脑炎的表现。症状以头痛、呕吐、发热多见,但也有报告这些症状仅见于大约 50% 的病例。常见脑膜刺激症状,急性意识障碍(觉醒水平降低,幻觉、妄想,精神错乱等意识改变),痉挛,局部神经缺失症状(失语症、听觉失认或幻听等听觉障碍、铭记障碍、运动麻痹、脑神经麻痹、视野障碍、异常行为等)不随意运动,自律神经障碍等。

脑脊液检查:显示脑脊液压力上升、淋巴细胞增多,蛋白量增加。糖定量大多正常。有时也可见到红细胞。

病毒学检查:例如采用脑脊液的 PCR 法,可检出 HSV - DNA。但即使是阴性也不能否定诊断。在治疗开始后阴性化的可能性较高。采用 PCR 由脑脊液能够较高频度分离到 DNA,但分离到病毒的可能性少。

头部放射性学检查:在颞叶及额叶(主要是颞叶内侧面、额叶眶回、岛回皮质、角回)等,检出病灶。

脑电图:在早期诊断上,脑电图也是有用的辅助诊断方法之一。在脑电图上,与其他脑炎同样即使显示弥散性慢波的病例,大多也见到左右差异;与脑炎的病变一致,大多显示一侧颞部棘波或尖波,或者出现周期性复合波。这种周期性复合波,是以 1~5s 的间隔,高振幅慢波或尖波单独或者群发性出现。周期性复合波有时在全导出部位出现,或者与病变相一致,在一侧半球或一侧颞部出现,大多呈现周期性一侧性痫样放电(PLED)的形式,而作为比较特征的 PLED 可见于约 30% 的病例。疱疹性脑炎时的周期性复合波,主要出现在急性期,例如据 1970 年 Upton &Gumpert 报告在发病第 2~15 天出现。在这一点上,也与慢性期出现的亚急性硬化性全脑炎或 Creutzfeldt – Jakob 病的周期性复合波不相同。另外,疱疹性脑炎时的周期性复合波不伴肌阵挛。

其他病毒性脑炎,例如麻疹脑炎、水痘脑炎、腮腺炎脑炎、风疹脑炎等,与脑炎一般的脑电图所见相差不大,但一般是脑电图的改善比临床症状改善晚些,有时脑电图异常也持续相当长时间。

三、亚急性硬化性全脑炎

亚急性硬化性全脑炎(subacute sclerosing panencephalitis,SSPE)曾被称为包涵体脑炎、亚急性硬化性白质脑炎,现在则认为是由慢病毒(slow virus)性质的麻疹病毒(变异麻疹病毒)在脑内持续感染所致的小儿期好发、预后不良的脑炎。男性病例多见,95% 为 3~14 岁发病,特别是 6~9 岁最多。从麻疹感染至 SSPE 发病经过 4~10 年时间,其中 10% 为麻疹隐性感染。临床常见以学业成绩下降、性格变化等发病,以至出现肌阵挛和去脑强直。

本病的临床经过大致可分为 4 期,第 1 期(发病期)出现智能减退、性格变化以及行为异常等;第 2 期(痉挛及运动障碍期)出现肌阵挛发作、大脑锥体系及锥体外系症状;第 3 期(昏迷期)处于昏迷状态、无反应、去脑强直等;第 4 期(终末期)显示脑机能大致丧失、出汗及高热等自律神经症状。

脑脊液检查,显示麻疹抗体的上升。

头部 CT 检查,发现白质、有时基底核的低吸收区,侧脑室扩大、脑萎缩。MRI 检查可见白质、基底核、小脑、脑干的 T2 高信号区,脑室周围 T2 高信号区、脑萎缩。

本病大致上在全部病例出现持续性的周期性复合波,因此脑电图在诊断上也是重要的。这种复合波,按 1950 年 Cobb 等的最早记载,最初出现振幅大的尖波,随后出现几个慢波(周期性突发性高振幅慢波群发),在慢波不出现的间歇期成为近于平坦的波形。最初出现振幅大的慢波时,常伴随肌阵挛抽搐或其他不随意运动。

复合波由两侧同步性、左右对称性的 100~500μV 数个高振幅慢波组成。复合波持续 1~3s,以 5~20s 的周期反复出现,并且与临床肌阵挛相对应出现。在高振幅复合波不出现的间歇期成为低振幅的波形。在死亡前脑电图的平坦化明显。与疱疹脑炎不同,SSPE 周期性复合波在慢性期也出现,但随病情进展振幅逐渐地降低,至末期消失。

采用偶极子追踪法研究 SSPE 出现的复合波以及周期性同步性放电的起源,发现该起源局限于大脑深部、丘脑—中脑近旁。

(栾文慧)

第三节 脑器质性障碍

广义的脑器质性障碍,也包括脑部感染症,或药物、各种内分泌疾患、血液疾患及中毒等。但这里叙述的是发生在脑结构上的损害,即关于狭义的脑器质性障碍及其脑电图变化。

自头部 CT、MRI 等影像学检查法相继出现,给沿用的诊断以很大变革,但这主要是在病灶定位诊断上发挥了巨大作用,而在病变的种类和定性上仅能提供某种程度的参考。但是,脑电图能够得到影像学检查所不能提供的信息,在临床脑机能障碍方面的有用性仍然没有减小。因此,在脑器质性损害的诊断上,一方面脑电图可以作为进一步做头部 CT、MRI 检查的过渡检查法,起到筛选作用;另一方面,将影像学检查与脑电图结合,两者互补不足,则有助于进一步深入了解病态变化。

一、脑肿瘤

由于脑肿瘤占据的部位及其扩展影响,而产生各种神经及精神方面的症状。这些症状可以分为:受到侵袭的脑局灶症状(如额叶肿瘤时的主动性降低、意志减退、无欲状态等),以及颅内压升高所致的全脑障碍(主要是意识障碍),如果肿瘤继续进展则不例外地从意识障碍移行至昏迷。癫痫发作与脑肿瘤的关系,各家报告不一。据说 20 岁以后发生癫痫发作时,脑肿瘤的可能性占 10% ,40 岁以后发生者占患者的 11% ,50 岁以后上升至 15% ,而这些包括原发性与转移性两方面的肿瘤。

脑肿瘤没有特异性的脑电图所见,但尽管如此,已经知道也有一些特征性的脑电图变化。脑电图的创始人 Berger 曾经指出,在脑肿瘤时出现慢波。而关于脑肿瘤的定位,大概最初 1936 年由 W. G. Walter 进行了详细研究。他报告肿瘤位于深部或者天幕下时,不显示局限性慢波;当肿瘤存在于皮质内给予皮质直接影响时出现局限性慢波,这种慢波与其说从肿瘤自身,还不如说是来自于其邻接组织,之后便将这种慢波命名为 δ 波。在脑肿瘤脑电图上可记录到慢波,这种观点至今也没有改变。

(一)δ 波

1. 持续性不规则(多形性)出现时

一般认为局限性、持续性的多形性 δ 活动,表示脑白质的破坏性损伤。在初期而且肿瘤位于深部时,δ 波振幅常较低,这种 δ 波特别在过度呼吸试验时呈现群发、连续或短程发放(表示向大脑皮质的传递性慢波或远隔性异常波)。

颅内肿瘤的最一般特征性所见,是局限于肿瘤(特别是假如接近皮质表面)部位附近,往往是出现一偏侧性的、比背景脑波更大的不规则(多形性)局限性 δ 活动。在典型的时候,视觉注意或紧张(刺激)、睡眠时 δ 波不衰减。1951 年,据 Schwab 曾报告在距离肿瘤 6 ~ 7cm 的区域,则可记录到接近正常的脑电图。

2. 间歇性、节律性(规则性)出现时

这种 δ 波发放,是规整、节律性的,通常在额部两侧性出现,少见枕部两侧性出现。波形与频率一定,呈阵发(群发)出现。此波形由 Van der Drift(1957)描述为单一节律性正弦样 δ 波 (monorhythmic sinusoidal delta activity),而被其他研究者描述为间歇性节律性 δ 波(intermittent rhythmic delta activity,IRDA),这样即有额部的 IRDA(FIRDA)、枕部的 IRDA(OIRDA),或者较持续出现的单一节律性额部 δ 波等。这种波形的上升支比下降支迅速，频率 2.5Hz 左右，与难以受到刺激影响的局限性 δ 活动不一样，IRDA 常有反应。IRDA 主要为两侧同步性出现，在一侧性出现时 70% ~80% 见于患侧脑干或小脑半球的对侧，但有时也为同侧性出现。据相关资料报道，单一节律性 δ 波在额部（61%）比枕部（33%）多见。

从年龄上看，14 岁以下 77% 在枕部，14 岁以上 80% 在额部有焦点。另外，单一节律性 δ 波在中脑及小脑蚓部的肿瘤时出现率较高。此时，由于中脑导水管附近的脑脊液通路完全被阻断，造成第 3 脑室扩大、间脑诸结构高度变形，推测与此波的发生关系密切。

单一节律性 θ 波，即指在额、颞部等两侧同步性出现的 4 ~7Hzθ 波，大多呈正弦波样波形群发出现，多见于中脑、间脑的正中线附近肿瘤。

（二）基本节律的不对称

由临床症状或表现能够确定诊断时，通常以见到 α 节律的改变。α 节律的慢化一般比其振幅的差异更为重要，在肿瘤一侧常可见到 α 波慢化，特别是位于后头部一侧半球的神经胶质瘤时，可见 α 节律慢化、持续性消失、θ 波混入所致的障碍。在有占位性病变的顶部、顶枕部肿瘤，有时 α 节律由视觉注意刺激而不受到抑制。

脑肿瘤除可见 α 波的改变以外，还可见到在患侧的 β 波、睡眠纺锤波等阙如，即出现所谓懒波活动（lazy activity），懒波活动往往受到肿瘤深度的影响，在大脑皮质直接受侵袭时最明显，肿瘤位于脑干时几乎不受影响，而肿瘤位于皮质下白质深部或脑底部时懒波活动以不完全的波形出现。这种懒波现象对肿瘤的正确定位没有直接作用，但对患侧的判定多有帮助。

（三）棘、尖波及棘慢波活动

发作性反复出现的棘、尖波及棘慢复合波局限于一定的部位，对肿瘤而言不是多余的。1974 年 Krenkel 报告，肿瘤病例的 20% ~30% 是癫痫性的，但不能清楚区别是否来自脑肿瘤。1957 年 Van der Drift 也曾认为癫痫样放电与肿瘤的部位不是特别有关联。

在脑肿瘤患者，除上述那样的局限性脑电图异常外，还可显示各种程度的背景活动异常。恶性程度较高、生长快速的肿瘤，脑电图的异常率高，背景活动弥散性异常若多见，主要为 α、θ 波普遍性增多，α 波改变甚至消失。而良性肿瘤（如脑膜瘤）生长缓慢，一般不显示有明显的慢波，背景活动也大多数正常。

此外，据说 CT 检查所见与异常脑电图的定位一致率，幕上（半球）肿瘤为 70% ~80%。例如有学者报道的资料显示，脑实质内肿瘤两者的一致率为 81%（26/32），而脑实质外肿瘤则为 38%（8/21）。1997 年 Fernandez Bouzus 等研究认为，δ 波来自脑损害本身，而 θ 波与脑水肿关系密切。

二、脑血管障碍

脑血栓形成和脑栓塞引起的脑缺血，其结果皆可导致脑梗死，但其临床症状并非由于血管病变本身引起，而是由于脑缺血、脑梗死及脑出血等脑神经细胞病变引起的。近些年，神经影像学检查如 CT、MRI，以及 SPECT、PET 等对脑血管障碍的早期确诊也成为可能。

由脑血管障碍所致的脑卒中（包括缺血性与出血性）的脑电图变化，没有特异性，但脑电图对代谢障碍和皮质缺血敏感。因此，应用脑电图仍然有助于了解大脑受损害的部位及其扩展范围、估计预后等。对于脑卒中的病例，若发病早期的 CT 检查除外出血而又未显示梗死灶，则脑电图特别有价值。

（一）急性脑血管障碍

急性脑血管障碍作为临床症状，以突然发生卒中发作的情形多见，但有时见到头痛、眩晕、四肢麻木、无力等前驱症状。大部分病例伴随脑的局部机能缺损症状和意识障碍，但神经症状、意识障碍等因出血部位、出血灶大小以及血肿形成速度而有不同。

在脑电图上，基底节外侧型脑内出血的脑电图，局限性的高振幅慢波容易出现于颞、额部，有时也出现于患侧半球。基底节内侧型脑内出血，大多出现两侧广泛性慢波，但有时可见到患侧半球占优势的 θ、δ 波群发。伴有穿破脑室的脑内血肿，随着意识障碍和症状恶化，可见两侧性慢波异常或普遍性低电压化及平坦化。脑桥出血，虽然患者处于昏迷状态，但往往显示意料之外的正常安静觉醒时那样的规则性 α 波或低振幅快波，或其两者混合的脑电图所见（α - coma）。若病变波及中脑或丘脑，则见到从含有 θ 波的异常（θ - coma）到含有 δ 波的异常脑电图。

一般地说，脑出血的急性期及亚急性期多见到两侧性脑电图异常，与此对比，在脑梗死患侧局限性脑电图异常多见。

由于动脉硬化、脑血管狭窄逐渐发展形成脑血栓，或急性发生脑栓塞，导致灌注压降低而造成脑缺血性病变。病变部位因缺血、水肿、变性坏死等损害，故伴随出现相应的脑机能缺损症状。脑梗死的脑电图改变与梗死发生的急缓、损害范围和程度，以及梗死部位、脑水肿程度，有否意识障碍等相关联。在皮质或靠近皮质的梗死，脑电图往往出现局限性 δ、θ 波活动。而深部脑梗死时，临床虽然有偏瘫症状，但脑电图可见到广泛性异常或者在患侧显著。

蛛网膜下隙出血时的脑电图，由于同时发生的脑组织破坏程度而有相当大的差异。有脑损伤或者意识障碍时，脑电图出现局限性慢波或广泛性慢波化。若无脑损伤时，一般不显示明显的脑电图异常。

2000 年据 Bladin 等报告，颅内出血患者中有 10.6% 继发癫痫发作，缺血性脑卒中有 8.6% 继发癫痫发作；其中 95 例动脉瘤性蛛网膜下隙出血者入院前 17.9% 继发癫痫发作，入院后 4.1% 继发癫痫发作。近年有学者报告，初诊脑梗死 16 例，男 11 例，女 5 例，年龄 49～71 岁，头部 CT 检查均正常（此后 MRI 确认为半球梗死）。

发病 24～48h 内的脑电图异常率为 88%（14/16），脑电功率谱分析显示患侧 α 频段功率值降低，慢波功率值增高，α 波指数显著下降、δ 波指数显著增高，脑电图定侧与 MRI 基本相符。因此认为脑电图在脑梗死早期诊断中具有较高的应用价值，还可作为超早期选择溶栓治疗的参考指标之一。

1984 年 Nagta 等报告短暂性脑缺血发作（TIA）25 例，CT 检查的阳性率为 8%，而定量脑电图（BEAM）显示一侧异常率可达 68%，与临床症状相符合；TIA 在 2 周内 BEAM 一侧性异常率为 88%，而 2 周后仍为 59%，这提示 TIA 后脑血流虽然恢复，但其电生理学改变难以完全消失。

（二）脑动脉硬化症

在轻度脑动脉硬化，多数的脑电图上大致见不到异常。若动脉硬化症进展而出现各种神经、精神症状，则脑电图也见到一些变化。与此相比，还是多发脑梗死等所致的脑电图异常多见。作为缺少局灶症状的脑动脉硬化症，在脑电图上主要是 α 波的变化、频率变慢为 8～9Hz，显示单调缺乏变化的波形连续且广泛性出现（diffuseslow α pattern）这样的异常波型。

1972 年有学者研究了老年者的剖检病例与其生前脑电图的关系，结果发现优势 α 波的频率,显著脑动脉硬化组平均为 9.65Hz ± 1.43Hz,无或轻度脑动脉硬化组是 9.80Hz ± 1.35Hz,在前者有频率减小的倾向;两组间广泛性 α 波型的出现频度无差异,但 α 波的频率在前者为 8.74Hz ± 0.93Hz,后者为 9.50 ± 0.69Hz,前者有意义变慢(P < 0.01),且显示 8Hz α 波者近半数(42%)。因此,显著的脑动脉硬化会对脑电图特别是优势 α 波的频率给以明显影响。另外,在显著脑动脉硬化组不规则的电压更少,大多给以单调印象,并且有低电位快波不规则出现更少的倾向。

(三)烟雾病

烟雾病(moyamoya disease)是指在脑底部见到异常血管网的脑血管障碍,过去曾称为 Willis 动脉环闭塞症。本病在脑血管造影上显示像吸烟者喷吐出的烟雾状所见,遂命名为"烟雾病"。

据说该病是多见于亚洲人特别是日本人的原因未明的血管进行性闭塞性疾患。一般认为,首先缓慢发生 Willis 动脉环部位的闭塞,为补偿缺血而形成丰富的侧支循环径路,因此在脑血管造影上呈现充满毛细血管网的特征性(烟雾样)所见。但这些代偿性的血管太纤细,以至成为脑缺血或出血等各种发作的原因。

本病好发年龄在 5 岁和 30~40 岁,有两个高峰。在小儿时期常见发作性头痛、偏瘫、语言障碍、痉挛发作等,常伴有智能障碍。成人则多见剧烈头痛、偏瘫,或伴有意识障碍的颅内出血。

缺血发作常由于过度呼吸状态(如吹热面条、啼哭、吹奏乐器等)而发生。所以在脑电图上,过度呼吸试验终止后,又出现再慢波化(rebuild up)这一特征性所见,特别在小儿时期具有诊断价值,但在成人病例见到时也提示有本病的可能。在诊断上,近些年 MRI 或 MRA 检查已经大致上替代脑血管造影。

三、颅脑外伤

颅脑外伤主要是指头部外伤致颅骨骨折、脑损伤和颅内血肿等。脑损伤又分为脑震荡与脑挫伤,但临床上脑震荡与轻度脑挫伤的区别并不容易。闭合性脑损伤仅从受伤部位和临床症状常不能够确定损伤部位,例如脑损伤有时发生在接受外力的部位,但也有可能因外力致脑受伤部位的对侧撞击至颅骨内壁而发生对冲伤(contre coup)。据说,在脑电图见到局灶性异常的颅脑外伤病例中,20%~40% 为对冲伤。

颅脑外伤的严重程度,通常取决于外伤类型、意识障碍程度及其伴随症状。目前在临床上一般采用 GCS 评分及头部 CT、MRI 检查做出诊断及分类。

关于颅脑外伤脑电图检查的作用,在外伤急性期主要是:①判定有无脑电图异常及异常的种类、程度等,例如据此做脑震荡与脑挫伤的鉴别;②脑损伤的定位判定;③预测发生外伤性癫痫的可能性;④推测意识障碍(昏迷)时脑损伤的部位及程度。

在慢性期则包括:①颅脑外伤后遗症的脑器质性损伤与心理因素分析的参考;②发现慢性血肿或脑脓肿等特殊后遗症;③作为法医学判定资料,往往涉及因交通事故、工伤等的损害赔偿等。

在颅脑外伤,小儿或老年者可见到与成年人有些不同的特征。例如,在小儿期容易出现脑电图异常,即使轻度颅脑外伤也可见到明显的脑电图异常,容易出现外伤性癫痫相关性突发波,枕部慢波容易残留等;而在老年人,脑电图异常率随年龄成比例地增加,棘波少见,更容易引起硬膜下血肿、继发性脑缺血等。

（一）脑震荡

除动物实验外,在人类脑震荡即刻记录脑电图的机会几乎没有。目前脑震荡的诊断定义为,有短暂的意识障碍且在伤后56h内经头部CT或MRI检查无异常发现者。但是,也有报告SPECT检查发现脑震荡者有枕叶和小脑的血流量低下。

据说脑震荡大约70%的患者脑电图正常,仅部分患者出现一过性异常,例如局限性α波变慢、θ波增加或短程群发等,可能与脑水肿有关,最迟2~3周内消失。另外,广泛性α波型可能与脑震荡引起间脑障碍有关;广泛性低振幅快波(去同步化脑电图)反映中脑网状结构兴奋性增高,但也可能由于脑外伤后的精神(情绪)反应所致。

（二）脑挫伤

脑挫伤后急性期的脑电图所见不是外伤特有的变化,与一般脑损伤时的所见相同。

1. 局灶性异常

局灶性异常最典型的是在损伤部位出现的慢波,特别是δ波或θ波焦点,约占全部病例的20%。这不仅出现于直接受到外伤的部位,而且也出现于对冲伤的部位,有时在同一病例显示2个慢波焦点。

2. 广泛性异常

作为广泛性异常,特别是存在意识丧失、意识混浊、健忘综合征等,可见广泛性基础节律的慢波化。重症脑挫伤后意识混浊明显时,也可见脑电图完全平坦化,此后随脑机能恢复,逐渐移行为慢波占优势的脑电图。在小儿颅脑外伤,枕部容易出现慢波,但需要与正常小儿的枕部慢波做鉴别。

颅脑外伤后急性期,由于意识障碍而出现广泛性慢波,脑损伤所致的焦点性异常往往被掩盖。此时,若给予声音、疼痛等觉醒刺激,尽量减少广泛性慢波,则焦点性异常便容易显露出来。若有重度意识混浊(昏迷)时,通常显示以δ波为主的脑电图(δ-coma)或接近平坦的脑电图所见。若损伤主要涉及脑干时可出现大约10Hz的α波样波型(α-coma)、快波图型(β-coma)以及接近自然睡眠的纺锤波(spindL coma)等。

在脑损伤部位出现的焦点性δ波,多数仅在受伤后急性期一过性出现,与挫伤程度相应地大部分在数日、数周或2~3个月内消失。脑电图广泛性慢波化在全脑存在严重损伤时,残留相当长时间,但由外伤致急性脑水肿等出现的慢波,在1个月以内大致消失。

焦点性δ波消失时,通常经过焦点性节律异常的时期,最后在损伤部位或损伤侧残留α波的振幅减低,但有时α波的振幅在患侧反而增大。有时显示α波的频率仅患侧变慢,或患侧顶、枕部α波的振幅减低,这大概与脑挫伤病例CT扫描多见侧脑室一侧性扩大有关,但这种α波振幅减低在数月或数年也大致变得不明显。在脑挫伤慢性期,约20%的病例显示广泛性α波型。

α波振幅减低现象消失后,虽然脑电图看似正常,但这并不意味着没有器质性变化。脑电图所见与临床症状间的不一致也不少见,有明显神经症状而脑电图大致恢复正常时被称为Williams悖论。这种情形意味着到达了最终固定的缺陷状态,此后临床的改善希望较小。

关于狭义的颅脑外伤后遗症,1948年Cohn曾报告外伤性神经症组异常脑电图的出现率为28%,无脑外伤的头痛组异常率则为10%。因此他建议对这些病例,不仅是安静时的脑电图,而且有必要应用各种诱发试验仔细检查。据说,局限性或广泛性突发异常波的出现率,闭合性脑外伤大约为5%,有颅骨骨折、痉挛等的病例其出现率则较高。

此外,近年也有报告颅脑外伤SPECT检查可比CT或MRI发现更多的病灶。

(三)颅内血肿

急性硬膜下血肿时,先有脑挫伤而产生血肿,若血肿增大压迫局部,进一步发生切迹疝等导致脑干损害。脑电图异常也成为由于各种因素的参与程度而相应地出现局限性δ波、一侧半球δ波、广泛性慢波群发以及这些所见的综合。据说,脑内血肿的脑电图相似于皮质下肿瘤的脑电图,但前者随时间推移可有改善或不变,而后者则恶化。

成人型(特别是老年者)慢性硬膜下血肿,一般是轻度颅脑外伤后1~3个月出现慢性颅内压增高症状、头痛、麻痹、定向力障碍等,属于颅内占位性病变的一种。硬膜下血肿时脑电图出现的异常波,除外伤所致的广泛性异常外,尚有局限性或一侧性δ、θ波,患侧α波的振幅减低或增大以及懒波活动等。

(四)外伤性癫痫

外伤性癫痫,是指作为外伤性脑损伤的后遗症而发生的癫痫。这包括受伤后1周以内发生的早期癫痫,以及受伤1周以后发生的晚期癫痫,而后者被称为狭义的外伤性癫痫。一般在小儿,早期癫痫多见。据统计,外伤性癫痫在外伤后1年以内约有1/2发病,2年以内约有3/4发病。外伤性癫痫有自然治愈的倾向,比其他癫痫预后好。

关于外伤性癫痫的诊断,按照Walker的建议,外伤后癫痫的诊断标准应该包括:①确实为癫痫发作;②外伤前无抽搐史;③无其他的脑及全身性疾患;④外伤的严重程度足以引起脑损伤;⑤首次癫痫发作在外伤后不太长的时期内发生;⑥癫痫类型和脑电图改变与脑损伤的部位相一致。

观察外伤后局灶性癫痫焦点或广泛性异常波的演变经过,发现局灶慢波或局灶快波阵发,多数可发展为棘波、棘慢波。据1944年Williams报告,慢性期出现外伤性癫痫时,在发作出现前,已经存在的δ波焦点中开始出现棘波和尖波,这对预测癫痫发作出现有帮助。

外伤性癫痫时见到的焦点性异常波,一般是散发性棘波、尖波以及棘慢波。在参考导联记录到阴性棘、尖波时,可以认为致痫灶位于大脑皮质。有时作为焦点性异常,可见振幅相当大(约50μA)的β波焦点,这样的焦点性快波又称为刺激性β波(irritable beta)。

在中央部或中颞部附近有脑手术致颅骨缺损的病例,有时出现局限于中央、中颞部的6~11Hzμ波样波形的活动,多伴有快波成分。其中,中央部的波握拳即衰减,但颞部的波对任何刺激都不衰减,即使做颅骨成形术此波也不一定消失。1979年Cobb等把这种波称为缺口节律(breach rhythm),认为不仅是骨缺损所致,可能表示某些脑机能障碍,但是与癫痫或脑肿瘤再发无关。

另外,小儿轻度颅脑外伤后仅在脑电图上出现棘波等突发波有何种意义?对于其中较多见的中央—颞部棘波(rolandic spike)进行了一些探讨。近些年的研究显示,小儿中央—颞部棘波为常染色体显性遗传,伴有明显的年龄依存性,此波正常儿童的出现率为2%~3%,高峰年龄为6~8岁,但是在所有中央—颞部放电的儿童中出现癫痫发作者仅占8.8%。这提示,由于各种刺激因素包括脑损伤可能使发育期儿童中央—颞部皮层的兴奋性增高,从而更容易出现异常放电和癫痫发作,但真正出现临床发作的可能性很低,预后良好;或者是先有中央—颞部棘波,然后发生颅脑外伤,二者共存而不相关,可能纯属偶合现象。

(栾文慧)

第十一章　康复治疗

第一节　作业疗法

作业疗法是指导患者参与选择性、功能性活动的治疗方法。在患者进行选择性活动的过程中，达到身体功能、心理社会功能和生活能力的康复。

选择性活动不仅包括那些可以达到治疗目标的活动，而且包括那些对患者适应环境和适应工作有帮助的活动。

一、作业治疗的目的

(1)提高日常生活活动的自理能力。

(2)维持现有功能，最大限度发挥残存的功能。

(3)强化患者的自信心，辅助心理治疗。

(4)为设计、制作与患者日常活动相关的各种辅助工具提供参考。

(5)为患者提供职业前的技能训练。

二、临床应用

1. 适应证

作业疗法的临床应用十分广泛。其治疗对象包括所有因疾病或创伤所导致的在自理、工作或休闲娱乐活动等方面存在能力障碍的伤残者。

(1)儿科疾病：脑瘫、肢体残疾、发育不良、自闭症等。

(2)内科疾病：高血压病、冠心病、心肌梗死、糖尿病、慢性阻塞性肺部疾病等。

(3)骨科疾病：截肢、手外伤、烧伤、骨折、人工关节置换术后、肩关节周围炎、脱位等。

(4)神经系统疾病：脑卒中、颅脑外伤、脊髓损伤、周围神经病损、老年性痴呆等。

(5)精神科疾病：焦虑症、抑郁症、神经症、精神分裂症等。

2. 禁忌证

意识不清、严重认知障碍不能合作者，危重症、心肺肝肾功能严重不全等。

三、作业治疗的评定

作业评定是作业治疗的主要方面，相关的精确的评定是制订治疗计划的基础。一个完整的作业评定应包括作业技能的评定和作业能力的评定。

（一）作业技能评定

1. 感觉功能

感觉功能包括痛、温、触觉，本体感觉，前庭感觉，视、听、味、嗅觉等。

2. 运动功能

运动功能主要包括关节活动范围、肌力、耐力、肌张力、协调控制能力、平衡能力等。

3. 高级脑功能评定

高级脑功能评定包括觉醒水平、定向力、注意力、认识力、记忆力、顺序、定义、关联、概念、归类、解决问题、安全保护、学习概括等。

4. 心理社会活动技能评定

心理社会活动技能评定包括自我概念、价值、兴趣、介入社会、人际关系、自我表达、应对能力、时间安排、自我控制等。

（二）作业能力评定

1. 日常生活活动（ADL）能力评定

日常生活活动（ADL）能力评定包括基本或躯体的 ADL，如仪表卫生、洗澡、穿衣、进食、表达、性生活等；工具性 ADL，如打扫卫生、做饭、理财、外出交通等。

2. 娱乐和兴趣性作业能力评定

娱乐和兴趣性作业能力评定包括职业的、业余的、社交的兴趣和作业能力。

3. 生存质量评定

评定内容主要是个体对自身生存状况的体验。

4. 环境评定

患者在其生活、工作、社会活动中周围环境条件是否对他造成一定的障碍，如对于坐轮椅的患者，在其经常出入的道路中有无轮椅通道，因此对其所在环境设施进行评估，找出不利与患者活动的设施障碍，提出改造的可能。

四、作业治疗的常用方法

（一）日常生活活动能力训练

1. 床上训练

（1）良好的体位：不同的疾病采用不同的卧床体位（如：脑卒中偏瘫、截瘫、骨折等患者的卧床体位有所不同）。原则是保持良好功能位，防止肢体挛缩畸形，防止不良体位对疾病恢复的不利影响。

（2）翻身训练：一般卧床患者应定时翻身，每 2h 一次，交替采取仰卧位、左右侧卧位；有些患者（如：压疮、烧伤等）需采取俯卧位。病情允许时尽量让患者主动翻身。某些伤病则对翻身有特殊的要求（如脊髓损伤等）。

（3）床上起坐训练及坐位平衡训练：对长期卧床患者在病情允许时进行卧位—坐位转换训练，并进行坐位平衡训练。

2. 转移训练

转移训练包括床与轮椅之间、轮椅与座椅之间、轮椅与坐便器之间、轮椅与浴盆之间以及轮椅与汽车座位之间的转移。训练时要注意：①患者必须有足够的体力与支撑力；②转移时轮椅与床椅等不能有空隙；③上下轮椅时要先固定轮椅。

3. 进食用餐训练

进食用餐训练包括吞咽动作训练及摄食动作训练。训练使用各种餐具，如持匙、用勺、用筷、端碗、送食物进口等。

必要时使用自助餐具或加用辅助装置，如匙柄加长、加粗，或在匙柄上加一尼龙搭扣圈使手掌或前臂套入，便于握持使用。

4.穿脱衣服的训练

训练患者穿脱衣服、鞋袜等。为了便于穿脱,可将衣服进行改制:用拉链或尼龙搭扣代替纽扣、用松紧带代替腰带、用尼龙搭扣代替鞋带或改穿船型鞋等。穿衣服时,先穿患侧袖,再穿健侧袖;脱衣时顺序相反。

必要时使用自助用具,如用带长柄的钩子拉拉链或上提裤子等。

5.个人卫生训练

先训练梳洗、剃须、修饰,再训练上厕、洗澡等。必要时可使用自助用具或辅助装置。同时根据患者残疾情况,进行一些便器、浴池的改装,如蹲厕改坐厕,在便池或浴池周围增设扶手等。

6.家务劳动训练

如患者认知功能和上肢运动、感觉、协调功能恢复较好者可以进行家务劳动训练。

根据患者的实际情况,进行一些基本的技能训练,包括洗菜、切菜、烹调、洗涮餐具和炊具、铺床、打扫卫生、洗晒衣服、熨烫衣服、选购物品、家庭经济管理、电器使用、抚育幼儿、信件处理等。

进行以上家务劳动时必须注意安全,避免意外伤害,必要时使用自助用具。

(二)职业技能训练

根据患者目前的身体功能状况及预后、就业的可能性,选择有关作业活动对患者进行训练,帮助其恢复基本的劳动和工作技能,改善患者的躯体功能障碍和心理障碍,并为就业做好体力与技能的准备。职业技能训练有多种方式。

1.木工作业

(1)砂磨:增加肩屈伸内收外展与肘屈伸活动范围,增强上肢肌力与眼手协调性。

(2)锯木:加大肩肘、躯干的屈伸活动范围,增强上肢肌力和耐力。

(3)刨木:增加肩肘、躯干的屈伸活动范围,增强双上肢及手部的肌力和耐力及眼手协调性。

(4)锤钉:增加肘屈伸、前臂旋前与旋后、腕屈伸和桡尺偏活动范围,增强上肢及手部的肌力、抓握能力,改善眼手协调性。

(5)木刻:改善手指的精细动作及眼手协调性,增强手的肌力。

(6)拧螺钉:加大前臂旋前旋后活动范围,增强手部的肌力,改善手指活动的灵巧度及眼手协调性。

2.黏土作业

(1)调和黏土:增加肘屈伸活动范围,增强上肢肌力,改善双上肢粗大动作的协调性。

(2)黏土塑型:增加腕屈伸、拇指和四指屈伸、对指、内收外展活动范围,增强手部肌力,改善手的灵巧度及协调性。

3.纺织作业

增加肩肘腕屈伸、肩内收外展活动范围,增强手的抓握能力,改善腕稳定性、眼手协调性等。

4.编织刺绣作业

(1)编织:增加肩肘屈伸、腕屈伸及桡尺偏活动范围,改善眼手协调性。

(2)刺绣:改善手指的精细动作及眼手协调性,加强手指灵巧度。

5.缝纫作业

手摇缝纫可加大肩肘腕伸屈活动范围,增强上肢肌力和眼手协调性;脚踏缝纫可增加髋膝踝屈伸活动范围,增强下肢肌力,改善眼手协调性及上下肢协调性。

6.办公室作业

(1)书写:增加腕屈伸和桡尺偏活动范围,增强手的握力,改善手指灵活度与眼手协调性。

(2)珠算:增加腕屈伸和桡尺偏活动范围,提高注意力、记忆力、计算力,改善手指灵活度与眼手协调性。

(3)打字与计算机操作:增加腕屈伸和桡尺偏及手指活动范围,提高注意力、记忆力、认知能力,改善手指灵活性与眼手协调性。

(4)电话通讯:提高注意力、记忆力与社会交往能力。

(三)休闲活动训练

可以调节情绪、消除抑郁、陶冶情操、转移注意力、改善人际关系、提高社会交往能力。包括工艺作业、园艺作业、文体活动及治疗性游戏等。

(四)康复辅助用具的订制和指导使用

对有运动功能障碍的患者提供订制或购买辅助用具咨询,并指导患者使用或改造这些器具。包括手杖、拐杖、助行器、矫形器、假肢、轮椅等的订购、使用方法和注意事项等。

(五)居住环境咨询及改造指导

根据患者功能障碍的程度和类型,以及对患者居住环境的评定情况,为患者提供有关居住环境的咨询,提出必要的改造意见,保证无障碍通行。包括门口、通道宽度,扶手、楼梯、坐便器、洗手池、浴盆高度,室内布置等。居住环境应光线充足、空气新鲜。

(六)就业咨询和就业前训练

根据患者原有技能、专长、现在的身心功能以及未来工作的条件,对患者提出就业的意见和建议,并进行有关技能、认知、心理等方面的训练。

五、作业治疗方法的选择

作业疗法的选择,原则是通过作业活动克服患者的功能障碍和达到治疗目标,帮助患者恢复或取得正常的、健康的、有意义的生活方式和生活能力,如有可能还要恢复或取得一定的工作能力。

1.按治疗目的选择

(1)按运动功能训练的需要选择:主要是根据生物力学的原理,从某一活动的动作特点出发进行选择。目的在于增加关节活动范围、增强肌力和耐力、掌握实用性动作技巧。

①增加肩肘屈伸活动能力的作业训练锯木、擦桌面、推砂磨板、推滚筒等;②增加腕关节活动能力的作业训练粉刷、锤打、绘画、和泥、打乒乓球等;③增加手指精细活动能力的作业训练编织、弹琴、打字、捡拾豆、拧螺丝等;④增加髋关节屈伸活动能力的作业训练踏自行车、上下楼等;⑤增加踝关节活动能力的作业训练脚踏缝纫机、踏自行车、脚踏风琴等;⑥增强上肢肌力的作业训练砂磨、拉锯、调和黏土等;⑦增强手部肌力的作业训练捏橡皮泥或黏土、和面、捏饺子、木刻等;⑧增强下肢肌力的作业训练踏功率自行车、蹬圆木等;⑨改善眼手协调能力的作业训练剪贴、编织、刺绣、嵌插、木刻、打字;⑩改善下肢协调能力的作业训练脚踏缝纫机、脚踏风琴等;⑪改善上下肢协调能力的作业训练健身操、保龄球、用脚踏缝纫机做缝纫等;⑫改善平衡能

力的作业训练套圈、推小车、保龄球、投球等。

（2）按心理及精神状态调整的需要选择：适用于慢性病情绪不佳者及神经官能症者。

①转移注意力的作业训练绘画、下棋、泥塑、游戏、养鱼、手工艺、社交等；②增强兴奋的作业训练观看或参加竞技比赛、游戏等；③镇静情绪的作业训练园艺、针织、绘画、钓鱼、书法、音乐欣赏等；④增强自信心和自我价值观念的作业训练编织、泥塑等能完成作品的活动；⑤减轻罪责感的作业训练打扫卫生，帮助别人劳动等；⑥宣泄情绪的作业训练锤打、钉钉、锄草、锯木、挖土、玩电子游戏等。

（3）按社会生活技能和素质训练的需要选择：①培养集体观念的作业训练集体性游戏或球类活动、文娱活动等；②培养时间观念、计划性和责任感的作业训练计件作业、有明确的质量检验标准的生产性作业、协助治疗师安排作业治疗计划等。

六、作业疗法的注意事项

（1）作业疗法的进行必须使患者主动参与，充分调动患者的主观能动性，使其竭尽全力。如患者主动性不足应寻找原因，适时调整治疗方案。

（2）作业疗法的选择必须根据患者的具体情况，因人而异；必须充分利用当地的有利条件，因地制宜。

（3）作业疗法时必须有医护人员或家人监护和指导，以保证安全，防止发生意外。对老人、行动不便者和小儿尤需加以保护。

（4）采取正确的姿势和体位，治疗台的高度要合适。作业治疗活动中注意密切观察，如患者出现疲劳、疼痛、关节红肿等应暂停治疗。

（5）活动量要适时调节，循序渐进，防止肌腱的再发断裂、关节再发脱臼及伴随骨质疏松而产生的骨折等。

（6）疗程中要定期评定，根据病情的变化及时调整、修订治疗处方。

（7）作业疗法需与其他疗法密切结合，以提高疗效。

（周娃妮）

第二节　物理因子疗法

一、直流电离子导入疗法

以直流电治疗疾病的方法称为直流电疗法（galvanization，direct current therapy）。借助直流电将药物离子导入人体以治疗疾病的方法称为直流电药物离子导入疗法，或称直流电离子导入疗法、电离子导入疗法（iontophoresis）。

（一）选择导入药物的原则

（1）药物必须能够电离成离子或胶体质点，才能利用直流电导入体内。

（2）了解药物的化学成分，明确需导入药物成分的极性。最好易溶于水，而且不宜被酸或碱所破坏，从阴极导入药物的 pH 不宜小于6，从阳极导入药物的 pH 不宜大于8。

(3)药物成分要纯,若混入和所需导入药物极性相同的其他离子,就会影响导入数量。

(4)最好采用在局部应用也有效的药物,若要求作用于全身,则宜选择用量很小即能显示药理作用的药物。

(5)由于导入量少而损耗的药物量较大,如无必要,不宜用贵重药物。

(6)明确导入药物的极性和浓度,溶液的浓度一般以1%～5%为宜;某些剧毒药物的浓度及剂量应严格掌握;酶制剂的浓度不能超过1%,高浓度的酶极不稳定,会自行消化。

（二）治疗方法

1.衬垫法

将浸透药液的药垫放在作用极衬垫上,其他操作方法同直流电疗法。根据治疗目的的不同又可分为以下几种方法。

(1)病灶衬垫法:即在病灶部位进行治疗。

(2)反射法:常用的有领区药物导入法,即将一个1000cm² 披肩式电极置于领区,另一电极400cm² 置于腰骶部。乳房区药物导入法,即两个直径12cm 的圆形电极(中央有一圆孔使乳头露出)置于两侧乳房区,用分叉导线连为一极,另一极250～300cm² 置于肩胛间区或耻骨联合上。

(3)全身直流电药物导入法:一个14cm×22cm 电极放在肩胛间区,连为一极;另两个10cm×15cm 电极置于两侧腓肠肌区,用分叉导线联于治疗机的另一极。

2.水浴法

水浴法包括全身电水浴疗法和局部电水浴疗法。将药液放在水槽内,一般用炭质电极,治疗部位浸入槽内;非作用极用衬垫电极置于身体相应部位。也可将四肢远端分别浸入四个水槽内,根据导入药液性质分别连阴极或阳极,称为四槽浴直流电药物导入法。

3.体腔法

先将药物灌入体腔,再将特制的体腔电极(作用极)放进腔内,辅极置于相应的体表皮肤上。常用的有阴道、耳腔、鼻腔等导入法。

4.窦道离子导入法

抗生素或其他药物溶液浸泡的无菌纱条填入窦道内,然后放上普通的电极衬垫,与皮肤紧密接触,非作用极置于病灶对侧。

（三）注意事项

(1)药垫最好用滤纸,一次性使用,如用棉织品作药垫,药垫上须有标记,分别供各种药物专用。

(2)药物要均匀洒在药垫上。

(3)作用极的极性必须与导入药物的极性一致,使用前检查药物有无变质。

(4)配制药液的溶剂一般采用无离子水、蒸馏水、酒精及二甲基亚砜等。

(5)此疗法与其他疗法配合应用时,直流电药物导入最好在热疗后进行,因为温热疗法使血管扩张,改善局部血液循环,毛囊孔张开、汗腺分泌增多,从而改善皮肤的导电性,有利于离子导入。

(6)抗生素(青霉素、四环素)导入时,因这些药物极易被电极下的电解产物破坏,因此需采用非极化电极。

第一层:浸有抗生素药液的滤纸,直接接触皮肤。

第二层:浸湿的衬垫。

第三层:浸有能够吸收电解产物的缓冲液(5%的葡萄糖;1%甘氨酸)的滤纸。

第四层:浸湿的衬垫。

第五层:铅板。

(四)临床应用

1.适应证

周围神经炎、神经痛、颈椎病、自主神经功能紊乱、神经官能症、高血压、溃疡病、慢性关节炎、皮肤化脓性感染、慢性前列腺炎、慢性宫颈炎、过敏性鼻炎、鼻窦炎、慢性中耳炎、骨折、血栓性静脉炎。

2.禁忌证

心力衰竭、对直流电不能耐受者、出血倾向、药物过敏、高热、昏迷、局部金属异物、急性湿疹等。慎用于感觉障碍、血液循环障碍。

二、经皮神经电刺激疗法

通过皮肤将特定的低频脉冲电流输入人体刺激神经达到镇痛、治疗疾病的方法称为经皮神经电刺激疗法(transcutaneous eleetrical nerve stimulation,TENS)。这种疗法所采用的电流为频率 1~160Hz,波宽 2~500μs。使用单相或双相不对称方波脉冲电流。

(一)临床应用

1.适应证

头痛、偏头痛、神经痛、灼性神经痛、幻肢痛、关节痛、腹痛、术后痛、产痛、癌痛等。

2.禁忌证

带有心脏起搏器的患者。特别是按需型起搏器更应注意,因为 TENS 的电流容易干扰起搏器的步调。严禁刺激颈动脉窦、孕妇的腰和下腹部、局部感觉缺失和对电过敏患者。

(二)仪器设备

(1)袖珍型电池供电的 TENS 仪,有单通道和双通道的两种,每个通道的电流、脉冲、频率均可调,此仪器可随身携带使用。大型的 TENS 仪,有 4~8 个以上通道,供医院使用。

(2)电极可用一般低频脉冲电疗用的电极,但面积不宜小于$4cm^2$,以免刺激皮肤。可利用脑电、心电等电极代替。

(三)治疗方法

1.电极放置

(1)2 个电极或 2 组电极的放置位置有并置、对置、近端-远端并置、交叉等。如支配痛区的皮肤神经位置清楚时,可放在皮神经干区。

(2)放于特殊点,即触发点,有关穴位和运动点。因为这些特殊点的皮肤电阻低,对中枢神经系统有高密度输入。这些点是放置电极的有效部位。

(3)放在病灶同节段上,因为电刺激可引起同节段的内啡肽释放而镇痛。

(4)放于颈上神经节(乳突下 C_2 横突两侧)或使电流通过颅部,均可达到较好的镇痛效果。

2.频率选择

频率选择多依患者感到能缓解症状为准。慢性痛宜用 14~60Hz;术后痛宜用 50~

150Hz;疱疹性痛宜用15~180Hz;周围神经损伤后痛用30~120Hz等。一般主张由患者自己选择认为恰当的频率。多数患者适宜采用刺激频率100Hz,时间宽0.1~0.3ms。

3.电流强度

以引起明显的震颤感而不致痛为宜。一般15~30mA,依患者耐受而定。

4.治疗时间

治疗灼性神经痛2~3min。一般为20min,亦可长达1h或数小时。

三、神经肌肉电刺激疗法

以低频脉冲电流刺激神经或肌肉以促进功能恢复的方法称为神经肌肉电刺激疗法(neuromuscular electrical stimulation,NMES)。

(一)临床应用

1.适应证

各种上下运动神经元麻痹,神经失用症,各种原因所致的废用性肌萎缩,肌腱移植术后,关节制动后,大型手术后为防止静脉血栓形成以及内脏平滑肌无力,如胃下垂、习惯性便秘和尿潴留等。

2.禁忌证

戴心脏起搏器者,恶性肿瘤,有出血倾向等。

(二)仪器设备

理想的NMES仪应该体积小、功能全、安全舒适、稳定可靠,各个参数应该有较大的范围调节,具有多通道输出。有电极、衬垫、沙袋、固定带等。

(三)治疗方法

1.电极

根据肌肉大小选择适当面积的电极,应与皮肤接触良好、不妨碍身体活动、无皮肤刺激性。

2.剂量

运动阈,或运动阈上。

3.时间和疗程

每次15~20min,每日1~2次,20次为1个疗程。操作方法,同经皮神经电刺激疗法。

四、音频电疗法

应用频率为1~20kHz等幅正弦电流治疗疾病的方法称为等幅正弦中频电疗法(undamped medium frequency electrotherapy),习惯称为"音频电"疗法。常用的频率为2000Hz。

(一)临床应用

1.适应证

神经痛、神经炎、骨关节及软组织扭挫伤、颈椎病、腰腿痛、瘢痕增生、术后肠粘连、静脉炎、带状疱疹、硬皮病等。

2.禁忌证

恶性肿瘤,对电过敏者,出血性疾病,带有人工心脏起搏器者等。

(二)仪器设备及治疗方法

(1)音频电疗机的电极由金属板或条(铜或铅)和一层绒布套组成。条状电极一般宽

1.2cm,长5~30cm;板状电极按直流电规格。

（2）电极对置或并置。

（3）剂量一般以感觉阈或运动阈为准,电流密度0.1~0.2mA/cm²,最大不超过0.5mA/cm²。

（4）每次20~30min,每日一次,15~30次为1个疗程。

（三）注意事项

（1）电极不能在心前区对置或并置。对心脏病患者的电极放在心前区附近时,电流也不宜太强。

（2）孕妇忌将电极放在腹部、腰部或邻近部位。

（3）金属片及导线夹子不可与皮肤直接接触,否则电量大时可引起电灼伤。

（4）包裹电极的纱布须保持足够的湿度,以使机器输出比较稳定,治疗时如纱布干燥,可适时滴加盐水。

五、调制中频电疗法

由低频电流调制的中频电流,称为调制中频电流。应用这种电流治疗疾病的方法称为调制中频电疗法（modulated medium frequency electrotherapy）,又称脉冲中频电疗法以低频正弦波调制的中频电流称为正弦调制中频电流,低频脉冲电流调制的中频电流,称为脉冲调制中频电流。其低频调制波频率多为1~150Hz,波形有正弦波、方波、三角波、梯形波等,中频载波频率多为2~8kHz,电流的波形、幅度、频率、调制方式变化多样。

（一）临床应用

1.适应证

软组织扭挫伤、肩关节周围炎、颈椎病、腰椎间盘突出、骨性关节炎、神经痛、周围性或中枢性瘫痪、胃及十二指肠溃疡、内脏下垂、尿路结石、尿失禁、前列腺炎和盆腔炎。

2.禁忌证

急性炎症、出血倾向、血栓性静脉炎、活动性肺结核、局部有金属固定物和体内有植入心脏起搏器的患者。

（二）治疗方法

（1）电极并置或对置。

（2）电流量一般为0.1~0.3mA/cm²,治疗时电极下有电、麻、颤、肌肉收缩感,可参考患者的耐受程度调整电流量。

（3）每次20~30min,10~30次为1个疗程。

六、干扰电疗法

两路频率分别为4000Hz与（4000±100）Hz的正弦交流电通过两组电极交叉输入人体,在电力线交叉处形成干扰场,产生差频为0~100Hz的低频调制中频电流。以这种干扰电流治疗疾病的方法称为干扰电疗法（interferential electrotherapy）。两路电流被波宽6s的三角波所调制,发生一个周期为6s的缓慢的低幅度变化,交叉作用于人体时称为动态干扰电疗法（dynamie interferential electrotherapy）。三路5000Hz交流电交叉作用于人体时,干扰电流受第三电场调制,称为立体动态干扰电疗法（stereo - dynamic interferential electrotherapy）。治疗作用、适应证和禁忌证同调制中频电疗法。

（一）电极种类

1. 一般电极

可采用低频电疗的电极和衬垫,每次治疗需要 4 个或 6 个形状、面积相同的电极和衬垫。

2. 四联电极

将四个电极嵌在一块绝缘海绵上,用于小面积治疗。

3. 手套电极

电极接触患者的一面是导电的,接触操作者手部的一面是不导电的,用于移动法的治疗。

4. 抽吸电极

电极上有一根密闭的塑料管,管内有一根导线,导线与塑料管一并接在机器的输出端治疗、仪器附有产生脉冲负压的装置。

（二）治疗方法

1. 固定法

治疗时电极位置固定不动,用一般电极或四联电极,电极放置对应尽量使两路电流在病变处交叉。

2. 移动法

治疗时移动电极的位置,或改变电极与皮肤接触面的大小,或改变电极对局部的压力。

3. 抽吸法

使用抽吸式电极,通过负压把电极固定在身体上,因此,兼有负压按摩的作用。

4. 治疗时间

每次治疗 20 ~ 30min,选用 1 ~ 2 种差频,每种差频作用时间 1 ~ 10min,每日一次,10 ~ 20 次为 1 个疗程。

（三）操作方法及注意事项

（1）治疗前检查机器,使各调节旋钮均在零位。

（2）患者取舒适体位,暴露治疗部位。

（3）遵医嘱选择电极,衬垫用温水浸湿后,交叉放置于治疗部位,或用导电橡胶电极,使电流在病灶处交叉,操作时电极不要互相接触。

（4）告诉患者治疗中应有的感觉,治疗肢体关节时可有肌肉收缩感,治疗腹部内脏时,可有内脏上提感。

（5）机器通电后,选择治疗时间、差额频率等。

（6）治疗中经常询问患者的感觉,以便及时调整电流量。

（7）在调节电流强度时必须两组电流同时调,速度一致,强度相同。

（8）电流不可穿过心脏、脑、孕妇下腹部及体内含有金属物的局部。

（9）治疗结束后,按逆时针顺序缓慢将输出调至"0"位,关闭电源,取下电极,检查皮肤。

七、短波疗法与超短波疗法

短波波长 100 ~ 10m,频率 3 ~ 30MHz,应用短波治疗疾病的方法称为短波疗法(shortwave therapy)。超短波波长 10 ~ 1m,频率 30 ~ 300MHz,应用超短波治疗疾病的方法称为超短波疗法(ultrashortwave therapy)。短波疗法与超短波疗法同属高频电疗法。超短波疗法在国内应用广泛。

以脉冲形式出现的短波或超短波,其通电持续时间很短,而断电的时间很长,利用这种形式的电流治疗疾病的疗法称脉冲短波或超短波疗法(pulsedshortwave/ultrashort wave therapy)。

(一)临床应用

1.适应证

神经痛、肌痛、灼性神经痛、幻痛、疖、痈、脓肿、蜂窝组织炎、淋巴腺炎、乳腺炎、骨髓炎、阑尾炎、神经根炎、各类关节炎、肺炎、肺脓肿、支气管炎、膀胱炎、肾炎、前列腺炎、盆腔炎、附件炎、睑板腺炎、副鼻窦炎、中耳炎、咽喉炎、闭塞性脉管炎、雷诺病、痔疮、血栓性静脉炎、胃肠功能低下、胃肠痉挛、胆囊炎、慢性溃疡性结肠炎、过敏性结肠炎、肌纤维组织炎、肩周炎、软组织扭挫伤、肌肉劳损、退行性关节病、支气管哮喘、痛经、急性肾衰竭、血肿、关节积血、关节积液、骨折、术后切口反应、溃疡、窦道等。

2.禁忌证

有出血倾向者、低血压、心力衰竭、活动性结核、恶性肿瘤(一般剂量为禁忌)、装起搏器及心瓣膜置换者等。

(二)治疗方法

1.电极放置

(1)对置法:两电极分别置于治疗部位两侧,电力线贯穿组织,作用较深。注意电极应与体表皮肤保持平行,另外,电极与体表的间隙大小也影响电力线的分布,间隙小则体表比组织深部的电力线密度大,间隙大则两者相差不大,作用均匀。因此,治疗深部组织及内脏器官应增大电极与体表距离。

(2)并置法:两电极置于人体的同一平面上,但注意两电极间的距离不能太近,以免引起两电极的电力线短路。两电极的最近距离应大于两电极与体表间隙之和(以微热量的距离计算应大于6cm)。适用于皮下及脂肪组织等表浅组织病变。

(3)体腔法:体腔电极置于直肠或阴道,另一电极置于腹部或腰部。

2.治疗时间

(1)急性炎症:每次8~10min,无热量,每日1~2次。

(2)亚急性炎症:每次10~15min,微热量,每日1次。

(3)慢性炎症及其他疾病:每次15~20min,微热量或温热量,每日1次。

(4)肿瘤:每次40~90min,热量,每周1~2次。

(三)注意事项

(1)治疗局部伤口分泌物较多时,应进行清洗后再做治疗。治疗局部有汗液应擦干后再治疗。

(2)患者在治疗中不要随便移动体位,不能触摸机器外壳及附近的金属物品;操作者随时询问患者的感觉是否与治疗要求相符,必要时随时调整治疗剂量。

(3)超短波治疗时一定要注意使机器处于谐振状态,谐振就是通过调节可变电容的电容量使输出电路的振荡频率与振荡电路的频率一致,使治疗电极获得最大的功率输出。禁止在非谐振状态下进行治疗。

(4)患者和操作者的衣服或皮肤保持干燥,穿吸汗、不含金属的衣服。治疗部位有汗水时应擦干,有湿敷料时应撤换。

（5）皮肤感觉障碍、瘢痕、骨突出部位治疗时,应注意距离间隙,防止烫伤、妇女月经期应避免进行下腹部治疗。

（6）治疗部位的金属物品如手表、首饰、钥匙等应除去。体内有金属物品如骨科固定钢针、气管插管、金属异物等应慎重。

（7）头部不易进行大功率(大于200W)的高频电治疗,以免高频电的热作用导致脑细胞、晶体的损伤。

（8）婴幼儿治疗时电极面积宜小,治疗功率也不宜过大,要有专人看护,以防发生意外。

（9）治疗时两条输出电缆不得与患者肢体接触。

（四）高频电疗安全要求

（1）治疗室需加金属屏蔽,以防高频电磁波影响周围的仪器和人员。

（2）治疗室地面应绝缘,室内金属物品(暖气、水管等)需用绝缘材料覆盖,以防触电。

（3）治疗机壳须接地线。

（4）应采用非金属材料的治疗床(椅)。

（5）高频电疗机的输出电缆是等长的,它的长度与机器的波长匹配,不得任意剪短或加长,以免影响机器的匹配输出。

（6）高频电治疗机不得与低、中频电疗机置同一治疗室进行治疗,以免高频电场干扰低、中频电疗机的工作。

（7）工作人员的办公桌与大功率治疗机的距离至少3m或在中间加金属屏蔽网。

（8）治疗中两电极导线距离不得小于机器输出插口处的距离,应尽叮能保持平行,不能打圈,不可交叉互相接触,以免烧损导线或发生短路。大功率治疗机一般不采用单极法。

（9）佩带心脏起搏器者不得进行高频电治疗,也不得接近高频电疗机、以免高频电磁干扰起搏器的工作。

八、红外线疗法

红外线可分为两段:波长1.5~1000μm的波段为远红外线(长波红外线),波长760nm~1.5μm的波段为近红外线(短波红外线)。应用红外线治疗疾病的方法称为红外线疗法(infrared therapy)。

（一）临床应用

1.适应证

肌肉劳损、挫伤、颈椎病、类风湿关节炎、损伤性滑囊炎、关节损伤等。较浅部位的神经炎和神经痛,肌纤维组织炎,配合紫外线治疗疖、痈等感染,溃疡、压疮、神经性皮炎、湿疹、胃肠炎等。

2.禁忌证

出血倾向、高热患者、活动性肺结核、心血管代偿功能不全、恶性肿瘤(照射区内)等。

（二）治疗设备

采用红外线辐射器(主要发射远红外线)或白炽灯与光浴器(主要发射近红外线与少量可见光)。光浴器适用于躯干、双下肢或全身的大面积治疗,一般红外线灯适用于局部病患。

（三）治疗方法

治疗时裸露病患部位,使灯头对准治疗部位中心,灯与皮肤距离30~100cm,视灯的功率而不同,以患部有舒适的温热感为度。每次治疗 15 ~ 30min,每日 1 ~ 2 次,15 ~ 20 次为 1 个疗程。

(四)注意事项

(1)治疗时患者不得随意移动体位,以防碰触灯具引起烫伤。皮肤感觉障碍、瘢痕、植皮部位和骨突出部位治疗时,应特别小心并经常询问、观察局部反应。治疗中患者如诉头晕、疲乏无力等不适,应停止治疗对症处理。

(2)红外线治疗时应保护眼部,可戴防护眼镜或以浸水棉花敷于患者眼部,以免引起白内障或视网膜的热损伤。

(3)急性创伤后 24h 内,一般不用红外线,待 24 ~ 48h 局部渗出和出血停止后,可从小剂量开始,以免加剧肿痛和渗血。对急性瘢痕(鲜红色,毛细血管明显扩张,水肿和增生突出,伴有奇痒,刺痛)不宜采用红外线治疗。

(4)肢体有动脉阻塞性疾病时,不宜在病变局部及其远端照射,必要时可在近端或对称侧肢体照射。

九、紫外线疗法

应用紫外线治疗疾病的方法称为紫外线疗法(ultraviolet therapy)。紫外线根据光谱分段及其生物学作用特点分为:长波紫外线(UVA,320 ~ 400nm),色素沉着、荧光反应作用强,生物学作用弱;中波紫外线(UVB,280 ~ 320nm),红斑反应最强,生物学作用最强;短波紫外线(UVB,180 ~ 280nm),对细菌和病毒的杀灭和抑制作用强。

(一)临床应用

1. 适应证

类风湿关节炎、疖、痈、甲沟炎、淋巴结炎、乳腺炎、肋软骨膜炎、蜂窝组织炎、丹毒、创伤感染、溃疡、压疮、冻伤、烧伤、气管炎、支气管哮喘、肺炎、胸膜炎、风湿性关节炎、肌炎、结核性腹膜炎、神经炎、神经痛、神经官能症、自主神经功能紊乱、毛囊炎、玫瑰糠疹、带状疱疹、脱发、慢性湿疹、花斑癣、白癜风、银屑病、佝偻病、百日咳、外耳炎、外耳道疖肿、中耳炎、耳软骨膜炎、鼻炎、咽喉炎、口腔溃疡、扁桃体炎、麦粒肿、角膜溃疡等。

2. 禁忌证

大面积红斑量紫外线照射对于活动性肺结核,血小板减少性紫癜、血友病、恶性肿瘤、皮肤癌变、甲亢、急性肾炎或其他肾病伴有重度肾功能不全,重度肝功能障碍、急性心肌炎、对紫外线过敏的一些皮肤病(急性湿疹、光过敏症、红斑性狼疮的活动期等)、中毒和伴发热或发疹的传染病等。

(二)剂量分级

一定剂量的紫外线照射皮肤或黏膜后 2 ~ 6h,局部出现界限清楚的红斑,红斑持续时间 10 余小时至数日,局部可有皮肤脱屑或色素沉着,红斑反应强度、持续时间与照射剂量有关。紫外线生物剂量:1 个生物剂量即最小红斑量(minimal erythemadose, MED)是指紫外线灯管在一定距离(50cm 或 30cm)垂直照射下引起机体最弱红斑反应(阈红斑反应)所需的照射时间。

(三)治疗设备

最常用的人工紫外线光源是高压水银石英灯(氩水银石英灯),类型有立地式、手提式、塔式(集体照射)和水冷式(体腔内照射用)。还有低压水银石英灯和冷光石英灯等。

（四）照射方法

1. 局部照射法

患者取合适体位,暴露治疗部位,将光源垂直于照射中心,非照射区用治疗巾遮盖。照射创面、溃疡或有脓液痂皮部位时,应先清洗创面。照射面积应包括病灶周围正常组织 1～2cm。对某些需要用大剂量照射的边缘不整的病灶,周围正常组织可涂凡士林保护。剂量:根据局部皮肤的敏感性决定照射剂量。

红斑量每次照射总面积,成人不超过 800cm²,小儿不超过 300cm²。每次红斑量照射后应根据病情增加剂量,原则是:第 1 次照射后未出现红斑时,按第 1 次的量增加 100%;能看见色素沉着,但红斑消失者,可增加 30%～50%;红斑稍明显,并有色素沉着,可重复剂量或增加10%～20%;红斑明显者,应停止 1 次治疗,必要时用温热疗法减轻红斑反应。每日或隔日治疗 1 次,3～5 次为 1 个疗程。

注意事项:重复照射时,不得超过前次照射部位的边缘。

2. 腔内照射法

先将腔内石英玻璃导子经 75% 酒精浸泡 30min,用无菌纱布擦干。治疗前将接受治疗的体腔内的分泌物尽量清除,将导子伸入腔内,对准或直接接触病灶照射。

治疗剂量以皮肤生物剂量的 1.5～2 倍计算或以在黏膜上测定的剂量计算。每日 1 次,5～10次为 1 个疗程。

3. 病灶外照射法

如病灶局部因某种原因(如有石膏绷带时)不能直接照射,或患者无法接受(如严重的血栓闭塞性脉管炎)时,可采用照射病灶附近或对侧相应的正常皮肤。

4. 中心重叠照射法

应用大剂量紫外线照射病灶局部后,再用适当红斑量照射病灶周围 5～10cm 的正常皮肤(照射时创面不遮盖);待创面感染控制后,再减量。适用于急性感染性创面,如已破溃的疖肿,照射前清洗创面,如有油性药物、结痂应除去,将分泌物擦干净,然后进行照射。采用中心重叠照射法,创面用强红斑量照射后不遮盖,再用红斑量照射病灶周围 3～4cm 范围的正常皮肤。

5. 全身照射法

全身照射前应测定患者的生物剂量,成人分四区照射,灯头中心点在乳腺间、膝前部、背部、腘窝上部四个部位;儿童分前后二区照射,灯头中心点在胸腹间和背部,采用 50cm 距离,由 1/2 生物剂量开始,每日递增 1/2 生物剂量直到 6～8 生物剂量,一般每日或隔日照射一次,20 次为 1 个疗程。

6. 多孔照射法

多孔巾在 30cm×30cm 范围内有 150～200 个直径 1cm 的孔,将其放置于照射部位,使红斑照射广,而总面积未超过一定限度,常用于儿童。

（五）注意事项

(1)对初次接受紫外线治疗的患者,应说明照射后的正常反应和注意事项,如全身照射后注意不要立即洗澡或热敷;口腔内照射后不要即刻喝热水和过酸的食品。

(2)每次照射应使照射光线垂直投射到治疗区域上,并使光线中心对准治疗部位中心。灯距以灯管至治疗部位最高点计算。

（3）紫外线与其他物理治疗配合应用时,应注意先后次序,因为其他物理刺激会影响红斑反应。如照射前,用传导热疗法、红外线、直流电药物导入等,可使潜伏期缩短及红斑反应增强,红斑消失快;若在照射后红斑潜伏期中应用以上治疗,则红斑反应减弱;反之于潜伏期应用冷冻疗法,潜伏期延长,红斑反应增强。所以当配合热疗时,应先做热疗后做紫外线治疗。

（4）紫外线配合药物治疗时,应询问患者是否正在使用光敏药,因光敏药可使机体对紫外线的敏感性增高,易产生过敏反应,对内服或外用光敏药物的患者,应先测生物剂量而后照射。

（5）放射治疗后1～3d内不能做紫外线治疗,否则加重细胞损伤。

（6）紫外线照射伤口时,应注意根据伤口的情况增减剂量。伤口有大量脓性分泌物和坏死组织时,采用强红斑量,每日1次;脓性分泌物减少和坏死细胞脱落时,采用红斑量;伤口清洁,肉芽新鲜时,采用弱红斑量,每日或隔日1次,以利于加速肉芽生长和上皮生长,促进伤口愈合。

（7）紫外线照射后局部出现细碎的小脱屑时,治疗剂量不宜再增加;如出现明显的大片蜕皮时,应停止治疗,或从起始剂量重新开始。

十、激光疗法

激光(light amplification by stimulated emission of radiation,laser)是受激辐射放大的光。激光既具有一般光的物理特性,又具有亮度高、单色性好、定向性强、相干性好等特点。应用激光治疗疾病的方法称为激光疗法(lasertherapy)。激光器的种类较多,如固体激光器、液体激光器、半导体激光器及气体激光器。物理治疗中最常用的是氦氖激光器、二氧化碳激光器和半导体激光器。

（一）治疗方法

1.体表照射

体表照射是用激光器的原光束或散焦后的光束多次照射病变部位。多使用氦氖及小功率二氧化碳激光器。二氧化碳激光器等高强度激光器在低功率散焦照射时可用于局部温热治疗。

2.体腔内照射

体腔内照射是通过光导纤维进行体腔内照射。

3.穴位光针治疗

穴位光针治疗是用激光器发出的原光束或聚焦后的光束在经络穴位上照射。多使用氦氖、氦镉激光器。各种适于针灸的疾病均可采用此方法治疗。

4.高强度激光

高强度激光可用于病患部位进行瞬间的凝固、气化、切割治疗。较小病灶可一次消除,较大病灶可分次治疗,也可以通过内镜进行体腔内治疗,如皮肤赘生物、宫颈糜烂以及胃、直肠、支气管、膀胱内肿物的切割或止血。

（二）治疗设备

1.小功率激光

（1）氦－氖(He－Ne)激光器:输出波长632.8nm的红光激光,功率5～30mW,备光导纤维和激光防护眼镜。

（2）砷化镓(AsCa)半导体激光器:输出波长904nm的红外激光。

（3）镓铝砷（GaAlAs）半导体激光器：输出波长 820～1830nm 的红外激光,功率 5～50mW。

2. 大功率激光器

常用二氧化碳（CO_2）激光器,输出波长 10.6μm 的红外激光;或掺钕钇铝石榴石（Nd－YAG）激光器,输出波长 1.06μm 的红外激光,功率 100～200W,用于激光外科治疗。

3. 其他

氩离子（Ar^+）激光器,输出波长 514nm 和 485nm 的绿光、蓝紫光激光,功率 5～50W;用于专科治疗的染料激光、准分子激光、金属蒸气激光等。

（三）防护

治疗时应特别注意对操作者与患者眼睛的防护,戴防护眼镜,避免激光直接辐射或由金属器械反射至眼部。

（四）氦氖激光治疗

1. 临床应用

（1）适应证:神经性头痛、原发性高血压、支气管哮喘、支气管炎、类风湿关节炎、遗尿、胃肠功能失调、神经官能症、神经根炎、面神经炎、三叉神经痛、灼性神经痛、枕神经痛、面肌抽搐、坐骨神经痛、偏头痛、带状疱疹后神经痛、感染伤口、慢性溃疡、皮肤、黏膜的各种急性炎症、软组织扭伤、挫伤、颈椎病、腱鞘炎、肩周炎、滑囊炎、肱骨外上髁炎、耳软骨膜炎、鼻炎、咽喉炎、中耳炎、声带小结、湿疹、皮炎、斑秃、皮肤瘙痒症、白癜风、牛皮癣、口腔黏膜溃疡、炎症、颞颌关节功能紊乱症、子宫及附件慢性炎症、宫颈糜烂等。

（2）禁忌证:有出血倾向及高热等患者禁用。

2. 治疗设备

氦－氖（He－Ne）激光器,输出波长 632.8nm 的红光激光,功率 5～50mW,备光导纤维和激光防护眼镜。

3. 治疗方法

照射时间一般每区为 5～15min,穴位照射每穴 3～5min。每天 1 次,10～15 次为 1 个疗程。疗程间隔 1～3 周。

4. 注意事项

（1）尽可能密封激光器的光源系统,只允许激光射向治疗部位。工作人员和患者都应戴防护眼镜。

（2）室内要通风良好,家具要少,墙壁勿涂光滑白色漆,玻璃最好用黑色布帘遮蔽,尽可能减少激光通过任何镜式反射发出二次光束射向工作人员。

（3）工作室最好有内外两间,操作时进入室内。若是连续照射,固定好患者的位置后,工作人员可及时离开。

（4）头部照射时,应特别慎重,最好少用脉冲式激光。

（五）二氧化碳激光治疗

1. 临床应用

（1）适应证:感染伤口、慢性溃疡、压疮、肌纤维组织炎、肩周炎、腱鞘炎、滑囊炎、肱骨外上髁炎、扭伤、慢性腹泻、慢性风湿性关节炎、神经性皮炎、硬皮症、结节性痒疹、湿疹、手癣、面神经炎、颞颌关节功能紊乱、牙质过敏、单纯性鼻炎、外阴瘙痒症、附件炎、盆腔炎、宫颈炎、遗尿症等。

（2）禁忌证:有出血倾向及高热等患者禁用。

2.治疗设备

二氧化碳激光器,波长 10.6μm,不可见红外激光,连续或脉冲输出,功率为十数瓦至 100W 以上,可散焦或聚焦照射。

3.治疗方法

二氧化碳激光散焦照射,如为急性疾患多用 10W 以内,慢性疾患可用 20W 左右。

照射距离,一般为 50～150cm,以局部有舒适之热感为宜,勿使过热,以免烫伤,每次治疗 10～15min,每日 1 次,7～12 次为 1 个疗程。

（六）半导体激光治疗

1.临床应用

（1）适应证:带状疱疹及后遗神经痛、湿疹、各种创面、溃疡面、丹毒、牛皮癣、压疮、皮肤瘙痒、甲沟炎、痤疮、银屑病、神经性皮炎、过敏性皮炎、腰肌劳损、腰椎间盘突出症、慢性软组织损伤、风湿性、类风湿关节炎、颈椎病、落枕、肩周炎、腱鞘炎、网球肘、坐骨神经痛、三叉神经痛、面神经痛、头痛、闭塞型脉管炎浅层静脉炎、肛周组织水肿、促进瘢痕组织软化吸收、手术后伤口愈合、化疗后局部感染、骨膜炎。

（2）禁忌证禁止照射部位有眼睛、甲状腺、妊娠子宫等。

2.治疗设备

设备是用半导体材料作为工作物质的激光器。半导体激光器具有体积小、效率高等优点。

3.治疗方法

照射时间一般每区为 10min,每天一次,10～15 次为 1 个疗程。疗程间隔 1～3 周。

4.注意事项

（1）仪器工作时,操作者与患者都要佩戴专用激光防护眼镜。

（2）操作时应首先将激光头对准照射部位,再启动工作,以避免激光束照射到眼睛。

（3）激光头要轻拿轻放,避免摔、碰。

（4）仪器不使用应将钥匙取下,以避免无关人员启动,造成伤害。

（5）激光头使用完后,切勿将探头直接插入常规消毒液中消毒,必须用常规消毒液擦洗消毒。

十、冷疗法

利用低温治疗疾病的方法称为低温疗法(hypothermia)。低温疗法可分为两类:利用低于体温与周围空气温度、但在 0℃ 以上的低温治疗疾病的方法称为冷疗法(coldtherapy);0℃ 以下的低温治疗方法称为冷冻疗法(cryotherapy),其中 -100℃ 以下的治疗为深度冷冻疗法。

（一）临床应用

1.适应证

急性软组织损伤早期(如挫伤、扭伤等),肌肉痉挛,早期炎症,急性期关节炎,带状疱疹早期,创伤血肿早期均可用局部冷疗以止血、消除水肿、止痛和解痉。

2.禁忌证

治疗部位明显感觉障碍或血液循环不良,恶性肿瘤,恶液质及心肺等主要脏器功能不全、组织受损、破裂、慢性炎症或深部化脓病灶、冷过敏者。

3. 禁忌部位

枕后、耳郭、阴囊等处禁总冷疗以防冻伤;心前区禁忌用冷,以防反射性心率减慢、心房纤颤等;腹部冷疗易致腹泻;足心禁忌用冷,以防反射性末梢血管收缩而影响散热,或一过性冠状动脉收缩。

（二）治疗种类

1. 冷敷

①冰水冷敷:以含有碎冰的冷水浸透毛巾后拧出多余的水分,敷于患部,每 2～3min 更换 1 次,持续 15～20min;②冰袋冷敷:将碎冰块放入袋中,或使用化学冰袋,敷于患部或缓慢移动摩擦,持续 15～20min;③冰块按摩:将冰块直接放于患部,反复移动按摩,每次 5～7min;④冷疗机治疗:冷疗机有不同大小的冷疗头,温度可调。治疗时将冷疗头置于患部,缓慢移动,每次 10～15min。

2. 冰水浴

病患的手、肘或足部浸入含有碎冰的 4～10℃冷水中,数秒钟后提出、擦干,作被动运动或主动运动,复温后再浸入,如此反复浸提,0.5h 内浸入 3～5 次,以后逐渐延长浸入时间达 20～30s,共持续 3～4min。

3. 冷吹风

应用冷空气治疗仪,治疗仪内液氮气化后产生冷气,通过吹风机或喷射器吹向患部,持续 5～10min,适用于肢体的治疗。

4. 冷气雾喷射

将装有易气化冷冻剂(一般多用氯乙烷)的喷雾器,在距患部体表约 2cm 处向患部喷射 5～20s,间歇 0.5～1min 后再喷,反复数次,共 3～5min,直至皮肤苍白为止,多用于肢体急性损伤疼痛处,禁用于头面部,以免造成眼、鼻、呼吸道的损伤。

5. 冷压力疗法

采用水囊袖套式或腿(足)套式正压治疗仪(cryotherapy compression unit),治疗时水囊中冷水循环,水温 7.2℃,压力 60mmHg。多用于肢体软组织损伤急性期、水肿以及某些肢体术后康复治疗。

6. 全身冷疗法

冷水擦浴、乙醇擦浴。

（三）注意事项

(1)冷疗具有麻醉止痛作用,如果使用不当,可引起神经麻痹,特别是腓骨头附近腓总神经或肱骨内上髁处尺神经附近施行冷疗时,一般不超过 30min。

(2)在氯乙烷使用时,应注意保护眼及呼吸道,同时密切注意用量,因其易致冻伤。

(3)冷过敏反应,少数患者遇冷刺激后,全身皮肤潮红、痒、荨麻疹、关节痛、心跳加速、血压下降,重者虚脱。此时应立即停止治疗,保温、服热饮料。

(4)冷疗时应注意保持室温,避免风吹,过饱或饥饿时不宜治疗。

十、超声波疗法

应用超声能以各种方式作用于人体,以治疗疾病的方法称超声波疗法(ultrasound therapy)。

（一）临床应用

1.适应证

颈椎病、带状疱疹、扭挫伤、肩周炎、腱鞘炎、骨膜炎、瘢痕及粘连、血肿机化、慢性附件炎、注射后硬结、颞颌关节功能紊乱、血栓闭塞性脉管炎、乳腺炎、脑血管痉挛、神经痛、脑血栓形成、冠心病等。

2.禁忌证

活动性肺结核、出血倾向、严重心脏病、急性化脓性炎症,孕妇腹部,小儿骨骺部等。

（二）治疗方法

1.辐射剂量

超声波的辐射剂量以声头单位面积的功率大小而定。一般以 $0.5 \sim 1.5 W/cm^2$ 为宜,不应超过 $2W/cm^2$。

2.治疗时间

固定法 $3 \sim 5min$,移动法 $5 \sim 10min$,水下法 $5 \sim 12min$,每日或隔日 1 次,10 ~ 15 次为 1 个疗程。

3.频率的选择

一般应用 $800 \sim 1000kHz$,表浅部位可用 $2000 \sim 2500kHz$,深部位可采用 $45 \sim 500kHz$。

4.超声波药物透入疗法

脂溶性药物可加入油性媒质中配成油剂、油膏和冷霜;水溶性药物可溶于水中作为接触剂直接作用人体。治疗强度: $0.4 \sim 0.5W/cm^2$,10 ~ 15min。

（三）注意事项

(1)治疗时接触剂必须涂敷均匀,声头与皮肤应紧密接触,方可调节输出,切忌声头空载,否则会使晶片过热损坏。

(2)治疗中皮肤与声头之间不能有气泡,因为会造成在不同组织分界面上的全反射而致温度急剧升高。

(3)移动法治疗时勿停止不动,因为移动法的强度较大会引起疼痛反应。进行胃肠治疗时,治疗前患者应饮温开水约 300mL,取坐位或立位进行治疗。

(4)治疗时导线不得卷曲或扭转,声头应注意保护,严防碰撞。

(5)治疗前应检查治疗部位感觉有无障碍(特别是固定法),治疗中患者有疼痛或烧灼感时,应停止治疗,及时处理。

(6)超声药物透入时要注意禁用对皮肤有较强刺激的药物和患者过敏的药物。

(7)超声头把柄如无保护层,治疗时操作人员应带手套加以保护。

十三、磁疗法

磁场作用于人体以治疗疾病的方法称为磁疗法(magnetotherapy)。

（一）临床应用

1.适应证

软组织扭挫伤、血肿、注射后硬结、浅表性毛细血管瘤、乳腺小叶增生、耳郭浆液性软骨膜炎、关节炎、肌筋膜炎、肱骨外上髁炎、肩关节周围炎、肋软骨炎、颞颌关节功能紊乱、单纯性腹泻、婴儿腹泻、神经衰弱等。

2. 禁忌证

高热、出血倾向、孕妇、心力衰竭、极度虚弱、皮肤溃疡、恶性肿瘤晚期、带有心脏起搏器者。

3. 不良反应

少数患者进行磁疗后可出现恶心、头昏、无力、失眠、心悸、血压波动等反应,停止治疗后即可消失。

(二)治疗设备

(1)恒定磁场:如磁铁、电磁铁通直流电所产生的磁场。

(2)交变磁场:异名极旋转磁疗器所产生的磁场。

(3)脉动磁场:同名极旋转磁疗器所产生的磁场。

(4)脉冲磁场:各种磁疗机所产生的磁场,其频率、波形和峰值可根据需要进行调节。

(三)治疗方法

1. 治疗剂量

按磁场强度分为 3 级。

(1)小剂量:磁场强度 0.1T 以下,适用于头、颈、胸部及年老、年幼、体弱者。

(2)中剂量:磁场强度 0.1 ~ 0.3T,适用于四肢、背、腰、腹部。

(3)大剂量:>0.3T,适用于肌肉丰满部位及良性肿瘤患者。

2. 治疗方法

(1)静磁场法:属于恒定磁场。多采用磁片法。可直接将磁片敷贴于体表病变部位或穴位,一般采用持续贴敷 3 ~ 5d。磁场强度为 0.05 ~ 0.3T。治疗时可采用单磁片、双磁片或多磁片。磁片放置可采用并置法或对置法。

(2)动磁场法:动磁场疗用的磁场强度为 0.2 ~ 0.3T,局部治疗时间 20 ~ 30min,每日 1 次,10 ~ 20 次为 1 个疗程。常用的方法有以下几种。

1)旋磁疗法:用微电机带动机头固定板上的 2 ~ 6 块磁片旋转产生旋磁场,对局部进行治疗。包括脉动磁场法和交变磁场法。由于微电机旋转时有震动,对局部有按摩和磁场的双重作用。

2)电磁疗法:用电流通过感应线圈使铁心产生磁场进行治疗的方法。常用的有低频交变磁疗法、脉动磁疗法和脉冲磁疗法等。

十二、水疗法

应用水治疗疾病、康复功能的方法称为水疗法(hydrotherapy)。近年人们进一步研究发展了水疗在康复治疗中的作用。

(一)治疗方法与临床应用

1. 浸浴

患者的全身或一部分浸入水中进行治疗的方法称为浸浴(immersion bath)。全身淡水浴时浴盆内注入 2/3 水量(200 ~ 250L)的淡水,患者半卧于浴盆中,头、颈、胸部在水面之上。不同个体对温度的感受与耐受略有差异。

不同温度浸浴的治疗作用与适应证不同。

(1)温水浴(37 ~ 38℃)与不感温水浴(34 ~ 36℃):有镇静作用,适用于兴奋过程占优势的神经症、痉挛性瘫痪等。每次 10 ~ 20min,每日 1 次,10 ~ 15 次为 1 个疗程。

（2）热水浴（39℃以上）：有发汗、镇痛作用，适用于多发性关节炎、肌炎等。每次 5 ~ 10min，治疗时需用冷毛巾冷敷头部，以防过热。每日或隔日 1 次，10 次为 1 个疗程。

（3）凉水浴（26 ~ 33℃）与冷水浴（26℃以下）：有提高神经兴奋性的作用，适用于抑制过程占优势的神经症。每次 3 ~ 5min，隔日 1 次，10 次为 1 个疗程。

各种浸浴多为全身浴，也可用于下半身（半身浴）、肢体（肢体浴）、会阴部（坐浴）等。

2. 漩涡浴

患者全身或肢体在漩涡水中进行治疗的方法称为漩涡浴（whirlpool bath），又称涡流浴。多采用温热浴水。

（1）临床应用：适用于肢体瘫痪、周围血液循环障碍、雷诺病、关节炎、肌炎、神经痛等。

（2）治疗方法：每次治疗 10 ~ 20min，每日或隔日 1 次，15 ~ 20 次为 1 个疗程。

3. 蝶形槽浴

应用蝶形槽进行全身水浴的治疗方法称为蝶形槽浴（butterfly shaped tank bath）或 8 字槽浴，又称哈伯特槽浴（habbard tank bath）。

（1）设备：蝶形槽的横截面呈蝶形或 8 字形，可供患者全身浸浴时伸展上下肢进行活动。浴槽附有涡流发生器、气泡发生器、局部喷射装置、水循环过滤装置，有的还有运送患者入浴、出浴的升降装置。

（2）治疗方法：治疗时槽内注入 2/3 水量的温热水，烧伤患者治疗时浴水中可加入适量氯化钠或抗感染药物。患者半卧于水中，露出头、颈、胸部，并加用涡流、气泡、水流喷射。治疗师站在槽外为患者作水中按摩，协助患者作水中运动或进行创面换药等操作。蝶形槽浴治疗每次 10 ~ 20min，每日或隔日 1 次，15 ~ 20 次为 1 个疗程。

（3）临床应用：适应证包括肢体瘫痪、周围血液循环障碍、关节活动障碍，患者进行蝶形槽浴可改善外周血液循环、促进运动功能恢复。

大面积烧伤、压疮患者进行蝶形槽浴有特殊的治疗作用：水能软化皮肤创面的痂皮，水流有助于清除创面的渗出物、坏死组织和粘着的敷料，并能促进血液循环，有利于创面的清洁和愈合。

4. 水中运动

在水池中进行运动训练的方法称为水中运动（underwater exercises）。

（1）设备：水中运动池的一端较浅，一端较深，池中可设治疗床（椅）、肋木、双杠等设备及充气橡皮圈、软木、泡沫塑料块等。

（2）治疗方法：采用温热水，患者在水中躺（或坐）在治疗床（椅）上，或抓住栏杆进行顺浮力方向或水平面的运动，肢体作屈伸、外展内收训练，或借助漂浮物作逆浮力方向的抗阻运动，进行肢体肌力训练，或借助双杠、栏杆作步行训练、平衡训练、协调训练等。治疗师可在池边或水中指导患者进行运动。

由于浮力作用，水中运动比地面运动更轻便，效果会更好，每次治疗 5 ~ 30min，每日或隔日 1 次，15 ~ 20 次为 1 个疗程。

（3）临床应用

1）适应证：用于脑卒中偏瘫、颅脑损伤、脊髓损伤、脑瘫、周围神经损伤等神经系统伤病所致肢体运动功能障碍，类风湿关节炎、骨关节炎、强直性脊柱炎等骨关节伤病，或术后不能进行关节负荷运动的关节活动障碍，心脏病对地面运动耐受不良等。

2）禁忌证：精神意识紊乱或失定向力、恐水症、传染病、呼吸道感染、心肺肝肾功能不全、严重动脉硬化、癫痫、恶性肿瘤、出血性疾病、发热、炎症感染、皮肤破溃、妊娠、月经期、大小便失禁、过度疲劳。

（周娃妮）

第三节　颈椎病的康复治疗

一、概述

由于颈椎间盘退行性变及其继发性椎间关节退变导致脊髓、神经根、椎动脉、交感神经受累而引起的相应的症状及体征，称为颈椎病。

二、颈椎病分型及其诊断

1. 神经根型颈椎病

（1）症状：颈肩痛反复发作，常因为劳累、寒冷、睡眠不佳或伏案工作过久而诱发，仰头、咳嗽、喷嚏时加重。痛沿神经根支配区放射至上臂，前臂和手指。颈部活动受限，有时可有头皮痛、耳鸣、头晕。

（2）体检：颈僵、活动受限，颈椎棘突、患侧横突及肩胛骨内，上角压痛，神经根支配区感觉下降，腱反射减弱或消失，神经根牵拉试验阳性。

（3）X线：颈椎生理前凸消失或反向，椎间隙狭窄，椎体后缘骨质增生，钩椎关节骨质增生，神经孔变小。

（4）CT、MRI检查：椎间盘向侧后方突出，椎体后骨赘向神经孔突出。

2. 脊髓型颈椎病

（1）症状：躯干束带感，一侧或双侧下肢发紧，发麻，无力，抬步困难，行走困难。上肢亦可发麻，无力。重者四肢瘫痪，大、小便功能障碍。

（2）体检：颈部活动受限不明显，有感觉障碍区，肌张力增加，腱反射亢进，病理性反射出现。

（3）X线：颈曲直或反向，多个椎间隙狭窄，椎体骨质增生，钩椎关节骨赘，椎管矢状径<13mm。

（4）CT：发现椎体后骨赘，后纵韧带、黄韧带钙化，椎间盘突出，椎管狭窄。

（5）MRI：椎间盘突出，硬膜囊受压，椎管狭窄等。

3. 椎动脉型颈椎病

（1）症状：眩晕，头颈部屈伸或左右旋转可诱发或加重。头痛，视觉障碍，突发猝倒。

（2）X线：钩椎关节有骨赘增生。

（3）耳、眼、神经科会诊：以利鉴别诊断。

（4）椎动脉造影检查：若发现颈动脉受压、变窄或梗阻可以明确诊断。

4. 交感神经型颈椎病

交感神经兴奋或抑制症状，可涉及多系统多器官。头痛、头晕，视物模糊，眼窝胀痛，瞳孔散大或缩小,眼裂增大,睑下垂,心跳加快,或心动过缓,心前区痛,肢体发凉怕冷或怕热,疼痛、过敏,血压上升或下降。

尚无特殊诊断手段,X 线过伸过屈位发现锥体不稳,硬膜外封闭,症状减轻或消失可以帮助诊断。

三、康复评定

(1)颈部关节活动度评定。

(2)四肢深浅感觉检查。

(3)痉挛评定。

(4)四肢及躯干肌肌力评定。

(5)疼痛评分。

(6)功能评定量表。

四、康复治疗

1. 物理因子治疗

主要目的为减轻神经根局部粘连水肿、改善血液循环、调节神经兴奋性、减轻疼痛。

(1)电疗法直流电离子导入、低频电疗、干扰电、短波及超短波治疗。

(2)声疗法超声波及超声波药物导入治疗。

(3)热疗蜡疗。

2. 颈椎牵引疗法

应注意以下要点。

(1)坐、卧位均可。

(2)重量 3~10kg,从轻到重,时间 30~60min。

(3)牵引时颈部曲 10°~15°,避免过伸位牵引。

(4)较重的脊髓型颈椎病患者不宜牵引。

3. 颈围

局部制动和保护颈椎。硬质颈围固定更坚强,但要避免用于屈曲畸形的患者。

4. 医疗体操

主要分为颈肩部肌力锻炼及颈部活动度锻炼。

(1)颈部肌力锻炼:置双手于前额或脑后,以手臂力量作为阻力,进行颈部前屈或后伸的等长收缩。单手置于头侧,抗阻,头侧屈曲等长收缩。以上运动每次收缩10s,间隔10s,每组10次。逐步增加运动强度,以运动后肌肉有轻微酸胀感为宜。

(2)颈部关节活动度锻炼:患者坐位,作前屈、后伸、侧屈、旋转等颈部活动,增加关节活动度,牵张颈部肌肉及其他软组织。

(3)注意事项:椎病发作期不做;各项锻炼均应缓慢渐进进行;高危颈椎应慎重进行锻炼,若锻炼后症状加重应减少动作幅度或强度,甚至停止锻炼。

5. 药物治疗

(1)缓解肌肉紧张:氯美扎酮。

(2)消炎止痛:布洛芬、双氯芬酸钠等。

(3)营养神经药物:甲钴胺等。

6.按摩推拿治疗

(1)适应证:①神经根型颈椎病;②以神经根型为主的混合型颈椎病。

(2)禁忌证:①脊髓型颈椎病脊髓明显受压者,尤其禁用扳法;②椎动脉型颈椎病慎用拨法、扳法及点法;③颈椎病并发颈椎骨质破坏性疾病。

(周娃妮)

第四节 手外伤康复治疗

一、概述

手外伤后的功能障碍常常因瘢痕挛缩、肌腱粘连、肿胀、关节僵硬、肌肉萎缩、组织缺损、伤口长期不愈合等造成运动和感觉功能障碍。

二、康复评定

1.外观形态

通过视诊观察上肢及手的完整性,有无畸形、皮肤瘢痕及运动情况。

2.X线片

检查骨关节情况。

3.运动功能评定

采用徒手肌力检查手和上肢的肌力;握力计检查手部握力。通过量角计测量各关节主动和被动的活动范围。手灵巧性及协调性/功能性测验,如九孔柱测验和Mober拾物测验等。

4.感觉功能评定

感觉功能评定包括:浅感觉(痛觉、触觉、温度觉)、深感觉(震动觉、位置觉、运动觉)、复合感觉(二点辨别觉、质地、形状、轻重的辨别觉)。

5.电生理功能检查

电生理功能检查包括神经电诊断、肌电图等。

三、康复治疗

1.外伤急性期及手术后早期

抬高患肢,消除水肿。

2.关节活动度训练

无外伤的关节应尽早主动活动锻炼。有外固定时,进行等长肌力训练;解除外固定后尽早关节活动练习,每次达最大限度,早期以主动运动为主,如有关节粘连,应尽早进行关节松动治疗。

3.控制疼痛

伤后应积极控制疼痛,以利早期开始康复训练。

4.作业疗法

作业疗法主要从以下三个方面进行。

（1）ADL训练：如穿衣、梳洗、用餐、如厕等。

（2）轻度作业活动训练：如通过绘画、编织等手工艺品制作等活动，增加关节活动度、增强肌力，改善眼—手协调能力。

（3）重度作业活动：根据患者职业和现有手功能，选择相关的木工、金工、电器等作业活动，增强肌力、耐力、协调性。

5. 支具及矫形具应用

支具及矫形具应用主要用于保持不稳定的肢体于功能位，提供牵引力防止挛缩，预防或矫正肢体畸形以及补偿失去的肌力，帮助无力的肢体运动等，减少残疾程度，增进功能。

按功能可分为固定性（静止性）和功能性（动力性）两类。固定性手支具没有可动的组成部分，用于固定肢体于功能位，限制异常运动，治疗手部骨折脱位、关节炎、手术后暂时性止动等。功能性支具允许肢体有一定程度的活动。

6. 感觉恢复练习

感觉恢复练习可分为早期和后期阶段，早期主要是触觉和定位、定向的训练；后期主要是辨别觉训练。

7. 物理治疗

选用短波、超短波、超声波、蜡疗、磁疗、水疗等，达到消炎镇痛，软化瘢痕和僵硬的关节，改善关节功能的作用。

8. 健康教育

（1）鼓励患者适应现实情况，增强自尊心。

（2）向患者讲清作业疗法的意义和重要性。教给具体做法和指导，定期评估，发现问题及时纠正，以免因疼痛、单调枯燥而放松康复治疗。

（周娃妮）

参 考 文 献

[1]陈作忠,刘世青等.呼吸系统疾病药物治疗学[M].北京:化学工业出版社,2010.

[2]刘玮,邵莉等.呼吸系统[M].上海:上海交通大学出版社,2012.

[3]王伟,卜碧涛,朱遂强.临床医师诊疗丛书:神经内科疾病诊疗指南[M].3版.北京:科学出版社,2016.

[4]王拥军.神经内科学高级教程[M].北京:人民军医出版社,2014.

[5]由天辉.内科护理学[M].北京:中国协和医科大学出版社,2011.

[6]邓守恒,陈萍,王一平等.临床内科诊疗指南[M].武汉:湖北科学技术出版社,2011.

[7]陈灏珠,林果为,王吉耀.实用内科学[M].北京:人民卫生出版社,2014.

[8]陈立典.传统康复方法学[M].北京:人民卫生出版社,2013

[9]刘瑾,宋锐.康复护理[M].北京:人民卫生出版社,2014.

[10]杨绍基,任红.传染病学[M].7版.北京:人民卫生出版社,2010.

[11]陈静.微生物学检验实验实训指导[M].南昌:江西科学技术出版社,2012.

[12]胡大一.心血管内科学高级教程[M].北京:中华医学电子音像出版社,2016.

[13]杨东,张刚.实用心电图学图谱[M].济南:山东科学技术出版社,2010.

[14]毛焕元.心脏病学[M].2版.北京:人民卫生出版社,2011.

[15]丘蕾,可钦,翟爱荣.内科临床疾病诊疗学[M].南昌:江西科学技术出版社,2018.

[16]陈灏珠.实用内科学[M].11版.北京:人民卫生出版社,2011.

[17]孙明.内科治疗学[M].2版.北京:人民卫生出版社,2011.

[18]吴永贵,王爱玲.当代内科学进展[M].合肥:安徽科学技术出版社,2015.

[19]井霖源,于晓斌.内科学[M].北京:中国中医药出版社,2010.

[20]宋国华,闫金辉.内科学[M].北京:人民军医出版社,2010.